AF466263

NOUVEAUX ÉLÉMENTS

DE

PHYSIQUE MÉDICALE

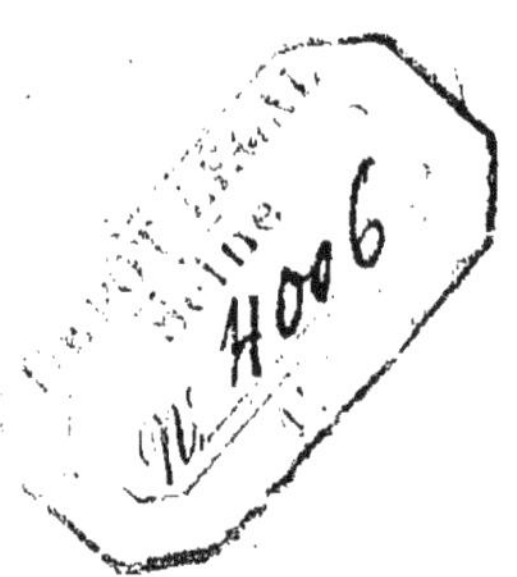

A LA MÊME LIBRAIRIE

BECKENSTEINER (C.). Étude sur l'électricité. Paris, 1870. 22 vol. in-8, avec fig. dans le texte et pl. lith. . . . . 15 fr.

DELESCHAMPS (Albert). Étude physique des sons de la parole. Paris, 1869. In-8 de 107 pages, avec 18 fig. dans le texte. 2 fr. 50

DESPLATS (V.), professeur agrégé à la Faculté de médecine de Paris. **Lois générales de la production et de la propagation du courant électrique.** Paris, 1865. 1 vol. in-8. . . . . 1 fr. 50

FREY (H.), professeur à l'Université de Zurich. **Le microscope**, manuel à l'usage des étudiants, traduit de l'allemand sur la 2e édition, par le Dr P. Spillmann. Paris, 1867. 1 vol. in-18, avec 62 fig. dans le texte et une note sur l'emploi des objectifs à correction et à immersion. . . . . 4 fr.

GARIEL (C.-M.), professeur agrégé et préparateur de physique à la Faculté de médecine de Paris. **Des phénomènes physiques de l'audition.** Paris, 1869. In-8 de 109 pages. . . . . 2 fr. 50

— — **De l'ophthalmoscope.** Paris, 1869. In-8 de 48 pages. . 1 fr. 50

MORIN (Ed.). Lois générales de la chaleur rayonnante. Paris, 1867. In-8 de 81 pages. . . . . 1 fr. 50

REBOLD (E.). L'électricité, moteur de tous les rouages de la vie. Paris, 1869. 1 vol. in-8 avec planches. . . . . 6 fr.

SECCHI (R. P.), directeur de l'Observatoire de Rome, membre correspondant de l'Institut de France, etc. **L'unité des forces physiques.** Essai de philosophie naturelle, traduit de l'italien sous les yeux de l'auteur, par le docteur Deleschamps. Paris, 1869. 1 fort vol. in-18 avec 56 figures dans le texte. . . . . 7 fr. 50

Pour entreprendre une œuvre de cette portée et l'exécuter, il fallait joindre à une connaissance peu commune de tous les détails des sciences naturelles une rare hauteur de vues et une éminente faculté de généralisation. Or il est impossible de ne pas reconnaître que l'auteur de *l'Unité des forces physiques* réunit ces deux conditions à un degré tout à fait exceptionnel. Le livre du P. Secchi est une étude du plus haut intérêt, qui ne peut manquer de faire faire à la science un pas immense vers son but définitif.

PARIS. — IMP. SIMON RAÇON ET COMP., RUE D'ERFURTH, 1.

NOUVEAUX ÉLÉMENTS

DE

PHYSIQUE MÉDICALE

PAR

V. DESPLATS
Agrégé des Lycées.

C.-M. GARIEL
Ancien élève de l'École polytechnique.

PROFESSEURS AGRÉGÉS A LA FACULTÉ DE MÉDECINE DE PARIS

PRÉCÉDÉS D'UNE PRÉFACE

PAR

M. GAVARRET

PROFESSEUR DE PHYSIQUE MÉDICALE A LA FACULTÉ DE MÉDECINE DE PARIS

10 francs

PARIS
F. SAVY, LIBRAIRE-ÉDITEUR
24, RUE HAUTEFEUILLE, 24
1870

PRÉFACE

La nécessité de l'introduction de la physique dans les études biologiques est, tous les jours, mieux et plus universellement comprise. D'une part, l'intervention des agents physiques, comme cause ou comme effet, dans l'accomplissement de toutes les fonctions des êtres vivants, n'est plus contestée par personne. D'autre part, tout observateur jaloux d'étudier, avec quelque précision, les phénomènes de la vie, soit à l'état physiologique, soit à l'état pathologique, s'empresse de recourir à ces moyens d'investigation empruntés à la physique, dont l'importance est aujourd'hui généralement appréciée, dont l'adoption a si puissamment contribué à imprimer, aux recherches de biologie, cette exactitude et cette rigueur qui sont devenues un besoin de tous les esprits et ont toujours été le caractère distinctif de toute véritable science.

Le monde médical retentit encore des discussions passionnées soulevées par la question de l'utilité de l'emploi du microscope dans les études anatomiques. Les faits ont parlé ; les progrès si rapides de l'embryogénie, de l'histologie normale et pathologique, ont fait justice de ces oppositions dont personne, aujourd'hui, ne serait tenté de prendre la responsabilité. Des laboratoires d'anatomie et de physiologie, le microscope est passé, en compagnie du polariscope, dans les services de clinique, et, de l'aveu de tous, la précision du diagnostic a beaucoup gagné à ces deux importations. Les jeunes générations marchent d'un pas ferme dans cette voie, dont la fécondité leur est démontrée et dont on essayerait vainement de les détourner.

Il serait inutile de parler ici des appareils de la locomotion et des organes des sens; dans l'accomplissement de leurs fonctions, le rôle des lois de la mécanique et de la physique est tellement évident qu'il n'est jamais venu à l'esprit de personne de le révoquer en doute. Mais nous devons rappeler, en passant, que si la physiologie et la pathologie oculaires ont fait, dans ces derniers temps, des progrès si considérables, c'est : d'une part, parce que l'ophthalmomètre a permis de mesurer exactement les courbures des surfaces réfringentes de l'œil et les variations de ces courbures; d'autre part, parce que l'ophthalmoscope a rendu possible et facile l'observation directe des parties les plus profondes de l'organe de la vision.

Chez les animaux supérieurs à circulation lente, le cœur donne environ quarante pulsations par *minute;* la durée d'une révolution cardiaque complète n'excède donc pas *une seconde et demie.* Dans un intervalle de temps aussi court, le cœur exécute des mouvements et subit des changements de forme très-variés : les uns, *passifs*, sont la conséquence nécessaire du relâchement de ses fibres musculaires et des variations de la tension du sang dans ses cavités ; les autres, *actifs*, sont dus aux contractions des parois musculaires des ventricules et des oreillettes. Aussi, au premier abord, quand le cœur est mis à nu, au milieu de ces mouvements de siéges différents, si nombreux, si rapides, qui empiètent les uns sur les autres, tout parait confusion. Sans doute, avec de l'attention, on parvient à distinguer les mouvements *passifs* des mouvements *actifs*, à séparer ce qui revient au jeu des oreillettes de ce qui dépend du jeu des ventricules. Par un effort d'analyse, des physiologistes éminents avaient réussi à déterminer l'ordre de succession des principales phases de la révolution cardiaque. Mais, en présence de tant de phénomènes, de leur complication apparente, de leur peu de durée, il restait toujours place pour des interprétations différentes. La démonstration n'était pas assez nette, assez éclatante, pour commander la conviction et couper court à toute controverse. Il n'y a donc pas lieu de s'étonner si, malgré tant de recherches exécutées depuis la découverte de Harvey, on discutait encore, en 1863, sur le mécanisme de la circulation intra-cardiaque et de la production des bruits du cœur.

Il a suffi à MM. Marey et Chauveau d'emprunter aux physiciens leurs appareils enregistreurs à indications continues et de les appliquer à l'étude des mouvements du cœur, pour dissiper toutes les obscurités dont ces importantes questions étaient restées enveloppées. L'adoption de ces procédés d'exploration leur a permis de confier au cœur le soin de tracer lui-même, en caractères indélébiles, le tableau des diverses phases d'une révolution complète. Instant précis et durée de la systole et de la diastole des oreillettes et des ventricules, rôle des valvules auriculo-ventriculaires et sigmoïdes, synchronisme de la systole ventriculaire, du choc et du premier bruit du cœur, coïncidence du second bruit et du début de la diastole ventriculaire : tout s'est trouvé ainsi déterminé avec une exactitude et une netteté inattendues. En même temps qu'il a fait connaître aux physiologistes l'ordre de succession, le rhythme, les caractères, les causes des mouvements et des bruits normaux du cœur, pendant une révolution complète de cet organe, le travail de ces deux éminents observateurs est la base solide sur laquelle peuvent et doivent s'appuyer les pathologistes pour s'élever, de l'étude des altérations des mouvements et des bruits du cœur, au diagnostic de ses lésions organiques.

Agent thérapeutique d'une puissance incontestable, l'électricité est, entre les mains des physiologistes, un réactif très-précieux pour analyser et mettre en lumière les fonctions spéciales de quelques-unes des parties de l'économie. Les électrisations localisées ont permis d'étudier directement sur l'homme vivant l'action propre de chaque muscle, en le faisant contracter *seul* pendant que les muscles voisins restent à l'état de repos. Aidé de ce puissant moyen d'investigation, un des plus éminents physiologistes de l'école de Paris, M. le professeur Longet, a poussé l'étude des fonctions du système nerveux au delà des limites que n'avait pu franchir la physiologie expérimentale. Appuyé sur ce bel ensemble d'expérimentations, il a pu donner la solution définitive et complète de la question si longtemps controversée, si obscure avant ses travaux, de l'excitabilité propre, directe, de la fibre musculaire dépouillée du filet nerveux qui, pendant la vie, lui transmet les ordres de la volonté.

Il serait certainement inutile d'insister sur les services rendus à la physiologie et à la pathologie par la détermination de la température propre normale de l'homme aux diverses phases de son existence, et par la recherche, si ardemment et si consciencieusement poursuivie aujourd'hui, des variations de cette température dans l'état de maladie. L'étude des rapports de l'absorption avec les phénomènes d'imbibition, d'osmose et de diffusion, nous montrerait combien une connaissance approfondie des actions moléculaires des corps peut projeter de vives lumières sur les problèmes les plus complexes et les plus obscurs de la vie organique.

Si, de la considération des fonctions en particulier, nous passions à l'examen des conditions d'existence imposées à l'être organisé, nous rencontrerions des faits de même ordre et sur une bien plus grande échelle. L'animal naît, se développe et meurt, soumis aux influences créées autour de lui par les variations incessantes des conditions physiques de l'atmosphère qui l'enveloppe de toutes parts, profitant de celles dont l'action est bienfaisante, se garant, derrière des abris naturels ou derrière ceux que lui fournit son industrie, de celles dont l'action pourrait lui devenir nuisible, fatale. La vie entière se résume ainsi, non pas, comme on l'a trop répété et comme on le dit encore tous les jours, en une lutte soutenue contre les agents extérieurs, mais en un effort incessant pour établir l'harmonie entre les activités de chaque organisme et les conditions du milieu ambiant.

Un progrès immense a été accompli dans ces dernières années ; les travaux des physiciens ont établi que toutes les forces du monde extérieur sont transformables les unes en les autres par équivalence. Tous ces agents, chaleur, électricité, lumière, affinité, etc., si longtemps considérés comme distincts par leur nature aussi bien que par leur mode de manifestation, ne diffèrent en réalité que par *leur forme*, ont une commune mesure, le *travail*, ne sont que des modalités du principe dynamique répandu, comme la matière, en quantité invariable dans l'univers. Née d'hier, cette grande doctrine de la réciprocité des forces domine déjà toutes les sciences physico-chimiques ; déjà elle a conquis, dans la biologie, une place qui s'élargit tous les jours et que rien ne peut plus lui faire perdre. Lavoisier a démontré que la chaleur animale est produite par les réactions physico-chimiques accomplies dans les profondeurs de l'économie ; les recherches modernes tendent à établir que les deux autres grandes manifestations dynamiques dont dispose l'animal, la contractilité musculaire et l'action nerveuse, ont la même origine, ne sont que des transformations équivalentes de la chaleur. La doctrine de la réciprocité des forces est-elle assez générale pour embrasser les activités du monde organisé aussi bien que celles du monde inorganique? Telle est la question qui s'impose d'elle-même. Les physiologistes doivent donc se préoccuper des origines des activités propres des éléments histologiques, des rapports de ces propriétés dites *vitales* avec les grands agents du monde extérieur ; pour se préparer à la recherche de la solution de ces hauts problèmes de biologie générale, ils ne sauraient trop se familiariser avec la notion de *travail*.

Ces quelques considérations nous paraissent suffisantes pour démontrer que, à quelque point de vue qu'on se place, de sérieuses études de physique doivent être recommandées aux jeunes gens qui se destinent à la carrière médicale. Un livre de physique, fortement empreint de ce caractère élémentaire qui n'exclut pas la rigueur de la démonstration, dans lequel se trouvent exposés, avec tous les développements convenables et avec les seules ressources des données expérimentales, les principes fondamentaux de la mécanique, en même temps que les principales lois de la chaleur, de l'électricité, de la lumière, de l'acoustique, des actions moléculaires, doit être désormais considéré comme un complément nécessaire des traités de physiologie, d'hygiène et même de pathologie. Toutes ces qualités se trouvent réunies dans les *Nouveaux éléments de physique médicale* publiés par MM. Gariel et Desplats ; nous ne saurions trop recommander cet ouvrage à l'attention des élèves des Facultés de médecine. Professeurs agrégés de la Faculté de médecine de Paris, préparés par des études approfondies des rapports des sciences physiques et des sciences biologiques, et aussi par une longue pratique de l'enseignement, MM. Gariel et Desplats ont prouvé qu'ils possédaient les connaissances et les aptitudes nécessaires pour mener à bonne fin une œuvre dont, mieux que personne, ils comprenaient toutes les difficultés.

J. GAVARRET.

10 mai 1870.

NOUVEAUX ÉLÉMENTS

DE

PHYSIQUE MÉDICALE

NOTIONS DE MÉCANIQUE

Il est impossible d'étudier la physique avec fruit, si l'on ne possède certaines notions de mécanique, relatives, soit à la nature des mouvements, soit aux forces. Ces notions sont indispensables, aussi bien pour comprendre le mode d'action des appareils employés que pour saisir l'explication théorique de la plupart des phénomènes. Pour cette raison, nous avons résumé dans ce chapitre les définitions et les théorèmes dont nous aurons à nous servir, en les plaçant dans l'ordre qui nous paraît le seul admissible comme idées générales; nous renvoyons pour les démonstrations aux traités spéciaux de mécanique que nous n'avons nullement la prétention de remplacer par ce chapitre.

I. **Mouvement, repos.** — On dit qu'un corps est en *mouvement* par rapport à un autre, lorsque les positions relatives de ces corps viennent à varier d'une façon quelconque. Un corps est en *repos* par rapport à un autre, lorsque aucune des parties qui le composent n'est en mouvement par rapport à cet autre.

Dans l'étude du mouvement considéré en soi, c'est-à-dire indépendamment de ses causes, la forme seule des corps est à considérer, et nullement leurs autres propriétés, de quelque nature qu'elles soient. En sorte que nous parlerons d'abord du mouvement d'un point, d'une ligne, d'une surface ou d'un volume, et non du mouvement d'un corps matériel.

Le corps ou la figure dont on étudie le mouvement s'appelle, d'une manière générale, le *mobile*. Nous considérerons, pour commencer, le mobile comme réduit à un point.

II. **Trajectoire. Lois du mouvement.** — Le lieu des positions successives d'un point en mouvement est sa *trajectoire*. La relation qui existe entre les espaces parcourus sur cette trajectoire, à partir d'un point déterminé, et les temps employés à les parcourir constitue la *loi du mouvement* : les distances mesurées doivent être supposées affectées du signe + lorsqu'on les porte dans un certain sens à partir du point fixe pris pour origine, et du signe — lorsqu'elles sont portées en sens contraire.

Cette loi du mouvement, relation entre deux quantités variables, l'espace et le temps, peut être définie par une équation que l'on désigne sous le nom d'*équation du mouvement*; la forme de cette équation et la valeur des coefficients qu'elle renferme servent à définir la nature des divers mouvements.

On peut avoir une *courbe représentative du mouvement*; à cet effet, on trace dans un plan deux droites rectangulaires *ot* et *oe* (*fig*. 1), sur lesquelles on porte, à des échelles convenues, des longueurs *op* et *oq* représentant respectivement le temps écoulé depuis l'origine des temps, et les espaces parcourus sur la trajectoire à partir d'un point fixe. Le point *m* d'intersection des parallèles menées par les points *p* et *q* aux axes *oe* et *ot* représentera *symboliquement la position du point mobile*; l'ensemble des points analogues constituera la courbe du mouvement *ab*.

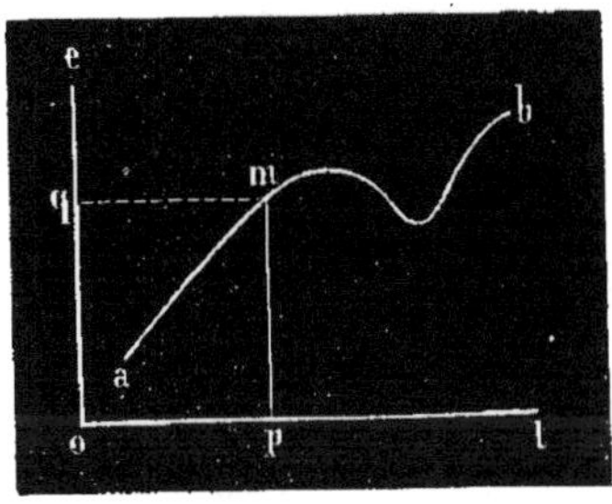

Fig. 1.

Les instants auxquels on étudie le *mobile* seront d'autant plus rapprochés de l'origine du temps que les distances du point à l'axe *oe* seront moins grandes, et le mobile sera sur la trajectoire d'autant moins éloigné du point d'où l'on mesure les espaces parcourus que le point correspondant sera à une moindre distance de l'axe *ot*.

Enfin, on peut avoir, pour caractériser un mouvement, un tableau donnant à des époques déterminées les valeurs relatives du temps et de l'espace. Ce mode de représentation n'est qu'approximatif, car il laisse complétement indéterminée la nature du mouvement entre les instants inscrits dans le tableau.

Connaissant la loi du mouvement par l'un de ces procédés, on peut résoudre, exactement dans le cas des deux premiers, d'une manière approchée si l'on ne possède qu'un tableau de la marche du mobile, les deux questions suivantes qui se posent nécessairement :

1° A un instant séparé de l'instant initial par un certain temps, quelle est, sur la trajectoire, la distance du point mobile à l'origine ?

2° Le point mobile étant, sur la trajectoire, distant de l'origine d'une longueur donnée, combien s'est-il écoulé de temps depuis l'instant initial ?

Nous mesurerons les espaces en mètres et les temps en secondes. Ce choix n'a rien de nécessaire et peut varier suivant les unités adoptées ; il suffit que la convention soit faite.

III. **Mouvement uniforme. Équation. Vitesse.** — Le mouvement le plus simple que l'on puisse concevoir est celui dans lequel *les espaces parcourus dans des temps égaux sont égaux*, quelle que soit la durée des temps considérés : ce mouvement est dit *mouvement uniforme.*

De cette définition, on conclut que : *dans un mouvement uniforme les espaces sont proportionnels aux temps employés à les parcourir.* Si donc l'on désigne par e l'espace parcouru pendant le temps t, depuis l'instant où le mobile a passé au point à partir duquel on compte les distances, on aura la relation

$$e = vt,$$

v étant une quantité constante qui a reçu le nom de *vitesse.* La relation précédente, qui lie les espaces aux temps employés à les parcourir, est l'équation du mouvement uniforme.

Cette équation peut s'écrire de la manière suivante :

$$\frac{e}{t} = v,$$

qui donne l'énoncé suivant : *Dans un mouvement uniforme, le rapport de l'espace au temps employé à le parcourir est constant.* Ce rapport, constant pour un même mouvement uniforme, le différencie des autres mouvements uniformes ; c'est la vitesse.

On voit que, si l'on fait $t = 1$, on a $e = v$; on peut donc dire que la vitesse est donnée par le même nombre que l'espace parcouru pendant l'unité de temps.

IV. **Courbe représentative du mouvement uniforme.** — On peut reconnaître facilement que la courbe représentative du mouvement uniforme est une ligne droite qui, dans les conditions que nous avons indiquées, passe par le point pris pour origine.

En effet, si nous considérons divers points M, M′, etc. (*fig.* 2), les rapports

$$\frac{MP}{OP}, \frac{M'P'}{OP'}, \text{ etc.,}$$

sont égaux, et par suite les points O, M, M′, etc., sont en ligne droite.

La valeur de ce rapport constant est, par définition, la vitesse; sur la figure, on a

$$\frac{MP}{OP} = \text{tg}\, MOP.$$

On peut donc dire : étant donnée la ligne droite représentative d'un mouvement uniforme, la vitesse de ce mouvement est mesurée par la tangente trigonométrique de l'angle que cette droite fait avec l'axe sur lequel on compte les temps.

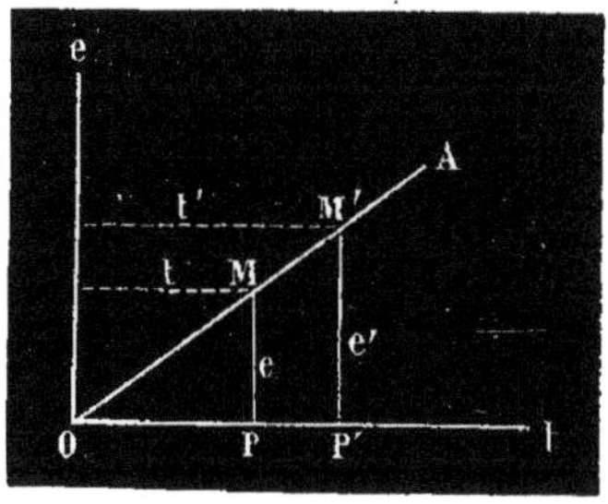

Fig. 2.

V. **Mouvement varié. Vitesse dans le mouvement varié.** — Tout mouvement qui n'est pas uniforme est dit mouvement *varié*. Dans un pareil mouvement, nous ne pouvons appliquer la définition donnée précédemment pour la vitesse : il faut avoir recours à d'autres considérations.

Considérons deux positions du point mobile sur sa trajectoire, et supposons l'existence d'un autre point mobile parcourant ce même intervalle dans le même temps, mais d'un mouvement uniforme; les deux mobiles partent et arrivent aux mêmes instants, mais entre ces instants ils sont séparés : la vitesse du mouvement uniforme est appelée *vitesse moyenne* du mouvement varié pendant le temps considéré. Si ce temps vient à décroître, le mouvement vrai et le mouvement uniforme moyen seront de moins en moins différents; en supposant que *l'on fasse tendre vers* 0 *le point considéré*, la vitesse du mouvement uniforme moyen tendra vers une certaine valeur limite que l'on appelle la vitesse du mouvement varié au point considéré. D'où cette définition :

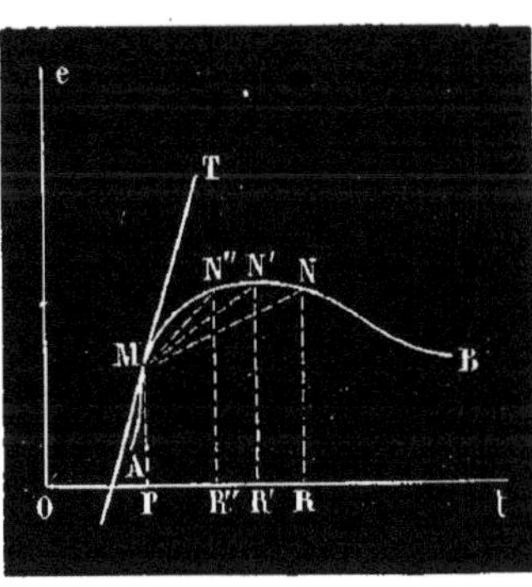

Fig. 3.

La vitesse d'un mouvement varié en un point est la limite vers laquelle tend le rapport d'un espace au temps employé à le parcourir, lorsque l'on fait diminuer ce temps jusqu'à 0.

Dans la méthode graphique, un mouvement varié est donné par une courbe qui, par ses affections, représentera toutes les circonstances du mouvement.

Soit un mouvement représenté par la courbe AB (*fig.* 3); la droite MN represente le mouvement uniforme moyen entre les points M et N; sa *vitesse* est la vitesse moyenne du mouvement varié entre les instants correspondant à ces points. Si l'on fait décroître l'intervalle de temps considéré, les points M et N se rapprocheront sur la courbe, et les diverses sécantes MN′, MN″ représenteront divers mouvements uniformes moyens différant de moins en moins du mouvement varié. Si le temps décroît indéfiniment, la sécante tendra vers la tangente MT à la courbe, au point M[1]. Les vitesses des mouvements moyens successifs sont données par les tangentes trigonométriques des angles que les diverses sécantes font avec l'axe des temps. La limite vers laquelle tendent ces vitesses, limite qui est par définition la vitesse du mouvement varié au point considéré, sera donnée par la tangente trigonométrique de l'angle que la tangente à la courbe en M, limite des sécantes, fait avec l'axe des temps.

VI. **Mouvement uniformément varié. Accélération.** — Parmi les mouvements variés, le plus simple, le seul que nous étudierons, est celui dans lequel les vitesses varient proportionnellement aux temps : il a reçu le nom de *mouvement uniformément varié*. Il est dit aussi uniformément *accéléré* ou uniformément *retardé*, suivant que la vitesse augmente ou diminue lorsque le temps croît.

Le rapport de la variation de vitesse au temps pendant lequel cette variation s'est produite est constant; on lui a donné le nom d'*accélération* : sa valeur caractérise chacun des mouvements uniformément variés, de la même façon que la valeur de la vitesse caractérise chacun des mouvements uniformes; suivant que l'accélération est positive ou négative, le mouvement est accéléré ou retardé.

Dans un mouvement varié quelconque, la vitesse ne variant pas aussi simplement que dans le mouvement particulier que nous venons d'étudier, l'idée d'accélération ne peut être la même. Nous ferions, pour donner une idée de l'accélération en général, des remarques de tous points analogues à celles que nous avons exposées pour la définition de la vitesse dans le cas d'un mouvement varié. Nous arriverions alors à l'énoncé suivant :

L'accélération dans un mouvement quelconque est la valeur vers laquelle tend le rapport de la variation de vitesse au temps pendant lequel cette variation s'est produite, lorsque l'on fait décroître ce temps jusqu'à 0.

VII. **Équations du mouvement uniformément varié.** — Soit v_0 la vitesse du mobile à l'instant initial, v sa vitesse après un temps t; on a, par définition,

$$\frac{v - v_0}{t} = j,$$

[1] La tangente à une courbe en un point est la limite des positions d'une sécante qui tourne autour de ce point jusqu'à ce que le second point d'intersection vienne se réunir au premier.

j étant une quantité constante, l'accélération. Elle est positive, quand la vitesse croît avec le temps (mouvement accéléré); négative, dans le cas contraire (mouvement retardé).

Cette équation caractérise le mouvement uniformément varié ; on l'écrit plus souvent sous la forme suivante :

$$v = v_0 + jt.$$

On démontre en mécanique comment cette équation conduit à la relation qui lie les espaces aux temps employés à les parcourir. Si e représente la distance, comptée sur la trajectoire, de la position considérée du mobile à celle qu'il avait au moment où l'on a commencé à compter les temps, l'équation qui lie e à t est :

$$e = v_0 t + \frac{1}{2} j t^2.$$

Ces équations, que l'on peut déduire l'une de l'autre, se simplifient dans le cas où le corps étant sans vitesse à l'instant initial, on a $v_0 = 0$; elles deviennent :

$$v = jt;$$

$$e = \frac{1}{2} j t^2.$$

Si, dans la seconde équation, on fait $t = 1$, il vient

$$e = \frac{1}{2} j,$$

ou bien $$2e = j.$$

Dans un mouvement uniformément varié, l'accélération est donnée par le nombre qui mesure le double de l'espace parcouru dans la première seconde du mouvement.

Si, le mouvement étant retardé, on veut mettre en évidence le signe de l'accélération, les équations deviennent :

$$v = v_0 - jt;$$

$$e = e_0 - \frac{1}{2} j t^2.$$

VIII. **Mouvement de translation. Mouvement de rotation.** — Le mouvement d'un mobile quelconque est déterminé, lorsque l'on connaît la loi du mouvement de chacun de ses points. Si le corps est supposé *invariable*, c'est-à-dire si les distances et les positions relatives de tous les points qui le constituent ne peuvent pas changer, il suffit de connaître le mouvement de trois points non situés en ligne droite. Sauf des cas nettement spécifiés, on ne considère en mécanique que des solides invariables.

On dit qu'un corps est animé d'un *mouvement de translation parallèle*, lorsque les vitesses de tous ses points sont, à un instant quelconque, égales, parallèles et de même sens. On en conclut que les espaces parcourus par les divers points dans le même temps sont égaux. La vitesse de translation du corps est celle de l'un de ses points.

Un corps est animé d'un *mouvement de rotation* autour d'un axe, lorsque tous ses points décrivent dans le même temps des circonférences dont les plans sont perpendiculaires à l'axe et dont les centres sont sur cette ligne. On voit qu'un point décrit dans un temps donné un espace d'autant plus considérable qu'il est plus éloigné de l'axe, et que les angles décrits dans le même temps par les lignes joignant chacun des points au centre du cercle correspondant sont égaux.

On dit que le mouvement de rotation est uniforme, lorsque les angles ainsi parcourus dans des temps égaux sont égaux, quels que soient les temps. Dès lors, le rapport de l'angle parcouru au temps correspondant sera constant pour un même mouvement et pourra servir à caractériser chacun des mouvements de rotation uniformes. Ce rapport porte le nom de *vitesse angulaire;* cette vitesse est également donnée par l'angle parcouru pendant l'unité de temps. Comme (voy. la Trigonométrie) les angles ont pour mesure la longueur des arcs ayant l'unité pour rayon et compris entre leurs côtés, la vitesse angulaire sera aussi donnée par l'espace parcouru pendant l'unité de temps, c'est-à-dire par la vitesse d'un point situé à l'unité de distance de l'axe de rotation. Soit I ce point (*fig.* 4), N un point situé à la distance r du centre D. Les espaces parcourus par ces points sont proportionnels aux rayons 1 et r ; si l'on considère l'unité de temps, ces espaces donnent les vitesses qui sont aussi proportionnelles, par suite, aux distances de ces points à l'axe. Donc, si l'on appelle v la vitesse du point N, et ω celle du point I, en se rappelant que c'est précisément la vitesse angulaire du mouvement de rotation du corps, on aura

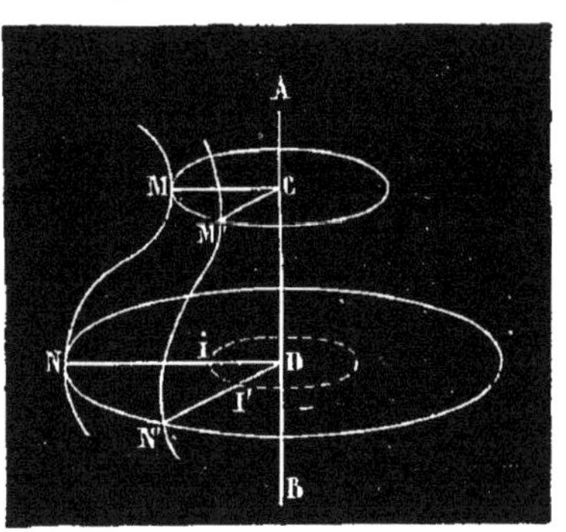

Fig. 4.

$$\frac{\omega}{v}=\frac{1}{r},$$

d'où

$$v=\omega r$$

Il est très-important de remarquer que tout mouvement circulaire n'est pas forcément un mouvement de rotation : nous en donnons un exemple ci-contre, la figure 5 représente le mouvement de rotation d'un triangle *abc*; la figure 6, le mouvement de translation parallèle du même corps.

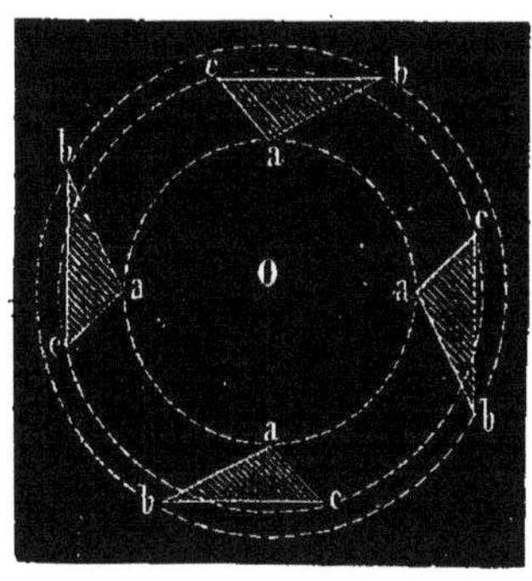

Fig. 5.

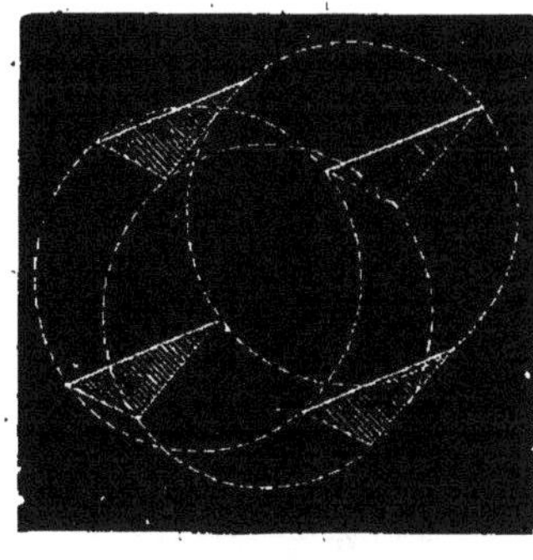

Fig. 6.

On démontre enfin en mécanique que, pour faire passer un corps d'une position à une autre absolument quelconque, il suffit de lui attribuer successivement ou simultanément un mouvement de translation parallèle et un mouvement de rotation. Le mouvement hélicoïdal, mouvement analogue à celui d'une vis par rapport à son écrou, mouvement produit par une rotation et une translation simultanées, est donc le mouvement le plus général.

IX. **Mouvement relatif, mouvement absolu.** — Nous avons défini le mouvement et le repos d'un mobile par rapport à un corps quelconque pris comme terme de comparaison; si l'on avait cherché à chaque instant les positions du mobile relativement à un second corps en mouvement lui-même par rapport au premier, on eût obtenu des résultats différents pour la forme de la trajectoire et pour la loi du mouvement sur cette trajectoire. Le mouvement et le repos du mobile par rapport à ce second corps sont dits *relatifs*, par opposition au mouvement ou au repos du mobile par rapport au corps choisi d'abord que l'on qualifie d'*absolus*. Il peut arriver que le mouvement absolu devienne relatif, si l'on change de points de repère.

Il n'y a pas lieu, croyons-nous, de définir ce que seraient le repos et le mouvement absolus dans l'espace, si l'on voulait attribuer au mot *absolu* sa véritable signification.

Si l'on connaît à un certain instant le mouvement absolu d'un mobile par rapport à un premier système de points de repère (par exemple, trois droites rectangulaires dans l'espace et se coupant en un même point) et le mouvement d'un autre système de points de repère par rapport au premier, mouvement qui a reçu le nom de *mouvement d'entraînement*, on peut trouver le mouvement *relatif* du mobile par rapport à ce second système. En supposant que le mobile et le second système de repère ne soient animés que de mouvements de translation parallèle, nous pourrons donner l'énoncé suivant, dont la démonstration est du domaine de la mécanique :

La vitesse relative v_r est représentée en grandeur, direction et sens par la diagonale d'un parallélogramme dont les deux côtés adjacents représentent de la même façon, l'un la vitesse absolue v_a, l'autre la vitesse d'entraînement v_e (*fig.* 7).

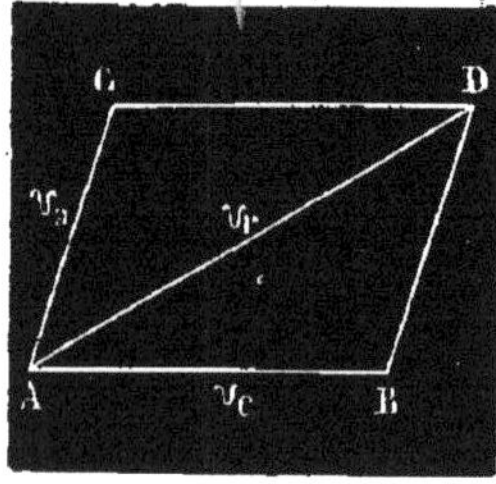

Fig. 7.

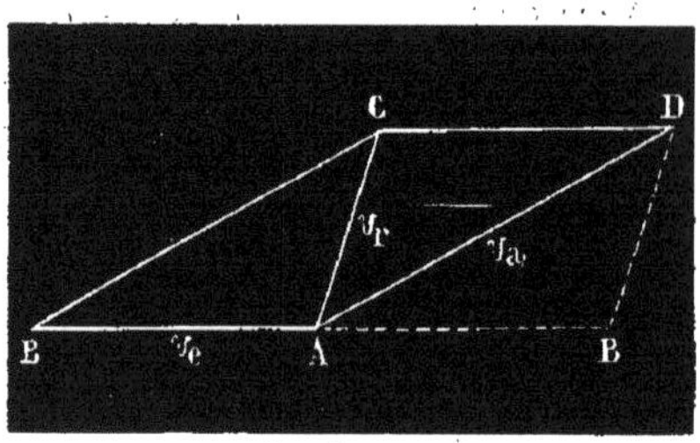

Fig. 8.

Ce théorème est connu sous le nom de *parallélogramme des vitesses ;* il peut se présenter sous une seconde forme fréquemment employée :

La vitesse absolue v_a est représentée en grandeur, direction et sens par la diagonale d'un parallélogramme dont les deux côtés adjacents représentent de la même façon, l'un la vitesse relative v_r, l'autre une vitesse $-v_e$, égale et contraire à la vitesse d'entraînement v_e (*fig.* 8).

En substituant dans cet énoncé le mot d'accélération au mot de vitesse, on obtient le théorème du *parallélogramme des accélérations*, dont la démonstration se déduit aussi de la précédente.

X. **Mouvements simultanés.** — Nous venons d'expliquer comment, connaissant le mouvement relatif d'un mobile par rapport à un système de points de repère et le mouvement d'entraînement de ce système par rapport à un autre, on peut trouver le mouvement absolu du mobile par rapport à ce second système. A cette idée nette, on substitue quelquefois la notion de deux *mouvements simultanés* que posséderait le mobile, mouvement d'entraînement et mouvement relatif, et qui, par leur coexistence, donneraient un *mouvement résultant*, le mouvement absolu : un corps ne peut être animé de deux mouvements différents ; il ne peut avoir deux vitesses pas plus qu'il ne possède deux poids, par exemple ; seulement le mouvement peut être étudié dans diverses conditions, et c'est là ce qui a donné naissance à la distinction des mouvements absolus et relatifs.

La considération de ces mouvements simultanés est due à l'étude des effets des forces ; les forces peuvent agir successivement ou simultanément et, comme nous le verrons, les effets produits dans les deux cas sont identiques ; mais deux forces agissant simultanément ne produisent qu'un seul effet.

XI. **De la force.** — La physique, qui s'est longtemps bornée à étudier les divers phénomènes pris isolément, coordonne actuellement les résultats obtenus et tend à conclure que ces phénomènes sont tous susceptibles de se transformer les uns dans les autres, directement ou indirectement ; nous insisterons souvent sur cette idée qui est fondamentale ; on a trouvé déjà, on trouvera encore sans doute, non-seulement des rapports certains de successions entre les manifestations de propriétés diverses, mais une relation de grandeur parfaitement définie. (Voy. la Théorie mécanique de la chaleur.)

Le mouvement, que l'on étudie à part en mécanique est une manifestation de propriétés comme la chaleur, la lumière : il suit les mêmes lois générales de transformation que tout autre phénomène, et, en s'appuyant sur des expériences assez nombreuses pour donner une probabilité équivalant presque à une certitude, on peut dire : Aucun mouvement n'est communiqué à une molécule qui ne soit la transformation d'un autre mouvement ou d'une autre propriété dite plus spécialement physique.

Lavoisier a démontré que dans les combinaisons chimiques le poids du composé est égal à la somme des poids des corps composants ; de la matière caractérisée par son poids il a pu dire : *Rien ne se crée, rien ne se perd.*

Ce qui est reconnu hors de doute aujourd'hui pour cette propriété des corps, le poids, la science l'étend de jour en jour à l'ensemble des autres propriétés ; on ne peut appliquer cet axiome en parlant d'aucune de ces propriétés isolément, la chaleur, l'électricité, etc., mais il est vraisemblablement certain, nous le répétons, que, parlant de l'ensemble de ces diverses propriétés qui ne sont peut-être que des modes variés de manifestations d'une seule propriété fondamentale, on doit affirmer que : *Rien ne se crée, rien ne se perd.*

On n'avait pas, on ne pouvait pas avoir ces idées, il y a seulement un demi-siècle : la science physique contenait autant de théories particulières qu'il y avait de propriétés connues, le mouvement était même étudié dans une science complétement distincte et sans que l'on observât les phénomènes de nature différente qui accompagnent forcément son apparition et sa disparition.

Pour expliquer le passage d'un corps de l'état de repos à l'état de mouvement, ou plus généralement pour expliquer toute variation dans l'état de repos ou de mouvement d'un corps, variation qu'il répugne à l'esprit d'admettre comme spontanée, on supposa l'existence de *forces*, causes de mouvement; on en créa autant qu'il en fallut pour expliquer le changement d'état de mouvement ou de repos d'un corps dans toutes les conditions connues; on put alors énoncer en principe *vérifié par l'expérience* ce qui n'était que l'hypothèse admise, l'inertie de la matière, c'est-à-dire la propriété que possèdent les corps de ne pouvoir éprouver de changement de direction ou de grandeur dans leur mouvement sous l'influence d'une force.

Pour nous, la matière est le siége de modifications qui constituent les propriétés des corps : l'inertie rentre dans notre hypothèse fondamentale, rien ne se crée, rien ne se perd ; il n'est point nécessaire d'en parler séparément.

La *force* sera seulement la propriété de transformation des divers phénomènes les uns dans les autres, et plus spécialement, de ces phénomènes en mouvement : ce n'est qu'une propriété de la matière et nullement une entité distincte, quelque chose ayant une existence propre; la force sera, pour ainsi parler, la mesure de la quantité de phénomène transformé en mouvement; la cause du mouvement sera le phénomène primitif se transformant; la force sera, en la considérant alors à un point de vue plus restreint, l'expression de la mesure de cette transformation.

XII. **De la mesure des forces**. — Quelle que soit, du reste, l'idée qu'on ait des forces, nous pouvons donner une notion très-précise de leur mesure.

Deux forces sont égales, lorsque, placées dans les mêmes conditions, elles produisent des effets identiques.

Une force F est double, triple, etc., d'une autre f, lorsqu'elle produit, en agissant dans les mêmes conditions, le même effet que deux, trois, etc., forces égales à f.

Enfin, deux forces F et F′ sont entre elles dans le rapport de m à n, lorsque la première étant égale à m fois la force f, la seconde est égale à n fois la même force f.

L'expérience a prouvé que, pour la production de mouvement, seul point étudié en mécanique, les diverses forces admises peuvent se substituer pour produire un même effet, que par suite on peut les comparer toutes entre elles, et aussi toutes à une certaine force prise pour type. C'est l'action de la pesanteur agissant sur un corps déterminé (le décimètre cube d'eau distillée) et dans des conditions bien définies (dans le vide, à la température de 0°, à la latitude de Paris et au niveau de la mer) que l'on a prise pour terme de comparaison : en un mot, l'unité de force est le kilogramme.

Les appareils qui servent le plus généralement pour la mesure des forces sont :

La balance (voy. la Physique),

Les dynamomètres, dans lesquels l'effet produit est la déformation d'un ressort de forme variable. Lorsqu'une force de nature quelconque et un poids auront également déformé le ressort, la force et le poids seront égaux, la force sera mesurée par le poids. La valeur de la force exprimée ainsi en unité de force, en kilogrammes, est ce qu'on appelle l'*intensité de cette force.*

La direction que suivrait le point soumis à l'action d'une force, s'il était à cet instant libre et au repos, est ce que l'on nomme la direction de la force.

Dans le cas d'un corps mû par une force, le point où cette force doit être supposée agir pour produire ce mouvement est dit le *point d'application* de la force.

Une force pourra dès lors être représentée par une ligne droite, menée par le point d'application, suivant la direction de la force, et ayant une longueur contenant autant de fois une longueur arbitraire prise pour unité que la force contient de fois l'unité de force.

XIII. **Des principes de la mécanique.** — On désigne sous le nom de principes généraux de la mécanique des hypothèses non susceptibles de démonstration par conséquent, mais qui supposées vraies, ont pu servir à prévoir des effets que l'expérience a toujours vérifiés, et dont on peut par suite admettre la vérité avec une grande probabilité. Cependant ces principes pourraient être remplacés par d'autres hypothèses, si celles-ci expliquaient aussi complétement les mêmes phénomènes.

Les principes de la mécanique sont au nombre de trois.

1. *Principe de l'inertie*, consistant en ce qu'un corps ne peut, de lui-même, modifier son état de repos ou de mouvement.

Le principe qui a conduit à supposer des causes spéciales de mouvement, comme nous l'avons dit, peut être remplacé par l'hypothèse, rien ne se crée, rien ne se perd; l'état de mouvement ou de repos d'un corps ne peut être modifié, par suite, sinon en même temps que se présente une modification d'un mouvement ou d'une autre propriété d'une certaine partie de matière. L'hypothèse que nous indiquons est due, en réalité, au même sentiment que l'inertie, mais elle est plus complète, en ce qu'elle n'est pas seulement négative ou restrictive.

2. *Principe de l'égalité de l'action et de la réaction.* Ce principe consiste en ce que, si un corps agit sur un autre avec une certaine force, le second corps réagira sur le premier en sens contraire, mais avec la même intensité. C'est là l'expression générale de faits que met en évidence l'expérience journalière : un ressort posé sur un point d'appui fixe et supportant un poids de 10 kilogrammes, presse en sens contraire avec la même énergie; un clou auquel est attaché un fil soutenant un corps pesant, exerce sur ce fil un effort de bas en haut égal précisément au poids du corps qui agit sur ce même fil de haut en bas.

3. *Indépendance des effets des forces et des mouvements antérieurement acquis.* Pour bien faire comprendre ce principe, supposons un

point en repos par rapport à des repères déterminés et auquel on applique une force; il prendra, par rapport à ces repères, un mouvement dont on détermine la trajectoire et la loi. Ces deux éléments seraient identiques, soit que primitivement le point et les repères eussent été animés d'un même mouvement qui n'aurait point changé leurs positions relatives, soit qu'ils fussent également sous l'influence actuelle d'autres forces qui leur donneraient, par rapport à d'autres repères, des mouvement quelconques, tout en laissant le point en repos par rapport au premier système de repères.

De nombreux faits d'expérience confirment ce principe, qui n'est cependant pas démontré, et que ses conséquences seules tendent à rendre excessivement probable. Nous savons que nous nous mouvons avec une égale facilité sur la terre, dans un navire, dans un wagon lancé à toute vitesse, pourvu que les mouvements de l'un ou de l'autre ne soient pas saccadés; nous savons qu'il nous faut déployer la même énergie dans ces divers cas pour déformer un ressort de la même quantité; nous savons qu'un corps pèse autant dans ces différentes conditions; ces actions sur la terre sont rapportées à des repères que nous considérons comme fixes; à bord d'un navire ou dans un wagon elles sont rapportées à des repères mobiles. On pourrait facilement multiplier les exemples.

XIV. **Mouvement produit par une force constante.** — En nous appuyant sur le troisième principe, nous allons pouvoir prévoir la nature du mouvement produit par une force constante agissant sur un mobile; ces conséquences ont été, du reste, vérifiées par l'expérience.

Supposons un point au repos auquel on applique une force constante en intensité et en direction : pour simplifier le raisonnement, divisons le temps en intervalles égaux, au commencement desquels seulement la force produise son action. Pendant le premier intervalle, le point sous l'influence de la force aura décrit un certain espace dans sa direction. Dans le second intervalle de temps, si nous rapportons le point à des repères animés du même mouvement que lui, la force, agissant de nouveau, fera parcourir un espace égal au premier. Mais, par rapport à des repères fixes, les repères mobiles ayant parcouru dans ce sens même un espace égal, le point aura parcouru un espace double; de même, pendant la troisième seconde, il parcourrait un espace triple. Si nous supposons les intervalles de temps de plus en plus petits, le point prendra un mouvement qui se rapprochera de plus en plus du mouvement véritable. Les vitesses moyennes successives, qui sont les quotients des espaces parcourus par des temps égaux et sont toujours entre elles comme les nombres 1, 2, 3, etc., auraient pour limites les diverses vitesses du mouvement varié qui seront dans les mêmes rapports. Les vitesses de ce mouvement varient donc proportionnellement aux temps, le mouvement est uniformément accéléré.

Si le point était animé d'une vitesse initiale ayant la même direction que la force, un raisonnement analogue au précédent montrerait ue le mouvement produit est uniformément accéléré ou uniformément retardé, suivant que la force agit dans le sens de la vitesse initiale ou en sens contraire.

Dans ces divers cas, le mouvement est rectiligne ; le mobile n'aurait, en effet, aucune raison pour incliner son mouvement d'un côté ou d'un autre.

Si le point était animé d'une vitesse ayant une direction autre que celle de la force, on démontre que la trajectoire du mouvement est une parabole ; la projection du point sur une direction parallèle à la vitesse initiale est animée d'un mouvement uniforme ; sa projection sur une direction parallèle à celle de la force est animée d'un mouvement uniformément accéléré.

Ces diverses conséquences trouveront une application immédiate dans les premiers chapitres de la physique. La pesanteur, étant une force constante, donnera lieu aux différents cas que nous venons d'indiquer, suivant qu'il s'agira de la chute libre, ou du jet vertical ou oblique.

XV. **Mouvements produits dans diverses circonstances.** — Si la force qui agit sur le mobile n'est pas constante, le mouvement sera varié, mais non pas uniformément. On pourra se rendre compte de la nature de ce mouvement, lorsque l'on connaîtra la loi de variations de la force : pour plus de facilité, on pourra décomposer le temps en intervalles égaux dans chacun desquels on supposera pour la force une valeur constante moyenne ; les mouvements élémentaires produits seront uniformément variés, et l'on pourra rechercher quelle est la loi de variation des accélérations. La limite vers laquelle tendra cette loi, lorsque les intervalles de temps pendant lesquels on suppose la force constante diminueront indéfiniment, sera la loi du mouvement produit par la force variable.

Dans le cas où le mobile n'est soumis à l'action d'une force que pendant un temps limité, à partir du moment où la force cesse d'agir, il est animé, en vertu du principe de l'inertie, d'un mouvement rectiligne uniforme : la vitesse de ce mouvement est la même que la vitesse du mouvement varié au moment où la force a cessé d'agir.

XVI. **Étude de l'action de forces simultanées.** — Nous allons étudier deux cas qui diffèrent par les directions relatives des forces.

1° Les forces agissent dans la même direction : elles donnent alors naissance au mouvement qui serait produit par la force égale à leur somme ou à leur différence, suivant qu'elles sont de même sens ou de sens contraire.

On déduirait facilement du troisième principe, par un raisonnement analogue à celui que nous avons fait dans le paragraphe précédent, que l'espace parcouru dans un certain temps est précisément égal à la somme ou à la différence des espaces parcourus par le même mobile sous l'influence successive de chacune des forces, ce qui démontre la proposition.

On peut conclure de ce résultat que, si une force F, appliquée à un mobile, est double, triple, etc., d'une autre *f*, elle lui fera parcourir un espace double, triple, etc., de celui que, dans le même temps, la force *f* lui aurait fait décrire.

Par le mode de raisonnement général, appliqué à toutes les mesures de grandeur, on pourra énoncer les théorèmes suivants :

Deux forces quelconques, agissant successivement sur le même mobile dans des conditions identiques d'ailleurs, lui feront parcourir dans des temps égaux des espaces proportionnels à ces forces.

Les espaces parcourus étant constamment dans un certain rapport, les accélérations seront dans le même rapport (VII). D'où ce nouveau théorème très-important :

Deux forces, agissant successivement sur un même mobile, sont dans le même rapport que les accélérations des mouvements qu'elles produisent.

Si F et F′ sont les deux forces, *j* et *j*′ les accélérations correspondantes, on aura donc :

$$\frac{F}{F'} = \frac{j}{j'},$$

2° Les forces agissent en un point suivant des directions différentes.

Supposons d'abord qu'il n'y ait que deux forces F et F′ représentées par les droites AB et AC (*fig.* 9) : le troisième principe nous apprend que le mouvement définitif produit par les deux forces peut s'obtenir en supposant, par exemple, la force F′ appliquée au point A supposé au repos par rapport à certains repères, ceux-ci étant animés par rapport à d'autres repères du même mouvement que la force F communiquerait à A si elle agissait seule. Nous avons donc, pour définir le mouvement de A résultant de l'action simultanée des deux forces, à chercher le mouvement absolu d'un point animé d'un mouvement relatif connu par rapport à des repères, ces repères étant eux-mêmes animés d'un mouvement d'entraînement connu. C'est donc le cas dont nous avons indiqué la solution (IX).

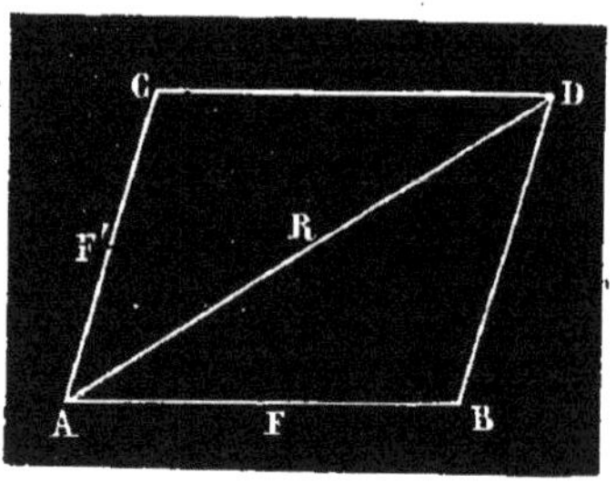

Fig. 9.

On voit que, dans ce cas, le mouvement absolu dépend de deux forces agissant simultanément. C'est cette circonstance qui a fait donner aux deux mouvements relatifs et d'entraînement le nom de mouvements simultanés, à l'occasion duquel nous avons fait une remarque importante.

S'il y avait plus de deux forces agissant dans des directions différentes, on chercherait d'abord le mouvement produit par l'action simultanée de deux d'entre elles; on le considérerait comme le mouvement relatif du point par rapport à des repères animés du même mouvement que la troisième force agissant seule communiquerait au point considéré, et l'on chercherait le mouvement absolu correspondant, que l'on considérerait à son tour comme un mouvement relatif; et ainsi de suite jusqu'à l'entier épuisement des forces.

XVII. **De la masse.** — Nous avons démontré que, si deux forces F et F' appliquées successivement à un même point lui communiquent des accélérations j et j', on a la relation

$$\frac{F}{F'} = \frac{j}{j'},$$

que l'on peut mettre sous la forme

$$\frac{F}{j} = \frac{F'}{j'} = \frac{F''}{j''} = \ldots = m,$$

car le même raisonnement s'appliquerait à d'autres forces également.

Le rapport d'une force quelconque appliquée à un corps à l'accélération correspondante est constant. La valeur de ce rapport varie en général d'un corps à un autre; de sorte que, pour un second corps, les mêmes forces communiquant des accélérations j_1, j'_1, j''_1, on aurait

$$\frac{F}{j_1} = \frac{F'}{j'_1} = \frac{F''}{j''_1} = \ldots = m'.$$

On désigne sous le nom de *masse* d'un corps la valeur de ce rapport qui lui correspond.

La masse d'un corps est simplement le quotient d'une force par l'accélération du mouvement qu'elle communique à ce corps : c'est un coefficient numérique, rien de plus, et nous ne chercherons pas quelle relation il peut y avoir entre cette masse et la *quantité de matière* contenue dans le corps; idée assez vague, du reste.

L'équation $F = mj$, que l'on tire des rapports précédents, pourrait parfaitement définir la force motrice, indépendamment de toute autre considération. Lorsqu'un corps est animé d'un mouvement uniformément varié, on dirait alors qu'il est soumis à une force égale au produit de l'accélération par un coefficient constant, la masse, ce coefficient étant numériquement déterminé par le choix que l'on aurait fait arbitrairement au préalable d'une unité de masse.

XVIII. **Composition des forces concourantes.**—Supposons deux forces F et F' (*fig.* 9) agissant simultanément sur un même point A, dans des directions différentes : en général, le point se mettra en mouvement. Si la force F agissait seule, elle produirait un mouvement dirigé suivant AB et possédant après un certain temps, une seconde par exemple, une vitesse que l'on pourrait calculer; la force F′ agissant seule entraînerait le point suivant AC, et l'on pourrait de même trouver la vitesse qu'il posséderait au bout d'une seconde. Sous l'influence des deux forces agissant simultanément, le point prendra un mouvement dont la direction et la vitesse seront différentes de chacune de celles que nous venons d'indiquer; on pourrait trouver une force qui, agissant seule, lui aurait communiqué précisément le mouvement dont il est animé; cette force, qui seule, produit le même effet que les deux autres, est dite leur *résultante;* les forces F et F′ sont les *composantes* de la résultante.

D'après ce que nous avons dit sur l'action des forces simultanées (XVI), nous savons comment le mouvement que produirait la résultante est lié aux mouvement que produirait chacune des forces agissant isolément, et le parallélogramme des vitesses (§ IX) nous donne la relation entre les vitesses de ces trois mouvements. Ces considérations permettraient de déduire le théorème suivant connu sous le nom de *parallélogramme des forces,* et dont nous ne donnerons pas de démonstration :

La résultante de deux forces concourantes est mesurée en grandeur, direction et sens par la diagonale d'un parallélogramme dont les côtés adjacents représentent de la même façon les composantes.

Si les composantes sont constantes en grandeur et en direction, il en sera de même de la résultante; celle-ci variera au contraire lorsque l'une des composantes, ou les deux, varieront de grandeur, ou de direction, ou de grandeur et de direction.

Dans le cas d'un nombre quelconque de forces concourantes, on cherche d'abord la résultante des deux premières, puis la résultante de cette résultante et de la troisième force, et ainsi de suite jusqu'à ce que l'on ait épuisé toutes les composantes; la dernière résultante est la résultante du système.

Dans le cas où l'on a trois forces seulement, la construction se simplifie, et l'on arrive au théorème suivant, connu sous le nom de *parallélipipède des forces* (*fig.* 10.)

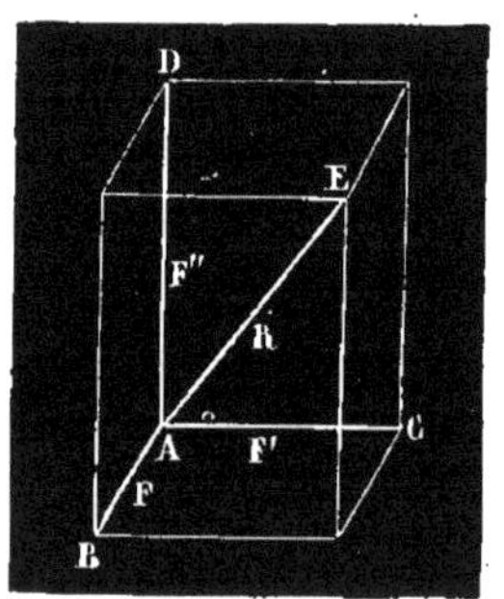

Fig. 10.

La résultante de trois forces concourantes non situées dans un même plan est la diagonale du parallélipipède, dont les trois composantes sont les arêtes aboutissant à un même sommet.

Déterminer la résultante de deux ou plusieurs forces, constitue l'opération de la *composition* de ces forces.

On dit au contraire que l'on *décompose* une force lorsque l'on cherche les composantes dont cette force serait la résultante. Cette opération n'est déterminée qu'autant que l'on s'impose un certain nombre de conditions : on peut décomposer une force en deux autres de directions données situées dans un même plan avec la force, la question revient à construire un parallélogramme connaissant la grandeur et la direction de sa diagonale et la direction de ses côtés; on peut décomposer une force également en trois autres de directions données dans l'espace, il faut construire alors un parallélipipède ayant ses arêtes connues en direction et sa diagonale connue en grandeur et en direction. La question serait indéterminée, et l'on pourrait effectuer la décomposition d'une infinité de manières si l'on donnait plus de deux directions dans un plan ou plus de trois dans l'espace.

Ainsi que nous le verrons, on a fréquemment besoin de décomposer une force suivant deux directions rectangulaires dans un plan, ou suivant trois directions rectangulaires dans l'espace : cette question n'est qu'un cas particulier de la question générale que nous venons d'indiquer.

XIX. **Composition des forces parallèles.** — Lorsque deux forces agissent sur un corps dans une même direction, mais en des points d'application différents, on ne peut se servir des théorèmes précédents ; il faut alors avoir recours à d'autres énoncés que l'on obtient par diverses démonstrations.

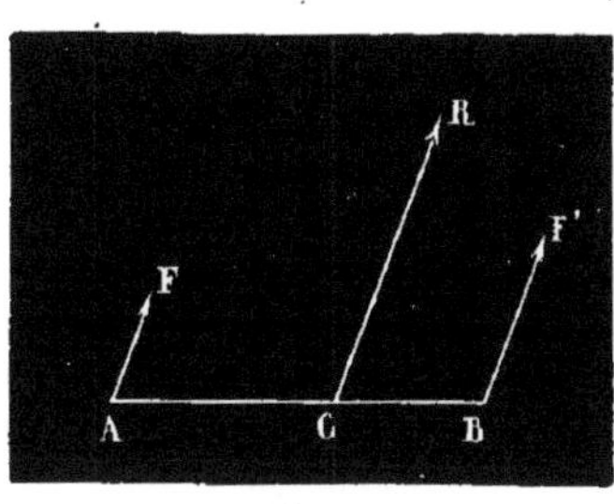

Fig. 11.

1° Lorsque deux forces parallèles F et F′ appliquées aux points A et B ont la même direction, elles ont une résultante R égale à leur somme, parallèle, dirigée dans le même sens et appliquée en un point C tel, que ses distances aux points A et B soient en raison inverse des intensités des forces F et F′ (*fig.* 11.)

Lors donc que l'on aura donné les forces F et F′ et la distance AB de leurs points d'application, la résultante R sera complétement déterminée par les équations suivantes :

$$R = F + F', \quad \text{et} \quad \frac{AC}{BC} = \frac{F'}{F};$$

d'où

$$\frac{AC}{AB} = \frac{F'}{R}.$$

2° Lorsque deux forces parallèles F et F′ appliquées aux points A et B sont dirigées en sens contraire, elles ont une résultante parallèle, égale à leur différence, dirigée dans le sens de la plus grande et appliquée en un point C tel, que ses distances aux points A et B soient en raison inverse des intensités des forces F et F′, c'est-à-dire en dehors de l'espace AB, mais du côté de la plus grande force (*fig.* 12).

Cet énoncé donne, pour déterminer la grandeur et la position de la résultante, les équations suivantes :

$$R = F - F', \quad \text{et} \quad \frac{AC}{BC} = \frac{F'}{F};$$

d'où

$$\frac{AC}{AB} = \frac{F'}{R}.$$

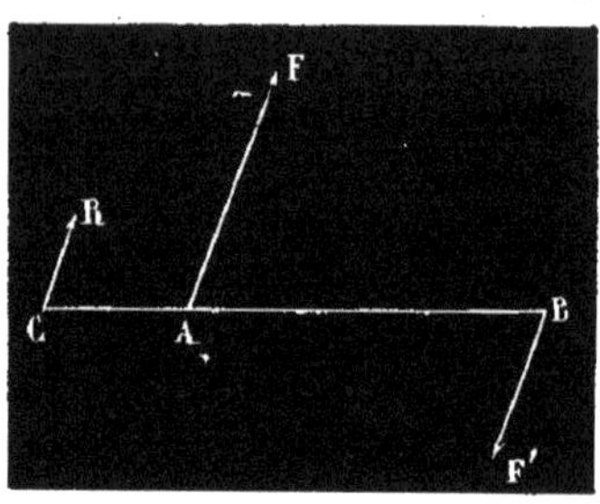

Fig. 12.

En appliquant ces dernières formules au cas où les forces sont égales, on trouverait que la résultante est nulle, et que son point d'application est transporté à l'infini ; autrement dit, il n'y a pas de résultante : le système des forces constitue alors un *couple*.

Les deux énoncés précédents appliqués au cas où les forces ont le même point d'application donneraient les résultats déjà trouvés (XVI).

XX. **Centre des forces parallèles.** — La position du point d'application de la résultante de deux forces parallèles dépend uniquement du rapport de leur grandeur et nullement de leur direction, ni même de leur grandeur absolue. Si donc les forces F et F′ (*fig.* 11 et 12) s'inclinent d'une façon quelconque sur la ligne qui joint leurs points d'application A et B supposés fixes, le point C conserve la même position.

Si l'on a des forces parallèles en nombre quelconque, pour trouver la résultante totale et son point d'application, il faut composer deux de ces forces, puis la résultante partielle correspondante avec une troisième, et ainsi de suite, jusqu'à ce que l'on ait épuisé toutes les forces données. La dernière résultante sera la résultante totale cherchée : il est facile de voir que sa direction est parallèle à celle de toutes les forces, et qu'elle est égale à leur somme, somme algébrique si ces forces n'agissent pas toutes dans le même sens. Le point d'application est appelé le *centre des forces parallèles considérées.* Il jouit de cette propriété qu'il ne change pas lorsque, les forces données, conservant leurs intensités et leurs points d'application, viennent à changer toutes de direction sans cesser d'être parallèles entre elles ; car il en est de même de tous les points d'application des résultantes partielles en vertu de la remarque énoncée au commencement de ce paragraphe.

XXI. **De l'équilibre des forces.** — Un système de forces est en équilibre lorsque le corps auquel elles sont appliquées reste en repos sous leur action, ce qui exige que la résultante de toutes les forces soit nulle.

Dans le cas de deux forces, il faut pour l'équilibre que ces forces soient égales et de même direction, mais de sens contraire.

Dans le cas de plusieurs forces, n par exemple, l'une de ces forces doit être égale et opposée à la résultante des $n-1$ autres pour qu'il y ait équilibre : la résultante totale sera nulle alors.

On peut déduire de cette règle, que trois forces qui ne sont pas dans un même plan ne peuvent se faire équilibre ; car la résultante des deux premières qui est dans leur plan ne peut être exactement opposée à la troisième.

On voit aussi qu'il est impossible avec une force de faire équilibre à un couple : il faut un autre couple.

Dans le cas où le corps auquel sont appliquées les forces est astreint à se mouvoir seulement autour d'un point fixe, à tourner sans glisser autour d'une droite fixe, ou à avoir un certain nombre de points, trois au moins, situés dans un plan fixe, ces obstacles ayant une résistance supposée indéfinie, il suffit pour l'équilibre que la résultante passe par le point, ou par la droite, ou soit normale au plan ; car dans chacun de ces cas elle sera détruite par la résistance de l'obstacle. Si le corps était seulement posé sur le plan, il faudrait en outre que la résultante tendît à appuyer le corps sur cette surface.

XXII. **Du travail des forces.** — Une force peut agir de diverses façons, soit en faisant équilibre à une autre force, soit en déplaçant un corps au mouvement duquel s'oppose une résistance quelconque. Ce dernier cas est le plus fréquent dans l'industrie ; on emploie plus spécialement la résistance de pièces fixes lorsqu'il s'agit seulement de s'opposer à l'action d'une force.

Dans la pratique, le service rendu dépend, non-seulement de la force déployée, mais aussi du chemin parcouru par son point d'application. Un manœuvre, employé à élever des fardeaux, fera deux fois plus d'ouvrage qu'un autre, aussi bien s'il élève dans le même temps un poids deux fois plus grand à la même hauteur que s'il transporte le même poids à une hauteur double.

On peut varier les exemples et conclure que, lorsque la force agit dans la direction du chemin parcouru, on doit tenir compte et de l'intensité et de l'espace décrit, si l'on veut avoir une notion complète de l'utilité qu'on a retirée de l'emploi de la force.

On appelle *travail d'une force* le produit de l'intensité de cette force par le chemin parcouru par le point d'application dans la direction d la force : c'est le travail qui mesure le service rendu.

Il peut arriver que la force agisse dans une direction autre que cell du chemin parcouru ; le travail devra alors avoir une expression diffé rente de celle que nous venons d'indiquer. Si l'on applique une forc oblique sur le côté d'un wagon, par exemple, le wagon ne pouvant qu se déplacer le long des rails, une partie de la force sera perdue et l'effe sera moindre que si on l'eût poussé directement par derrière ; l'effe peut être nul même, si la force agit perpendiculairement à la directio des rails. Si l'on monte un fardeau par une rampe douce, le chemi parcouru sera considérable sans que l'effet soit autre que si l'on se fût servi d'une échelle verticale; le travail doit avoir la même valeur dans ces deux conditions.

La direction de la force par rapport au chemin parcouru doit donc entrer en ligne de compte dans une définition complète du travail; cette définition est la suivante :

Le travail d'une force constante en intensité et en direction F es égal au produit de la force par la projection *mn* du chemin parcouru MN sur la direction de la force (*fig.* 13).

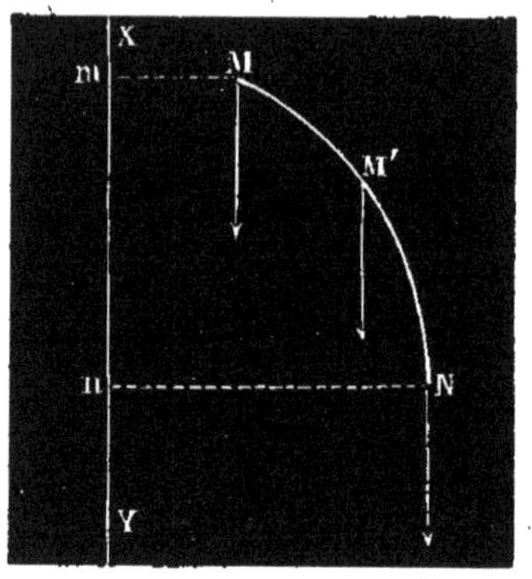

Fig. 13.

Si la force varie de grandeur et de direction, il faut, à chaque instant, faire un produit analogue pour obtenir le *travail élémentaire* correspondant. Le *travail total* est la somme de ces travaux élémentaires.

Pour se rendre facilement compte d'un travail mécanique sans avoir à étudier ses éléments, on a fait choix d'une unité à laquelle on a donné le nom de *kilogrammètre* et qui correspond au travail produit par un poids de 1 kilogramme (unité de force) descendant d'une hauteur verticale de 1 mètre (unité de longueur). On évalue les travaux mécaniques en kilogrammètres; ainsi l'on dira : le travail maximum que puisse développer un homme dans une journée est de 280,000 kilogrammètres.

Le produit de la masse m d'un point par la moitié du carré de la vitesse v dont il est animé est ce que l'on nomme la *demi-force vive* ou mieux la *puissance vive* du point. La puissance vive d'un point est

$$\frac{1}{2} mv^2.$$

La puissance vive d'un corps est la somme des puissances vives de tous ses points.

Si un point ou un corps n'est soumis à l'action d'aucune force et, par suite, est animé d'un mouvement uniforme, sa puissance vive restera constante.

On démontre, en mécanique, que :

Le travail d'une force appliquée à un corps est égal à la variation de puissance vive, c'est-à-dire à la puissance vive finale diminuée de la puissance vive initiale.

Si l'on désigne par v_0 et v les vitesses au commencement et à la fin du temps considéré, et par TF le travail de la force qui produit le mouvement, on a

$$\frac{1}{2}mv^2 - \frac{1}{2}mv_0^2 = TF.$$

XXIII. **Moments des forces.** — On appelle *moment d'une force* F *par rapport à un point* O le produit de la force par la longueur de la perpendiculaire OB abaissée du point sur la direction de la force : cette perpendiculaire s'appelle *bras de levier* de la force par rapport au point O (*fig.* 14.)

Lorsque plusieurs forces tendent à faire tourner un corps autour d'un point, les unes dans un sens, les autres en sens contraire, on donne le signe + aux moments de l'un de ces groupes de forces et l'on affecte du signe — les moments de l'autre groupe. Si, par exemple (*fig.* 14), on donne le signe + au moment F × OB de la force F, le moment de la force F′ sera — F′ × OD.

On démontre en mécanique le théorème suivant, connu sous le nom de *théorème de Varignon.*

Le moment de la résultante de plusieurs forces par rapport à un point est égal à la somme algébrique des moments de toutes ces forces par rapport au même point.

Le moment d'une force est nul, soit lorsque la force est nulle, soit lorsqu'elle passe au point par rapport auquel on prend les moments, et c'est les deux seules manières.

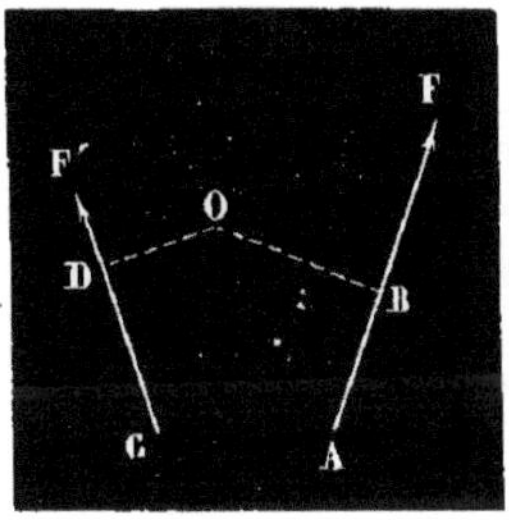

Fig. 14.

De cette remarque et du théorème de Varignon on peut conclure que, pour qu'un système de forces ait une résultante passant en un point, il faut et il suffit que *la somme algébrique des moments par rapport à ce point de toutes les forces soit nulle.* Si la somme algébrique des moments de plusieurs forces est nulle, c'est que leur résultante est nulle ou passe par le point par rapport auquel on prend les moments.

XXIV. **Des machines simples.** — Une machine est un corps ou un système de corps gêné par des obstacles fixes.

Les machines les plus élémentaires que l'on puisse concevoir sont au nombre de trois, auxquelles on donne le nom de *machines simples*, et qui par leur combinaison peuvent reproduire toutes les machines, quelque compliquées qu'elles soient. Ces machines simples sont :

Le *levier*, qui, dans le sens le plus général du mot, est un corps astreint à tourner autour d'un point fixe ;

Le *tour* ou *treuil*, corps astreint à tourner autour d'une droite fixe, sans glisser suivant sa longueur ;

Le *plan incliné;* dans cette machine, un corps se meut en s'appuyant constamment sur un plan fixe.

Une machine composée n'étant que la combinaison de ces trois machines simples, il suffit, pour pouvoir se rendre compte des conditions d'équilibre d'un appareil quelconque, de connaître les conditions d'équilibre du levier, du treuil et du plan incliné.

Un levier est en équilibre lorsque les moments par rapport au point fixe de toutes les forces auxquelles il est soumis ont une somme nulle. Dans ce cas, en effet, la résultante est nulle, ou bien passe par le point d'appui et son action est annulée par la résistance de l'obstacle.

Dans le cas où les forces se réduisent à deux, il faut qu'elles soient dans un même plan avec le point d'appui, qu'elles tendent à faire tourner le levier en sens contraire l'une de l'autre, et que des valeurs absolues des moments soient égales. Si P et R sont les forces, p et r leurs bras de levier, on doit donc avoir

$$Pp = Rr$$

ou bien

$$\frac{P}{R} = \frac{r}{p}.$$

Pour l'équilibre du levier, les forces doivent être en raison inverse des bras de levier.

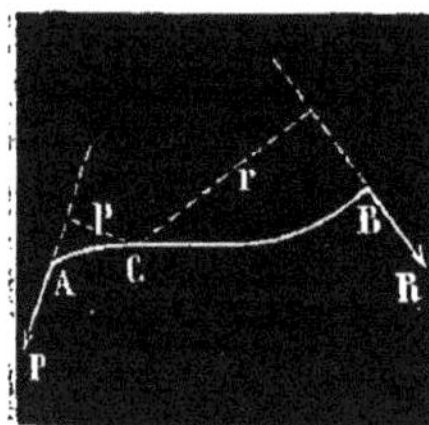

Fig. 15.

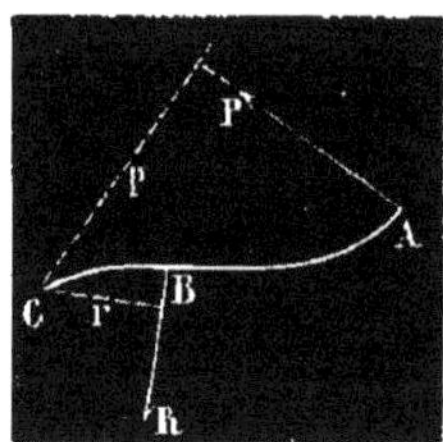

Fig. 16.

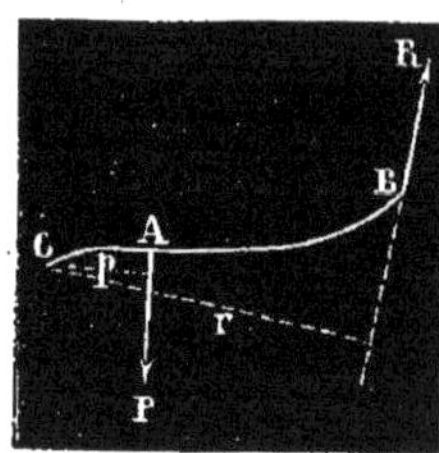

Fig. 17.

On classe quelquefois les leviers en trois genres, suivant les positions respectives du point d'appui et des points d'application de la puissance et de la résistance[1]; les conditions d'équilibre sont les mêmes pour les trois genres et cette classification a peu d'utilité.

Dans le tour, par un raisonnement analogue, mais plus complexe, on arrive pour l'équilibre aux conditions suivantes : les forces, supposées

[1] Premier genre. — Point d'appui C entre les points d'application A et B (*fig.* 15).
Deuxième genre. — Point d'application B de la résistance entre le point d'appui C et le point d'application A de la puissance (*fig.* 16).
Troisième genre. — Point d'application A entre le point d'appui C et le point d'application B de la résistance (*fig.* 17).

réduites à deux (ou, si ces forces sont obliques à l'axe, leurs composantes perpendiculaires à cette ligne) doivent tendre à faire tourner le treuil en sens contraire, et leurs intensités doivent être en raison inverse de leurs distances à l'axe.

Enfin, dans le plan incliné, l'équilibre a lieu lorsque les composantes des forces parallèles au plan ont une résultante nulle ; les composantes normales au plan sont détruites par la résistance de ce plan.

Nous avons indiqué succinctement les conditions d'équilibre des machines simples ; dans le cas d'une machine composée, il faut pour l'équilibre que les machines simples, ses éléments, soient en équilibre séparément, sous l'influence des forces qui leur sont appliquées directement ou qui leur sont transmises par les autres éléments.

XXV. **Ce que l'on gagne en force, on le perd en vitesse.** — Les machines simples permettent avec une force quelconque de faire équilibre à une force aussi grande que l'on veut : c'est ce qu'on a vu avec le levier, où la variation des distances du point d'appui aux points d'application de la puissance et de la résistance permet de vaincre tel effort qu'il est nécessaire : on sait aussi qu'il en est de même dans le treuil et que l'on a d'autant moins de peine à soulever un corps au moyen de cet appareil que le rayon de la manivelle sur laquelle on agit est plus grand : avec le plan incliné un homme peut élever un fardeau qu'il ne pourrait soulever directement (*ex.* : le haquet) ; avec un effort moyen on peut exercer de très-fortes pressions (*ex.* : la vis qui dérive directement du plan incliné).

Il semble donc que l'on a multiplié la force ; il en est ainsi, en effet, tant que l'on ne considère que l'équilibre ; mais dès qu'il y a mouvement, l'effet produit n'est nullement augmenté par l'emploi des machines ; car toutes les fois que l'on aura pu employer une force moindre, le chemin parcouru par le point d'application de la force aura été augmenté, et l'augmentation de ce fait aura justement compensé la diminution de force. Dans le levier, le treuil, si, pour vaincre une résistance donnée, on a diminué la force motrice dans une certaine proportion, il aura fallu augmenter le bras de levier dans le rapport inverse, et par suite aussi le chemin parcouru : il en serait de même aussi avec le plan incliné.

D'une manière générale on peut dire que *ce qu'on gagne en force, on le perd en chemin parcouru*, ou pour employer une formule plus usuelle, *ce qu'on gagne en force, on le perd en vitesse.*

Nous avons appelé travail le produit d'une force par le chemin parcouru par son point d'application. Pour produire un certain effet, il faut toujours dépenser le même travail, quelle que soit la machine ou le système de machines que l'on emploie, puisque la diminution de force étant justement compensée par l'augmentation de chemin parcouru, ou inversement, le produit de ces deux quantités est constant.

Le but de l'emploi des machines n'est donc pas d'économiser la force ou mieux le travail dépensé, mais de permettre la production de cette quantité de travail dans des conditions favorables. Ainsi, un homme ayant à soulever un poids de 1000 kilogrammes à une hauteur de 1 mètre, ne le pourrait directement; mais l'emploi de leviers, treuils, plans inclinés, pris séparément ou diversement combinés, lui permettra d'effectuer cette opération. Ici la possibilité a été substituée à l'impossibilité. Si un ouvrier doit élever dans un puits de mine un poids de 100 kilogrammes, le transport n'est pas impossible, mais il est incommode, sinon dangereux; l'emploi d'un treuil qui lui permet de ne développer qu'un effort peu considérable, 20 kilogrammes par exemple, lui donne toute sécurité. Dans cet exemple, la machine n'était pas indispensable, elle est avantageuse.

Mais, en résumé, quelle que soit la manière d'opérer, pour produire un certain effet mécanique, la même quantité de travail est toujours nécessaire.

XXVI. **Du travail dans les machines.** — Une machine peut être, par la pensée, supposée destinée à transmettre l'action d'une force à distance, en faisant varier les conditions diverses d'application.

Le moteur, quel qu'il soit, produit à chaque instant une force que l'on peut mesurer à l'aide d'un dynamomètre, et dont le point d'application décrit un espace déterminé. On peut donc calculer le travail de cette force; il existe même des appareils spéciaux (dynamomètres enregistreurs) qui, par divers procédés, donnent directement la valeur du travail produit : ce travail est dit *travail moteur*.

D'autre part, on peut aussi se rendre compte du travail nécessité par chaque opération qu'exécute la machine, en cherchant, par exemple, quels poids pourraient produire ces opérations et mesurant le chemin décrit par le point d'application ; on calcule ainsi autant de travaux partiels qu'il y a d'opérations diverses, et la somme de ces travaux constitue le *travail résistant*.

L'expérience, confirmant en cela les idées théoriques, prouve que, toujours, le travail résistant est plus petit que le travail moteur. Il y aurait tout intérêt à rendre cette différence aussi petite que possible, nulle même ; mais une partie du travail moteur est employée à la destruction des pièces qui frottent les unes sur les autres et à leur échauffement : le travail ainsi absorbé que l'on doit chercher à réduire au minimum, est appelé *travail des résistances passives*.

On démontre en mécanique que dans toute machine ayant acquis un mouvement régulier, le travail moteur est exactement égal à la somme du travail résistant et du travail des résistances passives.

Comme le travail des résistances passives ne peut jamais être annulé complétement, on voit que le problème du *mouvement perpétuel* ne peut avoir de solution. Ce problème consiste, en somme, à construire un mécanisme qui, une fois mis en mouvement, marcherait indéfiniment sans qu'on le soumît à aucune force extérieure.

INTRODUCTION

1. **But de la physique. Ses divisions.** — La physique est la science qui s'occupe des modifications que subissent les corps et des phénomènes dont ils sont le siége, tant qu'il n'en résulte pas pour ces corps de variations dans leur constitution intime. Ces phénomènes sont de divers ordres : tantôt ils affectent directement l'un de nos sens, ainsi qu'il arrive pour les corps qui s'échauffent, qui deviennent sonores ou lumineux, ou bien qui éprouvent des modifications de structure appréciables par le toucher, etc.; tantôt ces modifications ne se révèlent à nous que par les actions qui se produisent sur d'autres corps et qu'on peut mettre en évidence par l'expérience : c'est ainsi qu'un barreau de fer aimanté ne se distingue en rien, pour les sensations qu'il nous fait éprouver, d'un barreau non aimanté, et qu'il faut avoir recours à son action sur certains métaux pour avoir l'idée d'une différence quelconque entre les deux.

Les divisions que l'on a introduites dans l'étude de la physique ont été relatives précisément aux actions spéciales des organes des sens, et l'on a créé tout d'abord un agent spécial et distinct pour chaque ordre de phénomènes. On pense aujourd'hui que les différences des sensations dépendent non pas tant de la diversité des agents que de l'action propre à chacun des organes des sens, et l'on est porté à assigner à tous les phénomènes une même cause, *le mouvement.* Si la démonstration paraît complète pour les phénomènes sonores, lumineux et calorifiques, il n'en est pas de même pour la pesanteur, l'électricité et le magnétisme, que l'on ne peut encore relier avec certitude à la même cause. Cependant des relations multiples et importantes rattachent toutes ces actions, et leur étude complète et approfondie conduira vraisemblablement à admettre une seule cause pour tous les phénomènes physiques, auxquels se rattacheront les actions chimiques elles-mêmes.

Nous avons groupé ensemble, autant qu'il nous a été possible, l'étude des phénomènes dont les causes sont de même nature, nous bornant à indiquer pour les autres les relations qui les unissent.

La pesanteur et les propriétés des solides, des liquides et des gaz, qui appartiennent au moins autant à la mécanique rationnelle qu'à la physique, forment le sujet du PREMIER LIVRE.

Le SECOND LIVRE est consacré à l'étude des phénomènes sonores, lumineux et calorifiques, qui ont les uns et les autres leur point de départ dans le mouvement oscillatoire.

L'électricité et le magnétisme, dont la cause est inconnue, mais qui sont intimement liés entre eux et qui vraisemblablement ont une même origine, sont étudiés dans le TROISIÈME LIVRE, dans lequel on insiste spécialement sur les relations qu'ils présentent avec les phénomènes d'autre nature.

Une indication spéciale des phénomènes météorologiques divers dont notre globe est le théâtre constitue le QUATRIÈME LIVRE.

2. **Des lois et des théories physiques.** — L'étude des phénomènes physiques se fait par l'*observation*, dans laquelle on se borne à noter les diverses particularités que présente un fait qui se produit naturellement, et par l'*expérience*, qui fait varier de différentes manières les conditions dans lesquelles ce fait se produit, afin d'en faire varier également les résultats. L'étude d'un phénomène est complète, lorsque l'on a déterminé d'une manière générale les relations qui existent entre les conditions et les résultats ; l'énoncé de ces relations constitue les *lois physiques* qui peuvent, pour la plupart, être traduites en formules algébriques et sont susceptibles alors de donner des résultats numériques.

Il faut bien remarquer que les lois ne sont que la généralisation d'un nombre d'expériences plus ou moins considérables ; que l'on ne doit les admettre, en général, que dans les limites mêmes des expériences, et que leur application en dehors de ces limites est souvent abusive et peut conduire à des conséquences erronées.

L'étude des diverses lois qui se rapportent à un même ordre de phénomènes peut montrer qu'elles ne sont toutes que des conséquences d'un même principe ou d'une seule hypothèse : l'ensemble de ce principe et des lois qui en découlent constitue une *théorie physique*. De nouvelles expériences, des considérations particulières et souvent aussi l'application des mathématiques, ont permis de réunir en une seule deux ou plusieurs théories, et de simplifier par suite leur étude. Nous avons déjà dit qu'on peut admettre avec une certaine vraisemblance que toutes les théories reçues aujourd'hui se fusionneront en une seule et que toutes les lois de la physique pourront se déduire avec plus ou moins de facilité d'un seul et même groupe d'hypothèses : c'est à la découverte de cette théorie générale, que tendent actuellement les travaux des physiciens.

LIVRE PREMIER

PROPRIÉTÉS GÉNÉRALES DES CORPS

CHAPITRE PREMIER

DE LA MATIÈRE

3. **De la matière. Ses propriétés.** — L'existence des corps nous est révélée par les sensations que nous éprouvons et dont nous supposons la cause extérieure à nous : ces sensations sont variées et peuvent, suivant les conditions, exister séparément ou simultanément ; cette diversité nous conduit à admettre des différences nombreuses entre les corps. Cependant, écartant par la pensée ces différences, nous pouvons concevoir une substance réunissant les caractères ou conditions communs à tous les corps ; cette substance, à laquelle on donne le nom de *matière*, est susceptible de nous procurer en outre, dans des circonstances diverses, les sensations que nous pouvons éprouver.

Ces caractères communs à tous les corps, qui nous servent à définir la matière, sont l'*étendue* et l'*impénétrabilité*.

L'*étendue* est la propriété que possèdent les corps d'occuper une certaine partie de l'espace. Nous n'avons pas à rechercher si la notion d'étendue est innée, ou si elle est due à l'expérience ; il nous suffit de remarquer que nous ne pouvons concevoir un corps, cause de sensations, qui n'aurait aucune étendue.

L'*impénétrabilité* d'un corps, qui le rend distinct de tout autre et lui donne une existence, consiste en ce que deux corps ne peuvent occuper simultanément le même lieu. Cette propriété, nous semble-t-il, s'impose à notre esprit comme un résultat de l'expérience, comme une conséquence de la résistance que nous éprouvons lorsque nous touchons un corps. De nombreuses expériences peuvent être indiquées comme prouvant l'impénétrabilité des corps; nous citerons particulièrement la suivante : lorsque l'on introduit un corps solide dans un vase contenant un liquide, il y a déplacement de celui-ci et élévation du niveau; des mesures précises montreraient que la quantité d'eau ainsi déplacée a précisément le même volume que le solide introduit.

Mais, d'autre part, des expériences également très-nombreuses semblent infirmer ces premières notions : il nous suffira de les indiquer rapidement, car nous aurons à y revenir dans plusieurs chapitres. On sait que les solides et les gaz sont susceptibles de se dissoudre dans les liquides ; on sait également que le mélange de deux liquides peut avoir un volume moindre que la somme des volumes des corps mélangés, presque tous les corps diminuent de volume par le refroidissement, par la compression, etc.

On ne voit pas tout d'abord comment on peut accorder ces faits affirmés incontestablement par l'observation et l'expérience avec l'impénétrabilité, si cette propriété signifiait que l'on suppose une continuité absolue à la matière dans un même corps. Aussi, a-t-on été conduit à supposer que cette continuité n'existe pas et que la matière présente des pleins et des vides; ces derniers, auxquels on a donné le nom de *pores*, par leurs variations de capacité, permettent l'explication des variations de volume que nous avons signalées; les parties pleines peuvent dès lors être impénétrables, et cette propriété peut être conservée à la matière. Il faut dire que les pores sont supposés avoir des dimensions très-petites et telles que l'œil, armé du plus puissant microscope, ne saurait les distinguer; les cavités de grandeurs diverses que l'on aperçoit dans certains corps, soit à l'œil nu, soit avec un grossissement convenable, ne sont pas des pores.

La *porosité*, propriété que possèdent les corps de présenter des pores, s'est imposée par le désir d'accorder les expériences avec l'existence de l'impénétrabilité, à laquelle l'esprit s'attache volontiers et naturellement. Ces propriétés sont connexes, et toute hypothèse sur la constitution des corps qui supprimerait l'impénétrabilité de la matière pourrait aussi supprimer la porosité.

Aux hypothèses précédentes sur la matière, hypothèses qui constituent des *propriétés nécessaires*, on a joint d'autres propriétés dites générales, telles que la compressibilité, l'élasticité. Ces propriétés consistent en somme dans la possibilité pour les corps de présenter certains phénomènes indiqués par l'expérience : elles n'offrent aucun intérêt dans les limites mêmes des expériences, puisqu'elles ne nous apprennent rien de plus que celles-ci, et, d'autre part, nous ne pouvons étendre indéfiniment en dehors de ces limites les résultats obtenus dans leur intervalle.

Du reste, si l'on veut cependant admettre ces propriétés générales, pourquoi les restreindre à un petit nombre et pourquoi n'y joindrait-on pas, par exemple, la dilatabilité, la fusibilité, la volatilité, la propriété de devenir lumineux, celle de fournir l'électricité, etc. Nous ne considérerons donc comme propriétés générales de la matière que l'étendue et l'impénétrabilité, en rappelant que les corps présentent nécessairement des pores.

4. **Constitution hypothétique des corps.** — Parmi les propriétés générales des corps, on cite le plus souvent la *divisibilité*, en vertu de laquelle un corps, quel qu'il soit, est susceptible de se diviser en plusieurs fragments. Cette propriété nous paraît aussi inutile que celles dont nous venons de parler, si nous restons dans les limites des expériences, et nous ne devons pas non plus, de ces résultats restreints, chercher à conclure si la matière est, oui ou non, indéfiniment divisible.

D'ailleurs il semble résulter, de la recherche de l'interprétation des lois qui président aux combinaisons chimiques, que les corps sont constitués par des éléments excessivement petits et indivisibles, auxquels, suivant les cas, on donne les noms d'*atomes* ou de *molécules*. Comme nous le verrons, cette hypothèse semble satisfaire pleinement à l'explication des phénomènes fondamentaux de la physique, à la condition, toutefois, d'y joindre de nouvelles hypothèses que nous allons indiquer.

Nous admettrons que, entre deux molécules qui entrent dans la composition d'un corps, il existe des forces mutuelles, les unes attractives, les autres répulsives; que ces forces ne dépendent que de la distance, et diminuent très-rapidement lorsque celle-ci augmente ; que les forces attractives augmentent moins rapidement que les forces répulsives lorsque la distance diminue; enfin, des forces analogues prennent naissance entre des molécules de deux corps différents, lorsque leur distance est devenue suffisamment petite.

Ces forces attractives et répulsives ont reçu collectivement le nom de *forces moléculaires*[1]; comme elles sont deux à deux égales et contraires, leur existence n'a aucune influence sur le mouvement d'ensemble du corps.

Nous devons ajouter que cette hypothèse des forces moléculaires n'est pas la seule par laquelle on tente actuellement d'expliquer les phénomènes qui ont la matière pour siége; dans tous les cas, les corps sont considérés comme composés de molécules, mais on suppose que ces molécules sont animées de mouvements variables de nature et de grandeur; ces molécules sont impénétrables et non élastiques,

[1] On peut remarquer que cette supposition de deux groupes de forces agissant inversement sur une même molécule est peu simple : dans aucun cas, ces groupes n'ont pu être mis séparément en évidence et ils ne se manifestent jamais que par leur résultante. Peut-être serait-il plus simple de ne parler que de cette dernière, dont l'action pourrait changer de sens suivant les cas, et d'abandonner l'idée de composantes hypothétiques. Il faut bien dire, qu'au fond, les raisonnements seraient les mêmes.

et malgré cela leur rencontre donne lieu à des effets analogues à ceux du choc entre corps élastiques; l'existence supposée d'un milieu particulier dans lequel elles se meuvent, complète les conditions qui permettent de supprimer l'idée des forces moléculaires, en y substituant des transformations de mouvement.

Nous avons voulu indiquer cette théorie que nous croyons appelée à prendre une grande importance; il ne nous a cependant pas été possible de l'employer comme nous l'aurions désiré : outre qu'elle n'est pas encore classique, elle exige des connaissances assez étendues sur les mouvements et leurs effets, connaissances que nous ne pouvions supposer généralement répandues, et qu'il ne nous était pas possible de donner dans les notions de mécanique que nous avons succinctement résumées.

5. **Différents états des corps.** — Les corps dont nous aurons à étudier les principales propriétés se présentent sous divers états dont nous allons indiquer les caractères différentiels.

Les *corps solides* sont ceux qui possèdent une forme et un volume déterminés, et qui résistent plus ou moins complétement aux actions mécaniques auxquelles on les soumet, et qui auraient pour effet de les comprimer, de les allonger, de les fléchir, de les diviser, etc.

Les *corps liquides* n'ont pas une forme déterminée, et prennent celle des vases dans lesquels on les place; ils ont, comme les solides, un volume à peu près invariable, et, comme eux, résistent énergiquement aux actions de compression; mais ils se laissent diviser et déplacer avec une extrême facilité.

Les *corps gazeux* (gaz et vapeurs) n'ont ni forme, ni volume déterminés; ils admettent ceux des vases qui les renferment; contrairement aux solides et aux liquides, ils se laissent facilement comprimer, et ils partagent avec les liquides la propriété de se laisser diviser et déplacer très-facilement. On a donné le nom d'*expansibilité* à cette propriété qu'ils possèdent de se répandre dans un espace et de le remplir, quelle que soit sa capacité.

Les deux derniers groupes de corps, dont les molécules se laissent séparer sans difficulté sont désignés collectivement sous le nom de *fluides*. Les liquides sont désignés sous le nom de *fluides incompressibles*, et l'on réserve pour les gaz la qualification de *fluides compressibles*.

Nous indiquerons plus loin les hypothèses auxquelles on a recours pour expliquer ces différences dans les propriétés des corps.

Il ne faudrait pas croire que ces divisions soient toujours parfaitement tranchées; ainsi l'on peut indiquer l'existence d'un état *pâteux*, intermédiaire entre les états solide et liquide, et certaines expériences permettent d'admettre de même un état particulier qui participeraient des états liquide et gazeux, mais cet état a été moins étudié; il est probable, enfin, qu'il existe une gradation continue depuis l'état solide jusqu'à l'état gazeux.

Ces diverses propriétés que nous avons signalées précédemment ne sont nullement caractéristiques de chacun des corps : nous connaissons un grand nombre de corps qui sont susceptibles de prendre successivement les trois états, et même les états intermédiaires ; il est fort probable que si l'on pouvait disposer de moyens suffisamment énergiques de compression, de refroidissement et d'échauffement, tous les corps présenteraient ces mêmes variations.

Dans le chapitre qui traite de la chaleur, nous aurons à nous occuper tout spécialement de ces changements d'états.

CHAPITRE II

DE LA PESANTEUR

6. **Des corps pesants.** — Les corps exercent une pression de haut en bas sur tous les points sur lesquels ils reposent : cette pression est manifestée par la sensation particulière qu'ils nous font éprouver, lorsque nous les tenons dans la main ; elle est également rendue sensible par la flexion qu'ils font subir aux corps élastiques auxquels ils sont fixés : on exprime cette propriété, en disant qu'ils sont *pesants*. D'autre part, les corps abandonnés à eux-mêmes se mettent en mouvement, ils tombent. Ces effets ont conduit à admettre l'existence d'une force inhérente à tous les corps, la *pesanteur*, force à laquelle il faut faire équilibre pour maintenir le corps au repos, et qui l'entraîne dans sa direction s'il est abandonné ; la pesanteur est une force dirigée de haut en bas ; tous les corps lui sont soumis, et ceux même qui ne paraissent pas lui obéir, qui s'élèvent au lieu de tomber, sont pesants, et c'est par une conséquence de l'action de la pesanteur qu'ils prennent ce mouvement, qui pourrait être attribué à une force particulière, si l'on ne se rendait pas un compte exact des conditions dans lesquelles ces corps sont placés.

La pesanteur est une attraction exercée par la terre sur chacun des corps ; nous aurons à rechercher les éléments qui définissent cette force, c'est-à-dire sa direction, son intensité, son point d'application ; nous montrerons enfin qu'elle n'est qu'une forme particulière d'une propriété générale de la matière, l'*attraction universelle*.

7. **Direction de la pesanteur.** — La direction d'une force est celle de l'élément de chemin qu'elle fait parcourir au corps auquel elle est appliquée. L'étude des mouvements des corps tombant en chute libre montre qu'ils sont rectilignes et parallèles en un même lieu ; on peut, en effet, tendre un fil dans une direction telle qu'un corps en

tombant le suive dans toute sa longueur; cette direction est celle de la pesanteur.

On peut opérer autrement, en employant le fil-à-plomb : cet appareil consiste en un corps pesant, suspendu par un fil très-flexible dont on fixe l'extrémité libre; après quelques mouvements, l'équilibre sera établi. A cet instant, la direction du fil est la même que celle de la pesanteur, car la force de réaction du fil qui agit suivant sa longueur, faisant équilibre à la pesanteur, doit être directement opposée à celle-ci, qui est ainsi déterminée. La direction donnée par le fil-à-plomb a reçu le nom de *verticale;* on appelle *ligne horizontale* et *plan horizontal* toute ligne et tout plan perpendiculaires à la verticale.

La direction de la pesanteur est la même pour des points peu distants à la surface de la terre, mais varie lorsque la distance qui sépare ces points estassez notable. Des observations astronomiques permettent de mesurer ces variations. Pour cela, des observateurs, situés en des points différents A et B (*fig.* 18), visent une même étoile et mesurent l'angle que fait la ligne de visée avec la direction du fil-à-plomb en chaque lieu; les lignes de visée sont parallèles à cause de la très-grande distance de l'étoile. Les angles observés sont inégaux, et leur somme est égale à la différence des latitudes de ces lieux, ce qui ne peut avoir lieu à la surface d'une sphère que si toutes les directions concourent à son centre : c'est vers ce point que tous les corps se dirigent en tombant; c'est aussi de ce point que l'on doit supposer qu'émane la force de la pesanteur.

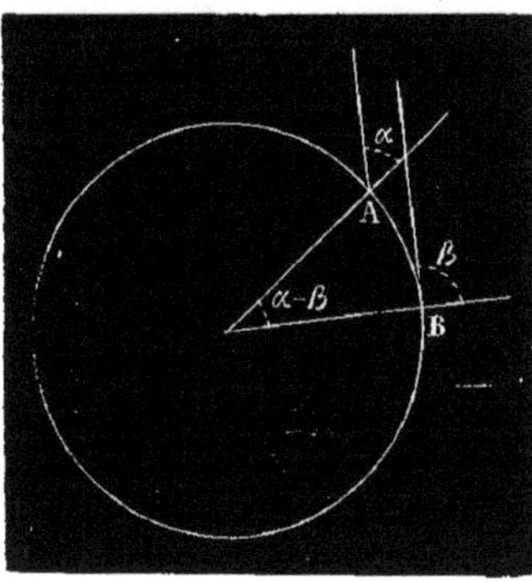

Fig. 18.

8. **Point d'application. Poids. Centre de gravité.** — Toutes les parties d'un corps sont soumises à l'action de la pesanteur; ce qui le prouve, c'est qu'un corps, même réduit en poudre très-fine, est pesant, et que chaque partie tombe, quelque ténue qu'elle soit; aussi l'on considère cette action comme produite par autant de petites forces parallèles que le corps renferme de molécules : à chaque molécule, une force est appliquée. Toutes ces forces ont une résultante que l'on appelle *poids* du corps : cette résultante n'existe pas réellement, mais nous la substituerons à une multitude de petites forces pour la commodité des explications théoriques : *elle est parallèle à ces forces et égale à leur somme.*

Le point d'application du poids est un point de la résultante des actions de la pesanteur agissant sur les diverses molécules des corps;

ce point par où passe constamment cette résultante se nomme le *centre de gravité* du corps.

Il résulte de cette définition qu'un corps soumis à la seule action de la pesanteur est en équilibre si son centre de gravité est maintenu fixe, car l'action de la pesanteur est détruite par la réaction du point. Cette remarque permet de trouver par l'expérience la position du centre de gravité d'un corps. A cet effet, on attache celui-ci (*fig.* 19) par un point *a* à un fil maintenu en *m*; lorsque l'équilibre est obtenu, le centre de gravité se trouve sur le prolongement *ab* du fil *ma*, puisque la pesanteur et la réaction du fil doivent être directement opposées. On recommence l'expérience, en attachant le corps à un autre point *c*; pour la même raison, le centre de gravité doit se trouver sur la droite *cd* prolongement de la direction que prend le fil lors de l'équilibre. Le centre de gravité devant se trouver à la fois sur *ab* et sur *cd* se trouve en *g* à leur intersection.

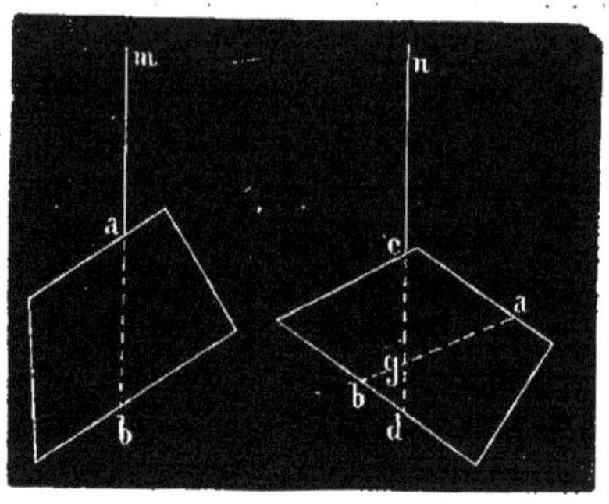

Fig. 19.

Lorsqu'un corps est identiquement composé dans toutes ses parties, il est dit *homogène*. La position du centre de gravité d'un corps homogène dépend seulement de la forme et du volume du corps et non de sa composition. La mécanique donne des moyens simples pour déterminer ce point; on démontre que le centre de gravité est :

Pour la droite, au milieu de sa longueur;

Pour le triangle, au point de rencontre des médianes;

Pour le rectangle et le parallélogramme, au point d'intersection des diagonales;

Pour le cercle et les polygones réguliers, au centre;

Pour le prisme et le cylindre, au milieu de la droite qui joint les centres de gravité des bases;

Pour la pyramide et le cône, sur la ligne qui joint le sommet au centre de gravité de la base, et au quart à partir de cette base.

Lorsque le corps n'est pas homogène, mais que sa composition varie d'un point à un autre, suivant une loi bien définie, la mécanique permet encore de trouver par le calcul la position du centre de gravité. Les résultats dépendent des conditions indiquées, et n'offrent rien que l'on ait à retenir.

Lorsque le corps dont on veut connaître le centre de gravité a une composition complexe et irrégulièrement variable, il faut avoir recours à l'expérience. Le moyen que nous avons indiqué précédemment n'est pas, en général, d'une application pratique; on le modifie de la manière suivante :

Le corps est placé sur un plan qui, supporté par un axe horizontal, reste également horizontal lorsqu'il est vide; on fait varier la position du corps sur le plan jusqu'à ce que l'horizontalité soit parfaitement établie. Pour la même raison que nous avons déjà indiquée, à ce moment, le centre de gravité est dans le plan vertical qui passe par l'axe de suspension; en recommençant une seconde, puis une troisième fois, dans des positions variées, on a le centre de gravité à l'intersection des trois plans ainsi déterminés.

C'est par ce procédé que l'on a recherché la position du centre de gravité de l'homme, centre qui devait évidemment se trouver dans le plan médian antéro-postérieur; on a pu déterminer ainsi la distance de ce point aux pieds et à la tête.

Il peut arriver que le centre de gravité ne soit pas un point du corps, comme, par exemple, dans un anneau homogène, dont le centre de gravité est au centre de figure. Dans ce cas et dans les cas analogues, ce n'est que si ce point est relié au corps d'une manière invariable, qu'il jouit des propriétés relatives à l'équilibre, indiquées précédemment.

9. **Lois de la chute des corps. Masse.** — Nous connaissons déjà le chemin parcouru par un corps qui tombe librement, ou sa trajectoire, c'est la verticale; les lois qui nous restent à indiquer déterminent la nature du mouvement sur cette ligne; ce sont les suivantes :

1re loi. — *Dans le vide, tous les corps tombent avec la même vitesse.*

2e loi, ou loi des espaces. — *Les espaces parcourus sont proportionnels aux carrés des temps.*

3e loi, ou loi des vitesses. — *Les vitesses sont proportionnelles aux temps.*

Les deux dernières lois sont une conséquence l'une de l'autre (VI); elles expriment que le mouvement produit par l'action de la pesanteur est un mouvement uniformément varié; ces lois ne sont applicables, sous la forme précédente, que lorsque le corps est abandonné sans vitesse initiale. Nous pouvons encore conclure de la nature du mouvement que la force qui le produit est une force constante (XIV).

La valeur de l'accélération définit un mouvement uniformément varié; dans le cas de la pesanteur, cette valeur, que l'on désigne par g, est égale à $9^{m},8088$; son mode de détermination sera indiqué dans un prochain paragraphe. On peut, du reste, comprendre comment on peut l'obtenir en se rappelant que l'accélération est égale au double de l'espace parcouru dans la première unité de temps.

La première loi permet de conclure que la pesanteur agit sur les corps avec une intensité proportionnelle à leur masse (XVII), puisqu'elle leur communique à tous la même accélération, et que celle-ci est égale au quotient de la force par la masse du point sur lequel elle agit.

Si P est le poids d'un corps, m sa masse et g l'accélération due l'action de la pesanteur, on a

$$P = mg;$$

d'où

$$m = \frac{P}{g}.$$

C'est, en général, de cette équation que l'on déduit la masse des corps, car on mesure facilement P, et g est connu. La masse ne diffère du poids que par un facteur constant; aussi, dans certains raisonnements, on peut sans erreur prendre l'un pour l'autre.

10. **Vérification des lois de la pesanteur. Influence de l'air.** — La première loi de la chute des corps n'est vraie que dans le vide; dans l'air, on voit constamment les corps tomber avec des vitesses différentes, les corps lourds tombant plus rapidement que les corps légers, même lorsque ceux-ci, soustraits à tout courant d'air, tombent verticalement.

On peut prouver directement que c'est bien à l'action de l'air que l'on doit rapporter la cause de ces différences, au moyen du *tube de Newton* (*fig.* 20) : c'est un tube en cristal ayant environ 2 mètres de longueur et fermé à ses extrémités par des garnitures métalliques dont l'une porte un robinet. Des fragments de diverse nature ont été introduits dans ce tube, des plumes, quelques grains de plomb, etc.; l'air ayant été retiré presque entièrement à l'aide de la machine pneumatique et le vide étant maintenu par la fermeture du robinet, si l'on retourne le tube rapidement, tous les corps tomberont en même temps et arriveront simultanément à l'extrémité inférieure. Si l'on fait rentrer de l'air, même en assez faible quantité, on pourra noter une différence, et cette différence augmentera à mesure que l'on introduira une plus grande masse d'air.

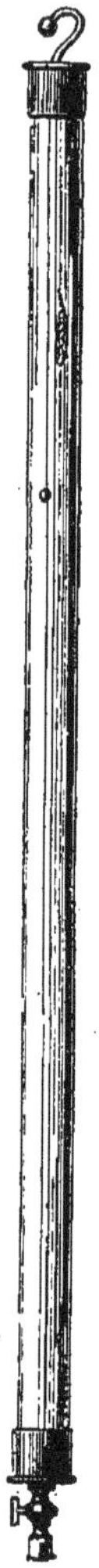

L'influence de la résistance de l'air peut être mise en évidence également par les expériences suivantes :

On laisse tomber un disque de métal et une rondelle de papier de même diamètre : cette dernière arrive au bas de sa course notablement après l'autre; la chute est au contraire absolument simultanée, si l'on a placé la rondelle sur le disque métallique, parce que celui-ci a subi seul le frottement du gaz et qu'il en a garanti le papier que rien dès lors ne retarde dans sa chute.

Fig. 20.

On abandonne une feuille de papier léger, d'abord étendue, puis froissée et roulée en boule, et l'on reconnaît que dans le second cas, où sa surface est moindre et où elle éprouve par suite moins de frottement, elle tombe plus rapidement que sous sa première forme; dans le premier cas, du reste, l'action de l'air est nettement mise en évidence par les déviations et les secousses que subit la feuille de papier.

L'action de l'air étant mise en évidence par les expériences précédentes, il reste à expliquer pourquoi elle ralentit les corps légers plus que les lourds : soit P le poids d'un corps, M sa masse, f la résistance que lui oppose l'air, résistance qui ne dépend que de la forme et de la surface du corps; la force qui mettra le corps en mouvement sera $P - f$; elle donnera naissance à une accélération

$$\frac{P-f}{M} = g - \frac{f}{M} = g\left(1 - \frac{f}{P}\right),$$

qui, pour des valeurs égales de f, c'est-à-dire pour des corps de même forme et de même surface, sera d'autant moindre que P sera plus faible, résultat conforme à l'expérience.

Il n'est pas nécessaire, pour étudier les autres lois, d'opérer dans le vide; dans les conditions ordinaires des expériences, en effet, la résistance de l'air pour un même corps peut être regardée comme constante, et la force $P - f$, qui cause le mouvement réel, est aussi constante; ce mouvement est donc uniformément varié, comme il serait dans le vide; la valeur de l'accélération que l'on déterminerait par l'étude de la chute des corps dans l'air serait seulement trop faible, puisqu'elle a pour expression :

$$g\left(1 - \frac{f}{P}\right).$$

11. **Machine d'Atwood.** — Cet appareil, inventé par Atwood, professeur de physique à Cambridge (1745-1807), sert à démontrer les lois des espaces et des vitesses et peut, comme nous l'indiquerons, permettre de vérifier certaines conclusions des principes de mécanique.

La machine d'Atwood (*fig.* 21) se compose essentiellement d'une poulie très-mobile, sur laquelle s'enroule un fil fin portant à ses extrémités deux poids, dont l'un, p, se meut devant une règle verticale divisée qui permet de mesurer les espaces parcourus, tandis qu'un pendule à secondes ou un métronome o, placé à côté, donne le temps pendant lequel le mouvement s'est effectué.

La poulie doit tourner avec la plus grande facilité; elle est rendue aussi légère que possible, et son axe repose sur les jantes de quatre autres roues croisées deux à deux (*fig.* 22); cette disposition diminue le frottement assez notable qui aurait lieu si l'axe tournait dans une cavité à parois fixes. Le fil que l'on emploie est un fil de soie dont le poids est négligeable dans tous les raisonnements que nous aurons à faire. Pour mesurer le plus exactement possible les espaces parcourus, le corps qui se meut devant la règle divisée repose, au commencement de l'expérience, sur un plateau que l'on fait basculer à l'instant où l'on veut commencer la chute, instant qui doit coïncider avec un battement du pendule à secondes ; quelquefois un mécanisme qui relie le plateau au pendule détermine automatiquement le mouvement du plateau.

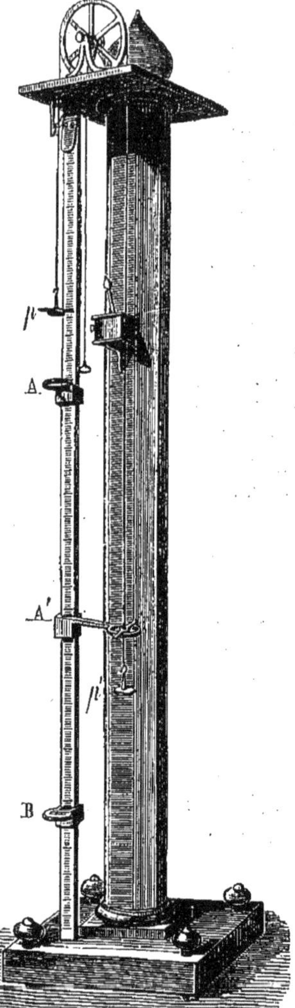

Fig 21.

Des curseurs, plateaux pleins B, ou évidés A, situés directement au-dessous du corps qui tombe, peuvent être fixés

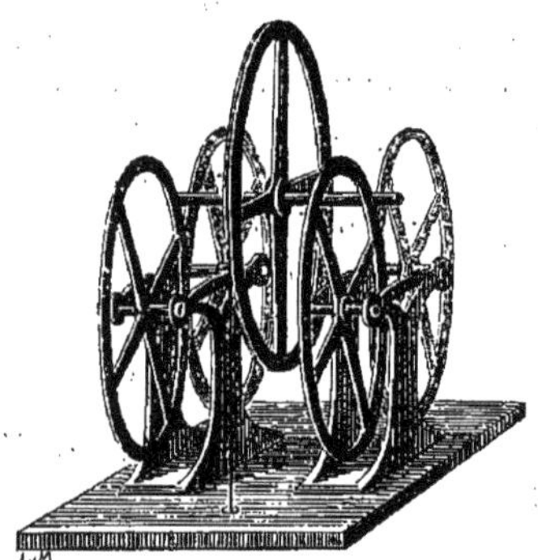

Fig. 22.

à diverses hauteurs sur la règle divisée, au moyen de vis de pression. Les curseurs pleins déterminent l'arrêt du corps, et le bruit du choc indique l'instant précis auquel il a lieu; les curseurs évidés ont pour effet de retenir des poids additionnels allongés que l'on place sur le poids mobile, tout en permettant à ce dernier de continuer son mouvement.

Les deux poids égaux P sont fixés aux extrémités du fil, constituent un système en équilibre qui restera en repos, ou, s'il vient à être dérangé, prendra un mouvement uniforme après la cessation de l'action à laquelle il avait été soumis. Mais, si l'on ajoute d'un côté un poids additionnel p, ce poids détruira la symétrie du système et donnera naissance à un mouvement que l'on peut étudier avec facilité, car on peut faire varier sa rapidité en donnant à P une valeur convenable.

Pour démontrer la loi des espaces, la masse additionnelle étant placée sur le poids p que l'on fait reposer sur le plateau et le curseur A étant écarté, on détermine le commencement du mouvement à l'instant où l'on entend le bruit du pendule. En tâtonnant et recommençant plusieurs fois l'expérience, on arrive à placer le curseur plein B en un point tel que le choc produit par le corps coïncidant avec le second battement du pendule, le mouvement ait duré une seconde; la distance du 0° de la division au curseur donne l'espace parcouru. On recommence l'expérience en donnant successivement à la chute des durées de 2, 3... secondes; on reconnaît que les espaces parcourus sont respectivement égaux à 4, 9... fois l'espace parcouru pendant la première seconde; les espaces sont bien proportionnels aux carrés des temps.

La loi des vitesses se démontre comme il suit : le poids p, surmonté de la masse additionnelle, étant placé sur le plateau, le curseur évidé est fixé en un point déterminé par les expériences précédentes et tel, que le corps p le traverse après une seconde de chute et abandonne la masse additionnelle dont la longueur est plus grande que le diamètre de l'ouverture du curseur ; à partir de cet instant, le mouvement devient uniforme, et l'on cherche, comme précédemment, une position du curseur plein telle, que ce mouvement ait duré une seconde; l'espace parcouru est la vitesse du mouvement uniforme (III) et par suite aussi celle du mouvement varié précédent à l'instant où il a cessé. On reprend l'expérience, et l'on mesure les espaces parcourus pendant une seconde par le corps depuis son passage dans le curseur évidé après que le mouvement varié précédent a duré 2, 3, 4... secondes; les nombres obtenus, qui sont les vitesses du mouvement varié après ces temps, sont précisément 2, 3, 4... fois la valeur de la vitesse après une seconde de chute; les vitesses sont proportionnelles aux temps.

On peut remarquer que la vitesse, après une seconde de chute, est le double de l'espace parcouru pendant cette seconde.

On peut se rendre compte de la manière dont se produit le ralentissement du mouvement et quelle relation il a avec la chute libre. Soient M et m les masses des poids et du poids additionnel dont les valeurs sont P et p ; on a :

$$M = \frac{P}{g}, \quad m = \frac{p}{g};$$

la force p appliquée à la masse m, c'est-à-dire le corps tombant librement, l'accélération du mouvement produit serait g. En réalité, la force p doit mouvoir en même temps la masse totale $2M + m$, puisqu'elle agit également sur les deux poids égaux : si donc nous appelons g' l'accélération communiquée, on doit avoir (XVII) :

$$\frac{g'}{g} = \frac{m}{2M + m} \quad \text{ou} \quad g' = g\frac{m}{2M + m} = g\frac{p}{2P + p}.$$

L'accélération du mouvement produit dans la machine d'Atwood est donc proportionnelle à g, les mouvements sont donc de même nature; mais on voit que l'on peut rendre g' aussi petit que l'on veut en donnant des valeurs convenables à p et à P.

L'étude du mouvement produit dans la machine d'Atwood permet de calculer g', qui est le double de l'espace parcouru dans la première seconde; l'équation précédente permettrait d'en déduire g. Mais cette méthode est affectée de plusieurs causes d'erreur et ne peut servir à déterminer exactement l'intensité de la pesanteur.

La machine d'Atwood permet de vérifier expérimentalement quelques résultats importants que nous avons indiqués en mécanique :

1° Un corps soumis successivement à plusieurs forces prend des accélérations proportionnelles à ces forces.

Pour démontrer cette loi, on prend des poids additionnels différents p, p', p''... et on les fait agir sur des poids P, P', P''... choisis de telle sorte que l'on ait

$$2P + p = 2P' + p' = 2P'' + p''...;$$

que, par suite, les masses mises en mouvement soient toujours égales. Si l'on appelle j, j', j''... les accélérations produites, l'expérience montre que l'on a bien

$$\frac{j}{p} = \frac{j'}{p'} = \frac{j''}{p''} = \dots$$

2° Une même force, agissant sur des corps de masses différentes, produit des accélérations inversement proportionnelles à ces masses.

On emploie le même poids additionnel à mettre en mouvement des poids égaux successivement à P, P', P''...; on a donc une force constante p agissant sur des masses $2M + m$, $2M' + m$, $2M'' + m$, inégales et proportionnelles à $2P + p$, $2P' + p$, $2P'' + p$,.. En appelant j, j', j''... les accélérations produites, l'expérience donne

$$j\,(2P + p) = j'\,(2P' + p) = j''\,(2P'' + p)...$$

et aussi :

$$\frac{j}{j'} = \frac{2P' + p}{2P + p} = \frac{2M' + m}{2M + m}.$$

De même pour les autres valeurs.

12. **Machine de M. Morin.** — Dans cette machine, le corps tombe librement, sans aucune modification dans la nature de son mouvement, et il trace lui-même la courbe de ce mouvement (II). Avant d'entrer dans les détails de construction, il est important d'insister sur le principe même.

Supposons un plan vertical (*fig.* 23) sur lequel soient tracées une horizontale xy et des verticales également distantes : soit un fil ab, tendu verticalement aussi et qui guide dans sa chute un corps pesant qui s'appuie sur le plan et y peut laisser une trace dans son mouvement. Si le plan est immobile, le corps en tombant marquera une ligne verticale; si le corps est au repos en x et que le plan glisse horizontalement, la

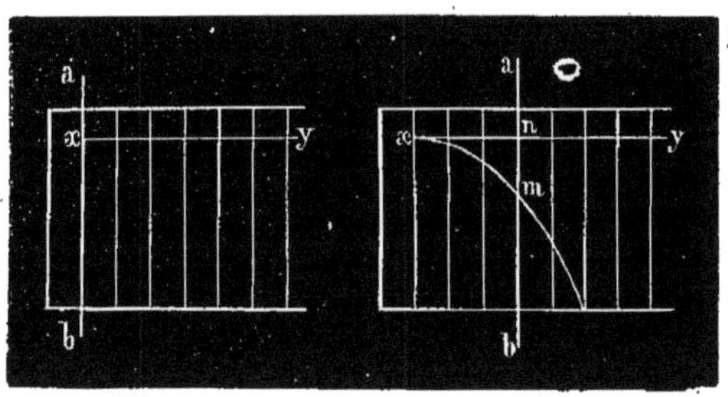

Fig. 23.

trace sera la ligne horizontale xy; si les deux mouvements ont lieu en même temps, le corps tracera une courbe telle que xm ; cette courbe est la courbe du mouvement, si le plan se meut uniformément. En effet, la distance xn, depuis l'origine du mouvement jusqu'à la verticale passant par la position considérée, est proportionnelle au temps écoulé depuis cet instant et peut le représenter; la distance nm est l'espace parcouru par le corps depuis le même instant. La courbe tracée, telle que chacun de ses points a une abscisse proportionnelle au temps et une ordonnée égale à l'espace, est bien la courbe du mouvement.

Dans la machine de M. Morin, la surface mobile est, non pas un plan, ce qui eût présenté de grandes difficultés pratiques, mais un cylindre de 3 à 4 mètres de hauteur, qui peut tourner autour de son axe que l'on place verticalement et qui est maintenu par un fort bâti en charpente (*fig.* 24). Le mouvement est produit par un poids p assez considérable fixé à l'extrémité libre d'une corde qui, d'autre part, va s'enrouler sur un tambour r relié au cylindre par des roues d'engrenage; un régulateur à ailettes, ou de toute autre forme, permet d'atteindre une uniformité de rotation presque absolue après quelques instants. Des génératrices équidistantes ont été préalablement tracées sur une feuille de papier que l'on a enroulée sur le cylindre; c'est sur ces lignes verticales que l'on mesurera les espaces parcourus. Devant ce cylindre sont tendus aussi verticalement deux fils de fer qui guideront le mobile m dans sa chute : le mobile est un poids en fonte, auquel on donne une forme cylindro-conique pour atténuer la résistance de l'air; il présente une sorte de gaîne, dans laquelle on place un crayon ou un pinceau qu'un ressort appuie légèrement sur le cylindre.

Pour faire une expérience, le mobile est placé à la partie supérieure des fils de fer, où il est maintenu par un déclic l que l'on peut manœuvrer à distance; le poids moteur est également élevé, puis on l'abandonne à lui-même; lorsqu'il a parcouru environ les deux tiers de sa hauteur de chute, on peut admettre que le mouvement qu'il a communiqué au cylindre est absolument uniforme. On agit alors sur le déclic, le mobile tombe en traçant une courbe que l'on peut étudier en fendant et développant la feuille de papier qui recouvrait le cylindre. Cette courbe est une parabole (*fig.* 25), ligne dans laquelle les ordonnées, telles que *aa'*, *bb'*, *cc'*..., sont proportionnelles aux carrés des abscisses *oa*, *ob*,

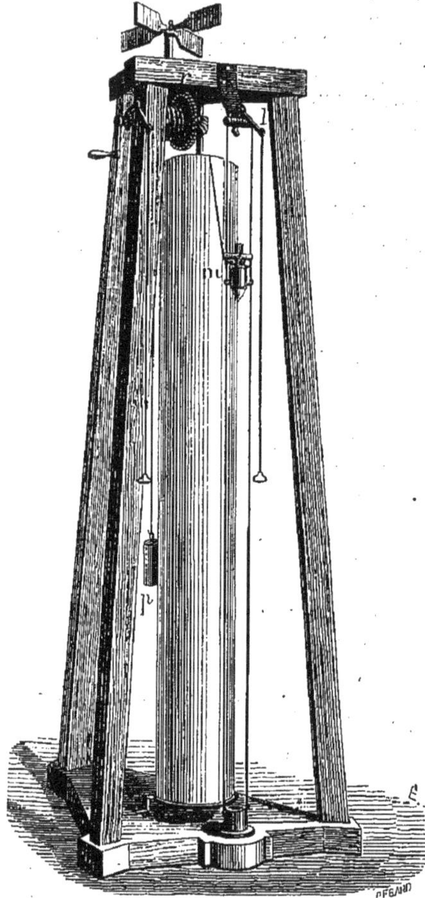

Fig. 24.

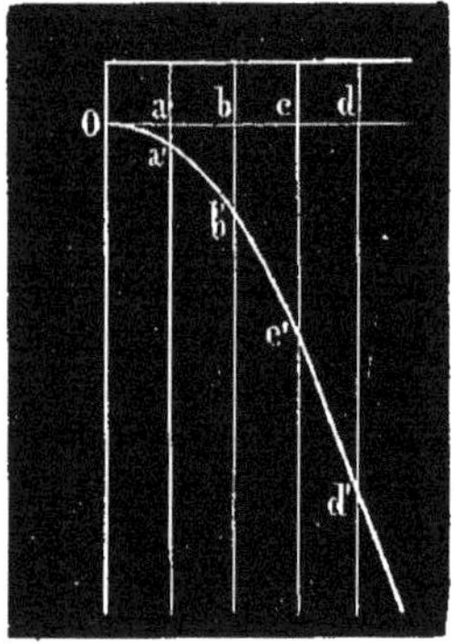

Fig. 25.

oc... Les ordonnées sont les espaces parcourus, les longueurs *oa*, *ob*, *oc*... sont proportionnelles aux temps. Donc la deuxième loi est vérifiée : les espaces sont proportionnels aux carrés des temps.

On a vu que cette loi définit le mouvement uniformément varié (VI), dans lequel les vitesses sont proportionnelles aux temps. La troisième loi de la pesanteur est implicitement contenue dans la seconde, et il n'est pas nécessaire de la démontrer directement. Cependant des considérations géométriques, tirées des propriétés de la parabole, permettraient de faire cette démonstration sur laquelle nous ne croyons pas devoir insister.

13. **Formules de la chute des corps.** — Le mouvement que possède un corps soumis à l'action de la pesanteur étant un mouve-

ment uniformément varié, on peut lui appliquer les formules indiquées au paragraphe VII. On aura donc pour la chute libre les relations :

$$v = gt \qquad (1)$$

$$h = \frac{1}{2} gt^2 \qquad (2)$$

dans lesquelles les longueurs sont exprimées en mètres, les temps en secondes, la valeur de g accélération du mouvement étant $9^m,8088$.

Ces deux équations permettent d'établir une relation entre la vitesse acquise et l'espace parcouru ; on a alors en éliminant t :

$$v = \sqrt{2gh} \qquad (3)$$

v a reçu le nom de *vitesse due à la hauteur h*.

Le corps dont on étudie le mouvement peut avoir reçu une vitesse initiale v_0 avant d'être abandonné à l'action de la pesanteur ; les formules à employer sont alors les suivantes :

$$v = v_0 + gt$$
$$h = v_0 t + \frac{1}{2} gt^2$$

Si l'on jette un corps verticalement de bas en haut avec une vitesse initiale v_0, le mouvement qu'il prend est uniformément retardé, et la pesanteur agissant en sens contraire de l'impulsion communiquée, les relations deviendront :

$$v = v_0 - gt$$
$$h = v_0 t - \frac{1}{2} gt^2$$

Ces diverses formules cessent de pouvoir être employées lorsque le mouvement n'a pas lieu suivant la verticale, à l'exception toutefois de l'équation (3), qui est toujours applicable.

14. Identité de la pesanteur et de l'attraction universelle. — L'attraction mutuelle des molécules de la terre et des corps placés à sa surface n'est point une propriété particulière à notre globe ; ce n'est au contraire que l'une des manifestations d'une action des plus générales à laquelle *tous* les corps sont soumis, et qui est régie par les lois suivantes, dont la découverte est due à Newton :

1° Les corps s'attirent proportionnellement au produit de leurs masses ;

2° L'attraction entre deux corps varie en raison inverse du carré de la distance.

Les mouvements des astres ont servi à confirmer ces lois, et Newton a montré d'abord qu'elles s'appliquent exactement à la lune ; ces lois servent de base à tous les calculs qui ont rapport à la marche des planètes, et la concordance entre les prévisions et les faits de chaque jour est une démonstration de leur exactitude.

Il existe entre deux corps quelconques une attraction ; mais, dans les circonstances ordinaires, elle est très-faible et insuffisante pour vaincre les obstacles qui s'opposent au mouvement de ces corps, tels que le frottement. Cependant, en se plaçant dans des circonstances favorables, Cavendish a pu mettre en évidence l'attraction d'une masse de plomb pesant seulement 150 kilogrammes environ sur une sphère d'ivoire de petit diamètre.

Enfin, on peut prouver que la pesanteur n'est pas une force spéciale émanée du centre de la terre, mais seulement une résultante de forces agissant de molécule à molécule, en remarquant que la masse des montagnes attire les corps placés dans le voisinage, et que cette action est suffisante pour dévier le fil-à-plomb, ainsi que cela a été reconnu par l'expérience.

Ces diverses considérations montrent le sens qu'il faut attacher au mot *pesanteur*, et comment on peut comprendre son action.

L'attraction universelle n'est pas une force constante, même agissant entre les deux mêmes corps, puisqu'elle dépend de la distance. Il en est de même de la pesanteur, et les corps sont d'autant plus fortement attirés qu'ils sont plus rapprochés du centre de la terre : cependant nous avons pu dire que c'est une force constante, parce que les espaces parcourus sont absolument négligeables devant le rayon de la terre. Il n'en serait plus de même si les corps tombaient de très-grandes hauteurs; il n'en est plus de même lorsque l'on considère successivement divers points à la surface de la terre, comme nous le dirons.

15. **Du pendule simple.** — On appelle pendule simple un point matériel pesant attaché à l'une des extrémités d'un fil inextensible et sans pesanteur, dont l'autre extrémité est fixe. Le système étant abandonné à lui-même à l'état d'équilibre constitue un fil-à-plomb, comme nous l'avons indiqué ; si l'on déplace le système de cette position, le point matériel restera constamment sur la sphère ayant le point fixe pour centre et la longueur du fil pour rayon; nous ne considérerons pas le mouvement dans ce cas général, mais nous supposerons que le point matériel soit astreint à rester dans un plan vertical, dans lequel il ne pourra dès lors que décrire une circonférence.

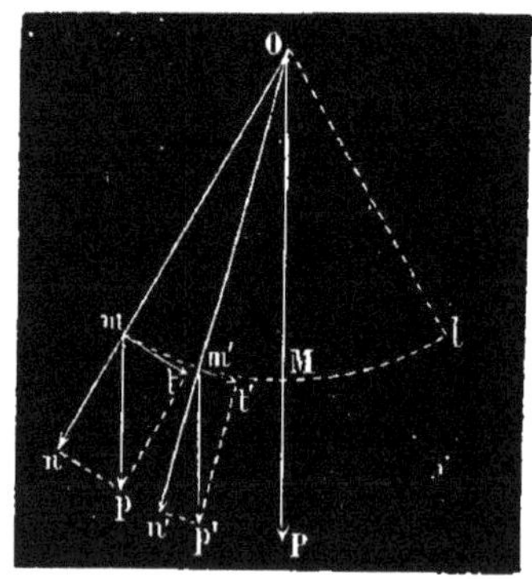

Fig. 26.

Soient M le point matériel (*fig.* 26), et O le point fixe; soit *m* une position quelconque donnée au point matériel que l'on abandonne librement à l'action de son poids P qui est dirigé verticalement, suivant *mp*; on peut remplacer cette force par deux autres (XVIII) que nous choisirons, dirigées l'une suivant la tangente et qui sera *mt*, l'autre suivant la normale et qui sera représentée par *mn*; l'action de cette dernière est nulle, puisque le fil est supposé inextensible, et le poids *mp* agit seulement par la composante tangentielle, sous l'influence de laquelle le point descendra sur l'arc de cercle *m*M. Pour toute autre position telle que *m'* le même effet se reproduira, et l'action de la pesanteur ou plutôt de la composante tangentielle *m't'* s'ajoutera aux effets précédents, seulement cet effet sera moindre. Le point prendra donc un mouvement accéléré, et arrivera au point le plus bas M avec une certaine vitesse, en vertu de laquelle il continuera son mouvement sur l'arc M*l*; mais à partir de ce point M, l'action de la pesanteur toujours réduite à sa composante tangentielle va s'opposer au mouvement, le ralentir, et finalement le réduire au repos. A cause de la parfaite symétrie des actions de part et d'autre de la verticale, on conçoit, sans qu'il soit nécessaire d'insister, que le point *l* pour lequel la vitesse du mobile sera nulle, est situé à la même hauteur que le point de départ *m*. Le mobile se retrouvera exactement dans les mêmes conditions qu'au point *m*, et, les mêmes actions se reproduisant, le point matériel parcourra l'arc *lm* en sens inverse pour venir s'arrêter en *m*, puis en repartir, et ainsi de suite indéfiniment : le mobile *oscillera* de part et d'autre de la verticale OM; le temps employé pour parcourir l'espace *ml* est la *durée de l'oscillation*, l'angle *m*OM de la position extrême du fil avec la verticale est l'*angle d'écart*, l'arc *ml* est l'amplitude de l'oscillation.

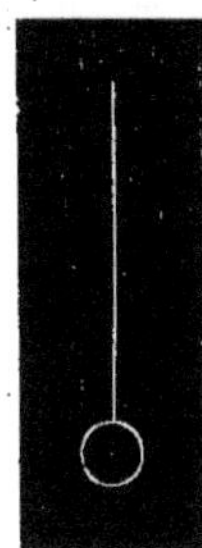
Fig. 27.

Le pendule simple est impossible à réaliser, et, au point de vue expérimental, les actions ne sont pas aussi simples que nous venons de l'exposer. On se rapproche le plus possible des conditions théoriques, en employant une sphère en plomb ou en platine suspendue à un fil de soie aussi léger qu'il est possible (*fig.* 27); on réduit par la pensée la sphère à son centre que l'on assimile au point matériel du pendule théorique, et l'on admet que l'on peut négliger le poids et l'extension du fil. Quoique l'identité de cet appareil et du pendule théorique ne soit pas complète, on pourrait en général les assimiler entièrement l'un à l'autre, s'il n'existait des causes perturbatrices qui sont principalement la résistance de l'air et le frottement au point fixe; l'action de ces résistances est d'empêcher le mobile de remonter exactement à la hauteur de laquelle il est parti, de diminuer l'amplitude à chaque oscillation, et de réduire le corps au repos, après un temps qui varie suivant les circonstances. On démontre par le calcul et l'expérience que ces résistances n'ont pas une influence sensible sur la durée des oscillations, mais seulement sur leur grandeur.

16. **Lois du pendule simple.** — La mécanique permet de déterminer les lois du mouvement du pendule simple; on peut sans erreur sensible les appliquer à des pendules construits comme il a été

dit précédemment, et l'on en peut donner des démonstrations expérimentales.

1re LOI : *Pour un même pendule, la durée d'une oscillation est indépendante de l'amplitude, si cette amplitude est très-petite.*

Cette loi, dont la découverte est due à Galilée, est connue sous le nom de *loi de l'isochronisme des petites oscillations;* elle cesse d'être applicable si l'amplitude dépasse 5 ou 6°. Pour la démontrer, on note d'une manière précise le temps correspondant à un certain nombre d'oscillations du pendule, 100 par exemple, lorsque leur amplitude est de 5° environ; puis on répète l'expérience plus tard, lorsque les résistances ont réduit l'amplitude à 3° par exemple; puis, plus tard encore, lorsque l'amplitude n'est que de 1°; on trouve qu'il faut exactement le même temps dans ces diverses conditions pour faire le même nombre d'oscillations. Cette égalité de durée, dont on ne se rend que difficilement compte tout d'abord, parait moins surprenante, si l'on remarque que l'inégalité de chemin à parcourir correspond à une inégalité analogue entre les forces tangentielles *mt, m't'* (*fig.* 28) seules agissantes, et l'on comprend qu'il puisse y avoir compensation.

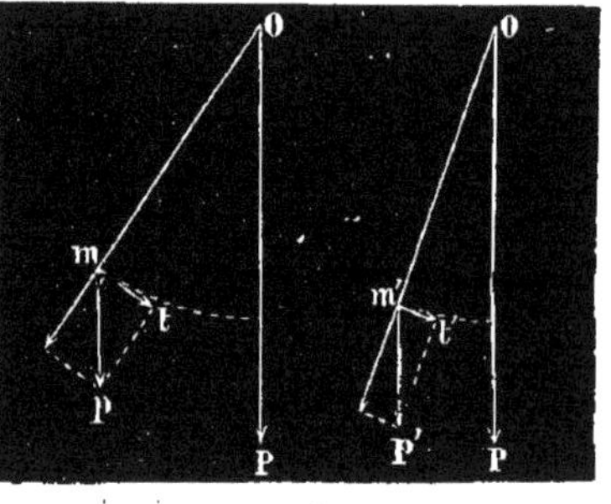

Fig. 28.

2° LOI : *La durée des oscillations d'un pendule est en raison directe de la racine carrée de sa longueur.*

On mesure comme précédemment le temps correspondant à un certain nombre d'oscillations; puis on réduit la distance entre le point de suspension et le centre de la sphère à n'être plus que le quart, puis le neuvième de la distance primitive, et l'on trouve que les temps correspondants aux mêmes nombres d'oscillations sont réduits respectivement à la moitié, au tiers... du temps primitif.

3° LOI : *Pour des pendules de même longueur, la durée de l'oscillation est indépendante du poids et de la nature des corps qui les composent.*

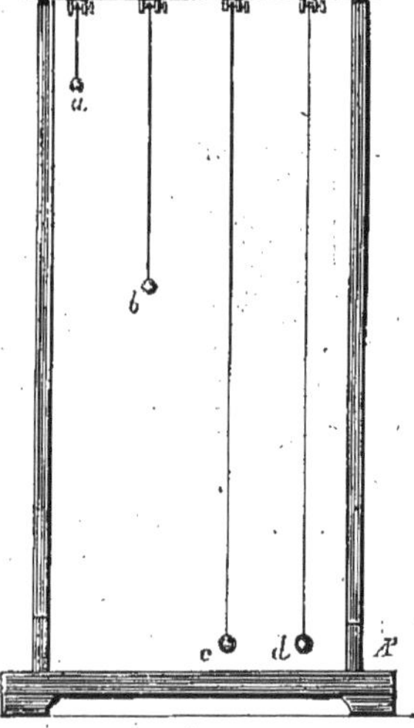

Fig. 29.

Cette loi est une conséquence directe de la première loi de la chute des corps; on la démontre en faisant osciller des pendules de même longueur, mais dont les boules sont en bois, en plomb, en marbre, etc. ; les temps correspondants à 100 oscillations, par exemple, sont les mêmes dans tous les cas.

Ces diverses lois sont contenues dans la formule

$$t = \pi \sqrt{\frac{l}{g}}$$

dans laquelle t est la durée d'une oscillation, l la longueur du pendule, et g l'accélération due à l'action de la pesanteur, cette accélération étant exprimée au moyen des mêmes unités qui ont servi à mesurer t et l. Cette formule, déduite d'une autre plus générale donnée en mécanique, n'est applicable qu'aux petites oscillations; elle montre que la durée de l'oscillation varie en raison inverse de la racine carrée de l'intensité de la pesanteur, conclusion qui nous servira dans une question importante.

17. **Du pendule composé.** — Tout corps pesant susceptible d'osciller autour d'un point fixe ou d'un axe horizontal également fixe constitue un *pendule composé;* lorsqu'il sera dérangé de sa position d'équilibre, qui correspond au cas où la verticale du centre de gravité rencontre le centre de suspension, il tendra à y revenir ; et, comme le pendule simple, après l'avoir atteinte, il la dépassera en vertu de la vitesse acquise; il arrivera à une position où cette vitesse sera nulle et redescendra alors. Son mouvement oscillatoire continuera indéfiniment.

Dans un pareil système, le mouvement de chacun des points est influencé par tous les autres, à cause de l'invariabilité des distances de ces points. Soient, en effet (*fig.* 30), A le point autour duquel se fait le mouvement et deux points M et M' deux points situés sur la même verticale ; s'ils étaient isolés, le point M oscillerait plus rapidement que le point M'; mais, à cause de leur liaison invariable, ils prendront l'un et l'autre un mouvement moyen, dont la vitesse sera comprise entre celles des points M et M' ; le même effet se produit si l'on considère un nombre quelconque de points, et l'on peut dire que les points rapprochés de A oscillent tous plus lentement que s'ils étaient seuls, et que les points les plus éloignés se meuvent, au contraire, plus rapidement que s'ils n'étaient point liés au corps oscillant. Il existe donc forcément un certain point compris entre A et l'extrémité libre du pendule qui oscille comme s'il était seul : ce point s'appelle *centre d'oscillation;* sa distance au point A, centre de suspension, porte le nom de *longueur* du pendule composé . c'est celle d'un pendule simple qui oscillerait dans le même temps que le pendule composé, qui lui serait *synchrone*.

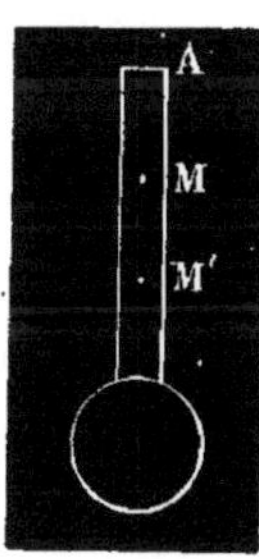

Fig. 30.

C'est cette longueur qui doit entrer dans la formule, si on veut l'appliquer au pendule composé.

Le centre de suspension et le centre d'oscillation sont *réciproques*, c'est-à-dire que si on fait osciller le corps autour du centre d'oscillation, le point qui possède le même mouvement que s'il était seul, est précisément celui autour duquel le mouvement avait lieu précédemment. C'est en s'appuyant sur cette propriété remarquable, que l'on a pu, dans certaines expériences, mesurer très-exactement la longueur d'un pendule composé déterminé.

La principale application du pendule consiste dans la mesure du temps : c'est un pendule composé qui règle la marche des horloges. La longueur du pendule simple qui bat la seconde à Paris, est de 0m,949; telle doit être la distance qui, dans les pendules, doit séparer le centre d'oscillation du centre de suspension. Le mouvement du pendule s'arrêterait bientôt par suite de la résistance de l'air et des réactions qu'il reçoit des rouages sur lesquels il agit, si, par un mécanisme particulier, le moteur ne lui communiquait périodiquement de nouvelles impulsions.

18. **Mesure des variations d'intensité de la pesanteur.** — L'intensité avec laquelle agit l'attraction universelle, et par suite la pesanteur dépend de la distance; la terre produit à cet égard le même effet que si toute sa masse était réduite à son centre, et son action varie avec la distance des corps à ce centre : le poids des corps et l'accélération qu'ils prennent en chute libre ont des valeurs différentes aux divers points du globe terrestre, qui n'a pas exactement la forme sphérique.

La variation de poids ne peut être mesurée, puisque les étalons dont on se sert dans les pesées auraient subi la même variation ; la valeur de l'accélération, déduite d'expériences faites avec les appareils que nous avons décrits, n'est point assez exacte pour mettre en évidence les faibles variations qu'elle subit. Les oscillations du pendule, dont la durée dépend aussi de l'intensité de la pesanteur, peuvent indiquer et mesurer les changements qu'elle éprouve : la variation de durée correspondante, insensible pour une oscillation, s'accuse nettement par la répétition ; le mouvement des astres donne, du reste, une mesure de comparaison absolument invariable. Richer (1672) a trouvé qu'un pendule battant la seconde à Paris, c'est-à-dire effectuant 86,400 oscillations par jour, en faisait moins de 86,000 lorsqu'il eut été transporté à l'équateur; d'autre part, Bouguer reconnut que le pendule battant la seconde au Pérou avait une longueur de 0m,99076 lorsqu'il était au niveau de la mer, et seulement 0m,98963 sur le Pichincha, à une altitude de 4,750 mètres.

Ces expériences ont permis de calculer l'intensité de la pesanteur en divers points du globe, puisque, dans la formule, on connaît les diverses quantités à l'exception de g : elles ont conduit à la détermination de la forme de la terre et à une mesure de son aplatissement.

Il faut ajouter que l'intensité de la pesanteur est en outre diminuée par la force centrifuge provenant du mouvement de rotation de la terre; cette action, qui n'est pas négligeable dans des expériences exactes, doit être prise en considération dans la détermination de la valeur de g.

19. **Équilibre d'un corps pesant.** — Un corps pesant, qui n'est libre que de tourner autour d'un point fixe ou d'un axe horizontal fixe, est évidemment en équilibre si son centre de gravité est en ce point ou sur cet axe; il est également en équilibre, si la verticale de son centre de gravité passe par le point ou par l'axe : car son poids, qui agit suivant cette direction même, est équilibré par la résistance de l'obstacle, résistance que nous supposons indéfinie.

Si le corps pesant repose sur un plan horizontal par plusieurs points A, B, C et D (*fig.* 31), il y aura équilibre, si la verticale du centre de gravité passe à l'intérieur de la figure obtenue en joignant ces points par des droites, de manière à n'en laisser aucun en dehors (cette figure a reçu le nom de *polygone de sustentation*). Dans ce cas, en effet, les diverses réactions des points d'appui prendront des valeurs telles que leur résultante passe au centre de gravité G et fasse équilibre au poids : cela ne pourrait avoir lieu si ce point était en dehors du polygone ABCD, les réactions étant toutes dirigées dans le même sens, de bas en haut.

L'équilibre d'un corps pesant peut présenter plusieurs variétés :

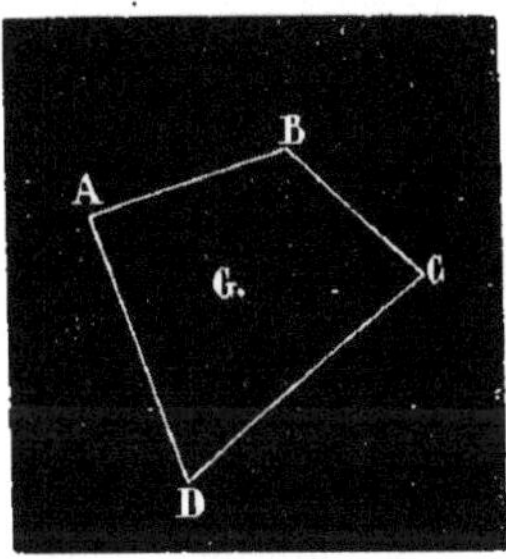

Fig. 31.

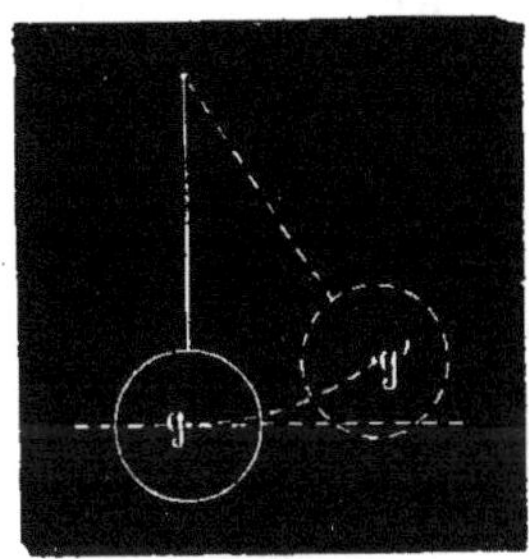

Fig. 32.

L'équilibre est dit *stable*, lorsque le corps, dérangé de sa position d'équilibre, tend à y revenir. Cet état est obtenu, lorsque tout déplacement du corps aurait pour effet d'élever le centre de gravité qui, tendant toujours à occuper le point le plus bas possible, ramènerait le corps à sa position première. C'est le cas d'une sphère pesante, fixée à un point invariable par un fil (*fig.* 32).

L'équilibre est *instable*, lorsque le corps, déplacé de sa position d'équilibre, ne tend pas à y revenir, ainsi que cela arrive lorsque ce déplacement a pour effet de faire descendre le centre de gravité, dont le mouvement continue alors dans le même sens, sans que rien s'y oppose : c'est le cas d'un cône que l'on ferait tenir sur son sommet (*fig.* 33).

L'équilibre est *indifférent*, lorsque le corps, déplacé de sa position d'équilibre, se retrouve à cet état dans cette nouvelle position ; ce résultat se manifeste lorsque, par ce mouvement, le centre de gravité reste dans un même plan horizontal : c'est ce qui a lieu pour une boule qui est posée sur un plan horizontal (*fig.* 34).

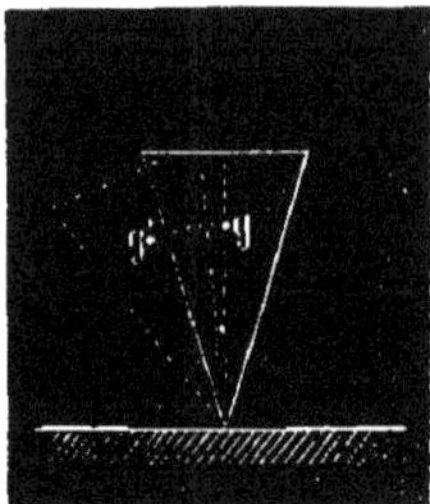

Fig. 33.

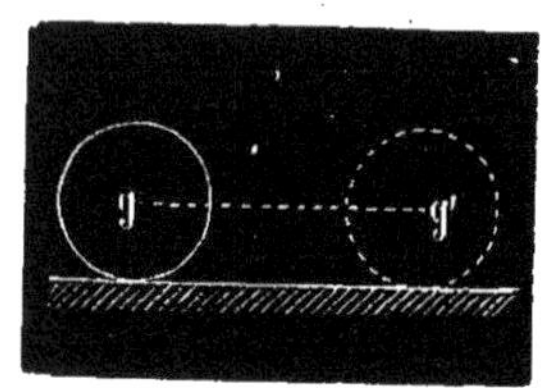

Fig. 34.

Ainsi, l'équilibre est stable, instable ou indifférent, suivant que tout déplacement aurait pour effet d'élever le centre de gravité du corps, de l'abaisser, ou de le déplacer dans un plan horizontal.

Cet énoncé est absolument général et applicable sans restriction à tous les cas : si le corps est suspendu seulement par un point ou un axe fixe, on peut donner l'énoncé sous la forme particulière suivante :

L'équilibre est stable, instable ou indifférent, suivant que le centre de gravité est sur une verticale passant par l'obstacle fixe, au-dessous ou au-dessus de ce point, ou qu'il coïncide avec lui.

Nous le répétons, l'énoncé précédent est plus général et renferme tous les cas qui peuvent se présenter.

20. **Balance. Conditions de son établissement.** — La balance est un instrument destiné à mesurer le poids des corps; elle se compose essentiellement d'une tige nommée *fléau*, qui peut tourner autour d'un axe horizontal placé en son milieu et supportant à ses extrémités deux plateaux, dans lesquels on met les corps à peser et les poids qui leur servent de mesure.

L'appareil qui constitue ainsi un levier du premier genre doit être construit de telle sorte que le fléau prenne une position horizontale lorsque des poids égaux sont placés dans les deux plateaux; c'est cette direction du fléau qui indique l'égalité de poids des corps que l'on compare.

Il faut donc d'abord que, lorsque la balance est à vide, son fléau reste horizontal, ce qui exige que, dans cette position, le centre de gravité des parties mobiles de la balance se trouve sur la verticale du point de suspension; car le poids de l'appareil, seule force appliquée, sera détruit par la résistance de l'axe de suspension par lequel il va passer.

Par suite, toutes les fois que le fléau sera horizontal, l'action du poids de la balance devra être négligée dans la recherche des conditions d'équilibre.

Si l'on met des poids égaux dans les plateaux, le fléau devra rester horizontal; ces deux poids seront les seules forces en jeu, et, pour l'équilibre, il faut, puisqu'elles sont égales, qu'elles soient appliquées à des bras de levier égaux aussi.

Les deux conditions essentielles sont donc que, lorsque l'horizontalité du fléau est établie, le centre de gravité de la balance soit sur la verticale de l'axe de suspension et que les bras de levier soient égaux.

Pour s'assurer si la première condition est remplie, il suffit d'abandonner à elle-même la balance vide; le fléau doit prendre la position horizontale. Pour vérifier la seconde condition, on établit, au moyen de poids ou de corps quelconques placés dans les plateaux, l'horizontalité du fléau; puis on change ces corps de plateaux : si la balance est juste, l'équilibre subsiste; si les bras de levier étaient inégaux, il eût fallu mettre dans la première partie de l'expérience, le poids le plus fort du côté du plus petit bras de levier; mais alors, dans la deuxième partie, il se serait trouvé du côté du plus grand et la balance aurait penché de ce côté.

Le centre de gravité de la balance peut occuper trois positions différentes par rapport au point de suspension :

1° Le centre de gravité est au-dessus du point de suspension. Dans ce cas, l'équilibre obtenu lorsque les plateaux sont également chargés est *instable* (19), et le fléau bascule complétement pour tout mouvement qui le dérange de sa position horizontale; à plus forte raison, bascule-t-il si les poids ne sont pas égaux de part et d'autre : la balance est alors dite *folle* (*fig.* 35).

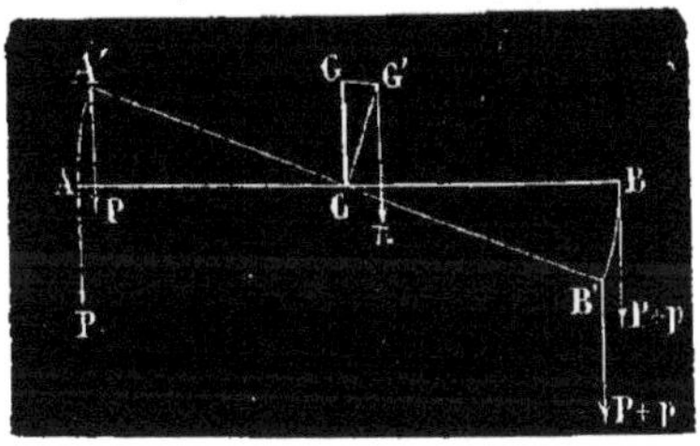

Fig. 35.

2° Le centre de gravité est au point de suspension. Si les poids sont égaux de part et d'autre, leurs effets se détruisent, et la balance est en équilibre dans toutes les directions du fléau (19); elle est, à cause de cela, *indifférente*. En outre, elle est folle pour tous les cas où les poids placés dans les plateaux ne sont pas absolument égaux.

3° Le centre de gravité est au-dessous du point de suspension. La balance est dans l'état d'équilibre stable, si les poids placés dans les plateaux sont égaux; le fléau revient à la position horizontale, s'il a été déplacé par une cause quelconque. Si les poids en expérience ne sont pas égaux, le fléau s'inclinera du côté du plus lourd; en même temps, le centre de gravité s'élèvera d'autre part (*fig.* 36), et, son bras de levier augmentant tandis que le bras de levier du poids diminue, il y aura certainement une inclinaison du fléau pour laquelle l'équilibre sera obtenu. La balance est donc telle que son fléau reste horizontal pour des poids égaux, et s'incline, sans cependant basculer complétement, pour des poids inégaux : elle est dans les conditions que l'on doit rechercher.

21. **Sensibilité de la balance.** — On conçoit que, les plateaux de la balance étant inégalement chargés, l'angle du fléau avec l'horizon dépende de la différence de poids, et la balance sera d'un emploi d'autant plus avantageux que, pour une même différence, l'inclinaison sera plus considérable, que la balance sera plus *sensible*. La *sensibilité* de la balance est évaluée par la tangente de l'angle que fait le fléau avec l'horizon au moment où l'équilibre est atteint. Soit α cet angle (*fig.* 36) ; appelons P et $P+p$ les poids placés dans les plateaux et agissant à l'extrémité des bras du fléau de longueur l; désignons par d la distance CG du centre de gravité au-dessous du point de suspension, et par π le poids de la balance appliqué en ce point. Lorsque l'équilibre est obtenu, la somme des moments de toutes les forces par rapport au centre de suspension doit être nulle, ce qui nous donne

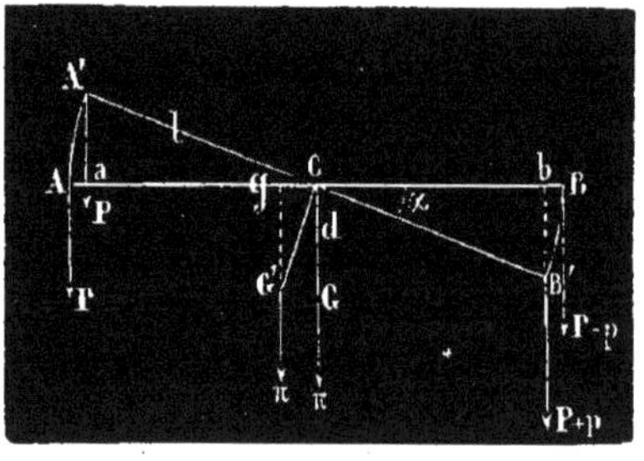

Fig. 36.

$$(P+p).\,Cb - P.\,Ca - \pi.\,Cg = 0,$$

ou

$$(P+p)\,l\cos\alpha - Pl\cos\alpha - \pi d\sin\alpha = 0.$$

En réduisant, il vient

$$pl\cos\alpha = \pi d\sin\alpha\,;$$

et par suite :

$$\mathrm{Tg}\,\alpha = \frac{pl}{\pi d}.$$

On voit que, pour un même poids additionnel p, la sensibilité varie avec la longueur des bras du fléau et en raison inverse de son poids et de la distance du centre de gravité au point de suspension. On ne peut augmenter l sans faire croître π, de telle sorte que la sensibilité dépend presque exclusivement de d et est d'autant plus grande que le centre de gravité est plus rapproché du point de suspension.

22. **Méthode des doubles pesées.** — Quel que soit le soin apporté à la construction des balances de précision, jamais les bras du fléau ne sont rigoureusement égaux, ni le centre de gravité exactement sur la verticale du point de suspension. Malgré ces imperfections, et pourvu que la balance soit sensible, on peut trouver le poids exact d'un corps au moyen de la méthode des doubles pesées, dont l'in-

dication est due à Borda, et qui se compose des opérations suivantes :

Le corps à peser étant mis dans un des plateaux de la balance, on lui fait équilibre à l'aide d'une *tare*, placée dans l'autre plateau : la tare consiste en corps quelconques réduits en fragments, grains de plomb, fil de fer, sable, etc. Le fléau étant ramené à la position horizontale, on retire le corps que l'on remplace, dans le même plateau et sans toucher à la tare, par des poids marqués, de manière à rendre de nouveau le fléau à l'horizontalité. La somme des poids marqués donne le poids du corps; car ces deux forces ayant fait équilibre à la même tare dans les mêmes conditions, sont égales.

23. **Description d'une balance de précision.** — Les balances que l'on emploie dans les laboratoires pour les recherches exactes, sont construites de manière à satisfaire aussi complétement que possible aux diverses conditions précédemment énumérées. On ne recher-

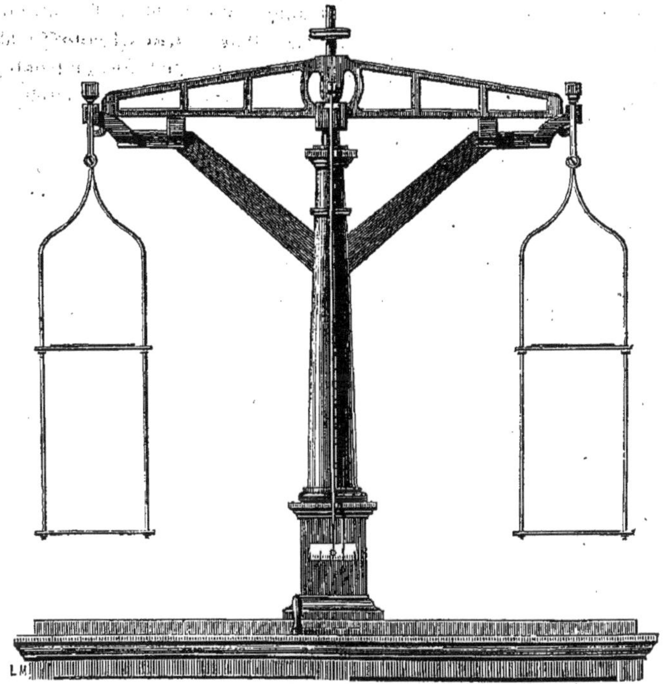

Fig. 37.

che cependant pas une égalité absolue des bras de levier, égalité presque impossible à obtenir, et que rend inutile l'emploi constant de la méthode des doubles pesées; mais il faut, au moins, que les longueurs des bras de leviers restent invariables, c'est-à-dire que les distances du point d'appui du fléau aux points de suspension des plateaux ne puissent changer.

Le fléau de la balance est le plus souvent en forme de losange très-allongé; il est évidé de telle sorte, que, pour une longueur déterminée, il présente le poids le plus faible possible, et cependant une rigidité telle que les plus fortes charges qu'il doit supporter ne puissent le faire fléchir d'une quantité notable (*fig.* 37).

Le fléau porte en son milieu un couteau, prisme triangulaire en acier à arêtes horizontales, dont le tranchant inférieur repose sur une petite surface plane en acier trempé ou en agate portée par une colonne verticale invariablement fixée sur une table : le fléau, seul, reposant par son couteau sur le support, doit prendre une direction horizontale. A ses extrémités, le fléau est recourbée et se termine par des couteaux d'acier, dont le tranchant est dirigé en haut (*fig.* 38); d'autre part, les plateaux sont supportés par des tiges métalliques de faible diamètre, présentant à leur partie supérieure un cadre ou étrier qui vient reposer sur les couteaux extrêmes du fléau par l'intermédiaire d'un plan d'acier trempé. On conçoit que, par cette disposition, les bras de levier, distances du point d'appui du fléau aux points de suspension des plateaux, ou distances des tranchants des couteaux sont invariables, au moins tant que la température ne change pas.

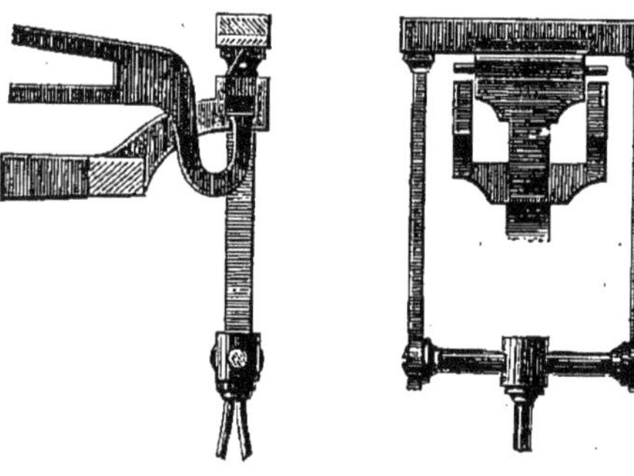
Fig. 38.

Les arêtes des prismes finiraient par s'émousser si les couteaux supportaient constamment la charge du fléau et des plateaux. Pour éviter cet inconvénient qui serait grave, les couteaux et les plans d'acier ne sont en contact que pendant la pesée. A cet effet, une sorte de fourche métallique, située derrière la colonne, et mue à distance à l'aide d'une vis ou d'une manivelle, peut être abaissée ou soulevée : lorsqu'on la fait monter, elle entraîne dans son mouvement d'abord les plateaux, puis ensuite le fléau même, de sorte que les couteaux ne supportent plus aucun poids. Au moment de faire une pesée, on fait descendre cette fourche qui replace d'abord le couteau du fléau sur son support, puis les étriers des plateaux sur leurs couteaux : ces mouvements doivent être fort doux, afin d'éviter des chocs qui détruiraient plus ou moins complétement les tranchants des couteaux.

La sensibilité dépend de la position du centre de gravité de l'ensemble des parties mobiles, et augmente lorsque ce point se rapproche de l'axe de suspension. Pour permettre de faire varier cette sensibilité, le fléau porte en son milieu une petite tige verticale filetée sur laquelle se déplace un bouton formant écrou : en faisant monter ou descendre ce bouton, on fait également monter ou descendre le centre de gravité du système, et l'on peut, par quelques tâtonnements, obtenir la sensibilité que l'on désire. Pour obtenir le maximum de sensibilité, on opère de la manière suivante : La balance étant chargée du corps à peser et d'une tare lui faisant à peu près équilibre, on fait varier la position du bouton jusqu'à rendre la balance indifférente; il suffit alors pour pouvoir terminer la pesée de faire descendre le bouton d'une petite fraction de tour.

Enfin, le fléau porte une longue aiguille verticale dirigée vers le bas, et dont la pointe se meut devant un petit arc de cercle présentant des divisions égales qui servent à se rendre compte de l'amplitude des oscillations. Ces divisions présentent à leur partie moyenne un 0, auquel doit s'arrêter l'aiguille lorsque l'équilibre est obtenu; comme les oscillations sont, en général, très-lentes à s'éteindre, on n'attend pas que l'aiguille s'arrête, mais on observe les divisions extrêmes qu'atteint cette aiguille de part et d'autre du 0; lorsque les arcs ainsi décrits sont égaux, c'est que les poids placés dans les plateaux se font exactement équilibre.

Les balances de précision doivent être enfermées dans une cage en verre dont l'air est constamment privé d'humidité par des substances hygrométriques, afin d'éviter toute action nuisible sur les pièces métalliques qui constituent ces appareils.

24. Poids spécifique, densité, masse spécifique. — Le poids P d'un corps homogène est proportionnel à son volume V, on a donc :

$$\frac{P}{V} = p; \tag{1}$$

p qui est le poids de l'unité de volume du corps est ce qu'on appelle son *poids spécifique;* c'est une quantité constante pour le même corps considéré à la même température, et à la même pression s'il s'agit des gaz.

La valeur du poids spécifique dépend évidemment des unités adoptées pour mesurer le poids et le volume.

On remplace, avantageusement à cet égard, le poids spécifique par un autre coefficient indépendant des unités choisies : c'est la *densité.*

On appelle *densité d'un corps par rapport à un autre* le quotient du poids d'un certain volume du premier corps par le poids du même volume du second corps.

Soit V le volume d'un corps, p son poids spécifique, p' celui du corps par rapport auquel on prend la densité; si P et P' sont les poids des deux corps, on a

$$(1) \qquad P = Vp \text{ et } P' = Vp'.$$

Appelons D la densité du premier corps par rapport au second, on a :

$$(2) \qquad D = \frac{P}{P'}$$

et, par suite, en vertu des équations (1)

$$(3) \qquad D = \frac{p}{p'};$$

on voit que ce rapport est indépendant des unités choisies, pourvu qu'elles soient les mêmes pour les deux corps.

Généralement on prend comme termes de comparaison : l'eau, à la température de 4°, pour les solides et les liquides ; et l'air, à la température de 0° et sous la pression de 760 millimètres pour les gaz.

La valeur de D s'appelle alors absolument la *densité* du corps. Ainsi lorsque l'on dit que la densité du mercure est de 13,59, on veut exprimer que, à volume égal, le mercure pèse 13,59 fois plus que l'eau ; de même en donnant la densité du gaz hydrogène égale à 0,069, on veut dire que, à volume égal, à la même température et à la même pression, le poids de l'hydrogène est les 0,069 de celui de l'air.

L'équation (2) donne

$$P = P'D$$

D ayant la première signification indiquée ; et à cause de la relation (1),

$$P = Vp'D.$$

On peut, par cette formule, trouver le poids P d'un corps connaissant son volume V, sa densité D par rapport à un second et le poids spécifique p' de ce second corps.

Dans le cas des liquides et des solides, p' est égal à 1, si l'on fait usage du système métrique dans lequel le poids d'une certaine masse d'eau est exprimée par le même nombre que son volume. La dernière formule devient alors simplement

$$P = VD.$$

Dans cette formule, il ne faut pas oublier que le poids P est exprimé en unités correspondantes à celles avec lesquelles V est mesuré : en grammes si V représente des centimètres cubes, en kilogrammes, si V est exprimé en décimètres cubes.

Il résulte des explications précédentes, que, lorsque l'on fait usage du système métrique, les densités des solides et des liquides sont exprimées par le même nombre que leurs poids spécifiques, puisque, dans l'équation (3), on a $p' = 1$.

On appelle *masse spécifique* d'un corps, sa masse sous l'unité de volume. Si M est la masse du corps, V son volume, m sa masse spécifique, on a

$$m = \frac{M}{V} = \frac{p}{g}$$

car

$$M = \frac{P}{g}$$

Pour un autre corps, on aurait de même

$$m' = \frac{p'}{g}$$

On déduit de là l'égalité

$$\frac{m}{m'} = \frac{p}{p'}$$

qui pourrait fournir une nouvelle définition de la *densité*.

Les masses spécifiques sont sans utilité en physique.

CHAPITRE III

DES SOLIDES

25. **Des corps solides.** — Quoique, dans l'étude de l'action de la pesanteur, nous ayons le plus souvent supposé qu'il était question d'un corps solide, les résultats obtenus sont également applicables aux fluides, sauf les modifications introduites par leur nature et que nous étudierons spécialement ci-après.

Nous allons nous occuper maintenant des corps solides, de leurs propriétés et des conséquences que l'on en peut tirer pour leur constitution moléculaire.

Les corps solides ont tous, comme nous l'avons dit plus haut, une forme et un volume déterminés qu'ils conservent presque entièrement sous l'action des forces qui leur sont appliquées; on a désigné sous le nom de *cohésion* la résultante des forces intérieures qui maintiennent ainsi les molécules dans leurs positions respectives : la cohésion varie d'un corps à l'autre. Tous les solides, en outre, résistent énergiquement à la compression. Les autres propriétés, que nous allons indiquer, présentent trop de différences pour pouvoir servir à caractériser les corps solides.

Parmi ces propriétés, nous devons citer la *dureté*, qui consiste spécialement dans la facilité plus ou moins grande avec laquelle les corps se laissent rayer ; on trouve parmi les solides tous les degrés de dureté possibles, depuis le plomb, par exemple, qui se laisse rayer par l'ongle, jusqu'au diamant, qui ne se laisse rayer par aucun corps et qui les raye tous. Il ne faut pas confondre avec la dureté la propriété de se briser plus ou moins facilement; l'ordre de *fragilité* est tout autre que l'ordre de dureté. La *malléabilité* est la propriété que possèdent certains corps de se laisser étendre en lames minces sous l'influence du marteau ou du laminoir. La *ductilité* correspond à la possibilité d'étirer en fils plus ou moins fins la plupart des métaux. La *ténacité* est enfin la propriété en vertu de laquelle les solides résistent à l'allongement. Ces diverses propriétés n'ont pas pu être mesurées d'une manière rigoureuse, à l'exception de la dernière; mais on a pu dresser des tableaux dans lesquels on a rangé les principaux corps suivant l'ordre de grandeur de chacune d'elles. Les variations les plus considérables ont été reconnues, quoique ces diverses propriétés aient entre elles des rapports incontestables; cependant l'ordre ne s'est pas trouvé le même dans chacun des tableaux, et les évaluations numériques que l'on a pu estimer ont présenté des différences peu compréhensibles.

Ces propriétés seraient fort intéressantes à étudier au point de vue industriel, mais nous ne pouvons en retirer aucune utilité au point de vue auquel nous sommes placés; aussi, n'insisterons-nous pas davantage.

26. **De l'élasticité. Ses lois.** — L'*élasticité* est la propriété en vertu de laquelle un corps auquel on a fait subir une déformation tend à reprendre sa première forme. Cette propriété, qui se rattache aux précédentes, présente les mêmes variations, et nous n'aurions pas à nous en occuper si l'on n'avait à faire plusieurs applications des lois qui la régissent en diverses parties de la physique.

D'une manière générale, nous allons indiquer la cause probable de l'élasticité des corps. Supposons une force quelconque appliquée à un solide auquel elle tend à imprimer une certaine déformation : par suite de cette action, les molécules sont déplacées et les forces moléculaires attractives ou répulsives varient de grandeur et augmentent avec la déformation; on conçoit alors qu'il arrivera un instant où elles feront équilibre à la force extérieure. Si celle-ci disparaît, les forces moléculaires tendront à ramener le corps à sa position primitive, à la condition que l'action n'ait pas été assez considérable pour faire varier l'état moléculaire même.

Un corps est dit *parfaitement élastique*, lorsqu'il reprend exactement sa forme primitive après la cessation de l'action déformatrice; il est dit *mou*, lorsqu'il conserve entièrement la déformation qu'il a subie : on trouve tous les degrés intermédiaires entre ces extrêmes qui peuvent être représentés, par exemple, par l'acier et la cire.

L'élasticité peut se manifester dans plusieurs conditions différentes, que nous allons indiquer successivement.

1° *Élasticité de traction et de compression*. — C'est elle qui se manifeste lorsqu'un prisme est soumis à des actions dirigées dans le sens de ses arêtes; il y a *traction* lorsque le prisme augmente de longueur, et *compression*, lorsque l'action produite a pour effet de le raccourcir.

Ces variations de longueur sont soumises aux lois suivantes, que l'expérience a vérifiées :

1re loi. — *Les variations de longueur sont proportionnelles à la longueur de la tige.*

2e loi. — *Elles sont proportionnelles aux forces qui les produisent.*

3e loi. — *Elles varient en raison inverse des sections des tiges.*

Ces lois sont comprises dans la formule suivante :

$$\lambda = \frac{PL}{QS},$$

dans laquelle λ est la variation de longueur de la tige, L sa longueur, S sa section, P la force qui agit, et Q un coefficient constant pour chaque substance et qui a reçu le nom de coefficient d'élasticité. On déduit de cette formule en y faisant $S = 1$ et $l = L$ que le coefficient d'élasticité est égal au poids qui allongerait une barre, ayant l'unité de section, d'une quantité égale à sa longueur.

Voici un tableau des valeurs de Q pour quelques métaux :

Plomb	1700
Or	5600
Argent	7150
Cuivre	10500
Platine	15500
Acier	19550
Fer	20800

Les lois qui précèdent ne peuvent être appliquées que dans des limites assez restreintes ; il existe, en effet, pour chaque corps, une force assez grande pour que son application produise un changement moléculaire tel, que le corps ne puisse revenir à sa première forme ; on dit alors que la *limite d'élasticité* a été atteinte, et les lois précédentes cessent d'être applicables même avant cette limite.

La compression peut être étudiée dans d'autres conditions, dans le cas, par exemple, où la force agit également dans tous les sens. La question est fort complexe, et il nous suffit d'avoir indiqué son existence, ainsi que celle d'un *coefficient de compressibilité cubique* ayant un rapport simple avec le coefficient d'élasticité dont nous venons de parler.

2o *Élasticité de flexion.* — Lorsque l'on fixe horizontalement une barre métallique dans un étau et que l'on applique un poids à son extrémité libre, on fléchit la barre en la courbant légèrement, de telle sorte que les molécules de la partie supérieure se trouvent écartées, tandis que celles de la face inférieure sont rapprochées : les actions moléculaires qui prennent alors naissance tendent à ramener la barre à sa position d'équilibre par une série d'oscillations, lorsque l'on enlève le poids.

Nous ne voulons pas donner toutes les lois qui régissent cette action ;

nous dirons seulement que, toutes choses égales d'ailleurs, *l'écartement est proportionnel à la force qui l'a produit.*

On démontre en mécanique que, lorsque cette condition est remplie, les oscillations qui en résultent sont isochrones. Nous aurons à faire usage de cette propriété dans l'acoustique.

3° *Élasticité de torsion.* — Une verge ou un fil métallique, étant invariablement fixés à une extrémité, éprouveront une déformation si l'on cherche à les tordre par l'autre extrémité. Les forces moléculaires qui prendront naissance viendront bientôt faire équilibre au couple qu'il aura fallu employer pour produire cette torsion, et tendront à ramener le corps à sa forme primitive par une série d'oscillations, lors de la cessation de l'action du couple.

Nous voulons, dans ce cas encore, indiquer seulement l'un des résultats trouvés par Coulomb et que l'on peut énoncer ainsi : *Pour un même fil, l'angle de torsion et le couple de torsion sont proportionnels.* Coulomb a vérifié que cette loi peut s'appliquer, lors même que l'angle de torsion atteint des valeurs égales à plusieurs circonférences, si la longueur du fil est assez considérable.

Nous devons signaler, pour les élasticités de flexion et de torsion, les mêmes restrictions que nous avons indiquées dans le cas de la traction ; les lois que nous avons données ne peuvent s'appliquer lorsque l'on s'approche de la limite d'élasticité.

27. **Constitution hypothétique des solides.** — Les faits précédemment étudiés vont nous permettre d'indiquer les conditions que nous pouvons admettre pour les forces moléculaires dans le cas des corps solides.

Ainsi que nous l'avons indiqué, les phénomènes de compression et de dilatation, joints aux considérations déduites de la chimie, nous conduisent à considérer les corps comme composés de molécules situées à distance et agissant les unes sur les autres, en donnant naissance à des forces.

L'existence de la cohésion, qui maintient les molécules dans leurs positions et leurs distances respectives malgré l'action de forces extérieures tendant à les séparer, met en évidence la prédominance des forces attractives sur les forces répulsives, ce qui correspond en somme à une résultante attractive. Cette résultante est loin d'avoir la même valeur dans tous les corps et diminue bien certainement pour les corps plus ou moins pâteux.

D'autre part, la résistance énergique à la compression montre que, pour un rapprochement même faible des molécules, il se manifeste une résultante répulsive faisant équilibre à la pression que l'on fait agir ; c'est donc dire que les forces répulsives l'emportent alors sur les forces attractives, et que, par suite, si le rapprochement a fait croître les unes et les autres, les forces répulsives ont augmenté plus rapidement que les forces attractives.

Nous retrouverons cette dernière hypothèse dans les liquides ; la première, au contraire, prédominance des forces moléculaires attractives sur les forces répulsives, sera absolument caractéristique des corps solides.

CHAPITRE IV

DES LIQUIDES

28. **Mobilité, viscosité.** — Les liquides sont des corps dont les molécules, douées d'une extrême mobilité, se déplacent sous l'influence du moindre effort (5). Cette propriété qui sert à les caractériser n'est point absolue, en réalité ; outre que l'on ne peut établir une limite nettement définie entre les solides et les liquides, par suite de l'existence des corps pâteux et visqueux, il existe entre les molécules des liquides que la nature nous présente, des forces attractives qui s'opposent à leur séparation dans une certaine limite, et qui sont mises en évidence par la forme sphérique que prennent les gouttelettes de liquide rendues libres. On sait, en effet, qu'une petite quantité de liquide, mercure, éther, etc., posée sur un plan horizontal, se présente sous la forme d'un globule à peu près sphérique, et non sous l'apparence d'une couche infiniment mince, comme il arriverait si aucune force ne s'opposait à l'action de la pesanteur, qui tend à faire descendre chaque molécule au point le plus bas. L'existence de ces forces attractives est mise en évidence par d'autres expériences, ainsi qu'il sera indiqué plus tard (voy. *Capillarité*). On désigne sous le nom de *viscosité* cette difficulté plus ou moins grande que les molécules des liquides semblent éprouver à se séparer. En réalité, tous les liquides sont visqueux, à divers degrés ; on peut cependant dans la pratique négliger en général la viscosité.

Nous étudierons les liquides, en faisant abstraction complète de cette viscosité ; les résultats que nous obtiendrons pour ces *liquides parfaits*, comme on les appelle alors, pourront, sauf quelques cas exceptionnels, s'appliquer aux autres liquides.

29. **Compressibilité.** — Les liquides sont compressibles, c'est-à-dire que, soumis à l'action des pressions extérieures, ils diminuent de volume. Mais cette compressibilité est très-faible, et cela différencie nettement les liquides d'un autre groupe de corps, les gaz, qui sont très-mobiles, mais aussi très-compressibles.

Pendant longtemps on n'a pas pu mettre en évidence la compressibilité des liquides, aussi portaient-ils le nom de *fluides incompressibles*. Pour constater l'exactitude de cette dénomination, vers la fin du dix-septième siècle, les académiciens de Florence soumirent à une forte pression une sphère creuse en or totalement remplie d'eau; la sphère se déforma, et par suite son volume intérieur diminua; car on sait qu'à égalité de surface la sphère est le corps dont le volume est le plus grand. Sous l'influence de la pression, l'eau ne put être retenue dans l'intérieur de l'enveloppe, et vint suinter à travers les pores du métal. D'après cette expérience et d'autres, ces physiciens admirent que la compressibilité de l'eau, si elle existait, ne pouvait être constatée par l'expérience.

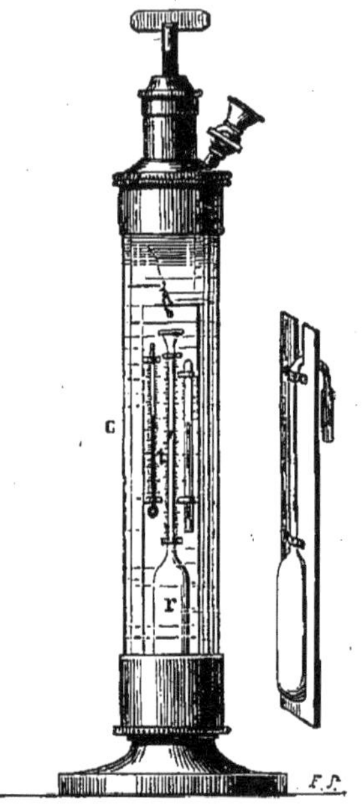

Fig. 39.

Canton, physicien anglais, le premier, en 1761, démontra la diminution de volume de l'eau sous l'influence d'une pression égale à celle de l'atmosphère; il mesura même cette compression qu'il évalua à 0,000044 du volume total, nombre fort approché de la vérité.

En 1819, Perkins reprit les expériences de Canton, et trouva par un nouveau procédé le nombre 0,000048.

Peu de temps après (1823), Œrsted, physicien danois, imagina, dans le même but, un appareil connu sous le nom de *piézomètre*. Cet appareil se compose d'un réservoir cylindrique en verre *r* (*fig.* 39) d'un volume déterminé, surmonté d'un tube capillaire ouvert, divisé en parties d'égales capacités, et terminé par un entonnoir. Sur une plaque métallique qui supporte l'appareil, sont établis un thermomètre pour apprécier la température au moment de l'expérience, et un tube renversé plein d'air qui sert à mesurer les pressions. On remplit le piézomètre de liquide, et on place dans le petit entonnoir une goutte de mercure qui indique les changements de volume éprouvés par le liquide. On introduit l'appareil dans un vase cylindrique de verre épais C, mastiqué à sa partie inférieure sur un pied métallique, et terminé en haut par une douille munie d'un piston à vis P (*fig.* 40); on verse de l'eau par un tube à robinet R jusqu'à ce qu'elle sorte par un trou latéral, et l'on ferme le robinet. En abaissant le piston, on comprime l'eau du vase; cette compression est transmise au liquide du piézomètre par l'intermédiaire du mercure. Le nombre de divisions par-

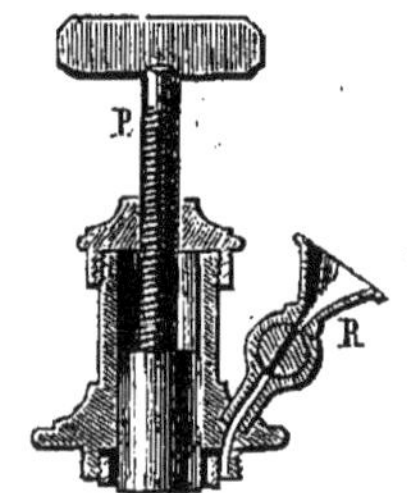

Fig. 40.

couru par l'index donne la valeur de la diminution de volume, et la pression est indiquée par le niveau de l'eau dans le tube à air (voy. *Loi de Mariotte*).

En divisant la diminution de volume par le volume total et par la pression exprimée en atmosphères on a le *coefficient de compressibilité;* mais ce n'est là que la *compressibilité apparente*, dans laquelle on ne tient pas compte de la variation de volume de l'enveloppe. Le piézomètre pressé également à l'intérieur et à l'extérieur se contracte comme le ferait une masse de verre remplissant exactement sa capacité; cet effet tend à relever le niveau du liquide dans le tube capillaire, et, par suite, diminue d'autant la quantité dont le liquide comprimé s'abaisse. Le véritable changement de volume s'obtient en ajoutant la compression du réservoir à la compression apparente du liquide; le quotient de cette quantité par le volume total et par la pression donne ce que l'on nomme le *coefficient de compressibilité absolue.*

Pour éviter qu'une partie de l'eau ne s'infiltre dans le piézomètre entre le mercure et la paroi, on emploie le plus souvent maintenant un tube capillaire recourbé à sa partie supérieure, dans lequel on laisse une bulle d'air servant d'index (*fig.* 39).

M. Regnault, dans ses recherches sur la compressibilité des liquides, a employé une méthode nouvelle qui permet de mesurer dans une même expérience la compressibilité du liquide et celle de l'enveloppe.

Voici les valeurs des coefficients de compressibilité de quelques liquides à la température de 0°; ils ont été obtenus par M. Grassi, par l'emploi du procédé de M. Regnault.

Mercure	0,000003
Eau	0,000050
Éther	0,000111
Alcool	0,00008
Chloroforme	0,00006

30. **Élasticité des liquides.** — Les liquides sont élastiques; pour s'en assurer, on peut remarquer que les gouttelettes d'eau ou de mercure rebondissent en tombant sur un plan très-dur. Nous aurons plus loin une autre preuve de cette élasticité, déduite de ce que les liquides conduisent le son comme les solides.

L'élasticité des liquides est parfaite, c'est-à-dire qu'ils reprennent, après la compression, exactement le volume qu'ils possédaient avant l'expérience. Œrsted avait des doutes sur cette élasticité absolue; mais rien jusqu'ici n'est venu confirmer ses prévisions.

31. **Hypothèse sur la constitution des liquides.** — En résumé, les liquides théoriques dont nous allons étudier les propriétés, sont des corps doués d'une mobilité et d'une élasticité absolues et d'une com-

pressibilité extrêmement faibles. Les deux premiers caractères nous serviront seuls, et le troisième sera presque sans importance. Aussi pourrons-nous, plus tard, appliquer aux gaz, malgré leur grande compressibilité, les résultats auxquels nous serons arrivés pour les liquides.

D'après les propriétés des liquides que nous venons d'étudier expérimentalement, nous pouvons nous former sur leur constitution intime une idée assez nette, qui, pour être admise même à titre d'hypothèse, devra expliquer non-seulement ces propriétés, mais encore les faits que nous établirons plus loin.

Cette constitution hypothétique peut être définie de la manière suivante :

Un liquide est formé de molécules isolées, sans orientation propre, entre lesquelles existent concurremment deux séries de forces opposées, qui, dans le cas d'un liquide entièrement libre, sont égales entre elles; ces forces dont l'intensité ne dépend que de la distance des molécules, sont les unes attractives et les autres répulsives; les intensités augmentent lorsque la distance diminue, et les forces répulsives croissent alors beaucoup plus rapidement que les forces attractives, de telle sorte que leur action est prépondérante; ces forces diminuent quand la distance augmente, et sont nulles dès que cette distance devient appréciable.

Ainsi qu'il est facile de le voir, cette hypothèse est parfaitement d'accord avec les faits dont nous avons déjà parlé.

52. **De la pression.** — Dans la plupart des circonstances, l'idée que l'on se forme de la pression d'un liquide est intimement liée à son poids; il faut donner une définition qui soit applicable au cas même que nous considérerons d'abord, celui d'un liquide non pesant.

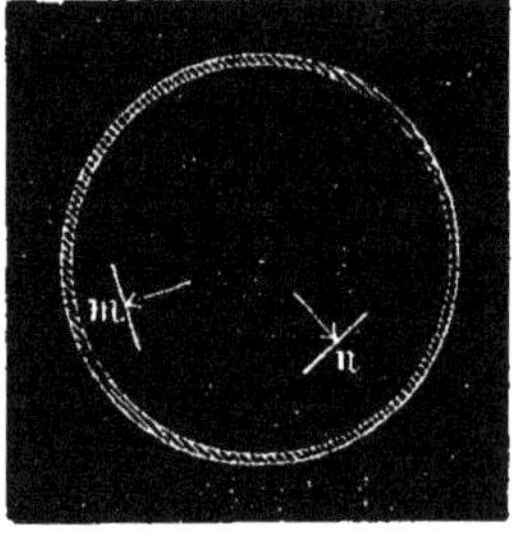

Fig. 41.

Dans un liquide parfait, et qui ne serait point soumis à l'action de forces extérieures, chaque molécule, subissant de la part de chacune des molécules voisines deux actions égales et opposées, serait entièrement libre : il n'en est pas de même si le liquide étant soumis à une force extérieure, les molécules ont été écartées ou rapprochées; chaque molécule supporte alors de la part de chacune des autres une action égale à la différence des deux forces, attraction et répulsion, alors existantes, et dirigé dans le sens de la plus grande.

Considérons un petit élément plan m (*fig.* 41) dans un liquide; chacune des molécules qui le composent, subira de la part des autres molécules situées d'un même côté du plan de cet élément, supposé prolongé indéfiniment, une action attractive ou répulsive; la résultante de toutes ces forces est la *pression* produite sur l'élément par le liquide ; il n'y a qu'une seule pression dans le cas où l'élément est situé sur la paroi ; il y en a deux analogues, si l'élément est à l'intérieur du liquide, puisque les deux parties du liquide séparées par le plan de l'élément donnent naissance à une pression chacune.

Dans le cas d'un liquide, cette pression le plus souvent presse contre l'élément ; mais il peut arriver au contraire qu'elle tende à l'entraîner ; on lui donne alors plus spécialement le nom de *traction*.

Les molécules n'agissant comme centre d'attraction ou de répulsion qu'à de très-petites distances, la pression est due, non à tout le liquide, mais seulement aux molécules les plus voisines ; aussi la quantité de liquide située de part et d'autre de l'élément est-elle sans influence sur la valeur de la pression, sauf dans le cas où cette quantité est très-petite (voy. *Capillarité*).

Il est bon de faire remarquer que dans un liquide en équilibre tout élément est soumis à deux forces qui sont égales et directement opposées.

L'étude des liquides se divise en plusieurs parties qui sont :

L'*hydrostatique*, étude de l'équilibre des liquides ;

L'*hydrodynamique*, étude des liquides en mouvement ;

Et l'*hydraulique*, application des principes démontrés dans les deux premières parties à l'art de conduire et d'élever les eaux.

L'hydrodynamique et l'hydraulique sont plus spécialement du domaine de la mécanique ; nous en étudierons seulement les faits principaux.

I. HYDROSTATIQUE

33. Principe d'égalité de transmissions des pressions.— Nous allons d'abord considérer le cas hypothétique où le liquide serait soustrait à l'action de la pesanteur et de toute autre force extérieure ; cette supposition est fort admissible, la pesanteur n'étant pas une propriété nécessaire des corps.

Le principe fondamental de l'hydrostatique que l'on appelle aussi principe de Pascal, peut s'énoncer ainsi :

Un liquide entièrement libre étant enfermé dans une enveloppe, toute pression que l'on exerce de l'extérieur sur un élément plan de sa surface se transmet intégralement à tout autre élément plan égal.

L'hypothèse faite sur la constitution moléculaire des liquides nous rend compte de l'existence de ce principe qui n'est cependant pas démontré par là, mais qui est seulement vérifié par l'accord constant entre les conséquences qu'on peut en déduire et les faits observés.

1° Il faut d'abord remarquer que *dans un liquide en équilibre, les distances des molécules doivent être égales en tous les points;* car, si une molécule n'était pas exactement au milieu de l'espace qui sépare les deux voisines, situées avec elles sur une même droite, les forces qui la sollicitent seraient inégales de part et d'autre, et l'équilibre ne pourrait subsister.

2° *La pression sur un élément plan est normale à cet élément;* en effet, en vertu de l'uniformité de distribution des molécules, les actions présentent la plus grande symétrie par rapport à cette normale, tant en intensité qu'en direction; elles doivent donner, par suite, une résultante dirigée suivant cette ligne même.

3° Enfin, *sur deux éléments égaux* m *et* n *situés d'une manière quelconque dans le liquide, les pressions sont nécessairement égales;* elles ne dépendent en effet que des distances des molécules que nous avons démontrées être égales.

Soit maintenant un liquide enfermé dans un vase sur la paroi duquel on a adapté un ajutage cylindrique A dans lequel peut se mouvoir un piston (*fig.* 42). Si l'on vient à appuyer sur le piston le liquide sera comprimé, c'est-à-dire que les distances respectives des molécules diminueront; l'équilibre établi, ces molécules seront partout à la même distance, et la pression sera la même en tous les points de la masse; mais sous le piston la pression sera précisément égale à la force qui s'exerce sur lui, puisqu'il est en équilibre; par suite sur tout élément plan *m* ou *n* ayant même surface que le piston, la pression sera égale à la force avec laquelle on comprime le liquide; la pression aura donc été transmise intégralement.

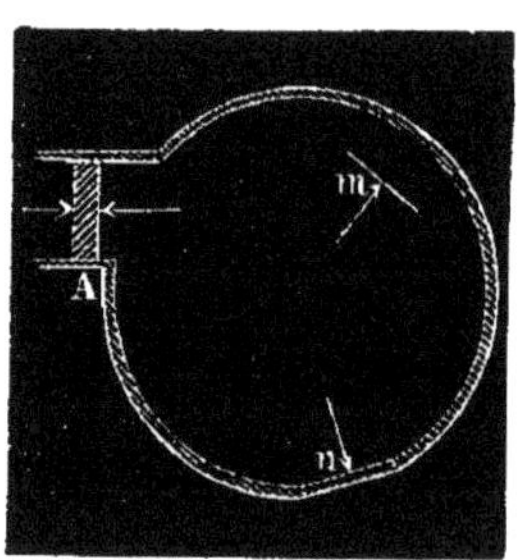

Fig. 42.

Si l'on considère deux surfaces planes égales, mais non plus très-petites, le principe de Pascal subsistera; car nous pourrons décomposer chacune de ces surfaces en un même nombre d'éléments égaux sur lesquels la pression sera partout la même, et comme elles ont même direction (perpendiculaires à la surface) les pressions totales résultantes des pressions élémentaires seront encore égales.

34. **Conséquences du principe de Pascal.** — Le principe de Pascal peut être pris comme base de toutes les démonstrations de l'hydrostatique; son importance est donc considérable : nous allons étudier toutes les conséquences immédiates.

Si l'on considère, sur la paroi d'un vase qui contient un liquide en équilibre, deux ouvertures dont l'une B ait une surface double de l'autre A (*fig.* 43), et qu'à ces ouvertures soient adaptés des pistons, toute pression P exercée sur le petit piston donnera naissance, sur le grand, à une pression double 2P : le piston B pourrait être remplacé, en effet, par deux pistons égaux à A, sur chacun desquels la pression serait égale à P, et ces pressions, ayant même direction, donnent une résultante égale à leur somme.

En généralisant ce raisonnement, on arrive à l'énoncé suivant : *Dans un liquide en équilibre, les pressions exercées sur deux parties planes quelconques sont proportionnelles aux aires de ces parties.*

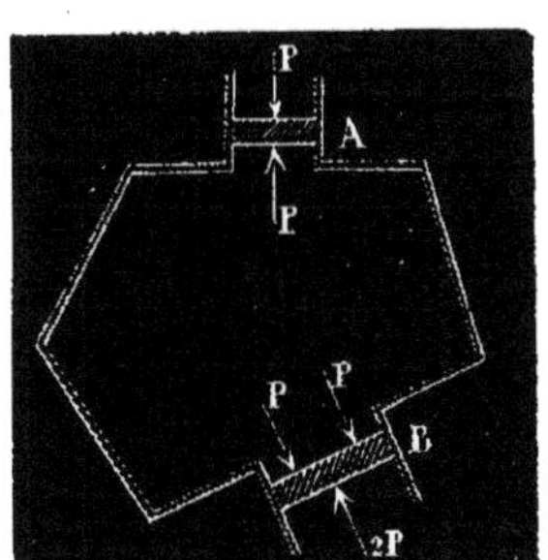

Fig. 43.

Si donc P et P′ représentent les pressions exercées sur les aires planes S et S′, on a la relation

$$(1) \qquad \frac{P}{P'} = \frac{S}{S'},$$

que l'on peut écrire sous la forme

$$(2) \qquad \frac{P}{S} = \frac{P'}{S'};$$

ce qui veut dire que, dans un liquide en équilibre, le rapport d'une pression à la surface pressée, ou la pression supportée par l'unité de surface, est une quantité constante.

Dans tout ce qui va suivre, lorsque nous parlerons de la pression dans un liquide sans spécifier de quelle surface il s'agit, nous entendrons toujours cette pression par unité de surface; c'est aussi, du reste, de cette façon que l'on indique le plus souvent dans l'industrie les pressions auxquelles sont soumis les liquides.

On déduit de la relation (1) que, par l'intermédiaire d'un liquide, une force aussi faible que l'on veut peut faire équilibre à une force quelconque, en agissant sur des pistons de grandeur convenable; mais il faut bien noter que, si par ce moyen on cherche à vaincre une résistance, le chemin parcouru par celle-ci sera moindre que le chemin parcouru par la puissance, et cela précisément dans le rapport des pistons, car le volume d'eau correspondant à l'enfoncement de l'un des pistons est le même que celui qui correspond au soulèvement de l'autre. On retrouve donc ici ce que nous avons dit en mécanique : ce que l'on gagne en force, on le perd en chemin parcouru.

35. Liquides soumis à l'action de la pesanteur. — Lorsqu'un liquide se trouve soumis à l'action de forces qui, comme la pesanteur, agissent sur chacune des molécules, l'état d'équilibre correspond à une certaine distribution des pressions qui ne sont plus alors égales dans toute la masse; le principe de Pascal ne subsiste pas moins dans ce cas, mais, ainsi que nous l'expliquerons, ses effets s'ajoutent à celui des forces que nous considérons actuellement.

Nous étudierons seulement le cas de la pesanteur, c'est-à-dire le cas où des forces égales et verticales sont appliquées à chacune des molécules.

Soit un liquide soumis à ces seules forces et placé dans un vase présentant une ouverture libre, ce qui exclut l'idée de pression extérieure. Sur la partie du liquide correspondant à cette ouverture, les molécules sont soumises à la seule action de la pesanteur et obéiraient à cette action, si elles n'étaient arrêtées par la force répulsive qui naît par suite de leur rapprochement des molécules de la tranche voisine. Les molécules de cette seconde tranche sont soumises aux mêmes forces de la pesanteur que celles de la surface libre; mais, en plus, elles supportent l'action répulsive de celles-ci : c'est donc, en somme, une action plus grande, à laquelle elles obéiraient de même si, par suite de leur rapprochement de la troisième tranche, il ne naissait des forces répulsives suffisantes pour faire équilibre à la pression précédente. Le même effet se continue à mesure que l'on s'éloigne de la surface libre, chaque molécule d'une tranche étant soumise d'abord à l'action de la pesanteur et, en outre, à la force répulsive provenant du rapprochement des molécules de la tranche supérieure.

Les pressions varient donc dans un liquide placé dans de semblables conditions, et vont en augmentant à mesure que l'on s'éloigne de la surface libre; mais on peut faire comprendre que, dans le cas de l'équilibre, la pression reste constante, quand on se déplace suivant certaines directions. En effet, la variation de pression provient uniquement de l'action des molécules situées au-dessus de celles que l'on considère, et est la même pour deux points situés à la même distance au-dessous de la surface libre. Sur la surface libre, la pression, due à l'action de la pesanteur seule, est partout la même; elle sera donc aussi constante sur toute surface ayant ses points à la même distance verticale au-dessous de la surface libre. Ces surfaces, sur lesquelles la pression est la même en tous les points, s'appellent des *surfaces de niveau*. Elles jouissent, en outre, de la propriété d'être en chaque point normales à la force appliquée à ce point : dans le cas de la pesanteur, ces surfaces sont des plans horizontaux.

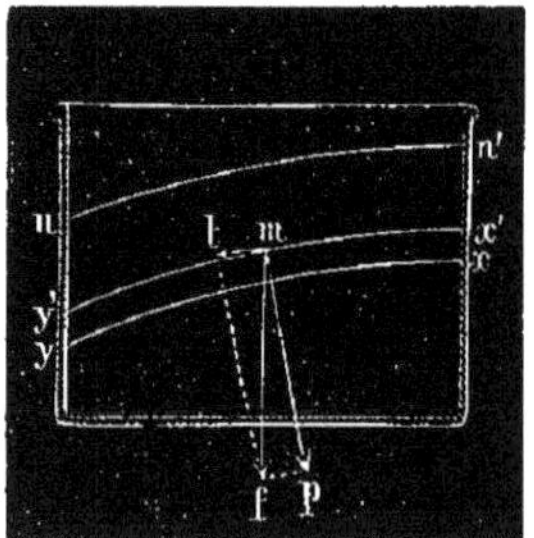

Fig. 44.

On conçoit d'abord aisément que, si cette condition est satisfaite, l'équilibre devra subsister par raison de symétrie, une molécule ne pouvant avoir aucune tendance à se déplacer dans un sens plutôt que dans un autre.

De plus, l'équilibre subsistera dans ce cas seulement. Soient, en effet, deux surfaces de niveau xy et $x'y'$ (*fig.* 44); elles sont partout également distantes. L'équilibre existant, nous pouvons, sans troubler l'état du liquide, supposer la partie inférieure du liquide solidifiée jusqu'à la surface xy. Une molécule m de la tranche $x'y'$ est soumise à l'action de la force verticale mf que l'on peut décomposer en deux autres, l'une normale *mp* dont l'action serait détruite par la résistance de la partie solide située au-dessous, l'autre tangentielle *mt* à l'action de laquelle rien ne s'opposerait et qui entraînerait par suite la molécule *m*. L'équilibre de la tranche ne peut donc avoir lieu tant que la composante *mt* existera, c'est-à-dire tant que la surface de niveau ne sera pas normale à la force *mf*.

Le même théorème est également vrai dans le cas des forces dirigées d'une manière quelconque ; on démontre dans la mécanique rationnelle que : *Dans un liquide en équilibre, les surfaces de niveau sont en chaque point normales à la direction de la force appliquée en ce point.*

36. **Conditions d'équilibre d'un liquide pesant.** — De ce que nous venons d'établir, on déduit les conditions suivantes d'équilibre des liquides soumis à l'action de la pesanteur :

1° *La surface libre, première surface de niveau, est un plan horizontal.*

2° *La pression est la même en tous les points d'un même plan horizontal pris dans la masse liquide.*

En réalité, il faut remarquer que les forces de la pesanteur appliquées aux molécules ne sont pas parallèles, qu'elles convergent au centre de la terre ; on doit tenir compte de ce fait si l'on considère une vaste étendue de liquide : dans ce cas, la surface libre, normale en chaque point à la force qui y est appliquée, est une portion de sphère.

Enfin, des énoncés précédents, nous pouvons déduire, comme conséquence, que, la pression étant plus considérable au fond des liquides qu'à la surface, les molécules y sont plus rapprochées ; que, par suite, la densité y doit être augmentée. C'est en effet ce qui résulte de quelques expériences faites dans l'eau des mers et des lacs profonds.

37. **Pression sur un élément plan.**— 1° Cherchons d'abord quelle doit être la valeur de la pression sur un élément horizontal *ab* pris sur une surface de niveau (*fig.* 45), cet élément se trouvant directement au-dessous de la surface libre. Construisons le cylindre *aba'b'* ; sollicité à tomber par son poids, il presse de haut en bas sur l'élément *ab* avec une force égale à ce poids, et, l'équilibre subsistant, l'élément *ab* doit recevoir de la part du liquide environnant une pression égale et contraire, c'est-à-dire de bas en haut. Quelle que soit la face de l'élément que l'on considère, la pression supportée est mesurée par le poids du cylindre de liquide qui aurait pour base l'élément considéré et pour hauteur la distance du plan de cet élément à la surface libre.

De plus, puisque la pression est la même dans chaque plan horizontal, on aurait la même valeur de la pression sur un autre élément *cd* égal au premier et situé sur la même surface de niveau, alors même qu'il ne serait pas directement au-dessous de la surface libre.

On arriverait au même énoncé pour une surface plane horizontale et de dimensions quelconques.

2° Si l'on considère un élément incliné *cd* (*fig.* 46), les charges que supporte chacun de ses points étant très-peu différentes, on peut les prendre toutes égales à celle à laquelle est soumise son centre.

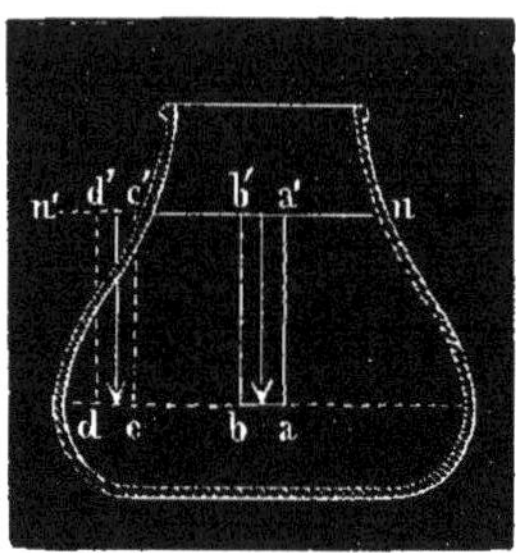

Fig. 45.

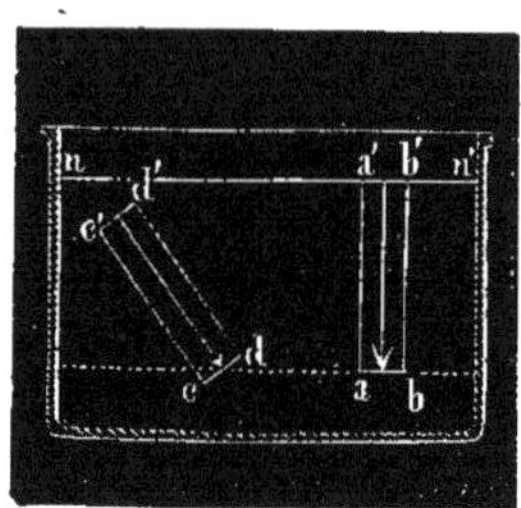

Fig. 46.

Cette pression, normale à l'élément, est mesurée par le poids d'un cylindre de liquide *cdc'd'* qui aurait pour base l'élément *cd* et pour hauteur la distance de son centre à la surface libre.

3° Enfin, si nous avons une surface quelconque, il faut la décomposer en éléments et déterminer la pression correspondante à chacun d'eux : la résultante de ces pressions élémentaires est la pression cherchée.

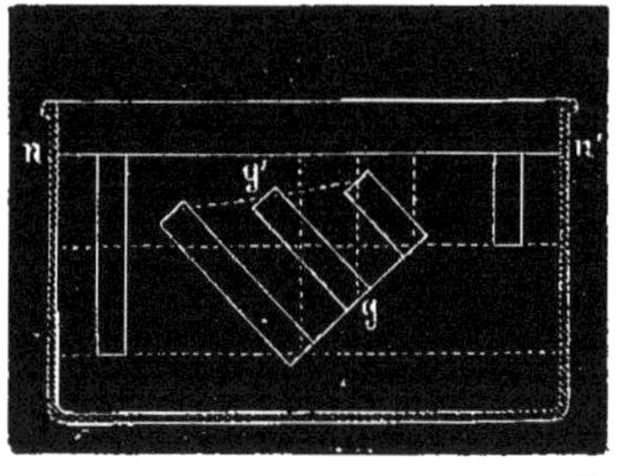

Fig. 47.

Considérons en particulier le cas d'une surface plane (*fig.* 47); sur chaque élément qui la compose, la pression est mesurée par le poids du cylindre de liquide qui aurait pour base cet élément et pour hauteur la distance du centre de cet élément à la surface libre. Ces diverses pressions étant parallèles, leur résultante est égale à leur somme, somme qui est évidemment égale au poids d'un cylindre de liquide ayant pour base la surface considérée et pour hauteur une moyenne *gg'* entre les diverses hauteurs élémentaires, c'est-à-dire la distance du centre de gravité *g* de la surface à la surface libre.

58. **Vérifications expérimentales.** — Les diverses conclusions auxquelles nous a conduit le raisonnement appliqué à la constitution hypothétique des liquides sont entièrement conformes à la réalité; c'est ce qui résulte des expériences suivantes :

1° La surface libre d'un liquide en repos est un plan horizontal, tant que l'on ne considère pas une très-grande étendue. Si l'on suspend, en effet, un fil à plomb de telle sorte qu'il soit en partie plongé dans un liquide, on aperçoit par réflexion une image du fil ; cette image est toujours dans le prolongement même du fil, ainsi qu'on peut s'en assurer en observant qu'un second fil à plomb peut cacher en même temps, dans toutes les positions, le premier fil à plomb. Ainsi qu'on le verra dans l'optique (voy. *Réflexion*), ce fait ne peut se produire que si la surface réfléchissante est perpendiculaire à l'objet dont on observe l'image.

Dans le cas où le liquide a une grande étendue, il doit présenter une surface sphérique ; c'est ce que prouve l'observation de l'océan, qui, de quelque lieu qu'on le regarde, paraît limité par une circonférence ; cet effet ne peut subsister que dans le cas d'une sphère.

2° On peut démontrer de la manière suivante les résultats auxquels nous sommes arrivées pour la valeur des pressions.

Un disque cylindrique en verre S (*fig.* 48), dressé avec soin et usé à l'émeri, est appliqué contre la base d'un tube en verre V également bien dressé, de manière à procurer une fermeture étanche. Le tube, muni de son obturateur, est introduit dans un vase rempli d'eau ; on reconnaît que, pour détacher le disque, il faut employer une force qui augmente à mesure que le disque est plus profondément enfoncé. Pour évaluer exactement cette force, le disque S porte en son centre un crochet auquel on attache un fil qui, après avoir passé sur une poulie fixée au fond du vase qui contient le liquide, va s'attacher à l'extrémité A d'un fléau, ou sous le plateau d'une balance ; à l'extrémité opposée B de cette balance est adapté un cylindre D de même base que V et dont le poids a été préalablement équilibré. En versant de l'eau dans le vase D, on tend à soulever l'extrémité A du fléau et par suite à vaincre la pression qui agit sur le disque S ; on reconnaît que le disque est entraîné précisément à l'instant où le liquide a atteint dans le verre D une hauteur égale à celle qui sépare le plan xy du disque de la surface libre nn' ; la pression qui s'exerçait sur S est bien égale au poids d'un cylindre de liquide ayant S pour base et pour hauteur sa distance à la surface libre.

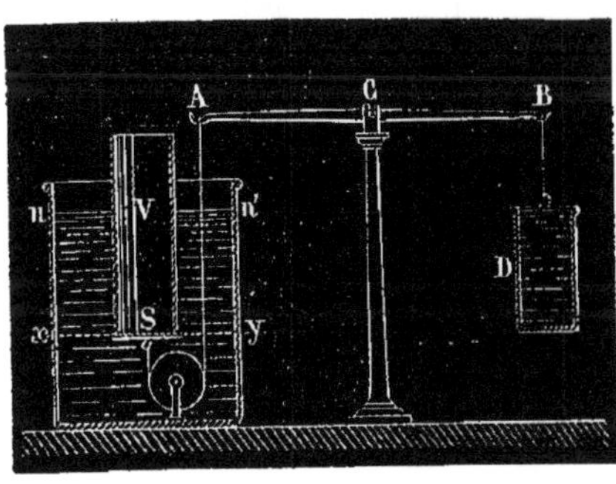

Fig. 48.

On peut recommencer l'expérience en employant des tubes V′ et V″ (*fig.* 49) de même diamètre que V, mais ayant des formes différentes, la base étant inclinée comme en V′ ou dirigée vers le haut comme V″ ; dans chaque cas, le disque, appliqué contre le tube par la pression du liquide, peut en être séparé, lorsque, après l'avoir relié à l'extrémité A du fléau de la balance par l'intermédiaire d'un fil et d'une poulie, s'il y a lieu, on verse de l'eau dans le cylindre D. La quantité d'eau qui amène la séparation du disque présente la même hauteur que celle qui existe entre la surface libre et le centre du disque.

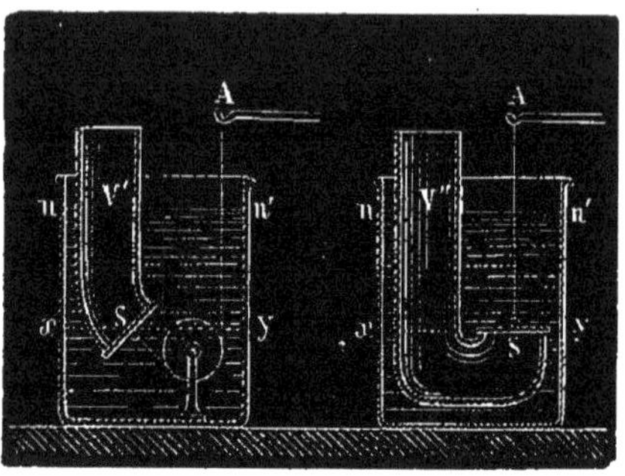

Fig. 49.

39. **Pressions sur le fond des vases**. — Les énoncés auxquels nous sommes arrivés en déterminant les pressions exercées par les liquides étant applicables à une surface quelconque en contact avec le liquide, sont évidemment vrais pour les parois des vases. Donc :

La pression sur le fond horizontal d'un vase est égale au poids d'un cylindre de liquide qui aurait pour base ce fond et pour hauteur sa distance à la surface libre.

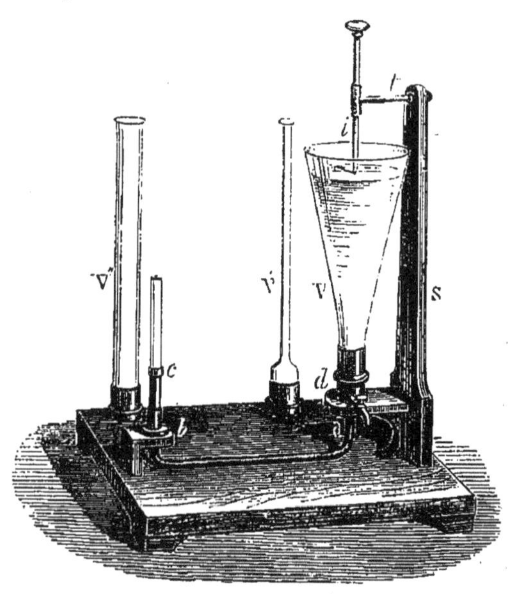

Fig. 50.

On voit que cette pression est indépendante de la forme du vase; cette conséquence est vérifiée par l'expérience.

1° Appareil de Haldat. — Il se compose d'un tube deux fois recourbé *dabc* (*fig.* 50) contenant du mercure. La plus courte branche *aa* porte une virole à robinet *d* munie d'un pas de vis sur lequel on peut adapter des vases de formes diverses V, V′ et V″. Le fond de ces vases est formé en réalité par la surface même du mercure. On conçoit donc la possibilité d'évaluer la pression exercée sur cette surface par la hauteur à laquelle s'élèvera le mercure dans l'autre branche *bc*.

Pour faire l'expérience, on visse sur *d* un des vases, et l'on verse de l'eau jusqu'à un niveau déterminé par une pointe *i*; la pression de ce liquide fait monter le mercure dans l'autre branche en un point *c* que l'on note au moyen d'un curseur. On enlève le vase et on le remplace par un autre. On verse encore de l'eau jusqu'à l'affleurement de la pointe, et l'on voit le mercure remonter dans le tube *bc* à la même hauteur. On peut donc conclure que, quelle que soit la forme du vase, le mercure s'élève au même niveau, si dans le verre le liquide monte à la même hauteur.

Cet appareil ne peut servir à faire des observations bien précises à cause de la grande densité du mercure qui, comme on le verra, s'élève fort peu pour une variation notable de la pression.

2° Appareil de Masson. — Pascal, dans son *Traité de l'équilibre des liqueurs*, a décrit un appareil auquel Masson a fait subir d'avantageuses modifications.

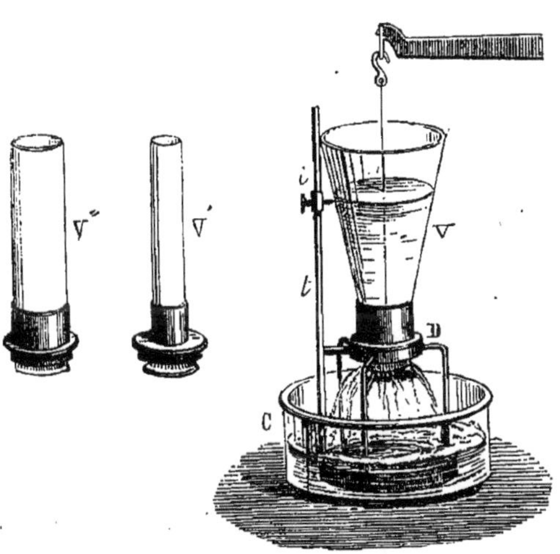

Fig. 51.

Un trépied en cuivre D (*fig.* 51) supporte une bague cylindrique filetée sur laquelle peuvent se visser, comme dans l'appareil précédent, des vases de diverses formes V, V′ et V″; un disque en verre bien dressé s'applique contre le bord inférieur de la garniture métallique, et est soutenu par un fil attaché en son centre et fixé d'autre part au plateau d'une balance. On constitue ainsi des vases de volumes divers, mais présentant tous la même base mobile. Le disque étant appliqué contre la garniture par l'action d'un poids placé dans l'autre plateau, on verse de l'eau dans le vase et l'on note la hauteur à laquelle est parvenu le niveau au moment où le disque se détache. On recommence la même expérience avec un autre vase, et l'on reconnaît que le liquide aura également atteint la même hauteur au moment où l'équilibre est rompu. La valeur du poids placé dans l'autre plateau donne la mesure de la pression.

3° On peut enfin employer simplement des vases de formes diverses V, V′, V″ et V‴ (*fig.* 52) ayant exactement même surface de base, et fermés à leur partie inférieure par des disques bien dressés que l'on place sur un même plan horizontal xy; ces disques supportent tous de bas en haut (§ 38) la même pression égale au poids du cylindre de liquide ayant pour base ce disque et pour hauteur leur distance à nn'; on verse de l'eau à l'intérieur de chacun de ces vases; pour tous, on voit le disque se détacher au moment où le liquide intérieur a atteint la pression du liquide extérieur. La pression intérieure est donc la même pour tous, et est mesurée par la valeur commune des pressions extérieures.

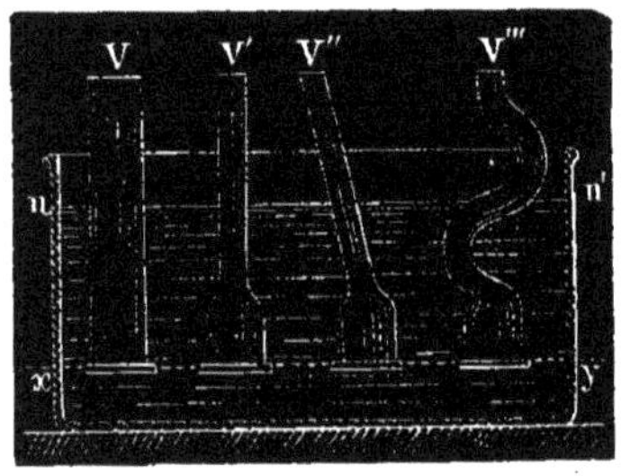

Fig. 52.

40. **Pressions sur les parois latérales.**— Tout ce que nous avons dit à propos des surfaces immergées dans un liquide peut s'appliquer aux parois latérales des vases; on a dès lors l'énoncé suivant :

La pression sur une paroi plane quelconque est égale au poids d'un cylindre de liquide ayant pour base la paroi considérée et pour hauteur la distance de son centre de gravité à la surface libre.

On peut mettre en évidence l'existence de ces pressions de diverses manières.

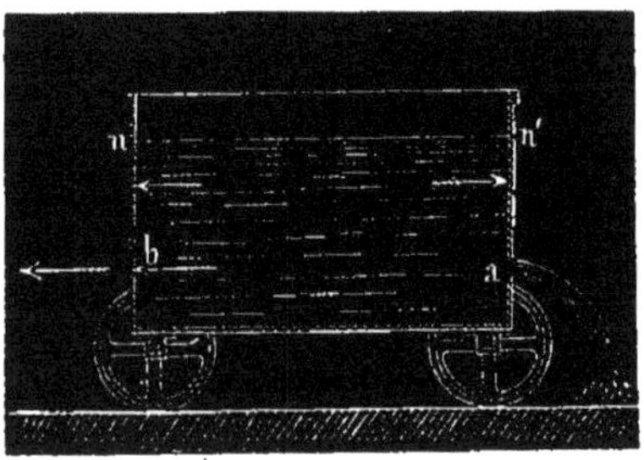

Fig. 53.

Si l'on place sur un petit chariot très-mobile (*fig.* 53) un vase rempli de liquide, il y a équilibre, parce que sur un même plan horizontal les pressions latérales opposées sont deux à deux égales et contraires. Mais si l'on vient à percer une ouverture telle que a, le liquide s'écoule; la pression exercée sur l'élément opposé *b* produit son effet, et le vase se déplace en sens contraire de l'écoulement du liquide.

Un effet complétement analogue se produit dans le tourniquet hydraulique (*fig.* 54). Cet appareil se compose d'un vase V qui peut tourner autour d'un axe vertical; à sa partie inférieure, il porte deux ajutages horizontaux *c* et *c'* recourbés à angle droit et dirigés en sens contraire. Si le vase est rempli d'eau et les orifices ouverts, sur chacun des tubes de sortie il se produit une pression dirigée en sens contraire

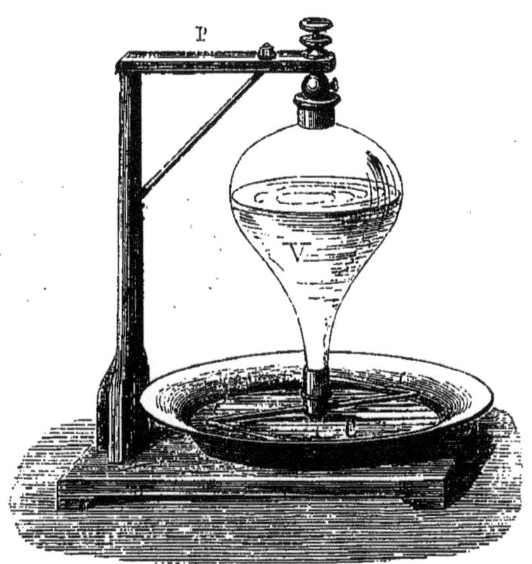

Fig. 54.

de l'écoulement : ces pressions déterminent un mouvement de rotation du vase.

On doit rattacher à cet appareil de démonstration les roues hydrauliques dites à réaction dont l'emploi est sans importance, et les turbines qui, diversement modifiées, sont entrées dans le domaine de l'industrie.

L'existence des pressions latérales étant établies, pour les évaluer il suffirait d'employer le tube oblique indiqué dans la figure 49 et de faire l'expérience, comme nous l'avons dit (§ 39) : en versant de l'eau à l'intérieur, on verrait le disque S se détacher au moment où le liquide aurait atteint le niveau extérieur.

41. **Résultante de toutes les pressions. Paradoxe hydrostatique.** — Il faut bien remarquer que les faits que nous venons d'exposer ne se présentent ainsi que parce que nous considérons les pres-

sions sur les parois en grandeur, sans tenir compte en aucune façon du sens dans lequel elles se manifestent. Si l'on veut avoir la valeur de la *pression totale*, il faut au contraire introduire le sens de chaque pression partielle. Si l'on cherche la pression exercée par un vase rempli de liquide sur un plan sur lequel on le place, par exemple sur un plateau de balance, cette pression est égale au poids du vase plus le poids du liquide, et cela quelles que soient la forme du vase, l'étendue de la surface par laquelle le contact a lieu, et la hauteur à laquelle s'élève le liquide; c'est ce résultat qui peut, au premier abord, sembler en contradiction avec les principes précédents, auquel on a donné le nom de *paradoxe hydrostatique*.

42. **Principe de Pascal appliqué aux liquides pesants.**— Soit un liquide renfermé dans un vase présentant une ouverture (*fig.* 55) dans laquelle peut glisser un piston P_1. Si l'on vient à appuyer sur ce piston, la pression nouvelle se transmettra intégralement, et viendra en chaque point s'ajouter à la pression propre due à l'action de la pesanteur. Si, par exemple, on considère une ouverture P′ égale à la première et située à la même hauteur, la force avec laquelle on devra maintenir le piston qui la ferme sera la même que celle avec laquelle on presse le liquide.

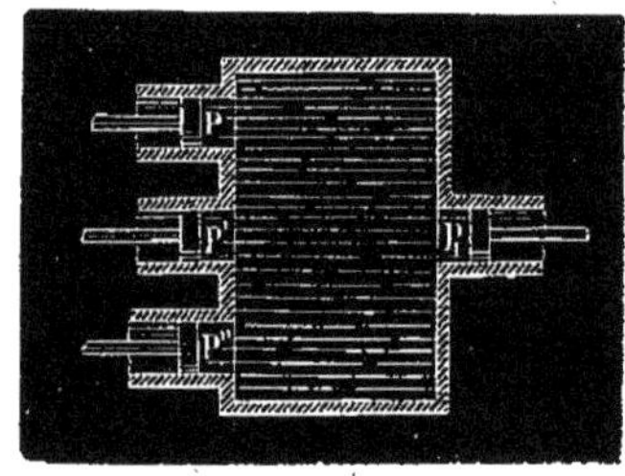

Fig. 55.

La pression supportée par un piston placé en P″ sera égale à la force appliquée en P augmentée du poids du cylindre de liquide qui aurait pour base l'ouverture située en P″ et pour hauteur la distance verticale de son centre de gravité à celui de la surface P_1. En P la pression serait égale à celle exercée en P_1 diminuée du poids du cylindre de liquide ayant P pour base, et pour hauteur la distance verticale des centres de gravité de P_1 et P.

Le plus souvent dans l'industrie on peut négliger l'influence du poids du liquide relativement aux pressions extérieures.

43. **Presse hydraulique.** — Le principe de Pascal s'appliquant ainsi aux liquides pesants, on voit que, au moyen d'un vase clos renfermant un liquide, on pourra faire équilibre à une force aussi grande que l'on voudra appliquée à un piston de dimensions considérables, en appliquant une force assez faible sur un piston suffisamment petit. Tel est le principe de la presse hydraulique.

Cet appareil se compose de deux corps de pompe (*fig.* 56), l'un présentant un grand diamètre et l'autre un très-petit: ces deux corps de pompe sont réunis par un tuyau C sur lequel est un robinet par lequel s'effectue, au besoin, l'évacuation de l'eau. Le petit corps de pompe communique avec ce tuyau par l'intermédiaire d'une soupape S′ qui s'ouvre de dedans en dehors; il est, d'autre part, en communication par un tuyau d'aspiration muni d'une soupape S s'ouvrant de dehors en dedans avec une bâche B remplie d'eau; un piston plongeur p qu'on meut au moyen d'un levier L glisse à l'intérieur de ce corps de pompe; en le faisant mouvoir, l'eau de la bâche est aspirée puis refoulée dans le grand corps de pompe, les soupapes s'opposant à tout mouvement en sens contraire. Le liquide ainsi introduit dans le second corps

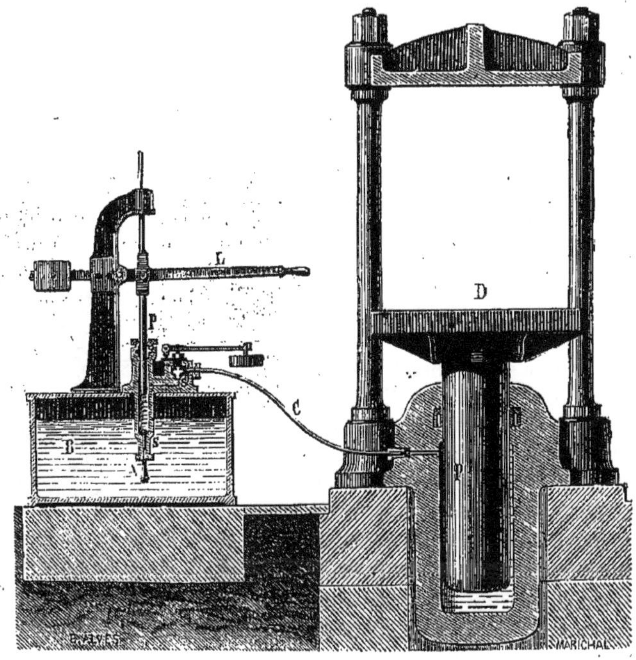

Fig. 56.

de pompe soulève un autre piston plongeur P de grandes dimensions qui porte un plateau très-solide D sur lequel on place les corps que l'on veut presser; ceux-ci vont s'appuyer d'autre part contre un sommier très-résistant relié au corps de pompe par un bâti très-solide.

Si l'on fait abstraction des frottements et résistances, on obtient sur le grand piston une force égale à celle qui est appliquée sur le petit piston multipliée par le rapport des sections des deux corps de pompe.

Une grande difficulté s'est présentée lors des premières applications de cet appareil; à cause de la pression considérable supportée par le liquide, les fuites étaient nombreuses, et l'on n'obtenait que de mauvais résultats. On évite maintenant ces inconvénients en remplaçant dans le grand corps de pompe la boîte à étoupe ordinaire par le *cuir embouti de Bramah*. Dans une rainure pratiquée à la partie supérieure de la surface interne on place une pièce de cuir annulaire à laquelle, par le moyen d'un mandrin, on a donné la forme d'une gouttière que l'on aurait enroulée suivant une circonférence (*fig*. 57); cette pièce est engagée la partie creuse regardant en bas. L'eau, en pénétrant dans cette espèce de rigole renversée, presse le cuir à la fois contre le fond de la cavité et contre le piston, et cela d'autant plus fortement que la pression est plus considérable.

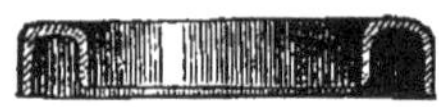

Fig. 57.

Les presses hydrauliques sont d'un usage fréquent dans l'industrie pour obtenir de très-fortes compressions; on s'en sert également pour soulever des pièces d'un poids énorme à la place qu'elles doivent occuper.

44. **Presse sterhydraulique.** — Si l'on pouvait diminuer indéfiniment le diamètre du petit piston de la presse hydraulique, on augmenterait autant qu'on le voudrait la puissance de la machine; dans la disposition habituelle, il y a un diamètre que l'on ne peut dépasser sous peine de voir le piston manquer de rigidité, de solidité. Un artifice ingénieux a été mis en œuvre dans la presse sterhydraulique (*fig*. 58) de MM. Desgoffes et Olivier pour remplacer le petit piston. Un treuil A qui peut se mouvoir de l'extérieur est placé dans le liquide même; sur ce treuil s'enroule une corde B qui passe à travers d'une petite ouverture garnie d'une boîte à étoupe; cette corde remplit l'office d'un piston de très-petit diamètre; un piston P, analogue à celui de la presse hydraulique et supportant un plateau D, complète l'ensemble de la machine. La différence considérable qui existe entre les diamètres du piston et de la corde explique les actions énergiques que peut produire cet appareil.

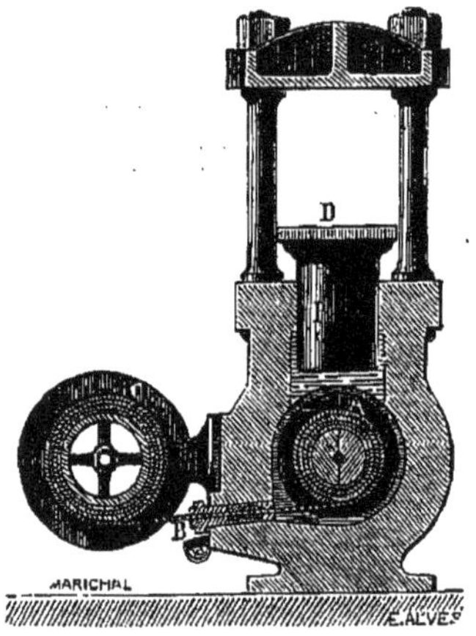

Fig. 58.

45. **De l'équilibre dans les vases communiquants.** — Les conditions d'équilibre que nous avons établies pour les liquides sont complétement indépendantes de la forme du vase; dans tous les cas, sur un même plan horizontal la pression doit être la même. Si donc on considère deux vases A et B (*fig*. 59) réunis par un conduit quelconque C, il faut que sur un plan horizontal xy les pressions sur deux

éléments égaux *a* et *c* soient égales, ce qui exige que les hauteurs *ab* et *cd* au-dessous des surfaces libres soient les mêmes. Donc :

Dans les vases communiquants, les surfaces libres sont sur un même plan horizontal.

La vérification expérimentale se fait au moyen d'un vase V (*fig.* 60) mastiqué dans une garniture en laiton qui porte un canal horizontal

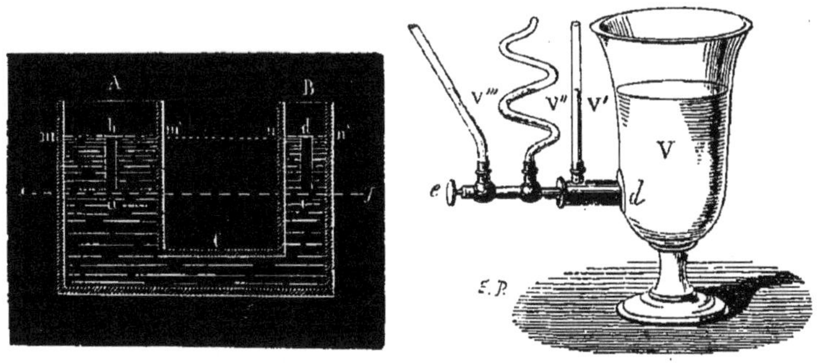

Fig. 59. Fig. 60.

de sur lequel peuvent s'adapter des tubes de diverses formes V', V'', V'''. Ce canal est fermé à son extrémité libre. Lorsque l'on verse du liquide dans le vase V, on le voit se répandre dans les divers tubes, de telle sorte que les niveaux soient constamment dans un même plan horizontal.

46. **Applications de l'équilibre dans les vases communiquants.** — L'une des applications les plus importantes est le *niveau d'eau*,

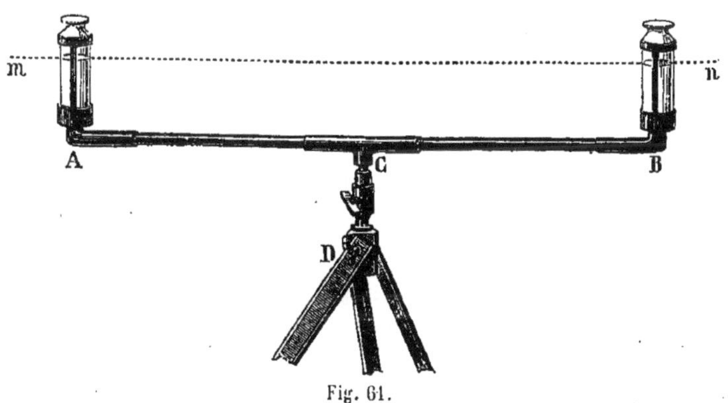

Fig. 61.

appareil au moyen duquel on peut déterminer une direction parfaitement horizontale. Il consiste en un tube AB de fer-blanc (*fig.* 61) ou de cuivre recourbé à angle droit à ses deux extrémités; dans chacune de ces branches verticales s'engage un petit tube de verre. Tout l'appareil est porté sur un trépied. Pour se servir de cet instrument, on place la grande branche à peu près horizontalement, et l'on verse de l'eau légèrement colorée jusqu'à ce que son niveau apparaisse dans chacun des tubes de verre. Plaçant alors l'œil à la hauteur convenable, on dirige un rayon visuel *mn* qui affleure à la fois les deux niveaux. On peut alors faire placer à distance une mire dont le centre soit sur cette ligne. En opérant de même dans l'autre sens, on obtiendra sur une seconde mire un second point de la même ligne horizontale qui sera ainsi déterminée. Un nivellement se compose d'une série d'opérations analogues donnant les hauteurs verticales de divers points au-dessus d'un même plan horizontal.

Dans le niveau d'eau, la direction de la ligne de visée offre quelque incertitude; aussi les nivellements qui exigent une grande précision sont-ils effectués à l'aide d'instruments plus parfaits.

Lorsque l'on veut déterminer deux points exactement au même niveau et peu éloignés, on se sert quelquefois maintenant d'un niveau d'eau un peu modifié. C'est un long tube de caoutchouc *abc* terminé par deux tubes de verre *ad* et *ce* (*fig.* 62). On place les extrémités près des points à déterminer, et l'on introduit le liquide jusqu'à ce que le niveau apparaisse dans les tubes en verre. On a ainsi directement deux points *m* et *n* d'une ligne horizontale indépendante de toute incertitude de la ligne de visée.

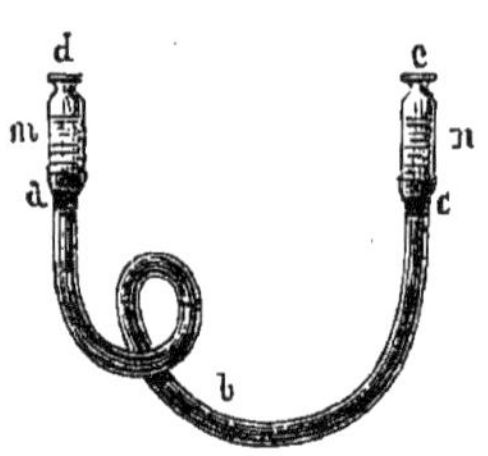

Fig. 62.

C'est aussi sur la tendance à prendre le même niveau dans les vases communiquants que possèdent les liquides que sont basées les distributions d'eau dans les villes. Les eaux dont on dispose sont amenées directement ou refoulées par des machines dans de vastes réservoirs placés sur les hauteurs qui dominent les lieux où elles doivent se rendre. De ces réservoirs part un système de canalisation, formé de conduites principales de grand diamètre sur lesquelles s'embranchent d'autres conduites moindres. Les diamètres des divers tuyaux varient avec l'importance des quartiers qu'ils desservent; enfin, un dernier système de tuyaux de petites dimensions conduit l'eau dans les habitations, les usines, etc., où un robinet permet de la faire écouler à volonté. Cette canalisation constitue un ensemble de vases communiquants, et dans chacune des conduites, l'eau tend à s'élever au même niveau que dans le réservoir; il y a donc intérêt à ce que celui-ci soit situé le plus haut possible.

Mais, d'autre part, la pression sur une surface quelconque à l'intérieur d'un tuyau est mesurée par le poids du cylindre d'eau qui aurait cette surface pour base et pour hauteur sa distance verticale au-dessous du réservoir; les pressions augmentent donc avec la hauteur de celui-ci et peuvent devenir très-considérables; aussi les conduites doivent-elles présenter une très-grande solidité et des assemblages très-étanches.

47. **Principe d'Archimède.** — Lorsqu'un corps est plongé dans un liquide, il éprouve sur sa surface des pressions dont la résultante est une force verticale dirigée de bas en haut et égale au poids du liquide déplacé.

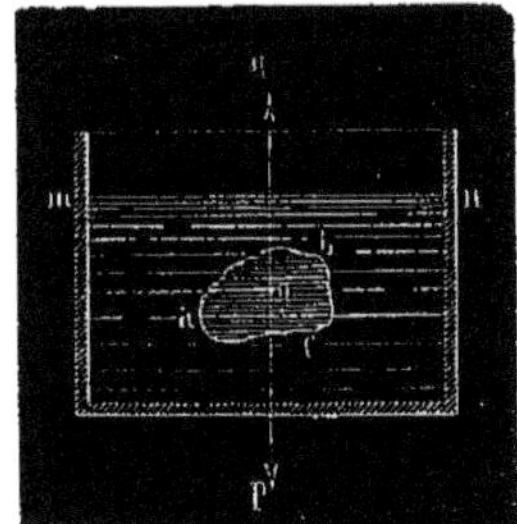

Fig. 63.

Considérons, en effet, un solide de forme quelconque placé dans un liquide; il subira en chacun des points de sa surface une pression qui dépendra de la distance de ce point à la surface libre: quelle est la valeur de l'ensemble de toutes ces pressions? Pour nous en rendre compte, étudions un liquide au repos et isolons par la pensée, dans la masse, un certain volume : ce volume *acb* soumis à l'action de son poids *p* (*fig.* 63) restant en équilibre cependant, doit supporter de la part du liquide environnant des pressions dont la résultante π est égale et opposée à ce poids. Il en sera de même si l'on suppose les molécules composant cette masse isolée invariablement liées les unes aux autres, ou, comme l'on dit, si l'on suppose cette masse solidifiée. Si l'on remplace enfin cette partie de liquide solidifiée par un corps de même forme et de même volume, il est évident que rien ne sera changé à la pression π due au fluide environnant. Donc la résultante des pressions d'un liquide sur un corps qui s'y trouve plongé, résultante qu'on appelle la *poussée*, est une force verticale, dirigée de bas en haut, égale au poids du liquide déplacé et passant par le centre de gravité du volume : tel est le *principe d'Archimède.*

Un corps plongé dans un liquide est en somme soumis à la différence de son poids et de la poussée. De cette remarque, on déduit cet autre énoncé du principe d'Archimède : *Tout corps plongé dans un liquide perd une partie de son poids égale au poids du volume de liquide déplacé.*

48. **Vérification expérimentale du principe d'Archimède.** — L'appareil dont on se sert se compose d'une balance dite *hydrostatique*, dont le fléau peut être soulevé à l'aide d'une crémaillère mue par un pignon, et de deux cylindres en laiton, l'un plein et l'autre creux (*fig.* 64); ces deux cylindres ont le même volume, ce dont on s'assure en faisant entrer l'un dans l'autre avec frottement : on attache le cylindre creux sous un des plateaux de la balance, et le cylindre plein au-dessous du premier; on établit l'équilibre en plaçant sur l'autre plateau, soit des poids, soit une tare. On soulève alors le fléau, on amène un vase plein

de liquide sous les cylindres et l'on fait redescendre le fléau. Dès que le cylindre plein touche le liquide, l'équilibre est rompu : on descend néanmoins le fléau jusqu'à ce que, s'il devenait horizontal, le cylindre plein seul fût complétement immergé. Le corps plongé a donc subi de la part du liquide une poussée de bas en haut, ce que l'on exprime le

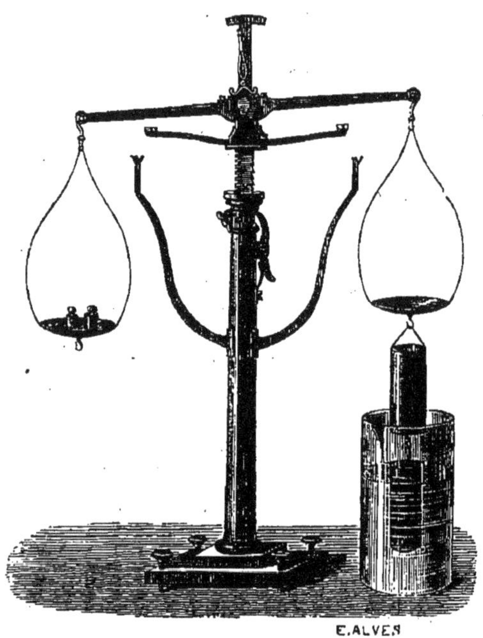

Fig. 64.

plus souvent en disant à tort qu'il a perdu de son poids. En plaçant des poids sur le plateau du côté des cylindres jusqu'à rétablir l'horizontalité du fléau, on aurait la valeur numérique de la poussée. Mais, au lieu de mettre des poids dans le plateau, on remplit de liquide le cylindre creux et l'équilibre se rétablit, ce qui prouve que la poussée du fluide est bien égale au poids d'un volume de liquide égal au volume déplacé par le cylindre plein.

Par contre, le liquide doit paraître augmenter de poids d'une quantité égale au poids du volume de liquide déplacé. En effet, sur le fond du vase les pressions ont augmenté, puisque le niveau s'est élevé ; si donc le vase est placé sur un plateau d'une balance, le fléau doit s'incliner de ce côté. Remarquons que cette conclusion n'est point en contradiction avec ce que nous avons dit à propos du paradoxe hydrostatique (§ 41). Les pressions exercées de bas en haut sur le corps, dans cette expérience, n'entrent point en composition avec les pressions dirigées de haut en bas sur le liquide, puisque le corps n'est en aucune façon relié à la paroi, et par suite l'augmentation de pression sur le fond n'est nullement contre-balancée par l'augmentation de poussée sur d'autres parties du vase.

L'expérience confirme ces prévisions. On place sur l'un des plateaux B d'une balance un vase C rempli de liquide que l'on équilibre avec une tare, puis on plonge le cylindre plein dans le liquide (*fig.* 65). Aussitôt la balance s'incline du côté du vase : pour ramener l'horizontalité du fléau, il faut enlever à l'aide d'une pipette une quantité de liquide précisément égale à celle qui remplirait le cylindre creux.

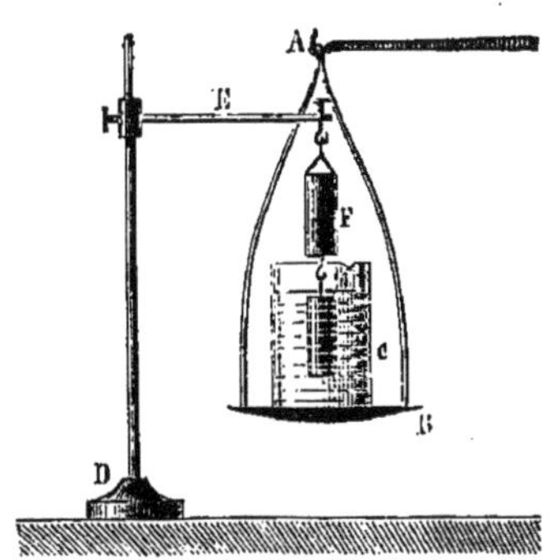

Fig. 65.

On pouvait encore prévoir ce résultat par l'expérience suivante : on met sur le plateau d'une balance un corps quelconque et un vase rempli de liquide ; on établit l'équilibre à l'aide d'une tare. Si l'on introduit le corps dans le liquide, on reconnaît que l'équilibre n'est pas détruit. Or, puisque le corps subit dans ce cas une poussée de bas en haut égale au poids du volume de liquide déplacé, il faut, pour que l'équilibre subsiste, qu'il se développe une pression égale, mais dirigée de haut en bas sur le liquide.

49. **Équilibre et mouvements des corps immergés.** — Considérons un corps de volume V et de densité d plongé dans un liquide de densité d'. D'après ce que nous venons de voir, le corps est soumis à l'action de deux forces verticales, l'une dirigée de haut en bas, égale à son poids et ayant pour expression Vd ; l'autre, poussée du liquide, dirigée de bas en haut et dont la valeur est Vd'.

1° Si $Vd = Vd'$, ou, ce qui revient au même, si $d = d'$, les deux forces se font équilibre et le corps reste en repos.

2° Si $Vd > Vd'$, ou $d > d'$, la résultante des deux forces (XVI) est égale à $Vd - Vd' = V(d - d')$, et dirigée de haut en bas ; le corps descendra donc d'un mouvement uniformément varié, car la force qui produit le mouvement est constante.

3° Si $Vd < Vd'$ ou $d < d'$, la résultante dirigée de bas en haut a pour valeur $Vd' - Vd = V(d' - d)$; le corps montera dans le liquide d'un mouvement uniformément accéléré.

Les mouvements verticaux des poissons sont dus en grande partie à l'application de ce principe. Une poche à paroi musculeuse, la *vessie natatoire*, est remplie de gaz que l'animal peut à volonté comprimer ou laisser se dilater sous l'influence de la force expansive du gaz. Le poids total ne changeant pas, la densité moyenne diminuera ou croîtra suivant que le volume augmentera ou décroîtra. Suivant que cette densité sera ainsi rendue égale, plus grande ou plus petite que celle de l'eau, le poisson se maintiendra au même niveau, descendra ou montera sans aucun mouvement des nageoires.

50. **Centre de poussée. Stabilité.** — Lorsque les densités d'un corps et du liquide dans lequel il est plongé sont égales, le corps ne tend ni à monter, ni à descendre; mais il peut ne pas rester immobile et tourner autour d'un certain axe horizontal. Pour l'équilibre, il faut que les forces soient directement opposées, ou, ce qui revient au même, que leurs points d'application soient sur une même verticale. Or, le point d'application du poids est le centre de gravité du corps; celui de la poussée est le centre de gravité du volume du corps : il faut donc que ces deux points soient sur la même verticale.

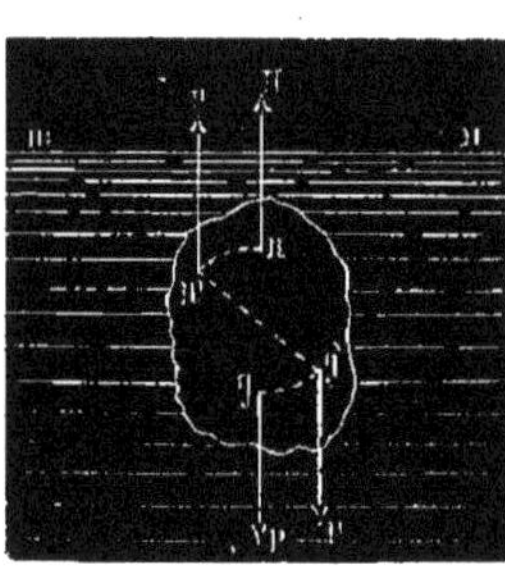

Fig. 66.

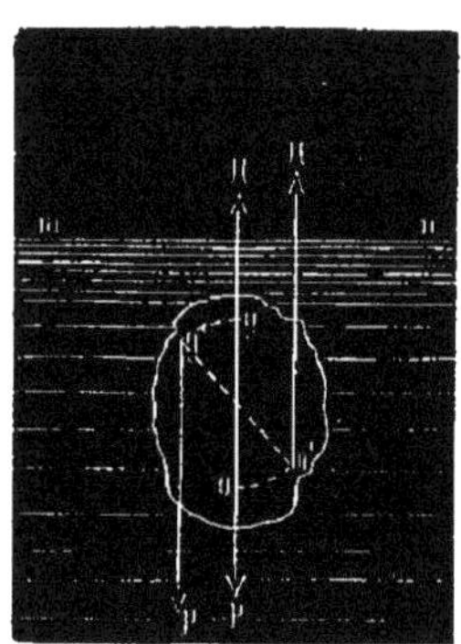

Fig. 67.

Si le corps plongé est homogène, ces deux points coïncideront; car on sait que la position du centre de gravité d'un corps homogène dépend de sa forme et non de sa substance. Dans ce cas, l'équilibre aura lieu, quelle que soit la position du corps dans le liquide.

Si le corps n'est pas homogène, le centre de gravité ne coïncidera pas avec le centre de poussée, et la condition d'équilibre que nous avons énoncée plus haut ne sera pas toujours satisfaite. Lorsque le centre de gravité et le centre de poussée seront sur une même verticale, l'équilibre aura lieu, mais, suivant les positions respectives de ces points, il sera *stable* ou *instable*.

L'équilibre stable, c'est-à-dire celui pour lequel le corps plongé tend à revenir à sa première position, se manifeste lorsque le centre de gravité g (*fig.* 66) est au-dessous du centre de poussée n; car tout déplacement amènerait ces points en des positions telles que g' et n', dans lesquelles les forces p et π tendraient à ramener le corps à sa première position.

Si le centre de gravité g auquel est appliqué le poids p (*fig.* 67) est verticalement au-dessus du point o auquel est appliquée la poussée, tout déplacement amènerait les points en des positions telles que g' et o', les forces p et π auraient alors pour effet de faire continuer le mouvement et l'équilibre est instable.

51. **Des corps flottants.** — Lorsqu'un corps possède une densité moindre que celle du liquide dans lequel il est plongé, il s'élève, comme nous l'avons dit, jusqu'à la surface libre; quelle est, dans ce cas, la condition d'équilibre?

Remarquons que ce corps est soumis à deux forces verticales : son poids dirigé de haut en bas, et la poussée égale au poids du liquide déplacé et qui agit de bas en haut; pour qu'il y ait équilibre, il faut que ces deux forces soient égales et directement opposées. On peut donc donner l'énoncé suivant :

Pour qu'un corps flotte à la surface d'un liquide, il faut que son poids soit égal au poids du volume de liquide déplacé.

La condition de stabilité des corps flottants est loin d'être aussi simple, sauf quelques cas particuliers, que pour les corps entièrement plongés : des difficultés, qui ne sont point encore complétement élucidées se présentent par suite des variations de forme et de volume de la partie plongée lors d'un déplacement quelconque.

52. **Liquides superposés.** — Si l'on place dans un même vase des liquides de densités différentes non susceptibles de se dissoudre ou d'agir chimiquement les uns sur les autres, d'après ce que nous avons dit sur les corps immergés et qui s'applique aux liquides aussi bien qu'aux solides, nous pouvons conclure que les liquides se rangeront, à partir du fond, par ordre de densité décroissante.

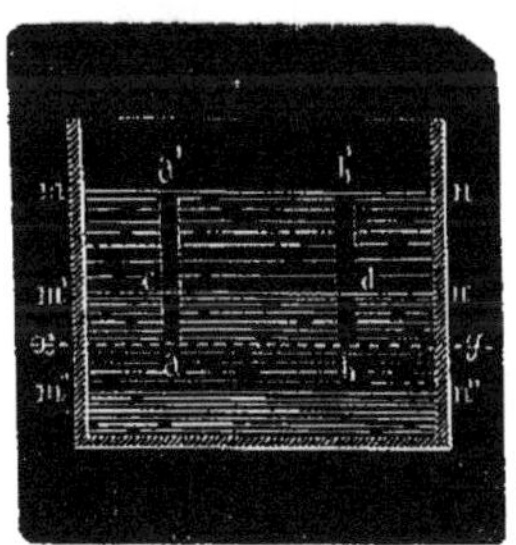

Fig. 68.

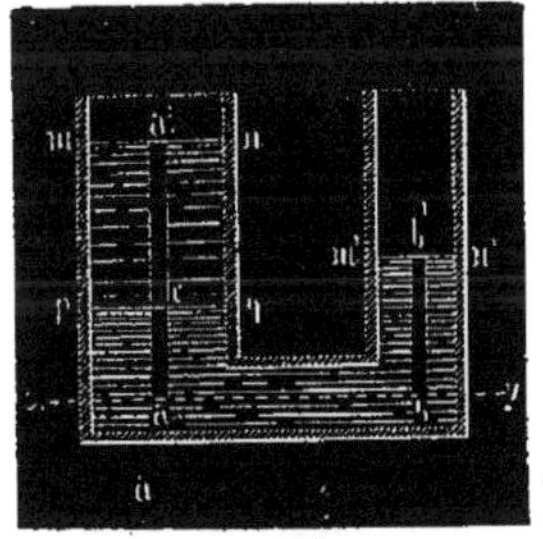

Fig. 69.

De plus, les surfaces de séparation doivent être des plans horizontaux. En effet, dans chaque liquide, la pression doit être la même en tous les points d'une surface de niveau; soit donc un plan horizontal xy (*fig.* 68) sur lequel on prend deux éléments égaux a et b; les pressions qu'ils supportent se composent du poids du cylindre du premier liquide ac, bd, plus le poids du cylindre du second ca' et db'; les hauteurs, totales aa' et bb' sont égales, puisque la surface libre est horizontale ; ces poids ne peuvent être égaux que si ces cylindres sont respectivement égaux, et l'on doit avoir $a'c = b'd$: les points c et d sont sur un même plan horizontal ; comme il en serait de même pour tout autre point, la surface de séparation $m'n'$ est un plan horizontal.

La démonstration se ferait de même pour une seconde surface de séparation $m''n''$, et ainsi de suite.

53. **Vases communiquants dans le cas de liquides différents.** — Le niveau s'étant établi entre deux vases communiquants dans lesquels on a versé un liquide pesant, du mercure, par exemple, et les surfaces libres étant sur un même plan horizontal, si l'on vient à verser un liquide moins dense, de l'eau, dans l'un des vases, il pressera sur le mercure dont il abaissera le niveau de ce côté, tandis qu'il l'élèvera dans l'autre branche à une hauteur qu'il s'agit de déterminer. Pour cela, il suffit d'exprimer que les pressions ont la même valeur en tous les points d'un plan horizontal xy (*fig.* 69). Soient mn la surface libre de l'eau, $m'n'$ celle du mercure, et pq la surface de séparation des deux liquides ; soient h, h', h'', les distances de ces trois plans au plan xy, et d, d' les densités des deux liquides, l'eau et le mercure. Prenons dans le plan xy deux éléments égaux a et b de surface s, et évaluons les pressions. La pression en a est égale à la somme des poids des cylindres de mercure ac et d'eau ca' ayant pour valeur $sh''d' + s(h - h'')d$; la pression en b est le poids du cylindre de mercure bb' dont la valeur est $sh'd'$. On doit donc avoir :

$$sh''d' + s(h - h'')d = sh'd',$$

ou

$$h''d + (h - h'')d = h'd',$$

et enfin

$$(h - h'')d = (h' - h'')d',$$

que l'on peut écrire ainsi :

$$\frac{h - h''}{h' - h''} = \frac{d'}{d}.$$

Mais $h - h''$ et $h' - h''$ sont les hauteurs des surfaces libres de l'eau et du mercure au-dessus de la surface de séparation. Donc :

Deux liquides placés dans des vases communiquants sont en équilibre lorsque les hauteurs des surfaces libres de ces liquides au-dessus du plan de séparation sont en raison inverse de leurs densités.

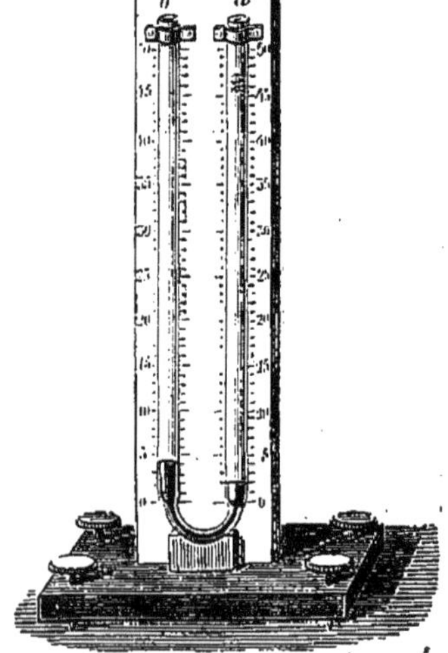

Fig. 70.

La démonstration expérimentale peut se faire au moyen d'un tube en U (*fig.* 70) fixé sur une planchette verticale, sur laquelle sont tracées des divisions équidistantes; on verse deux liquides de densité différente, on mesure les hauteurs des surfaces libres au-dessus de la surface de séparation, et l'on reconnaît qu'elles satisfont à la loi précédente.

54. **Niveau à bulle d'air.** — Lorsqu'un vase fermé contient du liquide et une certaine quantité de gaz, de l'air par exemple, celui-ci, à cause de sa très-faible densité, s'élève à la partie supérieure. C'est sur ce fait qu'est basé le *niveau à bulle d'air*, destiné à s'assurer de l'horizontalité des lignes et des plans. Il se compose d'un tube en verre *ab* (*fig.* 71) auquel on a donné une légère courbure dans le sens de sa longueur, et que l'on a fermé à ses deux extrémités après l'avoir rempli presque en totalité de liquide, de manière qu'il y reste une bulle d'air. Ce tube est fixé dans une garniture métallique présentant à sa partie supérieure une ouverture dans laquelle se place la partie la plus convexe du tube; cette garniture repose sur une règle métallique *pr* par l'intermédiaire d'une charnière *d* d'une part, et à l'autre extrémité au moyen d'une patte *c* maintenue entre un ressort à boudin et un écrou *e* qui se meut sur une tige filetée. La bulle d'air, se plaçant toujours au point le plus élevé, occupe la partie du tube pour laquelle la tangente est horizontale. L'appareil présente deux points fixes, tels que la tangente *xy* au point situé à la moitié de leur distance soit parallèle à la règle *pr*. De cette manière, lorsque la bulle sera amenée entre ces points fixes, entre ces *repères*, suivant l'expression consacrée, on sera assuré que la ligne *pr* est horizontale. Pour s'assurer de l'horizontalité d'un plan, il suffit de placer le niveau successivement sur deux droites perpendiculaires l'une à l'autre.

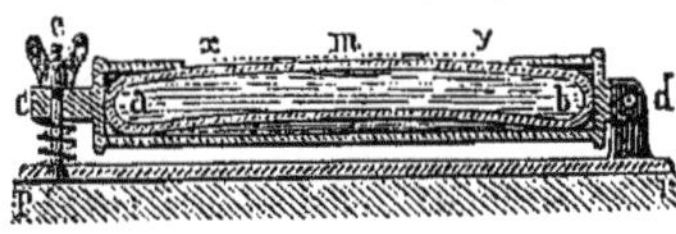

Fig. 71.

L'écrou *e* a pour effet de permettre de légers déplacements du tube *ab* dans le cas où le parallélisme aurait cessé d'exister entre la règle *pr* et la tangente *xy*, au point *m*.

55. **Liquides soumis à des forces extérieures autres que la pesanteur.** — Nous avons dit, sans toutefois le démontrer, que, pour l'équilibre d'un liquide soumis à des forces quelconques, la résultante de ces forces doit être normale en chaque point à la surface de niveau, surface sur laquelle les pressions sont partout égales, et nous en avons déduit la forme sphérique que doit présenter la surface libre des mers supposées tranquilles. Le même théorème va nous donner l'explication de l'expérience suivante :

Si l'on fait tourner un vase *abc* (*fig.* 72) autour d'un axe vertical sur lequel il peut être fixé au moyen de la vis *c*, la surface du liquide se creuse au milieu en se relevant sur les bords d'autant plus fortement que le mouvement de rotation est plus rapide; il peut même arriver que l'eau soit projetée hors du vase. Cela tient à ce que, par suite de la rotation, chaque molécule, outre son poids, est soumise à une force centrifuge horizontale variable avec la distance à l'axe de rotation; la composition de ces deux forces donne des résultantes diversement inclinées, auxquelles précisément la surface doit être successivement normale, ce qui explique la forme *adb* que l'on observe.

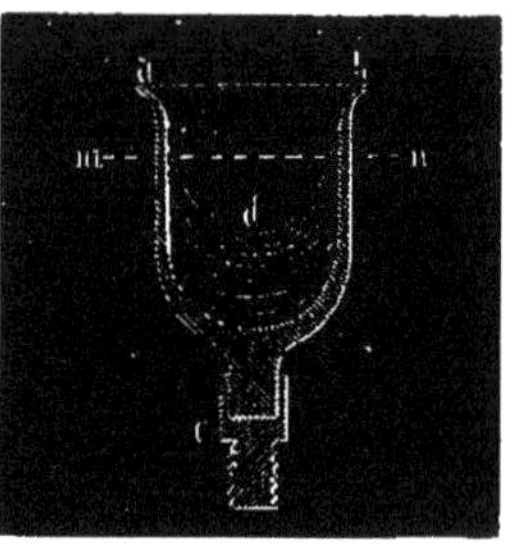

Fig. 72.

56. **Conclusion.**— Ainsi que nous l'avons fait remarquer, il n'a pas été donné de démonstration du principe de Pascal. Mais, en nous appuyant sur ce principe supposé vrai, nous avons pu *prévoir* certaines conséquences (liquides soumis à la pesanteur, surface libre, vases communiquants, etc.), qui, toutes, ont été complétement vérifiées par l'expérience et donnent une grande probabilité de la vérité du point de départ, le principe de Pascal même; cette probabilité augmentera à mesure que les expériences confirmeront les prévisions de la théorie et pourra approcher d'une certitude absolue; mais, nous le répétons, il n'y a point de démonstration directe.

Quant à la constitution moléculaire des liquides, il ne nous est pas encore permis de rien affirmer sur sa probabilité. Cette hypothèse satisfait, en effet, aux principales propriétés, mobilité, compressibilité faible, élasticité parfaite; mais il faut remarquer que ce sont ces faits mêmes qui nous ont conduit à formuler notre hypothèse et qu'il n'est que naturel qu'elle soit d'accord avec eux. Cette hypothèse nous a permis, en outre, d'expliquer plausiblement le principe de Pascal que nous avons vu être d'accord avec les faits; mais cette vérification ne suffit pas pour nous permettre de considérer comme vraie, ni même encore comme probable, l'hypothèse que nous avons faite sur la constitution intime des liquides.

57. **Recherche des densités.** — Nous avons défini le poids spécifique et la densité (§ 24), et nous avons dit que l'emploi du système métrique conduit à trouver les mêmes nombres pour ces deux quantités : aussi emploierons-nous souvent ces deux mots l'un pour l'autre. Cependant, nous chercherons uniquement la *densité* des corps, c'est-à-dire le rapport du poids d'un certain volume au poids d'un même volume d'eau : la question de la densité des gaz sera traitée dans un autre chapitre.

Il y a plusieurs méthodes pour la recherche des poids spécifiques; la marche générale à suivre consiste à déterminer : 1° le poids du corps, 2° le poids d'un même volume d'eau, et à diviser les deux nombres obtenus l'un par l'autre. Dans ces pesées, on néglige l'influence de l'air et de la température; puis, par une correction qui sera indiquée plus loin, on ramène le poids de l'eau à celui qu'on eût obtenu si le corps avait été à 0° et l'eau à 4°, température de son maximum de densité.

Méthode de la balance hydrostatique. — 1° *Corps solides.* — On attache le corps à l'aide d'un fil fin de platine à l'un des plateaux de la balance (*fig.* 73), et on lui fait équilibre avec une tare; puis on ôte le corps et on le remplace par des poids titrés. On a ainsi, par double pesée,

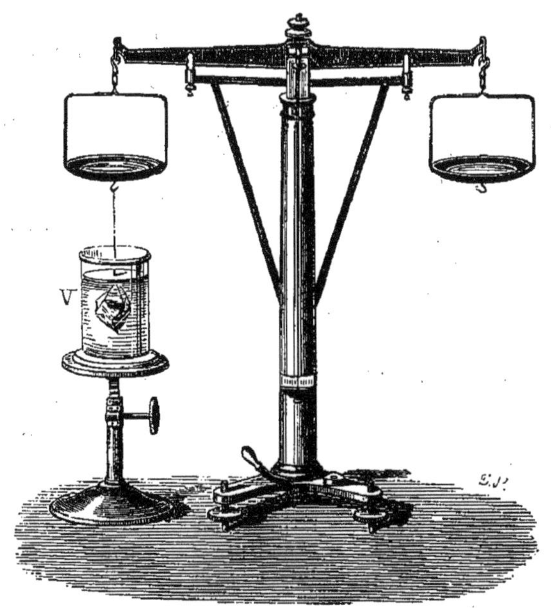

Fig. 73.

le poids P du corps. On enlève les poids, et après avoir suspendu de nouveau le corps, on le plonge dans l'eau distillée; l'équilibre n'a plus lieu; pour le rétablir, on ajoute un poids P′ qui représente le poids d'un égal volume d'eau, ou le volume du corps; le quotient $\frac{P}{P'}$ exprimera le poids spécifique cherché.

2° *Corps liquides.* — On suspend une boule de verre lestée avec du mercure à l'un des plateaux de la balance, et on équilibre par une tare (*fig.* 74). On plonge ensuite la boule successivement dans le liquide proposé et dans l'eau distillée; les poids titrés P et P′ qu'il faut ajouter pour ramener l'équilibre représentent, d'après le principe d'Archimède, les poids d'un même volume de liquide et d'eau; la densité du liquide est donc $\frac{P}{P'}$.

Méthode du flacon. — 1° *Corps solides.* — On pose sur le plateau d'une balance le corps et un flacon plein d'eau (*fig.* 75), on équilibre par une tare placée dans l'autre plateau. On enlève le corps et on le remplace par un poids P qui rétablit l'équilibre. On a ainsi le poids du corps. On retire alors ce poids, et on introduit le corps dans le flacon, ce qui fait sortir un volume d'eau égal au sien. Le flacon toujours rempli d'eau étant reporté sur le plateau, il n'y a plus équilibre, et le poids P′ qu'il faut ajouter pour ramener le fléau à l'horizontalité donne le poids d'un volume d'eau égal au volume du corps. Donc $\frac{P}{P'}$ sera la densité cherchée.

Pour effectuer cette opération, on emploie un petit flacon dont le

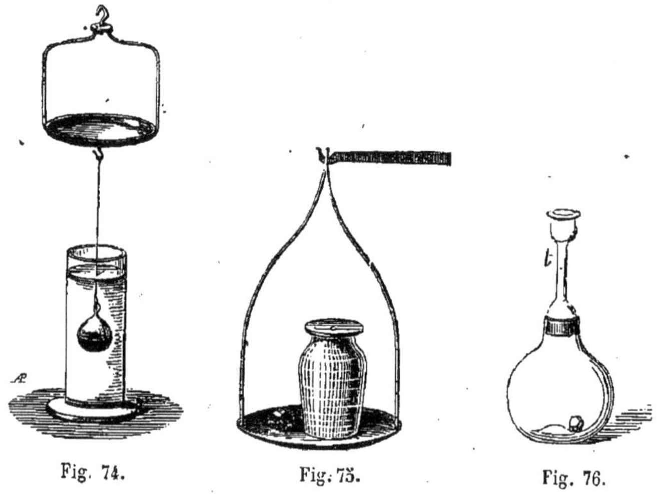

Fig. 74. Fig. 75. Fig. 76.

col est rodé à l'émeri (*fig.* 76) ; dans ce col, s'engage un bouchon creux surmonté d'un petit tube à entonnoir sur lequel est marqué un trait de repère *t*, quelquefois on se sert aussi d'un flacon à large goulot que l'on ferme au moyen d'un disque de verre dépoli que l'on fait glisser sur les bords du vase (*fig.* 75).

2° *Corps liquides.* — On prend un flacon qu'on remplit du liquide proposé. On le place sur le plateau de la balance et on fait la tare. Ceci fait, on vide le flacon, et, après l'avoir bien essuyé et desséché, on le replace sur le plateau ; le poids P qu'il faut ajouter pour ramener le fléau dans la position horizontale représente le poids du liquide qui remplit le flacon. On exécute la même opération avec de l'eau distillée, ce qui donne le poids P′ d'un égal volume d'eau. $\frac{P}{P'}$ sera donc le poids spécifique du liquide.

Cette méthode est très-exacte, mais elle exige quelques précautions. Il importe de remplir toujours le flacon à la même hauteur, ce qui est assez difficile. Aussi emploie-t-on le plus ordinairement un flacon formé d'un réservoir cylindrique qui porte un tube capillaire terminé par un entonnoir (*fig.* 77). On s'arrange de manière à faire monter le liquide dans le tube jusqu'à un trait de repère *a*. Comme le tube est très-étroit, l'erreur que l'on peut commettre sur la hauteur est inappréciable. De plus, la forme du flacon permet de le placer dans la glace fondante et de le remplir de liquide à 0°.

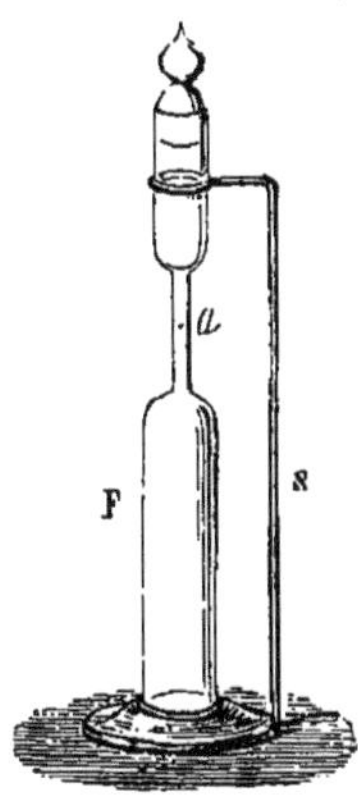

Fig. 77.

Cas particuliers. — 1° *Corps réduits en poudre.* — On se sert de la méthode du flacon, et on a le soin de chasser les bulles d'air adhérentes, soit par l'ébullition de l'eau, soit en le soumettant à l'action du vide sous une cloche mise en communication avec la machine pneumatique.

2° *Corps poreux.* — Dans ce cas, on peut se proposer de chercher le poids spécifique sous le volume réel, c'est-à-dire en ne tenant compte que de la matière qui le constitue, ou sous le volume apparent. Dans le premier cas, on réduit le corps en poudre et on opère par la méthode du flacon ; dans le second, on prend le poids P du corps dans l'air, on le recouvre d'une couche imperméable à l'eau, de cire par exemple, dont on mesure le poids p et dont on connaît la densité d. Enfin, on détermine le poids P′ du corps enduit de cire lorsqu'il est plongé dans l'eau. En appelant x la densité cherchée on a évidemment la relation

$$P' = P + p - \left(\frac{P}{x} + \frac{p}{d}\right)$$

d'où l'on peut tirer la valeur de x.

3° *Corps solubles dans l'eau.* — On opère avec un liquide dans lequel le corps n'est pas soluble. Soit A le corps proposé et B le liquide choisi, P le poids du corps dans l'air, P′ le poids d'un même volume de liquide, et P″ le poids d'un égal volume d'eau. La densité de A par rapport à B est $d = \frac{P}{P'}$. La densité de B par rapport à l'eau est $d' = \frac{P'}{P''}$. Multipliant ces deux égalités entre elles, on a

$$dd' = \frac{P}{P'} \times \frac{P'}{P''} = \frac{P}{P''},$$

mais $\frac{P}{P''}$ est la densité de A par rapport à l'eau. En le désignant par x, on a

$$x = dd'.$$

4° Enfin, il peut arriver des circonstances dans lesquelles le corps ne peut pas être immergé dans l'eau, ni dans un autre liquide. On a alors recours à un procédé ingénieux qui consiste à plonger le corps dans l'air à différentes densités. Nous en parlerons plus loin (101).

58. **Aréomètres.** — On peut encore déterminer les densités au moyen de petits flotteurs appelés *aréomètres*. En général, ces instruments ont la forme d'un boule ou d'un réservoir cylindrique surmonté d'un tube étroit terminé quelquefois par un petit plateau (*fig.* 78 et 79). Ces flotteurs doivent se tenir verticalement quand on les plonge dans un liquide. Pour cela, il faut que leur centre de gravité soit situé audessous du centre de poussée. On satisfait à cette condition en adaptant à la partie inférieure une boule contenant du mercure ou de la grenaille de plomb, et en faisant le corps de l'instrument symétrique par rapport à un axe vertical. De cette manière l'équilibre est stable (19).

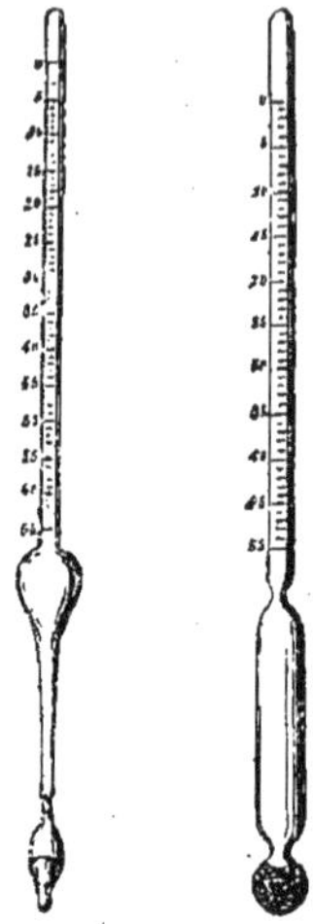

Fig. 78 et 79.

Les aréomètres peuvent servir à déterminer les densités des liquides de deux manières différentes:

1° On peut plonger le même aréomètre dans le liquide proposé et dans l'eau. Il s'enfoncera à des profondeurs inégales, et on pourra déduire de là les poids spécifiques, en se rappelant que, le poids de l'aréomètre ne changeant pas, les densités sont inversement proportionnelles aux volumes déplacés par l'instrument. Ces aréomètres s'appellent *aréomètres à poids constant*. Ils peuvent servir aussi à d'autres usages, comme nous allons l'indiquer.

2° Il y a d'autres aréomètres que l'on fait entrer de la même quantité dans les deux liquides par l'addition de poids différents. On les nomme *aréomètres à volume constant;* de ce nombre sont les aréomètres de Nicholson et de Fahrenheit.

Aréomètre de Nicholson. — Cet appareil est formé d'un cylindre métallique creux terminé par deux cônes (*fig.* 80). Le cône supérieur porte une tige très-déliée terminée par un plateau. A l'extrémité inférieure est fixé un panier lesté avec de la grenaille de plomb. L'instrument a un poids tel, que, plongé dans l'eau distillée, il doit s'enfoncer au-dessous d'un trait marqué sur la tige, trait qu'on appelle point d'*affleurement*. Veut-on déterminer le poids

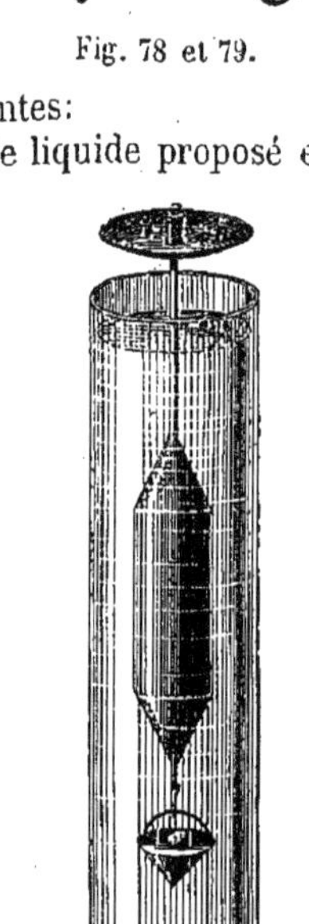

Fig. 80.

spécifique d'un corps solide, voici la marche des opérations qu'il faut exécuter. On met un fragment du corps sur le plateau supérieur, et on détermine l'affleurement à l'aide d'une tare. On enlève le corps, et on amène de nouveau l'affleurement avec des poids gradués P. Ces poids donnent le poids du corps avec l'exactitude de la double pesée. Aussi appelle-t-on souvent cet aréomètre *balance de Nicholson*. Pour trouver le poids d'un même volume d'eau, on enlève P et on place le corps sur le panier inférieur. L'aréomètre remonte ; on ajoute un poids P' qui reproduit l'affleurement. Ce poids représente le poids d'un volume d'eau égal au volume du corps. Le quotient $\frac{P}{P'}$ donne le poids spécifique.

Si le corps solide est plus léger que l'eau, on le place au-dessous du panier après que celui-ci a été retourné.

Aréomètre de Fahrenheit. — Cet aréomètre est en verre, et a la même forme que le précédent. Seulement le panier est remplacé par une boule lestée qui donne de la stabilité à l'appareil (*fig.* 81). Pour trouver la densité d'un liquide, on pèse d'abord l'aréomètre avec une balance. Soit P le poids trouvé, on le plonge dans l'eau distillée, et l'on ajoute un poids p pour faire affleurer. Le poids total de l'appareil $P + p$ représente, d'après la loi d'équilibre des corps flottants, le poids du liquide déplacé. On répète la même expérience avec l'eau ; il faut ajouter un poids p' pour produire l'affleurement. La somme $P + p'$ est le poids de l'eau déplacée. Or l'eau et le liquide avaient le même volume ; donc le poids spécifique du liquide sera $\frac{P+p}{P+p'}$.

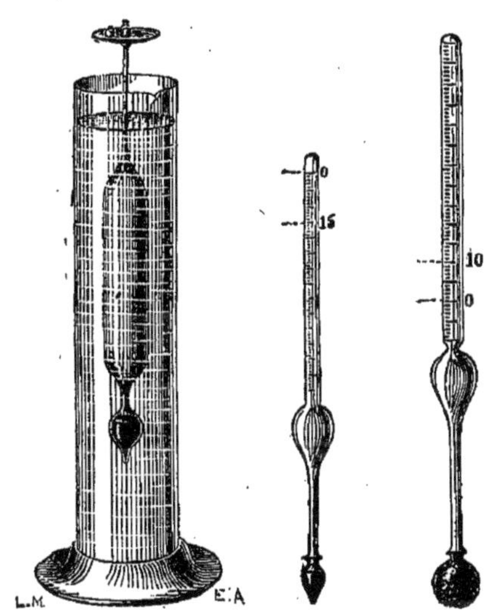

Fig. 81. Fig. 82.

Dans cet aréomètre le volume a de l'influence sur l'exactitude du résultat ; car l'erreur sur les poids p et p' sera d'autant plus petite que P sera plus grand et, par suite, que le volume de l'instrument sera plus grand.

Aréomètres à poids constant. — Ces appareils ne servent pas, en général, à trouver le poids spécifique ; quelques-uns cependant sont destinés à cet usage ; ils prennent alors le nom de *volumètres* ou *densimètres*. Nous allons d'abord étudier les aréomètres à graduation arbitraire. Ils sont destinés à mesurer les proportions plus ou moins grandes dans lesquelles un corps de densité autre que l'eau est mélangé à ce liquide. On les appelle *pèse-acides, pèse-sels, pèse-liqueurs,* etc.

Aréomètre de Beaumé (*fig.* 82). — Beaumé a construit un aréomètre appelé *pèse-acides,* destiné aux liquides plus denses que l'eau. Voici sa graduation. L'aréomètre étant encore ouvert à sa partie supérieure, on le leste de manière que, plongé dans l'eau, il s'enfonce jusqu'au sommet de la tige; en ce point on marque 0. On le fait plonger ensuite dans une dissolution de sel marin composée de 85 parties d'eau et de 15 parties de sel; au point d'affleurement dans ce liquide dont la densité est 1,116 on marque le nombre 15. On porte alors la longueur de 0 à 15 sur une feuille de papier, et on divise l'intervalle en 15 parties égales. On prolonge la graduation jusqu'au bas de la tige. Cet aréomètre marque 66 dans l'acide sulfurique concentré, 65 dans celui du commerce et 36 dans l'acide nitrique. La graduation de Beaumé faite à 12°,5 n'est rigoureuse qu'à cette température.

Pèse-esprit, pèse-éther. — Beaumé a construit un autre aréomètre pour les liquides moins denses que l'eau. A la rigueur, on pourrait se servir du premier en prolongeant la graduation au delà du zéro; mais l'appareil présenterait trop de longueur. Beaumé a adopté pour cet instrument une autre graduation. On plonge l'aréomètre dans une dissolution formée de 10 parties de sel et de 90 parties d'eau, à la température de 12°,5, et on calcule le lest de manière que l'instrument s'enfonce jusqu'au bas de la tige. C'est en ce point qu'on place le zéro. En le mettant ensuite dans l'eau distillée, on obtient un second point, où l'on marque 10. L'intervalle entre 0 et 10 est divisé en parties égales, et on prolonge la graduation.

59. **Alcoomètre centésimal.** — Gay-Lussac a imaginé un aréomètre appelé *alcoomètre,* qui indique en centièmes le volume d'alcool contenu dans un mélange d'eau et d'alcool. La graduation exige quelques précautions à cause de la contraction qui se produit quand on fait un mélange d'alcool et d'eau. On commence d'abord par plonger l'instrument dans l'alcool absolu de manière que, convenablement lesté, il s'enfonce jusqu'à la partie supérieure de la tige. En ce point on met le nombre 100, pour avoir 100 volumes d'un mélange contenant 95 d'alcool absolu, on verse dans une éprouvette 95 volumes d'alcool et on ajoute une quantité d'eau suffisante pour faire 100 volumes à la température de 15°. Au point où l'aréomètre affleure dans ce mélange on marque 95. On détermine de la même manière les autres points de 5 en 5. Ces points ne sont pas également distants : néanmoins en partageant les distances entre deux de ces points en 5 parties égales, les erreurs que l'on commet sont tout à fait négligeables.

Remarquons que cette graduation n'est rigoureuse qu'à la température de 15°. Quand on opère à une température supérieure, l'alcoomètre indique plus de degrés; à une température inférieure il en indique moins. Gay-Lussac a construit une table de correction de la forme de celle de Pythagore : dans la première ligne horizontale, il y a les indications fournies par l'alcoomètre ; dans la première ligne verticale sont inscrits les degrés de température, et dans chaque carré la différence entre le nombre de degrés trouvé et le nombre de degrés à 15° pour le même mélange.

Quand on a construit un alcoomètre avec beaucoup de soin, on peut tracer facilement l'échelle de tout autre appareil, lorsqu'on connaît seulement deux points du second. Soit, en effet, AB un alcoomètre exact de Gay-Lussac (*fig.* 83), et soient 100 et 75 les points déterminés d'un autre A'B', on porte sur une feuille de papier les longueurs AB, A'B' et les distances du point 100 à 75 ; on joint ces points deux à deux et on prolonge les deux lignes jusqu'à leur rencontre C. On a ainsi le point où doivent passer toutes les lignes qui joignent les mêmes degrés sur les deux alcoomètres.

Lorsqu'une liqueur est uniquement formée par un mélange d'alcool et d'eau, les indications de l'alcoomètre donnent immédiatement la proportion d'alcool en centièmes : il n'en est pas de même lorsqu'elle contient d'autres substances en dissolution. Il faut alors séparer la totalité de l'alcool, et ramener le liquide au volume primitif, sur lequel on opère en ajoutant une quantité suffisante d'eau distillée. Tel est le cas, quand il s'agit de déterminer la richesse alcoolique du vin ; on emploie, pour effectuer cette opération, un appareil imaginé par Gay-Lussac, qui sera indiqué plus loin.

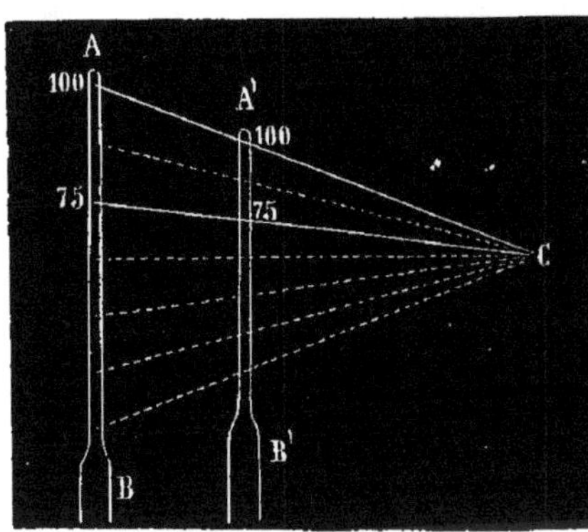

Fig. 83.

60. **Galactomètres.** — On a construit des appareils pour déterminer les proportions d'eau et de liquides autres que l'alcool, par exemple celles d'eau et de lait. Si le lait avait une composition chimique constante, les galactomètres se construiraient comme les alcoomètres. Mais la densité du lait varie de 1,028 à 1,045 : on a pris pour point de départ de la graduation, la densité du lait pur où l'instrument s'enfonce le plus. S'il s'enfonce dans ce liquide davantage, c'est que l'on a ajouté de l'eau. Mais si, en même temps qu'on ajoute de l'eau, on enlève la crème, le lait est rendu à la fois plus léger et plus lourd, et le galactomètre ne peut pas signaler cette double fraude.

61. **Volumètres. Densimètres.** — On peut, avec les aréomètres à

poids constant, déterminer rigoureusement la densité des liquides, en les graduant d'une manière spéciale. Ces instruments portent alors le nom de *volumètres* ou de *densimètres*.

On appelle *volumètres* (*fig.* 84) ceux qui donnent le volume d'un liquide dont le poids est égal à celui d'un volume connu d'eau. Un volumètre se compose d'un tube de verre parfaitement cylindrique lesté, qui s'enfonce dans l'eau distillée jusqu'à la partie supérieure, où l'on marque 100. Le tube, du point 100 à sa base, comprend 100 divisions d'égale capacité. Si on le plonge dans un liquide de densité d, il s'enfoncera jusqu'à une certaine division n. De cette indication, on pourra déduire la valeur de d, car, le poids de l'appareil restant le même, les densités sont en raison inverse des volumes; on a donc $\frac{d}{1}=\frac{100}{n}$, ou $d=\frac{100}{n}$. Donc, en général, pour avoir le poids spécifique d'un liquide au moyen du volumètre, il suffit de lire la division correspondante à l'affleurement dans ce liquide et de diviser 100 par ce nombre.

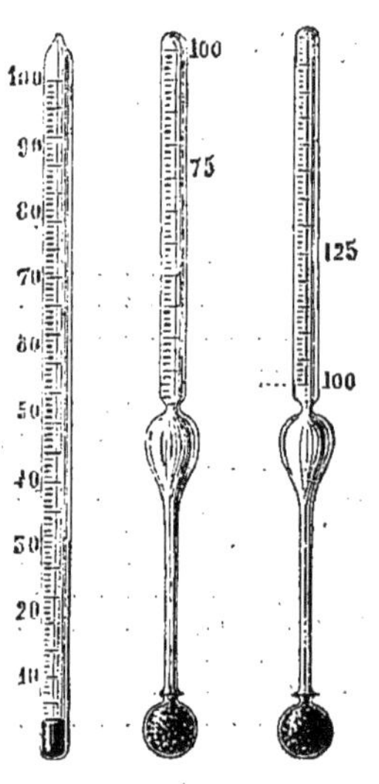

Fig. 84.

Afin de ne pas donner une trop grande longueur à la tige, on construit deux sortes de volumètres, l'un pour les liquides plus denses que l'eau, et l'autre pour les liquides moins denses. Mais un tube cylindrique ne se tient pas facilement vertical dans un liquide; il faudrait que la partie inférieure fût plus large sous le même volume. Aussi donne-t-on au volumètre la forme ordinaire des aréomètres, et on les gradue de la manière suivante :

1° Volumètre pour les liquides plus denses. On le plonge dans l'eau distillée et l'on marque 100 au point d'affleurement qui doit se trouver vers le haut de la tige. On le met ensuite dans un liquide de densité connue d; il affleure à une certaine division x telle que l'on a $\frac{d}{1}=\frac{100}{x}$, d'où $x=\frac{100}{d}$. On indique sur le tube ce second point d'affleurement, et l'intervalle entre ce point et 100 est divisé en $100-x$ parties égales. On prolonge les divisions au-dessous. Ainsi, si l'on prend $d=\frac{4}{5}$, x sera égal à $100:\frac{4}{5}=75$, et l'intervalle de 100 à 75 est divisé en 25 parties égales.

2° Volumètre pour les liquides moins denses. La graduation s'effectue de la même manière. Le point 100 se trouve vers le bas de la tige et le second point s'obtient par une immersion dans un liquide de densité moindre que 1.

Densimètres. — Avec le volumètre, on est obligé de faire un calcul pour trouver la valeur du poids spécifique; avec le densimètre, une simple lecture suffit. En effet, si V et V′ représentent les volumes immergés, lorsqu'on le plonge successivement dans l'eau et dans un liquide de densité D, on a $\frac{D}{1}=\frac{V}{V'}$ d'où $V'=\frac{V}{D}$; en donnant à D des valeurs qui croissent par dixièmes, centièmes, etc., on aura les points de division de la tige où doivent se faire l'affleurement dans les divers liquides. C'est en ces points qu'on devra inscrire les valeurs correspondantes de D.

TABLEAU DES POIDS SPÉCIFIQUES DE QUELQUES SOLIDES.

Acier fondu	7,82	Étain	7,3
Aluminium	2,56	Fécule	1,5
Alun	1,9	Fer	7,6
Ambre	1,1	Glace (eau solide)	0,93
Antimoine fondu	6,8	Gomme adragante	1,31
Argent fondu	10,48	Graisse	0,93
Arsenic	5,67	Gutta-percha	0,97
Bismuth	9,8	Iode	4,95
Bois de chêne	0,61	Or fondu	19,26
Bois de peuplier	0,38	Phosphore blanc	1,83
Caoutchouc	0,989	Phosphore rouge	1,96
Cire	0,96	Platine fondu	21,16
Coton	1,95	Plomb	11,35
Cristal	3,33	Soufre natif	2,03
Cuivre	8,8	Zinc	6,861

TABLEAU DES POIDS SPÉCIFIQUES DE QUELQUES LIQUIDES.

Acide acétique cristallisable	1,117	Glycérine	1,28
Acide azotique concentré	1,52	Huile d'amandes douces	0,91
Acide sulfurique normal	1,854	Huile d'olives	0,92
Alcool absolu	0,813	Lait d'ânesse	1,035
Benzine	0,85	Lait de vache	1,032
Chloroforme	1,49	Lait de femme	1,020
Eau de mer	1,026	Mercure	13,59
Essence de térébenthine	0.87	Sang	1,055
Éther	0,726	Urine	1,02

II. HYDRODYNAMIQUE

62. **Théorème de Torricelli.** — Considérons un vase dans lequel se trouve un liquide dont le niveau est en *mn* (*fig.* 85); nous savons que sur tout élément du fond de ce vase le liquide exerce une pression dont on peut donner la valeur. Si nous perçons une ouverture *ab* sur

ce fond, les molécules situées en ce point, qui supportent la pression du liquide et qui ne sont plus soutenues, obéiront à la double action de leur poids et de cette pression; elles tomberont avec une vitesse déterminée par le théorème suivant dû à Torricelli :

La vitesse d'une molécule de liquide qui s'échappe par une ouverture pratiquée à une paroi d'un vase est la même que celle d'un corps qui tomberait librement du niveau du liquide jusqu'au centre de gravité de l'orifice.

Si l'on appelle h cette hauteur, la vitesse d'écoulement v est donnée par la formule $v = \sqrt{2gh}$ (13). Cette vitesse, due à la pression du liquide, est toujours, comme celle-ci, normale à la paroi du point considéré. La forme de la trajectoire décrite par les diverses molécules qui se succèdent dépend de cette vitesse initiale et de la pesanteur; elle sera une ligne droite lorsque, l'orifice étant pratiqué dans un fond horizontal, la

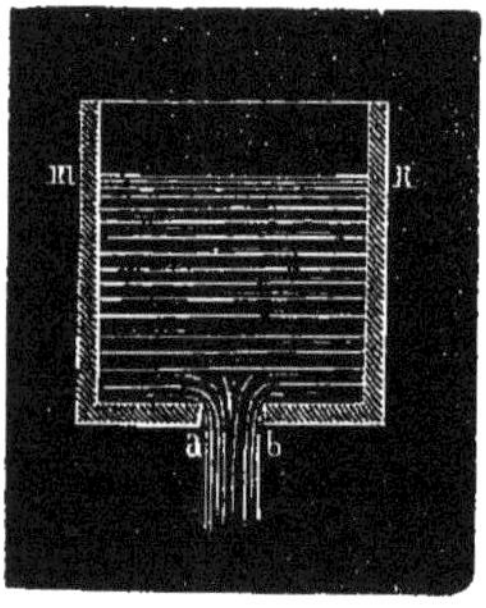

Fig. 85.

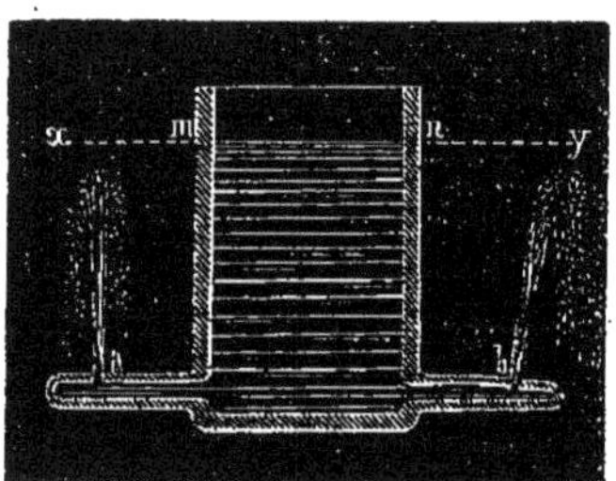

Fig. 86.

direction de la vitesse initiale sera verticale comme l'action de la pesanteur; elle sera une parabole dans tout autre cas.

On peut démontrer expérimentalement ce théorème au moyen d'un vase dans lequel on entretient le niveau constant par un des procédés que nous indiquons plus loin. On peut déduire des formules du paragraphe 13 que, dans la chute libre, la vitesse due à une certaine hauteur est précisément égale à celle qu'il faudrait communiquer à un corps pour le faire parvenir à la même hauteur en le lançant de bas en haut.

Les molécules sortant d'un vase en a (*fig.* 86) avec la vitesse due à la pression du liquide mn devraient, d'après le théorème de Torricelli, atteindre le plan xg du niveau supérieur. C'est ce que l'expérience démontre très-sensiblement, lorsque l'orifice est percé sur la paroi supérieure d'un ajutage adapté au vase contenant le liquide; le liquide s'échappe par cet orifice en forme de jet d'eau, et la gerbe qui s'élève parvient jusqu'au niveau du liquide dans le vase. La petite différence que l'on observe doit être attribuée à la résistance de l'air et aux chocs que les particules d'eau descendantes font subir aux particules ascendantes. On augmente, en effet, la hauteur du jet, si l'on opère dans le vide, d'une part, et, d'autre part, en inclinant d'un petit angle le jet à sa sortie, comme en *b*, afin d'éviter l'action retardatrice des gouttes descendantes.

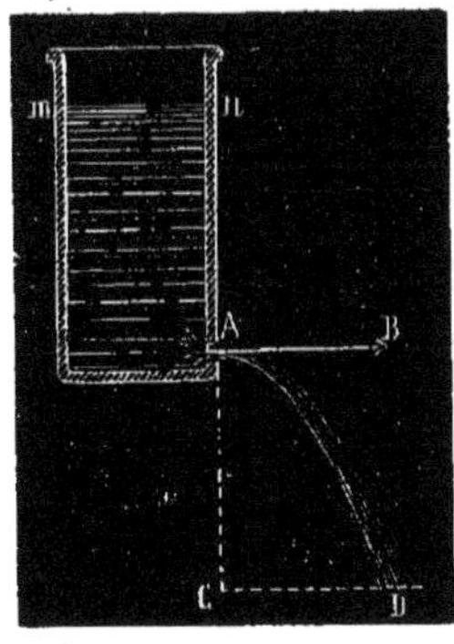

Fig 87.

Le mouvement produit par la combinaison d'une certaine vitesse initiale avec une force constante ayant une direction différente, s'effectue suivant une parabole dont la mécanique permet de déterminer facilement tous les éléments. Réciproquement, connaissant les éléments tels que AC et CD (*fig.* 87) d'une trajectoire parabolique, ainsi que la grandeur et la direction de la force constante (ici, la pesanteur), et la direction de la vitesse initiale, le calcul permet de trouver la grandeur de cette vitesse. Dans tous les cas, et sauf de petites différences dues à l'action de l'air, les résultats numériques déduits des expériences se sont trouvés en concordance avec ceux déduits de la formule $v = \sqrt{2gh}$.

65. **Dépense. Formules.** — On appelle *dépense* la quantité d'eau qui s'écoule par un orifice pendant un temps déterminé; on l'évaluait autrefois à l'aide d'une unité spéciale (le pouce de fontainier); maintenant on indique le nombre de litres écoulés par seconde sous une charge désignée.

La quantité d'eau qui s'écoule par seconde sous une charge constante s'obtient en multipliant la surface de l'orifice par la vitesse de sortie; en effet, si les molécules conservaient exactement le mouvement qu'elles possèdent à l'orifice, elles constitueraient au bout d'une seconde un cylindre ayant pour base l'orifice même, et pour hauteur l'espace parcouru par la première molécule dans cette seconde, soit une longueur égale à la vitesse.

L'expérience se fait facilement en recueillant dans un vase gradué le liquide qui s'écoule d'un orifice préalablement mesuré sous une charge maintenue constante.

Si le liquide sort par une ouverture pratiquée en *mince paroi*, c'est-à-dire si la longueur et la largeur sont grandes par rapport à l'épaisseur de la paroi, on trouve une *dépense effective* notablement inférieure à celle qu'indiquerait la règle précédente qui constitue la *dépense théorique;* la dépense effective est les $\frac{2}{5}$ ou plus exactement les 0,62 de la dépense théorique. Nous avons dit que la vitesse est bien celle qu'indique la théorie; cette différence entre le calcul et l'expérience pour la dépense ne peut dès lors provenir que d'une variation dans la section de la veine liquide ; c'est ce qui a lieu, en effet, comme nous l'indiquons plus loin.

En appelant Q la dépense théorique, s la section de l'orifice et h la hauteur du liquide, on a, pour une seconde,

$$Q = s\sqrt{2gh};$$

q désignant la dépense effective, il vient

$$q = 0{,}62\, s\sqrt{2gh}.$$

64. **Contraction de la veine.** — Si l'on examine avec attention la veine liquide qui s'échappe d'un orifice *ab* (*fig.* 88) percé en mince paroi, on reconnaît qu'au lieu de présenter la forme d'un cylindre ou plutôt d'un cône dont les sections varieraient presque insensiblement, elle diminue rapidement de diamètre ; à une distance de l'orifice égale à la moitié de sa longueur, le diamètre *cd* de la veine est réduit aux 0,8 environ du diamètre de l'orifice ; puis, à partir de ce point et sur une certaine longueur, la forme cylindrique reparait. Le liquide qui s'écoule constitue un cylindre ayant pour base, non l'orifice même, mais cette section contractée dont la surface n'est que les 0,64 de la surface de l'orifice, et par suite la dépense doit être réduite dans le même rapport. L'égalité presque absolue entre ce coefficient et celui que l'expérience a indiqué pour la dépense effective comparée à la dépense théorique paraît prouver que c'est bien à l'existence de cette contraction que l'on doit attribuer la réduction que subit la dépense.

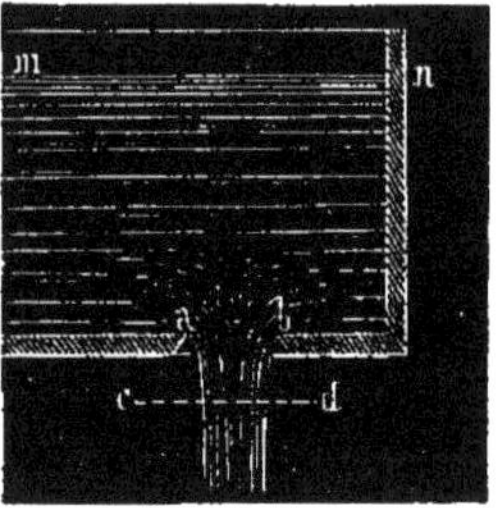

Fig. 88.

On peut se rendre compte de l'existence de cette contraction en remarquant que ce ne sont pas seulement les molécules situées directement au-dessus de l'orifice qui s'écoulent, mais que tout le liquide participe à ce mouvement, ainsi que l'on peut s'en assurer en mettant en suspension dans le liquide des corps de faible masse. Les molécules, arrivant obliquement sur les bords de l'orifice, empêchent en partie les molécules situées verticalement au-dessus de l'orifice de tomber, et conservent en partie leur mouvement oblique jusqu'à ce que, les composantes horizontales des vitesses ayant été détruites par les chocs successifs, les vitesses verticales subsistent seules.

65. **Effet des ajutages.** — Si l'on adapte à une ouverture percée dans la paroi d'un vase un tuyau de faible longueur, l'écoulement liquide ne s'effectuera pas dans les mêmes conditions que pour l'orifice en mince paroi ; ces tuyaux, auxquels on donne diverses formes, portent le nom d'*ajutages*.

Si l'ajutage est cylindrique et que sa longueur soit égale à une fois et demie son diamètre environ, comme en *abcd* (*fig.* 89), lorsque le régime est établi, le liquide coule en remplissant tout le tuyau, à *gueule-bée*, comme l'on dit, et l'on ne peut observer dans la veine liquide aucune contraction appréciable. Cependant, si l'on mesure la dépense effective, on ne trouve que les 0,82 de la dépense théorique; ici, la section n'ayant point changé, il faut que la vitesse ait diminué; on démontre qu'il en est ainsi, en observant les éléments de la parabole décrite par le liquide, lorsqu'il s'écoule par un ajutage cylindrique horizontal, et déduisant par le calcul la vitesse de sortie.

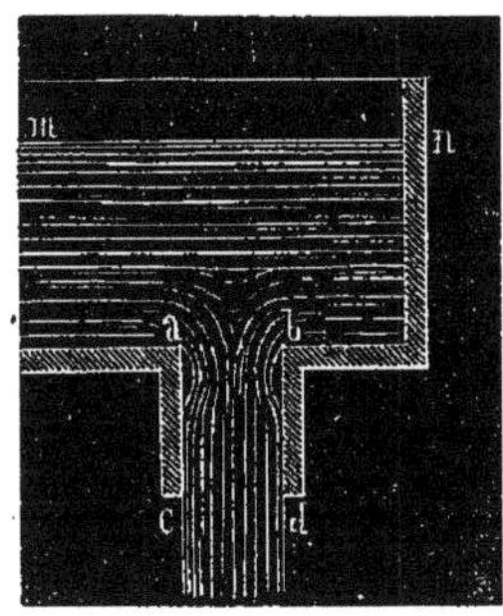

Fig. 89.

La dépense effective est, dans ce cas, donnée par la formule

$$q = 0{,}82\, s\sqrt{2gh}.$$

Le coefficient de réduction 0,82 provient, nous le répétons, non de la contraction de la veine, comme le coefficient 0,62 applicable à l'écoulement en mince paroi, mais de la diminution de vitesse.

Les deux effets peuvent être produits simultanément par l'emploi d'ajutages coniques; mais les grandeurs de ces effets varient suivant les formes et les dimensions des ajutages. On peut, en employant un ajutage formé par un tronc de cône d'un angle de 12° environ, obtenir une dépense effective se rapprochant beaucoup de la dépense théorique et donnée par la formule

$$q = 0{,}95\, s\sqrt{2gh}.$$

66. **Influence des ajutages élastiques sur la dépense.** — Si l'on adapte un tube élastique, en caoutchouc par exemple, à un orifice pratiqué dans la paroi d'un vase contenant un liquide, on pourra, en étudiant l'écoulement du liquide dans les conditions ordinaires, reconnaître que la dépense est la même que celle qui correspondrait à un tube rigide ayant un diamètre égal à celui que prend le tube élastique sous la charge du liquide. On arrivera à des résultats très-différents si l'écoulement est rendu intermittent par un moyen quelconque; dans ce cas, la dépense du tuyau élastique est notablement supérieure à celle du tuyau rigide qui tout à l'heure donnait le même débit; en outre, tandis que le liquide manifeste, à sa sortie du tube non élastique, toutes les intermittences auxquelles on soumet l'écoulement, il sort d'une manière presque continue à l'extrémité du tube en caoutchouc, et la continuité est d'autant plus parfaite que le tube est plus long.

Ces résultats, dus à M. Marey, sont très-faciles à observer en montant sur un ajutage un tuyau bifurqué, aux branches duquel s'adaptent un tuyau en verre ou en métal, d'une part et un tube de caoutchouc, d'autre part.

Il nous suffira d'indiquer l'importance de ces faits au point de vue de l'étude de la circulation du sang. Nous rappellerons qu'en effet le sang est mis en mouvement par le cœur d'une manière intermittente et qu'il passe d'abord dans les vaisseaux artériels dont l'élasticité est assez considérable.

67. **Mouvement des liquides dans les tuyaux.** — Les liquides ne sont pas en réalité aussi mobiles que nous l'avons supposé dans nos premières explications; il se développe toujours un certain frottement lorsqu'une molécule se meut au contact d'un solide ou d'autres molécules liquides. Il résulte de l'existence de ce frottement que la vitesse acquise par une molécule sortant par un tuyau d'un vase dans lequel elle supporte une certaine charge est toujours moindre que celle indiquée par le théorème de Torricelli; cette vitesse est d'autant plus diminuée que le tuyau est plus long et que cette vitesse a une plus grande valeur absolue.

Lorsque deux tranches liquides se déplacent l'une par rapport à l'autre, il se développe un frottement d'autant plus considérable que la vitesse relative de l'une de ces tranches par rapport à l'autre est plus grande.

Lorsqu'un liquide s'écoule dans un tuyau, la couche qui est en contact avec la paroi est ralentie dans son mouvement et agit à son tour sur la couche suivante pour diminuer sa vitesse, et ainsi de suite : on peut considérer le liquide en mouvement dans un tuyau comme composé de couches concentriques possédant des vitesses différentes décroissant du centre à la surface extérieure.

Si l'on étudie un liquide qui coule dans un canal découvert et si l'on néglige le frottement, très-faible d'ailleurs, produit par l'air, on trouve que les divers points du liquide ont des vitesses différentes, dont la plus grande est celle du filet situé au milieu de la surface libre.

Dans ces divers cas, pour avoir la dépense, il faut multiplier la section par une vitesse moyenne que la théorie apprend à déduire de certaines données obtenues par l'expérience.

68. **Mouvement des liquides dans les tubes capillaires.** — Les perturbations dont nous venons d'indiquer l'existence, quoiqu'il ne soit pas permis de les négliger, ne sont cependant pas assez importantes pour infirmer complétement les lois énoncées précédemment ; elles conduisent seulement à l'emploi de coefficients et de tables construites empiriquement par l'expérience. Les résultats sont bien différents si le liquide est placé dans des conditions telles que la partie qui frotte contre la paroi est une notable partie de la masse, comme cela arrive dans le cas du mouvement des liquides dans les tubes capillaires : c'est ce qui résulte d'expériences précises faites dans le but spécial de leur application à la physiologie. M. Poiseuille, à qui elles sont dues,

étudiait les temps nécessaires à l'écoulement d'une certaine quantité connue de liquide à travers des tubes capillaires variant de longueur et de diamètre, sous des pressions variables et à diverses températures. Il est arrivé aux résultats suivants :

PREMIÈRE LOI : Les quantités de liquide écoulées sous diverses pressions sont, toutes choses égales d'ailleurs, proportionnelles aux pressions.

Le théorème de Torricelli eût indiqué qu'elles sont proportionnelles aux racines carrées de ces pressions.

DEUXIÈME LOI : A partir d'une certaine longueur, les quantités d'eau écoulées sont en raison inverse des longueurs des tubes, les autres conditions restant les mêmes.

La longueur du tube serait indifférente si l'on pouvait supposer le liquide parfaitement mobile et appliquer la règle de Torricelli.

TROISIÈME LOI : La dépense est proportionnelle à la quatrième puissance des diamètres des tubes.

La formule usuelle de la dépense eût indiqué que les volumes d'eau écoulées sont proportionnels aux carrés des diamètres.

Enfin l'influence de la température ne change pas la loi même, mais fait varier dans des proportions très-considérables les coefficients que l'on doit introduire dans les formules.

Nous avons à peine besoin d'ajouter l'intérêt que présentent ces lois au point de vue de la circulation du sang dans les vaisseaux capillaires; nous devons seulement faire remarquer que ces lois n'expliquent pas et ne peuvent pas expliquer tous les phénomènes qui se produisent dans ces circonstances : outre que les capillaires du système sanguin sont élastiques, ce qui modifie les conditions d'écoulement d'une façon considérable, le sang n'est pas un liquide homogène et la présence des globules doit forcément infirmer toute loi démontrée pour les liquides homogènes et que l'on voudrait appliquer abusivement au sang.

69. **Constitution de la veine fluide.** — La veine produite par l'écoulement d'un liquide à travers un orifice en mince paroi présente, après la section contractée et sur une certaine longueur, l'apparence d'un cylindre très-légèrement conique et parfaitement transparent; mais au delà, la veine se trouble en même temps qu'il se manifeste, à des intervalles régulièrement espacés, des renflements nommés *ventres*, suivis d'étranglements que l'on appelle des *nœuds*. Savart, dans un travail intéressant, a rendu compte des diverses particularités que nous indiquons et auxquelles on peut attribuer les causes suivantes, qui sont vérifiées par diverses expériences de M. Plateau, que nous ne pouvons décrire.

La veine doit être considérée comme formée d'une série de gouttes distinctes tombant à des intervalles de temps égaux et très-petits; les distances très-petites de ces gouttes entre elles augmentent à mesure que l'on considère un point plus éloigné de l'orifice à cause du mouvement accéléré que prend chacune d'elles. En même temps qu'elles tombent, elles subissent des déformations périodiques qui successivement les allongent et les aplatissent de manière à diminuer et à augmenter leurs dimensions horizontales et par suite celles de la veine (*fig.* 90). Les causes étant toujours les mêmes, c'est aux mêmes points que les diverses gouttes qui se succèdent repassent par les mêmes formes. Par suite de la grande rapidité du mouvement, l'œil ne peut saisir les états successifs, mais perçoit seulement l'ensemble, ce qui donne lieu à l'aspect que nous venons d'indiquer.

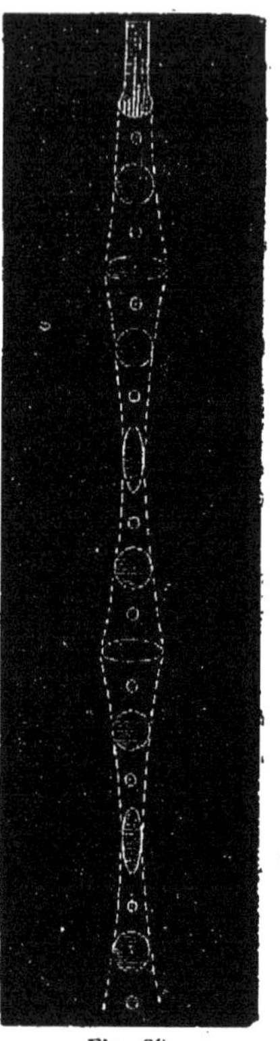
Fig. 90.

On arrive, malgré la rapidité de la chute, à distinguer ces états successifs des gouttes qui constituent la veine par le moyen d'artifices divers. Il suffit, par exemple, d'éclairer avec une étincelle électrique d'une durée excessivement petite une veine liquide coulant dans une chambre obscure : l'illumination est assez courte pour qu'il n'arrive à notre œil que la sensation correspondant à une seule position de chaque goutte. On arrive à un résultat analogue en décomposant pour ainsi dire, les impressions lumineuses multiples produites par la chute du liquide, au moyen d'un appareil spécial, le *phénakisticope*, que nous décrirons plus loin. On a pu même découvrir l'existence de gouttes de petit diamètre et de forme invariable entre les gouttes que nous avons précédemment indiquées : c'est à ce second système que l'on attribue l'opacité que possède la veine à partir de l'endroit où se manifestent les ventres et les nœuds.

Savart étudia directement l'écoulement d'un liquide par un orifice très-petit par lequel les gouttes sortaient une à une et à des intervalles de temps qui atteignaient quelquefois plusieurs secondes. Il vit le liquide former à l'orifice une goutte s'allongeant de plus en plus jusqu'à ce qu'elle se détachât ; pendant sa chute cette goutte revint à la forme sphérique, puis s'aplatit et s'allongea successivement. C'est bien le même effet que nous avons supposé et que l'on peut, dès lors, considérer comme très-probable dans le cas où les gouttes se succèdent très-rapidement.

III. HYDRAULIQUE

70. **Siphon.** — Le siphon est un appareil destiné à transvaser les liquides : il se compose d'un tube recourbé *abc* à branches générale-

ment inégales (*fig.* 91) ; la petite branche *ab* étant plongée dans le liquide, si l'on vient à aspirer en *c* jusqu'à avoir amené le liquide à dépasser le point *d*, situé à la hauteur du niveau dans le vase, on verra le mouvement continuer et l'écoulement s'établir par l'orifice *c*.

Pour nous rendre compte de cet effet, supposons le siphon amorcé, c'est-à-dire entièrement plein de liquide, et considérons la tranche de liquide située en *b*, au point le plus élevé ; elle est pressée du côté de la branche *ab* par la pression atmosphérique, diminuée de la colonne de liquide qui aurait pour hauteur la distance verticale entre le plan *xy* et le niveau *mn* du liquide : soit *h* cette hauteur et P la valeur de la pression atmosphérique, que pour plus de simplicité nous supposerons évaluée par une colonne du liquide même qui remplit le siphon ; $P-h$ est l'expression de la force qui agit sur la tranche *b* dans la direction de *x* vers *y*. De la même façon, en désignant par h' la distance verticale qui sépare le plan *xy* de l'extrémité libre *c* du tube, on voit que $P-h'$ mesure la force qui agit sur la tranche *b* dans le sens de *y* vers *x*. La tranche *b* étant soumise à deux forces opposées se mouvra dans le sens de la plus grande ; si donc on a

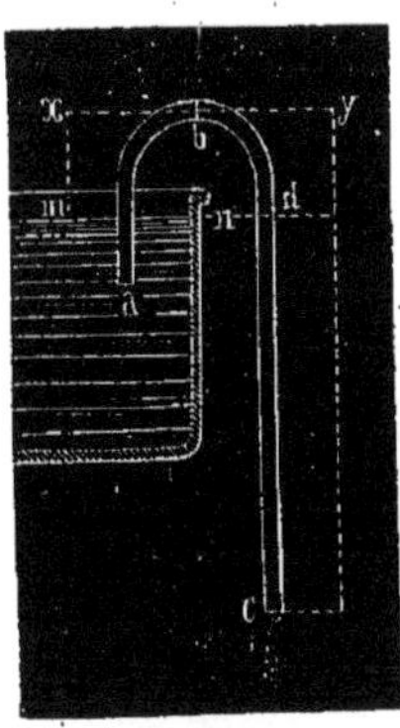

Fig. 91.

$$h' > h,$$

c'est-à-dire si l'extrémité libre *c* se trouve au-dessous du niveau *mn* du liquide dans le vase, la force $P-h$ sera prépondérante et la tranche *b* sera entraînée vers l'extrémité *c* par une force égale à la différence $(P-h)-(P-h')$ ou $h'-h$. La même action se reproduisant à chaque instant, le liquide s'écoulera constamment par la partie *bc* avec une vitesse d'autant plus grande que la différence $h'-h$ sera plus considérable ; cette différence est mesurée par la distance verticale *cd* de l'extrémité libre du tube au niveau du liquide *mn*.

Le mode d'action du siphon donne l'explication de quelques expériences telles que le *verre de Tantale*, qui se vide lorsque le liquide que l'on y verse a atteint une certaine hauteur ; les fontaines intermittentes que l'on rencontre dans certains pays peuvent être également expliquées par l'existence d'un conduit recourbé naturel qui jouerait le rôle de siphon.

Les siphons sont avantageusement employés dans les laboratoires de chimie pour décanter les liquides qui surmontent les précipités, sans troubler ceux-ci. Dans le cas où le liquide est corrosif, il faut éviter de produire l'aspiration dans la grande branche avec la bouche ; on emploie alors un siphon de forme plus complexe (*fig.* 92), qui présente un second tube *de* communiquant avec la partie inférieure de la grande branche du siphon et ouvert librement à la partie supérieure. Pour l'amorcer, on aspire par l'ouverture *e* après avoir bouché avec le doigt l'extrémité *c*; lorsque, sous cette action, le liquide a dépassé dans la grande branche la hauteur du liquide dans le vase, le siphon est amorcé et l'écoulement s'établit. Dans ce cas, la différence de niveau qui détermine le mouvement du liquide doit être comptée, non jusqu'à l'extrémité inférieure du tube, mais seulement jusqu'à sa réunion *d* avec le tube latéral, puisque la pression atmosphérique agit en ce point.

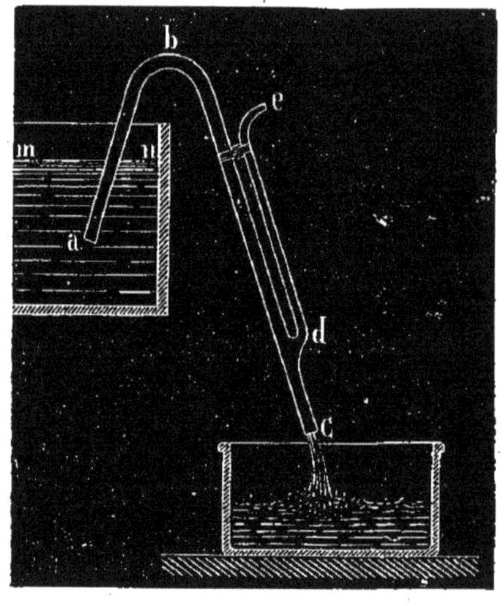

Fig. 92.

71. **Vase de Mariotte.** — L'appareil qui porte ce nom est destiné à étudier l'écoulement des liquides dans diverses circonstances, et il sert spécialement à obtenir une vitesse invariable malgré les variations de niveau du liquide dans le vase; il se compose d'un flacon (*fig.* 93) en verre dont le goulot est garni d'un bouchon que traverse un tube *de* ouvert à ses deux extrémités et que l'on fixe à diverses hauteurs; la paroi du flacon est percée de plusieurs ouvertures situées à différentes hauteurs, et qui sont généralement au nombre de trois; elles peuvent être fermées par des bouchons que l'on ôte à volonté, et leurs dimensions sont assez petites pour que les filets d'eau qui s'en échappent ne puissent être divisés par l'introduction de bulles d'air.

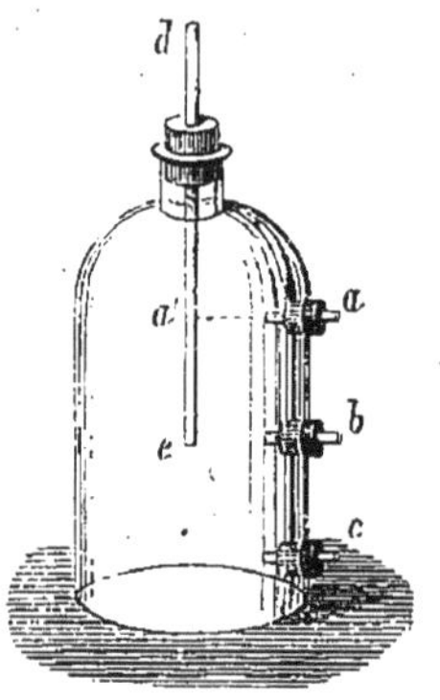

Fig. 93.

Le flacon étant rempli d'eau, supposons que l'on enfonce le tube jusqu'à ce que son extrémité inférieure se trouve au niveau de l'orifice moyen *b* et soit *d* le niveau du liquide dans le tube. Débouchons l'orifice *b* : un jet de liquide s'échappera aussitôt, mais sa vitesse et son amplitude diminueront constamment, et bientôt l'écoulement cessera. On peut facilement se rendre compte de cet effet : la tranche de liquide située à l'orifice *b* se trouve soumise à deux forces : l'une agissant de dehors en dedans, la pression atmosphérique; l'autre, dont l'effet se produit de l'intérieur à l'extérieur, et qui est égale à la pression atmosphérique agissant en *d*, augmentée de la pression due à une colonne de liquide ayant pour hauteur la différence des niveaux de *d* et de *b*; cette seconde force est prépondérante et son action produit l'écoulement; mais la pression due à la différence de niveau diminue à mesure que le liquide baisse en *d* et par suite la vitesse devient plus faible; et lorsque, dans le tube, le liquide est arrivé au niveau de *b*, la pression atmosphérique agit également dans les deux sens, et l'écoulement s'arrête.

Si l'on ouvre alors l'orifice *a*, on voit des bulles d'air s'introduire dans le flacon par cette ouverture en même temps que le liquide remonte dans le tube, et cet effet continue jusqu'à ce que son niveau ait atteint celui du point *a*. Cet effet tient à ce que, en *e*, le liquide est soumis, par le tube, à l'action de la pression atmosphérique, et, d'autre part, à cette même pression augmentée de la pression due à une colonne de liquide qui a pour hauteur la différence de niveau des points *a* et *e*; le liquide doit donc remonter dans le tube, mais il faut que de l'air vienne occuper l'espace qu'il occupait dans le flacon, et c'est par l'orifice *a* qu'il s'introduit.

Enfin, les orifices *b* et *a* étant fermés, si l'on enlève le bouchon en *c* le liquide s'écoulera, et l'on ne distinguera aucune variation dans le jet tant que le niveau du liquide dans le vase n'aura pas atteint l'extrémité inférieure *e* du tube; en même temps des bulles d'air s'introduiront dans le vase par le tube *de* et gagneront la partie supérieure. Comme dans le premier cas, l'écoulement se produit en vertu de la pression due à une colonne de liquide qui aurait pour hauteur la différence de niveau des points *c* et *e*, quantité constante; le liquide doit donc sortir par *c*, mais il faut que de l'air vienne occuper sa place. On voit par suite que l'on peut faire varier dans de certaines limites la vitesse de l'écoulement en changeant la distance de *c* à *e*. Mais lorsque le liquide aura atteint le niveau de *e*, la colonne qui produit l'écoulement aura une hauteur qui diminuera constamment, il en sera donc de même de l'amplitude du jet.

Le vase de Mariotte permet donc d'obtenir un écoulement dont la vitesse reste invariable pendant un certain temps; cet appareil n'est pas le seul qui produise un écoulement constant, et nous allons indiquer divers autres moyens d'arriver au même résultat.

72. **Vase à niveau constant.** — Dans quelques-unes des expériences précédemment rapportées nous avons dû supposer le niveau du liquide maintenu à une hauteur invariable. Plusieurs dispositions peuvent être adoptées pour arriver à ce résultat: nous indiquerons les suivantes :

1° Le vase que l'on emploie comme réservoir reçoit d'un orifice quelconque une quantité d'eau plus considérable que celle qui doit s'écouler par les ouvertures que l'on étudie; l'excédant sort par une large échancrure latérale pratiquée dans la paroi du vase et correspondant au niveau constant que doit conserver le liquide;

2° Lorsque l'expérience ne doit durer qu'un temps limité, on peut employer la disposition suivante : Un ballon rempli de liquide est renversé sur le vase dans lequel on veut maintenir le niveau constant, l'extrémité du col étant précisément à la hauteur de ce niveau. Lors de l'écoulement, le niveau baisse et laisse sortir du ballon une certaine quantité de liquide en même temps que des bulles d'air rentrent pour occuper sa place; mais lorsque le niveau a atteint l'extrémité du col, toute arrivée d'air et par suite toute sortie de liquide est arrêtée pour reprendre dès que le niveau aura de nouveau descendu. Cet appareil est fréquemment employé pour le lavage des précipités en chimie;

3° Le siphon donne également un moyen d'obtenir un écoulement constant; il suffit pour arriver à ce résultat de maintenir invariable la différence entre le niveau du liquide dans le vase et l'extrémité libre de la grande branche. Pour qu'il en soit ainsi, le siphon est à peu près tenu en équilibre par un poids auquel il est relié par un fil passant sur une poulie; une plaque de liége fixée sur la petite branche flotte sur le liquide dont elle suit les variations de hauteur en entraînant le siphon dans son mouvement.

73. **Des pompes.** — Les pompes sont des appareils destinés à élever l'eau; elles consistent en général en une capacité close dont on peut faire varier le volume au moyen d'un piston, paroi mobile qui la ferme d'un côté. La description des divers systèmes de pompes appartiendrait à un cours de mécanique; il nous suffira d'indiquer les types principaux.

1° *Pompe aspirante.* — Le corps de pompe est un cylindre vertical ABC (*fig.* 94) situé à une certaine hauteur au-dessus du niveau *mn* du liquide à élever auquel le fait communiquer un tube DH dit *tuyau d'aspiration;* à l'orifice supérieur de celui-ci se trouve une soupape H s'ouvrant de bas en haut; le piston P qui se meut dans le cylindre présente également une soupape G s'ouvrant dans le même sens; il est mis en mouvement par l'intermédiaire d'une tige F qui le plus souvent s'articule à un levier; enfin, vers la partie supérieure du corps de pompe se trouve l'orifice d'écoulement de l'eau.

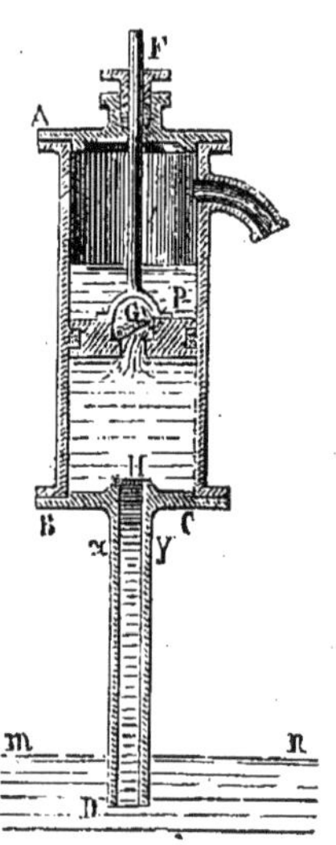

Fig. 94.

Supposons le piston au bas de sa course; si on vient à le soulever, on augmentera la capacité du corps de pompe, et la pression de l'air à l'intérieur sera diminuée; la soupape G se fermera, la soupape H s'ouvrira; la pression de l'air dans le tuyau d'aspiration diminuant également, l'eau s'élèvera dans ce tuyau sous l'influence de la pression atmosphérique extérieure jusqu'à ce que la pression de l'air intérieur augmentée de la pression due à la colonne de liquide égale la pression extérieure. Quand on redescendra le piston, la soupape H se fermera, et l'eau restera dans le tuyau d'aspiration au niveau qu'il avait atteint; la soupape G s'ouvrira et laissera échapper l'air qui se trouvait dans le corps de pompe. Lorsqu'on soulèvera le piston pour la seconde fois, un effet analogue se produira, mais l'eau atteindra un niveau plus élevé. Après un certain nombre de coups de piston, pour chacun desquels un effet analogue se produira, l'eau atteindra le niveau H. Le piston étant alors descendu affleurera le liquide, et, dans son mouvement ascendant, entraînera toute la colonne; à la descente, la soupape H se fermant tandis que la soupape G s'ouvre, le liquide contenu dans le corps de pompe passera au-dessus du piston, et sera dès lors soulevé et rejeté lors de la montée pendant laquelle la soupape G sera abaissée; à partir de cet instant, la pompe est *amorcée*, et le même effet se reproduit à chaque coup de piston.

Pour que la pompe puisse fonctionner, il faut que la colonne liquide soulevée par l'action de la pression atmosphérique extérieure atteigne et dépasse même la soupape H; il faut donc que le tuyau d'aspiration soit moindre que $10^{m},33$.

Pour que la pompe, à chaque coup de piston, produise le maximum d'effet, il faut que le liquide suive le piston jusqu'à sa position supérieure extrême, que celle-ci, par suite, soit au plus à $10^{m},33$ au-dessus du niveau du liquide à élever.

La présence d'un espace nuisible (106) impossible à éviter dans ces machines ne permet jamais en pratique d'atteindre à ces hauteurs.

2° *Pompe foulante.* — La pompe foulante proprement dite n'est guère employée que dans les pompes à incendie. Elle se compose d'un corps de pompe AB (*fig.* 95) placé dans le liquide à élever avec lequel il communique par une soupape C s'ouvrant de dehors en dedans; d'autre part, le tuyau de refoulement de l'eau débouche également à la partie inférieure du corps de pompe et présente à son extrémité une soupape D s'ouvrant de dedans en dehors. Un piston plein P fixé à une tige F se meut dans le corps de pompe; supposons-le placé au bas de sa course; lorsqu'on le soulève, la pression de l'eau extérieure ouvrira la soupape C, et le liquide remplira le corps de pompe; si l'on baisse alors le piston, la pression exercée fermera la soupape C, et le liquide passera dans le tuyau de refoulement après avoir ouvert la soupape D qui se refermera sous le poids de la colonne introduite, et s'opposera à son retour lors du mouvement suivant du piston. A chaque coup de piston, on fera de la même manière passer dans le tuyau une certaine quantité de liquide. Rien ne limite la hauteur à laquelle on peut élever l'eau, si ce n'est la force dont on dispose.

3° *Pompe aspirante et foulante.* — Cet appareil se compose d'une pompe foulante AB (*fig.* 96) présentant des soupapes G et H disposées comme nous l'avons indiqué précédemment, et placée à l'extrémité supérieure d'un tuyau d'aspiration CD, dont la hauteur doit être moindre que 10^m,33. Le fonctionnement de cette pompe se comprend très-facilement.

Dans ces trois appareils l'écoulement du liquide est intermittent ; on

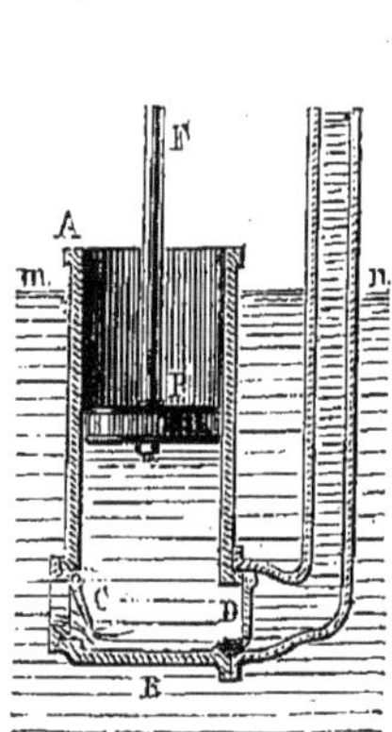

Fig. 95.

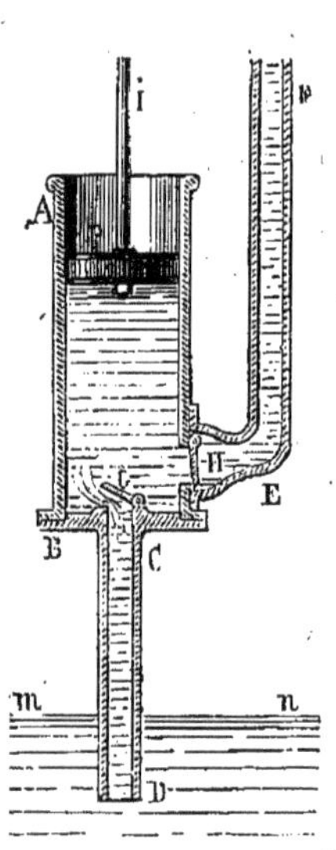

Fig. 96.

peut obtenir un écoulement continu en accouplant deux pompes, mais le jet présente encore une intensité variable ; on arrive à une régularité presque absolue en se servant de trois pompes agissant à des intervalles de temps égaux. On obtient encore le même effet en interposant sur le trajet du tuyau de refoulement un réservoir d'air dans lequel l'air se comprimant lors de l'arrivée brusque du liquide retarde par là même son mouvement, et en se détendant lorsque l'eau arrive moins rapidement augmente au contraire sa vitesse de manière qu'il y ait compensation presque absolue.

Au point de vue théorique, les trois pompes présentent les mêmes conditions ; si l'on néglige les frottements divers, le *travail* nécessaire pour élever l'eau à une certaine hauteur est, dans tous les cas, mesuré par le produit du poids de cette eau par la hauteur à laquelle on l'élève.

74. **Exposé de la circulation du sang.** — Dans l'étude que nous allons faire de la circulation du sang, nous ne nous occuperons que des phénomènes physiques ou mécaniques qui sont des applications des lois et

des principes précédemment trouvés : nous aurons à indiquer comment ce liquide est mis en mouvement, et nous donnerons les explications des divers phénomènes qui ont été principalement observés.

La circulation que nous étudierons comprendra le cours du sang entre deux passages consécutifs de ce liquide dans l'organe central, que ce soit dans les mêmes cavités que ce retour ait lieu (circulation simple des poissons), ou que des parties distinctes de l'organe central le reçoivent successivement, de sorte qu'un double circuit doive être parcouru pour que le sang revienne à son point de départ (circulation double des mammifères, par exemple). C'est à la physiologie qu'il appartient d'établir ces distinctions qui sont sans intérêt au point de vue physique et mécanique.

1° *Organe central.* — L'organe central est le moteur de la circulation; c'est le *cœur*, muscle creux, dont les fibres entre-croisées dans diverses directions diminuent notablement la capacité par leur contraction ; souvent (animaux supérieurs) il se compose de deux parties entièrement distinctes, connues sous les noms de *cœur droit* et *cœur gauche*, et dont nous ne considérerons qu'une seule. Avec cette restriction, nous décrirons l'organe central comme composé de deux cavités : l'*oreillette*, qui reçoit le sang d'une manière continue par un orifice fermé plus ou moins complétement par une valvule, soupape s'ouvrant de dehors en dedans et s'opposant par suite à toute sortie du sang par cet orifice, lors de la contraction de l'oreillette ; et le *ventricule*, dont les parois épaisses sont susceptibles par leur contraction de comprimer fortement le liquide qui s'y trouve contenu. Le ventricule est en communication avec l'oreillette par un large orifice, *orifice auriculo-ventriculaire*, pourvu d'une valvule se mouvant dans le même sens que la précédente et s'opposant au passage du sang du ventricule dans l'oreillette, tandis qu'elle permet librement le mouvement en sens contraire. Enfin, le sang s'échappe du ventricule dans un système de vaisseaux, par un orifice également muni d'une valvule agissant de la même façon que les deux précédentes.

L'oreillette et le ventricule se contractent périodiquement : l'oreillette d'abord ; puis, aussitôt après, le ventricule. Ces mouvements du cœur sont suivis d'une période d'inactivité musculaire, pendant laquelle les fibres reviennent à l'état de repos : c'est la *diastole;* la période de contraction a reçu le nom de *systole*.

2° *Artères.* — Le sang sorti du ventricule arrive dans un vaisseau unique d'abord, qui bientôt se subdivise pour se répandre, sans solution de continuité, dans tous les points où le sang doit arriver. Ces vaisseaux sont les *artères;* ils ont une texture assez complexe, de laquelle résulte une grande élasticité, propriété absolument caractéristique et qui est facilement mise en évidence par ce fait, qu'une artère coupée conserve un orifice circulaire et ne reste point déprimée. A mesure que les artères se subdivisent, leur diamètre diminue; mais il n'y a pas compensation exacte entre l'augmentation du nombre des artères et la diminution de section, et la somme des sections augmente à mesure que l'on s'éloigne de l'organe central.

3° *Vaisseaux capillaires.* — On désigne sous ce nom des vaisseaux de très-petites dimensions, répandus partout, s'anastomosant dans tous les sens et faisant suite aux artères du plus petit diamètre dont ils diffèrent par la composition.

La section totale par laquelle le sang passe augmente encore lorsque l'on passe des artères aux capillaires; d'après des observations et des calculs que l'on ne peut regarder que comme des approximations, Donders et Valentin ont évalué la section totale des capillaires à cinq cents ou huit cents fois la section de l'artère à la sortie du cœur.

4° *Veines.* — Les vaisseaux capillaires se réunissent pour former un nouvel ordre de vaisseaux, les *veines*, qui diffèrent essentiellement des artères par leur manque d'élasticité; les veines d'un certain diamètre présentent, en outre, en quelques parties, des *valvules*, sortes de replis membraneux, faisant fonction de soupapes et opposant un obstacle au cours du sang vers les capillaires, tandis qu'elles le permettent dans le sens opposé. Les veines qui sont directement en rapport avec les capillaires ont un faible diamètre (*veinules*); elles se réunissent successivement en donnant naissance à des vaisseaux d'un plus grand diamètre; mais la section totale des veines diminue d'une manière continue des veines au cœur, où les veines vont déboucher dans l'oreillette par un nombre restreint d'orifices.

5° *De la circulation du sang.* — Le sang arrive d'une manière continue des veines dans l'oreillette et la remplit pendant la diastole ; par la contraction des parois de cette cavité, le sang se trouve pressé; il ne peut repasser dans les veines, tandis que la valvule auriculo-ventriculaire s'ouvrant par la pression même, il vient remplir à son tour le ventricule encore en diastole ; mais la systole ventriculaire se produit alors, et, par un jeu de valvules facile à comprendre, lance dans l'artère tout le sang venant de l'oreillette. En un mot, le sang arrive d'une manière continue dans le cœur, il en sort périodiquement par ondées intermittentes.

Le sang est lancé dans les artères d'une façon discontinue, intermittente et sous l'influence de la pression ventriculaire que l'on a évaluée à une colonne de $0^{m},15$ de mercure. Cette ondée sanguine, qui, dans des tuyaux rigides, donnerait naissance à un écoulement intermittent, produit un double effet dans le système artériel ; elle refoule la colonne liquide qui la précède, et en même temps dilate l'artère d'une quantité appréciable; le retour de ce vaisseau à ses premières dimensions fait avancer le sang qu'il contient pendant la diastole ventriculaire. L'élasticité de l'artère tend à régulariser le cours du sang, à le rendre uniforme et non saccadé : ce fait, établi directement par des sections pratiquées sur des artères plus ou moins éloignées du cœur, a été reproduit dans une expérience schématique de M. Marey (66).

Il résulte, en outre, de l'augmentation de section totale des artères que la vitesse du sang décroît à mesure que les artères sont plus petites; cette vitesse est encore diminuée par le frottement sur les parois.

Le sang arrive donc d'une manière continue, ou à peu près, dans les vaisseaux capillaires : sa vitesse, bien diminuée déjà, décroît encore par suite de l'augmentation de section totale de ces vaisseaux et par suite des frottements qui augmentent très-rapidement lorsque le diamètre devient très-petit (68). Le mouvement est produit dans les capillaires par suite de l'impulsion du cœur, prolongée par l'élasticité artérielle.

Le sang arrive d'un mouvement uniforme dans les veines, ainsi que le prouve la continuité du jet dans la saignée, par exemple. Mais sa vitesse est d'autant plus considérable qu'on étudie des points plus rapprochés du cœur par suite de la diminution de section totale que nous avons signalée. Le sang contenu dans le système capillaire et soumis à la poussée du sang artériel refoule le sang contenu dans les veines, et est la cause principale de son mouvement, mais n'est pas la seule : la disposition des valvules est telle, que toute pression extérieure, fermant ces valvules, refoule le sang vers le cœur ; les contractions musculaires pressent les veines d'une manière intermittente et communiquent une impulsion au sang; d'autre part, le retour de l'oreillette à ses dimensions primitives, en augmentant sa capacité, produit une sorte d'aspiration à laquelle vient se joindre par instant la dilatation de l'oreillette, causée par la dilatation de la cage thoracique dans la respiration. Enfin, ces causes réunies font couler le sang dans les veines jusqu'à l'amener dans l'oreillette ; à partir de cet instant, les phénomènes que nous venons d'indiquer se reproduisent identiquement[1].

75. **De la tension dans le système circulatoire.** — L'action des ventricules en refoulant le sang et dilatant les artères soumet ce liquide à une pression qui a été mesurée à diverses reprises. M. Poiseuille employait un manomètre à mercure dont il fixait une branche à l'extrémité d'un vaisseau préalablement divisé. Cet appareil, l'*hémodynamomètre*, a été modifié par MM. Ludwig, Spengler et Valentin qui l'ont disposé de manière à en permettre l'emploi sans presque changer les conditions normales de la circulation. A cet effet, la branche du manomètre se trouvait non sur le prolongement du vaisseau, mais latéralement dans une sorte de boutonnière pratiquée dans la paroi.

Les expériences, sur les résultats numériques desquelles nous n'avons

[1] Dans les animaux supérieurs qui ont un cœur double, la circulation se compose de deux parties que rien ne distingue au point de vue *mécanique*.

1° Grande circulation ou circulation générale : oreillette gauche, ventricule gauche; artères, capillaires et veines de la circulation générale; oreillette droite.

2° Petite circulation ou circulation pulmonaire : oreillette droite, ventricule droit, artères, capillaires et veines pulmonaires; oreillette gauche.

Pour chacune de ces circulations, on peut répéter tout ce que nous avons indiqué.

pas à insister, ont montré que les prévisions théoriques sont réalisées, que la pression diminue dans les artères à mesure que l'on s'éloigne du cœur, et que, dans les veines, elle est encore bien moindre par suite de l'action des capillaires.

76. **Du pouls; du sphygmographe.** — Si l'on étudie une artère d'une certaine dimension, l'uniformité du mouvement n'est pas encore établie, et les variations de l'impulsion en ce point peuvent donner des connaissances utiles sur le mode de fonctionnement du cœur ou des artères elles-mêmes. On peut se rendre compte de cette impulsion en appuyant le doigt sur une artère assez superficielle et reposant sur un plan résistant; ces conditions sont remplies, par exemple, pour l'artère radiale; la présence du plan résistant est nécessaire parce que sans cela l'artère se laisserait déprimer, et le mouvement se perdrait dans les tissus mous sous-jacents. Telle est l'explication du *pouls* dont on peut reconnaître les nombreuses variétés par une grande habitude.

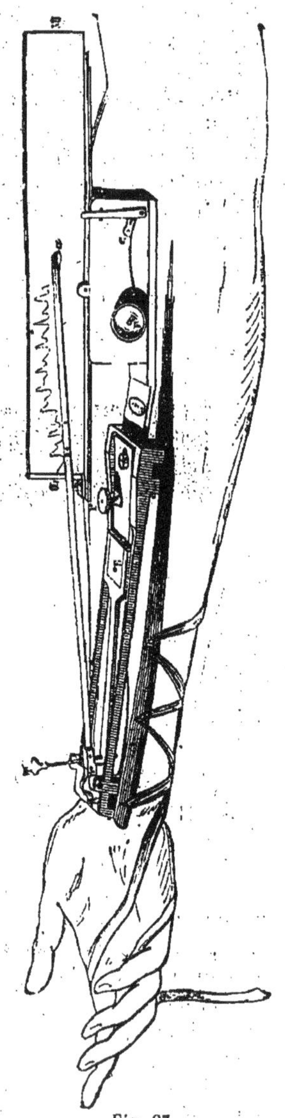

Fig. 97.

Des appareils ont été inventés pour étudier avec plus d'exactitude le pouls et ses diverses propriétés; la méthode autographique, appliquée dans ce cas, a donné les meilleurs résultats en supprimant les impressions personnelles qui n'avaient pas une fixité absolue et les remplaçant par des indications toujours exactes. Plusieurs instruments ont été inventés en Allemagne dans ce but; mais le sphygmographe de M. Marey est le plus simple et le plus répandu; nous le décrirons rapidement.

Le sphygmographe se compose essentiellement d'un levier très-léger, dont les mouvements sont déterminés par les pulsations artérielles. A cet effet, un bâti métallique (*fig.* 97) est assujetti autour du poignet à l'aide de rubans qui le fixent solidement; l'extrémité d'un ressort est fixée à ce bâti, tandis que l'autre extrémité libre appuie précisément sur l'artère; une vis P permet de faire varier la tension du ressort; à ce ressort est reliée une tige métallique qui se recourbe et forme un couteau à arête tranchante; enfin, un levier en bois ou en aluminium, et très-léger, peut tourner librement autour de l'axe D; il repose sur le couteau en un point très-voisin de cet axe, de telle sorte que tout mouvement de l'artère transmis au couteau le sera également au levier, mais très-amplifié à l'extrémité libre de ce levier, l'amplitude de ses déplacements étant proportionnelle à celle de l'artère. Le levier porte au point *a* une petite plume que l'on remplit d'encre, et qui appuie sur une bande de papier LM qu'un mécanisme d'horlogerie très-précis renfermé dans la caisse FG fait mouvoir uniformément. Pour éviter que la pointe du levier dans ses mouvements ne dépasse les bords de la bande sur laquelle s'inscrit la courbe, une vis T permet de placer à diverses hauteurs le couteau qui fait mouvoir le levier. Si le levier se déplace seul, la bande de papier restant immobile, la pointe décrit un arc de cercle dont le centre est en D; si, au contraire, le levier reste fixe, la bande se déroulant, la plume décrit une ligne droite; les deux mouvements ayant lieu, simultané-

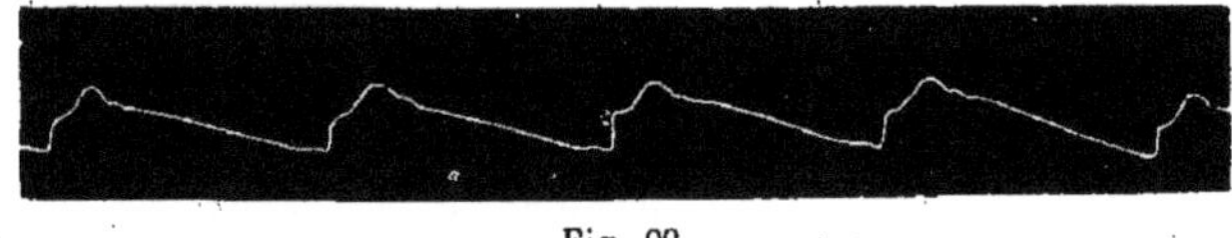

Fig. 98.

ment la plume trace une courbe sinueuse (*fig.* 98), dans laquelle les longueurs sont proportionnelles aux temps, les hauteurs proportionnelles aux déplacements, et qui par suite est la courbe du mouvement de l'artère (2).

En réalité cependant, ce sont non pas les hauteurs verticales, mais des arcs de cercles qui sont proportionnels aux déplacements de l'artère; et la différence, quoique faible, n'est pas cependant négligeable dans des études exactes.

En somme, le levier, recevant le mouvement très-près du point d'appui, amplifie considérablement le déplacement de l'artère. Mais il pourrait résulter des déformations dans la courbe si le levier n'était excessivement léger. M. Marey, par d'ingénieuses expériences, a démontré que ces déformations sont entièrement négligeables.

77. **Des ondes produites à la surface d'un liquide.** — Tout le monde connaît l'effet produit par un corps tombant dans un liquide tranquille; on distingue à la surface un cercle ayant pour centre le point ébranlé, et qui se meut de telle sorte que son rayon aille constamment en augmentant sans que son centre change; en observant plus attentivement, on reconnaît que ce cercle correspond à une élévation et à une dépression du liquide se succédant immédiatement. La figure 99

montre une coupe du liquide par un plan vertical passant par le centre du cercle; on distingue la partie surélevée en *a*, la partie déprimée en *b*, le niveau du liquide étant *cde;* dans cette figure, comme dans les suivantes, nous représenterons une onde par deux traits parallèles, le trait fort correspondant à la partie la plus élevée, et le trait faible à la dépression la plus considérable.

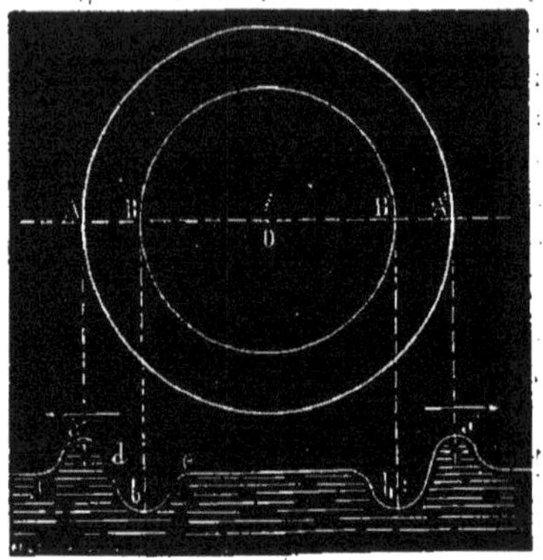

Fig. 99.

Sans entrer dans une étude approfondie de ces ondes, il importe cependant de se rendre compte de leur production. Il faut comprendre surtout que ce que nous appelons *onde* n'a pas une existence matérielle, et que ce n'est que d'une manière symbolique, pour ainsi dire, que nous énonçons que l'onde se déplace. Il faut concevoir qu'à un même instant, et sous l'influence de causes quelconques, certaines molécules d'un liquide se trouvent dérangées de leur position d'équilibre, les unes se trouvant élevées au-dessus de la surface libre, les autres se trouvant abaissées au-dessous. Cet état ne peut exister d'une manière stable, chaque molécule tendant à revenir à sa position d'équilibre; mais le retour à cette position ne s'effectue pas sans que les molécules voisines soient influencées, si bien que la partie de la surface qui touchait l'élévation se trouvera élevée à son tour, tandis que les molécules qui constituaient cette élévation se seront abaissées au-dessous du niveau général par suite de l'action produite par le retour à la position d'équilibre des molécules précédemment déprimées; le liquide présentera donc comme avant une élévation suivie d'une dépression, mais non plus au même lieu, et ce ne sont pas non plus les mêmes molécules qui les constituent, chacune des molécules n'étant animée que d'un mouvement oscillatoire suivant une verticale ou à peu près, mais n'étant pas entraînée; l'onde n'est que l'expression d'un état de la surface, et son transport signifie simplement que des parties différentes prennent successivement ce même état. On peut avoir une idée assez nette de ce que nous désignons par onde, en observant l'effet produit par un coup de vent sur un champ de blé : on voit les épis s'abaisser successivement, puis se redresser et produire le même effet que si une vague se déplaçait à la surface, quoique dans ce cas bien certainement les épis ne puissent éprouver aucun mouvement de translation. On peut directement se rendre compte du mouvement vertical sur place des molécules, en examinant, au bord de la mer, l'effet d'une vague sur de petits corps flottants, comme des bouchons par exemple : pendant le passage de la vague le bouchon est soulevé, puis retombe ensuite, sans presque qu'il soit entraîné horizontalement.

La vitesse de propagation de l'onde, c'est-à-dire la rapidité avec laquelle le phénomène se manifeste successivement dans des points différents, dépend de la densité du liquide et de sa profondeur. Dans un liquide présentant partout la même profondeur, l'onde produite par un ébranlement communiqué en un point doit être circulaire par raison de symétrie. Dans une onde de forme quelconque, une petite portion pourra toujours être considérée comme rectiligne, si elle est à une grande distance du centre d'ébranlement.

78. **De la superposition des ondes.** — Si dans une nappe indéfinie de liquide au repos on produit en deux points différents des ébranlements, on donnera naissance à deux ondes circulaires ayant ces points pour centre et qui arriveront à se rencontrer puisque leurs rayons augmentent. Malgré cette complexité d'action, on continue à distinguer les deux ondes qui se traversent sans cesser d'exister. A l'endroit même de l'intersection des ondes, on observe que chaque molécule du liquide occupe précisément la même position que si les deux ondes au lieu d'exister simultanément y fussent parvenues successivement, et que l'effet de la seconde eût agi sur la molécule déplacée par la première et non encore de retour à sa position d'équilibre ; par exemple, un point qui correspond à la partie élevée des deux ondes éprouve une élévation égale à la somme des élévations partielles que chaque onde lui eût communiquée isolément.

On peut énoncer ce résultat d'une manière plus simple, en disant que le déplacement total d'un point est égal à la somme algébrique des déplacements que lui eussent procurés isolément les deux ondes, en convenant de regarder les élévations comme des déplacements positifs, par exemple, et les dépressions comme des déplacements négatifs.

Plusieurs ondes peuvent coexister sans que leurs effets cessent d'être distincts ; c'est ce qui se voit fort bien au bord de la mer ou sur un lac : outre les vagues produites par l'action du vent et qui sont à peu près parallèles, au moins à une certaine distance du rivage, on distingue simultanément les ondes rectilignes produites par le mouvement d'un navire, les ondes circulaires occasionnées par un oiseau pêchant un poisson, par une pierre qu'on lance, etc.

79. **Réflexion des ondes liquides.** — Lorsque le liquide ne présente pas une surface indéfinie, mais qu'il est limité par une paroi verticale, un phénomène nouveau se présente, la réflexion de l'onde. Supposons d'abord une onde plane BC*bc* (*fig.* 100) rencontrant une paroi MN, également plane, avec laquelle elle fait un certain angle ; elle ne s'anéantit pas par le fait de cette rencontre, mais donne naissance à une onde plane nouvelle AB*ab* marchant dans le même sens et faisant avec la paroi MN, mais de l'autre côté de la normale, un angle égal à celui

que faisait l'onde incidente; on dit alors que l'onde se réfléchit. Dans le cas d'une seule onde, l'effet produit est le même que si l'on avait une onde en forme de V dont le sommet glissât le long de la paroi.

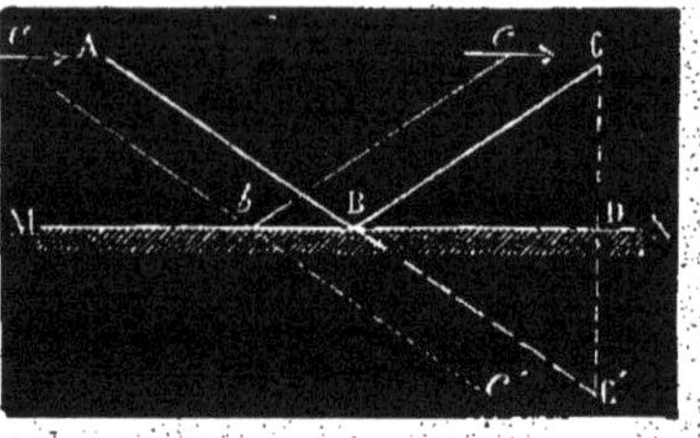
Fig. 100.

L'effet est analogue si l'onde plane rencontre une paroi courbe, seulement les angles doivent être mesurés alors avec la tangente à cette courbe.

Lorsqu'une onde circulaire rencontre une paroi plane, elle se réfléchit comme si, en chaque point, elle était remplacée par l'onde rectiligne tangente. L'analyse géométrique du phénomène, d'accord avec l'expérience, indique qu'il doit se développer une nouvelle onde circulaire ED qui se meut en s'éloignant de la paroi de manière à être à chaque instant symétrique de la portion d'onde ED′ que la paroi a interceptée (*fig.* 101), et, par suite, comme si elle émanait d'un centre C′, symétrique du centre véritable d'ébranlement C par rapport à la paroi.

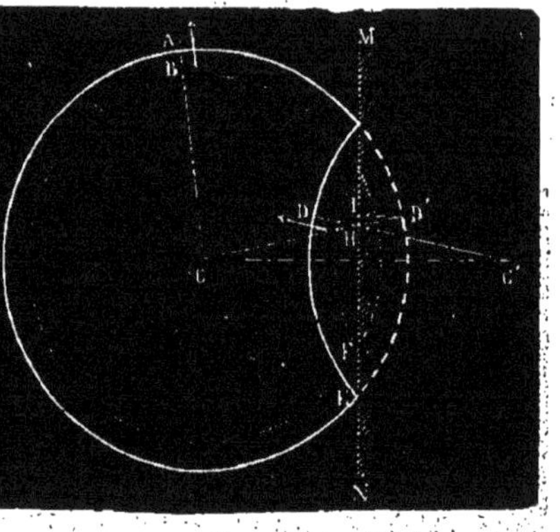
Fig. 101.

L'application de la loi de réflexion conduit à quelques résultats importants dont nous aurons plus tard à nous servir.

Toute onde circulaire (*fig.* 102) dont le centre est au foyer F d'une parabole se transforme, après la réflexion, en une onde rectiligne se mouvant dans le même sens, perpendiculairement à l'axe de la parabole.

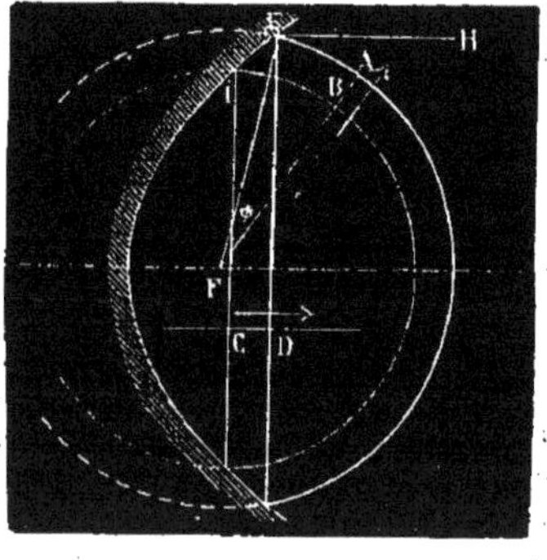
Fig. 102.

Toute onde circulaire (*fig.* 103) dont le centre est à l'un des foyers F d'une ellipse se transforme, après sa réflexion sur cette courbe, en une autre onde circulaire ayant son centre à l'autre foyer F′ et dont le rayon décroît jusqu'à 0.

Toute onde circulaire dont le centre d'ébranlement est au centre d'une circonférence donne naissance, par sa réflexion sur cette courbe, à une nouvelle onde circulaire de même centre, mais de rayon décroissant jusqu'à 0.

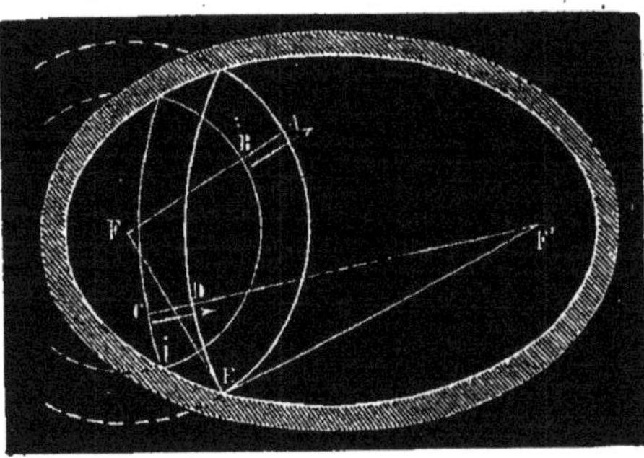

Fig. 103.

80. **Interférence des ondes.** — Nous avons dit (78) que le déplacement d'une molécule sous l'influence simultanée de plusieurs ondes est la somme algébrique des déplacements que chaque onde agissant seule aurait produits. Supposons que deux ondes rectilignes, parallèles et de même amplitude, AB et CD (*fig.* 104, I), mais dirigées de sens contraire, avancent à la rencontre l'une de l'autre : il arrivera, par suite de leur mouvement, un instant où l'élévation de chacune correspondra à la dépression de l'autre, et, comme elles ont même amplitude, ces effets se détruiront et toute apparence d'onde aura disparu (II) : les ondes auront *interféré*, pour employer l'expression propre. Cet état ne durera pas; chaque onde, continuant son mouvement, reparaîtra bientôt, mais il y aura eu croisement (III).

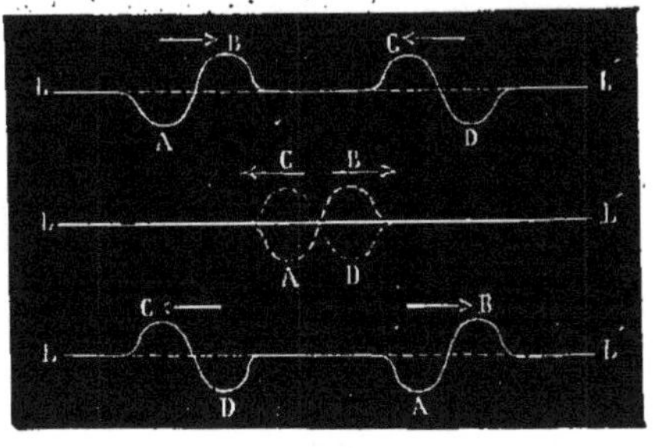

Fig. 104.

Dans le cas où l'on a des ondes présentant les mêmes conditions de grandeur et de direction que nous venons d'indiquer, mais se succédant d'une manière continue et régulière, des effets analogues se produiront : à des époques périodiques, tout le liquide paraîtra au repos; puis, dans l'intervalle, on percevra des élévations et des dépressions dues à l'action simultanée de ces deux systèmes. Mais il y aura toujours des points qui, par suite de deux actions égales et contraires, n'éprouveront aucun déplacement; ces points, auxquels on donne le nom de *nœuds*, sont régulièrement espacés, comme il est facile de le comprendre; en outre, ce que nous ne pouvons démontrer ici, ils sont fixes et restent les mêmes malgré le déplacement des ondes; à égale distance de deux nœuds consécutifs, on trouve des molécules animées de mouvements d'amplitude maxima que l'on appelle *ventres*.

Les conditions de production des nœuds et des ventres se trouvent remplies dans le cas d'un canal étroit, terminé à une extrémité par une paroi plane et normale à l'axe du canal, et à l'autre extrémité duquel on produit des ondes planes égales d'une manière continue et régulière. Les ondes réfléchis sont aussi planes et périodiques, et, rencontrant des ondes incidentes, interfèrent nécessairement en donnant naissance à des nœuds et à des ventres.

CHAPITRE V

DES GAZ

81. **Propriétés des gaz. Compressibilité. Élasticité.** — Comme les liquides, les gaz sont caractérisés par une mobilité extrême de leurs molécules. Ils sont aussi compressibles et élastiques; mais, tandis que la compressibilité des liquides est extrêmement faible, celle des gaz, au contraire, est très-considérable : on sait, en effet, que pour une pression égale à une atmosphère, l'eau subit une diminution de volume représentée par le nombre 0,000048; la même pression appliquée à un gaz le réduit à la moitié de son volume.

La grande compressibilité des gaz et leur élasticité se reconnaissent en enfonçant un piston dans un cylindre de verre à parois résistantes (*fig.* 105) plein d'air et fermé par un bout. Le moindre effort suffit pour réduire le volume de l'air d'une quantité notable. Dès que la compression cesse, le piston se meut en sens inverse, obéissant à la force de ressort du gaz jusqu'à ce qu'il ait repris sa position première. C'est aussi par un effort élastique, qu'une vessie pleine d'air rebondit en tombant à la surface du sol; l'enveloppe, en cessant d'être sphérique, diminue nécessairement de volume.

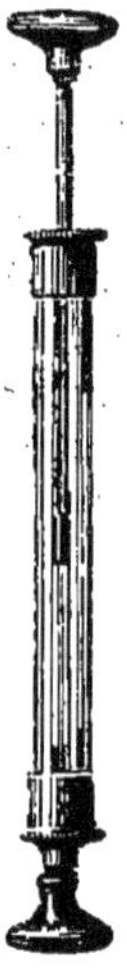

Fig. 105.

82. **Expansibilité.** — Mais les gaz se distinguent des liquides par un autre caractère, l'*expansibilité*, qui fait qu'une masse gazeuse tend toujours à occuper l'espace qui lui est offert, quelque étendu qu'il soit. Pour le prouver par une expérience directe, on prend une vessie fermée contenant une petite quantité d'air (*fig.* 106). On l'introduit sous une cloche de verre, dont on peut extraire l'air intérieur au moyen d'une pompe pneumatique. A mesure qu'on fait le vide, on voit la vessie qui se gonfle de plus en plus, et qui prend tout le volume dont elle est susceptible. Dès que l'on fait rentrer l'air, elle s'affaisse

en reprenant sa forme primitive. Cette expérience, due à Otto de Guéricke, met en évidence la répulsion permanente des molécules gazeuses et, par suite, la pression qu'elles exercent contre les parois des vases qui les renferment, pression que l'on appelle *tension* ou *force élastique* des gaz. Il résulte de cette propriété que les gaz ne peuvent avoir de surface libre sur laquelle aucune pression ne soit exercée, puisqu'il faut un obstacle pour arrêter leur force d'expansion. Cependant quelques faits semblent prouver que l'expansibilité, à partir d'une certaine limite, peut être considérée comme nulle.

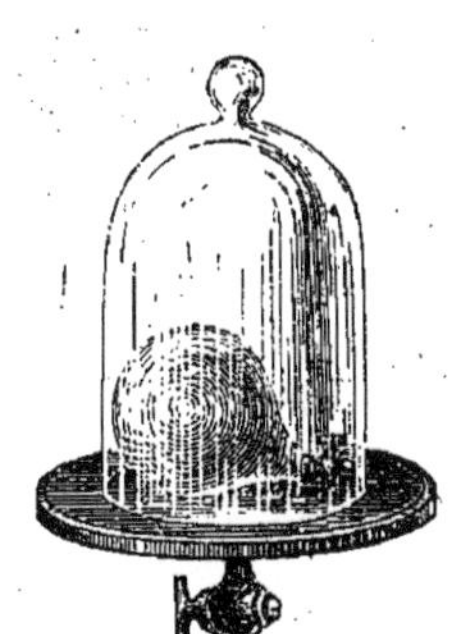
Fig. 106.

83. **Constitution des gaz.** — Les analogies et les différences que nous venons de signaler entre les liquides et les gaz, nous conduisent à considérer un corps gazeux comme formé de molécules isolées, parfaitement mobiles et élastiques, de forme sphérique sans doute, uniformément distribuées, et soumises comme les liquides à l'action de forces attractives et répulsives, qui varient avec la distance ; seulement dans les gaz les forces attractives sont insensibles, ou disparaissent devant la grandeur des forces répulsives. Malgré cette différence et à cause de la mobilité des molécules, les principes fondamentaux relatifs à l'équilibre des liquides doivent s'appliquer aux gaz, et se démontrer de la même manière.

84. **Principe de Pascal appliqué aux gaz.** — Les gaz ayant la même constitution moléculaire que les liquides, le principe de Pascal leur est applicable :

1° Si dans une masse gazeuse en équilibre on exerce une pression extérieure, celle-ci se transmettra intégralement dans tous les sens sur des surfaces égales, et proportionnellement à leur étendue sur des surfaces inégales ;

2° La pression exercée sur un élément plan est normale à l'élément et indépendante de sa direction.

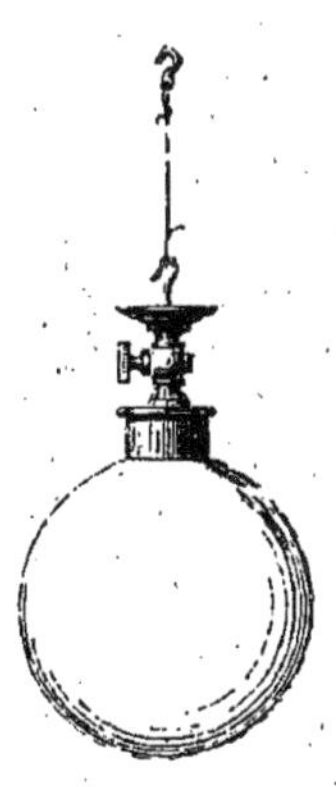
Fig. 107.

85. **Pesanteur des gaz.** — Jusqu'ici nous avons supposé les molécules gazeuses soustraites à l'action de la pesanteur ; mais il n'en est jamais ainsi. L'expérience qui le démontre est bien simple. On prend un ballon muni d'une douille à robinet et d'un pas de vis qui porte un crochet (*fig.* 107). Après avoir enlevé l'air du ballon, on le suspend à l'un des plateaux de la balance, et on équilibre par une tare. Si on ouvre alors le robinet, l'air rentre en sifflant, et en même temps le fléau penche du côté du

ballon. Pour rétablir l'équilibre, il faut ajouter dans l'autre bassin des poids, dont la valeur représente le poids de l'air qui s'introduit dans le ballon. On peut répéter l'expérience avec tout autre gaz, et le résultat est analogue.

En prenant les précautions convenables que nous indiquerons dans l'étude de la chaleur, on trouve que 1 litre d'air à la température de 0° et sous la pression de 760 millimètres pèse 1gr,293.

86. **Pressions des gaz pesants.** — En appliquant aux gaz pesants les mêmes raisonnements que dans le cas des liquides pesants, on arrive aux mêmes conclusions :

1° Quand un gaz pesant est en équilibre, la pression est la même sur tous les points d'un plan horizontal;

2° La pression sur un élément plan ou incliné est égale à la pression exercée sur tout autre élément de même surface placé au-dessus, augmenté du poids d'un cylindre de gaz qui a pour base cet élément, et pour hauteur la distance verticale des deux éléments. Seulement, pour trouver la valeur numérique de cette pression, il faudrait tenir compte de la variation de densité que présentent les gaz dans les différents points de leur masse. En effet, à cause de la grande compressibilité des gaz, la plus légère différence de pression entre deux points détermine une différence notable entre la densité du gaz de ces deux points; d'où il suit, que la densité va en croissant notablement de la partie supérieure à la partie inférieure. On ne peut donc pas évaluer cette pression, comme s'il s'agissait d'un liquide pesant; dans le cas où le gaz n'occupe qu'un petit volume, par exemple un ballon ou une cloche, les variations de densité sont très-faibles et peuvent être négligées; mais lorsqu'il s'agit d'une masse gazeuse d'une étendue très-considérable, les accroissements de densité deviennent très-manifestes. C'est ce qui a lieu pour l'air qui nous environne, et qui, sous le nom d'*atmosphère*, enveloppe notre globe d'une couche très-épaisse que l'on considère comme terminée par une surface libre; néanmoins, la pression exercée par l'atmosphère sur une portion plane de surface est égale au poids d'un cylindre de gaz qui aurait pour hauteur la distance verticale de cette portion de surface à la surface libre de l'atmosphère, à la condition que, dans ce cylindre, l'air subisse les mêmes variations de densité que dans l'atmosphère même. A cause de ces variations, on ne peut trouver entre la hauteur de l'atmosphère et la pression exercée la relation qui existerait si la densité était constante. Il faut, pour mesurer la pression, avoir recours à un autre procédé que nous allons indiquer.

87. **Pression atmosphérique. Expérience de Torricelli.** — Pour déterminer la grandeur de la pression atmosphérique, on emploie un moyen indirect qui consiste à comparer la pression de l'air à la pression d'un liquide. On peut supposer deux vases communiquants, dont l'un contient un liquide qui supporte la pression atmo-

sphérique par l'intermédiaire de l'autre; pour réaliser cette expérience, on prend, à l'exemple de Torricelli, un tube de verre ayant environ 1 mètre de longueur, fermé par un bout et ouvert par l'autre (*fig.* 108). On le remplit complétement de mercure; puis, après l'avoir bouché avec le doigt, on le renverse dans un vase V, en partie plein de mercure : le liquide contenu dans le tube descend et, après quelques oscillations, s'arrête à une hauteur d'environ 76 centimètres. C'est en

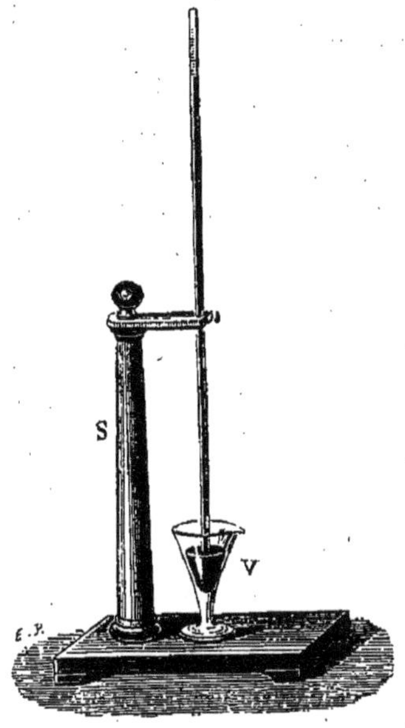

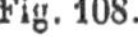
Fig. 108.

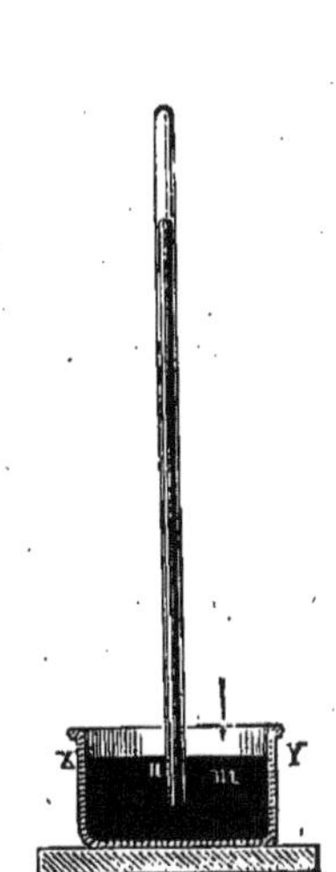

Fig. 109.

1643 que Torricelli exécuta pour la première fois cette expérience célèbre; il établit ainsi que c'est bien la pression atmosphérique s'exerçant sur la surface libre du mercure, qui s'oppose à ce que le liquide du tube s'abaisse pour se mettre de niveau avec cette surface; car s'il n'y avait pas de pression appliquée au mercure extérieur, le principe de l'équilibre des liquides dans les vases communiquants exigerait que les niveaux fussent les mêmes à l'extérieur et à l'intérieur du tube; mais la pression atmosphérique doit modifier ce résultat en forçant le mercure à monter dans le tube au-dessus du niveau de la surface libre.

L'explication de Torricelli fut confirmée par les observations de Pascal. En répétant cette expérience avec différents liquides, tels que l'eau, l'alcool, Pascal fit voir que les hauteurs des colonnes soulevées dans le tube étaient dans le rapport inverse des densités. Si, par exemple, avec le mercure la hauteur est de 76 centimètres, avec l'eau elle sera égale à $76 \times 13,59$ ou $10^{m},33$.

Pascal reconnut que la largeur, la forme et l'inclinaison du tube n'ont aucune influence sur la hauteur verticale; enfin, comme dernière vérification, il constata que la hauteur diminue à mesure qu'on s'élève dans l'atmosphère. C'est au Puy-de-Dôme qu'il fit exécuter ces expériences restées célèbres; les observations faites dans la ville de Clermont et au sommet de la montagne établirent qu'en ce dernier endroit élevé au-dessus de la ville d'environ 500 toises (975 mètres) la hauteur du mercure était moindre de 3 pouces 1 ligne 1|2 (84^{mm}); cette différence ne pouvait être attribuée qu'à la différence de pression de l'air.

88. **Baromètre.** — L'appareil de Torricelli a reçu le nom de *baromètre*, parce qu'il sert à évaluer la pression dans le lieu où il est placé. En effet, considérons la surface libre du mercure xy (*fig.* 109). Sur tous les éléments égaux de cette couche de niveau, la pression est évidemment la même. Or, en dehors du tube, sur l'élément m, c'est l'atmosphère qui exerce sa pression ; en dedans, sur un élément égal n, c'est la colonne mercurielle; donc cette colonne est la mesure de la pression atmosphérique. En désignant par p la pression que l'atmosphère exerce sur l'unité de surface, un centimètre carré, on aura, pour trouver la valeur de cette pression mesurée en grammes, la relation :

$$p = 1 \times h \times d,$$

h représentant la hauteur mercurielle exprimée en centimètres, et d la densité.

Si, par exemple, on fait h égal à $0^m,76$, comme le centimètre cube de mercure pèse $13^g,59$, en multipliant ce nombre par 76, on obtiendra 1,033 grammes ou $1^k,033$ pour la pression cherchée. Sur 1 mètre carré, elle serait par la même raison égale à 10,330 kilogrammes, et sur une surface quelconque S exprimée en mètres carrés, $10,330 \times S$ kilogrammes. Remarquons que la valeur de p étant, dans tous les cas, proportionnelle à h, on se contente d'exprimer la pression par cette hauteur même. Ainsi, quand on dit que la pression atmosphérique est de 75 centimètres, cela signifie que la pression sur une certaine surface équivaut au poids d'une colonne de mercure de même surface et de 75 centimètres de hauteur.

89. **Construction du baromètre.** — Pour obtenir un baromètre qui donne des résultats exacts, il faut prendre certaines précautions dans sa construction. Une première condition à remplir, c'est qu'il n'existe ni air, ni humidité au-dessus du mercure, dans cette partie du tube qu'on appelle *la chambre barométrique;* car cet air et cette vapeur, en montant à la partie supérieure, déprimeraient la colonne mercurielle. Or, lors même qu'on remplit le tube complétement, il y a toujours des bulles qui adhèrent aux parois et dont on ne peut se débarrasser que par l'ébullition.

Il importe aussi d'éviter l'introduction de matières étrangères et l'oxydation du mercure. Pour cela, il faut nettoyer le tube à l'acide azotique et à l'eau distillée, prendre du mercure purifié et le faire bouillir dans un tube terminé par une ampoule effilée, c'est-à-dire dans une atmosphère de mercure. A cet effet, le tube étant plein de mercure jusqu'à la naissance de la boule, on le place sur une grille inclinée et on l'entoure de charbons ardents dans toute sa longueur, de manière à porter tout le liquide à une température voisine de son point d'ébullition. On ajoute alors des charbons à la base du tube, et on amène l'ébullition dans une étendue de quelques centimètres. Au bout de quelques minutes, on porte ces charbons un peu plus haut, et on produit encore l'ébullition dans la portion située immédiatement au-dessus, et ainsi de suite, jusqu'à la partie supérieure. Après cette opération, le mercure présente sur toute sa surface un aspect métallique brillant. On laisse refroidir le liquide, on coupe l'ampoule et on achève de remplir le tube avec du mercure chaud. Après avoir appliqué le doigt sur l'extrémité, on le renverse sur une cuvette à mercure. On reconnaît que la chambre barométrique est vide d'air, lorsque, en inclinant vivement le tube, le choc du mercure contre le sommet produit un bruit sec et métallique.

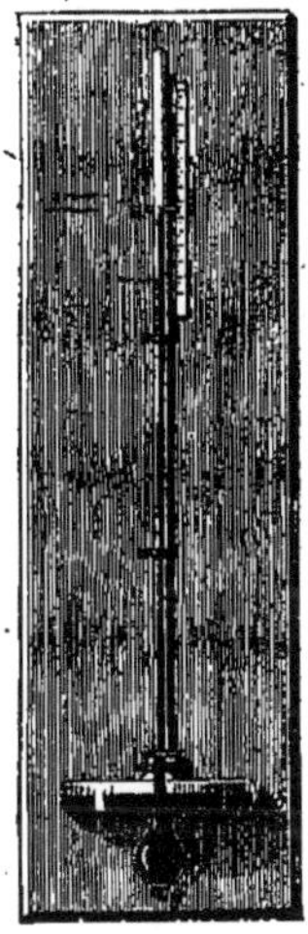
Fig. 110.

90. **Baromètre à cuvette**. — Quand le baromètre a été construit, on y adapte une échelle graduée en millimètres qui permet d'évaluer à chaque instant la hauteur verticale des deux niveaux. Mais un pareil instrument pourrait donner lieu à des erreurs dans l'évaluation de la pression. D'abord, l'échelle peut ne pas être verticale, et alors la longueur de la colonne mercurielle n'est plus égale à sa hauteur ; de plus, lorsque le mercure monte ou descend dans le tube, le liquide de la cuvette doit descendre ou monter; par conséquent, l'échelle étant fixe, le zéro ne doit plus correspondre à la surface libre. Pour atténuer l'erreur due aux variations de niveau, on emploie des cuvettes dont le diamètre est très-grand par rapport à celui du tube (*fig.* 110); on parvient ainsi à rendre le niveau très-sensiblement constant.

Baromètre fixe. — Dans les laboratoires, on emploie un baromètre dont la cuvette en fonte, de forme rectangulaire, est divisée en deux compartiments par une cloison verticale (*fig.* 111); dans l'un des compartiments plonge le tube barométrique A, qui a ordinairement 2 ou 3 centimètres de diamètre, afin d'éviter l'action de la capillarité. Il importe de connaître rigoureusement le niveau du mercure dans la cuvette. On se sert, pour cela, d'une vis à deux pointes qui passe dans un écrou fixe et dont on a déterminé d'avance la longueur. A l'aide d'un bouton, on fait descendre la vis jusqu'à ce que son extrémité inférieure soit en contact avec le mercure, ce que l'on reconnaît lorsque la pointe touche son image réfléchie par le bain. On n'a plus alors qu'à mesurer la distance verticale du niveau du mercure dans le tube, à la pointe *a*. Cette mesure s'effectue à l'aide du *cathétomètre*, appareil qui consiste essentiellement en une tige graduée que l'on rend bien verticale et sur laquelle glisse, parallèlement à elle-même, une lunette qui permet de viser les niveaux du mercure à distance. En ajoutant au nombre trouvé la longueur de la vis, on a la hauteur cherchée. Un thermomètre *t*, dont le réservoir a le même diamètre que le tube, indique la température au moment de l'expérience. Le second compartiment sert souvent, dans quelques expériences, à placer un tube ouvert B à côté du premier, afin de mesurer, par la différence de hauteur du mercure dans les deux tubes, la pression d'un gaz que l'on fait communiquer avec la partie supérieure de B. La cloison empêche les brusques mouvements dans la masse mercurielle. Quand le niveau monte d'un côté de la cuvette, on ajoute du mercure de l'autre; dans le cas contraire, on en retire.

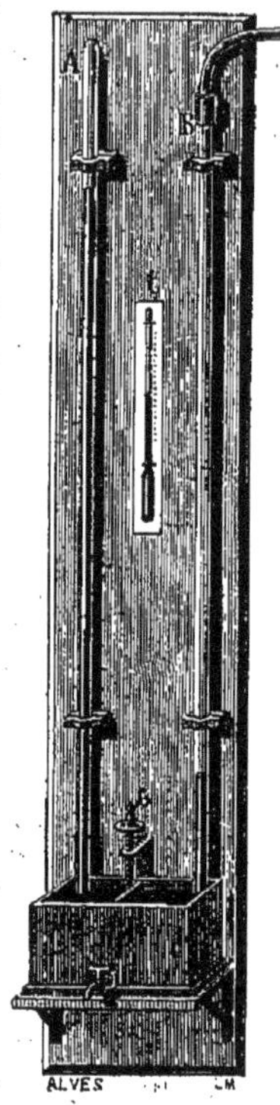

Fig. 111.

91. **Baromètre de Fortin.** — Fortin a construit un baromètre très-précis qui porte avec lui sa graduation, qui se place toujours verticalement et qui peut en même temps être transporté. Pour que l'instrument soit portatif, il faut une petite cuvette; il y aura donc des variations de niveau notables. Pour les éviter, la cuvette se compose d'un cylindre de buis ou d'acier, formé par deux anneaux A et B (*fig.* 112) vissés l'un à l'autre; l'anneau supérieur est mastiqué à un cylindre de verre D qui laisse voir le mercure; l'anneau inférieur est fermé par un sac en peau de chamois S que l'on peut faire monter ou descendre à l'aide d'une vis de pression. Cette vis V passe dans une garniture en cuivre qui se relie à un couvercle C par des tiges *t*. Le couvercle est muni inférieurement d'une pointe d'ivoire *p* correspondant au zéro de l'échelle. Le tube barométrique pénètre dans la cuvette par une tubulure centrale; il y est maintenu par un disque en peau de chamois fixé à l'étranglement du tube et au pourtour de la tubulure, disposition qui permet à l'air d'exercer sa pression, tout en empêchant le mercure de s'échapper. Ce tube T est enveloppé lui-même d'un étui métallique

percé de deux fentes parallèles, à travers lesquelles on aperçoit le niveau du mercure. Le long des bords de l'une des fentes, est tracée une échelle en millimètres dont le zéro part de l'extrémité de la pointe d'ivoire. Pour faire une mesure, on fait tourner la vis V jusqu'à ce que la pointe vienne affleurer le niveau du mercure dans la cuvette ; puis on cherche le point de l'échelle qui correspond au sommet du mercure

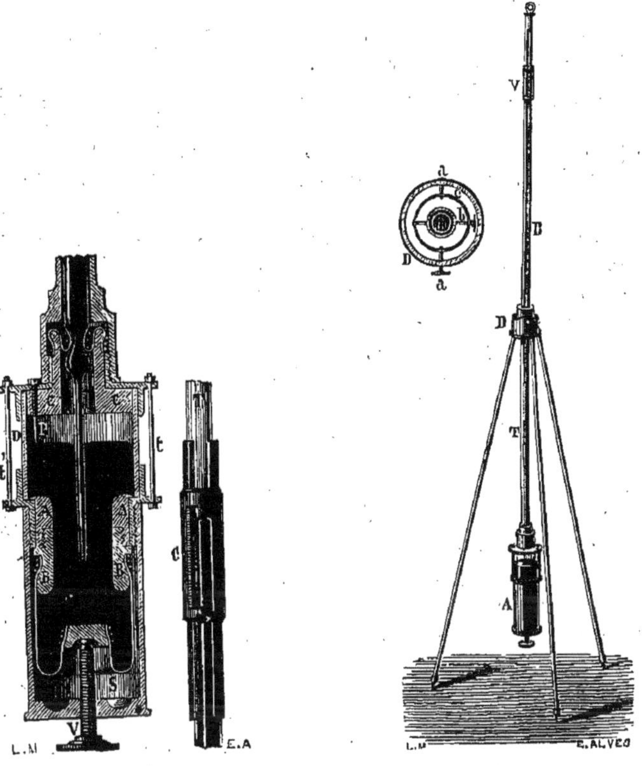

Fig. 112. Fig. 113.

dans le tube. On se sert pour cela d'un curseur C muni d'un vernier qui glisse à frottement le long du tube ; en plaçant l'œil dans le plan horizontal qui passe par les bords opposés de ce curseur, on le dirige jusqu'à ce que ce plan touche le sommet du mercure. On lit alors la position du vernier et on a la hauteur barométrique à moins d'un dixième de millimètre. Pour rendre l'instrument vertical, il suffit de le suspendre librement par la partie supérieure. Le plus ordinairement, en voyage, on emploie le mode de suspension à la Cardan. L'étui métallique qui porte le tube est mobile autour d'un axe *b* (*fig.* 113) formé par deux vis fixées à un premier anneau c, lequel est lui-même mobile autour d'un axe aa' perpendiculaire au premier ; ce dernier est soutenu à son tour par un deuxième anneau auquel sont articulés trois pieds destinés à supporter tout l'appareil. Enfin, quand on veut le transporter, on relève la vis de manière à remplir le tube, on le renverse et on le place dans un étui en cuir.

92. **Baromètre à siphon.** — On emploie quelquefois le baromètre à siphon, qui se compose d'un tube recourbé dont la petite branche seule est ouverte (*fig.* 114). Pour le construire, on remplit la longue branche de mercure ; puis on le renverse. Si la branche fermée est suffisamment longue, le liquide s'abaisse et s'y maintient à une certaine hauteur au-dessus du niveau de la branche ouverte qui sert de cuvette. La différence de niveau mesure la pression atmosphérique, comme on pourrait l'expliquer d'après la théorie des vases communiquants ; pour l'évaluer, on fixe le long du tube une échelle dont le zéro est à peu près au milieu du tube, ce qui exige une double lecture ; la somme des deux lectures donne la hauteur cherchée.

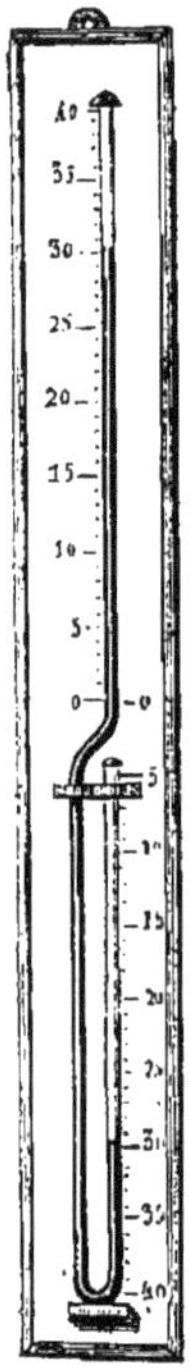

Fig. 114.

Baromètre à cadran. — On peut rendre manifestes les variations de pressions en les transmettant à un mécanisme qui peut les amplifier. C'est ainsi que l'on construit le baromètre à cadran (*fig.* 115). Un petit flotteur, soutenu par un fil, suit les variations du niveau du mercure dans la branche ouverte. Ce fil passe dans la gorge d'une poulie et se termine par un contre-poids. Lorsque le flotteur monte ou descend, le poids descend ou monte, et la poulie, en tournant, fait mouvoir une longue aiguille attachée à son axe et qui se meut sur un cadran divisé.

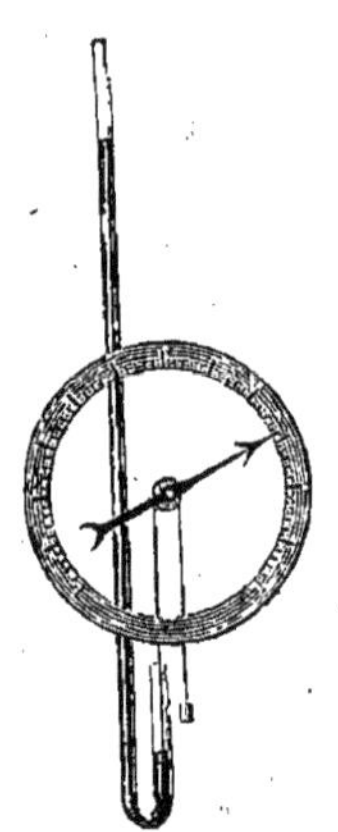

Fig. 115.

Baromètre de Gay-Lussac. — Gay-Lussac a construit un baromètre à siphon portatif d'une grande exactitude. Les deux branches A et B (*fig.* 116), de même diamètre, sont placées sur le prolongement l'une de l'autre et réunies par un tube capillaire ; la petite branche, qui forme cuvette, est percée d'un orifice très-étroit O, assez grand pour que l'air puisse entrer librement, mais trop petit pour laisser sortir le mercure. Comme dans le baromètre de Fortin, ce tube est enveloppé d'un étui métallique, sur lequel glissent deux curseurs munis de verniers. Ordinairement le zéro des divisions se trouve placé vers le milieu du tube. Pour transporter le baromètre, on le renverse lentement ; le mercure vient occuper la grande branche, qu'il remplit complétement, et l'excédant se loge à la partie supérieure de la petite branche (*fig.* 116, II). Quand on veut le mettre en expérience, on le replace dans sa première position; le mercure chasse l'air devant lui par le tube trop étroit pour que la colonne puisse se diviser. Pour plus de sûreté, Bunten a imaginé la disposition suivante (III) : la partie inférieure de la grande branche se termine par une branche effilée autour de laquelle est soudé un autre tube plus grand, communiquant avec la petite branche par un canal étroit. Par cette disposition, si une bulle d'air venait à s'introduire dans le tube capillaire, elle irait se loger entre cette pointe et la paroi, sans pouvoir pénétrer dans la chambre barométrique.

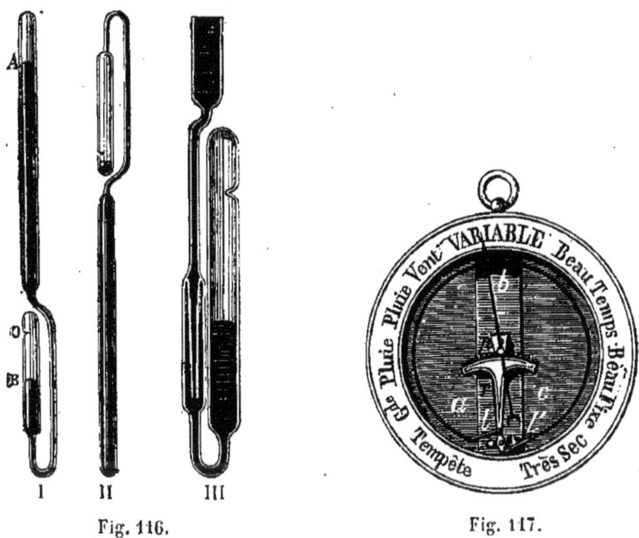

Fig. 116. Fig. 117.

93. **Baromètre métallique.** — On a construit aussi des baromètres sans mercure. L'un des plus simples est le baromètre métallique de M. Bourdon. En voici le principe : un tube métallique creux et contourné supporte la même pression à l'intérieur et à l'extérieur, mais, si on vient à le fermer et que la pression extérieure augmente, il se contourne davantage; vient-elle à diminuer, il se distend. Ces effets sont surtout sensibles, lorsque le tube est vide d'air et qu'il a une section elliptique très-aplatie. Pour rendre évidentes les variations de courbure du tube, on fixe aux extrémités deux petits leviers l et l' (*fig.* 117), qui font mouvoir l'axe d'un arc de cercle r denté, lequel communique son mouvement amplifié à un autre axe qui fait tourner une aiguille p sur un cadran.

On gradue cet instrument par comparaison avec un baromètre normal.

94. Corrections relatives au baromètre. — Les observations barométriques doivent subir deux corrections, si on veut avoir exactement la mesure de la pression atmosphérique. La première est relative à la température dont les variations déterminent des changements dans la densité du mercure, ce qui oblige de réduire les hauteurs observées à une même température, afin de les rendre comparables. Nous verrons, dans l'étude des dilatations, la manière d'effectuer cette correction.

La seconde correction est relative à l'action capillaire qui déprime le mercure. Cette dépression dépend du diamètre du tube qu'il faut déterminer et de la convexité de la surface. Il faut donc connaître ce que l'on appelle la *flèche du ménisque*, c'est-à-dire la distance comprise entre les deux plans horizontaux correspondant au sommet et à la base du ménisque (voy. *Capillarité*). On a construit des tables qui donnent la valeur de ces corrections lorsqu'on a mesuré le diamètre du tube et la hauteur du ménisque.

95. Détermination des hauteurs au moyen du baromètre. — La hauteur du baromètre diminuant à mesure que l'on s'éloigne de la surface du sol, on conçoit que la distance verticale de deux lieux soit liée à la hauteur barométrique en ces lieux, et qu'il soit par conséquent possible de mesurer la hauteur à laquelle on s'élève. Rien ne serait plus facile si l'air avait partout la même densité; car le mercure pesant 10515 fois plus que l'air, un abaissement de 1 millimètre dans la colonne mercurielle correspondrait à $10^{m},515$. Mais comme chaque couche d'air supporte le poids des couches supérieures, la densité de l'air diminue en progression géométrique quand la distance croît en progression arithmétique, en supposant que l'atmosphère reste toujours en repos, et que la température et la proportion de vapeur d'eau ne changent pas. Mais l'agitation de l'air, les variations de la température, de l'humidité, ainsi que la diminution de l'intensité de la pesanteur rendent le calcul très-compliqué.

Laplace a donné la formule suivante :

$$x = 18393 \log \frac{H}{h}\left[1 + 2\,\frac{(t+t')}{1000}\right]$$

H étant la hauteur au point du départ, h la hauteur à la station supérieure, t et t les températures correspondantes.

Cette formule n'est pas encore tout à fait rigoureuse parce qu'elle ne tient pas compte de la latitude qui influe sur l'accélération de la pesanteur. Pour la rendre exacte, il faut la multiplier par le terme $1 + 0{,}002837 \cos \lambda$, λ étant la latitude. M. Babinet a donné une formule plus simple

$$x = 16000\,\frac{H - h}{H + h}\left[1 + 2\,\frac{(t+t')}{1000}\right],$$

mais qui n'est applicable qu'à la hauteur de 1,000 à 1,200 mètres, et à la latitude de Paris.

96. **Loi de Mariotte.** — Lorsqu'un gaz renfermé dans un espace est soumis à une pression extérieure de plus en plus grande, il se réduit à un volume de plus en plus petit. Mariotte en France, Boyle en Angleterre (1670), sont les premiers physiciens qui ont cherché la relation exacte qui existe entre le volume d'un gaz et la pression qu'il supporte; cette relation, connue généralement sous le nom de loi de Mariotte, est la suivante : *Les volumes occupés par une même masse de gaz, à température constante, sont inversement proportionnelles aux pressions.*

1° *Démonstration de la loi de Mariotte pour les pressions supérieures à une atmosphère.* — L'appareil dont on se sert pour vérifier cette loi est connu sous le nom de tube de Mariotte (*fig.* 118). Un tube à deux branches inégales est fixé sur une planchette en bois. La longue branche est ouverte et divisée en centimètres, la petite est fermée et graduée en parties d'égale capacité. On introduit une petite quantité de mercure dans le tube, et en l'inclinant dans un sens ou dans un autre on amène le mercure au même niveau dans les deux branches.

La pression de l'air enfermé dans la petite branche est alors égale à la pression H de l'atmosphère. On note le nombre de divisions occupées par cet air, 24, par exemple; on verse du mercure dans le tube jusqu'à ce que l'air n'occupe plus que la moitié du volume primitif, c'est-à-dire 12 ; pour avoir la pression nouvelle, il suffit de mesurer la distance verticale des deux niveaux, et d'ajouter à cette distance la hauteur de la colonne barométrique exprimée en centimètres; on trouve que cette pression est égale à 2 H. En versant de nouveau du mercure, de manière à réduire le volume au tiers du volume initial ou 8 divisions, on obtient une pression égale à 3 H, et ainsi de suite.

En général, si, dans une première expérience, V est le volume du gaz et H la pression ; si, dans une seconde expérience, le volume devient V′ et la pression H′, on a

$$\frac{V}{V'} = \frac{H'}{H},$$

ou bien

$$VH = V'H',$$

ce qui exprime que le produit du volume par la pression est toujours constant.

Enfin, si D et D′ représentent les densités correspondantes aux volumes V et V′, on a, d'après la formule $P = VD$,

$$VD = V'D' \text{ ou } \frac{V}{V'} = \frac{D'}{D} = \frac{H'}{H}.$$

De là résulte une conséquence de la loi de Mariotte qui est très-utile dans les applications : *Les densités sont proportionnelles aux pressions, la température restant constante.*

2° *Démonstration de la même loi pour les pressions inférieures à une atmosphère.* — On emploie un tube gradué plein de mercure que l'on renverse sur une cuvette profonde, en partie remplie du même liquide (*fig.* 119). On introduit dans ce tube une petite quantité d'air

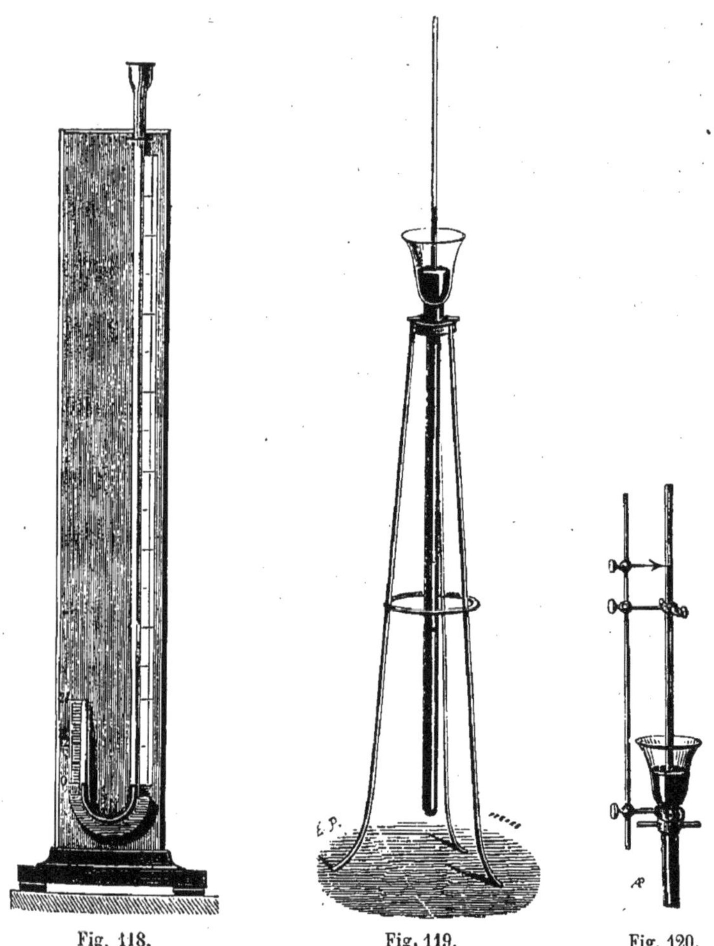

Fig. 118. Fig. 119. Fig. 120.

bien desséché qui fait baisser le niveau du mercure. On mesure le volume V de cet air en enfonçant le tube jusqu'à ce que le niveau soit le même à l'intérieur et à l'extérieur, de telle sorte que la pression intérieure soit égale à la pression atmosphérique H. Pour soumettre le gaz à une pression moindre, on soulève le tube; le volume augmente et devient V', mais en même temps le mercure monte dans le tube jusqu'à une hauteur h (*fig.* 120). Si H′ désigne la pression intérieure du gaz à ce moment, on a évidemment

$$H = H' + h,$$

et par suite

$$H' = H - h.$$

On reconnaît que l'on a précisément pour chaque expérience

$$VH = V'(H - h).$$

Si, par exemple, le volume de l'air est réduit successivement à 2, 3 fois le volume primitif, la colonne de mercure est respectivement $\frac{1}{2}$, $\frac{2}{3}$... de la pression barométrique, et par suite la pression intérieure est $\frac{1}{2}$, $\frac{1}{3}$... de la pression primitive; ce qui démontre la loi. La loi de Mariotte est donc vraie quand on dilate l'air comme quand on le comprime.

Les expériences que nous venons d'exposer n'ont pas une grande précision; elles prouvent seulement que l'air suit sensiblement la loi de Mariotte. D'autres expériences ont été faites depuis, soit pour rechercher si les autres gaz suivent la même loi, soit pour reconnaître si cette loi est rigoureusement exacte.

97. **Expériences de Despretz et de Pouillet.** — Les premières expériences importantes sur la compressibilité du gaz autres que l'air sont

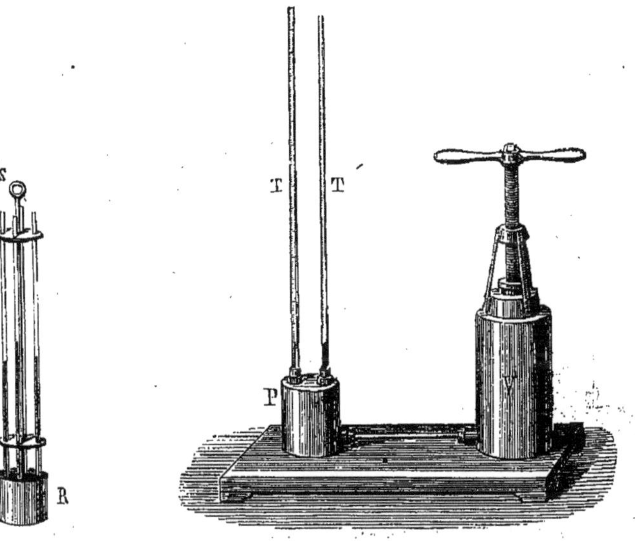

Fig. 121. Fig. 122.

dues à M. Despretz. Ce physicien, sans s'occuper de la loi de Mariotte, a cherché si les gaz suivent la même loi de compressibilité que l'air. Pour le reconnaître, il plongeait dans une cuve à mercure R (fig. 121) deux ou plusieurs éprouvettes graduées de même capacité, l'une remplie d'air et les autres de gaz quelconques. Il introduisait cet appareil dans un cylindre de verre à parois très-résistantes que l'on remplissait d'eau; on comprimait le liquide au moyen d'un piston à vis, et l'on voyait le mercure s'élever à la même hauteur ou à des hauteurs différentes dans les éprouvettes, suivant que la compressibilité des deux gaz était la même ou non. C'est ainsi que Despretz a reconnu que l'acide carbonique, l'acide sulfureux, le cyanogène, se compriment plus que l'air sous la même pression. L'hydrogène, au contraire, se comprime un peu moins.

Pouillet, avec un appareil semblable, constata que les volumes des gaz sont beaucoup plus petits que ceux indiqués par la loi de Mariotte, lorsqu'ils approchent de leur point de liquéfaction; les tubes T et T' (*fig.* 122) qui contenaient le gaz plongeaient dans un canal qui communiquait avec un réservoir à mercure V que l'on comprimait au moyen d'un piston plongeur mis en mouvement par l'intermédiaire d'une vis.

98. **Expériences de Dulong et Arago.** — Les premières expériences précises pour reconnaître si l'air suit rigoureusement la loi de Mariotte sont celles de Dulong et Arago. Leur appareil était au fond celui de Mariotte, avec quelques accessoires et de plus grandes proportions. La différence résidait surtout en ce que l'on ne versait pas de mercure par la branche supérieure. Sur le tube de communication était placé un réservoir en fonte contenant du mercure et de l'eau que l'on comprimait à l'aide d'un piston. Ces deux physiciens conclurent de leurs expériences que la loi de Mariotte était exacte jusqu'à 27 atmosphères.

99. **Expériences de M. Regnault.** — En employant un appareil semblable et en modifiant le mode d'expérimentation, M. Regnault est arrivé à d'autres résultats. L'inconvénient de la méthode de Dulong et Arago est que le volume occupé par le gaz devenant de plus en plus petit à mesure que la pression augmente, l'erreur que l'on commet sur son évaluation est une fraction de plus en plus grande du volume total. La modification essentielle apportée par M. Regnault a pour but de mesurer le volume du gaz avec la même exactitude, quelle que soit la pression. Voici le principe de la méthode : dans un tube de verre divisé en deux parties égales, il prenait un volume d'air 1 sous la pression P_0; il réduisait le volume à $\frac{1}{2}$, et mesurait la pression P_1, laquelle, d'après la loi de Mariotte, devait être égale à $2P_0$. Alors, au lieu de continuer à comprimer la même masse d'air, on met le tube manométrique en communication avec un réservoir d'air comprimé, et on refoule ainsi l'air de manière qu'il occupe encore le volume 1. On le réduit encore à la moitié de son volume, et ainsi de suite. Or, le rapport des volumes étant toujours 2, le rapport inverse des pressions doit être aussi égal à 2. On doit donc, en général, avoir

$$\frac{V_0}{V_1} : \frac{P_1}{P_0} = 1 \quad \text{ou} \quad \frac{V_0P_0}{V_1P_1} = 1.$$

Mais, si le gaz se comprime plus que ne l'indique la loi de Mariotte, on aura

$$\frac{V_0P_0}{V_1P_1} > 1,$$

et, dans le cas où il se comprimerait moins,

$$\frac{V_0P_0}{V_1P_1} < 1.$$

Résultats. — M. Regnault a trouvé que ce rapport est toujours plus grand que 1, lorsqu'on opère, à la température ordinaire, sur l'air, l'oxygène, l'azote et l'acide carbonique ; la différence est assez petite, mais elle augmente avec la pression. On trouve le même résultat avec des différences plus marquées pour l'acide sulfureux, le cyanogène, l'ammoniaque. Avec l'hydrogène, ce rapport est au contraire plus petit que 1.

Conclusion. — Aucun gaz, dans les circonstances ordinaires, ne suit rigoureusement la loi de Mariotte ; tous se compriment un peu plus que la loi ne l'indique. Seul, l'hydrogène a une compressibilité un peu plus grande.

En étudiant la compressibilité de l'air et de l'acide carbonique à des températures plus élevées, on trouve qu'ils s'écartent beaucoup moins de la loi théorique qu'ils ne le font à la température ordinaire, ce qui permet de supposer qu'il pourrait exister, pour chaque gaz pris dans un état de condensation déterminé une température à laquelle il suit la loi théorique. Mais ce n'est là qu'une hypothèse suggérée par ce que l'on sait sur la compressibilité de l'hydrogène.

100. **Manomètres.** — On désigne sous le nom de *manomètres* des instruments destinés à mesurer les pressions ; on en distingue de deux sortes, les *manomètres à air libre* et les *manomètres à air comprimé*. Ces derniers sont une application de la loi de Mariotte.

Manomètre à air libre. — Il est formé d'un tube droit en cristal qui plonge dans une cuvette à mercure enfermée dans un cylindre métallique muni d'un robinet qui sert à établir la communication avec l'enceinte dont on veut évaluer la pression. La tension du gaz ou de la vapeur soulève le mercure à une hauteur égale à autant de fois 76 centimètres que la vapeur possède d'atmosphères de pression. Comme le tube doit être assez long, on dispose quelquefois au-dessus du mercure un flotteur de fer attaché à un fil qui passe sur une poulie de renvoi et qui se termine par un contre-poids. Lorsque le mercure monte, il pousse le flotteur, et le contre-poids descend le long d'une échelle graduée. On donne aussi quelquefois au manomètre la forme d'un tube à siphon (*fig.* 123).

Pour faire disparaître l'inconvénient de la longueur du tube de cristal, on emploie avec avantage le *manomètre à colonnes multiples*, qui consiste en un tube plusieurs fois replié sur lui-même (*fig.* 124), ouvert à son extrémité B et muni, à l'extrémité opposée A, d'un robinet de communication. Tous les tubes en U contiennent du mercure jusqu'à la moitié de leur hauteur; le reste est plein d'eau. Si le mercure descend de la quantité h dans le premier tube, il montera et descendra alternativement de la même quantité dans les autres, et finalement il s'élèvera de la même quantité dans le dernier tube. La pression du réservoir sera donc égale à la somme des différences des niveaux du mercure diminuée des colonnes d'eau correspondantes. On pourra donc mesurer des pressions très-élevées avec de petites colonnes de mercure, pourvu qu'on donne au tube manométrique un développement convenable.

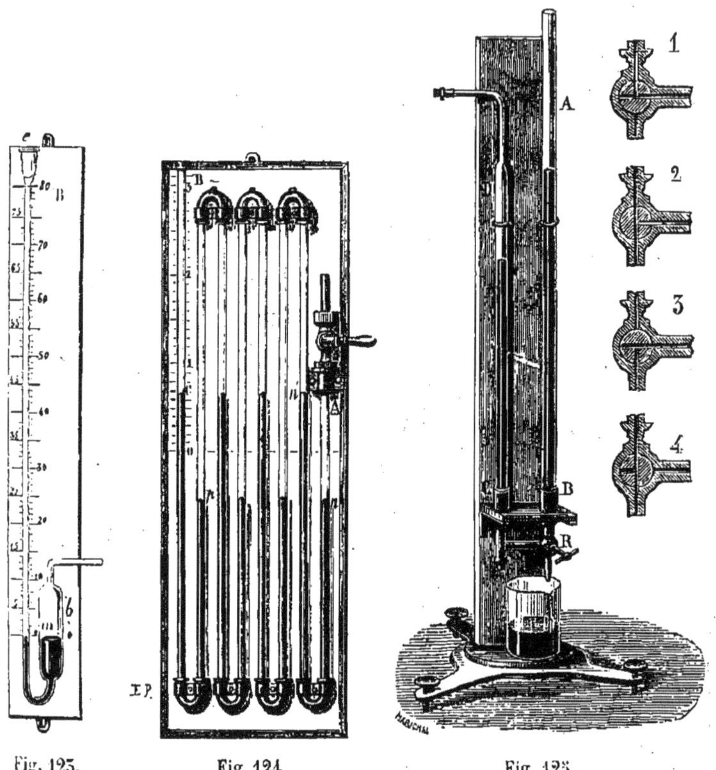

Fig. 123. Fig. 124. Fig. 125.

Manomètre à air libre de M. Regnault. — Cet appareil (*fig.* 125) sert surtout dans les recherches et dans les expériences de précision. Il est formé de deux tubes de même diamètre AB, CD, mastiqués dans une pièce en fonte munie d'un robinet R, dit robinet à trois voies ; celui-ci présente, outre un canal transversal ordinaire, un demi-canal qui rencontre le premier à angle droit. Cette disposition permet d'établir la communication entre les deux tubes ou de faire écouler du mercure des deux tubes à la fois, ou seulement de AB, ou seulement de CD. Les figures 1, 2, 3, 4, montrent la position que doit prendre le robinet

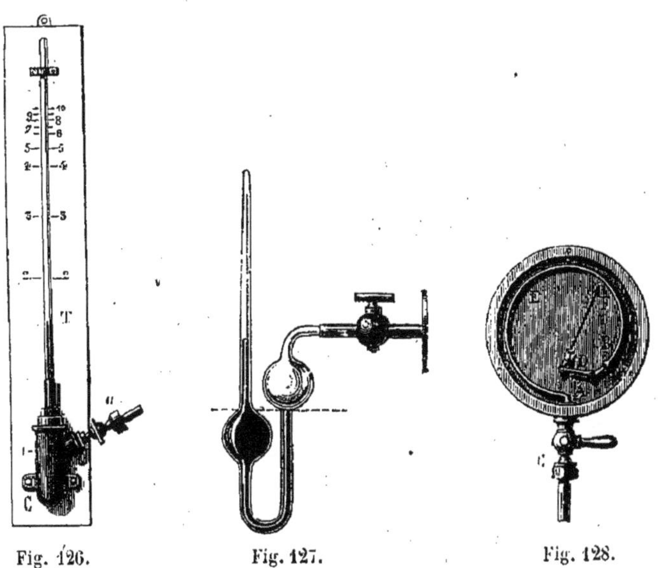

Fig. 126. Fig. 127. Fig. 128.

dans ces divers cas. Le tube est mis en communication avec le réservoir dont on veut mesurer la pression au moyen d'un collier à gorge ; le mercure, d'abord au même niveau dans les deux branches, monte ou descend dans le tube ouvert, et la pression du gaz est toujours égale à la pression atmosphérique augmentée ou diminuée de la différence des niveaux que l'on mesure au cathétomètre.

Manomètre à air comprimé. — Une forme très-employée est la suivante : un tube droit de cristal T, plein d'air sec, fermé à son extrémité supérieure, plonge dans une cuvette en partie remplie de mercure (*fig.* 126) ; la cuvette est entourée d'un cylindre de bronze C fixé solidement au tube, et mise en communication avec la chaudière par l'intermédiaire d'un robinet *a*. On évalue la pression en ajoutant à la hauteur mercurielle la force élastique de l'air calculée d'après la loi de Mariotte.

Pour éviter ce calcul, on gradue le manomètre en le comparant à un manomètre à air libre, à tube de cristal. On fait communiquer les deux appareils avec un récipient dans lequel on comprime de l'eau au moyen d'une pompe foulante. Les deux manomètres marchent ensemble, et l'on rapporte sur le premier les indications fournies par le second.

On donne aussi souvent au manomètre à air comprimé la forme d'un tube à siphon renversé dont les deux branches portent deux boules ayant à peu près la même grosseur (*fig.* 127). Cette disposition a pour effet d'empêcher la sortie de l'air du tube par suite du vide qui peut se produire dans la chaudière, lorsque la vapeur vient à se liquéfier.

Manomètres métalliques. — Enfin, on emploie aujourd'hui dans l'industrie des manomètres métalliques (*fig.* 128) fondés sur le même principe que les baromètres métalliques, et que l'on gradue aussi par comparaison avec un manomètre à air libre.

La partie essentielle de cet instrument consiste en un tube recourbé AEB, légèrement aplati, fermé par un bout et dans l'intérieur duquel on fait agir la vapeur. La pression de cette vapeur détermine des variations de courbure et par suite un mouvement de l'extrémité B du tube. Une tige D, liée à ce point, communique le mouvement à une aiguille mobile sur un cadran.

101. **Voluménomètre.** — Cet appareil permet de trouver le volume d'un corps quelconque et par suite son poids spécifique, sans qu'il soit nécessaire de le plonger dans l'eau. Il se compose d'un ballon A (*fig.* 129) et d'un manomètre à air libre TT′ réunis entre eux par un tube fin à trois branches. Le ballon est fixé au tube de jonction par un collier à gorge C, et peut communiquer librement avec l'atmosphère au moyen du robinet *r*. La branche T porte un renflement sur lequel sont marqués deux traits de repère α et B. Le ballon étant en communication avec l'atmosphère, on verse du mercure dans le manomètre jusqu'au trait α; on note la pression H et on ferme le robinet *r*. Soit V le volume du ballon jusqu'au trait α, u le volume compris entre les deux repères. On ouvre le robinet R et on laisse écouler le mercure des deux branches jusqu'au trait B.

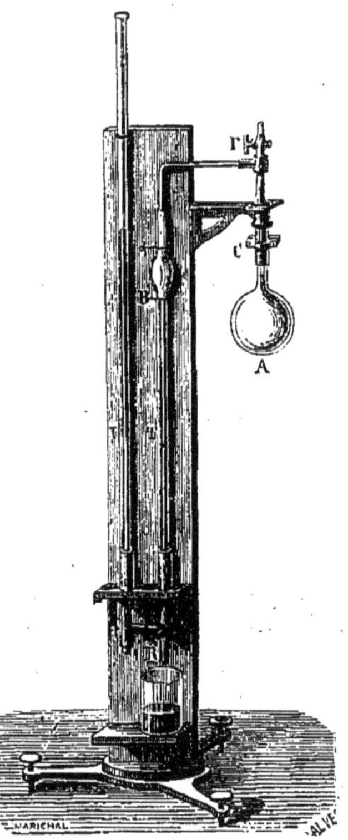

Fig. 129.

Le volume occupé par l'air devient $V+u$, et la pression $H-h$, h étant la différence des niveaux.

On a donc, d'après la loi de Mariotte,

(1) $$VH=(V+u)\ (H-h);$$

d'où

$$V=\frac{u(H-h)}{h}.$$

u est connu d'avance en pesant la quantité de mercure écoulée entre les deux traits de repère.

Pour déterminer le poids spécifique d'une substance donnée, on en introduit dans le ballon une quantité assez notable pour occuper environ la moitié du ballon. En le pesant avant et après, on a le poids de la substance. On ajoute alors le ballon, et on opère comme dans le cas précédent. Si on désigne par x le volume du corps, $V-x$ représente le volume de l'air contenu dans le ballon ; il suffit donc de remplacer, dans l'équation (1), la quantité V par $V-x$, ce qui donne la nouvelle relation

$$(V-x)\ H=(V-x+u)\ (H-h);$$

d'où

$$x=V-u\ \frac{(H-h)}{h}.$$

Connaissant le poids et le volume, on aura le poids spécifique du corps.

On pourrait faire l'expérience en sens inverse : verser du mercure jusqu'au trait β ; le volume est alors $V+u$, et la pression, H ; en ajouter jusqu'au trait α par la branche ouverte T, ce qui donne une pression égale à $H+h$ et un volume V. On a alors l'équation

$$V\ (H+h)=(V+u)\,H.$$

En général, il est bon de faire les deux opérations, quand on veut déterminer le volume du ballon.

102. **Mélange des gaz.** — Toutes les fois que deux gaz n'ayant aucune action chimique l'un sur l'autre sont en présence, il s'établit rapidement un mélange homogène, même dans les conditions les plus défavorables.

C'est là du moins ce que tend à prouver l'expérience suivante de Berthollet (1811). Deux ballons à robinet de même capacité furent remplis à la pression normale, l'un d'hydrogène et l'autre d'acide carbonique. On les plaça l'un au-dessus de l'autre dans un endroit où la température ne varie pas (les caves de l'Observatoire). Au bout d'une journée, lorsqu'ils eurent atteint cette température, on ouvrit les robinets qui établissaient la communication ; lorsqu'après quelque temps, on vint à examiner les gaz contenus dans les ballons, on reconnut que la pression n'avait point changé, et qu'en outre chacun d'eux renfermait un mélange par parties égales d'hydrogène et d'acide carbonique, bien qu'on eût eu le soin, au commencement, de mettre à la partie supérieure le ballon qui contenait le gaz le plus léger, l'hydrogène.

Malgré cette expérience, on peut élever des doutes sur l'énoncé précédent. On sait, en effet, que dans des conditions variées les gaz de densités différentes se disposent par couches; pour en citer deux exemples bien connus, nous rappellerons la manière dont on recueille le chlore, par déplacement de l'air; et l'existence d'une couche inférieure d'acide carbonique dans la grotte du Chien. La question est complexe et n'est pas entièrement résolue.

103. **Lois du mélange des gaz.** — Dalton a énoncé les lois suivantes relatives aux mélanges des gaz.

1re LOI. — *Dans un mélange de plusieurs gaz la force élastique de chacun d'eux est la même que s'il était seul.*

2e LOI. — *La pression du mélange est la somme des pressions des gaz composants.*

Il n'est pas possible de donner une démonstration directe de ces lois, car on ne possède pas de procédé de reconnaître dans un mélange la pression de chaque gaz séparément, et l'on ne peut par suite savoir quelle est la somme de ces diverses pressions. Mais on peut vérifier ces lois à l'aide d'expériences, comme nous allons le faire comprendre.

Soit divers gaz dont les volumes sont V, V', V''... et les pressions respectivement H, H', H''... Appelons h, h', h''... les pressions qu'ils possèdent dans le mélange. Si la première loi est juste, on doit avoir, d'après la loi de Mariotte :

$$h = H \frac{V}{V + V' + V'' + \dots}, \qquad h' = H' \frac{V'}{V + V' + V'' + \dots},$$

$$h'' = H'' \frac{V''}{V + V' + V'' + \dots};$$

car chacun des gaz est supposé répandu dans l'espace total. En vertu de la deuxième loi, la pression du mélange H_1 est égale à la somme $h + h' + h'' + \dots$; on a donc :

$$H_1 = \frac{HV + H'V' + H''V'' + \dots}{V + V' + V'' + \dots}.$$

En faisant l'expérience, on vérifie que la pression du mélange que l'on peut mesurer satisfait toujours à cette formule.

Enfin, on trouve encore une vérification dans les expériences faites sur la dissolution des gaz dont nous donnerons prochainement les lois (§ 129).

104. **Machine pneumatique.** — La machine pneumatique inventée par Otto de Guéricke vers 1650, est destinée à raréfier l'air contenu dans un réservoir ; elle repose en principe sur la loi de Mariotte. Réduite à ses éléments les plus simples, cette machine se compose d'un corps de pompe P (*fig.* 130), dans lequel se meut un piston. Celui-ci est muni d'une soupape S qui s'ouvre lorsqu'elle est pressée de bas en haut. Le corps de pompe communique par un tuyau recourbé avec un vase R appelé *récipient*. Une soupape S′, qui s'ouvre aussi de bas en haut, est placée à la base du corps de pompe, et sert à fermer ou ouvrir le canal de communication. Le plus ordinairement, le récipient a la forme d'une cloche de verre dont l'ouverture s'applique sur un plan de verre douci qu'on appelle *platine*, et dont on assure le contact au moyen d'un corps gras.

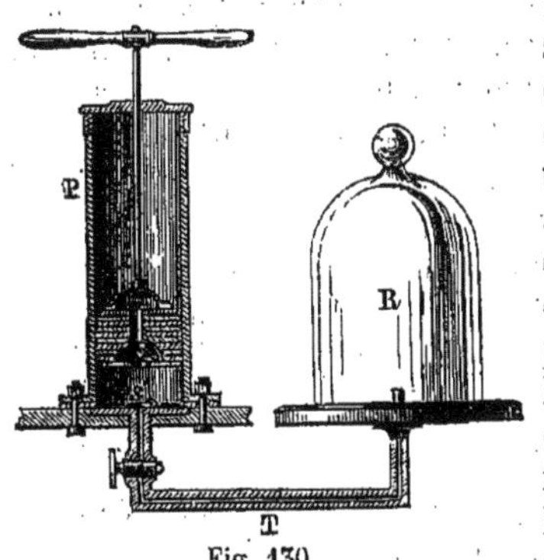

Fig. 130.

Jeu de la machine. — Les soupapes S et S′ étant fermées, on soulève le piston que l'on suppose d'abord placé au fond du corps de pompe. Aussitôt le vide se fait au-dessous, la soupape S′ se lève sous l'action de l'air du récipient ; cet air se précipite en partie dans le corps de pompe et le remplit. Lorsque l'on abaisse le piston la soupape S′ se ferme, l'air du corps de pompe étant comprimé de plus en plus, sa pression augmente et devient un peu supérieure à la pression extérieure. A ce moment, la soupape S s'ouvre et l'air du corps de pompe s'échappe au dehors. Le piston étant parvenu au bas de sa course, on pourra recommencer la même opération, c'est-à-dire soulever et abaisser alternativement le piston et diminuer ainsi la quantité d'air contenu dans le récipient.

105. **Loi du décroissement de la densité de l'air dans le récipient.** — D'après le jeu même de la machine, le récipient ne sera jamais complétement privé d'air ; car le gaz intérieur ne fait que se fractionner entre le corps de pompe et le récipient. Supposons, par exemple, que les capacités du récipient et du corps de pompe soient égales. Lors de l'ascension du piston, l'air du récipient se répandra dans un espace deux fois plus grand ; par conséquent il restera dans le réservoir un même volume d'air, dont la densité, la force élastique et le poids seront deux fois plus petits ; après un second coup de piston, la densité deviendra le quart de ce qu'elle était d'abord ; après le troisième elle sera réduite au huitième, et ainsi de suite. On peut facilement généraliser ce résultat. Soit R le volume du récipient, P celui du corps de pompe et d la densité initiale de l'air. Le piston étant au ba-

de sa course, le poids de l'air intérieur est Rd. Si on soulève le piston, le volume devient R + P, et son poids (R + P) d_1, d_1 étant la densité de l'air dilaté. Le poids étant constant, on a la relation suivante :

$$(R + P)\, d_1 = Rd;$$

d'où

$$d_1 = \frac{R}{R + P}\, d.$$

Si on abaisse le piston, le poids du gaz restant est Rd_1 ; en le soulevant une seconde fois et en appelant d_2 la nouvelle densité de l'air, on a de même

$$(R + P)\, d_2 = Rd_1,$$

d'où

$$d_2 = \frac{R}{R + P}\, d_1.$$

Remplaçant d_1 par sa valeur, il vient

$$d_2 = \left(\frac{R}{R + P}\right)^2 d.$$

En continuant ainsi, on trouverait au troisième coup de piston

$$d_3 = \left(\frac{R}{R + P}\right)^3 d,$$

. . . .

. . . .

et après le n^e

$$d_n = \left(\frac{R}{R + P}\right)^n d$$

formule qui montre que la densité de l'air dans le récipient décroît en progression géométrique, lorsque le nombre des coups de piston croît en progression arithmétique. La raison de cette progression est $\frac{R}{R + P}$. Il suit de là que, quel que soit le nombre des coups de piston que l'on donne, il restera toujours de l'air dans le récipient : seulement sa densité pourra être rendue aussi petite qu'on voudra.

106. **Limite du vide.** — Dans la pratique, les choses ne se passent pas réellement ainsi, car le piston ne peut jamais fermer hermétiquement le corps de pompe, et l'air rentre toujours entre le piston et les parois. A cette cause d'imperfection de la machine, il faut ajouter l'impossibilité de faire appliquer exactement la base du piston sur le fond du corps de pompe; il existe toujours entre ces deux surfaces un espace, appelé *espace nuisible*, dans lequel vient se loger de l'air qui se

dilate quand le piston monte, et ne sort pas quand il descend, sa force élastique étant insuffisante pour soulever la soupape. Aussi la loi de la raréfaction établie par le calcul n'est pas tout à fait rigoureuse. L'influence de l'espace nuisible fait que la force élastique de l'air contenu dans le récipient ne peut pas décroître indéfiniment. On peut évaluer facilement cette limite du vide. Soit, en effet, u l'espace nuisible ; au moment où la machine cesse de fonctionner, l'air renfermé dans l'espace nuisible, lorsque le piston est au bas de sa course, a une pression égale à la pression extérieure H, puisque la soupape n'est pas soulevée ; lorsque le piston est en haut du corps de pompe, la pression de cet air est la même que celle du récipient, puisque nous considérons l'instant où l'air n'arrive plus dans le corps de pompe ; soit x cette pression. L'air confiné occupe donc successivement des espaces u et P, à des pressions qui sont respectivement H et x. On a par suite $Hu = Px$.

$$\text{D'où } x = H\frac{u}{P}.$$

Telle est la valeur de la pression limite.

107. **Machine à deux corps de pompe.** — La machine telle que nous venons de la supposer représente à peu de chose près celle d'Otto de Guéricke. Mais la manœuvre en serait pénible, car, lorsque la pression de l'air intérieur devient très-faible, il faut une force considérable pour soulever le piston, et une force non moins grande pour l'empêcher de redescendre trop vite. Pour éviter cette dépense de force et accroître l'action de la machine, on emploie deux corps de pompe P et P' (*fig.* 151), dont les pistons ont leurs tiges a et a' dentées, et qui sont mis en mouvement à l'aide d'une roue qu'une double manivelle MM' fait tourner tantôt dans un sens et tantôt dans l'autre. On parvient ainsi à équilibrer à peu près la pression extérieure, puisque, dans le mouvement produit, la force qui s'oppose à l'ascension de l'un est à peu près égale à celle qui favorise la descente de l'autre. Les conduits des deux corps de pompe sont

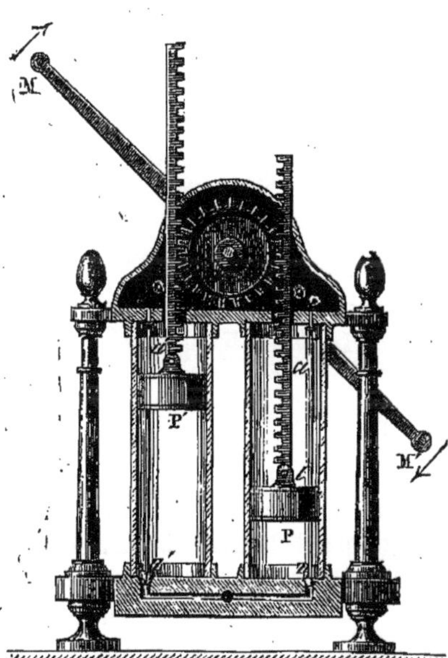

Fig. 151.

réunis en un canal unique qui aboutit au centre de la platine.

Soupapes. — Les soupapes sont de deux sortes : celle du piston (*fig.* 133) consiste en un disque métallique surmonté d'une petite tige. Ce disque ferme une ouverture conique creusée dans la base du piston. La tige, retenue par une traverse, est entourée d'un ressort à boudin

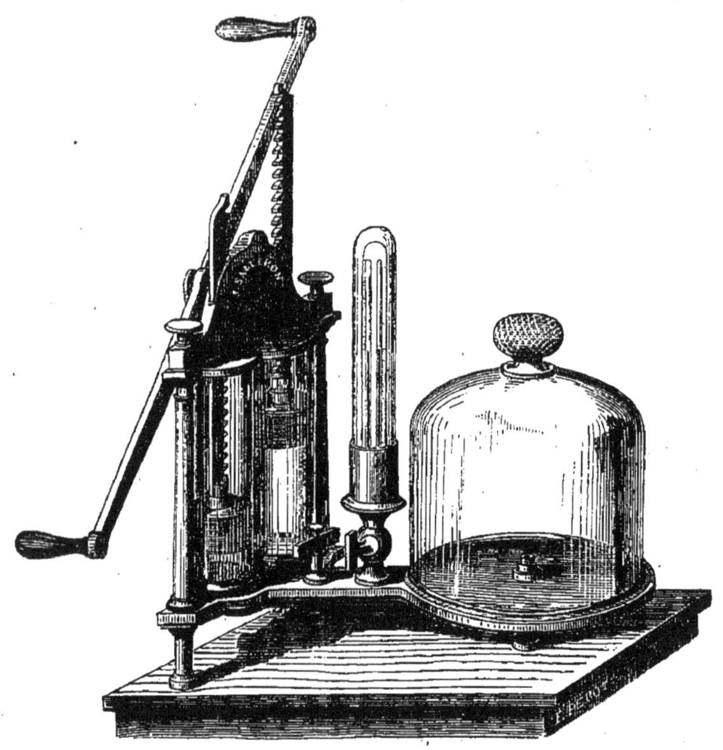

Fig. 132.

qui, en vertu de son élasticité, maintient la soupape contre l'ouverture. Le jeu de cette soupape est réglé par l'élasticité de l'air du corps de pompe. La soupape, placée à la base du corps de pompe, est fermée et ouverte par le mouvement de piston. Elle se compose d'un tronc de cône métallique *z* (*fig.* 131) recouvert de cuivre et d'une longue tige *t*, qui traverse le piston à frottement dur. Lorsque celui-ci monte, la soupape est entraînée. Mais avant qu'elle soit complétement sortie de l'ouverture, un petit arrêt, placé au haut de la tige, s'applique sur le couvercle du corps de pompe, et arrête le mouvement de la tige. Quand le piston redescend, il entraîne la tige, et la soupape se ferme.

Robinet. — Pour pouvoir à volonté fermer ou établir la communication entre le récipient et l'air extérieur, on dispose sur le trajet du conduit principal qui va du récipient R aux corps de pompe P, un robinet, auquel on donne le nom de *clef* de la machine. Ce robinet (*fig.* 134) est percé de deux canaux : l'un M transversal, qui doit être

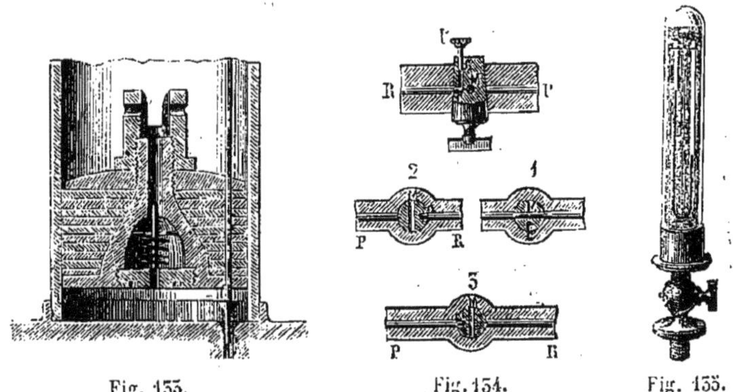

Fig. 133. Fig. 134. Fig. 135.

placé dans l'axe du canal principal, quand on veut faire le vide; l'autre recourbé C, présentant un orifice extérieur fermé par un bouchon métallique *t*, et dont l'ouverture extérieure aboutit à l'axe du conduit principal de la machine. Les figures 1, 2 et 3 représentent une section du robinet perpendiculaire à son axe. La position 1 établit par le conduit M une communication entre le récipient et les corps de pompe, quand on veut faire le vide; dans la position 2, le récipient seul peut communiquer avec l'extérieur; dans la position 3, c'est l'inverse.

Éprouvette. — Enfin, pour connaître, à un moment donné, l'élasticité de l'air du récipient, on adapte à la machine un baromètre à siphon, fixé à une échelle métallique et enveloppé d'une éprouvette qui communique avec le récipient (*fig.* 135). Comme ordinairement on ne veut mesurer la pression qu'à la fin de l'opération, on y adapte un baromètre tronqué, dont les branches ont une même longueur de 25 à 30 centimètres. Au commencement, le mercure remplit toute la branche fermée, mais quand la pression a suffisamment diminué, le mercure baisse dans l'une des branches et remonte dans l'autre; alors les deux niveaux se rapprochent, et la différence de hauteur du mercure dans les deux branches représente la force élastique de l'air du récipient.

108. **Machine de M. Babinet.** — Lorsque dans l'espace nuisible la force élastique de l'air est devenue égale à la pression atmosphé-

rique, la machine cesse de fonctionner. Mais si la pression extérieure était plus petite qu'une atmosphère, il serait possible d'extraire encore de l'air du récipient. Ce principe a permis à M. Babinet de reculer la limite d'épuisement par l'addition d'un robinet particulier placé dans l'axe du conduit principal. Quand la machine a atteint le degré du vide qu'elle peut donner, on ferme la communication ordinaire entre les deux corps de pompe, et on n'en laisse communiquer qu'un seul avec le récipient; puis on fait passer l'air de l'espace nuisible de ce corps de pompe dans l'autre; cet air, en s'accumulant dans ce dernier, y acquiert assez de force pour soulever la soupape et s'échapper au dehors. Par ce moyen ingénieux, on peut obtenir un vide plus parfait.

109. **Machine de Bianchi.** — Dans ces derniers temps, la construction des machines pneumatiques a subi des modifications notables. L'une des plus remarquables est la machine de Bianchi. Cette machine est à un seul corps de pompe et à double effet (*fig.* 135). Dans le corps de pompe se meut un piston dont la tige creuse T glisse à frottement à travers une boîte à cuir. Un conduit extérieur M permet à l'air du récipient de pénétrer dans le corps de pompe, soit au-dessus, soit au-dessous du piston. La machine porte deux soupapes d'aspiration S et S′ et deux soupapes d'expulsion Z et Z′; les soupapes S et S′ sont fixées aux extrémités d'une tige glissante qui traverse à frottement le piston et les soupapes Z et Z′ sont placées l'une dans le couvercle du corps de pompe et l'autre dans le piston. Lorsque le piston monte, l'air du récipient passe au-dessous du piston par la soupape S′, et s'échappe dans l'atmosphère au-dessus du piston par la soupape Z. Quand le piston descend, une nouvelle quantité d'air est aspirée par la soupape S, et celle qui est au-dessous du piston est expulsée par la soupape Z′.

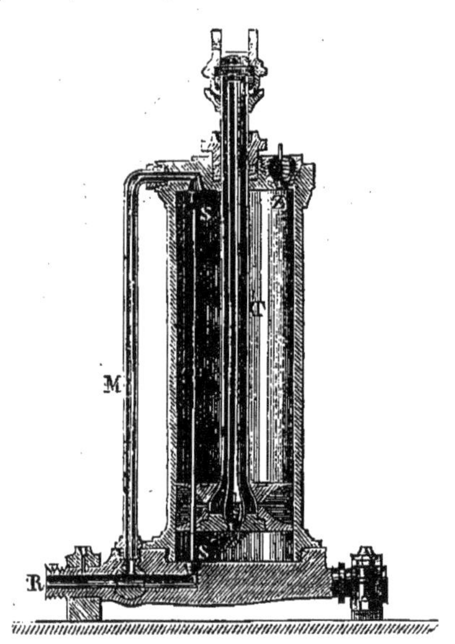

Fig. 136.

Dans cette machine, le mécanisme présente une disposition plus avantageuse que dans l'ancienne. Le corps de pompe mobile autour de tourillons placés à sa partie inférieure oscille pendant la double course du piston (*fig.* 137); cette disposition permet de communiquer à celui-ci le mouvement de va-et-vient qu'il doit prendre à l'aide d'un arbre coudé auquel s'articule la tige du piston; un volant V muni d'une

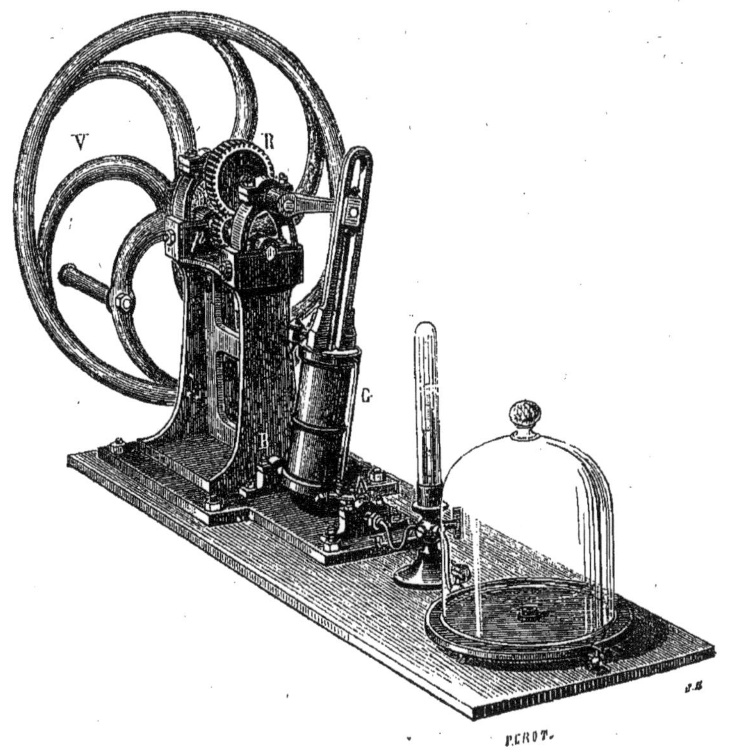

Fig. 137.

manivelle sert à mettre l'arbre en mouvement à l'aide de la roue dentée R et du pignon p.

110. **Machine pneumatique à mercure de Geissler.** — Geissler (de Berlin) a construit une machine pneumatique qui est fondée sur l'expérience de Torricelli, et dans laquelle le mercure en montant et en descendant dans la chambre barométrique fait fonction d'un piston se mouvant dans un corps de pompe. La figure 138 représente un modèle de cette machine construite par M. Alvergniat. Elle est formée d'un tube barométrique, qui communique à sa partie inférieure avec un réservoir plein de mercure, par l'intermédiaire d'un tube en caoutchouc. Supérieurement, le tube de verre se termine par un robinet à trois voies qui sert à le mettre en relation soit avec un récipient, soit avec un entonnoir à robinet, et par suite avec l'air extérieur.

Voici le jeu de la machine : le robinet étant tourné de manière que le tube et l'entonnoir soient en communication, on soulève la cuvette au-dessus du robinet; le mercure envahit tout le tube et une partie de l'entonnoir. On ferme le robinet, et on abaisse la cuvette. Aussitôt le mercure descend dans le tube en vertu de la pression atmosphé-

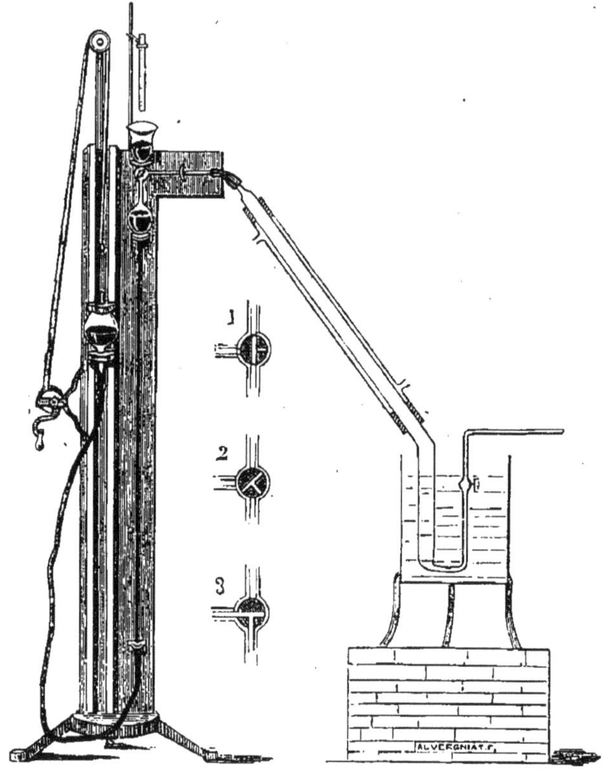

Fig. 158.

rique, et un vide parfait se forme. On fait tourner alors le robinet du côté du récipient; une portion de l'air qu'il contient pénètre dans la chambre barométrique. On ferme de nouveau, et par une rotation convenable on établit la communication du côté de l'entonnoir. En soulevant de nouveau la cuvette, l'air est complétement expulsé. En répétant ainsi cette manœuvre très-simple, on pourra faire un vide presque parfait, $\frac{1}{10}$ de millimètre environ.

Cette machine sert surtout à raréfier le gaz dans les tubes dits tubes de Geissler; elle a aussi été utilisée dans ces derniers temps pour l'extraction complète des gaz du sang.

111. **Machine de compression.** — On a construit aussi des machines destinées à comprimer l'air dans un récipient. L'idée la plus simple, pour la réalisation d'une semblable machine, est de prendre un appareil analogue à la machine pneumatique, avec des soupapes z et z' disposées en sens inverse (*fig.* 139). En outre, le récipient A doit être solidement vissé sur la platine, sans quoi l'élasticité croissante de l'air qui s'y accumule finirait par le soulever.

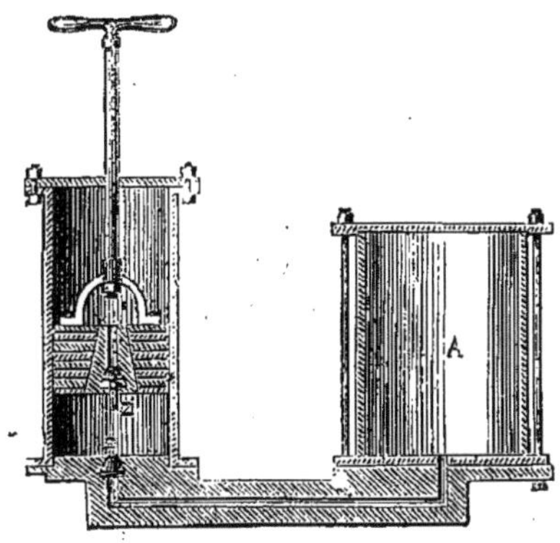

Fig. 139.

Cherchons la loi suivant laquelle varient les pressions dans le récipient. Soit R le volume du récipient, V celui du corps de pompe, H la pression initiale. Quand on abaisse le piston, l'air refoulé dans le réservoir occupe le volume R, sa force élastique devient $\frac{VH}{R}$; mais la pression de l'air du réservoir étant H, donc la pression totale sera $H + \frac{VH}{R}$. Après le deuxième coup de piston, on introduit encore un volume V d'air dont la pression est égale à $\frac{VH}{R}$; la pression, après le deuxième coup de piston, sera donc $H + \frac{2VH}{R}$; après le troisième, $H + \frac{3VH}{R}$, et après le n^{me}, $H + \frac{nV}{R}H$. On aura donc :

$$H_n = H\left(1 + \frac{nV}{R}\right).$$

On voit donc que la force élastique croît avec le nombre des coups de piston. Mais il y a aussi une limite d'action due à l'espace nuisible, comme dans le cas de la machine pneumatique ; il doit donc arriver un moment où l'air pris dans l'atmosphère réduit à l'espace nuisible u ne possède que la force élastique de l'air comprimé dans le récipient et à ce moment, la soupape z ne s'ouvrira plus. La pression limite correspondante x est donnée par la relation

$$\frac{x}{H} = \frac{R}{u}, \quad \text{d'où } x = \frac{R}{u}H.$$

112. **Pompe de compression.** — Dans un grand nombre d'expé-

riences de physique, on emploie la pompe de compression imaginée par Gay-Lussac et modifiée par M. Regnault. Elle se compose d'un corps de pompe muni d'un piston plein (*fig.* 140); à la base de ce corps de pompe aboutissent deux petits conduits T et T′, fermés par des soupapes S et S′ qui s'ouvrent en sens contraire. L'un de ces conduits communique soit avec l'atmosphère, soit avec un réservoir de gaz, et l'autre avec le récipient. On peut associer plusieurs de ces pompes, en faisant mouvoir les pistons à l'aide de leviers coudés fixés au même axe de rotation.

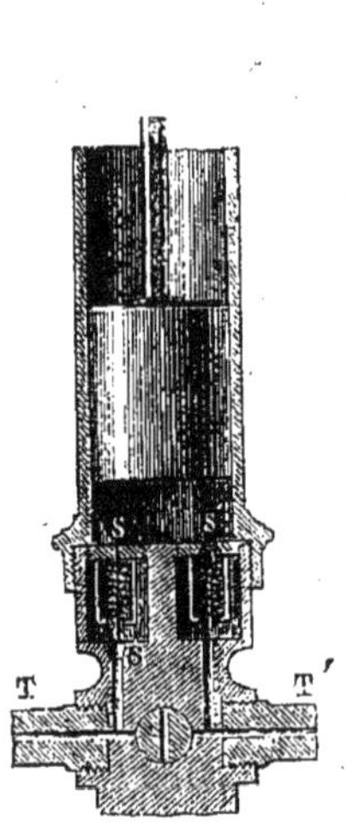

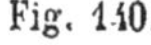

Fig. 140.

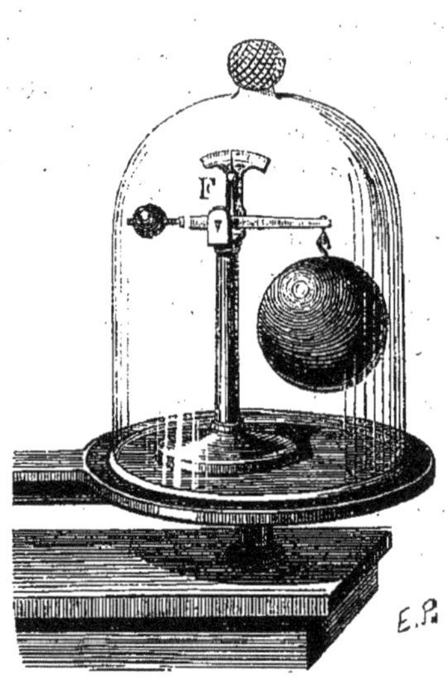

Fig. 141.

115. **Principe d'Archimède appliqué aux gaz.** — L'air étant pesant, le principe d'Archimède lui est applicable, et, dans l'air comme dans l'eau, la poussée est égale au poids du fluide déplacé. Un corps restera donc en équilibre dans l'atmosphère si son poids est égal au poids de l'air déplacé, il s'élèvera si le poids est moindre, il tombera dans le cas contraire.

On peut constater l'existence de cette poussée au moyen du *baroscope* (*fig.* 141). Aux extrémités du fléau d'une balance on suspend deux boules de diamètres différents; la grosse boule est creuse, la petite est massive; cette dernière est taraudée sur le fléau; on peut donc, en la rapprochant ou en l'éloignant, augmenter ou diminuer la longueur de l'un des bras du fléau, de manière à obtenir l'équilibre dans l'air. En plaçant l'appareil sous une cloche et en raréfiant l'air, on voit le fléau pencher du côté de la sphère creuse, ce qui prouve que dans l'air la grosse sphère éprouvait une poussée plus grande que la petite.

L'expérience du baroscope nous montre bien la poussée exercée par l'air, mais elle n'en donne pas la valeur. On pourrait cependant arriver à une vérification expérimentale du principe d'Archimède dans le cas des gaz, en prenant une vessie ouverte et comprimée que l'on suspend au plateau d'une balance et à laquelle on fait équilibre; on la gonfle ensuite et on remarque que l'équilibre n'est point troublé. Cependant on a augmenté le poids de la vessie de toute la quantité d'air qu'on y a introduit; si donc le poids paraît rester le même, c'est qu'il est contre-balancé par la poussée de l'air; cette poussée est donc égale au poids de l'air introduit, c'est-à-dire au poids de l'air déplacé.

114. **Influence de la poussée sur le poids des corps.** — La poussée de l'air exerce une influence appréciable sur les pesées : la pesée d'un corps ne donne pas le véritable poids, mais le poids diminué de celui de l'air déplacé. Les poids titrés portent l'indication de leur valeur dans le vide, mais connaissant la densité d d'un corps et la densité d_1 de la substance dont sont formés les poids titrés, on peut trouver le véritable poids du corps pesé. Soit, en effet, x le poids du corps; la pression qu'il exerce sur le plateau de la balance où on le place est égale à x diminuée du poids de l'air déplacé $\frac{x}{d}S$, S étant le poids spécifique de l'air. Dans l'autre plateau sont des poids titrés qui marquent P grammes dans le vide, mais dont la pression est égale à P diminuée du poids de l'air déplacé $\frac{P}{d_1}S$; on a donc l'équation

$$x-\frac{x}{d}S=P-\frac{P}{d_1}S,$$

d'où

$$x=\frac{P-\frac{P}{d_1}S}{1-\frac{S}{d}}=\frac{P\left(1-\frac{S}{d_1}\right)}{1-\frac{S}{d}}.$$

Si $d=d_1$, le véritable poids devient égal à P. L'erreur que l'on commet est d'autant plus petite que la densité du corps que l'on pèse est plus grande.

115. **Aérostats.** — C'est sur le principe d'Archimède appliqué aux gaz que repose l'ascension des aérostats dans l'atmosphère, et en général de tout corps moins lourd que l'air. La force ascensionnelle d'un aérostat est égale à la poussée diminuée du poids : la poussée a pour valeur Vd, V étant le volume de l'aérostat, d le poids spécifique de l'air, augmenté de vd, v étant le volume des accessoires et de l'enveloppe. Le poids total de l'aérostat se compose du poids de gaz Vd', d' le poids spécifique de gaz qui remplit le ballon, augmenté du poids P des accessoires et de l'enveloppe; on a donc

$$F=Vd+vd-Vd'-P. \quad (1)$$

Il est important de pouvoir déterminer quel volume il faut donner à l'aérostat pour que la force ascensionnelle devienne égale à une quantité donnée. Il semble que de l'équation (1) on pourrait tirer la valeur de V ; mais cela serait difficile à cause de P qui varie nécessairement avec le volume V, en sorte que P renferme l'inconnue V. On peut cependant déterminer V par le calcul des approximations successives. On donne à P une certaine valeur et on calcule V; on porte cette valeur dans P et on résout encore l'équation, ce qui donne une nouvelle valeur de V plus approchée que la première, et ainsi de suite, en sorte qu'on peut approcher de V autant que l'on veut.

Dans la pratique, lorsqu'un ballon s'élève, il n'est jamais rempli complétement; son volume peut augmenter librement, dans certaines limites, mais la pression du gaz enfermé reste toujours égale à la pression extérieure, et son poids demeure invariable; on peut donc poser $Vd' + P = P_1$, et la formule (1) devient

$$F = (V + v)\,d - P_1. \tag{2}$$

Dans ce cas, il est facile de voir que la force ascensionnelle est sensiblement constante tant que le ballon n'est pas plein. En effet, d'après la loi de Mariotte, V étant le volume du ballon sous la pression H, lorsqu'il sera arrivé à une hauteur telle que la pression sera H', ce volume deviendra $\frac{VH}{H'}$; mais la densité, étant proportionnelle à la pression, deviendra $\frac{dH'}{H}$, Substituant ces valeurs dans l'équation (2), on a

$$F = V\frac{H}{H'} \times d\frac{H'}{H} + vd\frac{H'}{H} - P_1,$$

ou

$$F = Vd + vd\frac{H'}{H} - P_1.$$

En négligeant les faibles variations du terme $vd\frac{H'}{H}$, on voit que F ne change pas pendant le mouvement ascensionnel. L'aérostat sera donc animé d'un mouvement uniformément accéléré, tant qu'il ne sera pas complétement gonflé. A partir de ce moment, la force d'ascension diminuera, car dans la formule (1) d seul changera, et pour une hauteur correspondant à H' on a

$$F = (V + v)\,d\frac{H'}{H} - P_1.$$

Le ballon sera donc en équilibre lorsqu'on aura

$$(V + v)\,d\frac{H'}{H} - P_1 = 0.$$

Dans ce cas, H' serait égal à

$$\frac{P_1 H}{(V + v)\,d}.$$

Si H' différait beaucoup de H, le ballon éclaterait; car la poussée du gaz à l'intérieur étant H, il tendrait à se dilater. Pour éviter cet inconvénient, on emploie l'un des deux procédés suivants : ou bien on ne remplit pas complétement le ballon, et, à mesure qu'il s'élève, le volume du gaz augmente, la pression restant toujours égale à la pression extérieure; ou bien on laisse le ballon ouvert à la partie inférieure, et, lorsque la pression diminue, une partie du gaz s'échappe au dehors. Examinons ce qui se passe dans le second cas. Reprenons la formule (1) :

$$F = Vd + vd - Vd' - P.$$

Pendant l'ascension, V est constant, mais les densités changent, et l'on a, pour une pression H',

$$F = Vd\frac{H'}{H} + vd\,Vd'\frac{H'}{H} - \frac{H'}{H} - P.$$

La force d'ascension va alors constamment en diminuant et peut devenir nulle pour une certaine valeur de H' que l'on trouve en résolvant l'équation

$$Vd\frac{H'}{H} + vd\frac{H'}{H} - Vd'\frac{H'}{H} - P = 0,$$

ou

$$\frac{H'}{H}(Vd + vd - Vd') = P,$$

ou enfin

$$H' = \frac{PH}{Vd + vd - Vd'}.$$

L'invention des aérostats est due aux frères Montgolfier. En 1783, Montgolfier construisit un ballon de toile doublé de papier à l'extérieur et le remplit d'air chaud. Il fit une première expérience à Lyon et la répéta à Annonay. Charles, à Paris, construisit à son tour un ballon en taffetas enduit d'un vernis imperméable; en outre, il remplaça l'air chaud par l'hydrogène. En 1804, Biot et Gay-Lussac tentèrent la première ascension scientifique. Peu de temps après, Gay-Lussac fit seul une nouvelle ascension et s'éleva à une hauteur de 7,000 mètres. Depuis cette époque, d'autres voyages aériens ont été exécutés pour résoudre certaines questions de météorologie. Les plus remarquables sont celles de Barral et Bixio en France, et de Walsh et Glaisher en Angleterre. Ces derniers expérimentateurs se sont élevés à une hauteur d'environ 12,000 mètres.

Les aérostats que l'on construit aujourd'hui sont formés d'une enveloppe de soie recouverte d'un vernis de caoutchouc. On leur donne une forme à peu près sphérique et on les gonfle, soit avec l'hydrogène, soit avec le gaz d'éclairage dont la densité est 0,5. L'enveloppe est entourée d'un filet protecteur qui porte la nacelle et lui donne de la solidité. A la partie supérieure est pratiquée une soupape qui doit pouvoir s'ouvrir ou se fermer facilement au moyen d'un cordon. La force ascensionnelle est mesurée au moyen d'un dynamomètre. Une force de quelques kilogrammes est suffisante pour la faire varier; l'aéronaute doit porter avec lui une quantité assez grande de sable dont il se débarrasse lorsqu'il veut s'élever à une plus grande hauteur; pour descendre, il ouvre la soupape. Un baromètre indique le mouvement ascensionnel du ballon par les variations de la colonne mercurielle.

CHAPITRE VI

DES ACTIONS MOLÉCULAIRES

Dans les chapitres précédents, nous avons étudié les phénomènes principaux que les corps présentent à étudier, en faisant abstraction des effets produits par les forces moléculaires dont nous avons admis l'existence, mais auxquelles nous avons attribué une intensité assez faible pour qu'elles ne vinssent pas troubler les résultats presque mécaniques produits par les forces extérieures, sauf cependant pour les gaz pour lesquels nous avons dû prendre en considération leur expansibilité. Mais nous devons au moins indiquer les modifications souvent profondes apportées aux lois que nous avons énoncées, lorsque les conditions des expériences sont telles que les forces moléculaires ne puissent être négligées : tel est le but de ce chapitre, que nous devons borner à de simples indications sur presque tous les points, sauf sur une partie qui est bien connue depuis longtemps, la *capillarité;* les autres phénomènes dont nous parlerons sont encore mal déterminés, et quelques-uns même sont mis en doute, du moins pour les lois qui les régissent.

L'ordre dans lequel nous traiterons ces questions de natures assez différentes est entièrement artificiel; mais dans l'état actuel des connaissances, il ne nous a pas été possible d'arriver à un groupement rationnel.

Nous nous occupons d'abord des actions s'exerçant entre deux corps au contact :

1° Solide et solide *: adhésion;*

2° Solide et liquide : *capillarité, imbibition ;*

3° Solide et gaz : *occlusion des gaz;*

4° Liquide et liquide : *diffusion au contact :*

5° Liquide et gaz : *dissolution des gaz.*

Puis, nous indiquons les actions qui se produisent entre deux corps différents séparés par un diaphragme de nature convenable :

1° De liquide à liquide : *osmose, dialyse ;*

2° De gaz à gaz : *effusion, transpiration.*

116. **Adhésion.** — Dans les expériences et les raisonnements que nous avons eu l'occasion d'indiquer jusqu'à présent, nous avons supposé que l'attraction des molécules des solides ne se manifestait que lorsque les molécules formaient un *seul* corps, et que le simple contact des solides ne pouvait mettre cette force en évidence. En réalité, il n'en est point ainsi, et l'on peut prouver que la *cohésion*, force qui réunit les molécules d'un même corps, n'existe pas seule, qu'il existe une autre force analogue, l'*adhésion*, qui s'exerce entre les molécules de corps différents. Les expériences suivantes peuvent prouver l'existence de cette force.

On prend deux balles de plomb que l'on sépare l'une et l'autre à l'aide de sections bien planes et bien vives; on rapproche les segments de ces balles, avant que les parties coupées aient pu s'oxyder, et on les presse légèrement; il prend naissance par ce contact des forces attractives assez puissantes pour que l'une de ces balles reste suspendue lorsqu'on soulève l'autre ; il faut même un certain effort pour les séparer.

On fait une expérience analogue, mais qui réussit plus facilement, à l'aide de deux plans en verre parfaitement rodés que l'on fait glisser l'un sur l'autre en même temps qu'on les presse l'un contre l'autre. Comme dans l'expérience précédente, l'un des disques peut rester suspendu au-dessous de l'autre ; il peut même supporter un petit plateau dans lequel on met des poids qui finissent par déterminer la séparation, et donnent ainsi une mesure approximative de l'adhésion. On prouve facilement que cette réunion de deux corps distincts n'est pas due à l'action de la pression atmosphérique, comme on l'a pensé autrefois, en plaçant les plateaux, dont le supérieur est fixé à un support, sous une cloche dans laquelle on fait le vide, et observant que l'absence de pression extérieure n'amène pas leur séparation.

Enfin, le frottement que l'on étudie tout spécialement en mécanique semble pouvoir être considéré également comme une manifestation de l'adhésion dont il nous suffit d'avoir prouvé l'existence.

117. **Actions moléculaires des liquides et des solides.** — Des expériences nombreuses permettent de prouver que les molécules des liquides ne sont pas sans exercer les unes sur les autres des attractions assez énergiques, quoique nous ayons supposé dans les chapitres précédents qu'il n'en existait pas, parce qu'elles sont en effet négligeables en présence des forces extérieures.

Le fait qu'un liquide se réunit en gouttes sur un plan horizontal est une première preuve de l'existence de ces forces, sans lesquelles les diverses molécules tomberaient jusqu'à se trouver toutes sur le plan;

cette expérience réussit avec tous les liquides en choisissant convenablement la nature du plan.

En plongeant une baguette de verre dans l'eau, par exemple, on retire une goutte de liquide suspendue à l'extrémité inférieure (*fig.* 142), on en peut conclure que sur un plan, xy par exemple, il existe entre les parties situées au-dessus et celles placées au-dessous une attraction capable de contre-balancer l'action de la pesanteur agissant sur la portion inférieure du liquide.

Si l'on fixe une plaque de verre ab (*fig.* 143) par un fil attaché à son

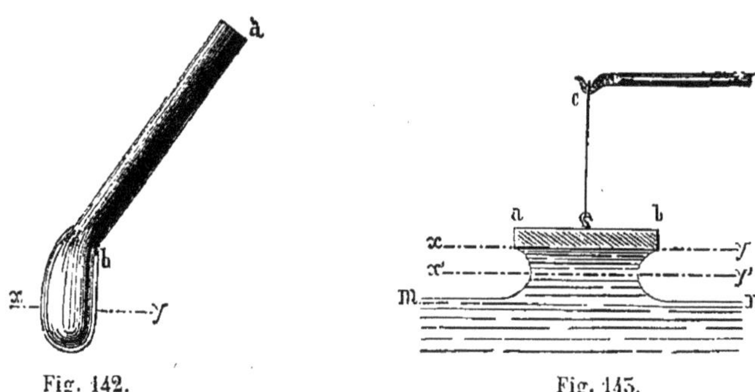

Fig. 142. Fig. 143.

centre de gravité au fléau d'une balance équilibrée par des poids placés dans le plateau opposé, et qu'on la descende jusqu'au niveau de l'eau mn situé dans un vase, il faudra pour la soulever mettre dans le plateau opposé un poids plus grand que celui de la plaque seule, et la plaque en se soulevant entraînera une certaine quantité de liquide; il faudra, à un instant quelconque, que l'attraction s'exerçant de part et d'autre d'un plan horizontal $x'y'$, par exemple, soit plus considérable que l'augmentation de poids.

Ces deux dernières expériences mettent également hors de doute l'attraction des liquides pour les solides; dans le premier cas, cette attraction était au moins égale au poids de la goutte; dans le second, elle était aussi plus grande que le poids qui tendait à soulever la plaque. En augmentant progressivement ce poids, on arrive à séparer le plateau et à l'élever hors du liquide; le poids qui détermine cette rupture mesurerait l'attraction du solide pour le liquide si la séparation s'effectuait suivant xy, ce qui n'a presque jamais lieu; elle mesure l'attraction du liquide pour lui-même, si, comme cela se présente, la séparation s'effectue suivant un plan $x'y'$. On peut aussi conclure que l'attraction du liquide pour le solide est alors plus considérable que celle du liquide pour lui-même.

Enfin, il faut signaler les importantes recherches par lesquelles M. Plateau a mis nettement en évidence les actions attractives des molécules liquides soustraites aux forces extérieures. Sans entrer dans le détail des expériences, nous devons dire que le liquide employé, l'huile, le plus souvent, se trouvait soustrait à l'action de la pesanteur par son immersion dans un mélange en proportions convenables d'eau et d'alcool ayant même densité que l'huile, qui était entièrement en équilibre, en vertu du principe d'Archimède. Dans ce cas le plus simple, l'huile forme toujours des globules sphériques; en variant les conditions, M. Plateau a pu obtenir des résultats curieux, prévus par le calcul, et exigeant l'existence de forces moléculaires attractives.

118. **Des ménisques.** — Les liquides que l'on emploie journellement ne présentent pas, dans les vases qui les renferment, la surface horizontale théorique que nous avons indiquée; aux environs des parois, le liquide possède une courbure très-manifeste; cet effet se produit aussi nettement lorsque l'on introduit une tige, une lame dans les liquides. L'apparence n'est pas toujours la même : tantôt le liquide s'élève jusqu'en *c* au-dessus du niveau général *mn* (*fig.* 144), tantôt il s'abaisse (*fig.* 145) au-dessous du niveau *mn*. Cette action, qui est

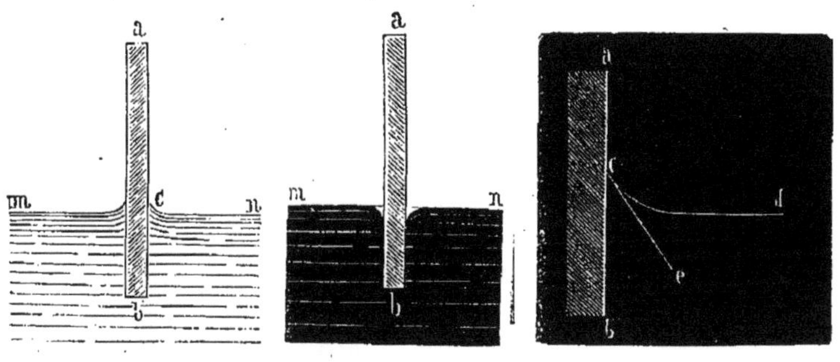

Fig. 144. Fig. 145. Fig. 146.

due à la différence d'attraction du liquide pour lui-même ou pour le liquide, a été très-nettement expliquée par le calcul. Le liquide prend une forme concave lorsque l'attraction du liquide pour le solide est plus grande que son attraction pour lui-même; on dit alors que le liquide *mouille* le solide; lors de la production d'une surface convexe la cause est inverse, et l'on dit que le liquide ne *mouille pas* le solide.

L'eau, l'alcool, mouillent le verre; le mercure ne le mouille pas; l'eau ne mouille pas le verre, s'il est recouvert d'une couche grasse.

La surface courbe liquide *cd* vient rencontrer la surface solide *ab* non pas toujours tangentiellement, mais sous un certain angle *bec* (*fig.* 146) dit angle de *raccordement*, et qui est constant pour un même solide et un même liquide; le mercure rencontre le verre sous un angle de 45°; l'eau, au contraire, arrive tangentiellement.

119. **Élévation et abaissement des liquides.** — Si l'on plonge

dans un liquide un tube d'un diamètre assez petit ou deux lames suffisamment rapprochées, on remarque que les phénomènes que nous venons d'indiquer ne sont pas les seuls qui se présentent, mais que le niveau du liquide dans les tubes et entre les lames est inférieur ou supérieur au niveau du liquide en dehors.

Ainsi un tube fin de verre *ab* (*fig.* 147) étant plongé dans l'eau, il y

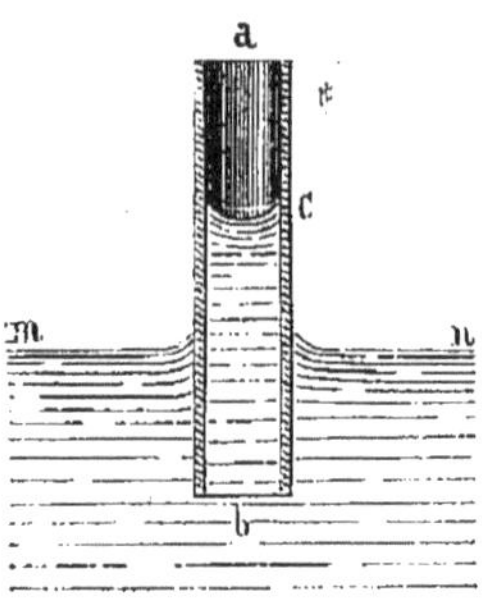

Fig. 147.

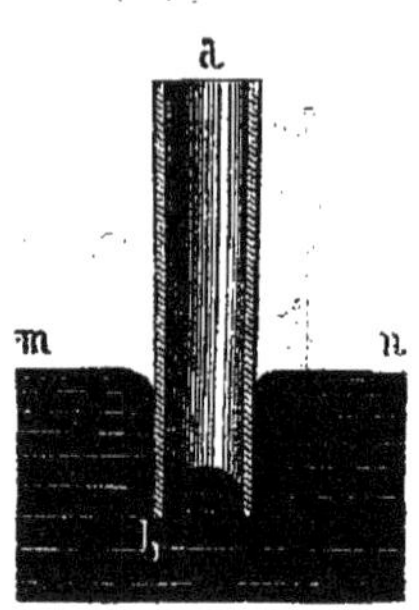

Fig. 148.

aura élévation du liquide, et l'effet sera le même toutes les fois que le liquide mouillera le solide; il y aura abaissement dans le cas contraire comme pour le mercure et le verre (*fig.* 148).

Des effets analogues se manifesteront si l'on prend deux tubes communiquants, dont l'un ait un très-petit diamètre, l'autre ayant une largeur de plusieurs centimètres. Le niveau du liquide *l* dans le petit tube sera supérieur ou inférieur au niveau *mn* dans l'autre verre, suivant que ce liquide mouillera le verre ou non (*fig.* 149).

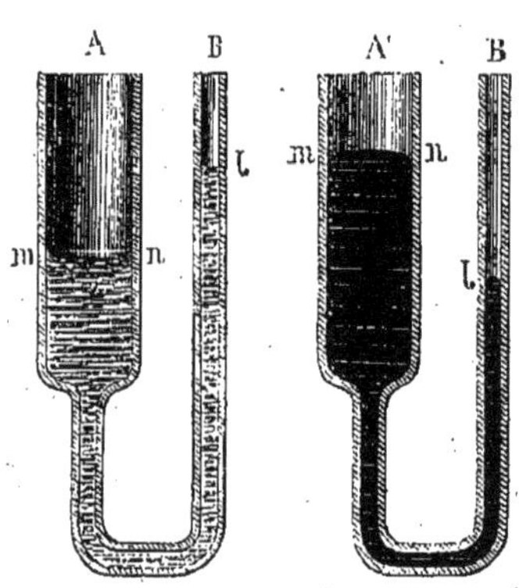

Fig. 149.

Ces divers phénomènes sont très-sensibles si l'on opère avec des tubes fins dont on a pu comparer le rayon à l'épaisseur d'un *cheveu*. De là vient le nom de phénomènes *capillaires*.

120. **Relation entre la forme du liquide et son niveau.** — D'après ce que nous avons dit jusqu'à présent, on voit que, dans le cas où le liquide mouille le solide, il y a surface concave et élévation ; que, dans le cas où le solide n'est pas mouillé, il y a convexité et abaissement. Ces deux ordres de phénomènes ne sont pas indépendants l'un de l'autre et liés seulement par une cause commune; mais la variation de niveau est une conséquence uniquement de la forme et non de l'ac-

tion même du liquide pour le solide. C'est ce que prouve l'expérience suivante.

Reprenons un vase analogue au précédent, mais dans lequel le tube B (*fig.* 150) n'arrive qu'à la moitié de la hauteur du vase A, et versons de l'eau dans ce vase ; le liquide présentera en l (I) une surface concave, et ce

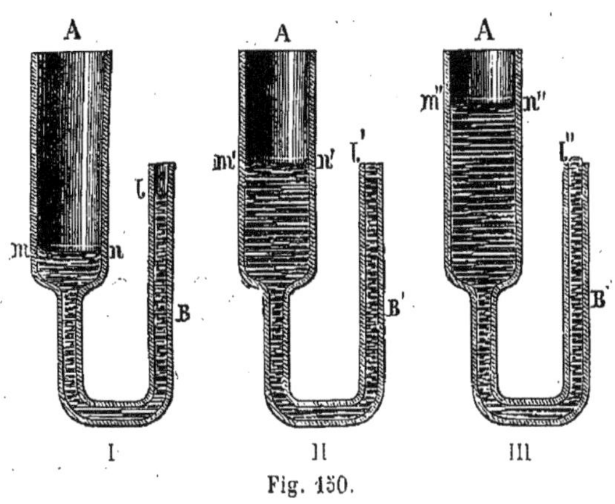

Fig. 150.

point sera plus élevé que le liquide en mn ; ajoutons de l'eau, le niveau dans le tube arrivera à l'extrémité l' du tube B, et l'on pourra avec un peu d'habileté rendre sa surface terminale plane (II) : on verra que le niveau $m'n'$ dans le vase A sera très-approximativement sur le même plan horizontal. Continuons encore à ajouter de l'eau (III), le liquide sortira un peu du tube B sous forme d'une gouttelette à surface convexe, et dans ce cas le niveau $m''n''$ dans le vase A est supérieur notablement au point le plus élevé l'' de cette gouttelette.

Le liquide ni le solide n'ayant changé, non plus que la courbure de la surface en A, ces différences de niveau ne peuvent provenir que de la forme du liquide dans le tube B.

121. Lois des dénivellations capillaires. — Gay-Lussac a étudié expérimentalement les dénivellations dues aux actions capillaires ; les résultats auxquels il est arrivé sont également ceux qu'ont indiqués Laplace et Poisson, qui les avaient déduits du calcul.

Les lois sont les suivantes :

Première loi. — *Pour un même liquide, les élévations ou abaissements dans des tubes de même substance sont en raison inverse des diamètres.*

Deuxième loi. — *Dans les mêmes conditions, entre deux lames parallèles, l'élévation ou l'abaissement est en raison inverse de la distance de ces lames. Elle est la moitié de ce qu'elle serait pour un tube dont le diamètre serait égal à cette distance.*

Troisième loi. — *Le diamètre de la partie dans laquelle se forme le ménisque est le seul duquel dépendent les élévations ou les abaissements.*

Les lois se démontrent en visant, à distance et au moyen d'une lunette se mouvant sur une règle verticale divisée, les niveaux dans le vase et dans les tubes ou les plaques. Les diamètres des tubes, que l'on choisit aussi complétement cylindriques que possible, sont mesurés par le poids d'une colonne de mercure d'une longueur connue qu'ils contiennent. Les distances des plaques sont déterminées en plaçant entre elles des fils métalliques de diamètre connu.

Comme conséquence de la loi relative aux plaques, on peut citer l'expérience d'Hawksbee : deux plans en verre, liés par une charnière *ab* (*fig.* 151) que l'on place verticalement sont plongés dans l'eau après qu'on les a légèrement écartés ; l'eau s'élève entre ces plans de manière à dessiner une courbe *ce* qui est une hyperbole équilatère, ce que démontrerait facilement le calcul. On peut se rendre compte de ce fait en

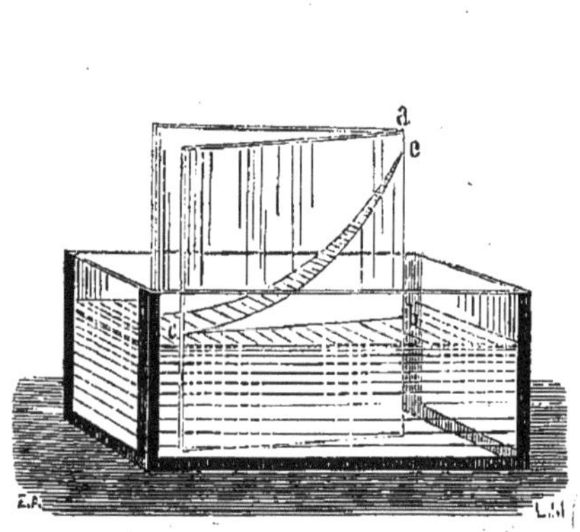

Fig. 151.

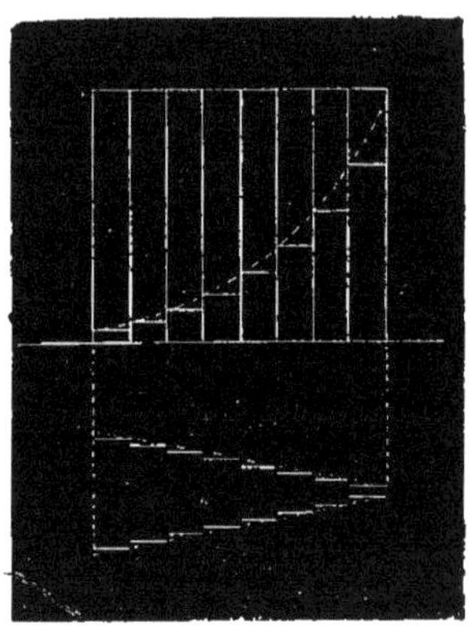

Fig. 152.

remplaçant par la pensée les plans continus obliques par une série de plans parallèles de plus en plus rapprochés, entre lesquels l'eau s'élèverait davantage à mesure qu'ils seraient moins éloignés (*fig.* 152) ; l'eau formerait ainsi une série de gradins qui se transformeraient en courbe continue à mesure que les plans précédents deviendraient moins larges.

Enfin, la troisième loi peut se prouver au moyen d'une cloche de diamètre quelconque *abcd* (*fig.* 153) terminée par un tube vertical *e* de petit diamètre. Cette cloche, plongée dans l'eau presque jusqu'à l'extrémité du tube capillaire et relevée ensuite, reste pleine de liquide, et le niveau supérieur se trouve sur le même plan horizontal que celui contenu dans un simple tube *st* de même diamètre que *e* et placé à côté dans le liquide.

Si la cloche, renversée, est plongée dans le mercure, celui-ci reste dans le tube *e* au-dessous du niveau *mn* (*fig.* 154) comme dans un tube de même diamètre placé à côté.

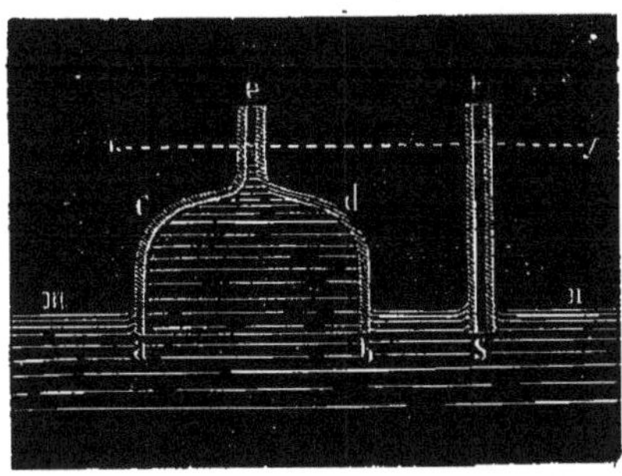

Fig. 153.

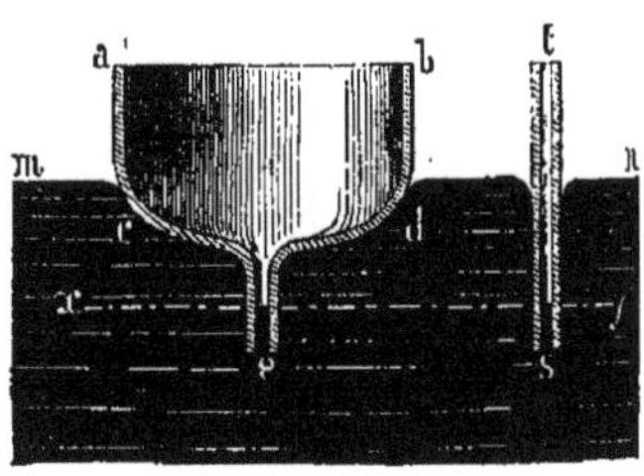

Fig. 154.

122. **Mouvements dus aux actions capillaires.** — Des expériences qui précèdent, nous devons conclure que la formation d'un ménisque concave correspond à une attraction qui est d'autant plus forte que la courbure est plus forte; le contraire a lieu dans le cas d'un ménisque convexe, et l'action exercée est aussi d'autant plus grande que la courbure est plus forte. Ces considérations expliquent le mouvement spontané d'un liquide dans un tube conique (*fig.* 155). S'il s'agit d'un liquide qui mouille (I), il y a deux actions qui tendent à attirer le liquide du côté de chacun des ménisques, mais celui qui est du côté du sommet, ayant la plus forte courbure, aura une action prépondérante, et le liquide se rapprochera du sommet.

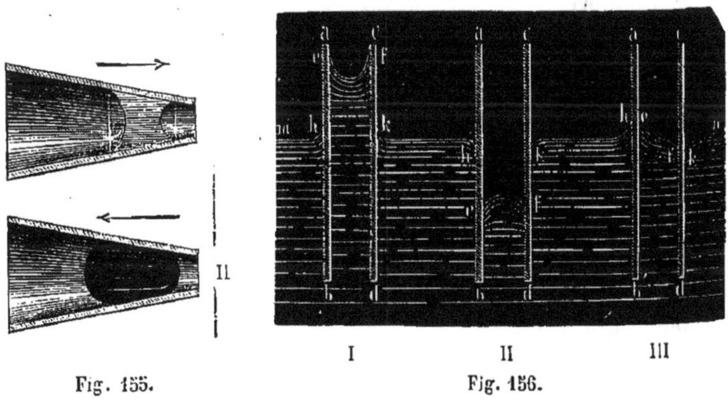

Fig. 155. Fig. 156.

Dans le cas d'un liquide qui ne mouille pas, tout se passe comme si liquide était repoussé par les ménisques; mais le ménisque le plus rapproché du sommet, ayant la plus forte courbure, aura l'action la plus énergique et déterminera en somme le mouvement dans le sens qu'elle tend à produire : le liquide s'éloignera du sommet.

Supposons que l'on ait deux lames mobiles autour d'axes horizontaux placés à leur partie supérieure et qui toutes deux en même temps soient mouillées ou non. Considérons le premier cas (*fig.* 156, I). Pour tout le liquide situé au-dessous du plan horizontal *mn*, il y aura équilibre à partir d'une certaine profondeur ; au-dessus, tout se passera comme si le liquide était attiré par le ménisque et plus fortement par le ménisque compris entre les lames dont la courbure est plus forte ; enfin, au-dessus de *hk*, limite du ménisque extérieur, il y aura à l'extérieur la pression atmosphérique tendant à rapprocher les lames, et à l'intérieur une force attractive du ménisque agissant dans le même sens. En conséquence, toutes ces actions concourant, les lames se rapprocheront.

Si aucune des lames n'est mouillée (II), à partir d'une certaine profondeur les ménisques n'agiront pas ; au-dessus, ils agiront comme donnant naissance à une force répulsive ; enfin, au-dessus de *hk*, limite supérieure du ménisque inférieur, l'action répulsive du liquide extérieur sera prépondérante et les lames se rapprocheront encore.

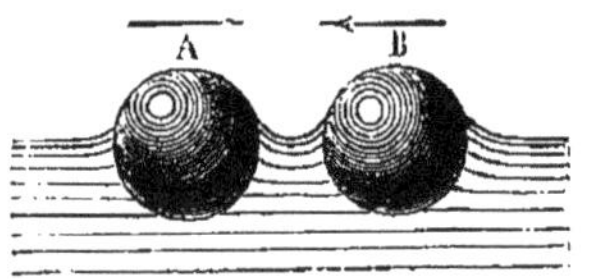

Dans le cas où une lame est mouillée et l'autre non (III), on voit que les ménisques intérieurs sont moins élevés que les extérieurs, car ils s'influencent l'un l'autre, et sont de sens contraire ; les effets produits sur chaque lame agiront comme il vient d'être dit précédemment, mais en sens contraire, à cause des positions relatives inverses des ménisques intérieurs et extérieurs : les lames s'écarteront donc.

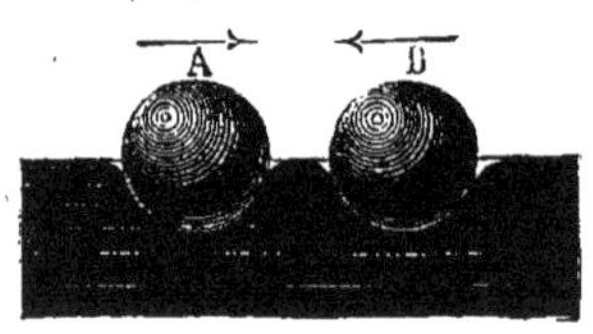

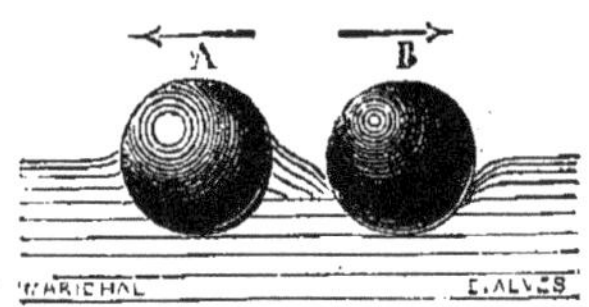

Fig. 157.

Cet effet se manifeste très-clairement en mettant sur un vase rempli d'eau des boules de liége, les unes à l'état naturel qui sont mouillées, les autres enduites de noir de fumée qui ne sont pas mouillées : on voit alors se produire les effets que nous venons d'indiquer (*fig.* 157).

123. **Corps flottant en vertu des actions capillaires.** — Ainsi que nous l'avons vu, un corps flotte lorsqu'il déplace un volume de liquide d'un poids précisément égal au sien ; un corps, même de densité supérieure à celle d'un liquide, flottera donc s'il déplace un volume de liquide suffisant. C'est précisément l'action produite par la

capillarité sur un corps que le liquide ne mouille pas (*fig.* 158); le volume déplacé, tant en réalité que par la formation du ménisque, peut suffire pour équilibrer le poids du corps. Le phénomène se manifeste dans la formation spontanée de certains cristaux (sel marin, par exemple), ou en posant avec précaution sur l'eau une aiguille fine, préalablement frottée entre les doigts de manière à l'enduire d'une couche de matière grasse; c'est encore en vertu de la même cause que certains insectes aquatiques marchent sur la surface de l'eau, etc.

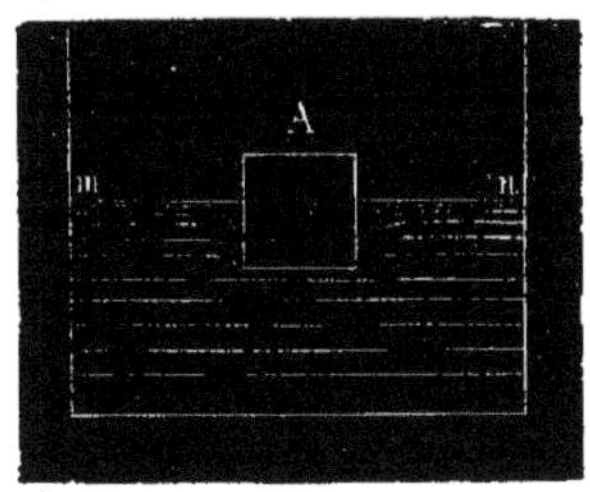

Fig. 158.

L'influence des actions capillaires se manifeste en physique dans la variation de niveau de baromètres de différents diamètres observés simultanément, et dans l'affleurement des aréomètres de Nicholson et de Farenheit, ce qui limite la précision que l'on pourrait penser atteindre en employant des tiges de plus en plus fines.

124. **Imbibition.** — Les actions capillaires peuvent servir à expliquer les phénomènes d'imbibition que présentent certains corps inorganiques, ainsi que les tissus des animaux et des plantes.

Un morceau de sucre, une mèche de coton, un cylindre formé de sable fin ou de verre pilé étant mis en contact avec un liquide qui les mouille, soulèvent la masse liquide et s'imbibent plus ou moins. Le mouvement ascensionnel, rapide d'abord, se ralentit peu à peu et finit par s'arrêter. Or ces corps étant parcourus dans tous les sens par des canaux étroits, ouverts, et qui communiquent ensemble, forment un système de tubes très-fins, dans lesquels les liquides s'élèvent, en vertu des lois de la capillarité.

La hauteur à laquelle arrive le liquide varie pour un même corps avec la nature du liquide, ainsi que MM. Matteucci et Cima l'ont démontré, en immergeant dans des dissolutions diverses, mais de même densité, des tubes remplis de sable fin. Ils ont obtenu les résultats suivants avec les liquides suivants :

Carbonate de soude	85 millimètres.
Sérum	70
Eau distillée	60
Sel marin	58
Lait	55

En comparant ces chiffres à ceux donnant l'élévation dans des tubes capillaires, on reconnait que les résultats sont conformes pour les deux ordres de phénomènes.

La température exerce aussi une influence notable sur l'ascension des liquides. En plongeant dans l'eau distillée deux tubes identiques, on trouve, au bout du même temps, qu'à la température de 55° l'eau atteint une hauteur de 175 millimètres, et seulement 12 millimètres à la température de 15°.

Les phénomènes d'imbibition s'observent aussi dans les tissus des animaux et des plantes. Ces tissus sont creusés d'une infinité de cavités capillaires perméables aux liquides. Comme les substances précédentes, ils jouissent d'un pouvoir absorbant considérable, pouvoir qu'il faut attribuer aussi à l'action capillaire. Les effets produits varient, du reste, avec la nature des tissus et celle du liquide.

En 1821, M. Chevreul fit voir que les éléments organiques, chair musculaire, tendon, membranes diverses, etc., préalablement desséchés à l'air libre ou dans le vide, ou bien simplement comprimés, se gonflent au contact de l'eau, s'imbibent de liquide, et reprennent leur aspect primitif.

Ainsi un tendon frais qui perd par une dessiccation prolongée 50 pour 100 d'eau, peut reprendre tout le liquide perdu et ses qualités premières.

De même la fibre musculaire, réduite à 1/5 de son poids par le même procédé, peut aussi au contact de l'eau reprendre son état normal.

La nature chimique des liquides modifie l'intensité de l'imbibition. M. Chevreul, le premier, compara l'action absorbante des tissus pour l'eau et les dissolutions salines, et montra que la quantité d'eau dont ces corps s'imbibent est plus petite quand on les immerge dans l'eau salée que dans l'eau pure.

Les recherches plus récentes de Liebig ont confirmé les expériences du chimiste français. D'après M. Liebig, 100 parties de tissu desséché de la vessie d'un bœuf prennent après une imbibition de 24 heures 268 volumes d'eau pure et 133 d'une dissolution de chlorure de sodium.

Enfin, l'imbibition modifie le degré de concentration de la dissolution. Ce fait singulier a été d'abord signalé par Brucke et étudié par M. Ludwig. Au contact d'une membrane organique, le liquide absorbé est moins riche en sel que la dissolution primitive. Pour le prouver expérimentalement, on met dans deux flacons distincts en verre une dissolution de chlorure de sodium saturée à froid, et dans l'un d'eux, on introduit un morceau de vessie préalablement desséchée. Dans le flacon, où il n'y a que la dissolution saline, la liqueur reste limpide, tandis que dans l'autre on voit apparaître une masse de petits cristaux par suite de l'absorption d'une certaine quantité d'eau par la membrane organique.

125. **Occlusion des gaz.** — Certains corps solides possèdent une propriété toute spéciale, qui n'a été que peu étudiée jusqu'à ces derniers temps, et sur laquelle Graham a appelé l'attention : le charbon, le fer, le platine et quelques autres absorbent certains gaz en proportions quelquefois considérables.

L'absorption des gaz ammoniac et acide chlorhydrique par le charbon de bois est une expérience classique qu'il nous suffit d'indiquer; M. Babinet a reconnu que le café torréfié jouit d'une propriété analogue. Le chlorure d'argent peut également condenser de grandes quantités d'ammoniaque. D'autre part, certains métaux manifestent la même tendance pour quelques gaz; d'après Graham, 100 volumes de fer peuvent, dans des conditions convenables, absorber 46 volumes d'hydrogène et 400 volumes environ d'oxyde de carbone; le platine forgé peut condenser jusqu'à 5 fois son volume d'oxygène; ce phénomène a reçu le nom d'*occlusion*.

Le palladium possède la même propriété à un plus haut degré encore, mais Graham a démontré qu'il se produisait une véritable combinaison, un alliage de palladium et d'*hydrogénium*. Mais rien de semblable n'a été démontré pour les autres corps, et, du reste, on ne peut admettre une combinaison du fer avec l'oxyde de carbone, ou du charbon avec l'ammoniaque, en sorte qu'il faut conserver l'occlusion comme une propriété réellement distincte.

126. **Diffusion des liquides par contact.** — La tendance des liquides à se diffuser l'un dans l'autre est une propriété qu'ils partagent avec les gaz, et qui dépend des actions mutuelles exercées par les molécules des liquides en présence; ces actions donnent lieu à une force attractive qui sollicite les molécules dissemblables à se rapprocher, et à une force répulsive qui tend à éloigner les molécules homogènes. Ce phénomène présente quelques exceptions : ainsi l'huile et l'eau ne sont pas susceptibles de se mélanger; l'éther et l'eau sont miscibles, mais seulement en petite proportion. Dans quelques cas même de diffusion, on constate une diminution de volume, ce qui prouve qu'il y a une sorte de pénétration des deux liquides mis en contact. On sait, en effet, qu'un mélange de 54 volumes d'alcool anhydre et de 50 volumes d'eau se réduit à 100 volumes.

La diffusion des liquides peut se démontrer par l'expérience suivante : Dans un vase contenant une dissolution de teinture bleue de tournesol, on introduit avec précaution une petite quantité d'acide sulfurique, de manière qu'elle occupe la partie inférieure du vase; peu à peu le liquide prend une teinte rouge dans les différentes couches à partir du fond.

Cette propriété a reçu le nom de *diffusion moléculaire*. Elle présente la plus grande analogie avec la volatilité. En effet, la volatilité, c'est la diffusion dans l'air d'un liquide devenu gazeux; de même un solide en devenant liquide se mélange à l'eau, ou ce qui revient au même, se volatilise dans l'eau.

La diffusion des liquides a été particulièrement étudiée par Graham. La méthode expérimentale du chimiste anglais consiste à immerger au milieu d'une masse d'eau distillée un flacon à large goulot (*fig.* 159) renfermant la dissolution dont on veut déterminer le pouvoir diffusif.

Au lieu d'introduire la dissolution dans un vase séparé, il est préférable de la déposer au fond de l'eau au moyen d'une pipette. Il faut, dans ces expériences, éviter toute agitation, et opérer dans une enceinte à température constante. Au bout d'un certain temps, on recueille avec un petit siphon, à partir du sommet, une portion de liquide extérieur, et on détermine la proportion de sel qui se trouve répandue dans les couches successives. Voici un tableau de quelques résultats obtenus par Graham, en opérant avec des dissolutions de sel marin, de sucre, de gomme et de tannin, renfermant 10 pour 100 de matière, après 14 jours, à la température de 10°.

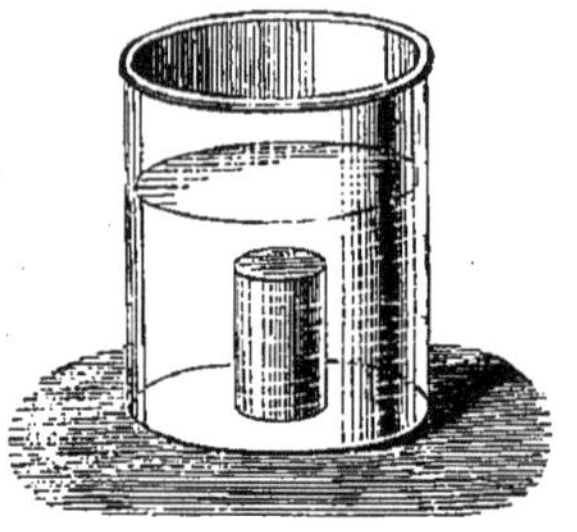

Fig. 159.

ORDRE DE COUCHES.	SEL MARIN.	SUCRE.	GOMME.	TANNIN.
1re.	0,104	0,005	0,003	0,003
2e.	0,129	0,008	0,003	0,003
3e.	0,162	0,012	0,003	0,004
4e.	0,267	0,039	0,004	0,003
. . . .	. . . .	. . . .	. . . .	. . . .
15e et 16e.	2,266	3,782	5,601	6,697

127. **Lois de la diffusion.** — Les phénomènes de diffusion sont soumis aux lois suivantes :

Première loi. — *Lorsque les quantités d'une substance en dissolution varient dans la proportion de 1 à 5 pour 100, les quantités diffusées dans le même temps (huit jours ordinairement) sont proportionnelles aux quantités dissoutes, la température étant la même.*

Deuxième loi. — *La diffusion croît avec l'élévation de la température.*

Troisième loi. — *La rapidité varie avec la nature des substances en dissolution et aussi avec le milieu dans lequel elles se répandent.*

En effet, dans une série d'expériences faites par Graham dans la même condition, on trouve que la diffusibilité du chlorure de sodium est environ 3 fois plus grande que celle du sucre. En comparant la diffusibilité de l'acide chlorhydrique à celle du sel marin, on trouve aussi que la première est 12,33 fois plus rapide que celle du sel.

Les nombres suivants expriment les durées relatives de diffusibilité de quelques substances pour des quantités égales.

Acide chlorhydrique.	1,00
Sel marin.	2,33
Sucre.	7,00
Sulfate de magnésie.	7,00
Albumine.	40,00

Considérées relativement à leur diffusibilité, les diverses substances peuvent être divisées en deux groupes : 1° celles qui ont un grand pouvoir diffusif comme les acides chlorhydrique et sulfurique, l'alcool, l'éther et toutes les matières cristallisables, les sels divers, le sucre. On les appelle *cristalloïdes;* 2° celles qui se diffusent très-peu, comme la silice hydratée, l'alumine hydratée, l'amidon, la gomme, l'albumine et toutes les matières extractives végétales ou animales. Ces corps se gonflent au contact des liquides, et ne cristallisent pas : la gélatine représente le type de ce second groupe. On désigne ces corps sous le nom de *colloïdes.*

128. **Diffusion des mélanges.** — Le cas particulier d'un mélange de deux sels est très-important à considérer.

Lorsque deux sels se trouvent dans une même dissolution, ils se répandent dans l'eau à peu près comme si chacun existait seul, et la vitesse de diffusion est réglée principalement par la diffusibilité propre de chaque substance. Souvent même cette inégalité diffusive augmente; d'où il suit que la diffusion peut devenir un moyen de séparation entre les matières diverses qui se trouvent dans un même liquide. C'est ce que Graham a constaté avec des mélanges de chlorure de sodium et de chlorure de potassium ou de sulfate de soude, etc. Nous étudierons plus loin les applications importantes de ces diverses propriétés.

129. **Absorption des gaz par les liquides.** — Lorsqu'on met un gaz en contact avec un liquide qui n'exerce sur lui aucune action chimique, le liquide absorbe, dissout une certaine quantité de gaz qui dépend de la nature du gaz, de celle du liquide, de la température, et enfin de la pression. Ainsi de l'eau distillée, en présence de l'atmosphère, absorbe une petite quantité d'oxygène et d'azote. Si l'on place cette eau sous le récipient de la machine pneumatique, ou si on la fait bouillir pendant quelques minutes, les gaz qu'elle contient s'échappent sous la forme de bulles qui montent à la surface.

130. **Lois de la solubilité des gaz.** — La solubilité des gaz est soumise aux lois suivantes :

Première loi. — *Le volume de gaz absorbé par une masse liquide, à une température donnée, est toujours le même, quelle que soit la pression,* ce volume étant ramené à la pression du gaz superposé.

Cette loi, énoncée par le docteur Henry (de Manchester) en 1803, a été vérifiée par plusieurs physiciens, et notamment par Bunsen, qui a reconnu qu'elle est exacte pour les gaz dont la solubilité n'est pas très-considérable; elle cesse de l'être pour les gaz très-solubles, comme l'acide chlorhydrique, l'ammoniaque, etc., sauf les cas d'une température moyenne et d'une faible pression.

Ceci posé, on appelle *coefficient d'absorption* ou *de solubilité* le volume de gaz que dissout l'unité de volume d'un liquide à 0° et à la pression de 760 millimètres. Par exemple, un litre d'eau à 0° et à 760 millimètres dissout $0^l,04114$ d'oxygène et $0^l,02035$ d'azote; ces nombres 0,04114 et 0,02035 représentent les coefficients de solubilité de ces deux gaz. En général, le coefficient de solubilité décroît à mesure que la température s'élève. Ainsi l'eau, dans le voisinage de son point d'ébullition laisse dégager tous les gaz qui ne contractent pas de combinaison avec elle.

Il résulte de la loi précédente que le poids d'un gaz absorbé par l'unité de volume d'un liquide est proportionnel à la pression que ce gaz exerce sur lui. Si α est le coefficient de solubilité d'un gaz à la température t et d, sa densité, le poids de gaz dissous par l'unité de volume à la pression de 760 millimètres sera αd; donc le poids dissous par le volume V à la pression H et à la même température sera

$$p = V . \alpha d \times \frac{H}{760}.$$

Deuxième loi. — *Lorsqu'un mélange de plusieurs gaz est en contact avec un liquide, chacun d'eux s'y dissout comme s'il était seul.* Sous l'influence de sa propre pression, par exemple, l'air atmosphérique étant formé de 1/5 d'oxygène en volume et de 4/5 d'azote, l'eau au contact de l'atmosphère absorbe autant d'oxygène que si elle était soumise à une atmosphère indéfinie d'oxygène à la pression de $\frac{1}{5}$ H, plus autant d'azote que si l'atmosphère était formée uniquement d'azote à la pression de 4/5 de H.

Donc à 0° et sous la pression de 760 millimètres, on aura pour les quantités relatives de ces gaz absorbés par l'eau,

$$\text{Volume d'oxygène} = \frac{1}{5} \times 0{,}04114 = 0{,}00822$$

$$\text{Volume d'azote. .} = \frac{4}{5} \times 0{,}02035 = 0{,}01628$$

$$\text{Total de l'air dissous. . . . .} = 0{,}02450$$

ce qui donne en centièmes,

Oxygène	33,5
Azote.	66,5
	100,0

Les nombreuses analyses de l'air extrait de l'eau confirment pleinement les résultats de la théorie. Cet air, riche en oxygène, sert à la respiration des plantes et des animaux aquatiques. On sait, d'ailleurs, que l'eau privée d'air par l'ébullition, et dont la surface a été recouverte d'une couche d'huile qui empêche toute nouvelle absorption de gaz est impropre à entretenir la vie des êtres placés dans ce milieu.

131. **Conséquences.** — Des lois que nous venons d'établir, on peut déduire plusieurs conséquences que l'expérience vérifie.

1° Quand un liquide saturé d'un gaz quelconque est plongé dans une atmosphère de ce gaz, et qu'on diminue la pression, une portion de ce fluide se dégage, puisque les poids du gaz dissous sont proportionnels aux pressions, et se dégagent même complétement si la pression devient nulle.

2° Si le liquide est placé dans une atmosphère limitée d'un autre gaz, il s'en échappera une quantité telle, que l'atmosphère formée par le gaz dégagé aura une force élastique égale à celle du gaz qui reste encore en dissolution.

Mais si l'atmosphère gazeuse est *indéfinie*, le gaz dissous se dégagera complétement, et sera remplacé par le gaz de l'atmosphère placée au-dessus.

C'est ainsi que l'hydrogène recueilli sur l'eau se trouve bientôt mélangé d'oxygène et d'azote, en même temps que l'hydrogène se dissout dans l'eau pour se dissiper ensuite dans l'atmosphère; c'est ainsi que l'eau de Seltz au contact de l'air perd peu à peu la totalité de l'acide carbonique dissous. Les eaux minérales qui contiennent divers gaz en dissolution ne doivent pas, pour cette raison, être abandonnées au contact de l'air, qui ne tarderait pas à se substituer aux corps actifs.

TABLEAU DES COEFFICIENTS DE SOLUBILITÉ DE QUELQUES GAZ DANS L'EAU.

TEMPÉRATURE	0°	10°	15°
Oxygène	0,04114	0,03250	0,02989
Azote	0,02085	0,01607	0,01478
Hydrogène	0,01930	0,01930	0,01930
Acide carbonique	1,7967	1,1847	1,0020
Protoxyde d'azote	1,3052	1,9196	0,07778
Ammoniaque	1049,6	812,8	743,1

152. **Absorption des gaz dans le sang.** — La respiration des animaux supérieurs est liée à la solubilité des gaz (oxygène, acide carbonique, azote) dans le fluide sanguin. Seulement, dans ce cas particulier, le phénomène de l'absorption gazeuse se complique de l'influence que les sels en dissolution dans le plasma exercent sur ces divers gaz, et de la présence de globules sanguins.

Il résulte des recherches de MM. Fernet et Lothar-Meyer que les phosphates et les carbonates alcalins en dissolution dans le sérum augmentent de moitié le pouvoir absorbant de ce liquide pour l'acide carbonique, circonstance qui tient à une combinaison faible de ce gaz avec ces sels; car le coefficient de la solubilité propre de l'acide carbonique est moindre dans une solution de phosphate ou de carbonate que dans l'eau pure. Les résultats trouvés par M. Fernet semblent confirmer cette idée théorique qu'il y aurait là deux actions distinctes, l'une, purement physique, soumise aux lois de Dalton; l'autre, chimique, dépendant de la nature de la dissolution. L'influence des mêmes sels sur l'oxygène paraît être moins importante; néanmoins la présence de l'un d'eux augmente encore un peu le pouvoir absorbant de l'eau pour ce gaz.

Enfin, l'action des chlorures, et surtout du chlorure de sodium, abaisse le coefficient de solubilité de l'acide carbonique, et surtout de l'oxygène. Quant à l'azote, son coefficient de solubilité n'éprouve pas de modification sensible. D'après L. Meyer, l'absorption de l'oxygène par le sang dépend pour la plus faible partie de la pression que ce gaz exerce à la surface de ce liquide. Les globules sont les véritables condensateurs de ce fluide, leur pouvoir absorbant étant vingt-cinq fois plus considérable que celui du sérum ; donc tout ce qui tend à diminuer la quantité relative de globules (saignées répétées), amène l'affaiblissement graduel de la respiration. On doit donc considérer les globules comme les agents essentiels de la respiration, le plasma étant l'intermédiaire entre l'oxygène et ces corpuscules. Ceci explique pourquoi l'homme ou les animaux supérieurs absorbent, à peu de chose près, la même quantité d'oxygène, quelle que soit la pression.

La présence du gaz dans le sang, annoncée depuis longtemps, a été mise hors de doute par les recherches de Magnus en 1837. Pour constater le dégagement de l'acide carbonique, il suffit de faire passer un courant d'hydrogène ou d'azote à travers ce liquide. On peut obtenir le même résultat, en plaçant du sang dans le récipient de la machine pneumatique, et en faisant un vide aussi parfait que possible. Aujourd'hui, il est préférable, pour ce genre d'expériences, de se servir de la machine de Geissler, qui permet d'extraire complétement les gaz du sang. La machine représentée dans la figure 138 est en communication avec un tube recourbé contenant le sang et plongé dans un bain dont on peut élever la température à 50 ou 60°. Le fonctionnement de l'appareil est le même que nous avons indiqué (110); les gaz sont recueillis dans une petite éprouvette placée au-dessus de l'entonnoir fixe : par un jeu convenable du robinet, on comprend qu'il soit facile d'y refouler les gaz dégagés du sang sous une faible pression. Cette méthode a été appliquée par MM. Ludwig, Schoffer et Helmholtz.

100 volumes de sang donnent en moyenne pour l'acide carbonique

35 avec le sang artériel,
44 avec le sang veineux;

pour l'oxygène

21,1 avec le sang artériel,
11,8 avec le sang veineux.

133. **Application à la respiration.** — La loi de Dalton et les conséquences qui en découlent (131) peuvent servir à expliquer les échanges de gaz qui se produisent au contact de la surface respiratoire.

En effet, l'air inspiré ne contenant qu'une très-minime fraction d'acide carbonique, le sang veineux, très-fortement chargé de ce gaz, doit en abandonner une portion d'autant plus grande que cet air est moins riche en gaz carbonique. Les expériences de M. Vierordt montrent que les choses se passent réellement ainsi dans l'exhalation de l'acide carbonique : plus le milieu où vit l'animal est riche en acide carbonique, moins est grande l'exhalation de ce gaz. Dans une atmosphère très-chargée, le dégagement devient nul; il peut même y avoir action inverse, c'est-à-dire absorption d'acide carbonique. La même explication s'applique aussi à l'oxygène. Ainsi, quand un animal est placé dans une atmosphère qui ne renferme pas d'oxygène ou qui en renferme très-peu, il y a exhalation de ce gaz comme dans le cas de l'acide carbonique. Ces faits montrent d'une manière évidente que les lois de la solubilité des gaz jouent un rôle considérable dans les échanges qui s'effectuent entre l'air atmosphérique et les gaz dissous dans le sang.

Mais les phénomènes respiratoires ne sont pas aussi simples que ceux qui se passent entre les gaz et les liquides. Dans l'appareil respiratoire, le sang est séparé de l'air par une membrane humide qui a nécessairement sa part d'action; de plus, l'un des gaz est libre, l'autre est en dissolution, et tous les deux ne sont pas soumis à la même pression à cause des contractions du cœur. Nous verrons plus loin (*Diffusion*) le rôle qui doit être attribué à cette membrane.

134. **Diffusion à travers les cloisons poreuses. — Endosmose.** — En 1826, Dutrochet découvrit toute une série de phénomènes qui offrent la plus grande analogie avec les actions capillaires, et dont la connaissance est très-importante pour l'explication et l'intelligence du mécanisme de l'absorption chez les animaux et chez les végétaux. Le fait fondamental de ces découvertes connues sous le nom de phénomènes d'*endosmose* est le suivant :

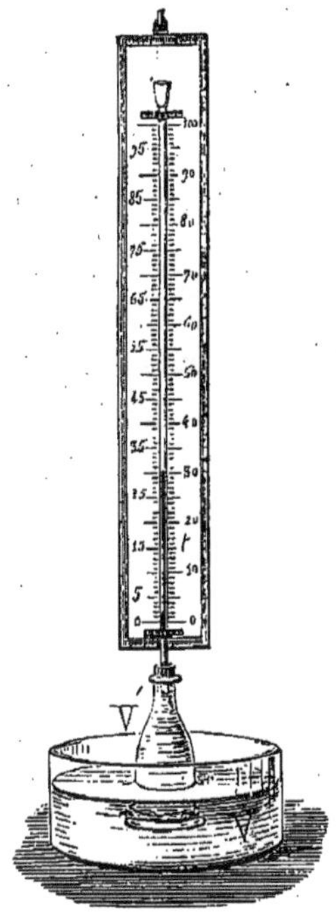

Fig. 160.

Un tube vertical ouvert *t* (*fig.* 160) est fixé à la tubulure d'une cloche V' dont le fond est fermé par un morceau de vessie ou de toute autre membrane organique. On remplit la cloche d'une dissolution étendue de sucre, de gomme ou de toute autre substance, jusqu'à la naissance du tube, et on la plonge dans un vase V contenant de l'eau distillée, de manière que le niveau soit le même à l'intérieur et à l'extérieur. Cet appareil porte le nom d'*endosmomètre*. Bientôt on voit le niveau s'élever dans le tube par suite de l'introduction de l'eau à travers la membrane, tandis que le liquide extérieur se charge d'une quantité plus ou moins grande de la dissolution intérieure; en d'autres termes, il s'établit à travers la cloison deux courants d'inégale intensité et de sens contraire. L'existence de ces deux courants peut être rendue sensible en prenant pour liquides une dissolution de sulfate de fer et une teinture faible de noix de galle. Le premier courant ou le plus fort, celui qui fait pénétrer l'eau dans le tube, s'appelle *endosmose;* le courant le plus faible, celui qui tend à faire sortir le liquide de la cloche, a reçu le nom d'*exosmose,* ou mieux *courant de diffusion.* Graham, qui s'est beaucoup occupé des phénomènes de cet ordre, appelle *osmose* le mouvement qui détermine l'accumulation de l'eau, et *force osmotique* la force inconnue qui le produit.

Pour que le phénomène de l'endosmose se produise, il faut que les deux liquides puissent mouiller la membrane et que, doués d'attraction l'un pour l'autre, ils puissent se diffuser.

En général, la direction du courant osmotique (endosmose) a lieu du liquide le moins dense vers le plus dense; mais il y a des exceptions à cette loi : ainsi, l'eau se dirige vers l'alcool, quoique sa densité soit plus grande, et l'alcool se dirige vers l'éther.

135. **Mécanisme de l'endosmose.** — Les actions capillaires et les lois de la diffusion peuvent servir à expliquer les phénomènes osmotiques.

Considérons, en effet, deux liquides miscibles A et B (*fig.* 161) séparés par une membrane organique que nous supposerons, pour plus de simplicité, réduite à un tube très-fin. Les deux liquides, sollicités inégalement par l'action capillaire de la cloison, s'engageront dans ce canal étroit; le liquide le plus fortement attiré, A par exemple, repoussera le liquide B, s'avancera jusqu'à la face opposée et se répandra dans ce liquide; de là résulteront un courant dirigé de A vers B et une accumulation du premier liquide dans le second. En même temps, les molécules du liquide B, par une action diffusive, se mettront en mouvement à travers la colonne liquide pour se répandre à leur tour dans A, et formeront un courant de sens contraire, ou courant de diffusion.

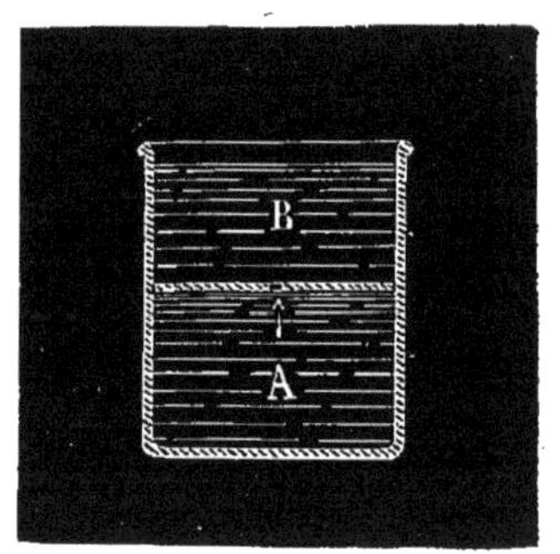

Fig .161.

M. Graham pense que les actions capillaires sont insuffisantes pour expliquer les mouvements osmotiques, et a cherché à faire voir que la force osmotique a une origine due à l'affinité chimique qui s'exerce entre les molécules en présence dans l'intérieur des cloisons poreuses; cette action, en donnant naissance à des décompositions chimiques, serait capable de mettre en mouvement de grandes quantités d'eau. La mécanique moléculaire explique ce phénomène beaucoup plus facilement. Finalement, nous considérerons les mouvements osmotiques comme le résultat d'une diffusion moléculaire réglée par les actions capillaires inégales que la cloison perméable exerce sur les liquides en présence.

136. Expériences de Graham. — Les phénomènes osmotiques se produisent au contact des cloisons poreuses minérales ou organiques. Ce fait avait déjà été signalé par Dutrochet.

Pour construire un osmomètre à diaphragme minéral, on prend un cylindre de terre poreuse auquel on adapte, au moyen d'un bouchon en caoutchouc, un tube de verre gradué (*fig.* 162). En opérant avec différentes substances, Graham a trouvé que les substances organiques, telles que l'alcool, le sucre, le glucose, les sels de morphine, l'urée et la plupart des sels minéraux, donnent lieu à une ascension de liquide qui ne

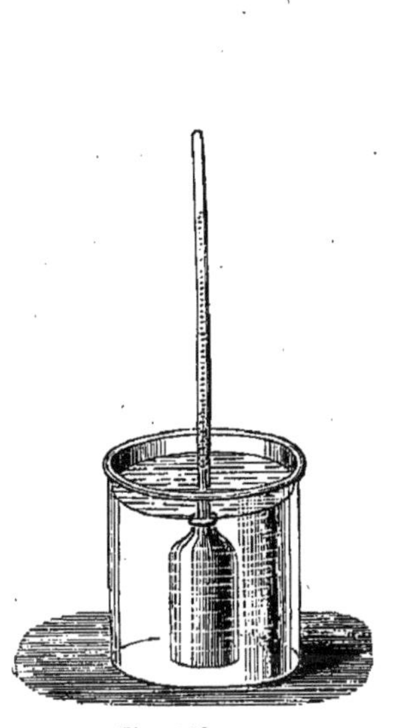
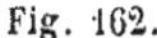

Fig. 162.

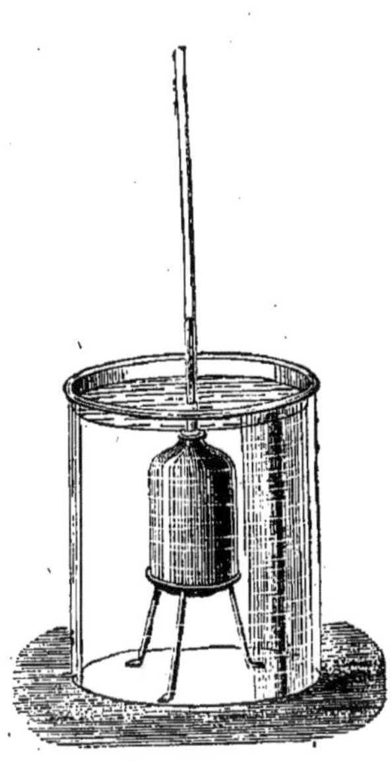

Fig. 163.

dépasse pas 25 millimètres. Les acides sulfurique, tartrique et chlorhydrique, ne s'élèvent pas au delà de 35 millimètres. Enfin, les substances qui possèdent la plus grande puissance osmotique sont le bioxalate de potasse, le phosphate et le carbonate de soude, qui peuvent atteindre une hauteur de 70 millimètres.

Dans l'étude de l'osmose des liquides à travers les cloisons formées par des membranes animales, le même chimiste s'est servi d'un appareil semblable à celui de Dutrochet (*fig.* 163); seulement, il fait reposer le diaphragme membraneux sur une petite grille légèrement convexe, afin d'éviter l'influence de la courbure de la membrane due à la pression du liquide. La cloche, pleine de la dissolution qu'on veut étudier, est plongée dans un grand vase rempli d'eau distillée et repose sur un trépied. Enfin, pour éviter la différence de pression, on peut établir l'égalité de niveau à l'intérieur et à l'extérieur en immergeant l'osmomètre dans un vase suffisamment long. A des intervalles de temps égaux, on mesure la hauteur de la colonne liquide soulevée, et on détermine en même temps la proportion de matière diffusée dans le liquide extérieur. En chargeant cet appareil avec des dissolutions aqueuses de diverses substances et en opérant dans des conditions identiques, on obtient des effets très-différents.

Dans un assez grand nombre de cas, le liquide, au lieu de monter dans le tube, s'abaisse au-dessous du niveau extérieur. Dutrochet avait, le premier, signalé ce fait pour la dissolution d'acide oxalique et d'acide tartrique à un certain degré de concentration. On le rencontre aussi dans les solutions faibles d'acide sulfurique et chlorhydrique.

Le tableau suivant est le résultat des expériences faites par M. Graham, à l'aide de membranes animales identiques et avec des dissolutions contenant 1/100 du poids de chaque substance. Les hauteurs exprimées en millimètres sont affectées du signe — ou du signe +, suivant qu'il y a dépression ou élévation.

Acide oxalique	— 148
Bioxalate de potasse	— 112
Acide chlorhydrique (0,1 pour 100)	— 92
Chlorure de sodium	+ 12
Sulfate de magnésie	+ 14
Sulfate de potasse	+ 21 à 60
Bichlorure de mercure	+ 120
Phosphate de soude	311
Carbonate de potasse	439

Les dissolutions aqueuses de matière organique neutre, quand elles sont très-étendues, produisent une osmose très-faible. En employant une membrane de vessie desséchée et des solutions contenant 1 pour 100 de substance dissoute, on trouve :

Salicine	+ 5mm
Tannin	+ 5
Sucre de lait	+ 7
Gomme	+ 18
Chlorhydrate de morphine	+ 4

137. **Lois de l'endosmose.** — Première loi. — *La puissance osmotique varie avec la nature des substances tenues en dissolution.* Par exemple, avec des solutions d'albumine, de sucre, de gomme et de gélatine, de même densité, on trouve qu'en représentant par 1 l'intensité osmotique de l'albumine, celle du sucre sera représentée par 0,92, celle de la gomme par 0,43, et celle de la gélatine par 0,25.

Deuxième loi. — *La quantité de substance qui traverse la membrane est proportionnelle à l'étendue de la surface perméable.*

Troisième loi. — *Pour des dissolutions d'un même corps à divers degrés de concentration, les effets sont, dans certaines limites, sensible-*

ment proportionnels à la densité. Ce résultat, établi par Dutrochet, a été vérifié par Graham avec des dissolutions renfermant de 1 à 10 pour 100 de sucre.

Quatrième loi. — *En général, la direction du courant est déterminée par la prédominance de l'action capillaire exercée sur l'un des deux liquides en expérience.* La nature de la membrane doit donc avoir une influence sur la direction du courant et même sur son intensité. Cima et Matteucci ont fait quelques recherches intéressantes avec un morceau de peau de torpille, d'anguille et de grenouille, ainsi qu'avec diverses muqueuses. Ils ont trouvé que la direction la plus favorable pour l'endosmose à travers les peaux est en général de la face interne à la face externe, excepté pour la peau de grenouille. Avec les membranes muqueuses de l'estomac et de la vessie, les résultats varient avec les différents liquides.

138. **Rôle de l'endosmose dans l'absorption.** — L'étude des actions osmotiques présente un grand intérêt au point de vue physiologique et permet d'expliquer en grande partie ce qui se passe dans l'absorption. Les conditions spéciales qu'on rencontre dans l'organisme sont très-propres à favoriser les actions osmotiques, car les membranes animales sont perméables aux liquides qui les baignent. En outre, l'expérience montre que les liquides formés de dissolutions salines faibles possèdent une grande puissance osmotique, et que ce sont les substances acides ou alcalines qui favorisent surtout l'endosmose. Tels sont précisément les caractères que présentent les liquides de l'économie. L'endosmose et la diffusion sont donc, parmi les forces physiques qui déterminent l'absorption physiologique, celles qui jouent le plus grand rôle.

Les naturalistes attribuent aussi à l'osmose une part considérable dans l'ascension de la séve. Les parois des cellules constituent des cloisons membraneuses très-appropriées à la production de courants osmotiques.

139. **Dialyse.** — Les substances dites *colloïdes,* telles que l'amidon, la gélatine et toutes les matières extractives animales et végétales jouissent de la propriété de séparer par diffusion les matières inégalement diffusibles contenues dans une même dissolution. Ces substances, insolubles dans l'eau froide prennent au contact de ce liquide la forme d'une gelée plus ou moins épaisse, et conservent, comme l'eau, la propriété d'être perméables aux matières douées d'un grand pouvoir diffusif; en outre, elles arrêtent notablement les corps difficilement diffusibles, tout en s'opposant au passage des colloïdes qui se trouvent dans la même dissolution. On appelle *dialyse* la méthode de séparation des matières par diffusion à travers une cloison gélatineuse; l'appareil qu'on emploie se nomme *dialyseur.*

Il est formé d'un cylindre de bois ou de gutta-percha (*fig.* 164), dont le fond est fermé par une lame mince de papier-parchemin, et mieux de papier-parchemin albuminé. On verse dans cette espèce de tamis le liquide que l'on veut expérimenter, de manière qu'il ne forme qu'une couche d'environ 10 à 12 centimètres, et l'on dépose le dialyseur à la surface d'une masse d'eau assez considérable pour que les matières

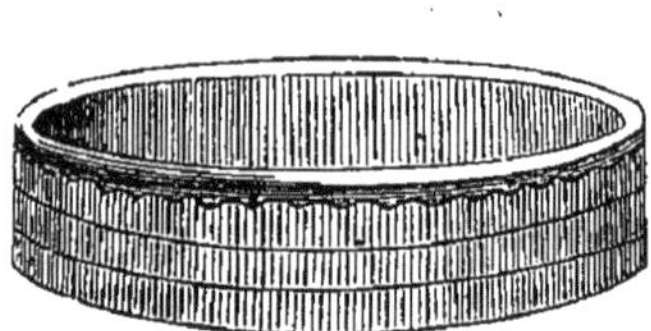

Fig. 164.

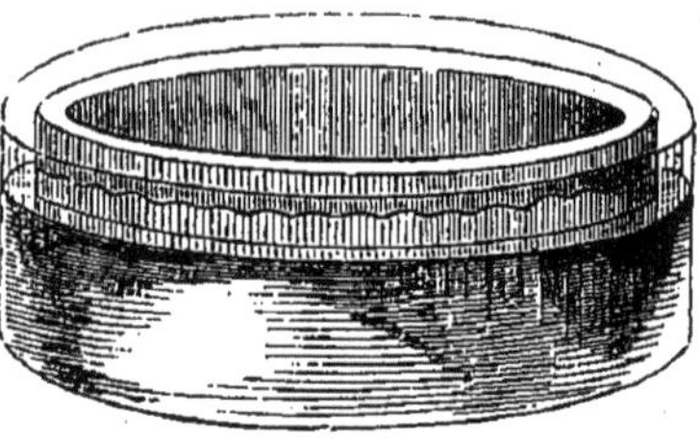

Fig. 165.

les plus diffusibles puissent arriver au sommet de la colonne liquide (*fig.* 165).

On peut encore se servir d'une cloche fermée par un papier-parchemin (*fig.* 166). Au lieu de papier, on peut prendre comme cloison dialytique la gelée d'empois, l'albumine coagulée, le mucilage de gomme adragante, etc.

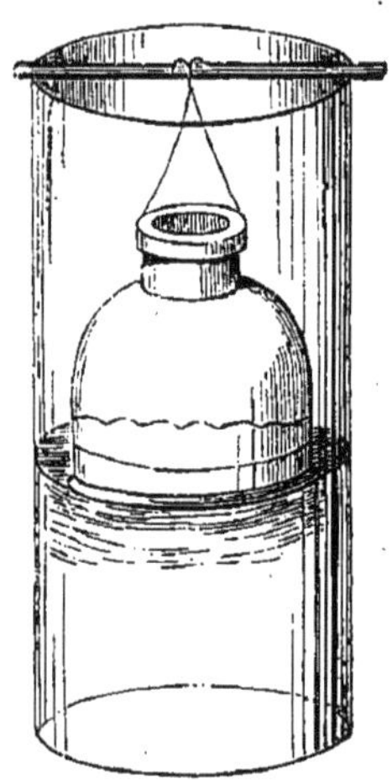

Fig. 166.

Si on place, par exemple, dans le dialyseur un mélange liquide de sucre et de gomme contenant 5 pour 100 de chacun de ces corps, après vingt-quatre heures de contact, le liquide intérieur présente une augmentation sensible de volume, due à un effet osmotique; quant au liquide extérieur, on constate qu'il contient environ les trois quarts de la matière sucrée et à peine quelques traces de gomme. Le même effet se produit avec un mélange de sucre et de sel marin. Le sel étant trois fois plus diffusible que le sucre passera en grande partie le premier. Cette expérience a reçu une application pour la purification en grand des jus sucrés.

De même, si on prend une dissolution de sel dans une gelée d'amidon ou de gélatine,

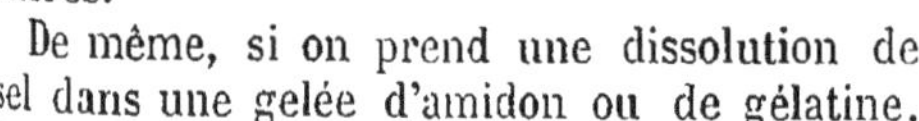

l'expérience montre que le sel se diffuse à peu près comme au travers de l'eau pure. On peut le démontrer, en employant un *cristalloïde* coloré, comme le bichromate de potasse. Cette méthode peut aussi servir à la purification de quelques colloïdes solubles, comme l'acide silicique hydratée, l'alumine hydratée, et des colloïdes organiques, comme le tannin, la dextrine, l'albumine, etc. Enfin, une des applications les plus importantes de la dialyse qui intéresse particulièrement le médecin, c'est la recherche des poisons, soit minéraux, soit organiques. Cette nouvelle méthode analytique présente l'avantage de n'introduire aucun réactif étranger dans le liquide à essayer. La liqueur est versée dans le dialyseur que l'on place dans un bain contenant une assez grande quantité d'eau. Au bout de vingt-quatre heures, l'opération est terminée, et on trouve dans l'eau la moitié ou les trois quarts des éléments cristalloïdes diffusibles qui étaient dissous dans le liquide organique.

C'est ainsi que Graham a pu séparer l'acide arsénieux, la strychnine et l'émétique.

M. Grandeau a fait quelques recherches sur la morphine, la brucine et la digitaline. Nous rapporterons comme exemple les expériences suivantes :

On place dans le dialyseur 100 grammes d'eau distillée tenant en dissolution $0^{gr},01$ de digitaline. Après vingt-quatre heures, le liquide contenu dans le vase extérieur donne par l'évaporation un résidu pesant exactement $0^{gr},01$, qui présente tous les caractères de la digitaline.

La dialyse d'urine contenant de la digitaline, et celle de morphine, de brucine et de digitaline mélangées à des matières animales, donnent aussi des résidus dans lesquels on peut déceler facilement la présence de ces substances au moyen des réactifs ordinaires. En résumé, la dialyse permet donc de séparer assez bien les poisons végétaux des matières animales pour qu'il soit possible de les reconnaître par des réactions chimiques.

140. **Diffusion des gaz à travers les corps poreux.** — Les gaz séparés par des membranes minérales ou organiques présentent des phénomènes analogues à ceux qui se passent entre deux liquides séparés par des cloisons poreuses. On peut le constater par les expériences suivantes :

Une certaine quantité d'acide carbonique est recueillie dans une éprouvette C (*fig.* 167), dans laquelle on introduit la petite branche V d'un tube recourbé dans laquelle on a isolé de l'air par du liquide remplissant une partie de la grande branche T; la petite branche est fermée par une membrane, qui sépare ainsi les deux gaz. L'acide carbonique pénètre en V à travers la membrane et fait monter le niveau du liquide en T. Si l'on s'oppose à ce mouvement en remplissant le tube de liquide et le bouchant, la membrane devient convexe en dehors et peut même finir par se briser avec éclat.

Expérience de Graham. — Un tube de verre *t*, fermé à la partie supérieure par une plaque *p* de graphite comprimé ou de plâtre, est rempli d'hydrogène, et placé sur la cuve à mercure (*fig.* 168). Tout le gaz s'échappe de l'appareil, et au bout de quelques minutes il est remplacé par un volume d'air moindre (1/4 de volume) ; en même temps le mercure monte dans le tube.

On peut faire l'expérience inverse, c'est-à-dire remplir le tube de mercure, de manière à ne laisser qu'un petit volume d'air, et plonger la partie supérieure dans une cloche pleine d'hydrogène. On voit alors le niveau du mercure s'abaisser par suite de l'introduction rapide de l'hydrogène. On peut se servir, dans cette expérience, de tout autre

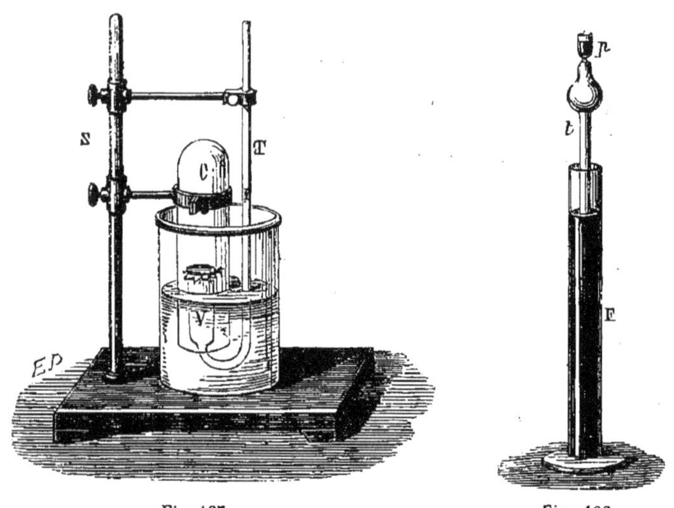

Fig. 167. Fig. 168.

corps poreux, une couche de collodion, par exemple, ou une simple feuille de papier.

141. **Lois de la diffusion.** — En mesurant les volumes V et V′ du gaz qui sort et de l'air qui entre et le remplace, Graham a trouvé les lois suivantes :

Première loi. — *Les volumes diffusés sont sensiblement en raison inverse des racines carrées des densités.* Ce rapport $\frac{V}{V'}$ s'appelle le pouvoir diffusif du gaz par rapport à l'air.

on a
$$\frac{V}{V'} = \frac{\sqrt{1}}{\sqrt{d}} = \frac{1}{\sqrt{d}},$$

d étant la densité du gaz. Dans le cas de l'hydrogène, on a trouvé 3,80, nombre peu différent de 3,83 que donne l'expérience. Ce nombre exprime que pendant que l'unité de volume de l'air pénètre dans le tube à travers la cloison poreuse, 3,83 unités de volume d'hydrogène s'échappent à travers cette même cloison pour se dissiper dans l'air.

POUVOIR DIFFUSIF DE QUELQUES GAZ PAR RAPPORT A CELUI DE L'AIR PRIS POUR UNITÉ.

GAZ.	DENSITÉ.	POUVOIR DIFFUSIF.
Air.	1	1,000
Oxygène	1,106	0,946
Azote.	0,972	1,014
Hydrogène	0,0692	3,807
Hydrogène sulfuré	1,1912	0,916
Acide carbonique.	1,529	0,809
Protoxyde d'azote.	1,527	0,809

Deuxième loi. — *Lorsqu'on introduit dans le tube de diffusion un mélange de plusieurs gaz, chacun d'eux s'y diffuse comme s'il était seul.* Par exemple, si l'on prend un mélange d'hydrogène et d'acide carbonique, l'hydrogène qui a un plus grand pouvoir diffusif, s'échappera plus vite que l'acide carbonique. C'est sur ce fait que Graham a fondé une méthode pour séparer deux gaz de différentes densités, au moyen d'un appareil qu'il nomme *atmolyseur*, semblable à celui qui sert à la diffusion des liquides.

Bunsen a repris les expériences de Graham, en employant un appareil semblable; il a trouvé que le volume du gaz qui entre est à celui qui sort dans un rapport constant pendant toute la durée de l'expérience, mais que ce rapport diffère du rapport inverse des racines carrées des densités. D'après ce physicien, la vitesse de diffusion est proportionnelle à la différence de pression des gaz, et à un coefficient constant qui dépend de la nature du gaz et de celle du diaphragme.

142. Influence des diaphragmes. — Comme pour les liquides, la diffusion gazeuse est souvent modifiée par la membrane interposée, surtout lorsqu'elle est humide et que le gaz est soluble dans l'eau. Ainsi, lorsqu'une vessie remplie d'oxygène est placée dans une cloche pleine d'acide carbonique, ce gaz traverse la vessie avec une rapidité plus grande que l'oxygène, la gonfle et peut même la faire éclater. Or, d'après la loi de la diffusion, le volume extérieur devrait, au contraire, diminuer. Ce phénomène inverse est dû à la solubilité plus grande de l'acide carbonique. Ce gaz se dissout à la surface externe de la cloison, arrive ensuite à l'intérieur pour s'y répandre comme dans le vide.

D'après Marianini, des bulles de savon pleines d'air ou d'hydrogène donnent lieu à un phénomène semblable; on les voit augmenter de volume et de poids par suite de l'introduction du gaz carbonique, et s'enfoncer de plus en plus.

Matteucci a fait l'expérience suivante : le poumon d'un agneau récemment tué est rempli partiellement d'oxygène et introduit dans une cloche d'acide carbonique qui repose sur la cuve à eau; au bout de quelques instants, on le voit se gonfler de plus en plus. En faisant l'analyse des gaz, on trouve que de l'oxygène s'est dégagé et qu'il a été remplacé par une quantité plus grande d'acide carbonique. D'après les expériences déjà anciennes de M. Mitchell (de Philadelphie), les passages des gaz à travers les membranes humides varient en intensité, non-seulement avec le degré de solubilité des gaz, mais encore avec la direction du courant par rapport aux surfaces de la membrane. Ainsi, l'acide carbonique, séparé de l'air ordinaire par une cloison formée avec de la peau humaine, passe plus rapidement, lorsqu'il est en contact avec la surface épidermique que lorsqu'il se trouve en relation avec le derme.

143. **Effusion et transpiration des gaz.** — Graham a étudié aussi le mouvement des gaz dans le vide à travers une petite ouverture à mince paroi, ou l'*effusion* des gaz, et leur passage à travers des tubes capillaires dans une atmosphère raréfiée, qu'il nomme *transpiration.*

En mesurant la vitesse de l'effusion des différents gaz, c'est-à-dire les volumes écoulés dans l'unité de temps, on trouve des nombres qui concordent assez sensiblement avec ceux qui représentent les vitesses de diffusion ; donc les vitesses sont aussi en raison inverse des racines carrées des densités.

Les résultats suivants ont été obtenus à l'égard de la transpiration ou mouvement des gaz dans les tubes capillaires :

1° La résistance d'un tube capillaire d'un calibre uniforme au passage d'un gaz est directement proportionnelle à la longueur du tube.

2° Pour des volumes égaux d'air à la même température, mais de densité différente, la rapidité au passage est directement proportionnelle à la densité.

3° La raréfaction produite par la chaleur engendre précisément le même effet qu'une diminution de densité ou de pression, c'est-à-dire qu'elle diminue la rapidité de transpiration de volumes égaux de gaz ; cette transpiration est favorisée par l'accroissement de densité, soit que cet accroissement provienne de la compression, du froid, ou même de l'addition d'un élément de combinaison. Ainsi, la transpirabilité de l'oxygène s'accroît si ce gaz se combine avec le carbone sans changement de volume, c'est-à-dire s'il se convertit en acide carbonique.

De tous les gaz, l'oxygène est celui qui a la plus petite vitesse de transpiration ; aussi, l'a-t-on pris pour terme de comparaison relativement aux autres gaz.

VITESSE DE TRANSPIRABILITÉ DE QUELQUES GAZ.

Oxygène	1,000
Air	1,107
Azote	1,141
Protoxyde d'azote	1,534
Acide carbonique	1,369
Hydrogène	2,288

144. **Application à la respiration.** — Brunner et Valentin ont donné une théorie des phénomènes respiratoires fondée sur la diffusion des gaz, telle qu'elle a été établie par Graham. Au contact de la membrane pulmonaire, il se produit un échange de gaz acide carbonique et d'oxy-

gène, tel que le rapport des volumes diffusés est égal au rapport inverse des racines carrées des densités. Si cette explication est vraie, ce rapport doit être invariable et égal à $\sqrt{\frac{1,106}{1,529}} = 0,85$, c'est-à-dire qu'il doit passer 0,85 d'acide carbonique pour 1 d'oxygène. Les résultats des expériences de ces deux physiologistes faites sur l'homme et les animaux s'éloignent peu de ceux qu'indique la théorie. Les expériences de MM. Regnault et Reiset montrent que ce rapport n'est pas constant et qu'il varie entre 0,62 et 1,04. On doit donc conclure que cet échange n'obéit pas à la loi de diffusion en raison des conditions particulières où se trouvent les deux gaz considérés, comme nous l'avons déjà indiqué, et en raison aussi de l'état d'humidité de la membrane pulmonaire.

LIVRE II

PREMIÈRE SECTION. — ACOUSTIQUE

CHAPITRE PREMIER

GÉNÉRALITÉS SUR LES SONS ET LES BRUITS

145. **Des sensations auditives. Bruit. Son.** — Les corps élastiques, sous l'influence de causes diverses, donnent naissance à certains phénomènes dont nous déterminerons la nature, et dont l'action sur notre oreille produit des sensations particulières, les *sensations auditives*. L'étude des conditions dans lesquelles ces sensations se produisent et des modifications qu'elles peuvent subir, constituent une branche de la physique que l'on désigne sous le nom d'*acoustique*.

Les sensations auditives portent le nom de *sons* ou *sons musicaux*, lorsque leur continuité et leur régularité permettent d'établir entre elles une facile comparaison; elles reçoivent la qualification de *bruits* dans le cas contraire. Cette distinction est assez arbitraire, du reste, et laisse beaucoup à désirer. Telle sensation que nous classons parmi les bruits lorsqu'elle est isolée, acquiert les caractères d'un son musical, lorsqu'elle se présente à la suite de sensations analogues. Lorsque l'on projette sur un corps dur un petit morceau de bois sec, le choc nous semble produire un bruit; mais, si l'on fait tomber successivement des morceaux de bois de même section, et présentant des longueurs qui soient dans le rapport des nombres 4, 5, 6 et 8 par exemple, on entendra une série de sons que l'oreille appréciera et pourra classer d'après les caractères qui seront étudiées plus tard; on obtient des effets complétement analogues, en débouchant brusquement des tuyaux cylindriques fermés à une extrémité, et dont les longueurs sont dans les rapports précédemment indiqués. On rapporte que c'est l'observation des bruits produits par des marteaux de poids différents frappant une enclume qui conduisit Pythagore à étudier les lois qui régissent les sons.

146. **Production des sons.** — On peut prouver par diverses expériences que la cause de la production d'un son consiste dans la vibration d'un corps élastique qui, écarté de sa position d'équilibre par une cause quelconque, oscille de part et d'autre de cette position, et oscillerait indéfiniment si son élasticité était parfaite, et si le milieu gazeux dans lequel il se meut ne lui opposait une résistance qui n'est pas négligeable.

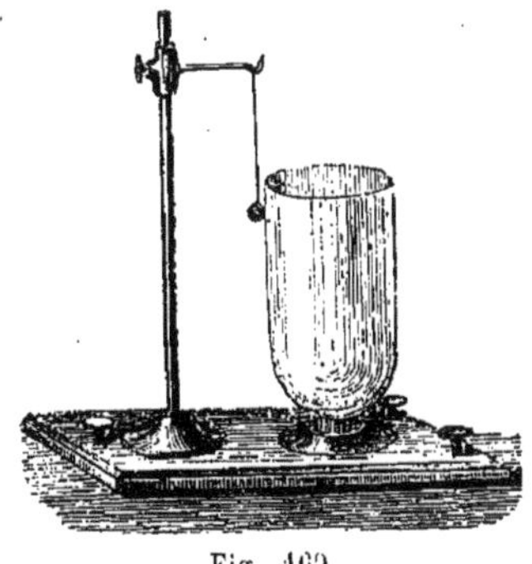

Fig. 169.

Ce mouvement oscillatoire est très-sensible lorsque l'on frappe une cloche pour lui faire rendre un son; on peut le mettre en évidence au moyen d'une cloche en verre (*fig.* 169) montée sur un pied métallique, qu'on ébranle à l'aide d'un archet enduit de colophane, ou qui reçoit un choc léger : on perçoit aussitôt un son; si l'on approche des bords de cette cloche une petite bille métallique suspendue par un fil, on la verra s'agiter sous l'influence de chocs que l'on entendra à intervalles de temps réguliers. On peut répéter l'expérience, en remplaçant la bille suspendue par une vis tournant dans un écrou fixe, et l'on reconnaît que les mêmes chocs se produisent, quoique la pointe de la vis, soit, à l'état de repos, à une distance notable de la cloche. Cette expérience ainsi modifiée permet d'avoir une idée approximative de l'amplitude du mouvement oscillatoire produit.

Si l'on tend une corde métallique entre deux points fixes A et B (*fig.* 170), et qu'après l'avoir soulevée par son milieu on l'abandonne,

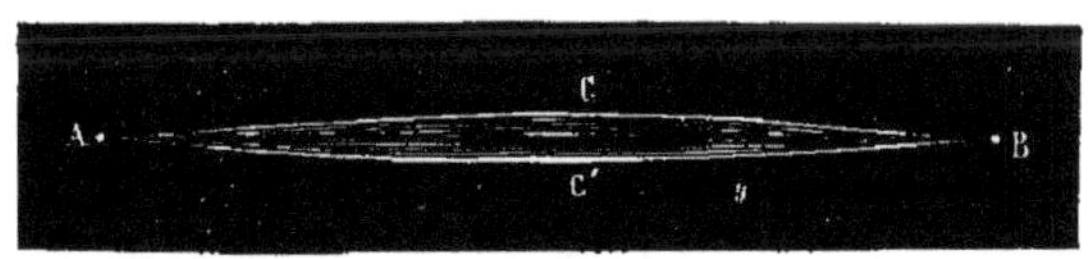

Fig. 170.

on entendra un son faible, mais que l'on peut rendre plus sensible par divers moyens ; en même temps, si cette corde se détache sur un fond noir, elle présentera un aspect fusiforme, et paraîtra notablement renflée à sa partie moyenne CC'. Cet aspect s'explique de la manière suivante : la corde à laquelle on a donné, en la soulevant, la position

ACB, tend à redevenir rectiligne, et chacun de ses points prend un mouvement accéléré qui lui fait dépasser la position d'équilibre; le mouvement se continue jusqu'à ce que chaque point occupe, par rapport à cette position, une situation symétrique de celle qu'il avait par le fait du déplacement initial, de sorte que la corde prend la position AC'B, symétrique de ACB; puis le même mouvement recommence, mais en sens inverse, et la corde se déplace constamment entre les positions extrêmes ACB et AC'B; par suite de la grande rapidité de ces oscillations, l'œil confond dans une seule impression, comme simultanées, les positions extrêmes, et, à plus forte raison, les positions intermédiaires, d'où résulte l'apparence fusiforme que nous avons signalée. En prenant une corde très-longue, les oscillations sont assez lentes pour que l'œil ne fusionne plus les impressions successives en une seule, et puisse les compter; mais alors aucun son n'est perçu. Malgré ce manque de sensation, on doit conclure que dans les deux cas le mouvement de la corde est de même nature, et que lorsqu'il est assez rapide, il donne naissance à un son.

On produit encore un son ou un bruit, en présentant une lame de ressort aux dents d'une roue d'engrenage tournant avec une rapidité suffisante; dans ce cas, un mouvement oscillatoire du ressort est produit évidemment par l'action des dents. On donne également naissance à un son, en dirigeant un jet continu de gaz sur un disque percé de trous régulièrement espacés, et animé d'un rapide mouvement de rotation; le courant de gaz rencontrant successivement une paroi pleine qui l'arrête et un orifice par lequel il peut s'échapper, acquiert un mouvement oscillatoire particulier.

Enfin, sans vouloir prolonger cette analyse, à laquelle viendront s'ajouter d'autres preuves, nous dirons que l'on a pu mettre en évidence l'existence d'un mouvement vibratoire d'un corps solide, liquide ou gazeux, chaque fois que l'on a reconnu la production d'un son.

147. **Propagation du son.** — L'expérience de tous les instants prouve que l'air transmet les sons et les bruits; on reconnaît facilement, comme nous allons le dire, qu'il en est de même des autres gaz et des vapeurs. Les liquides transmettent également les sons : les plongeurs savent que lorsqu'ils sont sous l'eau ils entendent les bruits produits dans l'air; des expériences directes, faites sur le lac de Genève, dans un autre but (§ 149), ont démontré que la transmission se fait à de grandes distances, et il semble même que cette transmission soit plus facile que par l'air; on raconte, en effet, que l'on entendit au bord de la mer, à Douvres, le bruit du canon de la bataille de Waterloo.

Enfin, le son peut être transmis par les solides; il suffit de frapper légèrement l'extrémité d'une pièce de bois ou de fer de plusieurs mètres de longueur pour que ce faible bruit puisse être perçu par une oreille appliquée à l'autre extrémité; le sol même transmet les vibrations qui lui sont communiquées; on sait d'ailleurs que l'on entend un bruit produit dans une pièce voisine dont on est entièrement séparé par des murs ou d'autres parties solides.

L'existence d'un milieu matériel entre le corps sonore et l'oreille est indispensable pour que le son puisse se transmettre, ainsi que le prouve l'expérience suivante : Une petite clochette est suspendue par un fil non élastique, en coton par exemple, dans l'intérieur d'un ballon en verre (*fig.*171), qui, muni d'une douille à robinet, peut s'adapter à une machine pneumatique. En agitant le ballon, on remue la clochette, dont le son est très-manifeste, même si l'on a fermé le robinet. Mais si l'on fait le vide à peu près complétement, on n'entend plus rien, quelque agitation que l'on communique à la sonnette, et bien que l'on puisse voir les chocs du battant; le son se fait entendre de nouveau, si on laisse rentrer de l'air, et, faible d'abord, il augmente avec la quantité de gaz introduit. Le son devient aussi distinct, lorsque l'on fait arriver une vapeur ou un gaz autre que l'air dans le ballon préalablement vidé, ce qui justifie ce que nous avons dit plus haut.

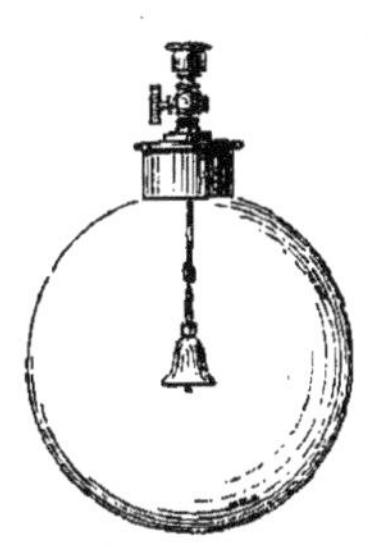
Fig. 171.

Il résulte de ces expériences que, si l'existence d'un corps animé d'un mouvement vibratoire est nécessaire pour la production d'un son, il est indispensable que, entre ce corps et l'oreille, des milieux pondérables se succèdent sans interruption.

Nous allons indiquer comment on peut concevoir le mode de propagation du mouvement vibratoire qui produit le son, en considérant seulement le cas où le milieu dans lequel s'effectue cette transmission est homogène. Cette explication se trouvera facilitée par ce que nous avons déjà dit sur les ondes liquides. Supposons qu'en un point d'une masse gazeuse indéfinie, l'atmosphère par exemple, on produise un ébranlement qui projette à quelque distance les molécules environnantes; celle-ci se déplaceront jusqu'à venir choquer les molécules suivantes qu'elles mettront en mouvement à leur tour, en même temps que, revenues à leur position d'équilibre, elles resteront en repos. Le mouvement se communiquera de la même façon, de proche en proche, et l'on comprend que toutes les molécules qui sont en mouvement à un même instant sont, pour cause de symétrie, à la même distance du centre d'ébranlement; c'est-à-dire qu'elles se trouvent, par suite, sur une même surface sphérique ayant ce point pour centre de figure. L'ensemble de toutes les molécules qui, à un même instant, se trouvent ébranlées, porte le nom d'*onde* ou de *surface d'onde*. Dans le cas qui nous occupe, cette surface est une sphère dont le rayon croît avec le temps.

Si nous considérons, non plus un ébranlement isolé, mais une série d'ébranlements se succédant périodiquement, chacun d'eux se propagera comme il vient d'être dit, et donnera naissance à une onde, toutes ces ondes se suivant avec la même périodicité.

Ce mode de propagation se comprend facilement en se reportant à ce que nous avons dit sur les ondes liquides, quoique celles-ci soient seulement circulaires et non sphériques comme les ondes sonores. Une différence capitale, mais qui n'exclut pas la justesse de la comparaison, consiste en ce que le passage de l'onde aérienne n'a pas pour effet de modifier le niveau des molécules, mais de produire des variations dans la pression, qui est tantôt supérieure, tantôt inférieure à la pression d'équilibre; la diminution de pression est dite produite par le passage d'une *onde dilatante*, l'augmentation par une *onde condensante*.

Lorsque l'on perçoit un son, on n'a nullement conscience de l'existence de ces ondes, mais, par l'habitude, on arrive à reconnaître, avec une exactitude plus ou moins grande, la direction dans laquelle se trouve le corps sonore. Cette direction porte le nom de *rayon sonore*. Lorsque l'on assignait au son une existence matérielle, cette ligne était le chemin réellement parcouru par cet agent spécial; bien que cette idée soit entièrement rejetée aujourd'hui, certaines expressions usitées en physique correspondent à cette hypothèse.

148. **Vitesse du son dans les gaz.** — L'analyse rapide que nous venons de faire de la propagation des ébranlements dans un milieu gazeux ne nous apprend pas avec quelle rapidité se fait cette communication de mouvement. Le calcul, se basant sur des considérations mécaniques que nous n'avons pas à énoncer, démontre que la vitesse de propagation du mouvement vibratoire, ou vitesse de propagation du son, est constante dans un même milieu; que cette propagation se fait uniformément; le calcul, d'accord avec l'expérience, démontre aussi que, pour un même gaz, cette vitesse est la même, quels que soient la nature ou les caractères divers du son ou du bruit considéré.

Des observations très-simples montrent que le son n'est pas transmis instantanément. Lorsque nous sommes à quelque distance d'un charpentier, par exemple, nous le voyons frapper une pièce de bois avec un outil, et ce n'est qu'après un temps appréciable que le bruit du choc arrive à notre oreille; de même, nous voyons la lumière d'un coup de feu, que l'on tire en un point éloigné, souvent plusieurs secondes avant de percevoir l'explosion.

On sait, d'autre part, que le caractère rhythmique et harmonique d'un morceau exécuté par un orchestre ne change pas à quelque distance que l'on se trouve placé, pourvu qu'on l'entende; l'énergie seule de la sensation se trouve modifiée; cette remarque prouve que les sons différents, produits par les divers instruments, arrivent dans l'ordre même dans lequel ils ont été produits, et avec les mêmes variations de durée; que, par suite, ils se meuvent avec la même vitesse.

Des expériences faites en 1738 par l'Académie des sciences ont déterminé la vitesse de propagation du son. Des observateurs étaient placés aux stations de l'Observatoire, Montmartre, Fontenay-aux-Roses et Montlhéry, et notaient le temps qui s'écoulait entre l'instant où ils apercevaient la lueur d'un coup de canon et le moment où ils entendaient la détonation; par suite de la rapidité extrême de la lumière, on peut considérer le temps apprécié comme correspondant exactement à la propagation du son; les observations montrèrent que les durées observées étaient proportionnelles aux distances qui séparaient les expérimentateurs du point où était situé le canon; que, par suite, le mouvement est uniforme (III).

Des expériences analogues, mais plus exactes, furent exécutées en 1822 par les soins du Bureau des longitudes : les stations choisies étaient Villejuif et Montlhéry, distantes de 18,612 mètres; les observateurs étaient Prony, Arago, Mathieu, Humboldt, Gay-Lussac et Bouvard. Les expériences étaient faites à minuit, pour que la vue du coup de feu et le son fussent plus facilement appréciables; elles étaient croisées, c'est-à-dire que l'on faisait partir les coups de canon alternativement à l'une et l'autre station, afin d'éliminer l'action perturbatrice du vent; enfin, l'appréciation du temps se faisait à l'aide de compteurs chronométriques très-exacts. La moyenne des durées observées fut de 54″,6, ce qui donne pour la vitesse correspondante 340^{m},90; les observations étaient faites à la température de 16°. La vitesse du son varie avec la température; elle n'est que de 337 mètres à 10°, et de 333 mètres à 0°; elle est indépendante de la pression de l'air et de la quantité d'humidité qu'il contient.

La vitesse du son varie avec la nature des gaz; Bernouilli, Dulong et Wertheim, firent des recherches sur ce sujet, mais par des procédés indirects reposant sur l'emploi de tuyaux sonores. Le dernier expérimentateur étudia l'influence de la température d'une façon toute spéciale. Enfin, tout récemment, M. Regnault chercha la vitesse de propagation du son à l'aide de tuyaux qu'il remplissait successivement de divers gaz. Le son parcourait jusqu'à 2000 mètres.

Les principaux résultats trouvés sont les suivants :

Air.	333
Oxygène.	317,17
Hydrogène.	1269,50
Acide carbonique	261,60
Oxyde de carbone.	337,40
Protoxyde d'azote	261,90
Gaz oléfiant.	314,00

149. **Vitesse du son dans les solides et les liquides.** — Les iquides transmettent le son avec une vitesse plus grande que les gaz, 'hydrogène excepté.

Colladon et Sturm firent des expériences directes sur le lac de Genève, en 1827 : une cloche, plongée dans l'eau, était frappée par un marteau dont le mouvement allumait au même instant une certaine quantité de poudre; l'inflammation indiquait à l'autre observateur l'instant de la production du son; cet observateur percevait le son à l'aide d'un cornet acoustique dont le pavillon recouvert d'une membrane était plongé dans l'eau. Les expériences donnèrent une vitesse de 1,435 mètres à la température de 8°.

Wertheim, en 1852, parvint à faire parler des tuyaux sonores à l'aide de courants liquides, et trouva dans ce fait la possibilité de calculer indirectement la vitesse du son.

Quelques-uns des résultats obtenus par cette méthode sont joints, dans le tableau suivant, à des nombres provenant d'autres expériences.

Éther	1159
Alcool	1159
Essence de térébenthine	1265
Eau	1437
Eau de mer	1453
Mercure	1471
Acide azotique	1521
Eau saturée d'ammoniaque	1820

Les solides transmettent également bien les sons : Biot fit à cet égard des expériences qui sont devenues classiques. Il employait un tuyau en fonte de 951 mètres de longueur, destiné à la conduite d'eau de l'aqueduc d'Arcueil. Il frappait le tuyau à une extrémité, et, en même temps, une cloche située au centre de l'ouverture de ce tuyau; à l'autre extrémité, un observateur entendait d'abord le son transmis par les parois du tuyau, puis, seulement 2″,5 après, le son transmis par l'air; connaissant la vitesse dans ce dernier milieu, on pouvait calculer la vitesse dans la fonte, qui a été trouvée environ 10 fois plus forte; elle est exactement de 3,496 mètres par seconde.

150. **Des qualités du son. — Intensité, Hauteur, Timbre.** — Les sensations auditives que nous percevons ne sont pas toutes identiques, mais présentent des différences que l'on a pu rapporter à trois qualités ou propriétés, que nous distinguons dans un son : l'*intensité*, la *hauteur* et le *timbre*.

Si, pendant qu'un instrument de musique résonne, sans aucun changement, nous nous plaçons à des distances variables, nous éprouvons des sensations qui varient; le son produit, que nous reconnaissons toujours cependant, nous paraît tantôt faible, tantôt fort, et l'on dit alors que ce son présente des différences d'*intensité*.

La *hauteur* d'un son est la qualité en vertu de laquelle un son nous paraît grave ou aigu.

Enfin, deux sons de même intensité et de même hauteur peuvent être très-distincts lorsqu'ils sont émis par des instruments différents, un violon et une clarinette, par exemple, ou lorsque nous les produisons en prononçant des voyelles différentes; cette distinction dépend de la troisième qualité, le *timbre*.

Nous allons étudier ces qualités successivement; mais nous devons faire remarquer que ce n'est que pour obéir à l'usage que nous les avons réunies, le timbre étant une qualité complexe et non simple, comme la hauteur et l'intensité.

151. **Intensité du son.** — Si l'observation nous montre fréquemment des différences d'intensité dans les sons que nous entendons, nous ne pouvons que difficilement effectuer des mesures; notre oreille ne nous permet qu'à peine de reconnaître l'égalité de deux sons, et ne nous apprend pas qu'un son soit deux, trois fois plus faible ou plus fort qu'un autre; d'autre part, il n'existe aucun appareil avec lequel nous puissions effectuer cette comparaison d'une manière certaine.

Il résulte cependant des observations et d'expériences faciles à répéter que l'*intensité d'un son varie en raison inverse du carré de la distance du corps sonore à l'oreille*. On démontre cette loi en plaçant un timbre à une certaine distance, puis respectivement 4, 9... timbres identiques, à des distances double, triple... de la première; on remarque alors que les impressions ressenties par l'oreille sont égales dans chaque cas, lorsque tous les timbres sont frappés simultanément, c'est-à-dire que chacun d'eux produirait, s'il était seul, à des distances 1, 2, 3..., des effets $1, \frac{1}{4}, \frac{1}{9}...$; ce qui vérifie l'énoncé précédent.

On remarque aussi que, pour une même distance, l'intensité augmente ou diminue en même temps que l'amplitude des oscillations exécutées par le corps sonore; mais aucune mesure n'a été effectuée pour rechercher une loi exacte.

Enfin, des expériences diverses ont montré que l'intensité est d'autant plus faible que la densité du milieu dans lequel le son se produit est moins considérable : dans l'expérience de la clochette dans le vide (147), le son est d'autant plus intense qu'on a laissé rentrer une plus grande quantité d'air; il est plus faible si le ballon est rempli d'hydrogène, plus fort si l'on a comprimé de l'air; ces résultats sont conformes à ceux indiqués par Saussure sur l'intensité des sons produits sur les hautes montagnes, par Rœbuch, qui observait dans des galeries où l'air était comprimé, etc.

De ces divers résultats, et quoique la démonstration ne soit pas complète, on est porté à conclure que l'intensité d'un son est probablement mesurée par la puissance vive[1] transmise à l'oreille par les ondes aériennes émanées du corps sonore et qui la rencontrent.

152. **Réflexion du son. — Écho, résonnance.** — On prouve en mécanique, et ce résultat est vérifié par l'expérience, que, lorsqu'un corps élastique vient choquer un plan immobile, il rebondit avec la

[1] On appelle *puissance vive* ou *demi-force vive* ($\frac{1}{2}mv^2$) le produit de la moitié de la masse d'une molécule ou d'un corps par le carré de la vitesse dont elle est animée.

même vitesse, mais en changeant de direction. Si, par exemple, il était arrivé suivant la ligne CB (*fig.* 172), faisant avec la normale BN un *angle d'incidence* CBN ; il s'éloigne en faisant avec cette normale un *angle de réflexion* NBA, égal mais situé de l'autre côté.

Supposons actuellement un corps sonore situé en C et un auditeur en A, MM′ étant une surface plane suffisamment dure et élastique ; l'observateur placé en A entendra deux sons distincts, l'un venant directement de C dont nous ne nous occuperons pas, l'autre qui semblerait

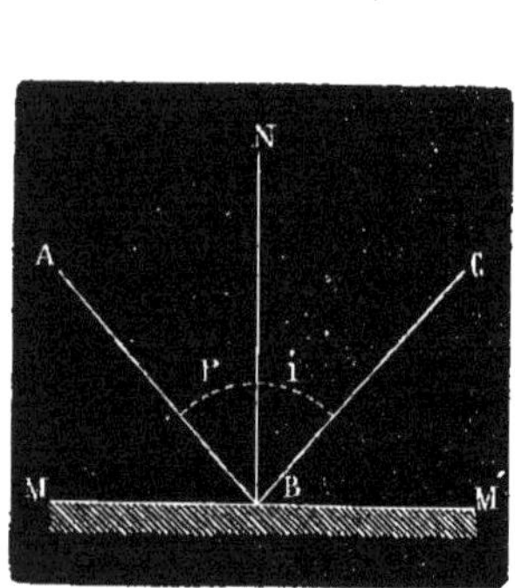

Fig. 172.

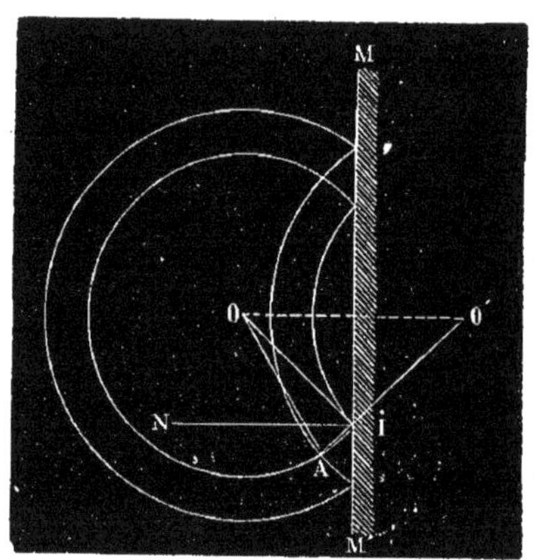

Fig. 173.

venir d'un corps sonore placé de l'autre côté de la surface MM′, suivant la direction AB ; on reconnaît que ce point B est tel qu'en le joignant à A et à C, les lignes AB et BC font avec la normale BN des angles égaux. Par une comparaison abusive, on dit que le son se réfléchit sur une surface plane, comme s'il était un corps matériel.

Il importe de se rendre un compte exact de ce qui se produit et de ne pas s'arrêter à des expressions qui n'ont aucun sens. En réalité, il n'y a pas de son qui se propage : il y a un mouvement vibratoire qui se transmet de proche en proche ; il y a des ondes sphériques successives dont le rayon croît sans cesse, Soit O (*fig.* 173) le corps sonore qui produit ces ondes sphériques ; un observateur placé en A pourra être affecté directement par ces ondes, et reportera suivant AO la position du corps sonore. Mais ces ondes sphériques, par leur rencontre avec la surface plane MM′, se transforment en ondes sphériques ayant pour centre O′, point symétrique de O par rapport à MM′, ainsi qu'il a été dit pour les ondes liquides (79) ; l'observateur A, affecté par ces ondes, supposera qu'elles ont pour centre d'ébranlement un corps sonore situé sur la direction AO′. Cette direction est la seule chose que nous puissions apprécier. On voit que, si l'on attribue au son une existence matérielle, comme il ne pourrait provenir du point O′ et que l'on connaît son point de départ O, on est porté à supposer qu'il suit le chemin OIB, qui est tel, par suite de la symétrie de O et de O′, que les lignes OI et AI sont également inclinées sur MM′. Mais, nous le répétons, ce sont les ondes sonores qui se réfléchissent et non le son.

Le son perçu après une réflexion porte le nom d'*écho*; lorsque l'on est placé de manière à percevoir le son direct et l'écho, ce dernier, outre qu'il est plus faible que le premier, arrive après celui-ci, puisqu'il correspond à une onde dont le rayon O′A est plus grand que le rayon OA de l'onde directe. (Pour simplifier l'énoncé, on peut, par comparaison, dire que le chemin OIA est plus long que le chemin OA.) Mais, si la différence de longueur est faible, l'écho est perçu avant que la sensation du son direct ait cessé et ne se distingue pas de celui-là qu'il renforce seulement; on dit alors qu'il y a *résonnance;* cet effet se produit souvent dans les salles d'une certaine dimension, qui sont favorables aux chanteurs et aux orateurs.

Lorsqu'un observateur placé entre deux obstacles parallèles émet un son un peu fort, les ondes réfléchies par le premier obstacle et ayant donné lieu à un écho peuvent se réfléchir sur le second en produisant un second écho; il peut y avoir ainsi un certain nombre de réflexions successives, mais le son s'affaiblit chaque fois; on cite, au château de Simonetta, en Italie, un écho qui répète dix-sept fois une syllabe prononcée à haute voix.

153. **Réflexion sur des surfaces courbes.** — La réflexion sur une surface courbe se fait suivant la loi que nous venons d'énoncer, mais on obtient des résultats moins simples, parce que la normale varie de direction d'un point à un autre. D'après ce que nous avons dit à propos des ondes liquides (79), on peut comprendre que, par la réflexion sur une surface engendrée par la rotation d'une parabole, les ondes sonores qui ont pour centre le foyer sont transformées en ondes planes perpendiculaires à l'axe, ou, en abrégeant, que tout rayon sonore émané du foyer F se réfléchit parallèlement à l'axe.

De même, dans le cas de la réflexion sur un ellipsoïde de révolution tout rayon émané du foyer F ira passer en F′ où il y aura production d'un son plus fort qu'en tout autre point. On voit un exemple d'une circonstance analogue dans la voûte d'une salle du Conservatoire des arts et métiers, à Paris.

154. **Réfraction du son.** — Lorsqu'une onde sonore rencontre un obstacle, elle se réfléchit en partie, mais elle peut aussi mettre en mouvement les molécules de ce corps, et donner naissance dans son intérieur à une onde, dite *onde réfractée*, dont la forme et la vitesse de propagation dépendent de la nature de l'obstacle et de sa surface. Nous renvoyons pour cette question au chapitre de l'optique, qui traite de la réfraction de la lumière, dont tous les résultats pourraient s'appliquer à la réfraction du son, *mutatis mutandis*.

Nous dirons seulement que M. Sonderhaus a vérifié expérimentalement l'existence de la réfraction du son en employant de vastes lentilles en collodion remplies d'acide carbonique, et qui agissent en concentrant les rayons sonores en un point, de même que les lentilles de cristal réunissent les rayons lumineux à leur foyer (220).

Les bruits, quoique ne présentant pas la même régularité dans le mouvement vibratoire que les sons, ont cependant des intensités non-seulement variables, mais encore appréciables. Dans ce cas, vraisemblablement l'intensité dépend moins de la puissance vive cédée à un instant que d'une moyenne entre les puissances vives cédées successivement à l'oreille.

155. **Renforcement des sons.** — Il résulte des considérations précédentes que nous pouvons augmenter l'intensité du son perçu en rendant plus considérable la puissance vive transmise à l'oreille; c'est en effet ce que l'on peut obtenir par l'emploi de miroirs paraboliques ou elliptiques (153). Pour les premiers, si une onde plane arrive perpendiculairement à l'axe, l'oreille placée sur son trajet ne recevra qu'une faible partie de la puissance vive qu'elle possède; mais après la réflexion, l'onde sera devenue circulaire, et son rayon diminuant jusqu'à 0, l'oreille placée au foyer qui est son centre, absorbera la totalité de la puissance vive; des considérations analogues expliquent l'effet des surfaces elliptiques.

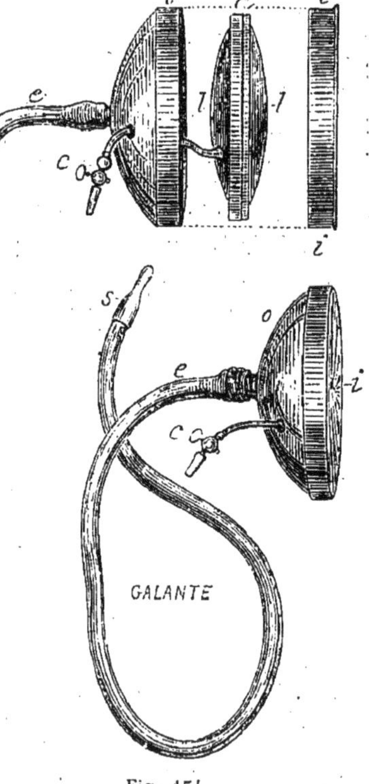

Fig. 174.

Les tuyaux acoustiques que l'on emploie pour parler à d'assez grandes distances ont pour effet de maintenir à l'onde constamment la même dimension et de conserver sur cette petite surface toute la puissance vive qui, répartie sur une onde sphérique de rayon croissant, fût devenue très-petite en chaque point.

Les *porte-voix* ont également pour effet de produire une onde plane, ou, si l'on veut, de rendre les rayons sonores parallèles à la sortie de l'appareil. Ils se composent de tubes évasés en forme de cône, et au sommet desquels on parle; par suite des réflexions à l'intérieur, sur les parois, les rayons sortent sensiblement parallèles.

Les *cornets acoustiques* sont basés sur le même principe; concentrer, rendre convergents, en un point où l'on place l'oreille, des rayons qui, pris isolément, eussent été impuissants à produire une sensation; on arrive à ce résultat en faisant réfléchir sur les parois d'un tuyau dur et élastique les rayons reçus à l'ouverture évasée nommée pavillon; la forme peut varier, du reste, assez notablement, sans qu'il en résulte de changements d'effets bien appréciables.

Le *stéthoscope*, cylindre creux en bois léger, auquel on a donné diverses formes, sert à transmettre à l'oreille, par l'intermédiaire de sa paroi élastique, et peut-être aussi de la colonne d'air qui s'y trouve renfermée, les sons physiologiques ou pathologiques que l'on peut entendre dans le jeu de certains organes. Son emploi est surtout indispensable lorsque le siége du bruit se trouve en un point où l'oreille ne puisse s'appliquer facilement, la carotide par exemple; dans tout autre cas, l'oreille reposant directement sur la paroi de l'organe sonore perçoit nettement les bruits que l'on veut étudier.

Le stéthoscope du docteur Hiffelsheim (*fig.* 174) se compose d'une lentille en caoutchouc *bb* que l'on remplit d'air, et qui est maintenue dans une monture métallique *ol;* l'une des faces de la lentille s'applique exactement sur la paroi que l'on veut étudier, et communique les vibrations sonores à l'air intérieur. Sur l'autre face est un tube en caoutchouc *es* rempli d'air également, dont on place l'extrémité libre *s* dans la pavillon de l'oreille, et par lequel les vibrations sont transmises à l'oreille moyenne. On peut donner au tube une forme et une grandeur quelconques, sans faire éprouver au son un affaiblissement sensible; on peut également fixer plusieurs tubes sur la capsule, et par suite les sons peuvent être étudiés par plusieurs personnes à la fois.

CHAPITRE II

DES SONS MUSICAUX

156. **Hauteur du son.** — Nous avons défini la hauteur d'un son, la qualité qui nous le fait paraître grave ou aigu; nous allons prouver qu'elle dépend essentiellement du nombre de vibrations effectuées dans un temps donné. L'unité de temps choisie est habituellement la seconde. Pour rendre tous les résultats comparables, il faut bien définir ce que l'on entend par vibrations, et établir une distinction importante. On appelle *vibration simple* le mouvement d'un corps élastique

pendant tout le temps qu'il conserve le même sens, et *vibration double* le mouvement qu'il effectue dans un sens, puis en sens contraire, pour revenir à sa première position. Lorsque nous ne spécifierons pas le genre de vibrations, il sera question des vibrations simples, ainsi qu'il est d'usage en France.

Des expériences mettent en évidence la relation qui existe entre la hauteur d'un son et le nombre de vibrations correspondant. Si l'on approche une carte ou un ressort d'une roue dentée, il se produira un son, qui sera d'autant plus aigu que la roue tournera plus vite, c'est-à-dire qu'il y aura un plus grand nombre de vibrations communiquées à l'air par la carte ou le ressort.

On peut donner naissance à un son en pinçant dans un étau une lame d'acier dont on ébranle l'extrémité libre; on reconnaît que, la largeur et l'épaisseur restant les mêmes, le son est d'autant plus aigu que la longueur de la partie vibrante est plus courte. Si, d'autre part, on opère sur des lames analogues, et présentant une grande longueur, pour des dimensions convenables on pourra compter le nombre des vibrations, mais aucun son ne sera perçu; pour ces lames vibrant silencieusement, on reconnaît que le nombre de vibrations augmente lorsque la longueur diminue. En étendant aux lames sonores ce résultat qui ne dépend pas de la longueur absolue, on arrive bien à conclure que le son est d'autant plus aigu que les vibrations sont plus rapides.

Ce résultat est, du reste, confirmé par les déterminations précises dont nous allons nous occuper.

157. **Détermination du nombre des vibrations**. — On peut déterminer absolument le nombre de vibrations correspondant à un son donné, par plusieurs procédés dont nous allons indiquer les principaux.

Si, dans l'expérience précédemment indiquée, nous pouvions connaître le nombre de dents qui ont rencontré la carte ou le ressort en une seconde, ce nombre serait précisément celui des vibrations. Cette détermination peut se faire en adaptant à la roue un compteur qui indique le nombre de tours faits dans un temps donné, et en le multipliant par le nombre de dents de la roue; cet appareil, qui porte le nom de *roue dentée de Savart*, donne difficilement des résultats exacts, par suite de la difficulté que l'on éprouve à produire un mouvement parfaitement uniforme.

Pour trouver le nombre de vibrations d'un son produit par une lame d'acier encastrée à une extrémité, le P. Mersenne se servait d'une méthode basée sur l'expérience citée dans le paragraphe précédent, en faisant vibrer silencieusement une lame semblable assez longue pour qu'on pût en compter les oscillations; il en déduisait le nombre de vibrations correspondant à une autre longueur, en s'appuyant sur ce que les nombres de vibrations sont en raison inverse des longueurs.

Cette loi, donnée par la théorie, avait été vérifiée expérimentalement entre certaines limites.

158. **Sirène. Régulateur de pression.** — Les méthodes indiquées précédemment sont abandonnées, et l'on sait maintenant obtenir des résultats beaucoup plus exacts, soit par la méthode graphique, soit par l'emploi de la *sirène*. Nous commencerons par décrire ce dernier appareil.

La sirène, inventée par Cagniard de la Tour, doit son nom à la propriété qu'elle possède de pouvoir rendre des sons lorsqu'elle est plongée dans l'eau, et sous l'influence d'un courant de ce liquide. A l'extrémité

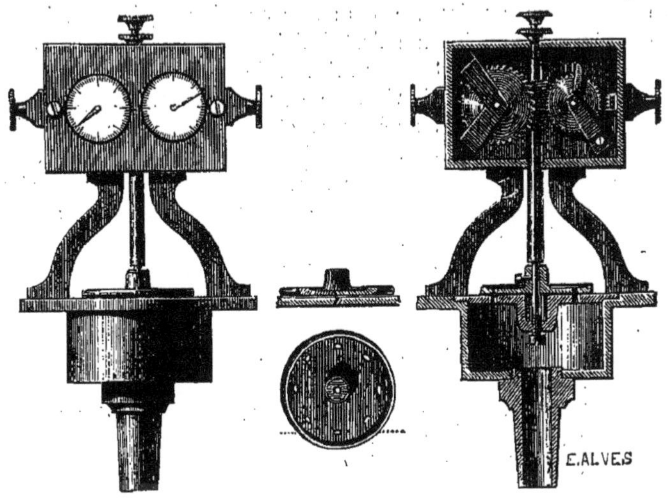

Fig. 175.

d'un tuyau qui amène le vent d'une soufflerie se trouve une caisse cylindrique (*fig.* 175), dont la base supérieure est un disque circulaire percé d'un certain nombre de trous. Ces trous, disposés sur une circonférence concentrique au disque et régulièrement espacés, présentent une inclinaison notable sur ce disque. Mais, comme l'indiquent les coupes représentées sur la figure, cette inclinaison existe non pas dans la direction des rayons d'un disque, mais tangentiellement à la circonférence sur laquelle les trous sont disposés. Un axe vertical ayant son pied au centre du disque, et dont la partie supérieure est maintenue par une garniture métallique, porte, à une petite distance du disque que nous venons de décrire, un autre disque pouvant tourner avec l'axe ; ce disque présente, en nombre égal, des ouvertures placées absolument, comme les précédentes, sur une circonférence de même rayon, seulement l'inclinaison des trous est en sens contraire.

Pour nous rendre compte plus simplement du fonctionnement de l'appareil, supposons d'abord que le disque inférieur ne présente qu'une ouverture. Elle sera bouchée, et l'air ne pourra s'échapper tant que cette ouverture se trouvera en face d'une partie pleine du disque supérieur. L'air sortira, au contraire, chaque fois que deux ouvertures correspondront. La rotation du disque supérieur aura donc pour effet d'amener dans le courant d'air des variations périodiques de condensation et de dilatation, et, pour un tour du plateau, le nombre de ces variations sera égal au nombre des ouvertures. Si donc le disque continue sa rotation d'un mouvement uniforme, on aura déterminé des vibrations de l'air périodiques et régulières, et l'on entendra un son. L'existence de plusieurs ouvertures sur le plateau inférieur ne changera en rien le son produit, ni le nombre des vibrations. A cause de l'égalité d'espacement, tous les trous seront bouchés ensemble et débouchés aussi au même instant; le courant d'air subira donc le même nombre de variations, condensations et dilatations, seulement chacune d'elles sera plus considérable, et le son aura une plus grande intensité.

La production d'un son bien caractérisé exige une régularité parfaite de la rotation du disque; la disposition de l'appareil satisfait à cette condition; par suite des inclinaisons opposées des trous des plateaux, le courant d'air en s'échappant produit un choc qui a pour effet de mettre le disque supérieur en mouvement; cette action se renouvelant à chaque instant, le mouvement s'accélère, mais les résistances et frottements de diverses natures augmentent aussi, et le disque atteint bientôt une vitesse pour laquelle les impulsions et les frottements se font équilibre, et qui reste constante. Cette vitesse dépend de l'appareil employé et, pour un même appareil, de la force du courant d'air.

Nous avons dit que, pour un tour, le nombre de vibrations de l'air est égal au nombre des trous; on aura donc le nombre total de vibrations pour un temps quelconque, si l'on connaît le nombre de tours effectués dans ce temps. L'axe vertical qui porte le disque mobile est muni à sa partie supérieure d'une vis sans fin qui peut engrener avec une roue dentée faisant partie d'un compteur à cadran, dont les aiguilles marquent, en général, l'une les centaines de tours, l'autre les dizaines et les unités. La mise en action du compteur s'obtient en poussant, à l'instant convenable, un petit bouton; en agissant sur une autre pièce semblable, on rend, au contraire, le compteur indépendant.

Lorsque l'on veut compter le nombre de vibrations correspondant à un son donné, on fait parler la sirène, en augmentant ou diminuant la pression de l'air, jusqu'à ce que le son rendu soit à la même hauteur que le son donné; lorsque l'on est arrivé à l'identité, on fait marcher le compteur en même temps que l'on note l'instant à un chronomètre; au bout de 100 secondes, par exemple, on arrête le mouvement du compteur et on lit le nombre de tours effectués, d'où l'on déduit, en multipliant par le nombre de trous du disque, le nombre total de vibrations; en divisant ce dernier nombre par 100, on a le nombre de vibrations par seconde.

Pour que l'expérience puisse être exécutée facilement, il faut que le courant d'air soit parfaitement régulier et qu'on puisse cependant le faire varier à volonté. On arrive à ce résultat en faisant traverser à l'air

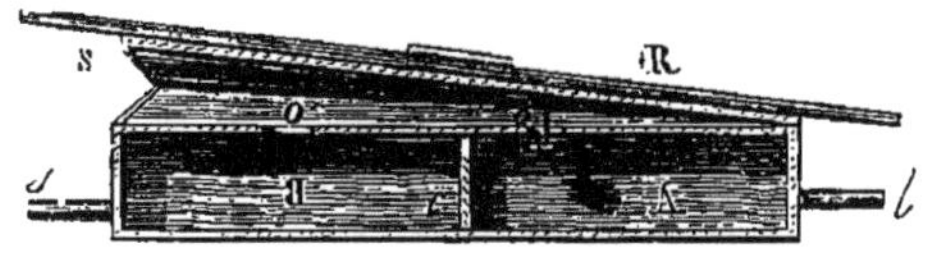

Fig. 176.

qui arrive de la soufflerie un régulateur de Cavaillé-Coll; cet appareil (*fig.* 176) consiste en une caisse en bois de petites dimensions, séparée, par une cloison *c*, en deux parties distinctes A et B qui communiquent, l'une avec le tuyau porte-vent *l*, l'autre avec le tube *s* sur lequel est montée la sirène; la paroi supérieure est percée de deux ouvertures *o* et *o'* situées de part et d'autre de la cloison, et forme l'une des parois rigides d'un soufflet par l'intermédiaire duquel communiquent les deux cavités A et B. La seconde paroi rigide de ce soufflet porte une règle RS sur laquelle peut glisser un contre-poids dont l'effet est d'autant plus grand qu'il est plus loin de la charnière; enfin, une soupape, qui ferme l'ouverture *o* lorsque le soufflet est plein, se trouve également fixée à la paroi mobile de ce soufflet. On conçoit alors le jeu de l'appareil : l'air, arrivant par *l*, remplit d'abord le soufflet, qui, sous l'influence du contre-poids, chasse l'air vers la sirène; si l'air arrive en excès par *l*, le soufflet s'élève et la soupape ferme l'ouverture *o*, de sorte que ce n'est toujours que sous l'action du contre-poids, et non directement sous celle de la soufflerie, que l'air est envoyé à la sirène. En déplaçant le contre-poids, on peut faire varier l'intensité du courant d'air aussi régulièrement qu'on le désire.

159. **Méthode graphique.** — Dans cette méthode, dont on doit à Duhamel la première application, le corps vibrant laisse directement une trace matérielle de ses vibrations dont on peut compter le nombre et même étudier les principaux caractères. Wertheim employa à cet effet un appareil assez compliqué, que nous ne décrirons pas, malgré les avantages qu'il présente sur la disposition de Duhamel qui suffit pour donner une idée nette de la méthode.

Soit AB (*fig.* 177) une lame élastique encastrée en A dans un étau et produisant un certain son par son mouvement oscillatoire; on fixe une pointe à l'extrémité libre B, et on la met en contact avec un cylindre C dont la surface est enduite de noir de fumée que le frottement de la pointe enlève facilement en laissant une trace blanche très-nette. Ce cylindre est porté par un axe DD′, auquel on peut donner un mouvement de rotation à l'aide de la manivelle M ; cet axe est maintenu dans un support fixe H, sa partie inférieure est filetée et passe dans un écrou D′ ; en tournant la manivelle, on donne donc simultanément au cylindre un mouvement de rotation et un mouvement de translation, de sorte que, si la pointe est fixe, elle décrira une hélice ; mais, si l'on a mis la lame en vibration, elle tracera autour de cette courbe une série de dents régulièrement espacées si le cylindre se meut uniformément, et dont chacune correspondra à une oscillation. En mesurant la durée de l'expérience et comptant le nombre total de dents, on pourra trouver le nombre de vibrations par seconde ; l'observation est plus facile et les vérifications plus simples, si, par un mécanisme facile à imaginer, un pendule battant la seconde est venu laisser une trace à chaque oscillation : le nombre de dents compris entre deux traces consécutives est le nombre de vibrations cherchées.

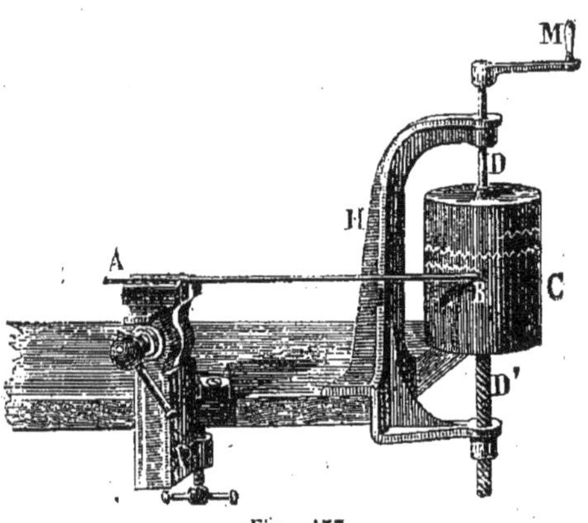

Fig. 177.

La méthode graphique a pu être appliquée à l'étude d'un grand nombre de phénomènes rapides ; la forme de la courbe tracée peut, par ses variations d'amplitude, donner des indications précises sur les différentes phases qui échapperaient à l'observation directe à cause de leur courte durée.

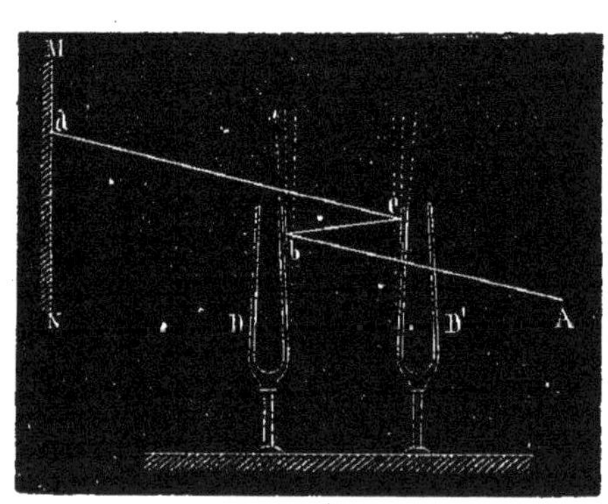

Fig. 178.

160. **Méthode optique de Lissajous.** — Nous voulons indiquer seulement le principe d'une méthode très-élégante de comparer les nombres de vibrations de deux corps sans avoir à se préoccuper des sons qu'ils produisent.

Supposons d'abord (*fig.* 178) que l'on ait deux diapasons D et D′ placée parallèlement à côté l'un de l'autre et portant chacun en b et e une partie très-polie faisant l'office de miroir, et soit A un point lumineux duquel émane un rayon lumineux de direction fixe Ab. Si les diapasons sont immobiles, ce rayon se réfléchira deux fois en b et en e et donnera en a un point éclairé fixe sur l'écran MN. Si l'un des diapasons se met à vibrer, le point éclairé a se déplacera sur l'écran en produisant une petite ligne lumineuse ; il en sera de même si les deux diapasons vibrent en même temps, car les rayons lumineux ne sortent pas du plan qui contient les diapasons et le point A ; seulement la loi du mouvement (II) de a sur la droite qu'il décrit varie avec les mouvements vibratoires de chacun de ces diapasons.

Supposons, au contraire, que les diapasons ne soient plus dans un même plan, qu'ils soient rectangulaires, par exemple, comme D et D′ (*fig.* 179). Si les diapasons sont immobiles, le rayon lumineux émané de A, après s'être réfléchi sur les miroirs b et c, donnera un point immobile a ; si l'un des diapasons se meut seul, le point lumineux se déplacera suivant une droite parallèle à la tige vibrante ; et, si les deux diapasons sont simultanément ébranlés, il résultera des deux déplacements communiqués à a que ce point décrira une courbe dont la forme dépend essentiellement du rapport des nombres de vibrations de ces diapasons, de sorte que, connaissant le nombre de vibrations de D, par exemple, on peut, par l'étude de la courbe lumineuse projetée sur l'écran MN, déduire le nombre de vibrations de D′. Ce moyen peut être employé fort avantageusement, surtout dans le cas où le rapport des nombres de vibrations est simple, où les sons correspondent à l'unisson, la quinte, l'octave, etc.

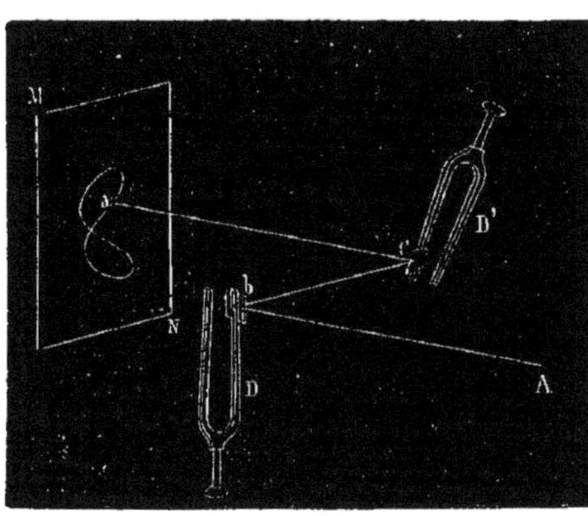

Fig. 179.

161. **Limite des sons perceptibles.** — Notre oreille n'est pas apte à recueillir ni à percevoir tous les mouvements vibratoires, et nous cessons de distinguer les sons aussi bien lorsque les vibrations sont trop lentes que lorsqu'elles sont trop rapides.

On n'a pu fixer, du reste, aucune limite parfaitement précise, et tout porte à croire qu'il existe de notables différences d'une personne à une autre. On admet cependant en général, d'après des expériences de Savart, que nous ne pouvons percevoir un son correspondant à moins de 32 vibrations par seconde ; M. Helmholtz indique 60 vibrations comme minimum nécessaire.

MM. Despretz et Marloye, d'autre part, par l'étude de diapasons de très-petites dimensions, sont parvenus à distinguer des sons correspondant à 73,000 vibrations par seconde ; mais les sons obtenus étaient très-faibles et peu distincts ; c'est là une limite tout à fait extrême.

Les sons que nous percevons dans les conditions ordinaires sont compris à peu près tous entre les nombres de vibrations 84 et 10,000.

162. **De la gamme.** — Nous pouvons donner actuellement quelques indications sur les sons spécialement usités en musique ; car, comme l'échelle des sons est absolument continue, on a fait choix d'un certain nombre d'entre eux qui ont reçu le nom de *notes*.

Deux sons qui correspondent au même nombre de vibrations, quoique présentant souvent un caractère différent, nous donnent la même sensation de hauteur, et nous apprécions très-nettement cette identité : on dit qu'ils sont à l'*unisson*.

Parmi tous les sons que l'on peut produire à partir d'une note donnée, il en est un qui donne une sensation de ressemblance parfaite avec le premier, quoique, avec un peu d'habitude, on reconnaisse une différence de hauteur incontestable ; cette différence est quelquefois masquée par une variation dans le timbre, mais cependant elle est toujours distincte : deux sons qui donnent une semblable sensation sont dits l'*octave* l'un de l'autre ; on conçoit dès lors que l'on n'a plus à étudier tous les sons possibles, mais seulement ceux qui sont compris entre deux sons à l'octave, ou, suivant l'expression usuelle, dans l'*intervalle* d'une octave.

L'étude des nombres de vibrations de deux notes à l'octave apprend qu'ils sont dans le rapport de 1 à 2. Si donc n désigne le nombre de vibrations d'un certain son, $2n$, $4n$, $8n$, etc., représenteront les nombres de vibrations de ses octaves successives.

Entre deux notes à l'octave, notes que nous appellerons ut_1 et ut_2, par exemple, on a intercalé des notes dont les noms et les nombres de vibrations sont les suivants :

ut_1,	$ré_1$,	mi_1,	fa_1,	sol_1,	la_1,	si_1,	ut_2.
n,	$\frac{9}{8}n$,	$\frac{5}{4}n$,	$\frac{4}{3}n$,	$\frac{3}{2}n$,	$\frac{5}{3}n$,	$\frac{15}{8}n$,	$2n$.

Au delà les notes reparaissent avec les mêmes rapports pour les nombres de vibrations comparées à celui de ut_2 ; pour différencier ces nouvelles notes, on les affecte de l'indice 2, puis 3, 4, etc., pour les octaves suivantes.

L'ensemble des notes comprises dans le tableau précédent s'appelle une *gamme*, dont la note ut_1 est la tonique ; au lieu de comparer tous les nombres de vibrations à celui de la tonique, on peut comparer chacun d'eux au précédent, et l'on forme le tableau suivant :

$$\begin{array}{ccccccccccccccc} ut_1, & & ré_1, & & mi_1, & & fa_1, & & sol_1, & & la_1, & & si_1, & & ut_2. \\ & \frac{9}{8}, & & \frac{10}{9}, & & \frac{16}{15}, & & \frac{9}{8}, & & \frac{10}{9}, & & \frac{9}{8}, & & \frac{16}{15}. & \end{array}$$

On distingue dans ce tableau trois rapports différents : le plus grand, $\frac{9}{8}$, s'appelle *ton majeur;* le suivant, $\frac{10}{9}$, est le *ton mineur;* et le plus petit, $\frac{16}{15}$, a reçu le nom de *demi-ton.*

Le ton majeur et le ton mineur diffèrent très-peu ; leur différence est donnée par le rapport $\frac{9}{8} : \frac{10}{9} = \frac{81}{80}$, c'est-à-dire que, si n est le nombre de vibrations d'une note, $\frac{9}{8}n = \frac{81}{72}n$ est le nombre de vibrations de celle qui a avec la première un intervalle d'un ton majeur; et $\frac{10}{9}n = \frac{80}{72}n$ est le nombre de vibrations de celle dont l'intervalle avec la première est d'un ton mineur. Le rapport $\frac{81}{80} = 1{,}0125$ peut être, au point de vue pratique de la musique, remplacé par l'unité ; on admet qu'on peut négliger cette différence de $\frac{1}{80} = 0{,}0125$ qui porte le nom de *comma*, et l'on appelle indifféremment *ton* l'intervalle $\frac{9}{8}$ ou l'intervalle $\frac{10}{9}$.

Le demi-ton serait en réalité tel, que deux intervalles d'un demi-ton devraient donner le ton ; il n'en est pas ainsi, car $\frac{16}{15} \times \frac{16}{15} = \frac{256}{225}$, qui, comparé au ton majeur $\frac{9}{8}$, donne le rapport $\frac{256}{225} : \frac{9}{8} = \frac{2048}{2025} = 1{,}0113$. L'intervalle formé par deux demi-tons consécutifs est donc plus grand que le ton majeur, mais la différence 0,0113, plus petite que le comma, est négligeable ; l'intervalle $\frac{256}{225}$, comparé au ton mineur, fournit le rapport $\frac{256}{225} : \frac{10}{9} = \frac{256}{250} = 1{,}024$. La différence 0,024 est plus grande que le comma, cependant on peut la négliger.

Eu égard à ces approximations, on peut considérer la gamme que nous avons écrite plus haut comme composée de 5 tons et 2 demi-tons, disposés de la manière suivante :

$$1, \quad 1, \quad \frac{1}{2}, \quad 1, \quad 1, \quad 1, \quad \frac{1}{2}.$$

163. **Hauteur absolue des sons.** — Ainsi que nous l'avons dit, les gammes naturelles ont pour tonique *ut*, et se répètent dans toute l'étendue des sons perceptibles. Pour les distinguer, on affecte le nom de chaque note d'un indice qui est le numéro d'ordre de la gamme à laquelle elle appartient. L'*ut* donné par la 4e corde à vide du violoncelle porte l'indice 1, et ses octaves supérieures successives sont ut_2, ut_3, et ainsi de suite; tandis que son octave inférieure porte l'indice 0, les octaves suivantes ayant des indices négatifs ut_{-1}, ut_{-2}; toutes les notes de chaque gamme sont affectées du même indice que l'*ut* qui les commence[1].

Enfin, pour fixer les idées sur la hauteur des notes musicales, nous dirons que le la_3 donné par le diapason, et sur lequel on prend l'accord dans les orchestres, après avoir subi diverses variations, a été officiellement fixé en France à 870 vibrations simples par seconde, d'après les travaux de M. Lissajous. D'après ce chiffre, nous donnons les nombres de vibrations qui correspondent aux diverses octaves de l'*ut*.

ut_{-1}	ut_0	ut_1	ut_2	ut_3
32,33;	64,66;	129,32;	258,65;	517,3;
la_3	ut_4	ut_5	ut_6	ut_7
870;	1034,6;	2069,2;	4138,4,	8276,8.

164. **Des accidents. Dièzes, bémols.** — La distribution irrégulière et dissymétrique des tons et des demi-tons dans la gamme rend impossible la reproduction d'une gamme présentant les mêmes rapports en partant d'une note quelconque.

Si nous partions de *sol*, en effet, nous trouverions les intervalles suivants :

$$sol_1 \;\; la_1 \;\; si_1 \;\; ut_2 \;\; ré_2 \;\; mi_2 \;\; fa_2 \;\; sol_2$$
$$1 \quad 1 \quad \tfrac{1}{2} \quad 1 \quad 1 \quad \tfrac{1}{2} \quad 1$$

L'intervalle entre la 6e et la 7e note, mi_2 et fa_2, n'est que de $\frac{1}{2}$ ton, au lieu d'être 1 ton entier, tandis que de la 7e à l'octave, fa_2 à sol_2, on trouve un ton au lieu de $\frac{1}{2}$ ton. On peut facilement reconstituer, à partir de sol_1, une gamme identique à celle ayant *ut* pour tonique, en remplaçant fa_2 par une note plus élevée de $\frac{1}{2}$ ton, qui porte le nom de *fa* dièze, *fa*♯, et dont le nombre de vibrations est égal à celui de fa_2 multiplié par $\frac{25}{24}$. L'intervalle $\frac{16}{15}$ est remplacé par $\frac{16}{15} \times \frac{25}{24} = \frac{9}{8}$, qui est bien, en effet, un ton, et l'intervalle $fa_2 - sol_2$, qui est $\frac{8}{9}$, est remplacé par $\frac{9}{8} : \frac{25}{24} = \frac{27}{25}$, valeur qui, comparée à $\frac{16}{15}$, donne le rap-

[1] Nous adoptons ici la manière de numéroter usitée en Allemagne, et non celle employée en France, qui en diffère par l'absence de la gamme d'indice 0, ce qui nous paraît peu rationnel.

port $\frac{27}{25} : \frac{16}{15} = \frac{81}{80} = 1{,}0125$, que nous avons dit pouvoir être remplacé par 1.

Si nous cherchions à faire une gamme en partant de *fa*, par exemple, nous aurions

$$\begin{matrix} fa_1 & & sol_1 & & la_1 & & si_1 & & ut_2 & & ré_3 & & mi_3 & & fa_3, \\ & 1 & & 1 & & 1 & & \frac{1}{2} & & 1 & & 1 & & \frac{1}{2} & \end{matrix}$$

série qui différerait de la gamme d'*ut*, en ce que la note si_1 est trop élevée d'un $\frac{1}{2}$ ton ; on la remplace par une note *si* bémol, *si*♭, plus basse à peu près de ce $\frac{1}{2}$ ton, et dont le nombre de vibrations s'obtient en multipliant par $\frac{24}{25}$ le nombre de vibrations du *si*. Les erreurs sont de même ordre que celles que nous avons indiquées pour les dièzes.

En prenant successivement pour tonique les différentes notes, on arrive à diézer et à bémoliser toutes les notes l'une après l'autre, et l'on obtient ainsi dans l'étendue d'une octave 21 sons différents, 3 pour chaque note (note naturelle, note diézée, note bémolisée). Mais on simplifie cet ensemble, en identifiant la dièze d'une note avec le bémol de la note supérieure, par exemple, *ut*♯ et *ré*♭. L'erreur est négligeable. On a, en effet, si *ut* correspond à n vibrations, pour *ut*♯, $n \times \frac{25}{24}$, et pour *ré*♭, $\frac{9}{8} n \times \frac{24}{25} = \frac{27}{25} n$ dont le rapport $\frac{27}{25} : \frac{25}{24} = \frac{648}{625} = 1{,}0368$, peut être approximativement pris égal à 1. Dans ce cas, on considère l'octave comme constituée de 12 demi-tons.

$$ut,\ \frac{ut\sharp}{ré\flat},\ ré,\ \frac{ré\sharp}{mi\flat},\ mi,\ fa,\ \frac{fa\sharp}{sol\flat},\ sol,\ \frac{sol\sharp}{la\flat},\ la,\ \frac{la\sharp}{si\flat},\ si,\ ut.$$

On voit que ce n'est que par une série d'approximations que l'on est conduit à considérer l'octave comme composée de 12 demi-tons, et à attribuer à tous ces demi-tons la même valeur ; les gammes qui sont construites d'après ce système, et que nous donnent les instruments à sons fixes, tels que l'orgue, le piano, sont dites *gammes tempérées*. Elles diffèrent assez notablement de la gamme que nous avons indiquée auparavant, mais cependant la différence n'est pas telle que des instruments accordés suivant l'une et l'autre ne puissent jouer en même temps.

CHAPITRE III

DES CORPS SONORES

165. **Des cordes vibrantes.** — Nous avons expliqué rapidement comment se produit le mouvement vibratoire d'une corde tendue, que l'on a écartée de sa position d'équilibre (146); nous avons dit comment elle oscillerait indéfiniment de part et d'autre de cette position, s'il n'y avait ni frottements, ni résistances accessoires. Il nous reste à indiquer que ces vibrations sont toujours de même durée, quelle que soit leur amplitude, ce que l'on prouve en remarquant que la hauteur du son produit par une corde ne change pas lorsque l'intensité varie.

Pour étudier les lois qui régissent les nombres de vibrations des cordes vibrantes, on peut opérer, soit directement par la méthode graphique, soit en faisant rendre à la sirène un son exactement de même

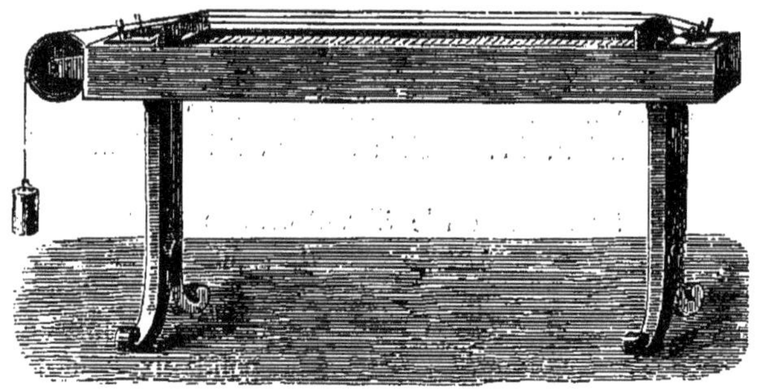

Fig. 180.

hauteur que celui de la corde, et comptant le nombre de vibrations indiquées sur les cadrans. Pour faire varier les conditions dans lesquelles on place la corde, on fait avantageusement usage du *sonomètre* (*fig.* 180). Cet appareil consiste en une longue boîte rectangulaire, présentant quelques ouvertures, et servant de caisse de résonnance; elle est généralement portée sur des pieds. Sur la paroi supérieure on tend des cordes de nature et de diamètres différents; ces cordes sont arrêtées d'une manière fixe à une extrémité; à l'autre bout, elles s'enroulent sur des chevilles à vis qui permettent de les tendre plus ou moins, ou bien elles passent sur des poulies, et supportent à leur extrémité des poids qui produisent des tensions que l'on peut faire varier.

La partie de la corde que l'on fait vibrer est limitée par des chevalets, dont l'un, au moins, se meut sur une échelle divisée, tracée au-dessous des cordes.

On fait résonner les cordes soit simplement en les pinçant, soit en les ébranlant à l'aide d'un archet enduit de colophane.

Des expériences dont le détail est facile à prévoir, ont conduit à formuler les lois suivantes, qui avaient été trouvées d'autre part par la mécanique :

Première loi. — *Toutes choses étant égales d'ailleurs, les nombres de vibrations effectuées en une seconde sont inversement proportionnels aux longueurs des cordes;*

Deuxième loi. — *Toutes choses égales d'ailleurs, les nombres de vibrations sont en raison inverse des diamètres;*

Troisième loi. — *Toutes choses égales d'ailleurs, les nombres de vibrations sont proportionnels à la racine carrée des tensions;*

Quatrième loi. — *Toutes choses égales d'ailleurs, les nombres de vibrations sont en raison inverse de la racine carrée des densités.*

Ces lois peuvent toutes être exprimées par la formule générale suivante :

$$n = \frac{1}{lr}\sqrt{\frac{gP}{\pi d}},$$

dans laquelle n est le nombre de vibrations effectuées en une seconde, l la longueur de la partie vibrante, r le rayon de la corde, P le poids qui produit la tension, d la densité; π et g ont leur signification habituelle.

Le son produit par une corde vibrant comme nous venons de l'indiquer porte le nom de *son fondamental*, pour l'opposer à d'autres dont nous allons nous occuper.

166. **Harmoniques.** — Une corde ne vibre pas toujours entre deux points fixes, de la manière que nous venons d'indiquer, ainsi que cela résulte des expériences suivantes :

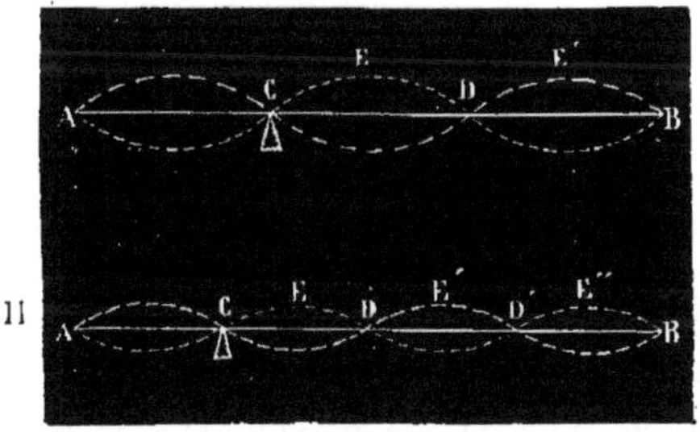

Fig. 181.

Soit AB (*fig.* 181, I) une corde tendue entre A et B, et soit C un chevalet placé au tiers de la longueur; si l'on ébranle directement la partie AC, de manière à la faire vibrer, on verra la partie CB entrer aussi en vibration, mais non pas dans sa totalité; elle se partage en deux segments égaux chacun à AC vibrant séparément et en sens contraire, comme si le point D était invariablement fixé; ce point porte le nom de *nœud*, les parties E et E′ de la corde intermédiaires à C, D et B s'appellent des *ventres;* on a représenté par des lignes différemment ponctuées les positions extrêmes que prend la corde dans ce mode de vibration. On démontre expérimentalement la production des nœuds et des ventres en plaçant de petits chevrons de papier sur la corde; ceux qui sont situés en E et E′ tombent les premiers, les autres tombent successivement ou vont se rassembler au nœud.

On arrive à des résultats analogues en faisant varier la position du chevalet, pourvu qu'elle corresponde à une partie aliquote de la longueur qui ne soit pas trop petite; la figure représente aussi le cas où le chevalet est au quart de la longueur de la corde (II).

On peut arriver à déterminer la vibration d'une corde par partie, en l'ébranlant directement, à la condition de poser le doigt légèrement à la moitié, au tiers, au quart, etc., ce qui détermine un nœud en ce point, les autres nœuds étant régulièrement espacés.

Les sons produits dans ce mode de vibrations sont appelés les *harmoniques* du son fondamental; collectivement, le son fondamental et les harmoniques sont les *sons partiels* de la corde.

On voit que, si l'on appelle l la longueur totale de la corde, les distances comprises entre deux nœuds consécutifs sont respectivement $\frac{l}{2}$, $\frac{l}{3}$, $\frac{l}{4}$, etc., pour le 1er, le 2e, le 3e, etc., harmonique; et, puisque chaque partie vibre comme si les nœuds qui la terminent étaient des points fixes, on voit que les harmoniques successifs correspondent à des nombres de vibrations qui sont les multiples par 2, par 3, par 4, etc., du nombre de vibrations du son fondamental.

Les verges élastiques encastrées à une extrémité vibrent, ainsi que nous l'avons dit; la durée des vibrations qu'elles exécutent dépend de leur nature, de la longueur de la partie libre, de leur largeur et de leur épaisseur. Nous n'énoncerons pas toutes les lois qui ont été trouvées, et nous nous bornerons à dire que ces verges suivent, relativement aux longueurs, la même loi que les cordes.

167. **Vibrations longitudinales.** — Les cordes et les verges élastiques fixées, comme nous venons de le dire, outre le mode de vibrations que nous venons d'étudier, sont susceptibles d'éprouver des oscillations dans le sens de leur longueur. On détermine ces vibrations longitudinales en frottant la corde ou la verge, suivant leur longueur, avec les doigts enduits de colophane.

Les sons que l'on produit ainsi présentent un caractère désagréable, et sont toujours beaucoup plus élevés que ceux qui correspondent, pour la même verge, aux vibrations transversales. Ils n'ont aucune utilité pratique; mais leur étude a permis, à l'aide de considérations mécaniques, de trouver indirectement la vitesse de propagation du son dans les solides.

168. **Des plaques vibrantes.** — Les lames rigides et élastiques, telles que peuvent les fournir certains métaux, fixées en un point et ébranlées à l'aide d'un archet, donnent naissance à des sons ; les vibrations produites sont mises en évidence et étudiées en projetant du sable fin sur la plaque maintenue horizontale. Le sable est chassé des parties où les vibrations ont une certaine intensité, et se réunit peu à peu suivant des lignes régulières appelées *lignes nodales* (*fig.* 182), où il reste en repos. Ces lignes immobiles divisent la plaque en segments ou *concamérations a, b, c, d, e, f*, qui vibrent de telle sorte que deux concamérations voisines possèdent à un même instant des vitesses de sens contraires, c'est-à-dire que l'une s'abaisse lorsque l'autre s'élève.

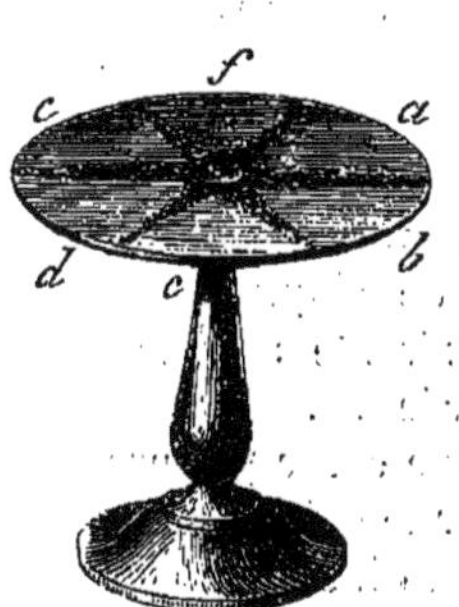

Fig. 182.

Chladni et Savart ont étudié les modifications que présentent les figures nodales, sans avoir obtenu des résultats simples. On peut dire cependant que le nombre et la position des lignes nodales changent lorsque l'on fait varier le mode de fixation de la plaque ou la manière de l'attaquer, et que le son est d'autant plus aigu, en général, que le nombre des lignes nodales est plus grand.

Les cloches et les timbres vibrent à peu près de la même façon, et l'on peut y distinguer des lignes nodales dans certains cas.

169. **Vibrations des membranes.** — Les membranes ne vibrent de manière à donner naissance à un son que lorsqu'elles sont tendues sur un cadre rigide : on peut alors les faire vibrer par un choc direct, comme cela a lieu pour le tambour ; les membranes entrent, en outre, très-facilement en vibration lorsque l'on produit à peu de distance un son assez intense et de même hauteur que celui qu'elle peut rendre. Si, dans ce cas, on a projeté du sable sur la membrane tendue, il se rassemble, et l'on obtient des lignes nodales ; mais les figures ainsi formées ont peu de fixité et varient sans même que l'on puisse saisir aucune variation dans le son qui les influence. Mais ces membranes sont susceptibles de vibrer sous l'influence d'un grand nombre de sons, et cette propriété les rend intéressantes à plusieurs égards.

Les membranes, par leurs vibrations, donnent naissance plutôt à des bruits qu'à des sons ; aussi, le plus souvent sont-elles utilisées en musique seulement pour marquer le rhythme.

170. **Vibrations par influence.** — Lorsqu'un corps vibre au contact ou à une petite distance d'un autre corps susceptible d'exécuter des vibrations de même durée, ce second corps se met en mouvement et oscille ; la communication du mouvement se fait directement si les corps sont en contact, ou par l'air dans le cas où ils ne se touchent pas.

Les vibrations ainsi produites par influence ont pour effet d'augmenter l'intensité du son produit, de le renforcer, si toutefois elles sont assez rapides pour donner naissance à une sensation auditive. On démontre ce fait au moyen d'un timbre placé sur un pied en face d'un cylindre ouvert à une extrémité et dont le fond est mobile à l'aide d'une vis qui permet de faire varier sa longueur (*fig.* 183) Si l'ouverture est dirigée vers le timbre pendant que celui-ci résonne, on trouvera une position du fond telle,

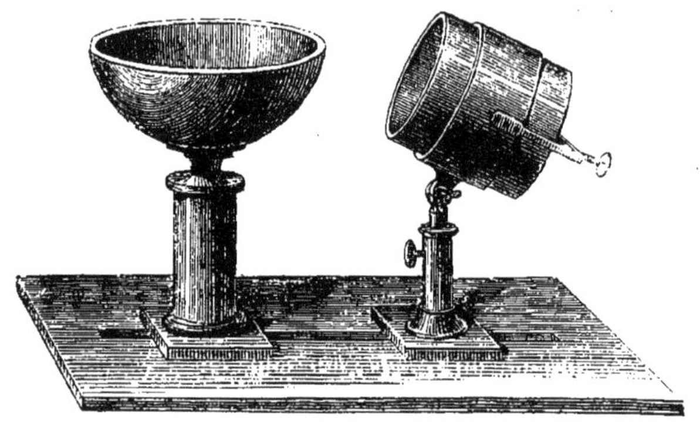

Fig. 183.

que le son acquerra une grande puissance, qui ne se manifestera plus si l'on éloigne le cylindre ou qu'on tourne son ouverture d'un autre côté, ou si l'on change la position du fond ; le cylindre, au moment du maximum d'action, a une capacité telle, que le volume d'air qui y est contenu vibre exactement avec la même rapidité que le timbre ; car, si on vient à lui faire produire directement un son, il est à la même hauteur que celui donné par le timbre.

La transmission à distance des vibrations est encore mise en évidence par diverses observations : on sait qu'en chantant certaines notes on peut faire résonner un carreau de vitre, un verre ; qu'une note exécutée à côté d'un violon ou d'un piano ouvert peut faire résonner certaines cordes de ces instruments, etc.

L'emploi des tables d'harmonie dans les instruments de musique est expliqué par ces vibrations transmises. Les tables d'harmonie consistent en lames minces de bois sec susceptibles de vibrer dans des conditions très-diverses, et qui sont mises en rapport avec les cordes, par les chevalets dans les instruments à cordes, par exemple. Les vibrations des cordes sont communiquées à ces lames qui, par leur grande surface, mettent en mouvement une masse d'air plus considérable que n'auraient pu le faire les cordes isolées ; il en résulte augmentation de puissance vive cédée dans un même temps et augmentation d'intensité. Dans certains cas, comme cela arrive pour les violons, les cordes reposent sur l'une des parois d'une caisse, et l'air qui y est contenu peut également entrer en vibration et ajouter son effet à celui de la table.

Il faut remarquer que, si la présence d'un corps sonore, vibrant par influence à côté d'une corde, augmente l'intensité du son, cet effet ne peut se produire qu'aux dépens de sa durée : la corde ne possède toujours, en effet, que la même quantité de puissance vive, qui peut seulement se dépenser plus ou moins rapidement. L'expérience vérifie cette prévision de la théorie.

171. **Des interférences sonores.** — Nous avons indiqué (80), en parlant des ondes liquides, l'effet produit par la coexistence de deux ondes qui, séparément, eussent produit des effets égaux et contraires; nous avons dit qu'il y a destruction réciproque des effets, qu'il y a interférence. On peut comprendre que le même effet se produise avec des ondes aériennes : si donc l'on fait arriver simultanément à l'oreille deux séries d'ondes de même amplitude et de même rapidité, et qui par suite agissant séparément eussent produit le même son, mais qui se trouvent dans des périodes opposées, il y aura *interférence* des ondes sonores et aucun son ne sera perçu. Ce dernier résultat, par suite duquel un *son* ajouté à un *son* produit un *silence*, a besoin d'être vérifié par l'expérience. De nombreuses observations ont été faites à ce sujet; nous n'en citerons que quelques-unes.

On peut rendre les interférences manifestes à l'aide d'un diapason seulement. On appelle *diapason* une lame d'acier recourbée (*fig.* 184) et portée en son milieu par une tige droite; les branches, écartées de leur position d'équilibre, oscillent avec une rapidité qui varie avec leurs dimensions; le son produit est faible lorsque l'instrument est isolé : aussi, souvent on l'adapte à une caisse de résonnance augmentant l'intensité. Pour faire l'expérience, on fait vibrer le diapason isolé à quelque distance de l'oreille, et on lui communique un mouvement de rotation assez lent autour de son axe; on distingue alors de notables variations d'intensité : pendant que l'instrument exécute un tour complet, il se manifeste quatre maxima, et pour les positions intermédiaires quatre minima, pour lesquels le son est presque éteint : il y a interférence. On comprend ces effets en remarquant que les branches vibrent de la même façon, mais

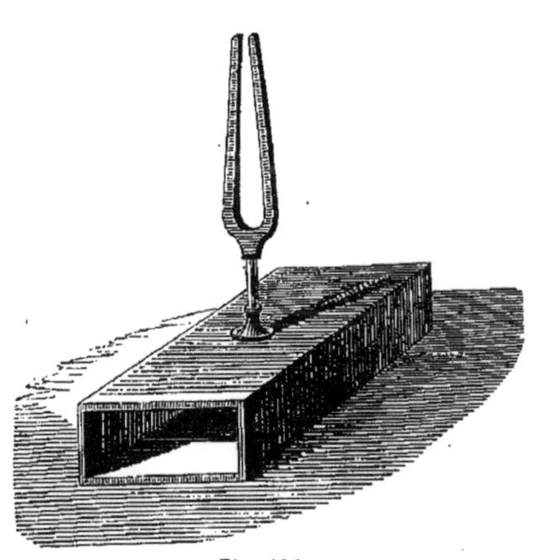

Fig. 184.

que, suivant leurs distances respectives à l'oreille, les ondes correspondantes à ces branches arrivent en concordance et ajoutent leurs effets, ou arrivent en discordance et se détruisent.

On peut rendre ces variations d'intensité plus manifestes par l'expérience suivante : les deux cylindres creux A et B (*fig.* 185) ont chacun un seul fond, et leur capacité est telle, que l'air qui y est contenu vibre à la même hauteur qu'un certain diapason D ; de telle sorte que la présence de l'un d'eux au-dessous de celui-ci renforce le son auquel il donne naissance. Si cependant les deux cylindres sont placés à angle droit, comme l'indique la figure, on entend à peine le diapason ; le son devient assez intense, au contraire, lorsque l'on enlève l'un ou l'autre des cylindres ; seulement, lorsque les sons produits par la résonnance de ces cylindres coexistent, ils interfèrent, et leurs effets s'annulent réciproquement.

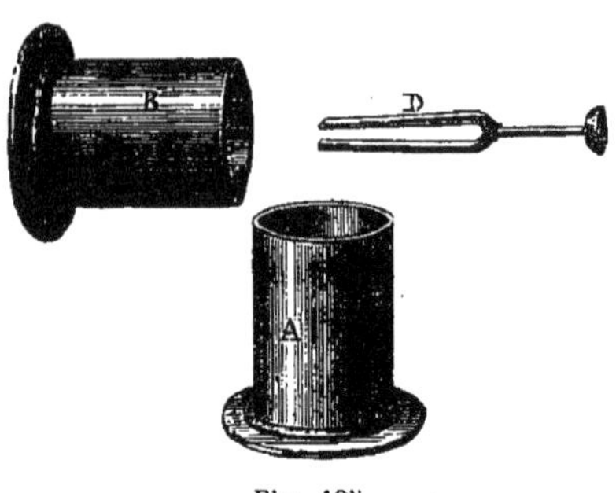

Fig. 185.

Les plaques vibrantes permettent de montrer l'effet des interférences ; nous rapporterons d'abord une expérience due à M. Lissajous. Une plaque circulaire, fixée en son centre, étant ébranlée de manière à ne présenter que des diamètres comme lignes nodales (*fig.* 182), on taille un disque de carton de même dimension, de sorte qu'il présente successivement des parties pleines et des vides correspondant à des concamérations respectivement voisines : les lettres se correspondent sur la figure 182 et sur la figure 186. On suspend cet écran par un fil fixé en son centre, et on l'approche au-dessus de la plaque, de telle sorte que ses segments correspondent exactement aux concamérations de celle-ci. On distingue alors un notable renforcement du son. Cet effet s'explique facilement : la présence de l'écran, en masquant toutes les concamérations de deux en deux, ne laisse passer que des vibrations parfaitement concordantes ; lorsque cet écran est enlevé, au contraire, il parvient à l'oreille des vibrations provenant de toute la plaque, et comme deux concamérations consécutives exécutent des mouvements de sens contraire, les effets se retranchent, se détruisent en partie, et produisent en somme un son moins intense.

Les plaques vibrantes peuvent encore donner naissance au phénomène de l'interférence, au moyen d'un tuyau à double embouchure (*fig.* 187). Ce tuyau a des dimensions telles, qu'il vibre à l'unisson de la plaque ; à son extrémité supérieure, il porte une membrane tendue sur un cadre, sur laquelle on projette du sable, dont le mouvement met en évidence pour l'œil les vibrations de l'air ; à la partie inférieure, ce tuyau se divise en deux autres, portant chacun une ouverture à la paroi inférieure. En plaçant l'une de ces ouvertures au-dessus d'une concamération, l'autre étant en dehors de la plaque, l'air du tuyau vibre, le son est renforcé, et le sable s'agite sur la membrane. Ces divers effets sont augmentés lorsque les deux ouvertures sont placées au-dessus de deux concamérations de même ordre, et vibrant par suite dans le même sens; mais le renforcement du son et l'agitation du sable cessent complétement lorsque les ouvertures sont placées au-dessus de deux concamérations séparées par un nombre pair de segments; les mouvements vibratoires communiqués sont, en effet, égaux et de sens contraire, et, par suite, se détruisent par leur superposition dans le tuyau.

Nous avons insisté un peu longuement sur les phénomènes d'interférences, parce que les explications que nous avons données permettront de comprendre plus facilement des faits analogues dont nous parlerons dans l'optique.

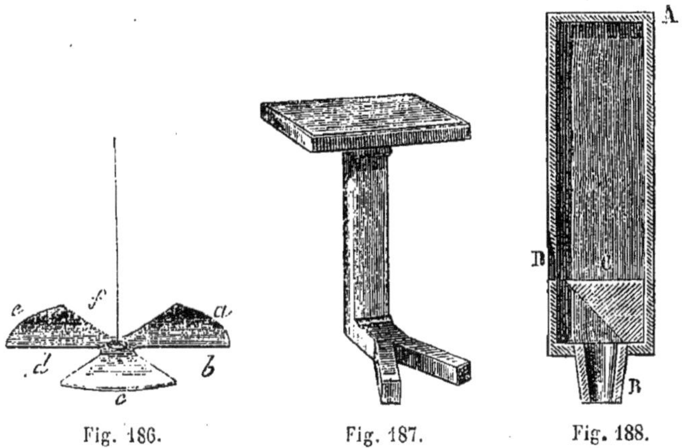

Fig. 186. Fig. 187. Fig. 188.

172. **Mise en vibration de l'air d'un tuyau.** — On peut, en faisant arriver un courant d'air dans un tuyau percé d'ouvertures convenables, donner naissance à un son; nous allons indiquer les procédés les plus usités pour *faire parler* un tuyau, suivant l'expression consacrée.

Les tuyaux à embouchure de flûte présentent, à leur partie inférieure B (*fig.* 188), une ouverture que l'on adapte au tuyau porte-vent d'une soufflerie. Le courant d'air produit est dirigé par une paroi inclinée vers une ouverture D percée dans la paroi latérale, et dont le bord supérieur sur lequel le courant vient se briser, est taillé en biseau. Le frôlement du courant d'air produit un sifflement particulier, qui met en vibration, par influence, l'air du tuyau donnant naissance à un son intense. Il faut bien comprendre que le courant d'air ne traverse pas le tuyau, et, en particulier, cela ne pourrait être dans un tuyau fermé; mais, dès le commencement, le sifflement possède un mouvement complexe susceptible de faire vibrer par influence l'air du tuyau, et le mouvement vibratoire ainsi produit réagit aussitôt sur le courant d'air, en lui communiquant le rhythme même des vibrations qui, par influence, feront vibrer l'air du tuyau.

On fait aussi parler les tuyaux sonores à l'aide d'*anches*, sorte de languettes élastiques, qui vibrent sous l'influence d'un courant d'air, et dont nous allons donner une description rapide. Soit BC (*fig.* 189) une ouverture pratiquée dans la paroi d'un tuyau. Une lame métallique FD faisant ressort, et qui est fixée à une de ses extrémités, ferme presque exactement cette ouverture, sans cependant que ses bords libres touchent les parois; lorsque cette languette est mise en vibration, son extrémité D passe successivement aux positions extrêmes *d* et *d'*, pour lesquelles elles débouchent l'ouverture BC. La longueur de la partie vibrante, qui détermine la durée de chaque vibration, peut être changée entre certaines limites, à l'aide de la tige métallique ou *rasette* EF, qui peut être descendue plus ou moins, et dont l'extrémité recourbée F rend le ressort immobile jusqu'en ce point.

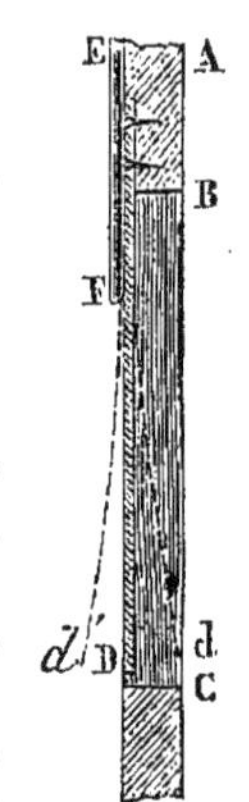

Fig. 189.

L'anche que nous venons de décrire est placée de telle sorte, que l'ouverture BC soit le seul passage pour l'air sortant de la soufflerie; elle est généralement surmontée d'un tuyau, dont les dimensions ont une certaine relation avec celle de l'anche. L'anche sollicitée à vibrer par l'action de la pression de l'air qui existe dans la soufflerie, met à son tour en vibration l'air du tuyau qui résonne avec une notable intensité. Il faut comprendre, du reste, que la rapidité des vibrations de l'air du tuyau réagit sur le mouvement de l'anche, ainsi que cela est manifeste sur les instruments, tels que la clarinette, le basson, qui n'ont qu'une seule anche pour produire des sons différents.

173. **Lois des tuyaux.** — L'air qui vibre dans un tuyau ne présente pas les mêmes mouvements en tous les points, ainsi qu'on peut le prouver par l'expérience suivante.

Dans un tuyau qui parle et dont une des parois est en verre, on introduit une membrane légère tendue sur un cadre de petites dimensions, suspendu par des fils de soie. Du sable léger est répandu sur la membrane, et se met à sauter lorsque l'air qui l'environne met la membrane en vibration. En enfonçant cette membrane à diverses hauteurs, on reconnaît, par exemple, qu'à l'orifice l'air est en vibration, mais qu'au milieu de la longueur en N il est en repos, si le son produit est le plus grave que puisse rendre le tuyau; les points tels que V ont reçu le nom de *ventres*, ceux dans lesquels l'air est immobile comme N sont les *nœuds*. En faisant varier la pression de l'air dans la soufflerie, on peut changer le son produit, et l'on reconnaît que l'on obtient ainsi des ventres et des nœuds en nombres variables.

On peut démontrer que c'est bien l'air qui vibre dans les tuyaux sonores, et non les parties solides. Il suffit pour cela de placer dans les mêmes conditions sur la soufflerie des tuyaux de même longueur, mais dont les parois sont de natures différentes, en bois, en verre, en métal, en carton, etc. Les sons obtenus auront des caractères différents comme timbre, mais ils seront tous de même hauteur, ce qui montre que les parois ne constituent pas le corps sonore.

Les lois numériques qui régissent le mode de vibration de l'air dans les tuyaux sont les suivantes :

I. Les dimensions de la cavité qui renferme l'air que l'on fait vibrer sont toutes comparables, ce sont des cubes, par exemple. Dans ce cas, on a l'énoncé suivant.

Première loi. — *Les nombres de vibrations des sons rendus par des tuyaux semblables sont en raison inverse des dimensions homologues.*

Si l'on prend deux tuyaux cubiques dont l'un ait l'arête double de l'autre, les sons que l'on produira seront à l'octave, les nombres de vibrations étant dans le rapport de 1 à 2.

II. On appelle spécialement *tuyaux sonores* des tubes dont la longueur est très-grande par rapport au diamètre. On démontre que, dans ce cas, la hauteur du son produite est indépendante du diamètre, en faisant parler des tuyaux de même longueur, mais de rayons différents.

Les tuyaux sonores peuvent être librement ouverts à l'extrémité opposée à celle qui correspond à la soufflerie ; ils peuvent être, au contraire, fermés par une paroi solide ; de là la distinction en *tuyaux ouverts* et *tuyaux fermés*. D'autre part, en faisant varier l'intensité du courant d'air, on peut changer le son produit, ainsi que le nombre des ventres et des nœuds. Le son le plus grave que puisse rendre un tuyau est le son fondamental, les autres sont les harmoniques. Les relations entre les nombres de vibrations, les nœuds et la longueur du tuyau sont les suivantes.

Première loi. — *Les ventres et les nœuds sont également distants. Il y a toujours un ventre à la partie du tuyau qui communique avec la soufflerie, il y a un ventre à l'autre extrémité si le tuyau est ouvert, un nœud s'il est fermé.*

Ces résultats ont été donnés par la théorie mécanique des tuyaux sonores; on peut les vérifier au moyen de la membrane tendue que nous avons indiquée ou par d'autres moyens dont nous parlerons plus loin. Quoique l'on puisse admettre cet énoncé, dans la pratique il n'est pas absolument juste, et, par exemple, les nœuds ou les ventres situés près de l'extrémité ne sont pas à la même distance que ceux qui sont au milieu du tuyau.

Les conséquences que l'on tire de cette loi sont les suivantes :

Pour les tuyaux fermés. — Il peut arriver qu'il n'y ait aucun nœud, ni aucun ventre dans la longueur du tuyau (*fig.* 190, I) ; qu'il y ait 1 ventre et 1 nœud intermédiaires (II), 2 ventres et 2 nœuds (III), etc., si donc l est la longueur du tuyau, la distance qui sépare un nœud du ventre le plus voisin prendra les valeurs l, $\frac{l}{3}$, $\frac{l}{5}$, etc.

Pour les tuyaux ouverts. — Puisqu'il y a un ventre à chaque extrémité, il y a au moins un nœud au milieu (*fig.* 191, I) ; il peut y en avoir

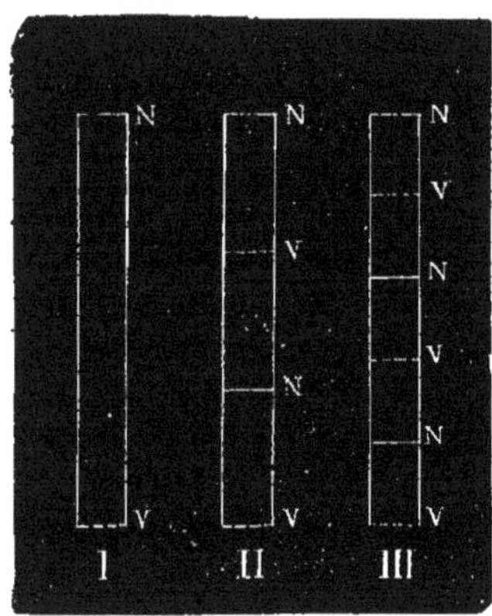

Fig. 190.

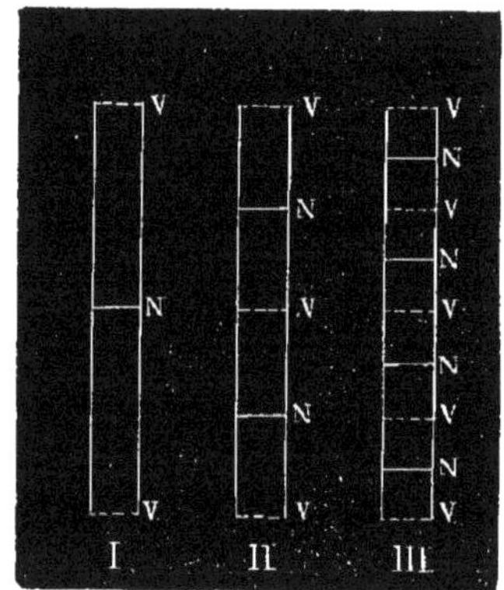

Fig. 191.

davantage, et, par exemple, 2 nœuds et 1 ventre (II), 3 nœuds et 2 ventres, 4 nœuds et 3 ventres (III), etc. ; par suite, les distances d'un nœud au ventre le plus voisin seront respectivement $\frac{l}{2}$, $\frac{l}{4}$, $\frac{l}{6}$, $\frac{l}{8}$, etc.

Deuxième loi. — *Les nombres de vibrations des sons rendus par les tuyaux sont en raison inverse de la distance qui sépare un nœud du ventre le plus voisin.*

On démontre cette loi, en comparant aux sons produits par la sirène les sons produits par des tuyaux de diverses longueurs, ou dans lesquels on détermine la formation de ventres ou de nœuds en divers points.

Il résulte de cette loi combinée à la précédente, que :

1° Le son fondamental d'un tuyau ouvert est à l'octave supérieure de celui d'un tuyau fermé de même longueur. Les distances d'un nœud au ventre voisin étant respectivement $\frac{l}{2}$ et l, les nombres de vibrations sont, en effet, dans le rapport de 2 à 1 ;

2° Les divers sons produits par un même tuyau fermé ont des nombres de vibrations qui sont dans le rapport des nombres impairs, 1, 3, 5, 7, etc.; ce sont donc les harmoniques d'ordre pair du son fondamental;

3° Les divers sons rendus par un même tuyau ouvert correspondent à des nombres de vibrations inversement proportionnels à $\frac{l}{2}, \frac{l}{4}, \frac{l}{6}, \frac{l}{8}$, etc.; c'est-à-dire proportionnels à la série des nombres entiers 1, 2, 3, 4, etc. Un tuyau ouvert a donc la même série d'harmoniques qu'une corde vibrante.

Les lois que nous venons de résumer portent le nom de Daniel Bernouilli, qui les a découvertes (1762).

174. **Vibration de l'air dans un tuyau.** — Pour bien concevoir la manière dont se produisent les phénomènes vibratoires dans un tuyau, il faut se reporter à ce que nous avons dit sur les ondes liquides et les ondes aériennes, ainsi que sur les interférences; nous devons, du reste, ajouter certains résultats de la théorie.

La réflexion d'une onde sonore sur une paroi résistante donne naissance à une onde qui se propage en sens contraire de l'onde incidente, et qui est telle, que le mouvement communiqué à une molécule par cette onde est de sens contraire à celui que lui aurait donné l'onde directe : donc, dans un tuyau bouché, à l'extrémité duquel on communique à l'air une série d'ébranlements périodiques, les ondes successives se réfléchiront sur l'extrémité fermée, et dans leur mouvement de réflexion interféreront avec les ondes incidentes.

Dans un tuyau ouvert, une onde venant à arriver à l'extrémité libre donnera naissance à une autre onde marchant en sens contraire de la première, mais communiquant à chaque instant à une molécule un déplacement égal à celui qu'aurait donné l'onde incidente et dans le même sens; s'il y a une série d'ondes incidentes, il y aura une série d'ondes réfléchies, et de même il y aura interférence.

Dans les deux cas, nous avons des ondes de même durée, de même amplitude, puisque la propagation se fait dans un cylindre et marchant en sens contraire. La superposition des deux systèmes d'ondes détermine en certains points fixes un repos des molécules, et dans d'autres des déplacements variables : les points qui subissent les déplacements maxima ont une position fixe par rapport à la longueur du cylindre; ce sont les ventres. On conçoit, du reste, que les ondes réfléchies n'ayant pas les mêmes caractères pour les tuyaux ouverts et bouchés, les résultats soient différents.

Pour donner une idée exacte du mode de vibration des tuyaux, et quoique nous ne puissions insister sur ce point, il importe de faire remarquer que le déplacement des molécules ne varie pas comme les pressions de l'air en ces points; ainsi, par exemple, les nœuds des tuyaux sonores, points pour lesquels le déplacement est nul, sont les parties où la condensation et la dilatation atteignent leurs maxima, andis qu'elles sont constamment nulles pour les ventres où les déplacements sont, au contraire, les plus grands possibles.

175. **Des battements et des sons résultants.** — Lorsque l'on produit deux sons assez intenses et qui ne soient pas séparés par un trop grand intervalle, l'oreille distingue deux phénomènes de nature différente, les *battements* et les *sons résultants.*

Les battements consistent en renforcements périodiques du son séparés par des silences presque absolus ou tout au moins de notables affaiblissements. Les maxima portent le nom de *coups* et sont très-distincts lorsqu'il n'y en a qu'un petit nombre par seconde ; si leur nombre augmente, on éprouve une sensation particulière de roulement dans laquelle on peut, en faisant attention, distinguer séparément les maxima et les minima d'intensité. Le nombre des battements produits en une seconde par la coexistence de deux sons est égal à la différence des nombres de vibrations de ces sons dans le même temps.

Si les sons entendus simultanément sont tels, que leurs nombres de vibrations aient une différence supérieure à 30 environ, on entendra un son nouveau prendre naissance; ce son, qui a reçu le nom de *son résultant* et qui dans certains cas se confond avec l'un des sons qui lui donnent naissance, est tel, que le nombre de vibrations correspondant est la différence des nombres de vibrations des deux sons composants ; ainsi deux sons à la quinte, correspondant aux nombres de vibrations $ut_2\,2n$ et $sol_2\,3n$, donnent un son résultant $ut_1\,n$ qui est l'octave inférieure du son le plus grave $2n$. De même, deux sons à la sixte $ut_2\,3n$ et $la_2\,5n$ donneront le son résultant $fa_1\,2n$, quinte inférieure du son ut_2, etc.

Les sons résultants ont été découverts presque simultanément par Sorge et Tartini (1744).

CHAPITRE IV

DU TIMBRE ET DE L'AUDITION

176. **Causes des différences de timbre.** — Deux sons de même hauteur, donnés par deux instruments différents, ne sont pas en général identiques, et l'oreille saisit, outre une différence d'intensité, un caractère particulier qui constitue le *timbre*, comme nous l'avons dit.

Le son étant produit par des mouvements vibratoires dont la rapidité correspond à la hauteur et l'amplitude à l'intensité, il ne reste plus, pour produire les variations de timbre, que la nature du mouvement, nature qui n'est pas caractérisée par l'amplitude et la durée, car il existe une infinité de manières de faire parcourir à un point un espace donné dans un temps donné.

Il résulte, en effet, des travaux analytiques et synthétiques de M. Helmholtz que c'est à des différences dans la nature des mouvements provenant de la superposition d'harmoniques au son principal que l'on doit attribuer les différences de timbre. Entrons dans quelques détails à ce sujet.

Dans le cas de lames élastiques fixées à une extrémité et ébranlées par un choc, par exemple, comme cela se présente pour les diapasons, le mouvement produit est tel, que chaque point se déplace absolument comme ferait un pendule d'une certaine longueur ; c'est ce qui résulte soit du calcul, soit de l'étude attentive des graphiques obtenus (159).

Dans le cas, au contraire, d'une corde tendue que l'on fait vibrer, le mouvement n'est pas aussi simple et peut présenter de grandes variétés.

En ébranlant une telle corde placée devant un fond obscur, on ne lui voit pas toujours prendre la forme simple représentée dans le figure 170; si l'on varie le mode d'attaque, elle peut présenter des parties alternativement renflées et rétrécies dont le nombre dépend de diverses

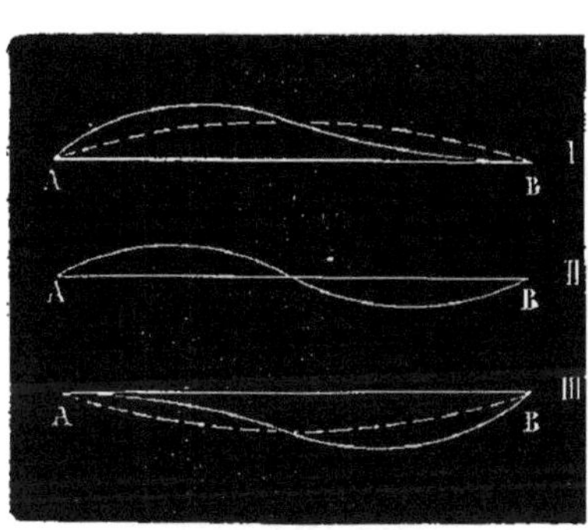

Fig. 192.

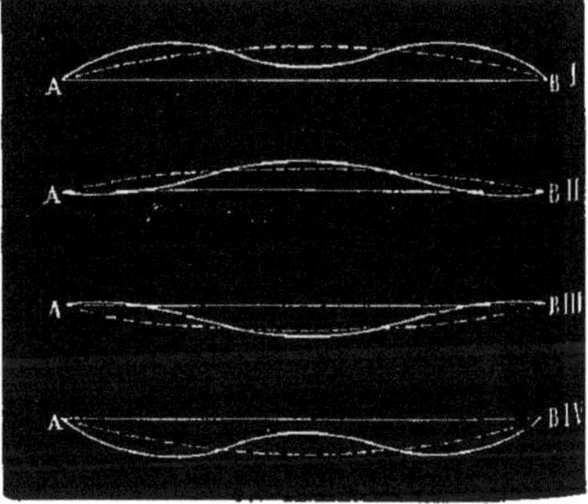

Fig. 193.

circonstances. L'étude mathématique du mouvement des cordes tendues a montré que cette apparence provient de la superposition du mouvement vibratoire de totalité et d'un mouvement correspondant à l'un des harmoniques que peut rendre la corde. Ainsi, par exemple, il peut se faire (*fig.* 192) que lorsque la corde vibre en totalité, chacune de ses moitiés vibre elle-même, la durée de la vibration étant par suite deux fois plus courte : nous avons représenté, en l'exagérant, la forme d'une corde soumise simultanément à ces deux mouvements, à diverses phases de la vibration. Nous donnons également (*fig.* 193) le résultat de la superposition du mouvement de totalité et de la vibration de la corde par tiers : les tracés I, II, III et IV correspondent à des périodes diverses de la vibration totale. Disons enfin que le calcul indique que des mouvements partiels, en *nombre quelconque*, peuvent se superposer au mouvement de totalité. Il est évident qu'à chacun de ces modes de vibration correspond une loi spéciale pour le mouvement de chaque molécule.

D'autre part, nous pouvons, soit par l'oreille seule, soit par l'emploi d'appareils que nous décrivons plus loin, reconnaître qu'une seule note se fait entendre lors de la mise en vibration d'un diapason ; on nomme *son simple* le son produit dans ces conditions. Lorsqu'une corde vibre, on peut distinguer, au contraire, plusieurs sons différents qui sont précisément les harmoniques (166) que nous avons indiqués. Dans ce cas, l'impression produite correspond à un *son complexe*, et nous appellerons *son partiel* chacun des sons simples qui constituent le son complexe.

On conçoit que la nature du mouvement correspondant à un son complexe varie suivant le nombre et l'ordre des sons partiels qui se produisent. C'est, en effet, à l'existence ou à l'absence de ces sons, à leur intensité relative plus ou moins grande, que l'on doit attribuer les différences de timbre que nous avons constamment l'occasion de distinguer.

Avant d'entrer dans la démonstration expérimentale de la composition des timbres, nous allons indiquer les procédés au moyen desquels on parvient à s'assurer de l'existence d'un son simple donné.

177. **Des résonnateurs.** — Nous avons indiqué (170) l'effet qui se produit lorsqu'une masse d'air, susceptible de vibrer, se trouve en présence d'un corps qui produit précisément le son propre de cette masse d'air ; dans ce cas, la masse d'air entre en vibration et peut dans des conditions convenables renforcer le son produit. C'est sur ce principe que sont basés les résonnateurs d'Helmholtz.

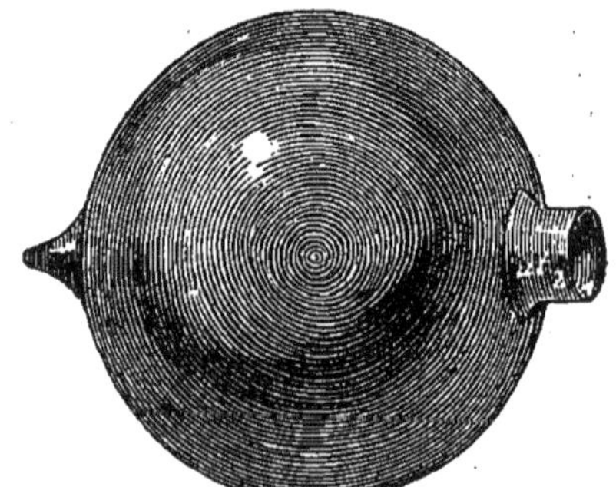
Fig. 194.

Les résonnateurs (*fig.* 194) sont des sphères généralement en cuivre, présentant en un point une petite ouverture circulaire et à l'extrémité opposée du même diamètre un petit prolongement sensiblement cylindrique, également ouvert; quelquefois ce sont simplement des tubes ouverts aux deux bouts, mais l'une des extrémités étant de petit diamètre. Ces résonnateurs ont des dimensions variables et calculées de telle sorte, que la masse d'air contenue dans chacun d'eux produise, par sa mise en vibration, les sons que l'on veut rechercher, et que, par suite, elle entre en action par la production de ce même son dans le voisinage.

Ayant alors une oreille hermétiquement bouchée, l'expérimentateur applique un résonnateur à l'autre oreille, le petit ajutage étant entré dans le conduit auditif; tous les sons presque lui paraissent étouffés, il les entend comme dans le lointain, excepté lorsque l'on vient à produire dans le voisinage le son propre du résonnateur; celui-ci prend alors une intensité extrême, et l'on parvient par ce moyen à le distinguer très-nettement dans un accord ou même dans un bruit quelconque, comme le sifflement du vent dans les arbres, le bruit d'une cascade. On possède ainsi un moyen de reconnaître l'existence d'un son quelconque, et l'on pourra, si l'on possède une série suffisamment complète de résonnateurs, parvenir à analyser un son complexe, quel qu'il soit.

En réalité, le résonnateur ne renforce pas seulement pour l'oreille le son propre qu'il peut produire, mais aussi les harmoniques de celui-ci ou les sons dont celui-ci est un harmonique. Mais, dans ces deux cas, le son, quoique renforcé, l'est beaucoup moins que dans le cas où l'on a produit le son propre du résonnateur, en sorte qu'il ne peut guère y avoir confusion.

178. **Appareil à flammes manométriques.** — Les résonnateurs que nous venons de décrire ne peuvent servir qu'individuellement. M. Kœnig a construit sur le même principe un appareil de démonstration des plus intéressants. Un résonnateur, appliqué à l'oreille, renforce un son parce que l'air qu'il contient, entrant en vibration communique ce mouvement à la membrane du tympan, comme nous le verrons plus loin. Si, à la place de l'oreille, on fixait à l'ouverture du résonnateur une membrane mince élastique, elle vibrerait de même. Si cette membrane élastique est l'une des parois d'une caisse traversée par un courant de gaz, la sortie du gaz sera irrégulière et affectée de retards ou d'accélérations se succédant très-rapidement et dus à la vibration de la membrane. Enfin, si ce gaz est du gaz d'éclairage et qu'il soit allumé, la flamme à laquelle il donnera naissance présentera les mêmes diminutions ou accélérations rhythmées.

Tel est le principe de l'appareil de Kœnig (*fig.* 195) : sur le parcours d'un tuyau aboutissant à un bec de gaz se trouve une sorte d'ampoule dont une paroi en caoutchouc mince ferme d'autre part un orifice d'un résonnateur. La flamme vacillera dès que le son correspondant au résonnateur sera émis, et restera régulière pour tous les autres. Pour mettre en évidence les variations de grandeur de la flamme, on la regarde, non directement, mais par l'intermédiaire d'un miroir prismatique vertical tournant très-rapidement autour de son axe et dont l'effet sera étudié plus loin.

C'est à un effet du même genre qu'on doit attribuer les *flammes chantantes* étudiées par le docteur Lecomte, Barret, Tyndall, etc.

179. **Analyse des sons.** — Pour analyser une note produite par un instrument, il suffit d'avoir à sa disposition soit une série de résonnateurs correspondant aux divers harmoniques de la note produite,

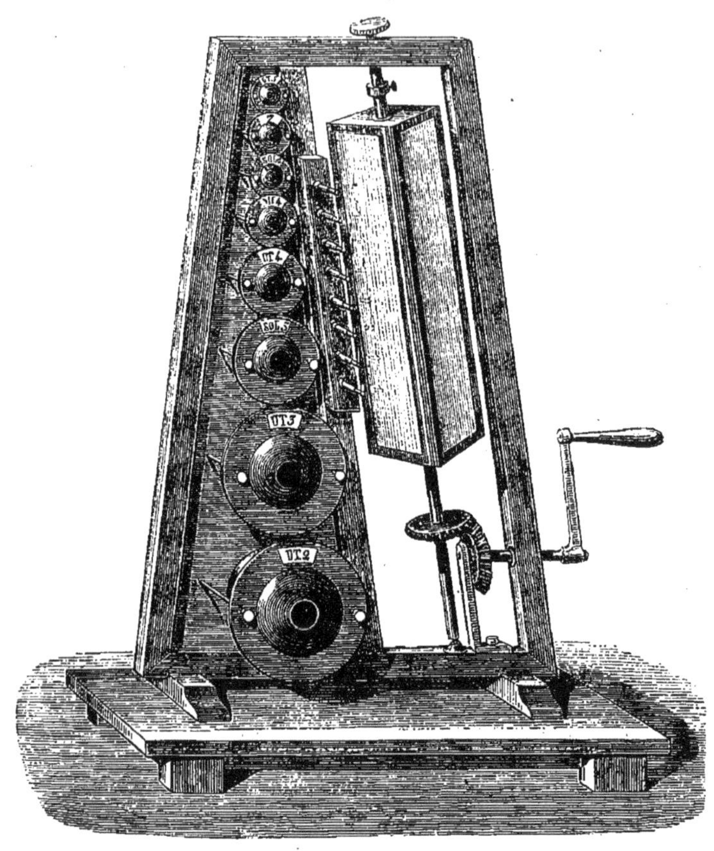

Fig. 195.

soit un appareil à flammes dont les résonnateurs satisfont aux mêmes conditions. D'une manière ou de l'autre on arrivera à déterminer les divers sons partiels qui s'ajoutent au son le plus grave pour produire le son complexe entendu. Il résulte d'expériences suivies faites par M. Helmholtz que :

Le son du diapason est un son simple presque absolument ; qu'il en est de même du son de la flûte ; que dans le piano la note fondamentale est accompagnée des 6 premiers harmoniques ; que dans les instruments à archet, le violon, l'alto, on peut mettre en évidence l'existence d'harmoniques jusqu'au 10e ; la clarinette présente seulement les harmoniques de rang impair; le hautbois, le basson, ont la série complète jusqu'à une certaine limite; dans les instruments en cuivre, la trompette, etc., les harmoniques d'ordre élevé sont relativement intenses.

En résumé et sans entrer dans plus de détails, M. Helmholtz attribue à l'absence d'harmoniques les sons *creux*, *sourds*, et admet que les sons *pleins* correspondent à l'existence de ces harmoniques; les sons *mordants* sont ceux dans lesquels les harmoniques élevés présentent une intensité assez grande relativement aux premiers harmoniques.

180. **Du timbre des voyelles.** — La même note, chantée par la même personne, nous cause des sensations différentes, suivant que la lettre prononcée est l'une ou l'autre des voyelles : c'est encore au timbre que l'on doit rapporter cette distinction.

Par divers procédés, M. Helmholtz a étudié les sons pour lesquels la cavité buccale peut résonner dans les diverses modifications de formes correspondant à la prononciation de ces sons, et, par suite, les sons que la masse d'air renfermée dans cette cavité est le plus apte à renforcer, lorsqu'ils se trouvent parmi les harmoniques du son produit.

Il y a une grande ressemblance, en somme, entre cette théorie et celle du timbre des instruments de musique; cependant, il y a une différence considérable. Le timbre des instruments est déterminé par l'adjonction au son principal de certains harmoniques d'ordre constant; les voyelles sont produites par la réunion au son principal d'harmoniques d'une hauteur absolue, constante à peu près. Ainsi, par exemple, sur la clarinette dans laquelle les sons impairs existent seuls, on aura, si l'on fait entendre la note *mi* $\flat_2$, les sons partiels 3-5-7, etc., soit *si* $\flat_3$, *sol*$_4$, *ré* $\flat_5$. Si l'on donne la note *si* $\flat_2$, les harmoniques seront *fa*$_4$, *ré*$_5$, *la* $\flat_5$, etc., c'est-à-dire le 3e, 5e, 7e, etc.

Si on chante, au contraire, la note *mi* $\flat_0$ sur la lettre A, le *si* $\flat_3$, c'est-à-dire le 11e harmonique, sera renforcé ; si ce son est chanté sur le *si* $\flat_2$, ce sera encore le *si* $\flat_3$ qui sera renforcé, soit le 2e harmonique.

181. **Synthèse des sons.** — Quelque concluantes que soient les expériences que nous venons de décrire, les résultats auxquels elles conduisent sont encore plus nettement mis en évidence par des expériences synthétiques que nous allons résumer, et qui permettent de reproduire à volonté les divers timbres.

Un diapason qui vibre dans l'air produit un son fort peu intense, que l'on n'entend guère à distance. On peut augmenter très-notablement son intensité, en le faisant vibrer en face de l'ouverture d'un tuyau sonore, dont la masse d'air est susceptible de prendre un mouvement oscillatoire identique à celui du diapason. En outre, en tous cas, le mouvement s'arrête assez rapidement, et le son s'éteint; on peut prolonger indéfiniment le mouvement, en produisant, à des intervalles de temps réguliers, des chocs sur le diapason, ou en attirant ses branches aussi régulièrement. On arrive à ce résultat par l'emploi d'électro-aimants, qui agissent lorsque passe un courant dans les bobines; le passage du courant est déterminé par un autre diapason, ce qui assure la parfaite régularité des attractions.

L'appareil de M. Helmholtz se compose d'une série de diapasons et de résonnateurs disposés de cette façon : l'ouverture de chaque résonnateur peut être bouchée par un obturateur que fait marcher, à distance, une touche d'un clavier; un appareil ainsi construit comprenait la note fondamentale $si\flat_0$ et les harmoniques suivants : $si\flat_1$, fa_2, $si\flat_2$, $ré_3$, fa_3, la_3, $si\flat_3$, $ré_4$, fa_4, $la\flat_4$; et $si\flat_4$, qui sont les harmoniques d'ordre 1, 2, 3, 4, 5, 6, 7, 8, 10, 12, 14, 16.

Lorsque l'on met en vibration les diapasons, tout en maintenant les résonnateurs fermés, on n'entend presque rien, un faible bruit plutôt qu'un son. On a, au contraire, la sensation d'un son musical très-net, dès que l'on débouche un résonnateur; on conçoit, du reste, que l'on puisse faire varier dans de certaines limites l'intensité de chaque son, en démasquant plus ou moins l'ouverture du résonnateur correspondant. On a donc un instrument capable de donner des sons complexes, comprenant, par exemple, le son $si\flat_0$ comme son fondamental, et telle série que l'on veut de ses harmoniques avec des intensités diverses. En variant les harmoniques joints au son fondamental et leur intensité, M. Helmholtz est arrivé à reproduire complétement la sensation des voyelles, sauf l'*é* et l'*i*, pour lesquelles il manquait les harmoniques les plus élevés. Il a pu reproduire aussi les sons de certains jeux de l'orgue, ceux de la clarinette, ceux du cor, et sans aucun doute il en eût reproduit d'autres encore, s'il avait eu une série plus complète de diapasons.

182. **De la production de la voix.** — L'organe qui nous permet de produire des sons se compose de deux parties : les poumons et la cage thoracique, qui donnent naissance à un courant d'air dans l'expiration, et le larynx dans lequel le son se produit. Nous n'avons à nous occuper que de ce dernier organe.

Le larynx se compose de cartilages (2 impairs : le cartilage cricoïde et le cartilage thyroïde; et 1 pair : le cartilage aryténoïde) formant la terminaison supérieure de la trachée, et débouchant derrière la langue; ces cartilages sont revêtus intérieurement d'une membrane fibreuse et d'une muqueuse qui présentent des replis à deux hauteurs différentes; ces replis qui limitent des fentes dirigées d'avant en arrière sont les cordes vocales inférieures et supérieures, comprenant entre elles un espace cylindrique, la *glotte*. Les cordes vocales inférieures, surtout, peuvent, sous l'action des muscles propres du larynx, acquérir des tensions variables.

Le son est produit par la mise en vibration des cordes vocales inférieures, préalablement tendues, sous l'action du courant d'air expulsé du poumon. Le son produit, qui dépend d'abord de la tension des cordes vocales, éprouve des modifications de timbre par l'effet de la vibration communiquée à l'air de la glotte et à l'air de la cavité buccale, dont les dimensions et la forme varient lorsque l'on se dispose à prononcer telle ou telle lettre.

Le laryngoscope, qui sera décrit plus loin, et qui permet d'observer les cordes vocales, met nettement en évidence leur mouvement de vibration pendant l'émission d'un son. On peut aussi apercevoir les variations qui se produisent dans leur tension ou dans la distance qui les sépare, lorsque l'on émet successivement deux sons différents.

On peut produire des sons d'une façon analogue à ce qui a lieu dans le larynx, par l'emploi d'anches membraneuses, que l'on construit comme il suit : On coupe l'extrémité supérieure d'un tube en bois ou en métal, suivant deux plans obliques, de manière qu'il reste deux saillies à peu près rectangulaires. On place alors deux bandelettes de caoutchouc vulcanisé, peu tendues, sur les deux sections obliques, de manière à laisser entre elles, à la partie supérieure, une fente étroite, et on les entoure d'un fil ; les anches ainsi construites vibrent très-bien, et par leur association à des tuyaux de formes et de dimensions diverses on peut produire des sons très-variés.

185. **De l'oreille.** — L'oreille se compose de trois parties distinctes : l'oreille externe, qui se compose de la conque et du conduit auditif, dont le seul but est de diriger les vibrations de l'air vers la *membrane du tympan*, cloison qui sépare l'oreille externe de la moyenne. Les vibrations de l'air, ainsi communiquées à la membrane du tympan, sont transmises par l'intermédiaire des *osselets*, le marteau, l'enclume, l'os lenticulaire et l'étrier, qui forment une chaîne continue jusqu'à la membrane qui ferme la fenêtre ronde à laquelle aboutit l'étrier. Les vibrations se communiquent au liquide qui remplit l'oreille interne, et qui vient baigner la fenêtre ronde. L'oreille interne est une cavité de forme assez complexe que nous allons décrire succinctement, et qui est en rapport avec l'oreille moyenne par la fenêtre ronde et la fenêtre ovale, l'une et l'autre fermées par des membranes.

L'oreille comprend le *vestibule* où se trouve la fenêtre ronde, et où aboutissent les *canaux semi-circulaires*, sortes de tubes en demi-cercle. dont les plans sont rectangulaires l'un à l'autre; dans le vestibule est aussi le commencement du limaçon, autre tube qui s'élève en courbe hélicoïdale, comme certaines coquilles.

Ce tube, à sa partie supérieure, au point où le diamètre de la circonvolution est le plus petit possible, communique avec un autre tube tout semblable qui, s'accolant au premier, descend en décrivant des courbes de plus en plus grandes, et vient aboutir à la fenêtre ovale.

Les vibrations communiquées par la chaîne des osselets sont transmises au liquide qui remplit l'oreille interne, et le mouvement oscillatoire de ce liquide est rendu possible par l'élasticité de la membrane qui garnit la fenêtre ovale, tandis qu'il serait empêché par l'incompressibilité du liquide, si la cavité était partout fermée par des parois osseuses. Enfin, pour que l'air contenu dans l'oreille moyenne ne s'oppose pas par sa pression à ces divers mouvements, une communication est établie entre cette cavité et l'arrière-bouche par la trompe d'Eustache.

Les dernières ramifications du nerf auditif, qui sont destinées à recueillir les vibrations et à les transformer en sensations sonores, sont réparties en très-grand nombre dans les parois membraneuses qui tapissent la presque totalité de l'oreille interne; elles sont ébranlées par les vibrations du liquide de l'oreille interne; mais jusqu'à ces derniers temps, on n'était point arrivé à se rendre compte du mécanisme par lequel on parvient non-seulement à entendre des sons divers, ce que l'on pourrait comprendre par le nombre plus ou moins grand d'ébranlements, mais l'audition de plusieurs sons simultanés. Les récentes découvertes anatomiques de Schultze et de Corti ont permis à M. Helmholtz d'édifier une théorie entièrement satisfaisante.

Les divers rameaux nerveux terminaux sont en rapport chacun avec une fibre tendue (fibre de Corti) ou avec un fil rigide élastique; ces fibres et ces fils en très-grand nombre (de 3 à 4,000) sont susceptibles d'entrer en vibrations chacun pour un son distinct, ces sons étant forcément assez rapprochés. Si donc un son simple est produit, la fibre correspondante entrera seule en vibration, et, ébranlant un seul filet nerveux, procurera une sensation qui sera distincte de toute autre provenant d'un autre filet nerveux qui serait ébranlé par une autre fibre. Si un son complexe se manifeste, les diverses fibres, correspondant au son fondamental et à ses harmoniques, entreront en vibration et ébranleront proportionnellement à leur intensité relative, les filets nerveux auxquels elles communiquent; on voit que le même son fondamental produira des effets divers, suivant l'ordre et l'intensité des harmoniques concomitants, puisque ce seront des filets nerveux différents qui seront ébranlés, ou du moins les mêmes filets qui seront ébranlés avec plus ou moins d'intensité.

Enfin, si un son simple se produisait qui ne correspondît exactement à aucune fibre, les deux fibres correspondant aux sons les plus voisins, supérieur et inférieur, entreraient simultanément, mais plus faiblement, en vibration; et leurs ébranlements concomitants, communiqués aux filets nerveux, se fondraient en une impression unique, en vertu d'une opération du cerveau qui est en dehors de la physique.

DEUXIÈME SECTION. — OPTIQUE

CHAPITRE PREMIER

PROPAGATION DE LA LUMIÈRE. — PHOTOMÉTRIE.

184. **Des sensations visuelles.** — Parmi les sensations que nous sommes susceptibles d'éprouver, les sensations visuelles doivent être classées au premier rang, comme nous mettant le plus directement en rapport avec les objets extérieurs éloignés et nous donnant sur ces objets les notions les plus importantes au point de vue de leur forme, de leur couleur, de leur distance et de plusieurs autres propriétés. Aussi, l'*optique,* qui étudie ces sensations particulières, a-t-elle occupé les savants d'une manière toute spéciale à l'origine des sciences, et est-elle encore aujourd'hui la branche la plus complète de la physique.

Comme nous l'avons déjà dit, la nature toute caractéristique des sensations visuelles a conduit tout d'abord à considérer un agent spécial, capable de les produire, la *lumière,* agent impuissant à donner naissance à tout autre effet. Ainsi qu'il résultera de l'étude des chapitres de ce livre, nous serons amenés, au contraire, à regarder les sensations visuelles comme étant le mode de manifestation, à l'aide d'un organe et d'un nerf spéciaux, d'une cause qui, dans d'autres conditions, donne naissance à des sensations différentes.

185. **Hypothèses sur la nature de la lumière.** — Deux hypothèses diverses ont été admises successivement pour expliquer la lumière. L'hypothèse de l'*émission,* due à Newton, consistait à admettre que les corps lumineux émettaient, envoyaient dans toutes les directions des particules très-nombreuses et très-fines qui, après avoir subi des changements divers de direction en choquant les corps ou en les traversant, arrivaient au fond de notre œil, et par leur action sur la membrane rétinienne produisaient la sensation *lumière.* Dans l'hypothèse des *on-*

dulations, on suppose que l'espace est rempli d'un fluide élastique auquel on donne le nom d'*éther*, fluide susceptible de propager des mouvements ondulatoires, comme les corps matériels propagent les ondes sonores; ce serait ces mouvements ondulatoires dont l'action sur l'œil donnerait la sensation lumineuse.

Nous ne pouvons dès à présent choisir entre ces deux hypothèses; ce ne sera que les faits subséquents qui nous permettront de décider en faveur de la dernière. Dans toute la première partie de l'optique, aucune raison ne se manifeste de rejeter l'une d'elles ; il faut remarquer que cette concordance n'a rien d'extraordinaire, que les faits dont nous nous occuperons d'abord sont connus depuis un temps considérable, et que l'esprit ne pouvait admettre dès l'abord que des hypothèses donnant de ces faits des explications plausibles; que, par suite, cet accord ne fournit aucune preuve de la réalité de l'une ou l'autre supposition.

Il est important de remarquer que, par suite de l'ancienneté relative de l'émission, la plupart des termes et des phrases dont nous ferons usage en optique se rapportent à cette hypothèse, bien qu'elle soit actuellement rejetée. Pour nous conformer à l'usage, nous emploierons ces expressions, mais il faut prendre garde à ne pas les considérer comme conformes à la réalité.

186. **Propagation de la lumière.** — L'existence d'une série continue de milieux matériels entre la source de lumière et l'œil n'est pas indispensable pour la perception d'une sensation. Outre que la lumière qui vient du soleil et des étoiles traverse des espaces que tout porte à considérer comme privés de matière, l'interposition d'un ballon dans lequel on a fait le vide, ou de la chambre barométrique d'un tube de Torricelli, entre le corps lumineux et l'œil, ne fait varier en rien la sensation perçue. Nous verrons même que l'on peut, au moyen de l'électricité, produire de la lumière dans le vide.

C'est par suite de cette propagation de la lumière dans le vide que les hypothèses que nous avons indiquées considèrent les sensations lumineuses comme produites par un agent impondérable.

La lumière peut aussi se propager à travers certains corps qui sont dits *translucides* ou *transparents* : *transparents*, lorsqu'ils permettent de distinguer la forme et la couleur des objets lumineux ou éclairés, comme l'air, l'eau, le verre, etc.; *translucides*, lorsque, permettant de reconnaître la présence d'une source de lumière, ils empêchent cependant d'en avoir une notion complète, comme le verre dépoli, le papier, etc. D'autres corps sont *opaques* lorsqu'ils empêchent absolument l'œil d'éprouver aucune sensation provenant d'une source lumineuse située de l'autre côté : le bois, les métaux, etc., sont opaques.

La transparence, la translucidité, l'opacité, n'ont du reste rien d'absolu, et l'épaisseur des corps considérés a une très- notable influence : c'est ainsi que l'eau perd sa transparence sous une très-grande épaisseur (Bouguer estimait qu'une couche de 200 mètres serait opaque), tandis que l'or, réduit en feuilles très-minces par le battage, devient translucide.

Dans un milieu *homogène*, transparent ou translucide, la lumière se propage en ligne droite : aucune raison n'existe en effet pour qu'il y ait déviation d'un côté plutôt que d'un autre. D'ailleurs, toutes les vérifications expérimentales conduisent au même résultat : si, par exemple, C (*fig.* 196) est un écran percé d'une ouverture O; que l'on place en B une source de lumière, et en A l'œil d'un observateur, une sensation ne sera perçue que si les points A, O et B sont rigoureusement en ligne droite. La ligne droite AB, qui s'étend d'un point lumineux à l'œil, est un *rayon lumineux*.

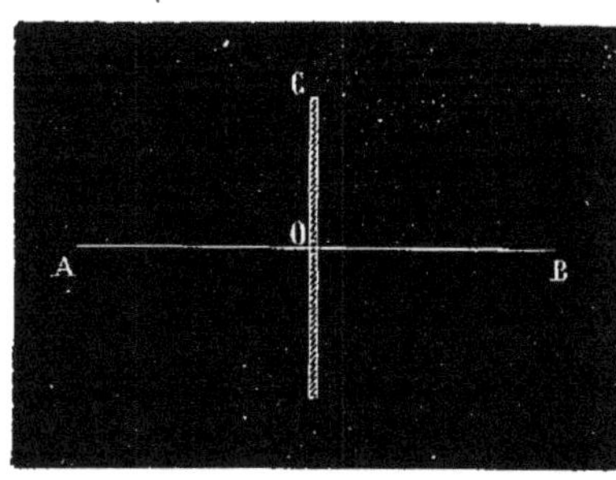

Fig. 196.

Dans l'hypothèse de l'émission, le rayon lumineux était le chemin réellement parcouru par les particules lumineuses qui venaient frapper l'œil, c'était leur *trajectoire*; dans l'hypothèse des ondulations, cette ligne n'a pas d'existence plus réelle que les rayons sonores (147) et doit être comprise de la même façon. Dans les deux hypothèses, tout point lumineux doit envoyer des rayons lumineux dans toutes les directions, soit que ces rayons correspondent aux trajectoires des particules lumineuses émises, soit qu'ils soient les normales aux surfaces d'ondes lumineuses, surfaces d'ondes qui, nous le répétons, sont pour l'éther lumineux ce que les ondes sonores sont pour l'air.

On appelle *faisceau lumineux* l'ensemble d'un certain nombre de rayons lumineux : le faisceau est dit *parallèle*, *convergent* ou *divergent*, suivant que les rayons qui le composent sont parallèles au départ du corps, ou qu'ils se rapprochent ou s'écartent.

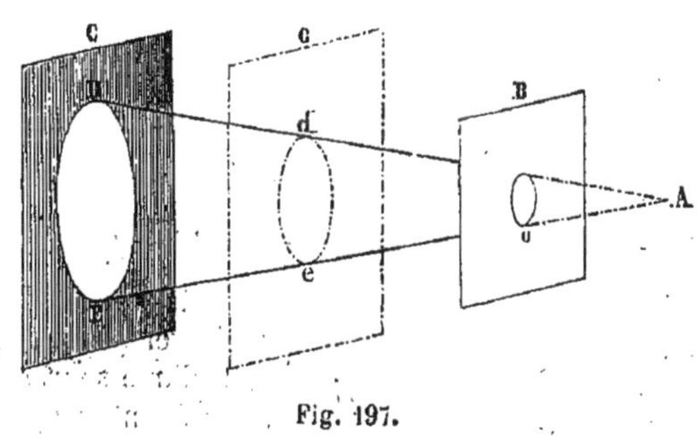

Fig. 197.

La lumière émanant d'un corps lumineux est toujours divergente : il est facile de le prouver au moyen de l'expérience suivante : près d'une source de lumière A (*fig.* 197) on place un écran B percé d'une petite ouverture ; on établit à quelque distance un écran plein C ; cet écran ne recevra de lumière que par les rayons qui traversent l'ouverture du premier écran ; on reconnaît que le diamètre DE de la partie éclairée augmente en même temps que la distance entre les écrans, ce qui indique que ces rayons s'écartent de plus en plus.

Pour que cette expérience réussisse, il faut qu'il n'y ait aucun corps interposé entre A et C ; la présence de certaines surfaces suffirait, comme on le verra, pour transformer le faisceau divergent en faisceau parallèle ou même convergent. (216.)

Lorsque la lumière traverse successivement différents milieux, qu'elle se meut dans un milieu hétérogène ou qu'elle rencontre des corps opaques, elle cesse de se propager en ligne droite, et la trajectoire lumineuse (en employant l'hypothèse de l'émission pour simplifier l'énoncé) devient, suivant les cas, une ligne brisée ou une ligne courbe, ces variations étant déterminées par des lois que nous énoncerons bientôt.

187. **De l'ombre.** — Un point lumineux, isolé et absolument seul dans l'espace, enverrait des rayons lumineux en *tous* les points ; mais la présence d'un corps opaque a pour effet d'empêcher la lumière d'arriver dans une certaine partie qui est alors dite dans l'*ombre ;* c'est là une conséquence de la propagation rectiligne de la lumière.

Soit, en effet, un point lumineux A (*fig.* 198) et un corps opaque, une sphère, par exemple, située à quelque distance ; si l'on conçoit une

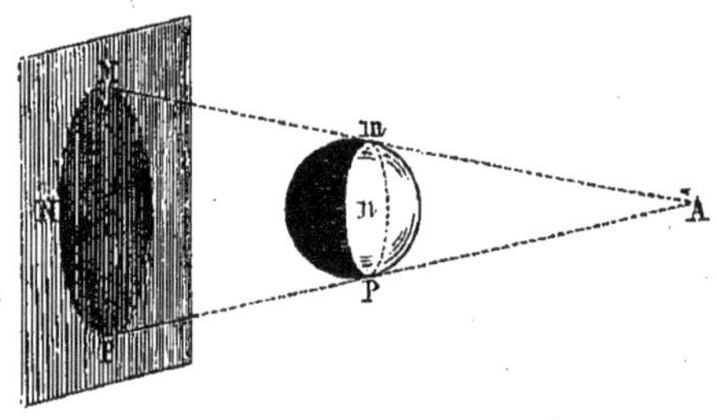

Fig. 198.

surface conique ayant son sommet au point A et s'appuyant sur la sphère qu'elle touche suivant la courbe *mnp*, il est facile de voir que tous les points situés derrière le corps opaque, à l'intérieur de cette surface, seront dans l'ombre, car tout rayon lumineux qui se dirigerait vers le point considéré serait intercepté par le corps opaque. La portion de l'espace *mp*MP, située à l'intérieur de cette surface conique et derrière le corps, a reçu le nom de *cône d'ombre* et jouit de la propriété que tout corps qui y est plongé est dans l'ombre; la partie du corps opaque lui-même située en arrière de la ligne *mnp* est dans le cône d'ombre par conséquent et n'est par suite pas éclairée, elle constitue l'*ombre propre* du corps opaque. Enfin, toute surface rencontrée par le cône d'ombre, un écran par exemple, présentera une partie obscure, telle que MNP, correspondant à la section du cône; c'est l'*ombre portée* par le corps opaque sur l'écran.

Examinons maintenant le cas moins simple où l'on aurait deux points umineux L et L′ (*fig.* 199). et un corps opaque : le point L donnera un

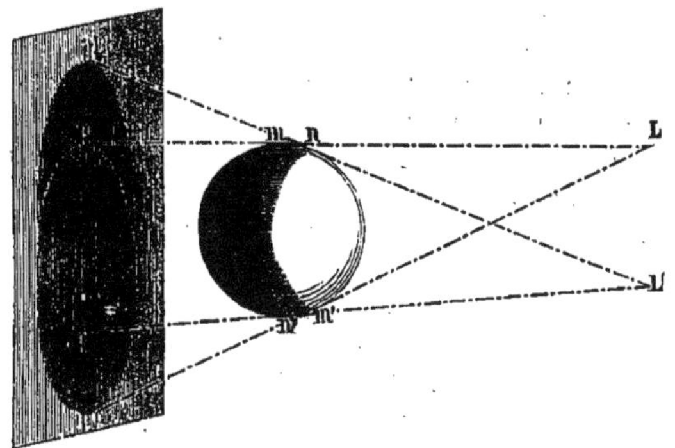

Fig. 199.

cône d'ombre *mm′pp′*, une ombre propre limitée à la courbe *mm′* et une ombre portée *pp′* sur un écran plan; le point L′, d'autre part, donnera aussi un cône d'ombre *nn′qq′*, une ombre propre limitée à la courbe *nn′* et une ombre portée *qq′* sur l'écran. On peut facilement se rendre compte alors que certains points sont entièrement dans l'obscurité : ce sont ceux qui sont compris dans la partie *mpn′q* commune aux deux cônes, tant dans l'espace que sur le corps et sur l'écran; ils sont absolument dans l'ombre. Les points qui sont extérieurs aux deux cônes à la fois, ou qui, sur le corps, sont à la fois en avant des deux courbes *mm′* et *nn′*, reçoivent des rayons lumineux des deux sources de lumière L et L′ en même temps. Enfin, les points qui sont à l'intérieur d'un seul des cônes d'ombre, c'est-à-dire qui sont compris dans des parties telles que *mnpq′*, ne reçoivent de lumière que d'un seul point, de L, pour cette partie; ils sont par suite plus éclairés que ceux qui sont dans l'ombre, mais moins que ceux qui sont extérieurs aux deux cônes : ces points sont dits dans la *pénombre;* on distingue, comme pour l'ombre, un *cône de pénombre*, une *pénombre propre* et une *pénombre portée*.

Un effet analogue se produirait si l'on avait un corps opaque placé devant trois, quatre, etc., points lumineux. On arrive ainsi à se rendre compte de ce qui se produit si la source de lumière a des dimensions qui ne sont pas négligeables. Pour étudier un cas simple, supposons que le corps opaque soit une sphère M'N', et le corps lumineux une autre sphère MN (*fig.* 200) ; nous pourrons alors mener deux cônes tangents aux deux sphères : le cône MM'*m*NN'*n* est tel, que tous les points qu'il contient en arrière du corps opaque ne peuvent recevoir de rayon du corps lumineux ; c'est le cône d'ombre qui peut, suivant les dimen-

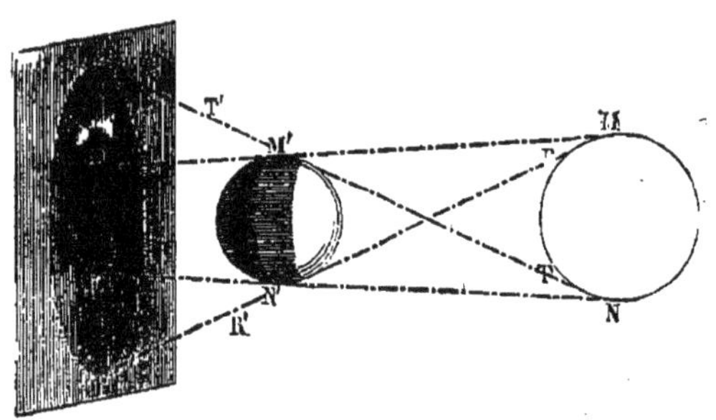

Fig. 200.

sions respectives des sphères, être indéfini ou se terminer à une certaine distance, comme ce serait le cas dans la figure. On peut mener un cône tangent aux deux sphères, mais ayant son sommet entre elles, comme TT'*t*RR'*r*. Tous les points qui lui sont extérieurs reçoivent des rayons lumineux de tous les points de la sphère MN, ils sont en pleine lumière ; mais les points compris entre ces deux surfaces coniques ne reçoivent qu'en partie les rayons lumineux issus de MN par suite de la présence de M'N', ils sont dans la pénombre. Il est facile de voir que ces points seront d'autant plus éclairés qu'ils seront plus rapprochés du cône extérieur T'*t*R'*r* ; que, par suite, la pénombre ne présentera pas une teinte uniforme, mais qu'elle se dégradera régulièrement dans le cas simple que nous avons supposé. Contrairement à ce qui arrive pour le cône d'ombre, le cône de pénombre est toujours indéfini, et son diamètre augmente constamment lorsque l'on s'éloigne du corps opaque.

L'expérience justifie toutes ces prévisions ; en effet, tandis que les ombres produites par la lumière électrique, que l'on peut considérer comme un point éclairant, sont franches et nettes, celles que donnent les autres sources de lumière, présentant des dimensions finies, sont toujours vagues et bordées d'une pénombre.

188. **Images produites par de petites ouvertures.** — La propagation des rayons lumineux en ligne droite donne l'explication de l'expérience suivante :

Dans une chambre entièrement fermée, on a percé une petite ouver ture O dans une paroi MN, en face de laquelle on place un corps lumineux ou éclairé AB (*fig.* 201). On distingue alors sur la paroi opposée PQ une image renversée *ab* de cet objet. La nécessité pour tous les rayons lumineux de venir passer en O explique le renversement de

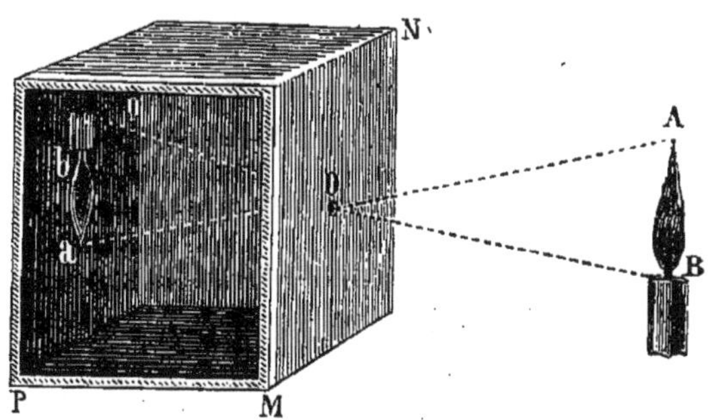

Fig. 201.

l'image. La grandeur de l'image par rapport à l'objet dépend des distances de l'ouverture à la paroi et au corps lumineux, ainsi que cela résulte de la comparaison de triangles semblables.

Si l'ouverture O est très-petite, l'image est nette, mais elle est peu vive; elle devient plus lumineuse, au contraire, si l'ouverture atteint certaines dimensions, mais elle devient confuse. On peut se rendre compte de cet effet comme il suit. Soit O (*fig.* 202) un point du corps

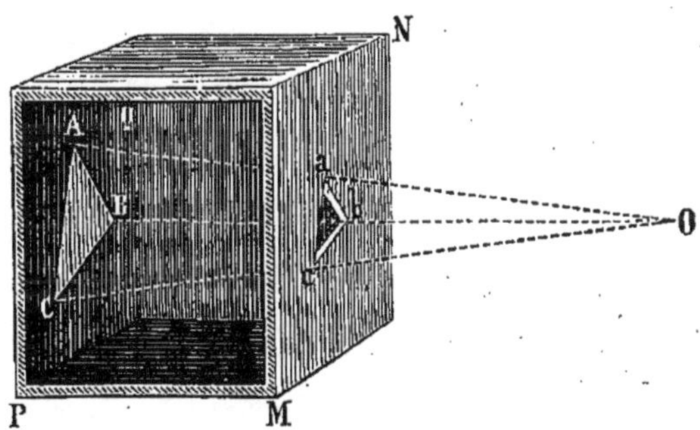

Fig. 202.

lumineux, et *abc* une ouverture pratiquée dans la paroi MN; sur la paroi opposée PQ il y aura une partie éclairée ABC, semblable à l'ouverture, mais plus grande. De même, chacun des points du corps lumineux donnera naissance à un triangle lumineux analogue ; toutes ces parties empiéteront les unes sur les autres, et reproduiront une image confuse du corps considéré, et d'autant plus confuse que l'ouverture sera plus grande, et la paroi PQ plus éloignée de l'ouverture.

Cependant si l'ouverture est suffisamment petite par rapport à l'objet, et assez éloignée, le faisceau lumineux, émané de cet objet, et qui vient passer par l'ouverture, peut être regardé comme un cône, quelle que soit la forme de cette ouverture, et toute section, faite dans ce cône par un plan parallèle du corps lumineux donnera une image semblable. C'est ainsi que les images du soleil qui passent à travers les petits intervalles qui séparent les feuilles d'un arbre sont toutes rondes, tandis qu'elles prennent la forme d'un croissant lors des éclipses partielles du soleil. Ces images lumineuses s'allongent en forme d'ellipses, lorsque le plan sur lequel elles se forment est placé très-obliquement par rapport à l'axe du cône de lumière.

Ainsi que nous le dirons plus loin (voy. *Instruments d'optique*), une modification très-simple permet d'obtenir à la fois une grande netteté et une intensité suffisante.

189. **Vitesse de propagation de la lumière.** — La lumière se propage avec une telle rapidité, que l'on a cru pendant longtemps que sa propagation était instantanée. Olof Rœmer, astronome danois, parvint à obtenir une mesure de cette vitesse, en 1676, par l'observation des éclipses du premier satellite de Jupiter. On peut se rendre compte de sa méthode de la manière suivante :

Soit S le soleil (*fig.*203), autour duquel tournent la terre T et la planète Jupiter J ; la durée de la révolution de ce dernier astre est environ

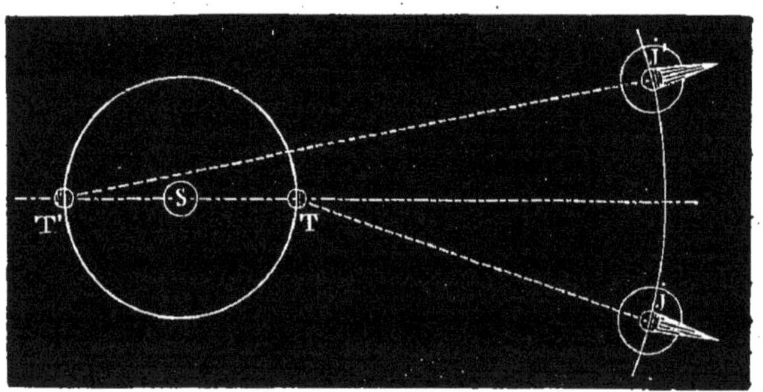

Fig. 203.

12 fois plus grande que celle de la terre. Autour de Jupiter se meuvent quatre satellites avec des vitesses différentes. Considérons spécialement l'un d'eux qui se déplace dans un plan tel, qu'il pénètre à chaque révolution dans le cône d'ombre projetée par Jupiter, qu'il subit une éclipse, par conséquent ; ces éclipses sont périodiques, par suite du mouvement uniforme du satellite autour de Jupiter. La terre étant en T

et Jupiter en J, Rœmer put évaluer la durée de cette période, qui est de 42 heures 28 minutes, et forma un tableau indiquant l'époque exacte des éclipses pour une année, par exemple. Six mois après environ, de nouvelles observations montrèrent que les éclipses étaient en retard d'un quart d'heure environ sur les heures calculées, et Rœmer conclut que ce retard était dû à l'augmentation de distance de la terre à Jupiter. A cette époque, en effet, la terre était arrivée en T', tandis que Jupiter se trouvait en J'; la lumière avait donc à parcourir en plus la différence des distances T'J' et TJ, différence qui est sensiblement égale au diamètre TT' de l'orbite terrestre. Rœmer fixa exactement la vitesse de la lumière à 308,000 kilomètres ou 76,000 lieues par seconde; avec cette vitesse considérable, la lumière met 8 minutes 13 secondes à nous venir du soleil.

La vitesse de la lumière a été mesurée par divers autres procédés (voy. Chapitre V), qui ont donné des résultats concordants, malgré les conditions très-diverses des observations ou des expériences. Cependant les dernières recherches de L. Foucault à ce sujet ont donné seulement 298,000 kilomètres par seconde pour la vitesse de la lumière, et c'est cette valeur qui est actuellement adoptée.

190. **Qualités de la lumière. Intensité.** — Les sensations lumineuses se distinguent les unes des autres par deux caractères particuliers que l'on rapporte aux rayons lumineux eux-mêmes, la *coloration* et l'*intensité*. Nous ne saurions trop répéter que les rayons ne sont en réalité ni colorés, ni plus ou moins intenses, mais qu'ils jouissent de propriétés particulières telles, que leur action sur notre œil présente ces caractères. Nous n'avons pas à définir actuellement la coloration, sur laquelle nous reviendrons plus tard (voy. *Dispersion*).

L'*intensité* d'une lumière est la propriété qui nous fait juger qu'elle est forte ou faible, si nous la regardons directement, ou qu'elle éclaire plus ou moins vivement les objets en présence desquels elle se trouve, et que nous pouvons observer. L'intensité d'un corps lumineux dépend des conditions variées de l'expérience, ainsi que nous le verrons. Il s'agit de limiter nettement la question.

Nous supposerons d'abord que les corps lumineux que nous étudions sont de dimensions assez petites pour pouvoir être regardés comme des points.

Dans ces conditions, nous dirons que deux corps lumineux de même coloration ont même *éclat apparent*, lorsqu'aux distances où ils se trouvent respectivement, ils produisent la même sensation lumineuse, ou éclairent également un même corps ou deux corps identiques, et identiquement placés par rapport aux rayons lumineux. Nous dirons, d'autre part, que deux flammes ont même *éclat absolu*, lorsque, *à la même distance*, elles produisent la même sensation lumineuse. Nous pourrons comparer dès lors deux lumières, et dire que la première a un *éclat absolu*, double, triple, etc. d'une autre, lorsqu'il faudrait deux, trois, etc. lumières égales à la seconde pour produire la même sensation ; enfin, nous arriverions bien facilement au rapport des éclats absolus de deux lumières données.

L'évaluation des éclats absolus ne s'obtient pas directement; on cherche d'abord l'égalité des éclats apparents au moyen d'appareils spéciaux, les *photomètres;* on appelle *photométrie* la partie de l'optique qui s'occupe de la comparaison des intensités lumineuses.

191. **Des photomètres.** — Nous sommes incapables de déterminer, au moyen de notre organe de la vue, le rapport des intensités de deux sensations lumineuses, tandis que nous pouvons reconnaître l'égalité dans certaines conditions et avec une assez grande exactitude. Les *photomètres* ont pour but de nous placer précisément dans les meilleures conditions pour cette détermination, et de nous permettre d'observer l'égalité d'*éclat apparent* de deux lumières. Ainsi que nous le verrons, nous en pourrons déduire le rapport des éclats absolus.

Nous indiquerons seulement quelques-uns des photomètres qui sont employés.

1° *Photomètre de Bouguer.* — Cet appareil consiste essentiellement en une planche verticale en bois MN (*fig.* 204), présentant, à sa partie

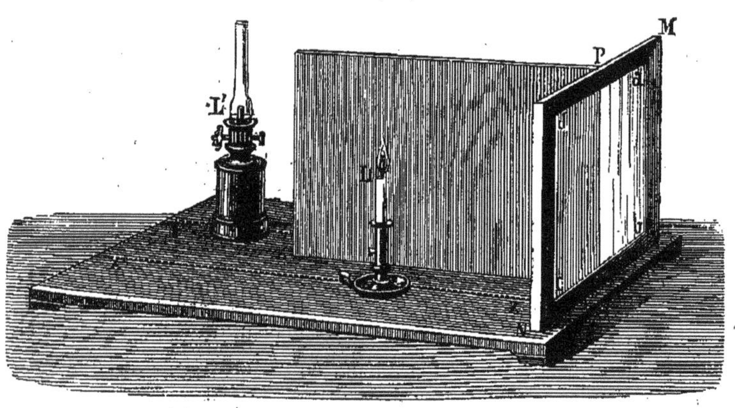

Fig. 204.

centrale, une partie rectangulaire évidée *abcd*, dans laquelle se trouve fixée une plaque de verre dépoli, une feuille de papier mince, etc., en un mot, une lame translucide. Une autre lame verticale à bord mince PQ vient rencontrer la première perpendiculairement, de manière à diviser en parties égales la surface *abcd*. On place chacune des lumières à comparer dans les deux angles verticaux ainsi constitués, de manière qu'elle n'éclaire qu'une des moitiés de la lame translucide. En éloignant l'une ou l'autre des sources lumineuses, on arrive assez facilement à donner la même intensité lumineuse à ces deux moitiés.

2° *Photomètre de Rumford.* — Le photomètre de Rumford est plus simple encore que le précédent. Il se compose d'une tige verticale noircie *ab* (*fig.* 205), placée devant un écran blanc MN en carton, par

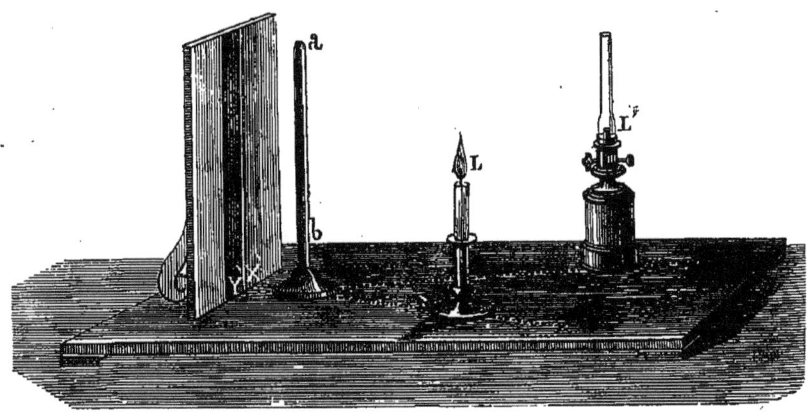

Fig. 205.

exemple. Les deux lumières à étudier peuvent être déplacées à volonté par l'observateur qui les fait mouvoir, de manière que les ombres qu'elles produisent soient presque absolument au contact ; dans ces conditions chaque ombre est éclairée uniquement par la source de lumière qui ne la produit pas. En déplaçant l'une ou l'autre de ces sources, on peut obtenir une égalité presque absolue d'intensité pour les ombres.

3° *Photomètre de Bunsen.* — Cet instrument consiste uniquement en une feuille de papier blanc très-fort, tendue sur un cadre, et présentant à son centre une tache d'huile qui est translucide. Ce cadre est placé perpendiculairement à la ligne qui joint les deux lumières en expérience, et on l'avance dans un sens ou dans l'autre, jusqu'à ce que la tache d'huile translucide cesse d'être distincte de l'un et l'autre côté ; l'expérience a montré, en effet, que cette position est la même que celle pour laquelle le papier et la tache vus sur leurs deux faces sont également éclairés.

D'autres appareils ont été employés pour permettre de déterminer avec facilité l'égalité de deux sensations lumineuses. Mais le détail nous entrainerait trop loin ; nous avons d'ailleurs indiqué les procédés les plus usités.

Nous devons ajouter que les indications photométriques manquent absolument de précision dans le cas où les lumières observées ont des colorations variables.

192. **Loi des distances. Mesure des intensités.** — *Les éclats*

apparents d'une même lumière varient en raison inverse du carré de la distance. Telle est la loi qui régit les intensités lumineuses, lorsque, comme nous l'avons dit, les sources de lumière ont des dimensions assez petites pour pouvoir être comparées à des points.

La démonstration se fait très-facilement, à l'aide d'un photomètre quelconque. On place, d'une part, une bougie allumée, par exemple, à une distance que nous représenterons par 1 ; et, d'autre part, quatre bougies de même nature à une distance 2, et l'on reconnaît que les intensités lumineuses sont égales ; d'où l'on conclut que chaque bougie n'a alors qu'un éclat apparent, égal au quart de celui qu'elle avait à la distance 1. On arrive aussi à l'égalité d'éclairement, en plaçant 9 bougies à une distance 3, etc. ; d'où l'on déduit la loi.

On pouvait théoriquement prévoir cette loi, quelle que soit l'hypothèse faite sur la nature de la lumière, en remarquant qu'un point lumineux envoie de la lumière dans toutes les directions. Si donc on considère des surfaces sphériques concentriques de rayons 1, 2, 3, etc., elles recevront dans le même temps la même quantité de lumière ; mais les surfaces variant dans le rapport 1, 4, 9, etc., un élément de même dimension recevra respectivement des quantités de lumière qui sont entre elles comme 1, $\frac{1}{4}$, $\frac{1}{9}$, etc.

La connaissance de cette loi des distances permet d'employer les photomètres à des mesures comparatives d'intensité. A cet effet, la lumière prise comme terme de comparaison, et dont nous représenterons l'éclat absolu par E, étant placée à une distance quelconque d, on cherche à quelle distance d' on doit placer la seconde lumière pour donner dans le photomètre une sensation lumineuse égale : soit E' l'éclat absolu de cette seconde lumière ; d'après la loi énoncée, les éclats apparents de ces lumières aux distances respectives d et d' sont $\frac{E}{d^2}$ et $\frac{E'}{d'^2}$, et puisqu'il y a égalité entre ces éclats apparents, on a

$$\frac{E}{d^2} = \frac{E'}{d'^2},$$

d'où

$$\frac{E'}{E} = \frac{d'^2}{d^2}.$$

Ce qui donne le rapport cherché $\frac{E'}{E}$.

Dans l'industrie, on a l'habitude de prendre comme terme de comparaison la flamme d'une lampe Carcel, brûlant 42 grammes d'huile à l'heure.

CHAPITRE II

RÉFLEXION DE LA LUMIÈRE

193. **Réflexion de la lumière.** — Lorsque, sur le trajet d'un rayon lumineux dans un certain milieu, on vient à interposer un autre milieu, il peut se présenter à la surface de séparation plusieurs phénomènes; dans le cas des corps transparents ou translucides, une partie du rayon passe, en général, dans le second milieu; mais, dans tous les cas, le rayon, après avoir changé de direction, reprend, en totalité ou en partie, son trajet dans le premier milieu; on dit que ce rayon se *réfléchit*, et le phénomène lui-même porte le nom de *réflexion*.

La réflexion se présente sous des aspects divers, suivant que le corps sur lequel elle se produit, est poli ou non. Nous étudierons les deux cas extrêmes : poli extrême et irrégularité absolue; tous les cas de la pratique sont compris entre ces limites, se rapprochant seulement plus ou moins de l'une ou de l'autre.

194. **Réflexion régulière. Ses lois.** — Sur les corps parfaitement polis, les rayons lumineux subissent des changements de direction soumis à des lois géométriques simples, et qui constituent la *réflexion régulière* ou *spéculaire*.

Les lois de la réflexion sont au nombre de deux :

Première loi : *Le rayon réfléchi se trouve dans le plan déterminé par le rayon incident, et la normale à la surface réfléchissante au point d'incidence.*

Deuxième loi : *L'angle que fait le rayon réfléchi avec cette normale (angle de réflexion) est égal à l'angle que fait le rayon incident avec la même ligne (angle d'incidence).*

Ainsi MM' (*fig.* 206) étant une coupe normale d'un miroir plan, surface polie réfléchissante, et CB étant un rayon incident dans le plan même de la coupe, 1° le rayon BA sera aussi dans ce plan, et 2° l'angle de réflexion ABN est égal à l'angle d'incidence CBN.

La démonstration expérimentale de ces lois peut se faire à l'aide d'un appareil consistant essentiellement en un demi-cercle gradué (*fig.* 207), au centre duquel on peut placer un miroir plan M, exactement dans la direction 0 — 180 et normalement au plan du cercle. Deux pièces mobiles D et E, qui embrassent le demi-cercle à l'aide de coulisses, portent chacune un écran percé d'un trou en son milieu, ces trous étant à la même hauteur au-dessus du plan du cercle. On fait arriver sur l'écran D, par exemple, un faisceau de lumière bien parallèle au plan du demi-cercle, de sorte qu'un rayon passe par l'ouverture, et vienne tomber au centre B du cercle. On déplace alors la seconde pièce mobile E, et l'on trouve une position telle, que le rayon réfléchi BC

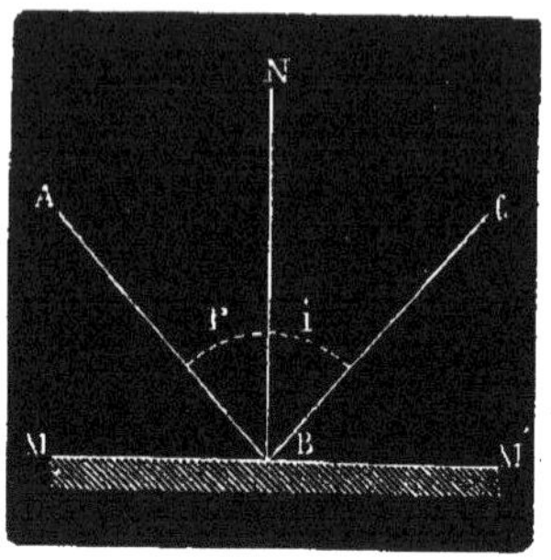

Fig. 206.

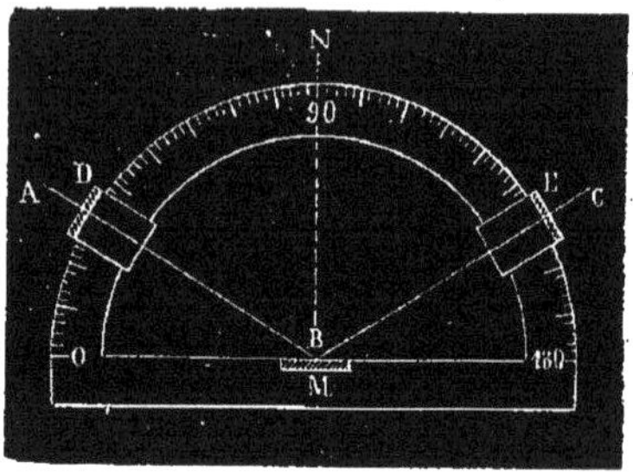

Fig. 207.

vient passer par l'ouverture qui y est pratiquée, ce qui démontre la première loi. D'autre part, la lecture de l'angle d'incidence ABN et de l'angle de réflexion CBN montre qu'ils sont toujours absolument égaux.

On conçoit que, dans ce phénomène, la portion de surface qui entoure immédiatement le point d'incidence, a, seule, une influence sur la direction du rayon réfléchi. La démonstration précédente s'applique au cas d'une surface courbe MM' (*fig.* 208), en remarquant qu'au point d'incidence B, cette surface se confond sensiblement avec son plan tangent PP', et que la normale BN est la même pour la surface et le plan tangent.

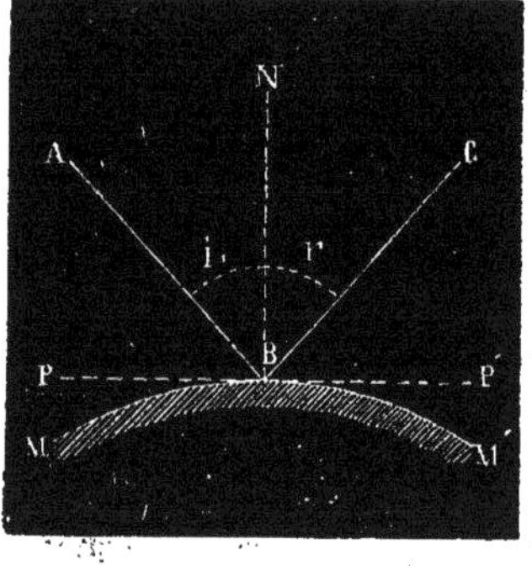

Fig. 208.

Nous trouverons, du reste, une confirmation de cette loi appliquée aux surfaces courbes, dans ce fait que les résultats auxquels elle conduit pour les miroirs sphériques sont entièrement vérifiés par l'expérience.

195. **Formation des images dans les miroirs plans.** — Les surfaces planes réfléchissantes nous font voir des images des objets devant lesquels nous les plaçons ; ces images semblent placées derrière la surface, à la même distance, de mêmes dimensions, mais elles sont renversées ; en un mot, elles sont *symétriques* des objets. Nous avons à peine besoin d'indiquer que tel est l'effet des miroirs métalliques plans, de la surface de l'eau tranquille, de celle d'un bain de mer-

cure, etc.; les observations sont faciles à faire, et se présentent fréquemment.

Il faut expliquer que cet effet est une conséquence des lois de la réflexion. Mais, auparavant, il faut indiquer comment nous pouvons avoir la notion de la position d'un point lumineux.

Les sensations lumineuses que nous percevons sont complexes, et il est indubitable que pour une cause quelconque nous avons la notion de la direction que nous avons désignée sous le nom de rayon lumineux, et que nous reportons invinciblement sur cette direction la position du point lumineux, cause de la sensation; cette direction correspond non au rayon lumineux dans toute sa longueur, mais à la partie voisine de l'œil. Un seul rayon lumineux perçu ne pourrait donner qu'une direction et non une position du point lumineux; mais, si de ce point arrive à l'œil un second rayon, nous aurons la notion d'une seconde direction, et nous reporterons forcément la position du point lumineux à leur intersection.

Ceci posé, soit MM' (*fig.* 209) un miroir plan, devant lequel se trouve un point lumineux A, et soit O l'œil de l'observateur. Du point A éma-

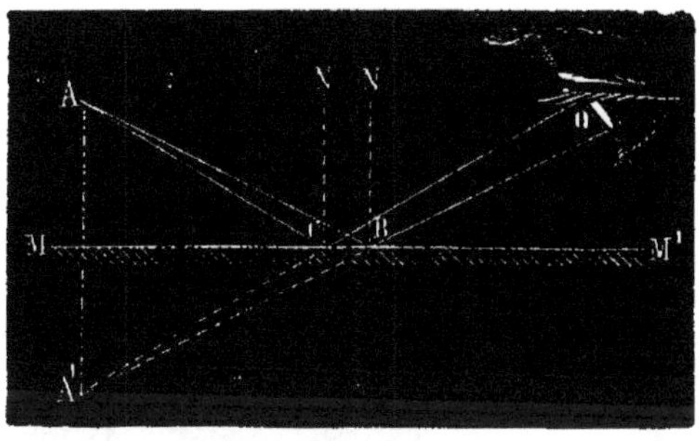

Fig. 209.

neraient des rayons lumineux dans toutes les directions; parmi ceux-ci nous pouvons considérer les deux rayons AB et AC, qui, après s'être réfléchis suivant les lois précédemment indiquées, prennent des directions telles qu'ils arrivent à l'œil O. D'après ce que nous venons de dire, l'observateur juge que le point lumineux, cause de la sensation qu'il éprouve, est à la fois sur les deux directions indéfinies OB et OC, et qu'il est par suite en A' à leur intersection. Il est facile de voir que les triangles ACB et A'CB sont égaux, que par suite le triangle ACA' est isocèle, et que la ligne CM est la bissectrice de l'angle ACA'. Dès lors, la ligne AA' est perpendiculaire à MM' qui la divise en deux parties égales; c'est ce que l'on exprime en disant que le point A' est le symétrique du point A par rapport à MM'. Si nous avons (*fig.* 210) un objet lumineux AB placé devant un miroir MM', nous répéterons le même raisonnement pour chacun de ses points, de sorte que l'observateur O perçoit les mêmes sensations que si l'objet était réellement placé en A'B' dans la position symétrique de celle qu'il occupe. On appelle

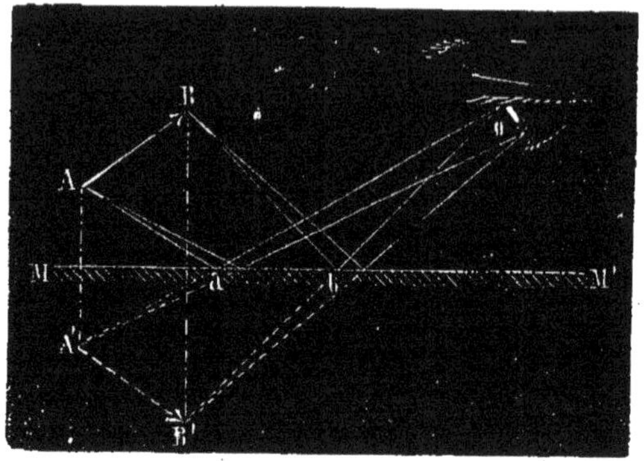

Fig. 210.

image de l'objet cette figure A'B' qui semble être la cause de la sensation.

196. **Effets de la rotation des miroirs.** — Si l'on fait arriver un rayon lumineux de direction fixe sur un miroir auquel on communique un mouvement de rotation simple, le rayon réfléchi change de direction, et l'angle dont il tourne est le double de celui dont a tourné le miroir.

Supposons que le rayon incident SI (*fig.* 211) rencontre le miroir MM_1 en un point autour duquel s'effectue la rotation, et soit IR le rayon réfléchi; le miroir prend ensuite la position $M'M'_1$ après avoir tourné d'un angle α; soit IR' la nouvelle direction du rayon réfléchi, il s'agit de prouver que l'angle R'IR est égal à 2α.

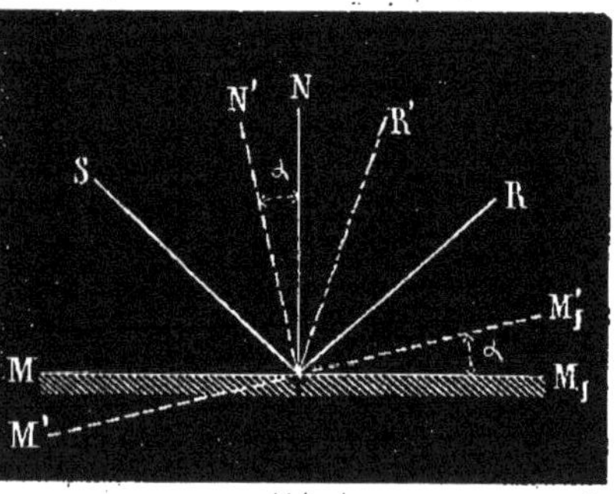

Fig. 211.

Appelons en effet i l'angle primitif d'incidence, on a $SIR = 2i$; mais la normale IN a tourné du même angle α que le miroir pour arriver en IN'; le nouvel angle d'incidence est donc $i - \alpha$, et l'on a par suite $SIR' = 2(i - \alpha)$. L'angle cherché R'IR est la différence des deux angles SIR et SIR'; c'est donc $2i - 2(i - \alpha) = 2\alpha$.

Le résultat serait évidemment le même si le rayon incident arrivait en tout autre point que I; les directions des rayons réfléchis seraient parallèles aux précédentes dans chaque position du miroir, et par suite l'angle aurait la même valeur.

197. **Images multiples produites par deux miroirs.** — Lorsque l'on place un objet entre deux miroirs inclinés ou parallèles, on observe, outre les images produites par chacun de ces miroirs et dont nous venons d'expliquer la formation, d'autres images en nombre plus ou moins considérable et régulièrement disposées. Ces images proviennent de rayons qui se sont réfléchis deux, trois... fois, ainsi que nous allons l'indiquer.

Soient MN et M'N (*fig.* 212) deux miroirs plans inclinés l'un sur l'autre; soient un point lumineux A placé dans l'angle qu'ils forment et O l'œil de l'observateur. Outre l'objet A, cet observateur perçoit encore l'image A' provenant de la réflexion du rayon AC, suivant CO, sur le miroir MN, et l'image A'' par réflexion sur le miroir M'N.

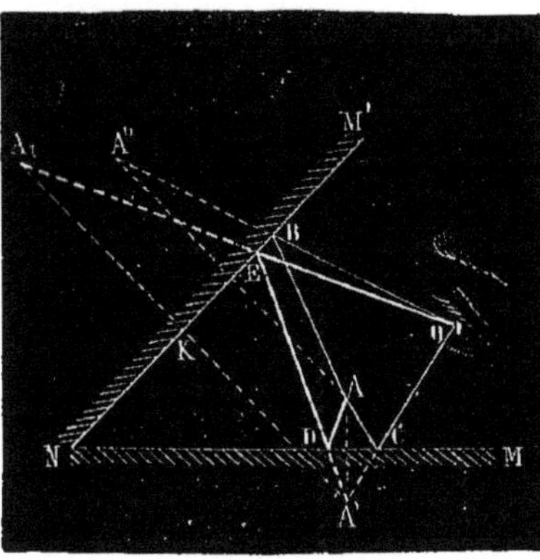

Fig. 212.

Cherchons maintenant le symétrique A_1 de A' par rapport à M'N; je dis qu'il existe un rayon émané de A et qui, après s'être réfléchi d'abord sur MN, puis sur M'N, arrive en O, comme s'il était émané du point A_1. Joignons OA_1, qui coupe M'N en E; puis EA', qui rencontre en D la ligne MN, et menons enfin DA. La considération de triangles rectangles égaux, faciles à reconnaître, montre que les lignes AD et DE d'une part, DE et EO de l'autre, font des angles égaux respectivement avec MN et M'N et par suite avec leurs normales; qu'un rayon émané de A suivant la direction AD suivrait le trajet ADEO et parviendrait en O. (Sur la figure, on a tracé en lignes fines la marche des rayons qui parviennent à l'œil après une seule réflexion, et en traits forts ceux qui n'arrivent que par deux réflexions successives.)

On conçoit de même que le symétrique de A'' par rapport à MN eût donné une image correspondant à deux réflexions des rayons, d'abord sur M'N, puis sur MN. En opérant de la même façon sur ces nouvelles images que l'on pourrait appeler de second ordre, on pourrait obtenir des images de troisième ordre correspondant à trois réflexions successives, et ainsi de suite indéfiniment, à moins que l'une des images ne vienne à coïncider avec une des précédentes, auquel cas le nombre des images est limité; le nombre des constructions est illimité dans tout autre cas, mais le nombre des images est restreint; lorsque la construction géométrique conduit à supposer une réflexion, non sur les miroirs, mais sur leurs prolongements, l'image correspondante et toutes les suivantes n'existent pas. Enfin, nous devons indiquer que les réflexions multiples ont pour effet d'affaiblir les images successives d'une manière notable.

Des considérations géométriques simples permettent de conclure que toutes ces images sont situées sur une circonférence ayant pour centre l'intersection des miroirs et passant par le point lumineux. On voit de la même façon qu'il y a un nombre limité d'images, si l'angle des miroirs est une partie aliquote de la circonférence; si, par exemple, il en est la n^e partie, il y a $n-1$ images. Ainsi, par exemple, deux miroirs inclinés à 60° donnent 5 images distinctes; deux miroirs rectangulaires (*fig.* 213) en donnent 3, ainsi que le montre la figure dans laquelle les lettres ont la même signification que dans l'explication générale.

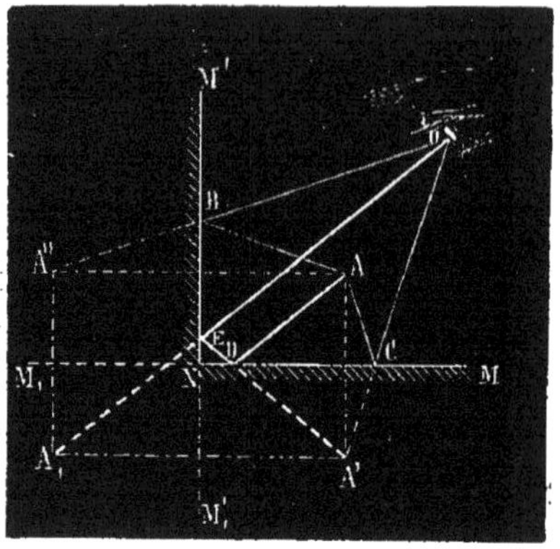

Fig. 213.

On peut saisir facilement ce qui se produit dans le cas de deux surfaces réfléchissantes parallèles : si A est le point lumineux (*fig.* 214), on distingue une série indéfinie d'images situées sur la perpendiculaire

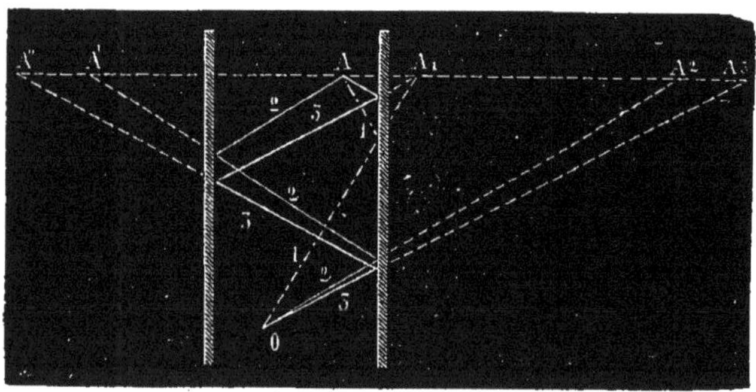

Fig. 214.

commune à ces surfaces passant par A ; ces images sont respectivement les symétriques les unes des autres par rapport aux surfaces, de telle sorte que leurs distances ne sont pas toutes égales, mais seulement de deux en deux, et qu'elles montrent alternativement à l'observateur la face droite et la face gauche de l'objet lumineux. La figure montre, indiqués par des chiffres, les trajets correspondant à des rayons ayant subi 1, 2 et 3 réflexions.

Si les surfaces ne sont pas rigoureusement parallèles, les images ne sont plus en ligne droite, mais sont distribuées sur une ligne légèrement courbe ; cette ligne est un arc de cercle ayant son centre au point de concours des surfaces réfléchissantes, et ce point est alors très-éloigné.

La formation d'images multiples dans des miroirs inclinés donne l'explication du *kaléidoscope*, appareil intéressant inventé par Porta (1565) perfectionné par Brewster, et que l'on emploie dans certaines industries. Il se compose essentiellement d'un cylindre noirci intérieurement dans lequel on dispose parallèlement à l'axe deux miroirs inclinés à 60° ; à l'une des extrémités, on place entre deux lames de verre des objets de forme quelconque, mais de couleurs vives et variées que l'on éclaire fortement, et l'on applique l'œil à l'autre extrémité. Ces objets se groupent et se trouvent répétés cinq fois d'une manière régulière ; on aperçoit, par suite, des sortes de rosaces à six branches dont les lignes ou la disposition des couleurs peuvent présenter un intérêt réel au point de vue ornemental. Un choc, même léger, imprimé au tube, fait varier le groupement des objets et change totalement la rosace.

198. **Réflexions sur les surfaces courbes. — Images réelles, images virtuelles.** — Ainsi que nous l'avons dit (194), la réflexion de la lumière sur les surfaces courbes suit les mêmes lois que la réflexion sur les surfaces planes. Mais les résultats sont bien différents, parce que les normales successives sont diversement inclinées et non plus parallèles. Ainsi, par exemple, il résulte de ce que nous avons dit que la position de l'image d'un objet dans un miroir plan est indépendante de la place qu'occupe l'œil du spectateur ; il n'en est plus de même si la réflexion se produit sur une surface courbe (*fig.* 215), et, par exemple, l'image du point A est respectivement en *a*, *a'*, *a''*, etc., lorsque l'œil se trouve en O, O', O'', etc. L'ensemble de ces images constitue

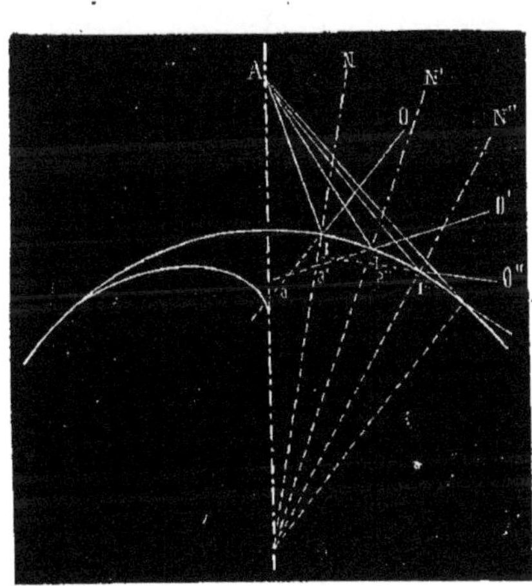

Fig. 215.

une courbe qui est appelée la *caustique* du point. Cette courbe jouit de propriétés intéressantes, parmi lesquelles nous signalerons seulement la suivante : *L'image d'un point dans un miroir courbe est le point de contact de la tangente menée par l'œil à la caustique du point par rapport au miroir.*

Si donc on a un objet lumineux DEF (*fig.* 216) placé devant un miroir courbe, on peut tracer la caustique correspondant à chacun de ses

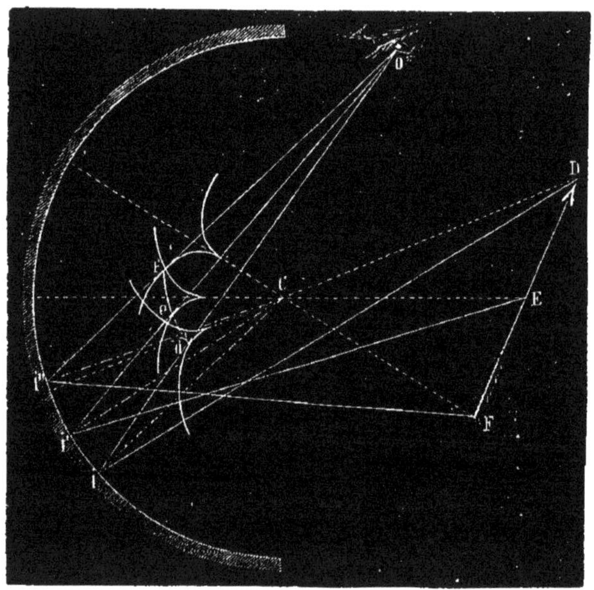

Fig. 216.

points ; si de la position O de l'œil de l'observateur on mène des tangentes à ces courbes, les points de contact *d*, *e*, *f*, sont les images d'autant de points de l'objet que l'on veut, et leur ensemble forme l'image même de l'objet.

Les rayons divergents émanés d'un point lumineux sont également divergents après leur réflexion sur un miroir plan ; ils le sont aussi, ainsi qu'il serait facile de le voir, après leur réflexion sur une surface convexe, mais ils peuvent devenir convergents par leur réflexion sur une surface concave. Dans ce cas, les rayons lumineux, devenus convergents, se rencontrent en réalité dans l'espace, et à leurs intersections mutuelles donnent un éclat plus vif qu'en tout autre point de leur parcours ; l'ensemble de ces intersections détermine une courbe lumineuse : cette courbe est une *caustique,* car elle est formée géométriquement suivant la même loi que nous avons indiquée précédemment ; mais, dans le premier cas (*fig.* 215), la courbe, déterminée non par les rayons, mais par leurs prolongements géométriques, n'a pas une existence réelle, elle est dite *virtuelle*. Les images données aussi par les prolongements de rayons lumineux sont également virtuelles ; par exemple, celles fournies par les miroirs plans. Dans le cas des surfaces concaves (*fig.* 216), lorsque les rayons lumineux se rencontrent, la caustique est *réelle*, elle peut éclairer une surface qu'elle rencontre plus que les points environnants et dessiner ainsi une trace lumineuse ayant une existence physique. Cette courbe est facile à obtenir dans un grand nombre de circonstances; en particulier, c'est celle que l'on aperçoit au fond des gobelets métalliques polis et éclairés par une lumière vive. Lorsque les caustiques correspondant aux divers points d'un objet sont réelles, il en est de même de l'image de l'objet.

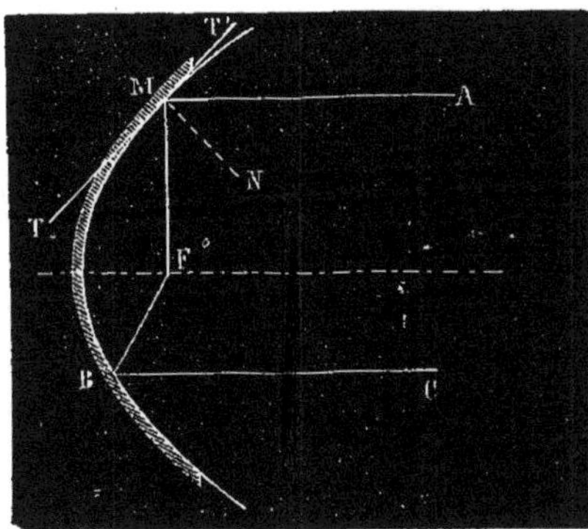

Fig. 217.

199. **Miroirs paraboliques et elliptiques.** — Pour certaines formes de miroirs et pour des positions particulières des points lumineux, le résultats précédents se simplifient : c'est ce qui a lieu pour les surfaces engendrées par la révolution de paraboles ou d'ellipses. Si l'on considère le miroir engendré par la rotation de la parabole MB (*fig.* 217) autour de son axe, et que l'on fasse arriver des rayons lumineux parallèlement à cet axe, ils viendront tous concourir au foyer F de la courbe; car, dans chaque section méridienne et par suite normale à la surface, la parallèle à l'axe AM et la ligne MF allant au foyer font le même angle avec la tangente TT′ ou avec la normale MN ; tout rayon arrivant suivant AM se réfléchira suivant MF. Tous les rayons réfléchis venant se rencontrer en F, il y a en ce point maximum d'intensité lumineuse, la caustique se réduit à ce point que l'on nomme alors un *foyer lumineux*.

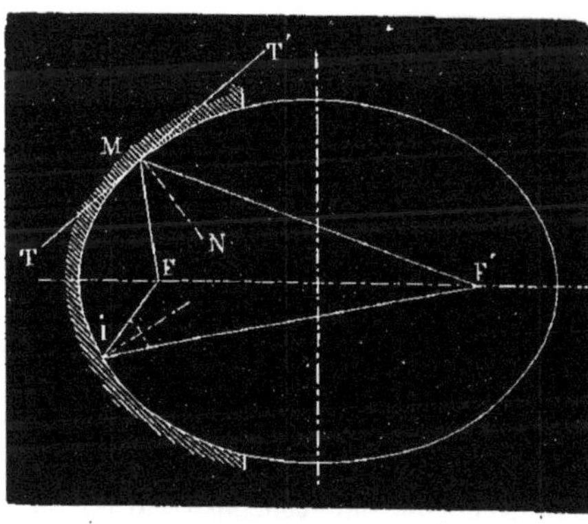

Fig. 218.

Des considérations déduites des propriétés géométriques de l'ellipse montreraient de même que, si l'on a une surface réfléchissante engendrée par la rotation d'un arc d'ellipse MI (*fig.* 218) autour de son axe FF', et que l'on place un point lumineux à l'un des foyers F, on aura un *foyer lumineux* réel à l'autre foyer F' et réciproquement.

Mais si, dans le premier cas, les rayons arrivaient autrement que parallèlement à l'axe; si, dans le second, ils émanaient de tout autre point que F ou F', on obtiendrait une caustique comme dans le cas d'une surface quelconque.

200. **Miroirs sphériques.** — Les miroirs que l'on emploie dans la construction des instruments d'optique sont le plus généralement des portions de sphère, des segments à une base. Soit MPM' (*fig.* 219) une coupe d'un semblable miroir appartenant à une sphère dont le centre est en O. L'angle MOM' est l'*amplitude* du miroir; le cercle engendré par la rotation de MM' qui limite la surface réfléchissante est la *base;* le point P, pôle de ce cercle, est le *sommet* ou *centre* du miroir; le point O est plus spécialement désigné sous le nom de *centre de courbure;* le rayon OP passant par le sommet P est l'*axe principal* du miroir; tout autre rayon est un *axe secondaire.*

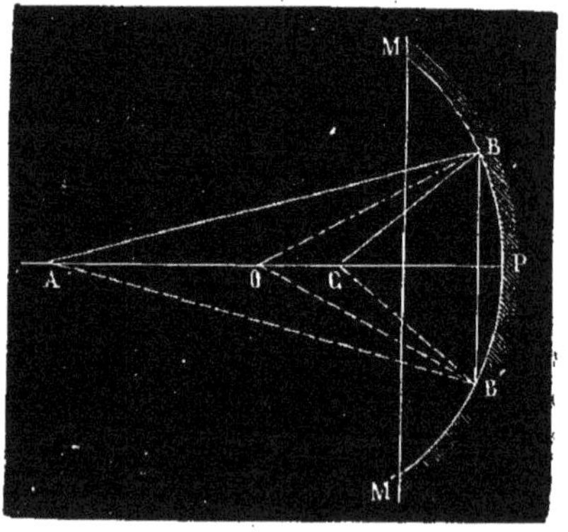

Fig. 219.

Considérons un point lumineux A envoyant un rayon AB dans le plan de la section considérée; ce rayon se réfléchira dans le même plan, suivant BC, et rencontrera l'axe en C; si nous prenons alors dans toute autre section un rayon rencontrant le miroir sur le même cercle BB' que le premier, le rayon réfléchi ira, par symétrie, passer au point C de l'axe qui sera dès lors fortement éclairé. On voit que la recherche de ce point est ramenée à la recherche du point où le rayon réfléchi dans une section quelconque vient rencontrer l'axe.

201. **Foyers dans les miroirs sphériques.** — La réflexion sur un miroir sphérique de rayons émanés d'un point lumineux donne naissance à une caustique, comme nous l'avons dit pour le cas général (198). Mais, lorsque ces miroirs n'ont qu'une très-faible amplitude, on peut supposer que les rayons réfléchis vont concourir en un même foyer, ainsi que cela résultera des démonstrations suivantes.

Supposons un point L (*fig.* 220 et 221) situé sur l'axe du miroir MM', et soit LA un rayon émané de ce point et rencontrant le miroir en A; nous allons chercher le point où le rayon réfléchi ou son prolongement rencontre l'axe. Une construction géométrique simple nous donnera la direction de ce rayon, et nous permettra de trouver ce point : menons par le centre O une ligne OB faisant avec le rayon OA aboutissant au

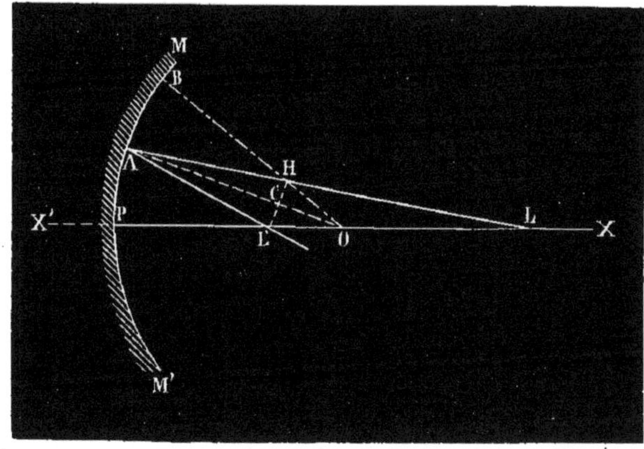

Fig. 220.

point d'incidence un angle égal à celui que ce rayon fait avec l'axe, de sorte que les arcs PA et AB sont égaux ; soit H le point où cette ligne auxiliaire OB rencontre le rayon incident LA, prolongé s'il le faut ; abaissons de ce point la perpendiculaire sur OA, elle ira couper l'axe XX' en

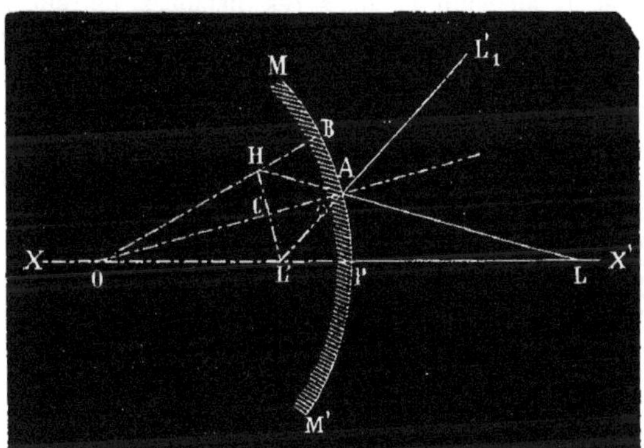

Fig. 221.

un point L' où passe le rayon réfléchi ou son prolongement. En effet, par construction, OA est perpendiculaire sur le milieu de HL', et par suite les obliques égales HA et L'A sont également inclinées sur le rayon OA, normal à la surface réfléchissante.

Le miroir ayant une faible amplitude, l'arc BP peut être substitué à la corde, et les triangles semblables OHL′ et OBP donnent

$$\frac{BP}{HL'} = \frac{OP}{OL'};$$

de même l'arc AP, substitué à la corde, peut être considéré sensiblement comme parallèle à HL′, et les triangles semblables LHL′ et LAP donnent

$$\frac{AP}{HL'} = \frac{LP}{LL'}.$$

En divisant ces équations membre à membre et remarquant que BP = 2AP, il vient

$$2 = \frac{OP.LL'}{OL'.LP}.$$

Cette équation montre que la position du point L′ où le rayon réfléchi vient rencontrer l'axe est indépendante du point A, et, par suite, de la direction du rayon incident ; que ce point est donc le *foyer* de tous les rayons émanés du point lumineux considéré L. Mais cette conclusion n'est exacte, nous le répétons, qu'autant que les arcs BP et AP peuvent être confondus avec leurs cordes, c'est-à-dire autant que le miroir n'a qu'une faible amplitude, afin que les angles tels que BOP restent petits.

L'équation à laquelle nous venons d'arriver peut conduire à une formule qui est habituellement employée. Désignons, en effet, par R, p et p' les distances respectives du centre de courbure O et des points L et L′ au point P ; mais ces distances doivent être considérées comme affectées du signe + si le point est situé du côté d'où provient la lumière, et du signe — dans le cas contraire. Autrement dit, chacune de ces distances devra être considérée comme positive, si elle correspond à un point qu'un rayon incident rencontre avant de parvenir à l'origine choisie ; elle sera négative, si un rayon incident rencontre l'origine avant le point que l'on étudie. Ainsi, dans la figure 220, les quantités R, p et p' sont positives ; dans la figure 221, la quantité p est encore positive, mais R et p' sont négatifs et doivent être pris égaux respectivement à —OP et à —L′P. Dans l'un et l'autre cas, la dernière égalité mise sous la forme

$$2OL'.LP = OP.LL', \tag{1}$$

donne en remplaçant, en fonction de R, p et p',

$$2(R - p')p = R(p - p'),$$

ou

$$Rp + Rp' = 2pp',$$

et, divisant les deux membres par Rpp',

$$\frac{1}{p} + \frac{1}{p'} = \frac{2}{R}, \tag{2}$$

équation qui est absolument générale avec les conventions que nous avons indiquées pour les signes. On peut mettre en évidence les deux formules qui en résultent pour les deux variétés de miroirs : désignons par ρ la valeur *absolue* du rayon de courbure, valeur purement numérique, on aura pour les miroirs concaves $R=\rho$, et la formule est $\frac{1}{p}+\frac{1}{p'}=\frac{2}{\rho}$; pour les miroirs convexes, au contraire, on a $R=-\rho$, et la formule devient $\frac{1}{p}+\frac{1}{p'}=-\frac{2}{\rho}$.

La formule générale est symétrique par rapport aux quantités p et p'; on conclut de là que, si L′ est le foyer des rayons émanés de L, réciproquement les rayons émanés de L′ vont concourir en L, réellement ou virtuellement. Pour cette raison, ces points sont nommés *foyers conjugués*. Considérons particulièrement le cas où les rayons lumineux arrivent parallèlement à l'axe, où l'on a par suite $p=\infty$; la valeur correspondante de p' est donnée par la relation

$$\frac{1}{p'}=\frac{2}{R}.$$

Le point où les rayons réfléchis concourent a reçu le nom de *foyer principal ;* sa distance au point P, *distance focale* du miroir, est généralement représentée par la lettre f, et sa valeur est

$$f=\frac{R}{2}.$$

On introduit cette quantité dans la formule (1), qui devient alors

$$\frac{1}{p}+\frac{1}{p'}=\frac{1}{f}. \tag{3}$$

Si l'on veut mettre en évidence, dans cette relation, la convexité ou la concavité du miroir, il suffit de désigner par φ la valeur *numérique* absolue de la distance focale. On a alors :

1° Pour les miroirs concaves $f=\varphi$, car R est positif ; la formule est

$$\frac{1}{p}+\frac{1}{p'}=\frac{1}{\varphi};$$

2° Pour les miroirs convexes, à cause de R négatif, on a $f=-\varphi$, et, par suite, la formule devient

$$\frac{1}{p}+\frac{1}{p'}=-\frac{1}{\varphi}.$$

Il est facile de démontrer directement que le foyer principal d'un miroir est au milieu de la distance qui sépare le centre du miroir, ainsi que nous venons de le déduire de la formule. Si, en effet, nous appliquons la construction géométrique aux rayons SA parallèles à l'axe (*fig.* 222

et 223), la figure OFAI est un losange, et les côtés OF et FA sont égaux; mais, à cause de la faible amplitude du miroir, on peut, sans erreur sensible, remplacer FA par FP, et le point F, foyer principal, est approximativement le milieu de OP.

Enfin, on peut déduire de l'équation précédente une formule qui est utile dans un certain nombre de cas. Pour y arriver, on définit les positions des points L et L′ par leurs distances l et l' au foyer principal F, ces distances étant affectées du même signe ou de signes différents, suivant que ces points sont situés du même côté du foyer principal ou de part et d'autre. Dans l'équation 1, remplaçons les quantités qui y entrent par leurs valeurs, on aura (*fig.* 220) :

$$2\,(f - l')\,(f + l) = (l - l');$$

ou dans le cas du miroir convexe (*fig.* 221) :

$$2\,(f + l')\,(l - f) = 2\,f\,(l - l'),$$

ce qui donne, toute réduction faite :

$$ll' = f^2. \tag{4}$$

Formule très-simple, qui s'applique aussi bien aux miroirs concaves qu'aux miroirs convexes.

202. **Discussion de la formule.** — La formule 4 permet de déterminer facilement les positions relatives des foyers conjugués dans les divers cas. Ainsi que nous l'avons dit, cette formule étant absolument générale, on trouvera toujours les mêmes couples de valeurs correspondantes de l et l', qu'il s'agisse d'un miroir concave ou d'un miroir convexe. Mais la différence de position du foyer principal dans ces deux cas amènera forcément des différences dans les résultats au point de vue physique. Eu égard à la convention que nous avons faite pour les signes, il est facile de voir que :

1° *Pour les miroirs concaves*, les valeurs positives de l ou l' correspondent à des points situés au delà du foyer par rapport au miroir; les valeurs négatives, mais moindres numériquement que f, à des points situés entre le foyer et le miroir, et les valeurs négatives, mais numériquement plus grandes que f, donneraient des points situés au delà du miroir, par rapport à la source de lumière, et qui, par conséquent, n'ont point une existence réelle, mais sont seulement des points de concours virtuels de rayons lumineux;

2° *Pour les miroirs convexes*, les valeurs de l et l', positives et plus grandes que f, sont les seules qui correspondent à des points de concours réels de rayons lumineux incidents ou réfléchis; les valeurs positives, mais moindres que f, et toutes les valeurs négatives correspondent à des foyers virtuels.

La discussion se fait facilement, en s'appuyant sur les remarques précédentes :

1° *Miroirs concaves.* — Si $l = \infty$, on a $l' = o$; les rayons incidents SA (*fig.* 222) arrivent parallèles, ils vont se réunir au foyer principal F;

Lorsque l décroît, les rayons émanant d'un point lumineux L qui se

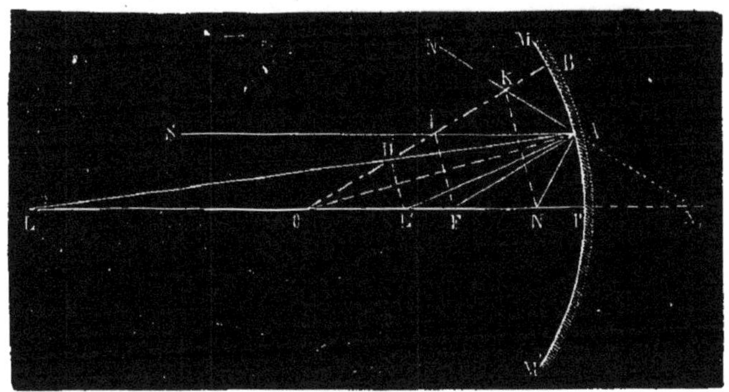

Fig. 222.

rapproche de F, on voit que l' augmente, les rayons réfléchis passent par le foyer L' qui s'éloigne de F vers O;

En particulier, si on a $l = f$, il vient aussi $l' = f$; les rayons émanés du centre de courbure y viennent également concourir après réflexion;

l continuant à décroître au-dessous de f, l' augmente au delà de f jusqu'à $l = o$ qui donne $l' = \infty$; les rayons émanés du foyer principal sont réfléchis parallèlement;

Si l devient négatif, mais reste numériquement moindre que f, l' est aussi négatif, mais devient plus grand que f; le point lumineux N est compris entre le foyer principal et le miroir, son conjugué N_1 est situé au delà du miroir et virtuel;

$l = -f$ correspond à $l' = -f$; le sommet P du miroir est à lui-même son conjugué;

Enfin, si l négatif prend des valeurs numériquement supérieures à f, les rayons incidents convergent en un point situé au delà du miroir, et l'on a l' négatif, mais moindre que f. Le foyer conjugué est réel et compris entre le foyer principal et le miroir.

La construction géométrique précédemment indiquée conduirait facilement aux mêmes résultats, comme l'indique la figure.

2° *Miroirs convexes* (*fig.* 223). — Si l'on a $l = \infty$, $l' = o$, les rayons incidents arrivent parallèles, et vont concourir au foyer principal F qui est virtuel;

Pour toutes les valeurs de l positives et supérieures à f, l' est positif, mais moindre que f; le foyer conjugué L' est virtuel;

$l = f$ correspond à $l' = f$; le sommet du miroir est à lui-même son conjugué;

Si l est positif et moindre que f, les rayons incidents concourent en des points situés au delà du foyer; ils sont convergents; on a alors l' positif et supérieur à f, le foyer conjugué est réel;

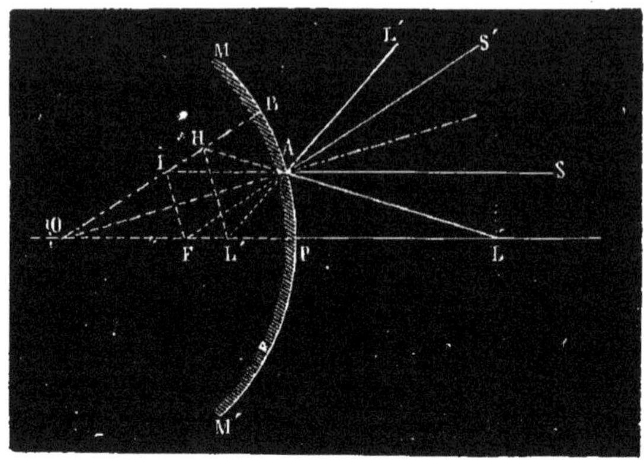

Fig. 223.

Si $l = o$, on a $l' = \infty$ les rayons dont les directions concourent au foyer principal sont réfléchis parallèlement à l'axe;

Enfin, si l est négatif, il en sera de même de l', et les foyers conjugués sont virtuels.

Lorsque le point de concours des rayons incidents passe de l'une à l'autre des positions ci-dessous,	le point de concours des rayons réfléchis passe de l'une à l'autre des positions ci-dessous :
Sommet du miroir.	Sommet du miroir.
$+\infty$. $-\infty$.	Foyer principal.
Centre de courbure.	Centre de courbure.
Le point de concours des rayons réfléchis passe de l'une à l'autre des positions ci-dessus,	lorsque le point de concours des rayons incidents passe de l'une à l'autre des positions ci-dessus :

Comme précédemment, la construction géométrique (*fig.* 223) eût conduit aux mêmes résultats.

Les diverses conséquences de la formule $ll' = f^2$ sont toutes contenues dans le tableau de la page précédente, dans lequel, suivant le cas, les colonnes doivent être lues de haut en bas ou de bas en haut.

203. **Foyers des points situés hors de l'axe.** — Soit l (*fig.* 224 et 225) un point lumineux situé hors de l'axe LO du miroir; menons l'axe

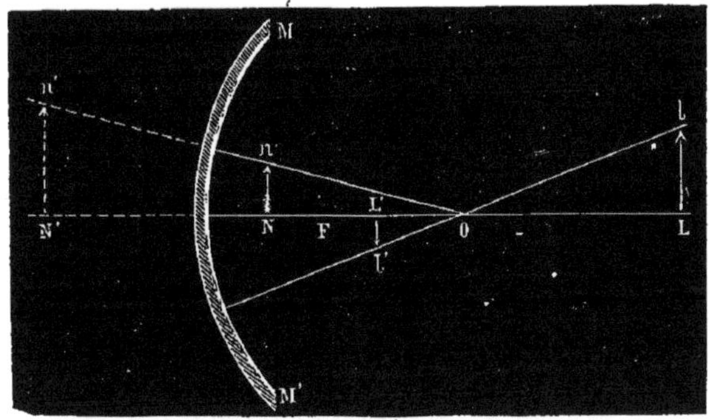

Fig. 224.

secondaire lO, par rapport auquel nous pourrions reprendre tous les raisonnements et les calculs faits plus haut pour un point de l'axe, et nous obtiendrions le foyer conjugué l', qui donnerait lieu à la même dis-

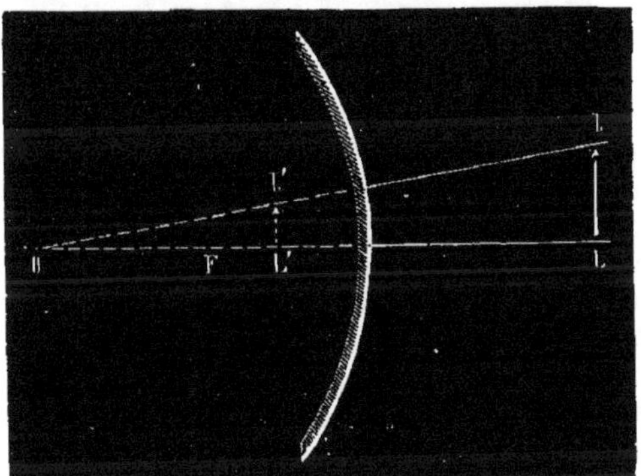

Fig. 225.

cussion que précédemment, les positions de ce foyer étant données par les mêmes formules.

Soit L un point lumineux situé sur l'axe principal à une distance du centre égale à Ol ; son foyer conjugué L′ sera, par suite, à la même distance du centre que le foyer l'. Les quatre points seront donc situés deux à deux sur des arcs de cercle concentriques. Mais, si le miroir n'a qu'une faible amplitude, l'angle lOL des axes secondaires est petit, et l'on peut, sans erreur sensible, confondre ces arcs de cercle avec les droites Ll et L′l' perpendiculaires à l'axe principal. La recherche du foyer conjugué d'un point quelconque est donc ramenée au cas précédemment étudié d'un point situé sur l'axe principal.

204. **Image d'un objet. Rapport de grandeur.** — L'image d'un objet étant définie par l'ensemble des images de chacun de ses points, on voit que la question est complétement résolue par tout ce qui précède.

Soit, par exemple, le corps AB (*fig.* 226) : l'image du point A se fera en a, pour avoir l'image du point B qui doit être sur l'axe secondaire

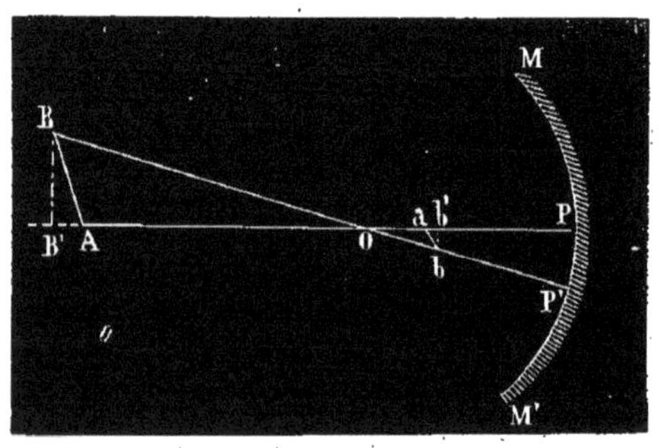

Fig. 226.

BOP′ ; prenons le point B′, pied de la perpendiculaire abaissée de B sur l'axe principal, et soit b' son image ; le point b foyer conjugué de B sera sur la verticale $b'b$, et, par suite, est déterminé. On déterminerait de même autant de points qu'on le voudrait ; mais on peut remarquer que l'image devant être sensiblement droite est ab.

Il suit de ce qui précède que l'image est réelle ou virtuelle, suivant les positions de ses points par rapport au miroir.

Si l'on étudie, ce qui a lieu plus généralement, seulement des perpendiculaires à l'axe principal, la position du pied de l'objet sur cet axe détermine la réalité ou la virtualité de l'image tout entière.

Dans ce dernier cas, on voit que l'image est droite ou renversée par rapport à l'objet, suivant que le pied de l'objet sur l'axe et son foyer conjugué sont d'un même côté du centre de courbure ou de part et d'autre.

La discussion (202) montre que, si l'on écarte le cas où les rayons arrivent convergents, ce qui ne peut avoir lieu pour un objet isolé, les images sont droites lorsqu'elles sont virtuelles, et renversées lorsqu'elles sont réelles[1].

Enfin, on peut voir facilement que le rapport de grandeur de l'image ab à l'objet AB, se déduit de la considération des triangles semblables Oab et OAB (*fig.* 226) qui donnent :

$$\frac{\mathrm{I}}{\mathrm{O}} = \frac{f - l'}{l - f},$$

I et O représentant des grandeurs de l'image et de l'objet, l et l' étant les distances respectives du foyer à A et à a.

En introduisant la relation $ll' = f^2$ ou $l' = \frac{f^2}{l}$, il vient :

$$\frac{\mathrm{I}}{\mathrm{O}} = \frac{f}{l}.$$

On aurait une relation identique au signe près, pour le cas où l'image est de même sens que l'objet, comme N$'n'$ et Nn (*fig.* 224) dans le cas d'un miroir concave, et L$'l'$ et Ll (*fig.*225) pour le miroir convexe.

La formule montre donc que les dimensions de l'image (réelle ou virtuelle) sont 1° plus petites, 2° égales ou 3° plus grandes que celles de l'objet, suivant que ce dernier est à une distance du foyer 1° plus grande, 2° égale, ou 3° plus petite que la distance focale, c'est-à-dire suivant qu'il est situé 1° au delà du sommet ou du centre par rapport au foyer, 2° à l'un ou à l'autre de ces points, ou 3° entre ces mêmes points.

Tous les résultats auxquels nous a conduits la discussion des formules des miroirs peuvent être facilement vérifiés par l'expérience. On emploie à cet effet des miroirs concaves et convexes, métalliques ou en glace étamée, devant lesquels on peut placer, à diverses distances, une bougie allumée, par exemple. Dans le cas de la formation des images virtuelles, on voit l'image de la flamme derrière le miroir; lorsqu'il se forme une image réelle en avant de la surface réfléchissante, on peut la mettre en évidence en la recevant sur un écran dont on fait varier la position jusqu'à ce que les contours soient nets; si l'écran est opaque, on doit regarder l'image du côté du miroir ; s'il est transparent (verre dépoli, papier huilé), l'image peut être vue également dans les deux sens. Les variations de distance de la bougie, comme nous l'avons dit, correspondent à des variations dans la position de l'écran, et à des changements dans la grandeur de l'objet qui est d'autant plus nette et lumineuse qu'elle est plus petite.

[1] L'image peut être droite et réelle si les rayons émanés de l'objet ont déjà été rendus convergents par une disposition optique quelconque.

205. **Réflexion sur des surfaces non polies.** — Lorsqu'un faisceau lumineux vient tomber sur une surface non polie, les rayons qui le composent sont, au moins en partie, renvoyés dans *toutes les directions;* la lumière, dans ce cas, est dite *diffusée.* On dit aussi qu'elle est *irrégulièrement réfléchie*, mais cette expression est rejetée aujourd'hui : tout se passe alors comme si les rayons suivaient les mêmes lois de réflexion qui ont été données dans le paragraphe **194**, mais que cette réflexion se produisît sur des particules présentant des faces dans toutes les directions ; ce serait à ces différences d'orientation que l'on devrait attribuer la diffusion.

C'est à la lumière diffusée que nous devons de voir les corps, quelque position que nous occupions, par rapport à eux et à la source de lumière, ce qui exige qu'un certain nombre de rayons arrivent à notre œil dans chaque cas, et cela ne pourrait avoir lieu par la réflexion régulière. La lumière diffusée par les corps voisins nous permet de voir les objets situés dans l'ombre ; l'air même diffuse la lumière, et c'est à cela que nous devons de distinguer la forme des parties de l'ombre propre d'un corps ; c'est à ces rayons, réfléchis par l'air, que sont dues les parties relativement claires que l'on observe dans l'ombre propre d'une sphère (*fig.* 227) exposée à une lumière, et éloignée de toute surface réfléchissante. On peut remarquer, et la théorie complète en donne la raison, que la partie la plus claire de l'ombre se trouve exactement opposée à la partie la plus brillante.

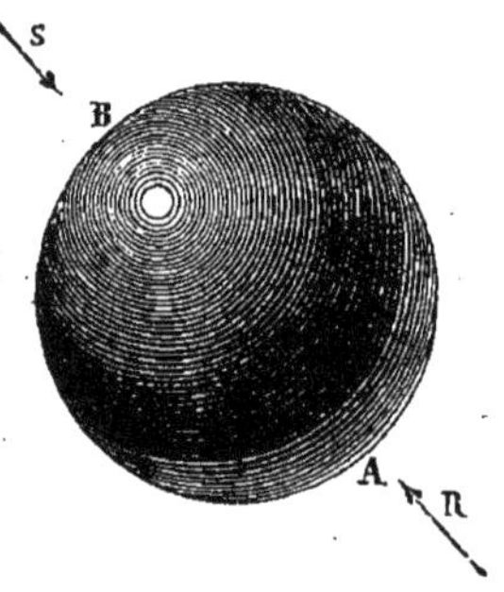

Fig. 227.

Il résulte de la diffusion que l'éclairement d'un corps (comme coloration également) dépend de la lumière directe ou régulièrement réfléchie qu'il reçoit, et de la lumière diffusée soit par l'atmosphère, soit par les corps voisins.

206. **Réflexion sur des surfaces imparfaitement polies.** — Si un corps était parfaitement poli, il ne pourrait être distingué en présence d'un point ou d'un corps lumineux ; ainsi que nous l'avons expliqué, nous percevrions des sensations lumineuses, provenant de l'image, comme si c'était un objet, sans que rien pût nous renseigner sur l'existence de la surface réfléchissante. En réalité, les choses se passent rarement ainsi, et nous *voyons* non-seulement l'image, mais aussi la surface réfléchissante ; celle-ci, qui n'est pas absolument polie, renvoie de la lumière diffusée, qui nous fait voir les points de la surface comme éclairés ou lumineux, et nous avertit de leur existence. Une expérience concluante montre la vérité de cette explication : Dans une chambre obscure, on fait arriver, par une ouverture pratiquée à

une paroi, un rayon lumineux qui se réfléchit sur un miroir très-poli et bien net; dans ce cas, à quelque distance on ne peut croire à l'existence de ce miroir, tandis que l'on voit l'image comme un corps lumineux réel; mais, si l'on vient à projeter de la poussière, l'image pâlit, et le miroir devient distinct, et d'autant plus facilement que la poussière est en plus grande quantité. Cette poussière diminue, en somme, le poli de la surface, et rend appréciable la quantité de lumière diffusée.

CHAPITRE III

RÉFRACTION

207. **Réfraction de la lumière.** — Avant d'étudier des phénomènes nouveaux, nous devons insister spécialement sur cette condition, que, dans ce chapitre, nous supposons que la lumière qui sert aux expériences est *simple*, condition qui sera nettement définie plus tard (229), et que nous pouvons remplir expérimentalement en interposant, par exemple, un morceau de verre rouge coloré par l'oxyde de cuivre sur le trajet du faisceau lumineux, ou en employant la flamme de l'alcool salé.

Lorsqu'un rayon lumineux vient frapper un corps transparent, il ne subit presque aucune réflexion, et se transmet à peu près intégralement dans ce milieu; mais, en général, il change de direction, de telle sorte que le nouveau chemin rectiligne qu'il parcourt n'est pas dans le prolongement de celui qu'il suivait dans le milieu précédent. On dit alors, pour exprimer cet effet, que le rayon se *réfracte*, qu'il subit une *réfraction* (du latin *frangere*, briser).

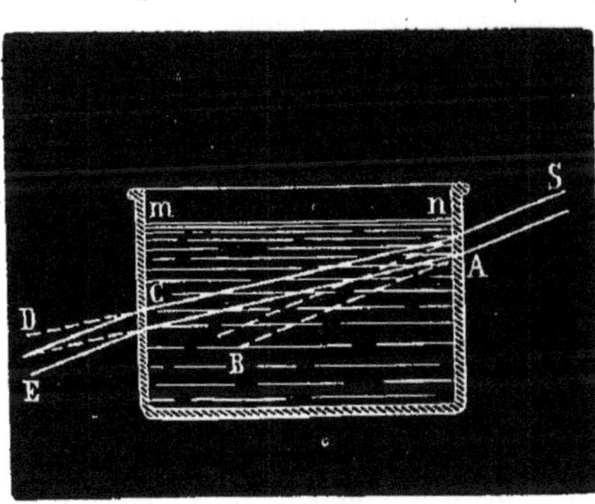

Fig. 228.

On peut facilement mettre ce fait en évidence : On fait pénétrer un rayon dans une chambre obscure, et sur le trajet qu'il parcourt, et qui, nous l'avons dit est nettement visible, on place une cuve en cristal remplie d'eau ou d'un autre liquide transparent (*fig.* 228). Le rayon illumine le chemin AC qu'il suit dans le liquide, et l'on reconnaît nettement qu'il fait un certain angle avec le trajet extérieur SA. En faisant varier les conditions d'incidence et la nature du liquide, on fait également varier l'angle de déviation.

La réfraction des rayons lumineux est soumise à certaines lois qui ont été découvertes par Descartes (1637), et que nous allons indiquer.

208. **Lois de la réfraction. Indice de réfraction.** — Les lois qui régissent le phénomène de la réfraction sont les suivantes :

Première loi. — *Le rayon réfracté est dans le plan déterminé par le rayon incident, et la normale à la surface de séparation des milieux au point considéré.*

Deuxième loi. — *Le sinus*[1] *de l'angle d'incidence est dans un rapport constant avec le sinus de l'angle de réfraction.*

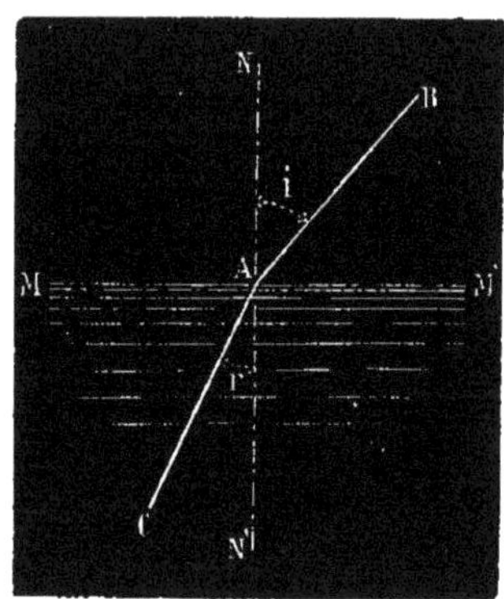

Fig. 229.

Nous désignons sous les noms d'*angle d'incidence* et d'*angle de réfraction* les angles que font, respectivement *avec la normale*, le rayon incident et le rayon réfracté.

La deuxième loi conduit à la formule

$$\frac{\sin i}{\sin r} = m, \qquad (1)$$

dans laquelle i et r désignent les angles d'incidence et de réfraction, m étant une quantité constante qui varie avec la nature des milieux, et qui a reçu le nom d'*indice de réfraction* du second milieu par rapport au premier.

La première loi peut se vérifier facilement. Dans l'expérience indiquée dans le précédent paragraphe, un fil-à-plomb, placé au point où le rayon incident rencontre la surface du liquide, donne la normale en ce point ; on peut alors reconnaître que, quelle que soit la direction du rayon incident, il détermine avec le fil-à-plomb un plan qui contient également le rayon réfracté.

On peut démontrer la deuxième loi par la méthode suivante indiquée par Kepler :

Une auge rectangulaire en glace FH (*fig.* 230) présente deux faces opaques, en bois par exemple, qui se prolongent, de manière à for-

[1] On appelle *sinus* d'un angle NAB le rapport de la longueur de la perpendiculaire abaissée d'un point B (*fig.* 229) d'un côté de l'angle sur l'autre côté AN, à la distance de ce même point B au sommet de l'angle.

mer à côté un angle dièdre EFCD, dont l'arête FC est horizontale. On remplit l'auge de liquide, et on l'expose à l'action de rayons lumineux

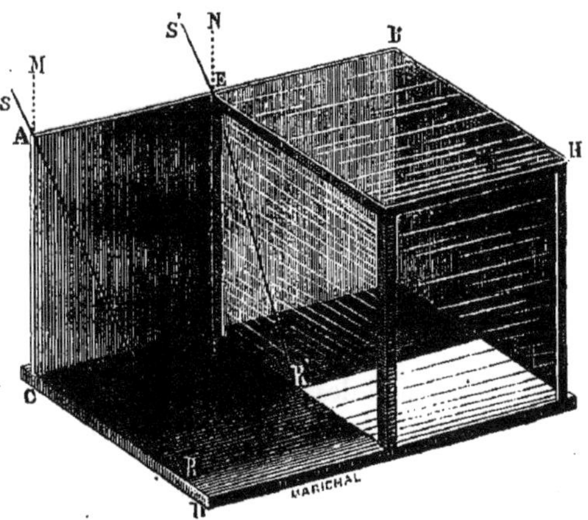

Fig. 250.

qui, frappant derrière la paroi verticale opaque, portent ombre en avant. On reconnaît que l'ombre dans le liquide ne se termine pas à la même distance que dans l'air.

Soit R l'extrémité de l'ombre hors du liquide, R' le point où s'arrête la partie obscure dans l'auge. La ligne EF étant verticale et, par suite, normale à la surface du liquide qui réfracte le rayon, l'angle S'EN est l'angle d'incidence, R'EF est l'angle de réfraction ; d'autre part, le rayon SAR ne change pas de direction, et, par suite, l'angle CAR est égal à l'angle d'incidence S'EN. Le quotient $\frac{CR}{AR}$ est le sinus de l'angle d'incidence ; le quotient $\frac{FR'}{ER'}$, le sinus de l'angle de réfraction. On évalue le rapport de ces deux sinus, et l'on reconnaît qu'il reste constant, quelle que soit la direction suivant laquelle arrivent les rayons incidents.

Cette démonstration ne permet pas d'atteindre à une grande exactitude, et ne peut donner pour m que des valeurs approchées. Nous indiquons plus loin (266) la méthode que l'on emploie pour déterminer les indices de réfraction avec une extrême précision. Cette même méthode permet la vérification absolue de la deuxième loi, ou loi de Descartes.

Il n'existe aucune relation absolue entre la composition des corps et la valeur de leur indice de réfraction ; cette dernière quantité n'est pas non plus dans un rapport simple avec la densité, malgré certaines idées émises par Newton, qui ont trouvé des vérifications curieuses, mais qui ont été démenties depuis.

Les indices de réfraction des solides et des liquides varient dans des limites assez étendues, ainsi qu'il résulte d'un tableau que nous donnons plus loin (266). Pour les gaz, on prend l'indice de réfraction pour le passage du *vide* au gaz considéré; ces indices sont très-faibles, du reste; ils varient, pour un même gaz, en sens inverse de la densité, et, par suite, augmentent avec la pression, et lorsque la température diminue.

209. **Construction géométrique des rayons réfractés.** — La détermination du rayon réfracté correspondant à un rayon incident donné peut se faire à l'aide de la formule de laquelle on tire

$$\sin r = \frac{\sin i}{m};$$

mais le calcul exige l'emploi des logarithmes. On peut, à l'aide d'une construction géométrique très-simple, arriver au même résultat, de la manière suivante :

Soient MM' (*fig.* 231) la surface de séparation où se produit la réfraction, et BA un rayon lumineux rencontrant cette surface en A; de ce point comme centre décrivons deux circonférences, dont les rayons AE et AD, de grandeur absolue quelconque d'ailleurs, sont tels que l'on ait

$$\frac{AE}{AD} = m.$$

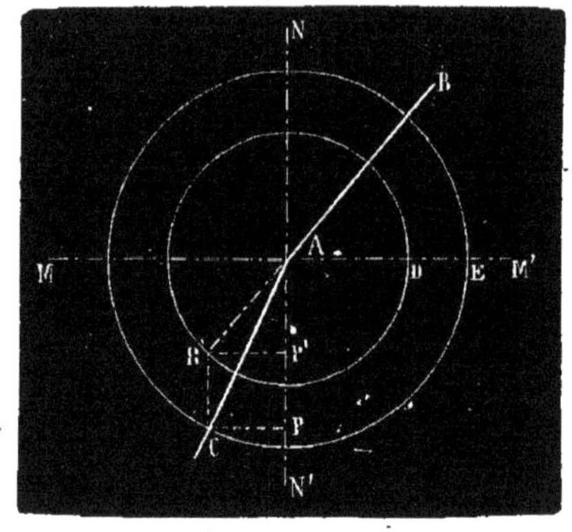

Fig. 231.

Prolongeons le rayon incident au delà de A, jusqu'à ce qu'il rencontre en B' la circonférence AD; par ce point B' menons une perpendiculaire à MM' jusqu'à son point d'intersection C avec l'autre circonférence AE; le point C est un point du rayon réfracté qui est par conséquent AC.

En effet, menons la normale NN' à la surface de séparation, et abaissons les droites B'P', CP perpendiculaires à NN' qui sont égales; on a

$$\sin i = \frac{B'P'}{AB'}$$

$$\sin r = \frac{CP}{AC},$$

et, divisant membre à membre, il vient

$$\frac{\sin i}{\sin r} = \frac{AC}{AB'};$$

mais, $AC = AE$ et $AB' = AD$;

donc $$\frac{\sin i}{\sin r} = m.$$

Cette construction est facile, et conduit aux mêmes résultats que la formule, mais d'une manière moins abstraite.

210. **Retour inverse des rayons.** — Il résulte d'expériences aisées à concevoir, et qui ne présentent aucune difficulté d'exécution que l'interposition d'une lame transparente à faces bien parallèles ne change en rien la direction des rayons lumineux, les rayons émergents étant parallèles aux rayons incidents. De ce fait expérimental, on déduit une conséquence importante sur la valeur des indices de réfraction de deux corps, l'un par rapport à l'autre.

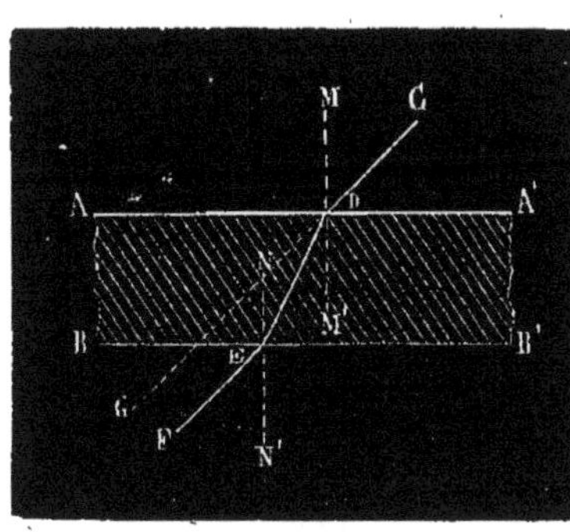

Fig. 232.

Soit, en effet, AA′ BB′ (*fig.* 232) une lame transparente telle, que AA′ et BB′ sont parallèles. Appelons i et r les angles que font avec la normale DM le rayon incident CD et le rayon réfracté DE : si m est l'indice de réfraction du premier milieu par rapport au second, on a

$$\frac{\sin i}{\sin r} = m.$$

Appelons de même i' et r' les angles que fait avec la normale EN le rayon incident DE et le rayon réfracté EF, et soit m' l'indice de réfraction du second milieu par rapport au premier, dans lequel le rayon EF émerge en définitive. On a aussi

$$\frac{\sin i'}{\sin r'} = m'.$$

Mais, à cause du parallélisme de AA′ et BB′, et de CD et EF, on a $i = r'$ et $r = i'$; en multipliant, par suite, les deux équations précédentes membre à membre, il vient

$$1 = mm';$$

d'où $$m' = \frac{1}{m}.$$

On déduit de cette valeur que si un rayon lumineux BA (*fig.* 231) se réfracte suivant AC en passant de l'air dans l'eau, par exemple, inversement un rayon qui arriverait dans l'eau suivant CA sortirait dans l'air suivant AB. En effet, on a dans le premier cas

$$\frac{\sin i}{\sin r} = m;$$

Dans le second, l'angle d'incidence est r, et soit r' l'angle de réfraction ; on doit avoir

$$\frac{\sin r'}{\sin r} = \frac{1}{m},$$

ce qui exige que $r' = i$, ainsi que nous l'avons dit.

Si l'on se rappelle que, par suite des lois de la réflexion, le même chemin peut être parcouru dans les deux sens par un rayon lumineux, on voit que cette dernière remarque permet d'énoncer la loi générale suivante :

Quels que soient la nature et l'ordre des milieux à la surface de séparation desquels un rayon lumineux se réfléchit ou se réfracte, le chemin qu'il parcourt serait le même pour un rayon marchant en sens inverse, et dont la direction du rayon incident coïnciderait avec celle du rayon émergent précédent.

211. **Discussion de la formule. Réflexion totale.** — La formule qui donne la direction du rayon réfracté, $\frac{\sin i}{\sin r} = m$, doit permettre de prévoir tous les cas particuliers qui peuvent se présenter. Il doit en être de même de la construction géométrique. Occupons-nous d'abord de la formule.

On a $$\sin r = \frac{\sin i}{m}.$$

Deux cas différents peuvent se présenter suivant la valeur de m.

1° $m > 1$; on conclut de là

$$\sin r < \sin i ;$$

et comme les angles r et i sont moindres que 90°,

on a aussi $$r < i.$$

Le rayon réfracté fait avec la normale un angle moindre que le rayon incident. Par la réfraction, le rayon lumineux se rapproche de la normale ; le second milieu est dit alors *plus réfringent* que le premier. On voit que si l'on fait $i = 90°$, le rayon incident arrivant en rasant la surface, le rayon réfracté fait avec la normale un angle aigu donné par la formule

$$\sin r = \frac{1}{m}.$$

2° $m < 1$: le second milieu est dit moins réfringent que le premier. De la relation $\sin r = \frac{\sin i}{m}$, on déduit que l'on a toujours

$$i > r;$$

en se réfractant, le rayon s'écarte de la normale. En outre, la réfraction n'est pas toujours possible; car il faut que l'on ait $\sin r < 1$, et, par suite, $\sin i < m$. S'il vient $\sin i = m$, on a $\sin r = 1$ et $r = 90°$, le rayon réfracté sort en rasant la surface de séparation des milieux; si, enfin, $\sin i > m$, l'angle r n'existe pas; la réfraction n'est pas possible; dans ce cas, le rayon ne peut passer dans le second milieu, et il se réfléchit sur la surface de séparation, suivant les lois de la réflexion régulière (194). Ce phénomène, dans lequel un rayon ne peut passer dans un milieu transparent et se réfléchit, porte le nom de *réflexion totale*.

Enfin, dans les deux cas, si le rayon arrive normalement à la surface, on a $i = 0$, par suite aussi $r = 0$, le rayon sort normalement, et sans avoir subi de déviation.

Le cas où le rayon passe d'un milieu plus réfringent à un milieu moins réfringent pourrait se déduire du premier cas, en vertu de la remarque relative au retour inverse des rayons, car si m est l'indice dans un sens, et qu'il soit plus grand que 1, $\frac{1}{m}$, indice dans l'autre sens, est nécessairement moindre que 1.

La construction géométrique conduirait à la même discussion. Soient (*fig.* 233) les deux cercles dont les rayons sont tels que l'on ait $\frac{OA'}{Oa} = m$. On voit, en appliquant la construction (209), que le rayon incident étant NO, le rayon réfracté est aussi normal, et dirigé suivant ON'. Le rayon réfracté OB', par exemple, est plus rapproché de la normale que le rayon incident correspondant BO; enfin, si le rayon incident arrive en rasant la surface suivant EO, il est réfracté suivant OE', et l'on a dans ce cas limite :

$$\sin r = \frac{Oe}{OE'} = \frac{1}{m}.$$

Lorsque la lumière passe d'un milieu plus réfringent à un milieu moins réfringent, les mêmes circonférences peuvent être employées, mais il faut prolonger le rayon incident jusqu'à la circonférence extérieure, et mener la normale jusqu'à la circonférence intérieure pour avoir un point du rayon réfracté.

On peut encore, en se servant de la loi du retour inverse des rayons, utiliser la construction précédente (*fig.* 233). On voit alors qu'aux rayons incidents A′O, B′O, E′O correspondent les rayons réfractés OA, OB, OE ; mais, si l'on voulait faire la construction pour des rayons plus éloignés de la normale que OE′, on ne pourrait y arriver ; cette position OE′ est donc l'angle limite, à partir duquel il y a réflexion totale. Pour cet angle limite on a

$$\sin E'OA' = \frac{eO}{E'O},$$

ou $$\sin i = \frac{1}{m},$$

ainsi que la discussion directe de la formule nous l'avait déjà donné.

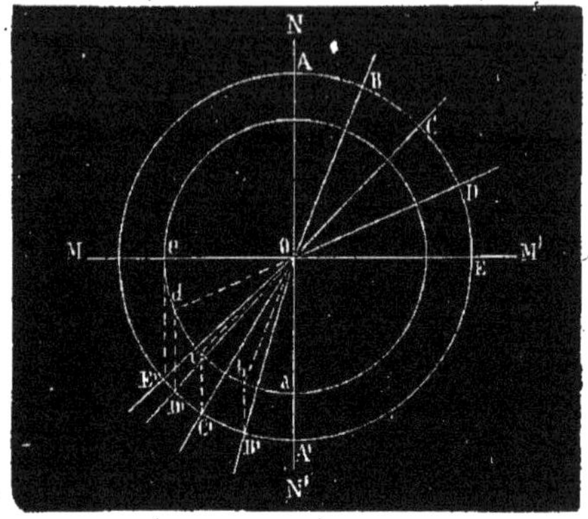

Fig. 233.

212. **Image d'un point lumineux.** — Soit A (*fig.* 234) un point lumineux émettant des rayons dans toutes les directions, à travers le milieu dans lequel il se trouve, dans l'eau, par exemple, et soit mm' la surface qui sépare ce liquide de l'air ambiant. Considérons les deux rayons AC, AC′ qui se réfracteront suivant CD, C′D′ : si un observateur place son œil en DD′, il recevra à la fois ces deux rayons et jugera le point lumineux situé en a, point d'intersection des prolongements de ces rayons ; le point semble donc relevé et déplacé.

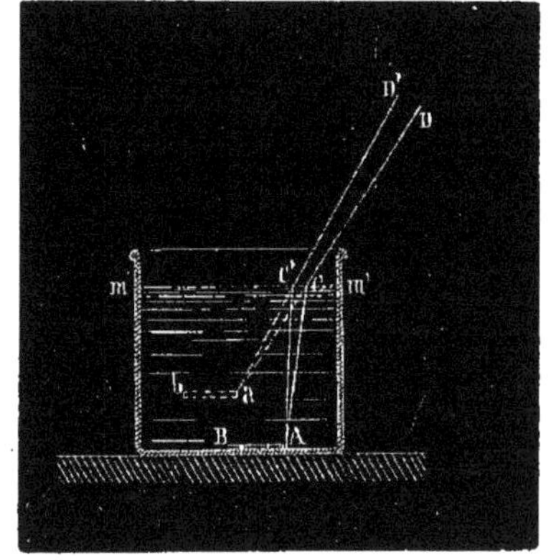

Fig. 234.

Cette explication donne la raison de diverses expériences faciles à répéter : on place au fond d'un vase vide, à parois opaques, un objet AB en un point tel, que l'on ne puisse l'apercevoir du point D ; si l'on vient à verser de l'eau dans le vase, il arrive un moment où, sans que l'on fasse varier les positions de l'œil et de l'objet, on le distingue en ab : c'est qu'alors les rayons lumineux suivent, pour parvenir en D, une ligne brisée ACD que n'interceptent pas les parois, ainsi que nous l'avons dit ; mais l'image que l'on voit n'est pas à la place même de l'objet, elle est relevée. C'est encore pour la même raison qu'un bâton droit que l'on plonge dans l'eau paraît brisé au point où il pénètre dans ce liquide, que le fond d'un étang semble plus rapproché de la surface qu'il ne l'est en réalité, etc.

L'image d'un point lumineux vu par réfraction n'est pas fixe, elle dépend de la position de l'observateur. Soit, en effet, A (*fig.* 235) un point lumineux, et supposons l'observateur placé dans un milieu moins ré-

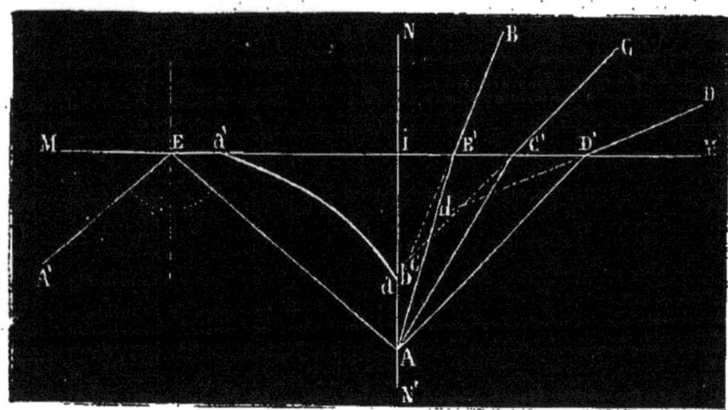

Fig. 235.

fringent, séparé du précédent par le plan MM'. D'après ce que nous venons de dire, l'observateur verra l'image de l'objet respectivement en *b*, en *c* ou en *d*, suivant que son œil occupera les positions NB, BC ou CD. En augmentant le nombre de rayons émanés de A, les prolongements des rayons réfractés dessineront une courbe *aa'*, dite *caustique par réfraction* du point A, et qui est telle, que le point de contact de la tangente menée d'un point extérieur est l'image de A pour un observateur situé en ce point.

Tous les rayons émanés de A et rencontrant le plan MM' ne concourent pas à former des images. Ceux qui font avec la normale NN' (*fig.* 235) un angle plus grand que l'angle limite ne peuvent passer dans le second milieu; ils subissent alors la réflexion totale : ainsi, le rayon AE se réfléchit suivant EA' dans le liquide même.

Si l'on avait un objet lumineux, il faudrait tracer la caustique pour chacun de ses points, et, de la position occupée par l'œil, mener des tangentes à ces diverses courbes; l'ensemble des points de contact donnera l'image cherchée qui serait en général déformée.

213. **Réfraction atmosphérique. — Mirage.** — Les lois de la réfraction donnent l'explication immédiate d'un certain nombre de phénomènes naturels, parmi lesquels nous indiquerons la réfraction atmosphérique et le mirage.

La lumière arrive des astres dans un milieu que l'on considère comme vide de toute matière et rempli seulement par l'éther lumineux; lors donc qu'un rayon incident vient tomber obliquement sur l'atmosphère, il éprouve une réfraction qui le rapproche de la normale (*fig.* 236) ; en outre, un effet analogue se produit dans le même sens, à mesure que ce rayon pénétrant dans l'atmosphère y rencontre des couches de plus en plus denses ; la trajectoire du rayon lumineux de B en A est donc une courbe tournant sa concavité vers la surface du globe. Un observateur situé en A et percevant le dernier élément de cette trajectoire reportera le point lumineux L en L′, le relèvera par conséquent. Cette action est d'autant plus considérable que le rayon incident LB fait un plus grand angle avec la normale en B du point d'incidence dans l'atmosphère, c'est-à-dire que l'astre est plus voisin de l'horizon : cet effet nous fait voir, par exemple, le soleil lorsqu'il est géométriquement au-dessous de l'horizon, et prolonge la durée pendant laquelle il est visible, de 2 minutes le matin et autant le soir.

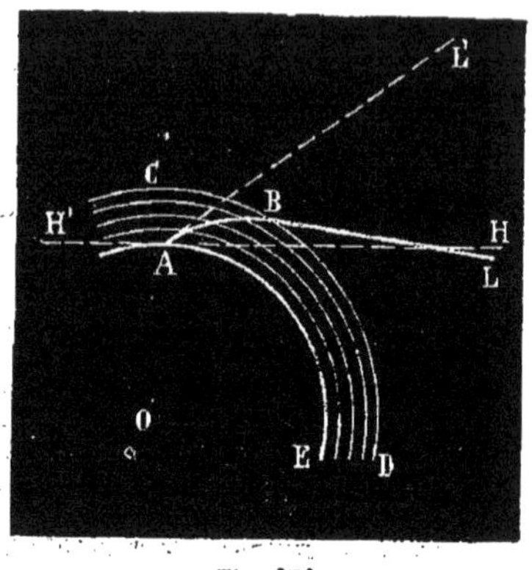

Fig. 236.

Comme on le voit, cette explication est basée sur ce fait démontré par l'expérience, que la réfraction d'un même gaz est d'autant moindre qu'il est moins dense : c'est aussi la cause du *mirage*. On sait que, dans certaines conditions atmosphériques qui sont précisément remplies dans les contrées chaudes, dans les déserts de l'Afrique, on aperçoit souvent à distance, au pied des arbres, leur image renversée, ce qui fait croire à l'existence en ce point de nappes d'eau agissant comme surfaces réfléchissantes, bien qu'il n'y ait en réalité rien de semblable. Pour se rendre compte de cet effet, il faut remarquer que, dans ces contrées où l'atmosphère est très-calme et le sol fortement échauffé, les couches inférieures sont les plus chaudes et ne tendent pas à s'élever ; on verra plus tard (*voy.* Chaleur) comment le sol peut s'être échauffé sans qu'il en soit de même des couches d'air traversées par les rayons solaires. Les rayons peu inclinés émis par les objets, tels que le sommet des arbres, en passant d'une couche à l'autre, s'éloignent de la normale et tendent à devenir de plus en plus horizontaux ; leur inclinaison peut devenir telle qu'ils subissent la réflexion totale sur l'une des couches ; ils se relèvent alors symétriquement et forment en somme une courbe à convexité dirigée vers le sol (*fig.* 237) : l'œil d'un observateur placé en un point de cette courbe reporte la cause de l'impression qu'il reçoit sur la tangente à cette courbe, au-dessous du vrai point lumineux, par conséquent ; comme il en est de même pour les diverses parties de l'objet, on a ainsi une image renversée de cet objet.

On peut observer des effets analogues en se plaçant, dans un jour d'été où l'atmosphère est calme, à côté de grands murs verticaux bien exposés au soleil : dans ce cas seulement, les couches successives d'air

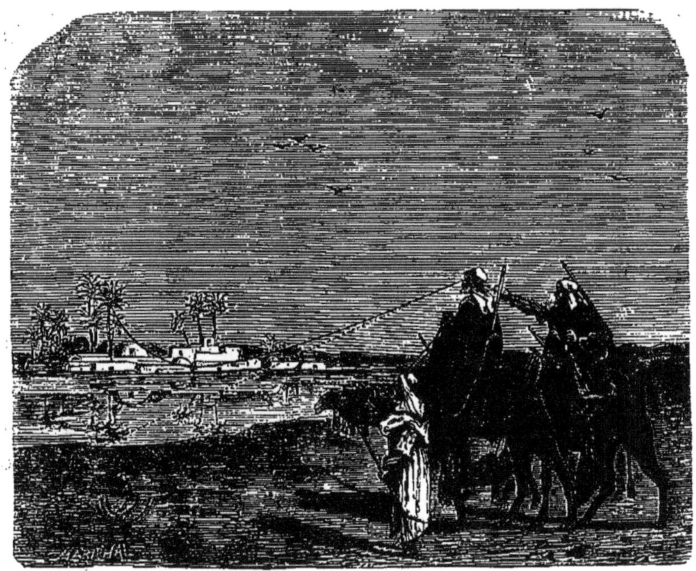

Fig. 237.

sont verticales, et les images sont au même niveau que les objets, mais plus près du mur, ou même de l'autre côté.

Enfin, c'est sans aucun doute à des effets de ce genre qu'il faut attribuer des phénomènes divers dans lesquels des objets sont vus doubles ou élevés dans l'air, comme la *Fata morgana*, etc.

214. **Action des prismes.** — On désigne en optique sous le nom de *prisme* l'espace compris entre deux plans obliques, et le *sommet du prisme* est la ligne d'intersection de ces plans. On trouve dans les solides définis en géométrie sous le nom de prismes les éléments nécessaires; c'est l'espace compris entre deux faces non parallèles, l'arête de l'angle dièdre, qui en réalité constitue le prisme, étant le sommet. L'interposition, sur le trajet d'un rayon lumineux, d'un prisme de nature différente du milieu dans lequel se fait la propagation produit des effets de diverses sortes : une déviation que nous allons indiquer, en supposant, comme il a été dit plus haut, que le rayon est simple ; et un phénomène de décomposition des lumières composées qui sera étudié au chapitre suivant. (*Voy.* Dispersion.)

Quoique les lois de la réfraction permettent de prévoir les changements de direction dans tous les cas, nous nous bornerons, pour plus de simplicité, à supposer que le rayon incident se trouve dans un plan perpendiculaire à l'arête, de telle sorte que le rayon réfringent étant aussi dans ce plan (208), nous ayons seulement à considérer ce qui se passe dans une section droite du prisme; c'est, du reste, ce cas que l'on rencontre le plus souvent.

Nous pouvons nous rendre compte facilement de l'effet produit par un prisme à l'aide de la construction géométrique. Nous supposerons que la matière dont est composé le prisme soit plus réfringente que le milieu environnant. Soit le prisme RPR′ (*fig.* 238), sur la face duquel tombe le rayon lumineux AB, et soient en O les deux circonférences auxiliaires; menons par le centre la parallèle O*b* au rayon incident, et par l'extrémité *m* une normale *ml* à la direction de la face PR; le rayon qui traverse le prisme a la même direction que la ligne O*l*, on peut donc le tracer; il rencontre l'autre face en C, et, par une construction inverse (*ln* normale à la face PR′ d'émergence), on a la direction O*n* du rayon réfracté dans l'air, que l'on peut indiquer; ABCD est donc la trajectoire du rayon lumineux. Les directions d'incidence et d'émergence font entre elles un angle D′ID, qui est l'*angle de déviation*. Cet angle

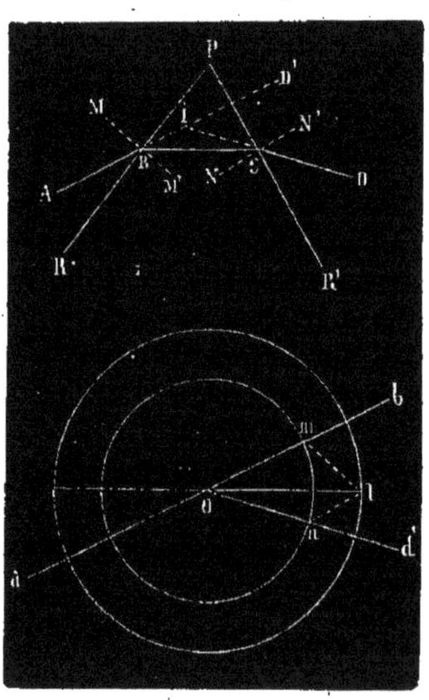

Fig. 238.

est donné en *m*O*n* sur la construction géométrique qui présente aussi en *bml* et *dnl* les angles d'incidence et d'émergence. On voit dans le cas de la figure que, si un observateur est placé sur la direction BA, il verra l'image sur AD′, au lieu de voir l'objet à sa vraie position en D : l'image sera déviée du côté du sommet du prisme.

Il faut remarquer que tout rayon incident correspond à un rayon réfracté dans le prisme, car la réfraction est toujours possible d'un milieu à un milieu plus réfringent; mais il n'y a pas toujours un rayon émergent, car le rayon BC dans le prisme peut rencontrer la face de sortie sous un angle tel, qu'il y ait réflexion totale (211). La construction géométrique indiquera ce fait en ce que la normale *ln* ne rencontrerait pas la circonférence intérieure O*m*; on peut même, étant donné l'angle d'incidence et l'indice de réfraction du milieu, c'est-à-dire le rapport $\frac{Ol}{Om}$, trouver facilement le plus grand angle du prisme qui correspondrait à l'émergence; il s'obtiendrait évidemment en mesurant l'angle que fait ml avec la tangente au cercle Om menée par le point l.

215. **Déviation minima.** — Pour un même prisme, l'angle de déviation varie avec l'angle d'incidence; la construction précédente donne le moyen de mettre ce fait en évidence; l'angle des normales ne varie pas si l'angle du prisme reste constant; si donc on fait tourner l'angle mln autour du point l sans changer sa valeur, les lignes telles que Ob et Od seront toujours parallèles, l'une au rayon incident, et l'autre au rayon réfracté correspondant, l'angle d'incidence pouvant prendre toutes les valeurs possibles. Dans les diverses positions, l'angle de déviation varie entre certaines limites qui dépendent des conditions expérimentales.

On peut démontrer géométriquement que, si un angle constant tourne autour d'un point l, l'arc mn qu'il intercepte sur une circonférence atteint un minimum lorsque le diamètre Ol est bissectrice de cet angle. L'angle de déviation mOn qui a même mesure que l'arc mn passe donc par un minimum qui correspond au cas où le rayon qui est réfracté dans le prisme fait des angles égaux avec les deux faces. De simples considérations de symétrie permettent d'arriver facilement au même résultat; il suffit, en effet, de remarquer que l'angle de déviation passe par les mêmes valeurs lorsque l'on fait tourner l'angle constant dans un sens ou dans l'autre, à partir de la position particulière que nous avons indiquée.

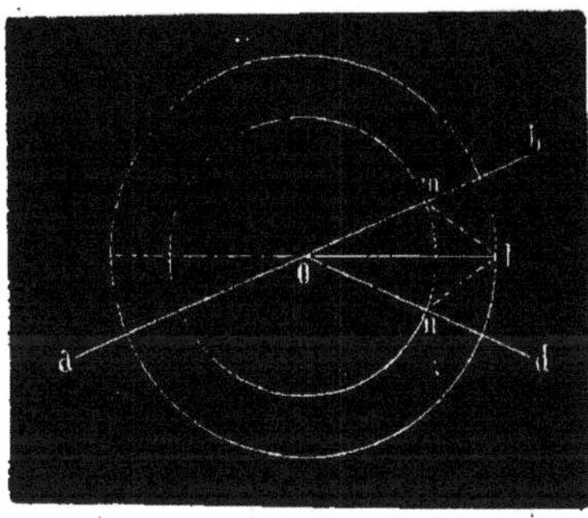

Fig. 239.

Il existe pour cette position, correspondant au minimum de déviation, une relation simple entre cet angle, l'angle du prisme et l'indice de réfraction. Appelons, en effet, A l'angle du prisme, δ la déviation dont les angles mol, lon (*fig.* 239) sont les moitiés. En appliquant, dans le triangle Oml la relation de proportionnalité des sinus des angles aux côtés opposés, il vient :

$$\frac{Ol}{Om} = \frac{\sin Oml}{\sin Olm},$$

ou

$$\frac{Ol}{Om} = \frac{\sin \frac{A+\delta}{2}}{\sin \frac{A}{2}},$$

et, à cause de $\frac{Ol}{Om} = m$, il vient

$$\frac{\sin \frac{A + \delta}{2}}{\sin \frac{A}{2}} = m,$$

qui permet de déterminer une des trois quantités qui y entrent lorsqu'on connait les deux autres. En particulier, c'est par la recherche de la déviation minimum δ dans un prisme d'angle A que l'on mesure, en général, l'indice de réfraction des diverses substances transparentes.

L'expérience vérifie les résultats que nous venons d'indiquer; à cet effet, on fait arriver un rayon lumineux dans une chambre obscure, et l'on note la position de la trace lumineuse sur la paroi. On place alors, sur le trajet de ce rayon, un prisme à arêtes verticales, monté sur un pied qui lui permet de tourner autour d'un axe également vertical. L'image est tout aussitôt déviée; en faisant mouvoir le prisme, et changeant, par suite, l'angle d'incidence, on voit l'image se déplacer; pour un certain sens du mouvement communiqué au prisme, on voit l'image se rapprocher de la position qu'elle occupait avant l'action du prisme; mais, en continuant toujours dans le même sens, on voit cette image se déplacer en changeant de direction, de manière à avoir occupé une position plus rapprochée de sa position primitive que toutes celles qui l'ont précédée ou suivie. C'est la position qui correspond à la déviation minima.

216. **Réfraction sur les surfaces courbes.** — Les divers milieux réfringents que l'on fait traverser aux rayons lumineux ne sont pas toujours séparés par des surfaces planes. On répéterait dans chaque cas particulier ce que nous avons dit pour les plans (212), et l'on arriverait de même à considérer des caustiques correspondant à chaque point lumineux.

Mais nous considérerons d'une manière toute spéciale les effets produits par des surfaces de séparation sphériques, ces surfaces étant exclusivement employées dans la fabrication des instruments d'optique. Les caustiques dans ces surfaces peuvent être regardées très-sensiblement comme se réduisant à un point que l'on nomme *foyer*. D'après ce que nous avons dit sur le retour inverse des rayons, le point lumineux et son foyer sont réciproques, c'est-à-dire que si l'on place le point lumineux à ce foyer, les rayons iront inversement se réunir à la place qu'occupait primitivement le point lumineux. Aussi ces deux points sont-ils dits *foyers conjugués*. Il résulte de là que l'on a seulement deux cas à considérer, indépendamment de la position du point lumineux, le cas où la surface est concave du côté du milieu le plus réfringent, et le cas où elle convexe de ce même côté.

La détermination des foyers est rendue facile par l'application de la construction géométrique des rayons réfractés; quelles que soient les conditions, la marche est la même, et nous verrons qu'il en est de même de la relation qui existe entre les positions des foyers conjugués.

Pour la même raison que nous avons donnée dans le cas de la réflexion (200), si l'on a un point lumineux L, son foyer devra se trouver sur la ligne qui joint ce point au centre, et que l'on désigne sous le nom

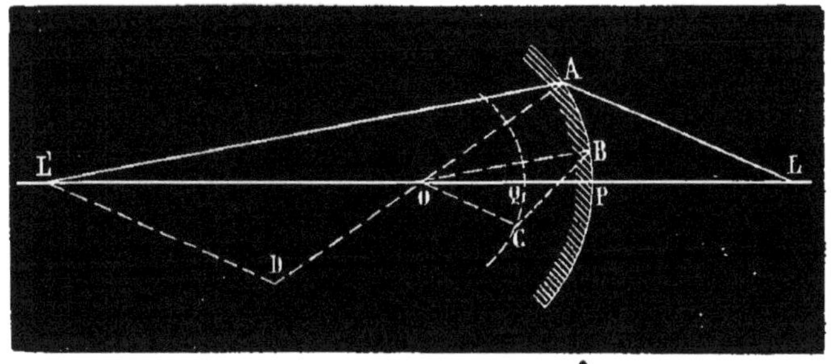

Fig. 240.

d'axe. Soient MM' (*fig.* 240 et 241) la surface de séparation, O son centre de courbure, et P le point où l'axe rencontre la surface MM'. Du point O décrivons un arc de cercle avec un rayon OQ tel, que l'on ait $\frac{OP}{OQ} = m$, m étant l'indice de réfraction. Considérons un rayon lumineux LA; la

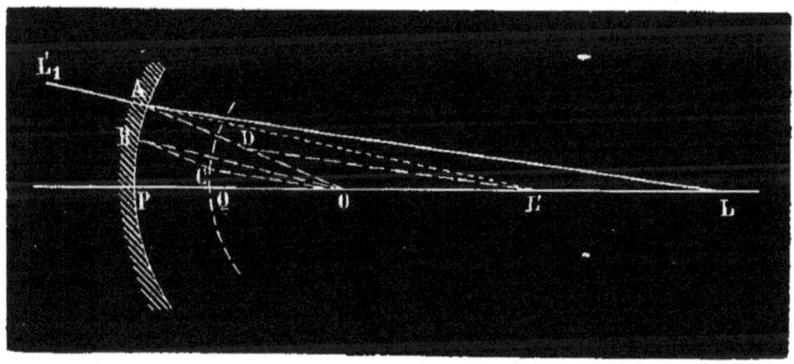

Fig. 241.

normale à la surface au point d'incidence est OA; menons par le centre une droite OC parallèle au rayon incident, et par le point C où elle rencontre la circonférence OQ une parallèle CB à la normale OA; la droite OB donne la direction du rayon réfracté (209) qui est, par suite,

AL′; ce rayon ou son prolongement rencontre l'axe en L′ qui est le conjugué du point L.

Pour déterminer la position du point L′ en fonction de celle de L, nous chercherons les distances p' et p de ces points au point P, ces distances étant affectées du signe $+$, si, par rapport au sommet de la surface, elles sont comptées du côté d'où arrivent les rayons incidents, et du signe $-$ dans le cas contraire; de même r représente dans les mêmes conditions la distance du centre de courbure au sommet du miroir (et non pas seulement la valeur numérique de ce rayon).

Menons par le point L′ (*fig.* 240 et 241) une droite L′D parallèle au rayon incident LA jusqu'au point D où elle rencontre la normale OA du point d'incidence. A cause des triangles semblables OBC et ADL′, on a

$$\frac{OB}{OC} = \frac{L'A}{L'D};$$

les triangles semblables OLA, OL′D, donnent, d'autre part,

$$\frac{OL'}{OL} = \frac{L'D}{LA}.$$

En multipliant ces égalités membre à membre, il vient

$$\frac{OB}{OC} \cdot \frac{OL'}{OL} = \frac{L'A}{LA},$$

ce que l'on peut écrire

$$m.\frac{p'-r}{p-r} = \frac{p'}{p},$$

car, à cause du peu d'amplitude du miroir, on peut remplacer LA et L′A par LP et L′P. Cette formule s'applique, on le voit, à tous les cas elle est générale. Elle donne

$$mpp' - mpr = pp' - p'r$$

ou

$$mpr - p'r = (m-1)\,pp';$$

et, divisant tout par $pp'r$, il vient

$$\frac{m}{p'} - \frac{1}{p} = \frac{m-1}{r}.$$

Nous n'avons pas l'intention de discuter complétement cette formule, mais nous devons indiquer deux résultats importants qu'on en peut déduire.

Nous appellerons *premier foyer principal* un point tel, que les rayons incidents qui en émanent donnent, après leur passage dans le deuxième milieu, un faisceau parallèle. Si f désigne la distance de ce point au sommet P, on trouvera sa valeur en faisant dans l'équation précédente $p = \infty$. Il vient alors

$$-\frac{1}{f} = \frac{m-1}{r},$$

ou

$$f = \frac{r}{1-m}.$$

On désigne sous le nom de *second foyer principal* un point où vont concourir tous les rayons réfractés correspondant à des rayons incidents parallèles à l'axe. f' étant la distance de ce point au sommet P s'obtient en substituant, dans la relation générale, ∞ à p. On a alors

$$\frac{m}{f'} = \frac{m-1}{r}$$

et

$$f' = \frac{mr}{m-1}.$$

Les foyers principaux sont toujours situés de part et d'autre de la surface de séparation, car les valeurs de f et de f' sont de signes contraires.

A cause de la loi du retour inverse, les foyers que nous venons de trouver échangent leurs rôles, si l'on fait arriver la lumière dans le sens opposé à celui qu'elle suivait d'abord.

217. **Plan focal. — Image d'un objet lumineux.** — La direction de l'axe, celle qui nous détermine la position du foyer principal, ne présente, en somme, rien de particulier, et, si l'on considère des

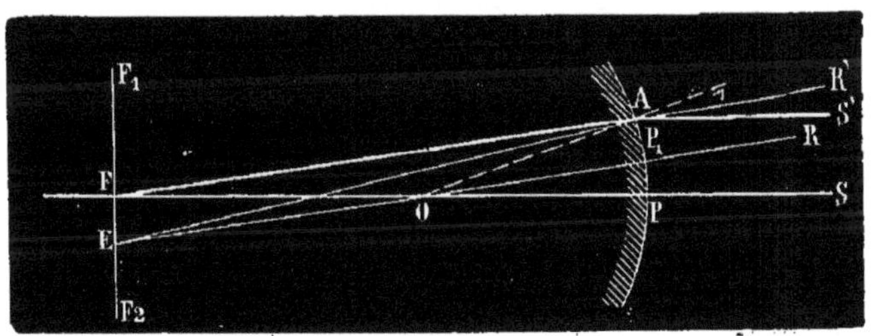

Fig. 242.

rayons parallèles entre eux R'A (*fig.* 242), on voit qu'ils iront converger sur l'axe secondaire parallèle R en un point E, dont la distance à P_1 devra être précisément la distance focale principale, de sorte que l'on ait $P_1E = PF$ et que les points F et E soient sur un arc de cercle décrit de O comme centre. Mais si, comme on le suppose toujours, la surface réfringente MM' n'a qu'une faible amplitude, il en sera de même de l'arc FE que l'on pourra sans erreur confondre avec un plan passant par F et perpendiculaire à l'axe principal PF ; ce plan est appelé *plan focal*, c'est le lieu des foyers des rayons qui arrivent parallèlement sur la surface de séparation des milieux réfringents. Il y a deux plans focaux correspondant aux deux foyers principaux et dont les distances au point P sont données par les valeurs $\frac{r}{1-m}$ et $\frac{mr}{m-1}$.

On peut se servir avantageusement des plans focaux pour déterminer la position des foyers conjugués de points situés hors de l'axe principal. Soit, en effet, B un point lumineux (*fig.* 243) qui ne se trouve pas sur

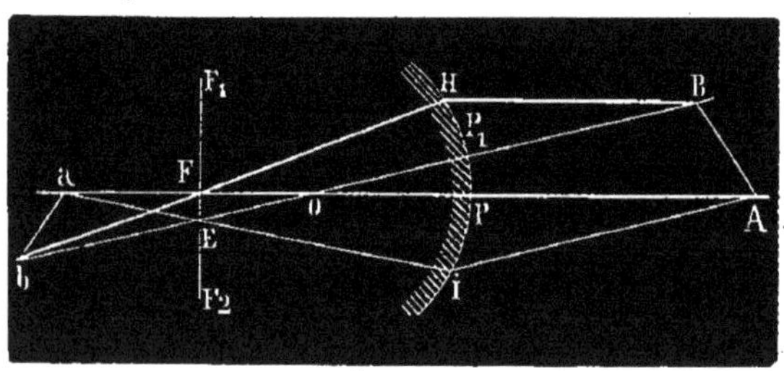

Fig. 243.

l'axe principal PA ; le foyer conjugué doit se trouver sur l'axe secondaire BO. Considérons un rayon BH parallèle à l'axe principal PA ; en se réfractant, ce rayon doit passer par le point F, intersection de cet axe et du plan focal F_1F_2; c'est donc la droite HF qui va rencontrer l'axe BO en un point *b*, foyer conjugué de B.

Si l'on a un objet lumineux rectiligne AB, on cherche par le même procédé le foyer conjugué de chacune des extrémités A et B à l'aide du plan focal F_1F_2 des axes OA et OB et des rayons AI, BH respectivemen parallèles à ces axes. On admet, quoique cela ne soit pas rigoureusement vrai, que l'image de AB est aussi une ligne droite qui est déterminée dès lors, si l'on connaît ses extrémités *a* et *b*.

218. **Lentilles.** — On désigne sous le nom de *lentille tout bloc de substance réfringente terminé par deux surfaces dont une au moins est courbe*. (Gavarret.)

Les lentilles employées en optique sont ordinairement en *crown-glass* ou en *flint-glass*. Nous désignerons par *m* l'indice de réfraction du milieu réfringent, et nous admettrons que le milieu dans lequel il est plongé est homogène.

Les lentilles, jusqu'à ce jour, sont limitées par des surfaces sphériques ou par des plans ; on appelle *axe de la lentille* la ligne qui joint les centres de ces sphères, les centres peuvent d'ailleurs être situés d'un même côté de la lentille ou de part et d'autre.

Les lentilles peuvent affecter diverses formes ; on les divise d'abord en deux groupes principaux : lentilles *convergentes* et lentilles *divergentes*, suivant qu'un faisceau lumineux en les traversant est rendu plus convergent ou moins convergent qu'avant son entrée dans la lentille.

Les lentilles convergentes (*fig.* 244) ont pour caractère d'être plus épaisses au centre qu'à la circonférence ; on distingue la lentille *biconvexe* (I), dont les centres sont de part et d'autre ; la lentille *plan-convexe* (II), qui est terminée d'un côté par un plan et le *ménisque convergent* dont les centres sont d'un même côté.

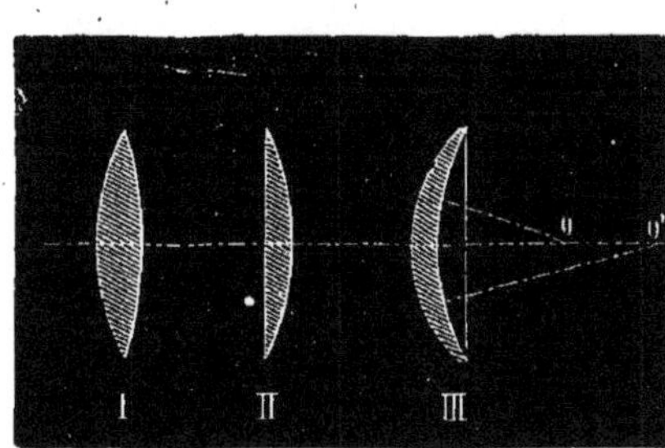

Fig. 244.

Les lentilles divergentes (*fig.* 245) sont également de trois espèces : la *lentille biconcave* (I), dont les centres sont de part et d'autre ; la *lentille plan-concave* (II), qui d'un côté présente une surface plane, et le *ménisque divergent* (III), dont les centres sont d'un même côté de la lentille. Elles présentent toutes le caractère d'être plus minces au centre qu'aux bords.

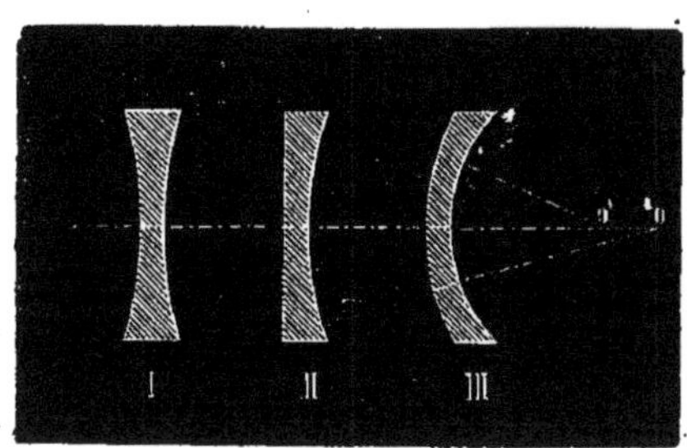

Fig. 245.

Nous donnerons d'abord les principes généraux qui permettraient, dans tous les cas, de trouver exactement l'effet produit par une lentille quelconque, en tenant compte de son épaisseur. Puis, nous étudierons plus spécialement ensuite le cas où l'on peut sans erreur sensible négliger cette épaisseur, et nous chercherons la formule applicable dans ces conditions. Enfin, nous ferons la discussion de cette formule aux lentilles les plus usuelles, la lentille biconvexe et la lentille biconcave.

219. **Points nodaux. — Foyers principaux. — Plans focaux.**—Considérons une lentille HH' (*fig.* 246) ; par les centres de courbure O et O' des faces, menons deux rayons parallèles O'A et OA' et joignons les points A et A' où ils percent les faces par une droite qui rencontre l'axe OO' en C. Ce point est indépendant de la direction des rayons considérés, car la comparaison des triangles semblables OA'C et O'A'C donne

$$\frac{OC}{O'C} = \frac{OA'}{O'A} = \frac{r}{r'}.$$

La valeur de ce rapport étant constante, le point C est invariable ; c'est le *centre optique* de la lentille.

De l'équation précédente on tire

$$\frac{OC}{OC+O'C} = \frac{r}{r+r'},$$

et, appelant d la distance des centres OO',

$$OC = \frac{dr}{r+r'};$$

on aurait de même

$$O'C = \frac{dr'}{r+r'}.$$

On peut calculer PC ; on a, en effet,

$$PC = r - OC = r - \frac{dr}{r+r'};$$

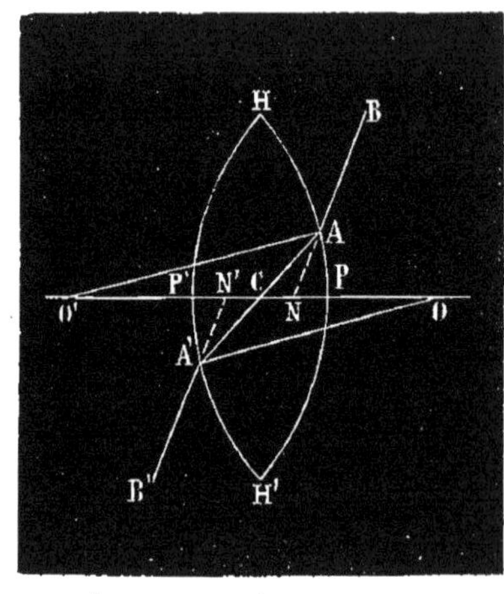

Fig. 246.

ou, en réduisant,

$$PC = \frac{r(r+r'-d)}{r+r'} = \frac{re}{r+r'},$$

en appelant e l'épaisseur de la lentille.

On aurait également

$$P'C = \frac{r'e}{r+r'}.$$

Supposons maintenant que le point C soit un point lumineux, et considérons les rayons CA et CA' qu'il émet : ces rayons ont même direction et vont couper les faces de la lentille en deux points qui ont des normales O'A et OA' parallèles par construction ; les rayons émergents correspondants AB, A'B' sont donc parallèles. Prolongeons le rayon AB jusqu'au point N, où il coupe l'axe de la lentille : ce point N est par suite le foyer conjugué de C par rapport à la face HPH', et par suite il est indépendant de la direction des rayons considérés, il est entièrement fixe ; de même pour le point N', où le prolongement de B'A' coupe l'axe : ces points sont les *points nodaux* de la lentille.

La position de ces points peut être trouvée facilement en remarquant que N et C sont des foyers conjugués par rapport à la face HPK, que l'on a par suite (216)

$$\frac{m}{PC} - \frac{1}{PN} = \frac{m-1}{r};$$

d'où

$$\frac{1}{\mathrm{PN}} = \frac{m}{\mathrm{PC}} - \frac{m-1}{r} = \frac{m(r+r')}{re} - \frac{m-1}{r} = \frac{m(r+r'-e)+e}{re},$$

et enfin

$$\mathrm{PN} = \frac{re}{md+e};$$

on aurait aussi

$$\mathrm{P'N'} = \frac{r'e}{md+e},$$

et enfin, par suite,

$$\mathrm{NN'} = e - (\mathrm{PN} + \mathrm{P'N'}) = e - \frac{e(r+r')}{md+e};$$

$$\mathrm{NN'} = \frac{ed(m-1)}{md+e}.$$

La distance des points nodaux décroît jusqu'à 0, en même temps que l'épaisseur de la lentille.

En somme, les points nodaux sont fixes dans chaque lentille, et ils jouissent de la propriété que, lorsqu'un rayon incident est tel, que son prolongement passe par l'un d'eux : 1° *le rayon correspondant dans la lentille passe par le centre optique ;* 2° *le rayon émergent passe par l'autre point nodal et est parallèle au rayon incident.* Ces rayons incidents et émergents passant par les points nodaux et parallèles sont souvent désignés sous le nom de *droites de direction*.

Considérons maintenant des rayons tombant sur la lentille parallèlement à l'axe ; il est facile de voir qu'ils iront se réunir en un même point : la réfraction sur la première face les fait tous converger vers un point, réellement ou virtuellement (deuxième foyer principal, 216), et, d'autre part, la réfraction sur la seconde face de rayons dont les directions passent par un même point fait converger les rayons émergents en un point unique qui est dit *foyer principal* de la lentille ; si l'on considère des rayons arrivant aussi parallèlement à l'axe, mais sur l'autre face, ils donneront naissance à un autre foyer principal, les deux foyers pouvant être réels ou virtuels. En vertu du retour inverse des rayons, on conclut que, si des rayons incidents ont des directions qui passent par l'un de ces foyers, les rayons émergents correspondants sortent parallèlement ; par suite, quel que soit le côté de la lentille sur lequel arrive la lumière, il y aura toujours un *premier* et un *second foyer principal*, définis comme plus haut.

On peut se rendre compte facilement de ce qui arrive lorsque les rayons YB (*fig.* 247) arrivent sur une lentille parallèlement entre eux, mais non parallèlement à l'axe. On a vu (217) que l'action de la première surface AFB serait de faire converger dans le second milieu chaque groupe de rayons parallèles vers un point; l'ensemble de ces points constitue le *plan focal* ff_1; d'autre part, nous avons également vu que des points lumineux situés dans un plan ou sur une droite perpendiculaire à l'axe ont leurs images aussi dans un plan ou sur une droite perpendi-

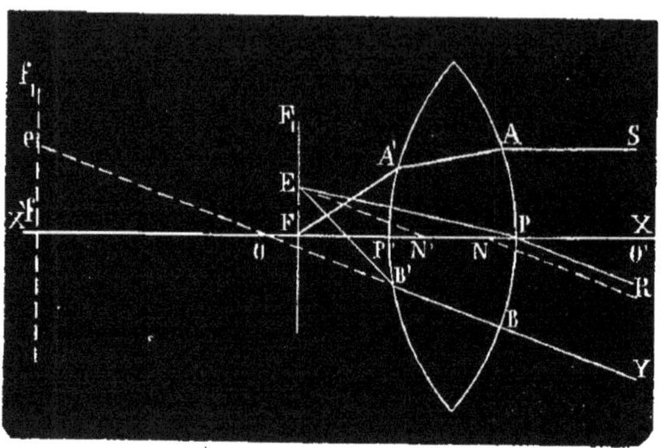

Fig. 247.

culaire à cet axe. L'action de la seconde surface A'P'B' est donc de donner une image FF_1 du premier plan focal *réel* ou *virtuel*, image plane et perpendiculaire à l'axe de la lentille. Nous pouvons donc conclure que des rayons arrivant parallèlement entre eux sur une lentille vont converger en un point du *plan focal*, plan mené par le foyer principal F perpendiculairement à l'axe; la position exacte de ce *foyer secondaire* est à l'intersection du plan focal et de la ligne N'E menée par le second point nodal N', parallèlement aux rayons incidents YB.

Il y a évidemment un second *plan focal* correspondant au deuxième foyer principal.

220. **Foyers conjugués. Image d'un objet.** — Connaissant les points nodaux et les plans focaux d'une lentille, il est facile de trouver l'image d'un point lumineux quelconque.

Soient une lentille HH' (*fig.* 248), N, N' les points nodaux et FF_1, $F'F'_1$ les plans focaux. Considérons un point lumineux L situé d'abord sur l'axe principal, et soit un rayon LA, émané de ce point, qui perce en S le plan focal FF_1; il se comporte comme s'il était émané précisément de ce point S et, par suite, doit sortir parallèlement à la ligne SN allant de ce point au premier point nodal. D'autre part, ce rayon peut être considéré comme faisant partie d'un faisceau parallèle, et, par suite, il doit passer en R point d'intersection du point focal $F'F'_1$, avec la droite N'R parallèle au rayon incident et partant du point nodal N'. Ces considérations conduisent à la construction suivante.

Par le point lumineux L, on mène une droite quelconque LS, et l'on joint son point d'intersection S avec le plan focal au point nodal voisin N; par le second point nodal, on mène une parallèle N'R au rayon incident, elle coupe le second plan focal au point R, par lequel on mène une parallèle à la droite de direction NS, le point L' où cette parallèle coupe l'axe est le foyer conjugué de L.

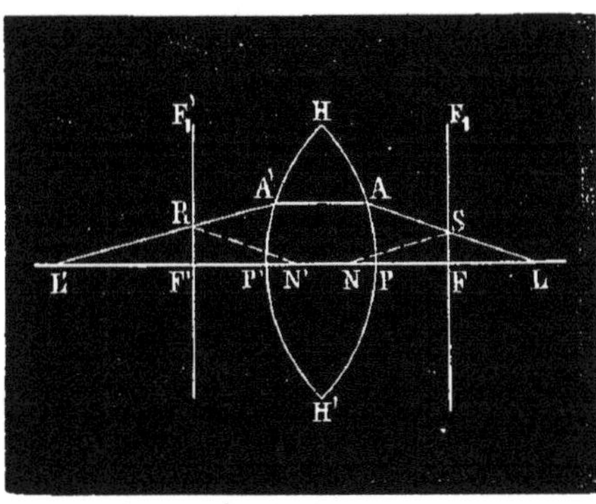

Fig. 248.

En prolongeant les lignes LS et L'R jusqu'à la lentille en A et A' la ligne brisée LAA'L' représente le trajet réel du rayon dans son passage dans la lentille.

Considérons maintenant un point lumineux L situé hors de l'axe de la lentille. Soit un rayon incident LN (*fig.* 249) dont la direction passe par le point nodal N; le rayon parallèle N'L' passant par le point nodal N' est le rayon émergent correspondant, et le foyer cherché se trouve sur

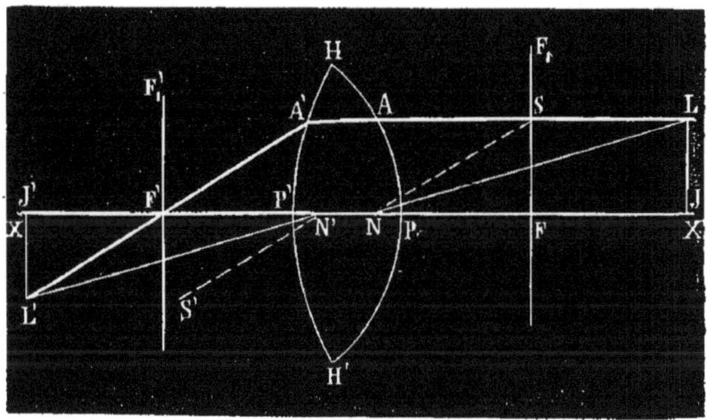

Fig. 249.

cette ligne; d'autre part, soit un rayon LS parallèle à l'axe, le rayon émergent correspondant doit passer par le foyer F' et, comme nous l'avons dit, est parallèle à la droite de direction SN; ce rayon émergent est donc F'L' qui coupe la ligne N'L' en un point L' qui est le foyer conjugué du point lumineux L.

Si l'on a un objet lumineux, il suffirait de chercher par le même procédé les images de chacun de ses points, et l'ensemble de ces images sera l'image de l'objet. On peut simplifier la construction dans le plus grand nombre de cas, en remarquant que l'image d'un objet rectiligne est à peu près rectiligne; si l'objet est une droite LJ perpendiculaire à l'axe XX', l'image sera aussi une droite L'J' perpendiculaire à l'axe, et dont, par suite, il suffit de trouver un point. On détermine l'extrémité L', et l'on a, par suite, l'image L'J'.

221. **Cas d'une lentille infiniment mince.** — D'après les constructions que nous avons indiquées, on voit que la position de l'image d'un point dépend de la distance des points nodaux N et N', distance qui varie avec l'épaisseur de la lentille. Les constructions se simplifient, et permettent d'arriver à une formule simple dans le cas particulier où la lentille est assez mince pour que l'on puisse négliger son épaisseur. Les points nodaux, ainsi qu'il est facile de le voir, peuvent alors être confondus avec le centre optique et aussi avec les sommets des faces qui sont infiniment peu distants.

Dans cette hypothèse, les droites de direction telles que SN, N'S' (*fig.* 249) sont confondues, et reçoivent le nom d'*axes secondaires*. On voit aussi que tout rayon incident qui passe par le centre optique, traverse la lentille sans déviation.

On peut, du reste, sauf les modifications introduites de ce fait, reprendre les mêmes constructions, en remarquant, nous le répétons, que les deux points nodaux sont réunis au centre optique.

222. **Formule des lentilles. Cas particuliers.** — Nous allons chercher la formule qui donne une relation entre les foyers conjugués dans le cas seulement d'une lentille infiniment mince, dans laquelle on peut compter les distances des sommets de l'une ou l'autre face indistinctement. Nous avons vu (216) une formule tout à fait générale et applicable à tous les cas,

$$\frac{m}{p'} - \frac{1}{p} = \frac{m-1}{r},$$

dans laquelle m est l'indice de réfraction du deuxième milieu par rapport au premier; et p, p' et r les distances respectives du point où passent les rayons incidents, de son foyer conjugué et du centre de courbure au sommet du miroir, chacune de ses distances étant affectée d'un signe indiquant le sens dans lequel elle doit être portée.

Appliquons cette formule aux lentilles. Soit p la distance du point de convergence des rayons incidents au sommet de la première face, r le rayon de cette face, λ la distance du point de convergence des rayons dans le milieu dont est composé la lentille si ce milieu était prolongé suffisamment, ces distances étant positives, si, par rapport au sommet, elles sont du côté d'où vient la lumière, et négatives dans le cas contraire: m étant l'indice de réfraction de la lentille, on a

$$\frac{m}{\lambda} - \frac{1}{p} = \frac{m-1}{r}.$$

Si, dans les mêmes conditions, p' et r' sont les distances du point de convergence des rayons émergents de la lentille et du centre de courbure de la deuxième face, au sommet de cette face que l'on peut confondre avec le premier, on aura également

$$\frac{\frac{1}{m}}{p'} - \frac{1}{\lambda} = \frac{\frac{1}{m} - 1}{r'},$$

car les rayons lumineux passent alors de la lentille dans l'air et l'indice de réfraction est $\frac{1}{m}$; cette équation peut s'écrire

$$\frac{1}{p'} - \frac{m}{\lambda} = \frac{1-m}{r'};$$

en l'ajoutant avec la première, il vient

$$\frac{1}{p'} - \frac{1}{p} = \left(m - 1\right)\left(\frac{1}{r} - \frac{1}{r'}\right).$$

Cette formule est absolument générale, en attribuant aux lettres qui y entrent les signes que nous avons spécifiés.

On peut donner des formes particulières de cette relation pour chacune des lentilles que nous avons définies. Nous allons les indiquer seulement pour les lentilles biconvexes et les lentilles biconcaves.

1° *Lentilles biconvexes*. — Dans ce cas et dans le suivant, nous désignerons par les lettres ρ et ρ' les valeurs *numériques* des rayons, indépendamment du signe, par conséquent.

Pour la lentille biconvexe, le centre de la première face est situé du côté opposé au point d'où vient la lumière, celui de la deuxième face est situé de ce côté même. On a donc $r = -\rho$ et $r' = \rho'$; la formule est donc

$$\frac{1}{p'} - \frac{1}{p} = \left(m - 1\right)\left(-\frac{1}{\rho} - \frac{1}{\rho'}\right):$$

ou en changeant les signes :

$$(1) \qquad \frac{1}{p} - \frac{1}{p'} = \left(m - 1\right)\left(\frac{1}{\rho} + \frac{1}{\rho'}\right),$$

qui est la formule classique.

Si l'on considère des rayons arrivant parallèlement, ils se réuniront à l'un des foyers principaux. Si f est sa distance à la lentille, elle sera donnée en faisant dans la formule $p = \infty$, et l'on aura

$$-\frac{1}{f} = \left(m - 1\right)\left(\frac{1}{\rho} + \frac{1}{\rho'}\right).$$

d'où
$$f = -\frac{\rho\rho'}{(m-1)(\rho + \rho')}.$$

Si l'on cherche, au contraire, un point tel, que les rayons émergents soient parallèles, ce point est l'autre foyer principal; si f est sa distance à la lentille, elle est donnée en faisant dans l'équation $p' = \infty$; il vient

$$\frac{1}{f} = \left(m - 1 \right) \left(\frac{1}{\rho} + \frac{1}{\rho'} \right);$$

d'où

$$f = \frac{\rho\rho'}{(m-1)(\rho+\rho')},$$

valeur égale et contraire à la précédente, ce qui indique que les deux foyers sont également distants de la lentille, mais de part et d'autre.

Si nous désignons par φ, *distance focale principale*, la valeur absolue commune pour ces deux foyers, on a

$$\varphi = \frac{\rho\rho'}{(m-1)(\rho+\rho')}.$$

En introduisant cette quantité dans la formule (1), on a

$$\frac{1}{p} - \frac{1}{p'} = \frac{1}{\varphi}. \tag{2}$$

C'est sous cette forme que nous ferons la discussion.

2° *Lentilles biconcaves.* — On a, dans ce cas, par suite des positions des centres des faces,

$$r = \rho \quad \text{et } r' = -\rho'.$$

La formule générale donne alors

$$\frac{1}{p'} - \frac{1}{p} = (m-1)\left(\frac{1}{\rho} + \frac{1}{\rho'}\right). \tag{3}$$

Cherchons leurs foyers, comme précédemment :

$$p = \infty,$$

$$\frac{1}{f'} = (m-1)\left(\frac{1}{\rho} + \frac{1}{\rho'}\right),$$

d'où

$$f' = \frac{\rho\rho'}{(m-1)(\rho+\rho')};$$

$$l' = \infty,$$

$$-\frac{1}{f} = (m-1)\left(\frac{1}{\rho} + \frac{1}{\rho'}\right),$$

d'où

$$f = -\frac{\rho\rho'}{(m-1)(\rho+\rho')}.$$

La distance focale φ est, comme précédemment,

$$\varphi = \frac{\rho\rho'}{(m-1)(\rho+\rho')}.$$

En introduisant cette valeur dans la relation (3), on a la formule définitive

$$(4) \qquad \frac{1}{p'} - \frac{1}{p} = \frac{1}{\varphi}.$$

223. **Discussion de la formule.** — Nous étudierons seulement le cas d'une lentille convergente; la marche serait la même en tout point pour une lentille divergente.

La formule générale à laquelle nous sommes arrivés,

$$(1) \qquad \frac{1}{p} - \frac{1}{p'} = \frac{1}{\varphi},$$

conduit facilement à une autre dont la forme se prête mieux à la discussion. Pour cela, déterminons les points L et L′ par leurs distances respectives aux foyers F et F′ : nous désignerons par l la distance LF, et par l' la distance L′F′, ces distances étant affectées du signe + lorsqu'elles sont comptées dans le sens d'où vient la lumière, et du signe — lorsqu'elles sont comptées en sens contraire, la première à partir de F, et la deuxième, de F′.

On a alors, dans tous les cas,

$$p = l + \varphi,$$

et

$$p' = l' - \varphi.$$

La formule (1) devient alors :

$$\frac{1}{l+\varphi} - \frac{1}{l'-\varphi} = \frac{1}{\varphi},$$

et, en réduisant,

$$(2) \qquad -ll' = \varphi^2.$$

Cette formule peut même s'appliquer au cas où l'on tient compte de l'épaisseur. En effet, en se reportant à la construction générale indiquée, on a les triangles semblables LSN et N′RL′ (*fig.* 248) qui donnent

$$\frac{\text{LF}}{\text{FN}} = \frac{\text{F'N'}}{\text{F'L'}},$$

d'où

$$-ll' = \varphi^2;$$

car on a

$$\text{FN} = \text{F'N'} = \varphi.$$

La formule (2) donne

$$l' = -\frac{\varphi^2}{l}.$$

Les quantités l et l' sont toujours de signes contraires; autrement, les deux foyers conjugués L et L' sont tous les deux compris entre F et F', ou tous les deux extérieurs à cet espace FF'.

Pour $l=\infty$, les rayons arrivent parallèles, $l=0$, ils vont converger au foyer principal F'; lorsque l décroît, l' augmente en valeur absolue, le point L' s'éloigne à la gauche de F'; pour la valeur particulière $l=\varphi$, on a $l'=-\varphi$, les deux foyers conjugués sont symétriquement placés par rapport à la lentille, et leur distance à celle-ci est double de la distance focale φ.

Lorsque l arrive à 0, on a $l'=\infty$, les rayons incidents passent au foyer F, les rayons émergents sont parallèles; si l devient négatif, l' est positif et le point L' est à la droite de L; mais, comme d'abord sa valeur est très-grande et dépasse φ, par suite les rayons ont des directions qui concourent en un point situé au delà de la lentille, et ne donnent par suite qu'un foyer virtuel; il en est de même jusqu'à $l=-\varphi$ et $l'=\varphi$, les rayons incidents partent d'un point situé au sommet de la lentille, et le foyer conjugué est au même point. Si l prend des valeurs absolues supérieures à φ tout en restant négatif, alors les rayons, en réalité, arrivent en convergeant; l' est alors positif et moindre que φ, le foyer conjugué L' est compris entre la lentille et le foyer F'.

On peut, au sujet de cette discussion, faire deux remarques : d'abord, la construction géométrique conduit facilement aux mêmes résultats; ensuite, à cause de la symétrie des foyers conjugués, il eût suffi de traiter la moitié de la discussion. Cette dernière remarque est rendue sensible par le tableau suivant, qui résume la discussion précédente.

Lorsque les directions des rayons incidents concourent en des points dont les distances au premier foyer principal varient entre les valeurs ci-dessous,	les directions des rayons émergents correspondants concourent en un point dont les distances au deuxième foyer principal varient entre les valeurs ci-dessous :
φ	$-\varphi$
0	$\mp\infty$
$-\varphi$	φ
Les directions des rayons émergents concourent en des points dont les distances au deuxième foyer principal varient entre les valeurs ci-dessus,	lorsque les directions des rayons incidents concourent en des points dont les distances au premier foyer principal varient entre les valeurs ci-dessus.

224. **Images.** — Nous étudierons seulement le cas simple d'un objet de petites dimensions perpendiculaire à l'axe de la lentille; on démontrerait, comme nous l'avons fait dans le cas d'une seule surface, que l'image est aussi sensiblement droite et perpendiculaire à l'axe; dès lors, cette image est déterminée de position, et elle est réelle ou virtuelle en même temps que le foyer du point où elle rencontre l'axe.

Il nous reste à nous occuper de la direction et de la grandeur de l'image. Il est facile de reconnaître d'abord que l'image est renversée toutes les fois que l'objet et l'image sont de part et d'autre de la lentille, c'est-à-dire pour les images réelles ; lorsque l'objet et l'image sont d'un même côté de la lentille, l'image est virtuelle et nécessairement droite[1].

Enfin, si l'on appelle O et I les grandeurs correspondantes de l'objet LJ et de l'image L'J', on a immédiatement, par la considération de triangles semblables (*fig.* 248) et abstraction faite des signes,

$$\frac{I}{O}=\frac{N'J'}{NJ},$$

ou

$$\frac{I}{O}=\frac{p'}{p},$$

et l'on a d'autre part, s'il s'agit de lentilles convergentes,

$$\frac{1}{p}-\frac{1}{p'}=\frac{1}{\varphi};$$

d'où

$$\frac{p'}{p}=1+\frac{p'}{\varphi}=\frac{\varphi+p'}{\varphi};$$

et, en remarquant que les quantités l' et $\varphi+p'$ sont égales,

$$\frac{I}{O}=\frac{l'}{\varphi},$$

ou, au signe près, à cause de $l'=-\frac{\varphi^2}{l}$,

$$\frac{I}{O}=\frac{\varphi}{l}.$$

L'image sera, par suite, plus petite que l'objet si $l>\varphi$, l'objet étant situé au delà d'un point G, tel que $PG=2\varphi$; elle sera plus grande dans le cas contraire; enfin, il y aura égalité si $l=\varphi$, l'objet se trouvant précisément en ce point G ; nous avons déjà vu que, dans ce dernier cas, les images sont à égales distances de la lentille.

[1] A moins que l'objet ne soit lui-même virtuel, c'est-à-dire à moins qu'il n'arrive sur la lentille des rayons rendus convergents; alors l'image sera réelle et droite lorsqu'elle sera avec cet objet virtuel d'un même côté de la lentille.

Des expériences faciles à concevoir et analogues d'ailleurs à celles que nous avons indiquées pour les miroirs (204) permettent de vérifier toutes les conclusions auxquelles la discussion précédente nous a conduit. Disons, en particulier que l'on peut trouver le foyer principal d'une lentille convergente en l'exposant au soleil, dont les rayons peuvent être considérés comme parallèles et cherchant le point où se produit sur un écran l'image la plus nette : ce point est le foyer cherché.

CHAPITRE IV

DISPERSION. ÉTUDE DES RADIATIONS

225. **Action des prismes sur la lumière blanche.** — Dans tout le chapitre précédent, nous avons supposé que les rayons lumineux sur lesquels on opère sont simples ; on comprendra mieux cette indication par ce qui va suivre.

Dans une chambre obscure, on fait arriver, par une ouverture O (*fig.* 250), un faisceau de lumière blanche, de lumière solaire, par

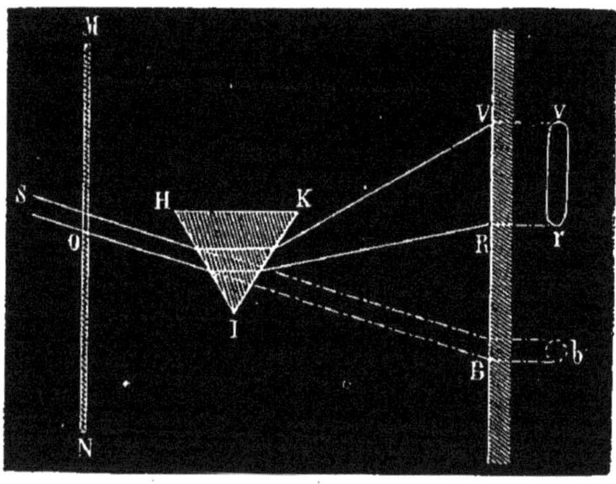

Fig. 250.

exemple. Ce faisceau va donner en B une image du soleil (188) également blanche. Interposons sur le trajet de ces rayons un prisme HKI en verre, à arêtes horizontales et ayant, par exemple, son sommet dirigé en bas. Si la lumière avait traversé, en O par exemple, une lame de verre rouge, l'action du prisme serait de relever l'image d'une cer-

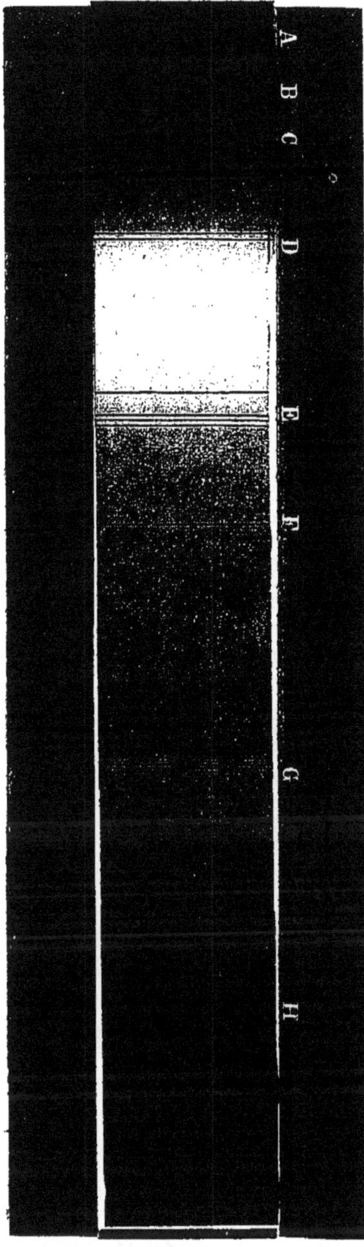

Fig. 251.

taine hauteur, soit jusqu'en R. Mais, avec la lumière blanche, outre ce déplacement de l'image, on observera un changement de forme et de couleur : au lieu d'être ronde et blanche comme en *b*, elle présente l'aspect d'une bande *vr* de même largeur, mais fort allongée, et de couleurs diverses, variant d'une extrémité à l'autre. Ces couleurs ne sont pas nettes et tranchées, mais se dégradent d'une manière continue. On en a cependant distingué sept principales, dont les noms, rangés par ordre, donnent le vers mnémonique suivant :

Violet, indigo, bleu, vert,
jaune, orangé, rouge.

L'image colorée a reçu le nom de *spectre solaire :* le rouge est toujours à l'extrémité, du côté de l'arête réfringente du prisme. Ces diverses parties colorées n'ont pas toutes la même longueur, et leurs dimensions respectives dépendent des conditions de l'expérience. En supposant la longueur du spectre divisée en 360 parties égales, les diverses couleurs ont été trouvées occuper les espaces suivants :

	PAR NEWTON	PAR FRAUNHOFER
Violet. . .	80	109
Indigo. . .	48	47
Bleu. . . .	60	48
Vert. . . .	60	46
Jaune. . .	40	27
Orangé . .	27	27
Rouge. . .	45	56

Nous donnons dans la figure 251 la représentation d'un spectre solaire qui présente certaines particularités sur lesquelles nous aurons à revenir (233).

Pour obtenir un spectre bien net, il faut que l'ouverture soit une fente étroite, parallèle aux arêtes du prisme ; en outre, toutes les expériences relatives à ce sujet doivent être faites dans une chambre obscure, autant que possible tendue d'étoffes sombres et mates.

On désigne sous le nom de *dispersion* le phénomène de la production du spectre solaire. C'est à des phénomènes analogues qu'il faut rapporter, comme nous le dirons, l'irisation des objets vus à travers un prisme, la production de l'arc-en-ciel, etc.

226. **Causes de la dispersion.** — C'est à Newton qu'on doit les premières expériences sur la dispersion et l'explication de ce phénomène. Il admit que chaque couleur du spectre correspond à un ordre particulier de rayons lumineux; tous ces différents rayons lumineux, superposés dans la lumière blanche qui est produite par leur ensemble, se séparent par leur passage dans un prisme, parce que leurs indices de réfraction diffèrent de l'un à l'autre.

On peut mettre en évidence la concordance de cette hypothèse avec les faits observés par de nombreuses séries d'expériences.

1° On peut montrer que les rayons correspondant à une même couleur sont *simples*, c'est-à-dire qu'un prisme interposé sur leur trajet les dévie sans les disperser.

Pour le démontrer, on projette un spectre solaire sur un écran MN

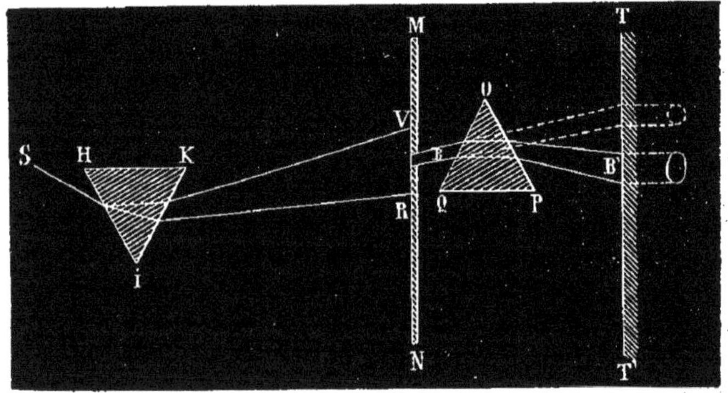

Fig. 252.

percé d'un trou O, que l'on peut placer à diverses hauteurs (*fig.* 252). Supposons que cette ouverture corresponde aux rayons bleus B, et disposons un autre prisme OPQ sur leur trajet, derrière l'écran : ces rayons seront déviés en B', mais ils donneront sur un écran TT' une image de l'ouverture absolument sans dispersion, si celle-ci est assez petite.

Il faut remarquer que, si les rayons qui correspondent à l'une des couleurs du spectre solaire sont simples, il n'est pas vrai de dire que tout rayon donnant la même coloration soit aussi simple, ainsi que cela résultera des explications données ci-après.

2° Les rayons simples du spectre solaire ont des réfrangibilités différentes.

On peut, en mesurant les déviations correspondantes à chaque couleur dans l'expérience précédente, calculer les indices de réfraction pour chacune d'elles et reconnaître qu'ils sont différents. Mais on peut faire a démonstration plus simplement, comme il suit :

On colle à la suite, sur une même ligne *mn* (*fig.* 253, I), des morceaux

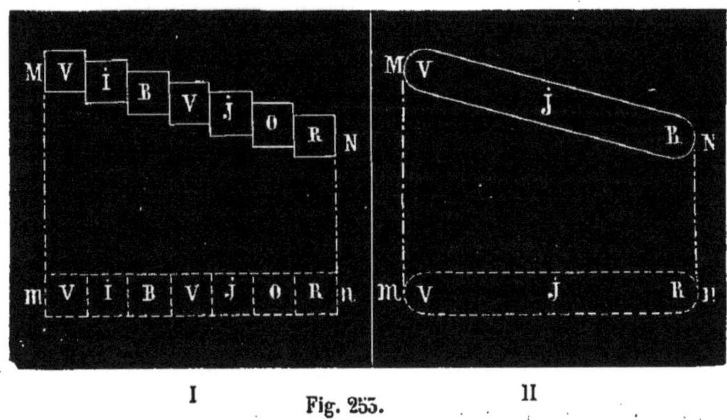

I Fig. 253. II

de papier présentant les couleurs du spectre, du violet V au rouge R; on regarde alors à l'aide d'un prisme dont on dispose les arêtes parallèlement à *mn;* on voit alors une déviation pour chaque couleur, mais les déviations sont inégales, de telle sorte que les images forment une série de gradins de M en N, les rayons violets étant les plus déviés et la déviation décroissant régulièrement jusqu'à l'image rouge, qui est la moins déviée.

On fait, en général, cette expérience sous la forme suivante : le spectre *mn* (*fig.* 253, II) étant obtenu par l'action d'un prisme à arêtes verticales, on le regarde à l'aide d'un prisme horizontal ; le même effet que précédemment se produit ; seulement, les rayons lumineux étant en grand nombre et différant très-peu de l'un à l'autre, on voit le spectre prendre une direction inclinée MN.

On peut encore mettre en évidence la différence de réfrangibilité en s'appuyant sur la réflexion totale qui est liée intimement à l'indice de réfraction (211). A cet effet, on projette un faisceau blanc SA (*fig.* 254) sur un prisme HIK pouvant tourner autour d'un axe parallèle à ces arêtes, et l'on obtient un spectre solaire sur un écran. En inclinant le prisme successivement, de manière à dévier le violet de plus en plus, il arrive un moment où celui-ci cesse de se montrer dans le prisme, mais forme, après réflexion totale, une image violette en V. En continuant le mouvement, on fait disparaître successivement chacune des autres couleurs dans l'ordre même qu'elles présentent dans le spectre, jusqu'à ce que le spectre tout entier éprouve la réflexion totale sur la face IK.

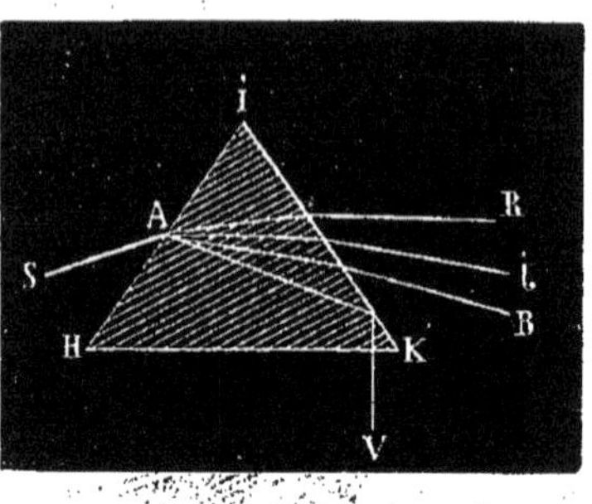

Fig. 254.

Ces diverses expériences, auxquelles on pourrait en joindre un grand nombre d'autres, montrent que les rayons lumineux qui produisent les différentes couleurs du spectre sont inégalement réfrangibles.

227. **Angle de dispersion.** — Lors de l'action d'un prisme sur la lumière composée, il y a deux choses à considérer : 1° la *déviation moyenne* du faisceau, qui, pour la lumière solaire, par exemple, correspond aux rayons jaunes ; et 2° l'*angle de dispersion,* qui est l'angle que font les rayons extrêmes. Ces deux éléments varient ensemble, et, pour une même substance réfringente, sont proportionnels : cette proportionnalité n'est pas bornée aux rayons extrêmes, mais existe également pour chaque portion du spectre, en sorte que, dans les divers spectres produits par une même substance et correspondant à différents angles réfringents et à différents angles d'incidence, les diverses couleurs occupent la même étendue relative.

Il n'en est plus de même si l'on considère des substances différentes et, à une même déviation moyenne de deux prismes, ne correspond pas généralement un même angle de dispersion, ou inversement. Autrement dit, si l'on produit deux spectres de même longueur avec des prismes de substances différentes, les couleurs n'occuperont pas le même espace dans chacun des deux spectres. Cependant, d'une manière générale, on peut dire que les matières les plus réfringentes sont aussi les plus dispersives.

C'est à la grande valeur de la dispersion produite par le diamant que l'on doit attribuer les feux qui lui donnent un grand prix ; c'est le sulfure de carbone qui produit la plus grande dispersion.

228. **Recomposition de la lumière blanche.** — Pour que l'on puisse admettre l'hypothèse de Newton, il faut prouver en outre que la superposition des divers rayons simples reproduit la couleur blanche ; c'est ce qui résulte des expériences suivantes :

1° Ayant obtenu un spectre solaire VR (*fig.* 255), en interposant un prisme HKI sur le trajet d'un faisceau de lumière blanche, on met à la suite un second prisme MNP de même angle et de même nature que le premier, mais disposé en sens inverse, ayant son arête en haut, si, par exemple, le premier a la sienne en bas, de telle sorte que les faces soient parallèles. On obtient alors un faisceau émergent unique CS′ provenant de la superposition des divers rayons colorés qui auraient formé le spectre VR sans l'action du second prisme. Ce faisceau est

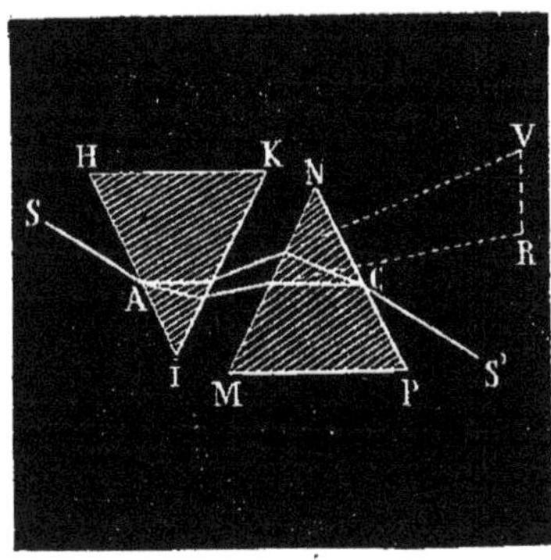

Fig. 255.

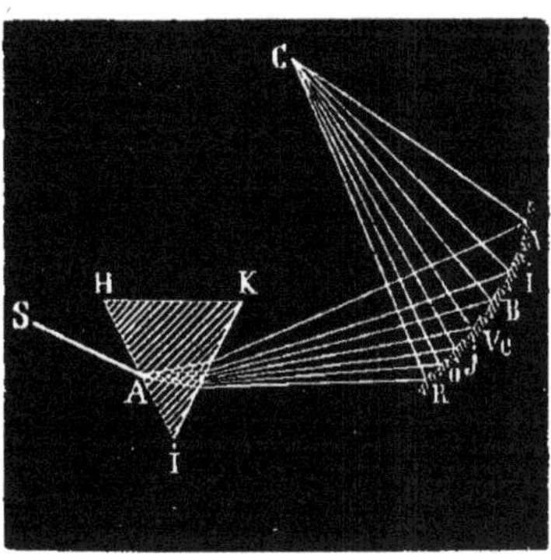

Fig. 256.

blanc, ainsi qu'on peut le voir en le recueillant sur un écran; ce résultat est conforme à l'hypothèse de Newton.

2° On reçoit un spectre solaire, non sur une surface continue, mais sur une série de petits miroirs mobiles (*fig.* 256), assez nombreux pour que sur chacun d'eux il n'arrive que des rayons sensiblement de même couleur. Il suffit, en général, qu'il y en ait sept. On les incline séparément, de manière qu'ils renvoient tous les rayons réfléchis en un même point C d'un écran. L'image prend des couleurs variables, à mesure qu'un plus grand nombre de rayons y concourent, et devient blanche lorsque tous les rayons y parviennent. L'expérience réussit très-bien aussi en remplaçant les sept miroirs mobiles par un miroir sphérique concave, et cherchant à l'aide d'un écran le foyer conjugué C du point S′, d'où les rayons colorés semblent émaner. L'image obtenue au foyer est blanche.

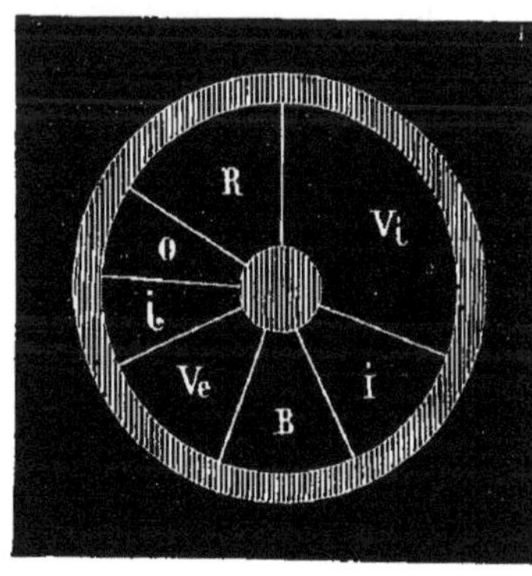

Fig. 257.

3° Enfin, le *disque de Newton* fournit une preuve également convaincante et d'une toute autre nature. Il consiste en un disque de carton présentant à son centre une partie noire, et également noir sur une certaine largeur à sa circonférence (*fig.* 257). La partie comprise entre ces deux zones noircies est occupée par des secteurs colorés ayant des étendues proportionnelles aux espaces que les couleurs correspondantes occupent dans le cercle. Ce disque est porté sur un axe qui passe par son centre, et à l'aide duquel on peut lui communiquer un mouvement de rotation très-rapide. Dans ce mouvement, chacun des secteurs vient occuper successivement la même position, qu'il ne conserve que pendant un très-court espace de temps. En vertu d'une disposition particulière de notre œil, qui sera indiquée plus loin (voy. *Persistance des impressions lumineuses*), nous percevons comme simultanées des impressions se succédant très-rapidement. L'effet est donc le même que si les couleurs se superposaient directement. La zone correspondante à ces secteurs colorés paraît blanche; le blanc est un peu gris en réalité, parce que l'on n'emploie, en somme, que sept couleurs distinctes, et non pas une série bien graduée.

L'expérience réussit très-facilement en plaçant le disque précédemment décrit sur une toupie que l'on met énergiquement en mouvement.

Ces diverses expériences sont concluantes, la superposition des couleurs du spectre reproduit la lumière blanche.

229. **Composition des couleurs.** — Dans les deux dernières expériences, on peut obtenir la superposition d'un certain nombre de couleurs, soit par l'emploi de deux ou plusieurs petits miroirs (*fig.* 256), soit en collant sur le disque de Newton des secteurs de deux, trois couleurs. En faisant varier le nombre des couleurs et leurs proportions, on peut arriver à reproduire toutes les colorations que nous présentent les corps de la nature, ou les objets fournis par l'industrie. Nous devons donc considérer les rayons colorés du spectre solaire comme seuls nécessaires à la production de toutes les teintes que nous distinguons.

Parmi les teintes composés que l'on peut obtenir ainsi, il en est qui, au point de vue de la coloration, sont identiques à certaines couleurs simples. C'est ainsi qu'un mélange, en proportions convenables, de rouge et de jaune reproduit un orangé que notre œil ne peut distinguer de l'orangé simple du prisme. Mais la distinction se fait immédiatement à l'aide d'un prisme qui dévie l'orangé simple sans le disperser, ni changer sa couleur, et qui donne deux images distinctes, une rouge et une jaune pour l'orangé composé.

On comprend dès lors exactement ce que nous avons entendu précédemment (207) par *lumière simple*. Signalons, en passant, parmi les sources les plus usuelles de lumière simple, la flamme *jaune* de l'alcool salé et les faisceaux lumineux *rouges* obtenus par l'interposition devant une lumière de verre coloré à l'oxyde de cuivre.

Il n'existe pas de règle facile à employer, qui détermine à l'avance la coloration d'une teinte due à la superposition d'un certain nombre de rayons dont les colorations et les intensités sont données. L'expérience faite à l'aide du disque de Newton donne d'assez bons résultats faciles à obtenir.

Si la réunion des couleurs du spectre solaire donne la lumière blanche, on peut produire le même effet, d'une manière plus simple. C'est ainsi que la superposition de rayons bleus, rouges et jaunes reproduit aussi de la lumière blanche. En s'appuyant sur cette expérience et sur d'autres que nous ne pouvons indiquer, David Brewster fut conduit à conclure que ces trois seuls rayons composent le spectre solaire, les autres teintes étant produites par la réunion de celles-ci ou de deux d'entre elles. Mais on est alors forcé d'admettre que deux rayons de même réfrangibilité peuvent avoir des colorations différentes. Quoique cette hypothèse n'ait rien d'impossible, elle n'est pas généralement admise.

Enfin, deux teintes composées peuvent par leur réunion donner la lumière blanche. On conçoit qu'il suffit pour cela que les teintes simples qui les composent soient celles qui, par leur superposition directe, donneraient précisément du blanc. Les teintes qui jouissent de cette propriété sont dites *complémentaires*. On peut les obtenir très-facilement, à l'aide de l'appareil indiqué précédemment (*fig.* 256) ; à cet effet, on dirige vers deux points distincts les rayons lumineux réfléchis et groupés arbitrairement en deux faisceaux ; les deux images présentent des teintes différentes qui sont complémentaires.

Il est important de remarquer que tout ce que nous venons de dire sur l'effet des mélanges est vrai seulement lorsqu'il s'agit des couleurs produites par la décomposition de la lumière blanche, mais cesse d'être exact si l'on emploie des *matières colorantes*. Ainsi la couleur produite par le mélange du bleu et du jaune par le prisme ou le disque de Newton est du blanc ; on sait, au contraire, que le mélange de matières colorantes bleues et jaunes (bleu de Prusse et gomme-gutte) donne du vert. L'explication de cette différence d'effet est due à M. Helmholtz ; mais nous ne pouvons nous y arrêter.

230. **Effets divers de la dispersion. Aberration de réfrangibilité.** — Les phénomènes précédemment étudiés donnent l'explication de différents effets dont nous allons indiquer les principaux.

1° Lorsqu'on regarde un objet à travers un corps réfringent terminé par deux faces non parallèles, comme un prisme, un morceau de verre taillé à facettes, etc., on aperçoit une image de l'objet déviée, de même couleur que l'objet, mais présentant sur tout ou partie de son contour une irisation de teintes vives et variées. Soit, par exemple, un rectangle blanc *mnpq* (*fig.* 258) placé sur un fond noir, et que l'on regarde avec un prisme à arêtes verticales. Le rectangle sera dévié du côté du sommet et présentera des irisations sur ses bords verticaux seulement. Pour nous rendre compte de ce fait, remarquons que la lumière blanche venant du rectangle peut être considérée comme composée de sept couleurs. Les rayons violets qui sont les plus déviés donneraient, s'ils étaient seuls, une image violette rectangulaire de h en h' ; les rayons indigos, également seuls, donneraient une image présentant cette coloration, et s'étendant de g en g'; et ainsi de suite jusqu'aux rayons rouges, qui, isolés, donneraient une image rouge entre a et a'. Les divers rayons agissant simultanément, il y aura superposition au moins partielle des images différemment colorées. On conçoit alors que

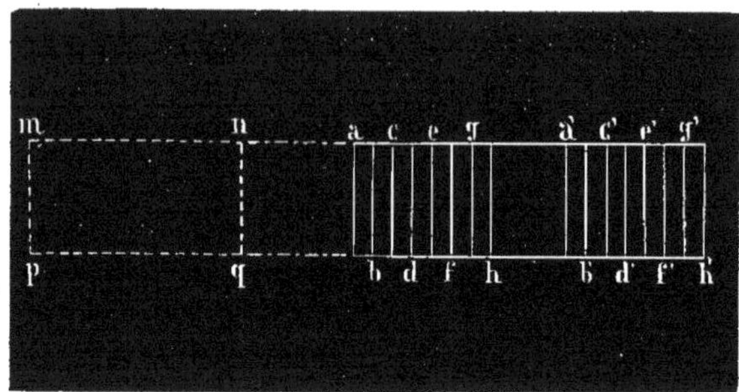

Fig. 258.

dans la partie $a'h$, commune à toutes les images, il y ait une recomposition totale produisant du blanc; mais en dehors de ces lignes, cette recomposition ne peut avoir lieu, et il doit se manifester des colorations diverses dépendant du point considéré. On voit, par exemple, que, entre a et b il n'y a que du rouge pur, tandis qu'il n'y a que du violet

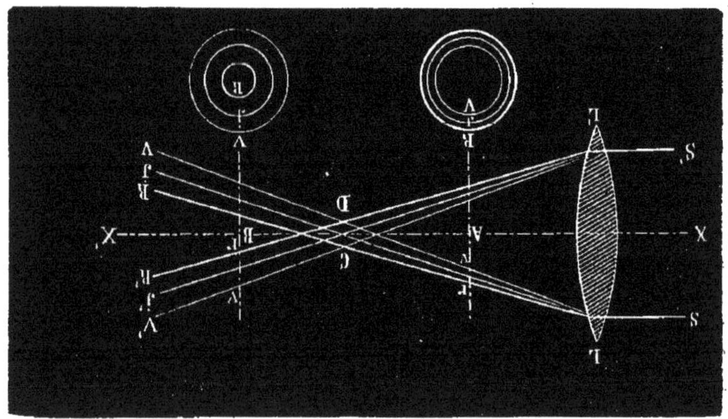

Fig. 259.

entre g' et h'; les couleurs sont d'autant plus composées, que l'on s'éloigne davantage des bords.

2° Soit une lentille convergente LL' (*fig.* 259), sur laquelle on fait arriver un faisceau de lumière composée SL', de lumière blanche, par exemple ; on ne pourra, dans ce cas, trouver de l'autre côté un foyer unique, comme la théorie l'indique pour les rayons simples ; si l'on coupe par un écran le cône lumineux formé derrière la lentille, on trouvera partout un cercle lumineux coloré en blanc, et présentant des bords irisés, et nulle part un point lumineux unique. A cause de la réfrangibilité différente des rayons, on voit que, par leur passage à travers la lentille, les diverses couleurs donneront naissance à des ônes lumineux ayant tous même base, la lentille, mais présentant des angles inégaux, le cône des rayons violets ayant le plus grand angle, celui des rayons rouges le plus petit. Il résulte de là que le cône rouge déborde tous les autres avant le point de croisement des rayons, tandis qu'après ce point c'est le cône violet qui est le plus grand. Si donc nous coupons ces cônes par un écran en A, par exemple, la partie intérieure au cercle V correspondra à tous les cônes de diverses couleurs, et devra être blanche ; à partir de cette ligne, le violet manque, puis successivement l'indigo, jusqu'en R où le rouge existe seul. On devra donc distinguer des couleurs composées bordées par du rouge. Si, au contraire, on place l'écran en B, l'effet sera analogue mais renversé, et le violet pur est en dehors.

L'expérience est facile à faire, et donne exactement les résultats que nous venons de signaler. On désigne sous le nom d'*aberration de réfrangibilité* cette propriété des lentilles de séparer les rayons simples d'une lumière composée incidente. On comprend facilement que l'aberration de réfrangibilité varie avec le pouvoir dispersif de la substance dont est composée la lentille.

251. **Achromatisme.** — Il résulte de ce qui précède que l'emploi d'un prisme ou d'une lunette pour regarder un objet ne permet pas d'obtenir des images *achromatiques*, c'est-à-dire dont les bords soient nets et dépourvus d'irisation, sauf pour le cas peu fréquent où la couleur de l'objet est une couleur simple ; de là, dans les instruments basés sur la réfraction, des causes d'erreur qu'il est indispensable d'éviter.

Newton croyait que la dispersion des rayons lumineux est proportionnelle à la réfraction : il concluait que, si par un procédé quelconque on s'opposait à la dispersion, on détruirait également la réfraction. On doit à Hall (1733) et à Dollond (1757) des preuves expérimentales de la fausseté de cette conclusion ; depuis, des expériences précises, d'accord avec la théorie, ont montré que l'hypothèse elle-même est fausse, qu'il n'y a pas un rapport constant entre la dispersion et la réfraction.

Pour le prouver, on peut faire l'expérience suivante : un rayon de lumière blanche est projeté sur un prisme en verre ; sur l'une des faces du prisme est adaptée à charnière une lame de glace dont les bords latéraux s'appuient sur des plans fixes, de manière à constituer une sorte d'auge prismatique que l'on peut remplir de liquide. Cette auge étant vide, le prisme agit seul et donne naissance à un spectre ; si l'on met alors de l'eau ou un autre liquide incolore dans l'auge, on reconnaît que le spectre change de longueur en même temps que de position ; en faisant varier l'inclinaison de la lame et par suite l'angle du prisme liquide, on fait varier aussi la nouvelle image, et par tâtonnement on trouve une position de la lame telle que l'image projetée soit blanche, tout en restant déviée cependant.

Dans la pratique, on achromatise les prismes par des prismes d'autre nature et dont on détermine les angles par le calcul : on emploie presque exclusivement pour cela le *crown-glass* et le *flint-glass* (verre très-chargé de plomb et plus dispersif que le crown).

En réalité, on ne saurait obtenir un achromatisme absolu avec deux prismes seulement ; il en faudrait employer autant que l'on veut éteindre de couleurs. Dans la pratique, il suffit de chercher à éteindre le jaune et le bleu, qui sont les couleurs les plus brillantes.

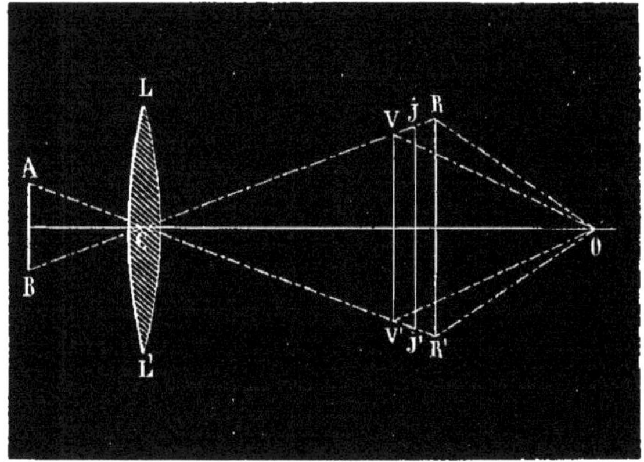

Fig. 260.

Nous avons signalé, parmi les effets de la dispersion, l'aberration de réfrangibilité qui consiste en ce que les foyers des rayons diversement colorés se font en des points différents, ainsi que le montre la figure 259. Si donc on place un objet éclairé AB (*fig.* 260) devant une lentille LL', il se formera une infinité d'images correspondant à chacune des couleurs et comprises entre les images extrêmes rouges R et violettes V, et limitées aux axes secondaires BC et AC. Considérons un œil situé en O ; il recevra, superposés, les rayons provenant des diverses images et compris dans l'angle VOV' et verra alors du blanc dans cette partie, mais les bords seront irisés, parce que dans l'angle VOR, par exemple, certains rayons manquant, il ne peut se produire du blanc.

On achromatise les lentilles comme les prismes, en accolant un certain nombre de lentilles de substances diverses, alternativement concaves et convexes et formant cependant un système convergent ; ces lentilles sont choisies de telle sorte que les images colorées les plus brillantes se fassent en un même point et, se superposant, reproduisent une image blanche. On emploie le plus souvent deux lentilles disposées comme l'indique la figure 261; quelquefois, cependant, on en réunit trois, mais jamais un plus grand nombre.

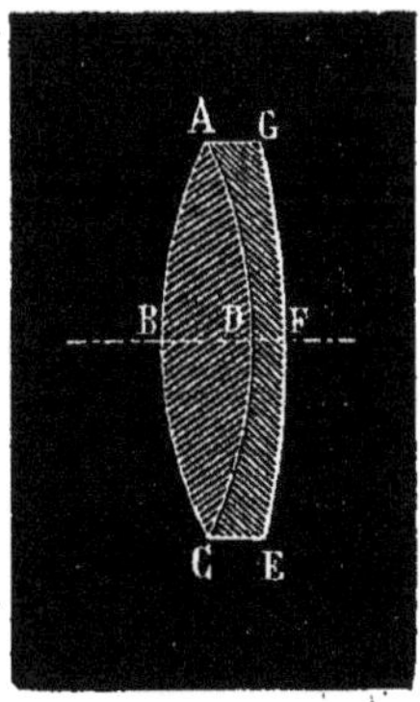

Fig. 261.

232. **Transmission et absorption de la lumière.** — Les corps transparents, qui laissent passer la lumière, ne la transmettent cependant pas intégralement, mais ils l'affaiblissent et souvent changent sa coloration.

Pour bien se rendre compte de ce fait, considérons une lumière simple traversant un milieu transparent; son intensité s'affaiblira suivant les termes d'une progression géométrique, tandis que les distances correspondantes varient en progression arithmétique; si l'on fait passer un autre rayon simple d'une autre coloration, il suivra encore la même loi, mais, pour les mêmes variations d'épaisseur, la raison de la progression géométrique sera différente. On conçoit que, si l'on fait passer à travers ce milieu un mélange de ces deux rayons dans une proportion convenable, le mélange présentera un autre rapport après une certaine épaisseur, et par suite correspondra à une autre coloration; la coloration devra varier avec l'épaisseur. Il en sera évidemment de même si la lumière est composée de plus de deux lumières simples, si, en particulier, c'est de la lumière blanche.

Telle est l'explication des effets singuliers produits par certains corps: ainsi, une dissolution de sel de chrome est verte sous une épaisseur, et passe insensiblement au rose sous une épaisseur plus grande.

Il faut remarquer, du reste, que ces différences d'absorption ne portent pas seulement sur les propriétés lumineuses, mais aussi sur les actions chimiques et calorifiques : les variations de ces dernières sont intéressantes, et elles ont été étudiées complétement; aussi, avons-nous réuni en un chapitre (*voy.* Chaleur) tout ce qui se rapporte à cette question.

L'action absorbante des différents milieux peut être mise en évidence, non-seulement par les colorations produites sur un rayon blanc, mais aussi en étudiant les modifications apportées à un spectre lorsque l'on fait passer les rayons séparés par un prisme à travers ces milieux. Dans ce cas, le spectre perd son apparence continue et se présente sous forme de bandes lumineuses plus ou moins nombreuses et en nombre variable, séparées par des espaces obscurs.

Lorsque le pouvoir absorbant d'un milieu est beaucoup moindre pour une certaine coloration que pour toutes les autres, pour une épaisseur convenable cette couleur peut être considérée comme presque absolument pure ; dans ce cas, le spectre correspondant se réduit à une bande lumineuse isolée. Parmi les corps qui jouissent de cette propriété, on peut citer les verres colorés par l'oxyde de cuivre, qui ne laissent passer que les rayons rouges presque purs ; le verre d'urane, qui n'est perméable qu'aux rayons verts : nous verrons que ces verres arrêtent les rayons qui ont des actions chimiques.

Les gaz, sous une épaisseur assez grande, produisent des effets analogues et donnent aussi naissance, sous l'action de rayons solaires, à des spectres qui sont réduits à un certain nombre de parties lumineuses séparées par des espaces obscurs que l'on a reconnus être formés d'une multitude de raies lumineuses et obscures fort étroites. Brewster étudia l'action de l'acide hypoazotique, du chlore, de la vapeur d'eau ; M. Janssen reprit les expériences sur ce dernier corps et résolut en raies fines les larges bandes indiquées par Brewster ; ces raies coïncident exactement avec certaines raies du spectre solaire. Nous aurons, d'ailleurs, à revenir sur ce fait.

Il se produit aussi de semblables effets d'absorption pour la réflexion, et les corps ne réfléchissent pas ou ne diffusent pas tous les rayons lumineux qu'ils ont reçus ; quelques-uns sont absorbés en totalité ou en partie, d'autres sont renvoyés presque intégralement.

C'est à cet effet d'absorption de certains rayons, soit par transparence, soit par réflexion, que l'on attribue la coloration propre des corps, sans que l'on sache, du reste, pour quelle raison cette absorption porte plus spécialement sur certains rayons plutôt que sur les autres.

Ainsi, un corps nous paraît rouge parce qu'il renvoie à notre œil seulement les rayons rouges de la lumière qu'il reçoit, ou qu'il les renvoie au moins en grande majorité. De là viennent les changements de coloration que l'on observe dans l'éclairement par des lumières monochromatiques ; si la lumière est verte, par exemple, les corps blancs ou verts, susceptibles de renvoyer les rayons verts, semblent seuls éclairés ; les couleurs dans lesquelles le vert entre comme composant sont dans une demi-obscurité, et les autres, le jaune, le rouge, sont absolument obscures.

233. **Des raies du spectre. — Spectroscope.** — On produit un spectre solaire très-net et dans lequel les couleurs sont bien vives et n'empiètent pas les unes sur les autres en employant les précautions suivantes : la source lumineuse doit avoir de petites dimensions ; aussi n'emploie-t-on pas généralement directement la lumière du soleil, mais son image formée au foyer d'une lentille convergente ; on peut se servir avec avantage d'une lentille cylindrique, qui donne à son foyer une ligne lumineuse parallèle aux génératrices du cylindre et très-étroite. Sur le trajet du faisceau lumineux émané de cette image, on place un écran dans lequel est pratiquée une fente étroite à bords bien parallèles et dans le même sens que l'image lumineuse, de telle sorte que les rayons qui la traversent n'aient qu'une faible divergence. Ces rayons

arrivent sur un prisme dont les arêtes sont parallèles à la fente; ce prisme doit avoir un pouvoir dispersif assez considérable; il doit, en outre, être parfaitement homogène et complétement dépourvu de stries ou autres défauts analogues : on obtient des prismes très-convenables à tous égards, en employant des auges prismatiques à parois de verre et remplies de sulfure de carbone.

On arrive, par ces précautions, à obtenir un spectre que l'on peut étudier avec avantage; on y reconnaît alors, au milieu des parties lumineuses, des bandes noires fines que Wollaston aperçut le premier (1802), mais dont Fraunhofer (1817) s'occupa le premier avec soin; ces *raies*, qui portent le nom du dernier observateur, sont parallèles aux arêtes du prisme réfringent. Fraunhofer en compta 590, parmi lesquelles il en choisit 8 principales comme points de repère situés dans les couleurs différentes. Il les désigna par les premières lettres de l'alphabet. Ainsi, A est une raie située à la limite du rouge obscur; B et C sont dans le rouge; D, à la limite de l'orangé et du jaune; E est dans le vert; G, dans l'indigo; enfin, H et I se trouvent dans le violet (*fig.* 251).

Les raies de Fraunhofer ont été l'objet d'un grand nombre de travaux importants : on sait maintenant qu'elles sont en nombre bien plus grand qu'on ne le pensait d'abord; en outre, on a pu dédoubler certaines raies considérées d'abord comme simples : les raies A et D sont doubles, E et G sont constituées par des raies fines assez nombreuses et fort rapprochées. Ainsi que nous le dirons plus loin (235), on a pu reconnaître l'existence de raies analogues en dehors des parties du spectre visibles dans les conditions ordinaires.

On conçoit facilement que, si l'on recueille sur un prisme le faisceau de lumière déjà décomposé en ses éléments par un premier prisme, on obtiendra un spectre dans lequel les raies seront plus séparées, et l'effet augmentera avec le nombre des prismes. On construit des appareils nommés *spectroscopes*, destinés à étudier dans les plus grands détails les spectres produits par les différentes sources lumineuses et dans lesquels le faisceau passe successivement dans plusieurs prismes successifs; on a construit des spectroscopes dont les prismes, au nombre de neuf, sont remplis de sulfure de carbone. On ne peut, du reste, augmenter indéfiniment le nombre des prismes : la divergence toujours croissante des rayons et l'absorption par les prismes diminuent, en effet, l'intensité lumineuse du spectre produit. Dans les spectroscopes, on s'arrange à l'aide d'une lentille convenablement disposée pour que les rayons incidents soient parallèles, et l'on regarde le spectre à l'aide d'une lunette grossissante ou d'un microscope.

234. **Propriétés des raies.** — Cherchons comment se comportent les raies d'un spectre produit par une même lumière, la lumière solaire, par exemple. En opérant à l'aide d'un appareil, qui sera décrit plus loin (§ 265), le *goniomètre*, et qui permet de mesurer les déviations

d'un rayon lumineux, on reconnaît que, pour chaque raie, les déviations produites par un certain prisme, sous diverses incidences, correspondent précisément à supposer que chacune de ces raies suit la loi de Descartes, qu'elle a un indice de réfraction constant; que, par suite, dans les spectres produits sous ces incidences diverses, les différentes raies ont les mêmes positions relatives, et qu'elles correspondent bien aux mêmes colorations voisines, et que, par suite, elles peuvent servir de points de repère, comme nous l'avons dit.

Il faut comprendre que ces raies obscures correspondent nécessairement à des espaces du spectre où ne parviennent pas de rayons lumineux, et que ce n'est que par extension que nous pouvons dire que ces raies se dévient en suivant la loi de Descartes; en réalité, ces raies sont limitées par des rayons suivant précisément cette loi, et la raie correspond, par suite, à des rayons d'une réfrangibilité intermédiaire qui manquent dans le spectre; de la quantité de rayons absents ou, ce qui revient au même, de la différence de réfrangibilité des rayons voisins, dépend la largeur de la raie.

On a dans ces raies des points de repère qui sont utilisés dans la recherche des indices de réfraction. L'indice de réfraction d'une substance dépend, comme on l'a vu, de la couleur que l'on considère (226); mais pour une même couleur il y a des différences assez notables, suivant que l'on considère l'une ou l'autre extrémité; il n'en est plus ainsi, et le coefficient a une valeur bien déterminée pour une substance, lorsque l'on indique la raie sur laquelle on opère. Nous donnons plus loin la méthode à employer (266).

235. **Visibilité du spectre. Actions calorifiques et chimiques.** — Le spectre solaire est visible directement dans l'espace compris entre les raies désignées, par Fraunhofer, par les lettres A et H; mais ces raies ne limitent pas absolument ce spectre, qui s'étend plus loin dans l'un et l'autre sens. Brewster a montré que l'œil peut distinguer du rouge au delà de la raie A, à la condition d'intercepter les rayons compris en deçà de cette raie, et dont l'intensité trop grande masque l'existence de ces rayons infra-rouges. M. Helmholtz a montré, d'autre part, que, dans des conditions analogues, on peut voir dans le spectre un espace éclairé du côté du violet, et plus loin que la raie H. Cet espace, correspondant à des rayons ultra-violets, et dont les dimensions sont considérables, ainsi qu'il résulte d'expériences nouvelles, présente une coloration d'un *gris lavande;* l'œil peut y distinguer également des raies obscures en nombre assez grand.

Ces parties du spectre, extérieures aux raies A et H, ont été étudiées complétement, mais d'une manière indirecte, et par leurs effets non plus lumineux, mais *calorifiques* ou *chimiques*, sur lesquels nous devons donner des indications générales.

Ainsi que le démontre l'observation journalière, les rayons lumineux produisent également des effets calorifiques. Les rayons du soleil, d'une lampe, etc., sont susceptibles de produire la sensation de chaleur, un thermomètre (voy. *Chaleur*) accuse également une élévation de température lorsqu'il est exposé à leur action. En promenant un thermomètre très-sensible dans le spectre solaire, on reconnaît que tous les rayons ne produisent pas le même effet à ce point de vue, mais que le maximum d'action a lieu dans les rayons rouges. En plaçant ce thermomètre en deçà de la raie A et dans la partie invisible, il manifeste encore une élévation de température qui est sensible dans une longueur à peu près égale à celle du spectre lumineux lui-même; il arrive même souvent que le maximum d'action calorifique se trouve dans la partie invisible.

D'autre part, certaines substances chimiques se décomposent sous l'action de la lumière ; il nous suffira de citer l'azotate d'argent, l'iodure du même métal, etc.

En projetant sur une feuille de papier imbibée d'iodure d'argent un spectre solaire, on remarquera que la décomposition atteint des proportions très-variées ; qu'elle est nulle dans le rouge, qu'elle atteint un maximum dans le jaune, à peu près au même point que les rayons lumineux ; qu'elle diminue rapidement au delà pour augmenter de nouveau, devenir maxima de nouveau entre les raies G et H, puis diminuer lentement en se prolongeant sur un grand espace dans toute la partie que nous avons indiquée comme présentant la coloration gris lavande des rayons ultra-violets. En appliquant les procédés de la photographie (241), on a pu obtenir l'image exacte de cette partie et de raies nombreuses qui s'y trouvent. M. Mascart en a obtenu jusqu'à 700.

L'existence des parties invisibles, ou plutôt difficilement visibles, du spectre a été reconnue d'abord par ces actions calorifiques et chimiques; mais aujourd'hui la partie ultra-violette est aussi bien connue par l'observation directe faite dans des conditions particulières, dont nous avons indiqué quelques-unes.

Il résulte de diverses expériences, faciles à concevoir, que les rayons du spectre qui sont susceptibles de produire une action calorifique ou chimique en même temps qu'une action lumineuse, conservent cette propriété, quels que soient les changements de direction qu'on leur ait fait subir par réflexion ou réfraction ; que ces propriétés diverses sont donc inhérentes aux rayons eux-mêmes, et ne leur sont pas surajoutées, et que notre œil ne les met pas en évidence, parce qu'il n'est pas conformé de manière à subir leur action sous une forme qu'il puisse transmettre au cerveau. Cette idée se comprend nettement pour les actions chimiques dont nous n'avons jamais connaissance que par des phénomènes extérieurs; pour les actions calorifiques que nous sommes susceptibles de ressentir directement, on peut se demander pourquoi l'œil y est insensible. Des expériences, sur lesquelles nous reviendrons démontrent que les milieux de l'œil absorbent presque totalement les rayons qui produisent surtout ces actions. D'autre part, il n'y a pas plus de raison pour que la rétine donne des sensations calorifiques qu'il n'y en aurait pour que les nerfs de la sensibilité générale donnassent des sensations lumineuses.

236. **Phosphorescence et fluorescence.** — Certains corps, obscurs par eux-mêmes, deviennent lumineux sous certaines influences, et spécialement lorsqu'ils ont été soumis à des rayons lumineux, ou même, pour parler plus exactement, à l'influence de rayons doués de propriétés chimiques, bien que, en réalité, aucune modification chimique ne puisse être rendue manifeste. Les corps dont il s'agit conservent cette propriété pendant un temps très-variable; ils sont dits *phosphorescents* ou *fluorescents*, suivant que la durée de l'illumination est longue ou, au contraire, fort courte. Le passage de courants électriques ou des actions mécaniques, telles que le clivage, le broiement, etc., produisent des effets analogues.

On sait depuis longtemps que quelques corps possèdent la propriété d'émettre spontanément de la lumière, comme le phosphore, certaines matières organiques en décomposition, le vieux bois humide, etc., mais cette production de lumière est accompagnée d'une action chimique. Au contraire, le diamant, les sulfures alcalins et alcalino-terreux deviennent lumineux lorsqu'ils ont été exposés au soleil et non pas spontanément. D'autre part encore, ces corps et d'autres, tels que le bisulfate de quinine, des sels d'urane, deviennent lumineux, lorsque, étant placés dans l'obscurité, ils sont exposés aux rayons invisibles du spectre solaire.

Dans ces différents cas, la lumière des corps phosphorescents ou fluorescents leur est propre, c'est-à-dire qu'elle n'est pas celle des rayons avec lesquels on les a éclairés. Il y a, comme on dit, *transformation des radiations;* mais, dans tous les cas, les rayons émis par phosphorescence sont moins réfrangibles que ceux qui leur ont donné naissance. D'autre part, les rayons qui ont traversé un liquide en le rendant fluorescent sont devenus incapables de produire de nouveau ce phénomène.

M. Becquerel a étudié tout spécialement ces phénomènes, et a mesuré la durée de la phosphorescence. Tandis que certains corps conservent cette propriété pendant plusieurs heures, il put s'assurer à l'aide d'un appareil spécial, le *phosphoroscope*, que cette durée descend à $0^s,33$ pour le spath, à $0^s,01$ pour l'azotate d'urane, et que, pour les liquides, cette durée est moindre que $0^s,0001$.

Enfin, nous devons encore signaler le cristallin parmi les corps fluorescents, ainsi qu'on le reconnaît en amenant un œil vivant dans la partie ultra-violette du spectre. Ce cristallin devient alors nettement visible.

237. **Spectres des diverses lumières.** — Nous nous sommes jusqu'à présent exclusivement occupé du spectre solaire; les autres sources de lumière donnent lieu à des phénomènes qu'il convient

également d'indiquer, et dont nous allons résumer les principaux.

Les spectres présentent des apparences entièrement différentes, suivant les conditions de leur production. Lorsque les substances qui lui ont donné naissance sont solides ou liquides, le spectre est entièrement continu, mais il ne possède pas toujours toute l'étendue du spectre solaire; le nombre des rayons et, par suite, la largeur du spectre est d'autant moindre que la température est plus faible, la partie rouge étant celle qui se montre d'abord. Les rayons émanés par les gaz et les vapeurs incandescents par leur séparation dans un prisme, donnent naissance à des spectres composés d'un certain nombre de raies brillantes diversement colorées et séparées par des intervalles obscurs.

On peut facilement obtenir ces spectres par l'inflammation de gaz combustibles, hydrogène, hydrogène carboné, cyanogène, ou par le passage de l'étincelle d'induction dans des tubes contenant les divers gaz à faible pression; on peut encore dissoudre dans l'alcool d'une lampe des sels métalliques, dont les vapeurs se répandent dans la flamme, et y deviennent lumineuses, en donnant à cette flamme une coloration spéciale. C'est ainsi que le sel marin et les composés du sodium donnent une flamme jaune, en même temps que le spectre correspondant se réduit à deux raies jaunes. Les sels de strontiane, ceux de cuivre donnent des flammes et des raies qui sont respectivement rouges et vertes, etc. On arrive très-bien à des résultats analogues, en faisant passer l'étincelle électrique entre des parties conductrices terminées par les différents métaux, ou plus facilement encore en introduisant dans l'arc voltaïque (voy. *Lumière électrique*) des composés volatils des différents métaux.

De plus, les divers groupes de raies brillantes sont caractéristiques des différents métaux, quelle que soit la combinaison dans laquelle ils sont engagés et la température à laquelle le spectre est produit. Ce fait, pressenti par Herschell (1822), fut vérifié par toutes les recherches postérieures dues à Talbot, à Masson, à M. Plücker. MM. Bunsen et Kirchhoff reprirent ces divers travaux, et mirent en évidence l'importance et la sensibilité de ce nouveau réactif. Dans leurs expériences, ils produisent un spectre continu et peu éclairant par la combustion du gaz d'éclairage dans une lampe spéciale; on introduit dans la flamme un fil de platine préalablement trempé dans une dissolution saline, et l'on voit aussitôt apparaître dans le spectre les raies brillantes caractéristiques du métal entrant dans la composition du sel. Une expérience mit hors de doute la sensibilité du procédé. Dans un laboratoire, dont la capacité était d'environ 60 mètres cubes, on fit détoner à une extrémité un mélange de 3 milligrammes de chlorate de soude avec du sucre de lait; à l'autre extrémité se trouvait une lampe à gaz, que l'on observait à l'aide d'un spectroscope, et qui manifesta au bout de quelques minutes la double raie jaune, caractéristique du sodium, qui persista pendant un certain temps. Par un calcul approximatif, on reconnaît qu'il arrive à la flamme $\frac{1}{3\,000\,000\,000}$ de gramme par seconde, et cette quantité très-faible est nettement décelée par le spectroscope.

238. **Analyse spectrale.** — MM. Bunsen et Kirchhoff prouvèrent, par divers procédés et à la suite d'expériences nombreuses et délicates, que cette étude des spectres peut fournir un réactif sensible, permettant de reconnaître la présence des métaux dans leurs mélanges ou leurs combinaisons. En se rappelant la sensibilité dont nous avons donné un exemple, en remarquant que le nombre et la position des raies sont absolument caractéristiques ; que pour le fer, par exemple, on ne compte pas moins de 70 raies que l'on rencontre partout où la flamme observée contient du fer, on comprend que l'étude des spectres puisse donner une méthode délicate d'analyse des composés chimiques.

Ce procédé, qui reçut le nom d'*analyse spectrale*, donna immédiatement des résultats importants. Outre qu'il mit en évidence la présence de certains métaux alcalins, tels que le sodium, le lithium, dans un grand nombre de corps où on ne la soupçonnait pas, il conduisit MM. Bunsen et Kirchhoff à la découverte de nouveaux métaux alcalins. La dissolution de certains minéraux, le lépidolithe de Saxe, privée de tous les métaux connus autres que le potassium et le sodium, et examinée dans le spectroscope, donna un spectre dans lequel ils observèrent, outre les raies du potassium et du sodium, des raies nouvelles qu'ils attribuèrent à un nouveau métal auquel ils donnèrent le nom de *rubidium*, du nom de la couleur rouge des deux raies les plus brillantes qu'ils venaient de découvrir. Ils parvinrent ensuite à isoler ce métal, dont les affinités sont plus vives que celles du potassium. Plus tard, les eaux-mères des salines de Durkheim, traitées de la même façon, donnèrent au spectroscope deux raies bleues inconnues jusqu'alors ; on put de même isoler le nouveau métal correspondant, qui reçut le nom de *cæsium*. M. Brooke, de la même façon, annonça l'existence d'un nouveau métal, le *thallium*, correspondant à une raie verte très-brillante. M. Lamy parvint plus tard à isoler également ce métal; plus récemment (1863), MM. Reich et Richter isolèrent de même l'*indium*, correspondant à une raie indigo.

L'analyse spectrale dont nous avons indiqué le principe, sert dans l'industrie à reconnaître exactement les diverses phases de la fabrication de l'acier Bessemer. On l'a employée en médecine à la recherche de certaines substances (*Hématine*, etc.) et de quelques composés toxiques.

239. **Renversement des raies.** — Le fait remarquable que nous allons indiquer a été signalé par Foucault en 1849, et peut s'énoncer ainsi : *Les sources lumineuses absorbent les rayons qu'elles ont la propriété d'émettre.* L'indication de l'expérience fera comprendre nettement ce que cet énoncé présente d'incomplet.

Une flamme d'une faible intensité, celle de l'alcool salé, par exemple, donne un spectre réduit à deux raies brillantes; on place derrière une autre flamme plus intense, celle de l'arc voltaïque, de telle sorte que le dernier spectre soit plus large que le premier, et l'on place dans l'arc un composé de sodium. Aussitôt les raies jaunes de l'alcool salé disparaissent, et sont remplacées par des bandes noires. Il est facile de s'assurer que ces bandes obscures occupent exactement la place des bandes lumineuses, car elles se trouvent sur le prolongement des raies lumineuses jaunes du spectre le plus large, qui a conservé son aspect primitif. Ainsi, la flamme la moins intense, qui émettait des rayons d'une certaine réfrangibilité, arrête ceux de la même réfrangibilité émanant d'une autre source lumineuse plus intense.

Il faut encore ajouter que ce n'est que par contraste que les bandes paraissent obscures. En réalité, elles ont le même éclat que précédemment; mais, comme les parties voisines ont l'éclat bien plus vif pro-

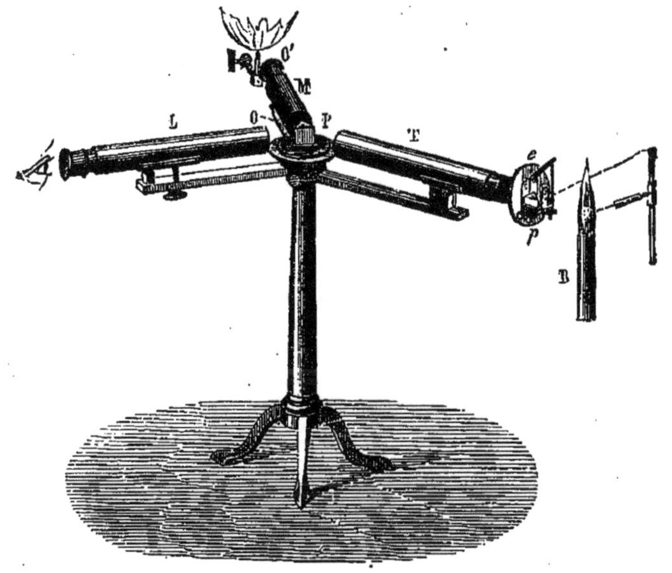

Fig. 262.

venant de la flamme la plus intense, les premières semblent avoir une intensité moindre.

Cette propriété donne l'explication de l'expérience suivante : Lorsqu'on place du sel marin sur l'un des électrodes de charbon entre lesquels jaillit l'arc voltaïque, on aperçoit d'abord les deux raies jaunes caractéristiques du sodium; mais bientôt ces raies disparaissent, et sont remplacées par des raies obscures. C'est que d'abord les vapeurs de sodium se trouvaient dans la flamme seulement, mais que leur production augmentant, elles se répandent dans l'atmosphère entourant l'arc, et doivent, par suite, éteindre les rayons jaunes qui en émanent, tandis qu'elles n'arrêtent pas ceux d'une autre coloration et d'une autre réfrangibilité.

On peut étudier la position des diverses raies du spectre, à l'aide de l'appareil suivant : Un plateau (*fig.* 262), monté sur un pied, porte un prisme, dont les arêtes sont verticales ; trois branches latérales, fixées à la partie supérieure du pied, portent chacune un tube muni de lentilles ; le tube T porte à son extrémité une pièce mobile consistant en une fente verticale, dont on peut faire varier la largeur ; un bec de gaz B, dans lequel on place la substance à étudier par l'analyse spectrale, envoie des rayons lumineux qui, après avoir traversé la fente, sont rendus parallèles par une lentille, dont on règle la distance focale dans ce but. Ces rayons tombent sur le prisme sous un angle tel, qu'ils le traversent en subissant la déviation maxima, et se dispersent ; les rayons émergents séparés sont reçus dans le tube L, qui porte aussi une lentille, à l'aide de laquelle l'observateur étudie le spectre et ses raies ; d'autre part, un bec de gaz éclaire en O' un *micromètre*, lame de verre sur laquelle sont tracés des traits fins verticaux et équidistants ; l'observateur voit ces divisions par réflexion des rayons sur la face du prisme ; il superpose les images du micromètre et du spectre, et peut reconnaître à quelles divisions les raies de celui-ci correspondent ; on répète l'expérience avec des rayons solaires, et l'on s'assure par les numéros des divisions du micromètre si les raies des deux spectres se correspondent réellement.

240. **Explication des raies du spectre solaire.** — Les diverses raies brillantes qui caractérisent les spectres des métaux ne sont pas seulement constantes en nombre et en couleur, mais, comparées au spectre solaire, on voit qu'elles occupent toujours la même position. Les observations se font en comparant, directement par juxtaposition, ou indirectement, un spectre solaire et le spectre que l'on veut étudier, dont on rapporte les bandes brillantes aux raies de Fraunhofer. Or, en faisant cette comparaison, on reconnaît que pour certains corps les bandes brillantes sont situées *exactement* comme certaines raies de Fraunhofer. Ce fait conduit à des conséquences importantes sur la composition du soleil. On admet aujourd'hui que le soleil se compose d'un noyau à température très-élevée, qui donnerait un spectre continu ; mais ce noyau est entouré d'une atmosphère moins chaude et moins lumineuse, contenant des vapeurs métalliques. Les rayons émanés du noyau sont éteints s'ils correspondent à des raies qu'émettraient ces vapeurs mêmes, et, par suite, donnent des raies obscures séparant les parties lumineuses correspondant à des rayons émanés du noyau, et traversant l'atmosphère sans y être arrêtées. La comparaison des raies obscures du spectre solaire et des raies lumineuses des spectres des vapeurs métalliques a permis d'affirmer la présence dans l'atmosphère solaire de l'hydrogène

du sodium, du fer, tandis que l'or, l'argent, le mercure, etc., ne s'y trouvent certainement pas.

Toutes les raies de Fraunhofer ne sont pas expliquées de cette façon, certaines d'entre elles correspondent à l'absorption des rayons par notre atmosphère; c'est ainsi, comme nous l'avons dit, que M. Janssen a démontré que quelques-unes sont produites par la vapeur d'eau. D'autres, enfin, n'ont pas encore une origine connue.

Le spectre des nuées, de la lune, des planètes est identique au spectre solaire, comme on devait s'y attendre. Au contraire, les étoiles, les nébuleuses, les comètes ont donné des spectres particuliers correspondant à des compositions différentes.

Disons, enfin, que l'étude des spectres a conduit tout récemment, M. Janssen et M. Lockyear, chacun de son côté, à des résultats intéressants sur les protubérances visibles pendant les éclipses.

241. **Actions diverses de la lumière. Photographie.** — Ainsi que nous l'avons dit en étudiant le spectre, un faisceau provenant du soleil contient une infinité de rayons de réfrangibilité différente, et possédant en outre des propriétés diverses.

Les rayons lumineux, les seuls qui agissent sur la rétine, produisent diverses sensations donnant naissance aux couleurs que nous distinguons les unes des autres avec une facilité plus ou moins grande (235); les lumières ont des compositions différentes, suivant leur origine et la sensation qu'elles produisent dépend du nombre et de l'intensité de chacun des rayons simples qui concourent à la former, ainsi qu'il est facile de s'en assurer par l'étude des spectres.

Dans un spectre, le spectre solaire, par exemple, les rayons ne diffèrent pas entre eux seulement par la coloration, mais ils se distinguent aussi par leurs intensités. Il n'est pas facile, nous l'avons dit, de comparer exactement les intensités de deux rayons diversement colorés: mais, cependant, dans le cas que nous considérons, les rayons jaunes sont certainement plus éclairants que les rayons bleus ou violets.

Il résulte d'expériences de M. P. Bert que certains crustacés presque microscopiques voient le spectre dans la même étendue que l'homme, et, comme lui, avec un maximum d'intensité dans le jaune. En remarquant que ces animaux, les *daphnies-puces*, présentent pour l'œil une conformation entièrement différente de celle de l'œil humain, on est porté à généraliser et à conclure que, pour la série animale tout entière, le spectre solaire est visible entre les mêmes limites, et présente les mêmes variations d'intensité.

Nous n'avons à présent rien à ajouter à ce que nous avons dit sur les rayons calorifiques dont les effets sont étudiés plus loin.

Les actions chimiques dues aux rayons solaires proviennent plus spécialement des rayons situés à l'extrémité violette du spectre et au delà de cette extrémité, et aussi des rayons jaunes. Ces actions sont de deux sortes, que nous allons rapidement indiquer.

Sous l'influence des rayons solaires, certains sels sont réduits. Par exemple, le chlorure d'argent noircit rapidement à la lumière; la matière noire qui prend naissance est de l'argent métallique très-divisé; le même effet se produit avec l'azotate d'argent, et c'est la cause de la coloration que prennent les parties touchées avec la pierre infernale lorsqu'elles sont exposées au jour. D'autres sels, le cyanure, l'iodure, le bromure d'argent, présentent la même décomposition; il en est de même aussi pour les sels analogues d'autres métaux, le mercure, le fer, etc.

Mais, si les rayons solaires produisent dans certains cas des décompositions, dans d'autres ils favorisent les combinaisons. On sait qu'un mélange d'hydrogène et de chlore détone lorsqu'il est exposé à la lumière, en donnant naissance à de l'acide chlorhydrique; l'action du chlore sur les matières organiques, celle de l'oxygène sur certains corps, tels que le bitume de Judée, la résine de gaïac, sont favorisées par l'influence des rayons lumineux, et quelquefois même sont provoquées uniquement par cette influence.

Il nous suffit d'indiquer ces actions qui sont les plus simples, mais auxquelles on pourrait en joindre un grand nombre d'autres.

C'est sur ces actions chimiques de la lumière qu'était basé le *daguerréotype*, au moyen duquel Daguerre, son inventeur (1839), parvint à reproduire et à fixer sur une lame d'argent les images produites dans une chambre obscure par les objets situés en face de l'ouverture (250). Le procédé de Daguerre, entièrement abandonné aujourd'hui pour des causes multiples, donnait toujours des résultats certains, ce à quoi n'avait pu parvenir Niepce de Saint-Victor, qui, en 1826, était arrivé, cependant, à obtenir des reproductions de gravure, par l'action de la lumière sur le bitume de Judée.

La *photographie*, découverte à peu près à la même époque par M. Talbot, a fait depuis des progrès considérables, et s'est substituée peu à peu d'une manière complète au daguerréotype. Cette méthode, dans laquelle l'image est obtenue sur papier ou sur verre, exige des manipulations bien moins délicates que le daguerréotype, et présente en outre l'avantage de demander un temps bien moindre d'exposition au soleil.

Il ne nous est pas possible d'indiquer les nombreuses opérations nécessaires à la réussite d'une bonne épreuve; nous indiquerons seulement les parties importantes au point de vue théorique de la méthode générale à laquelle on peut rapporter à peu près tous les procédés si multipliés qui ont été publiés depuis quelques années.

On dépose à la surface d'une glace *parfaitement* nettoyée une couche de collodion contenant une dissolution d'un corps sensible à la lumière, l'iodure d'argent, par exemple, ce corps pouvant être mélangé de diverses autres substances propres à produire des effets déterminés. Cette opération, après laquelle la plaque se trouve recouverte d'une pellicule, dans laquelle la lumière produira des actions chimiques, doit être faite, bien entendu, dans l'obscurité, ou, tout au moins, dans une chambre à l'abri des rayons du soleil, et éclairée seulement par une bougie. La plaque, étant ainsi préparée, est introduite dans une chambre noire qui, préalablement, a été *mise au point*, c'est-à-dire dans laquelle on a déterminé la place où se forme l'image avec le plus de netteté. Sous l'influence des rayons lumineux émis par les corps voisins avec une intensité plus ou moins grande, la couche sensible est plus ou moins attaquée. Après un temps d'exposition variant suivant diverses circonstances, on enlève la plaque que l'on passe dans un bain révélateur contenant généralement de l'acide pyrogallique; puis on lave à grande eau, et l'on plonge la plaque dans une dissolution d'hyposulfite de soude destinée à enlever les substances en excès qui pourraient, par la suite, réagir l'une sur l'autre, et détruire l'image produite.

Cette image est dite *négative*. Les parties éclairées des objets ayant envoyé des rayons lumineux en plus grande quantité que les parties obscures, ont produit une action plus intense, et, par suite, décomposé plus fortement les sels d'argent. Le négatif, une fois fixé, peut être conservé indéfiniment, et servir à reproduire autant de positifs qu'on le désire, ainsi que nous allons l'expliquer.

On trempe la feuille de papier sur laquelle doit se produire l'épreuve, successivement dans des dissolutions de sel marin (chlorure de sodium) et de nitrate d'argent, ce qui donne naissance, dans la pâte même du papier, à du chlorure d'argent. La feuille, ainsi sensibilisée, est placée derrière le cliché négatif précédemment obtenu, et soumise à l'action de la lumière. Les rayons lumineux traversent en totalité les parties blanches du cliché, et sont arrêtés partiellement ou entièrement par les parties grises ou noires. Le maximum de décomposition et les noirs, par suite, correspondront aux blancs du cliché, il n'y aura pas d'action chimique, et le papier restera blanc derrière les noirs du cliché. L'image obtenue sur le papier est donc l'inverse de celle fixée sur le verre, et, par suite, est éclairée comme les objets eux-mêmes.

Lorsque la durée de l'action est jugée suffisante, la feuille de papier est lavée à grande eau, passée dans une dissolution d'hyposulfite de soude, qui dissout les matières en excès, et de nouveau encore lavée à grande eau : elle est alors fixée.

On comprend, d'après ce que nous avons expliqué, que ce ne sont pas seulement les parties les plus éclairées qui donnent naissance aux noirs de l'image, mais bien celles qui émettent le plus de rayons chimiques. Aussi, certains jaunes, et les bleus même clairs, donnent-ils des noirs assez foncés, ce qui trouble absolument l'harmonie de l'image, et la rend dissemblable d'aspect avec l'objet.

On voit aussi que toutes les lumières ne sont pas susceptibles d'être employées pour éclairer les objets que l'on veut reproduire photographiquement. Il faut qu'elles émettent des rayons chimiques. La lumière produite par la combustion du magnésium à l'air est très-propre à cette action.

242. **Action de la lumière sur les plantes.** — C'est à l'influence des radiations chimiques que l'on doit rapporter l'action incontestable de la lumière sur les plantes; nous ne pouvons qu'indiquer les faits qui se rapportent à cet ordre de phénomènes, et dont l'étude complète entraînerait trop loin.

Il suffit de rappeler l'étiolement des parties des plantes qui ont végété dans l'obscurité, comparées à la teinte normale de celles qui ont été soumises à l'action de la lumière, pour mettre hors de doute cette influence. En étudiant ce qui se produit dans la respiration des plantes dans l'une et l'autre condition, on a reconnu que les parties vertes des plantes absorbent l'acide carbonique, et dégagent de l'oxygène lorsqu'elles sont soumises aux rayons solaires, tandis que dans l'obscurité le contraire se produit, et que, comme les animaux, les plantes absorbent l'oxygène et dégagent l'acide carbonique. On peut produire des effets analogues en employant une lumière artificielle, pourvu qu'elle soit assez intense, et qu'elle contienne en notables proportions certains rayons que nous indiquerons tout à l'heure.

Un certain nombre d'expériences, dues principalement à Draper, ont prouvé que ce ne sont pas les rayons calorifiques auxquels on doit rapporter l'origine de cette action. Par exemple, un feu de bois, allumé à quelque distance d'une plante en expérience, ne détermina pas le dégagement d'oxygène, bien que l'action calorifique fût parfaitement sensible à cette distance. Draper étudia également l'influence des rayons diversement colorés, et reconnut que le dégagement d'oxygène atteint un maximum dans les rayons verts et rouges. Ces expériences ont été répétées à plusieurs reprises, sans que l'on ait pu arriver à des conclusions absolument nettes. On conçoit, en effet, que pour que l'expérience fût concluante, il faudrait que les rayons eussent même intensité, et l'on sait qu'il est impossible de comparer les intensités de deux lumières de couleurs différentes.

CHAPITRE V

APPLICATIONS DE LA RÉFLEXION ET LA RÉFRACTION.

Nous avons rassemblé dans ce chapitre des questions dont l'étude exige la connaissance des lois de la réflexion et de la réfraction, et qui, par suite, ne pouvaient être traitées complétement auparavant. Ces questions se rapportent à divers sujets que l'on peut classer de la manière suivante :

Étude géométrique de la vision ;

Appareils d'optique ;

Détermination précise de coefficients divers ;

Appareils employés en chirurgie, et basés sur les lois de la réflexion et de la réfraction.

Nous devons donner quelques indications relatives aux figures destinées à représenter la marche des rayons. Dans ces figures, nous avons constamment supposé que la lumière arrive dans le même sens, *de la droite du lecteur vers sa gauche* ; lorsqu'un rayon traverse une lentille en changeant de direction, pour éviter les complications, nous avons supposé qu'il n'y avait qu'une déviation dans le plan médian de la lentille, et non pas une sur chaque surface, comme c'est en réalité ; enfin, et pour qu'on puisse suivre plus facilement les lignes de la figure, les rayons qui arrivent parallèlement à l'axe de l'appareil ont été représentés *dans tout leur parcours* par un trait plus fort que ceux qui arrivent obliquement.

Dans quelques-unes des figures qui ont rapport à la vision, afin de montrer plus nettement l'influence de l'accommodation, chaque dessin indique la marche des rayons dans deux cas distincts. La moitié supérieure où le cristallin est représentée par la lettre A, correspond au cas d'*une accommodation nulle*. La moitié inférieure, distinguée par la lettre B au cristallin, indique l'effet produit dans le cas du *maximum d'accommodation*.

243. **De l'œil considéré comme instrument d'optique.** — Si l'œil était doué de la propriété de rendre perceptibles tous les rayons qui lui parviennent, ou si, du moins, il nous faisait percevoir des sensations lumineuses nettes et précises, nous n'aurions nullement à nous en occuper actuellement, et il nous suffirait de disposer les expériences ou les appareils de manière que tous les rayons lui parvinssent dans les conditions qui seraient déterminées, et que nous aurions à spécifier. Mais la vision est loin de présenter cette simplicité, et il faut de toute nécessité que nous indiquions dès l'abord les cas particuliers qui se rencontrent le plus souvent.

L'œil est un organe globuleux, composé de milieux diversement réfringents, terminés par des surfaces courbes que nous supposerons être d'abord des portions de sphère, ayant toutes même axe. Ces milieux divers ont pour effet de faire converger les rayons incidents sur une membrane spéciale, la rétine, qui est en communication intime avec le nerf optique, et qui jouit de la propriété de donner une sensation lumineuse lorsqu'elle se trouve être le sommet d'un cône lumineux. Nous allons indiquer le nom et le rôle de chacun de ces milieux.

Les rayons lumineux qui arrivent sur l'œil (*fig.* 263) rencontrent d'abord une membrane extérieure, la *cornée transparente*, en forme de calotte sphérique, mais que nous pouvons considérer comme sans action sur ces rayons, parce que ces deux faces sont parallèles; derrière la cornée transparente se trouve l'*humeur aqueuse*, remplissant l'espace compris entre celle-ci et le *cristallin*, lentille biconvexe, d'une composition spéciale sur laquelle nous reviendrons; devant le cristal-

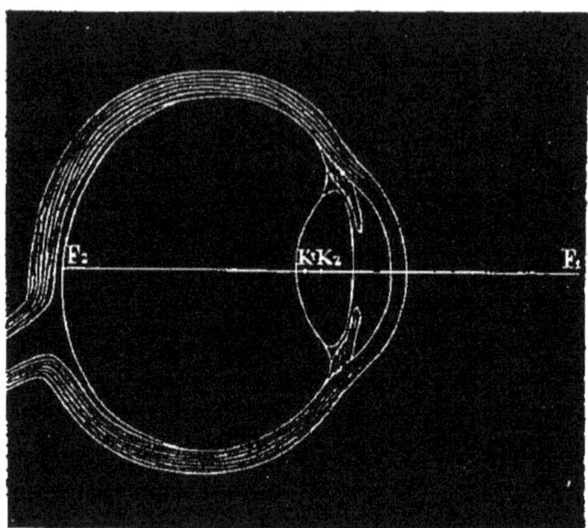

Fig. 263.

lin se trouve l'*iris*, membrane opaque, percée d'une ouverture circulaire, la *pupille*, dont le diamètre peut varier, par action réflexe, sous l'influence de la lumière sur la rétine. La pupille se rétrécit sous l'influence d'une vive lumière, et s'élargit dans l'obscurité, de manière à ménager la sensibilité de la rétine, à laquelle une trop grande quantité de lumière pourrait nuire. L'espace compris derrière le cristallin jusqu'à la rétine est rempli par une matière transparente, l'*humeur vitrée*. Le globe de l'œil est en outre environné de diverses membranes qui servent à le protéger, mais qui sont sans importance au point de vue optique.

L'indice de réfraction de l'humeur aqueuse est 1,336, celui de l'humeur vitrée 1,339. On peut donc admettre que le cristallin est une lentille placée entre deux milieux de même réfringence. Le cristallin n'est pas homogène, il paraît composé de couches successives, toutes plus réfringentes que les humeurs vitrée et aqueuse, et d'autant plus réfringentes qu'elles sont plus centrales. Les indices de réfraction de ces couches varient entre les limites 1,377 et 1,399.

Par une étude complète de la marche des rayons, on peut démontrer qu'un ensemble de milieux réfringents séparés par des surfaces sphériques centrées sur un même axe, possède comme une lentille (219) des points et des plans focaux et des points nodaux, que par suite la construction de la marche des rayons peut se faire de la même manière.

La figure représente une coupe de l'œil plus grande que nature (1 fois 1/2) les points F_1 et F_2 représentent à l'échelle, pour un œil type, les positions du premier et du second foyer : les points K_1 et K_2 sont les points nodaux; en réalité, ceux-ci sont plus près de la face postérieure du cristallin et plus rapprochés entre eux que nous n'avons pu le figurer; on peut sans erreur sensible les confondre entre eux et avec le centre optique.

Nous pouvons dès lors nous rendre compte du trajet suivi par un rayon lumineux qui passe de l'air dans l'œil. Soit L (*fig.* 264) un point lumineux et LA un rayon venant frapper la cornée transparente assez près de l'axe pour passer à travers la pupille. L'effet de l'humeur aqueuse, plus réfringente que l'air, et dont la sépare une surface sphérique convexe vers ce milieu, est de diminuer la divergence du rayon, qui prend alors la direction AB ; le cristallin, lentille biconvexe, exagérera cet effet, et transformera le faisceau en un faisceau convergent. On conçoit que pour des distances convenables de l'œil à l'objet, le sommet de ce cône, foyer conjugué du point lumineux L, peut se trouver sur la rétine même en L' et, par suite, procurer une sensation lumineuse, nous donnant conscience de l'existence du point L.

On se rend facilement compte, et l'on peut démontrer exactement que, pour une suite de milieux réfringents comme pour une seule lentille, la position du foyer conjugué dépend de la position du point lumineux. Si donc l'œil était invariable, et qu'il formât sur la rétine une image nette du point L, il ne pourrait donner sur cette rétine des images également nettes de points situés à des distances différentes. C'est au moyen d'une propriété spéciale, l'*accommodation*, qu'il permet de voir distinctement à différentes distances.

244. **Accommodation.** — L'accommodation est l'opération par laquelle l'œil éprouve des changements qui le rendent propre à faire converger sur la rétine des rayons lumineux émanant de points situés à des distances différentes. Il est démontré aujourd'hui que cette propriété est due aux changements de forme que subit le cristallin, et particulièrement sa face antérieure, changements qui font varier la puissance convergente de cette lentille, et, par suite, la position de l'image du point lumineux, et qui peuvent être tels que cette image se fasse toujours sur la rétine.

C'est Thomas Young qui, le premier, émit l'opinion que la faculté d'accommodation est liée à des variations de courbure du cristallin; mais c'est à Cramer et à Helmholtz que l'on doit des démonstrations rigoureuses de ce fait et des mesures précises sur la grandeur des variations ; les unes et les autres reposent sur l'étude des images de Purkinje, dont nous allons nous occuper.

Lorsque l'on se place en face d'une personne dont les pupilles sont un peu dilatées, et que l'on éclaire par une flamme placée sur le côté, on distingue dans son œil trois images de la flamme, deux images droites et une image renversée. La première image droite a est due à la réflexion sur la face antérieure de la cornée. La deuxième image b, également droite et plus grande que la précédente, est produite par la face antérieure du cristallin; la troisième image c est renversée, plus petite et plus lumineuse que les précédentes, et est produite par la réflexion sur la face postérieure du cristallin. En observant attentivement ces images pendant que la personne dont on étudie l'œil cherche à voir des objets situés à différentes distances, on reconnaît des variations dans les grandeurs et les positions relatives de ces images. Ainsi si l'œil observé regarde d'abord des objets éloignés, puis des points rapprochés, on voit que : 1° l'image a de la cornée ne subit aucun changement de grandeur ni de position; 2° l'image b se rétrécit et se rapproche de la précédente; 3° l'image c se rétrécit aussi, mais très-peu, et s'éloigne un peu de l'image a.

Cette expérience permet de conclure d'abord que la courbure de la cornée ne change pas, puisque l'image à laquelle elle donne naissance ne varie pas. D'après ce que nous avons vu sur les grandeurs des images (204), l'image diminue en même temps que la distance focale, si la distance de l'objet au miroir reste constante, ce qui est à peu près le cas ici, car le déplacement du cristallin, s'il y en a un, ne peut être que très-faible; la distance focale de la face antérieure du cristallin, considérée comme surface réfléchissante, diminue, il en est donc de même du rayon de courbure; il en est de même aussi de la face postérieure, mais l'effet, moindre d'ailleurs, est légèrement modifié par les changements dus à la réfraction par la face antérieure. En étudiant d'une façon analogue les déplacements des mêmes images, on reconnaît que la face antérieure, en même temps qu'elle change de courbure, est projetée en avant, tandis que la face postérieure n'éprouve pas de déplacement, mais seulement un changement de forme.

Les expériences se font facilement de la manière suivante. Un microscope, placé horizontalement, permet à l'observateur de voir distinctement les images formées, et un réticule permet d'apprécier leurs dimensions et de mesurer leurs distances respectives; la lumière dont l'image se reflète est d'ailleurs placée latéralement. Si l'on opère dans une chambre obscure, ce qui est avantageux à tous égards, on a intérêt à prendre pour source de lumière une petite ouverture carrée percée dans l'une des parois. Les mesures sont facilitées notablement par la forme régulière des images. On effectue les mesures pendant que l'œil observé est disposé pour voir distinctement un point très-éloigné, c'est-à-dire se trouve dans un état d'accommodation nulle s'il est emmétrope; puis on recommence, en faisant regarder un objet très-approché et, par suite, pendant le maximum d'accommodation.

M. Helmholtz, par des mesures précises, a reconnu que le rayon de courbure de la surface antérieure du cristallin peut varier de $11^{mm},9$ pour la vision à grande distance jusqu'à $8^{mm},6$ pour la vision d'un objet rapproché ; que, sur le même individu, le déplacement en avant de la face antérieure était de $0^{mm},44$.

On reconnaît également que la pupille diminue de diamètre pour la vision rapprochée ; mais cette remarque ne présente pas pour nous une grande importance. Nous n'avons pas davantage à nous occuper de rechercher le mécanisme par lequel se font les variations du cristallin, qu'il nous suffit d'avoir mises en évidence.

La structure lamelleuse du cristallin doit être considérée comme ayant pour effet de s'opposer à l'aberration de sphéricité, ses diverses couches possédant des indices de réfraction différents, ce qui permet d'éviter un défaut dont ne peuvent être exemptes les lentilles de constitution homogène dans toute leur masse; enfin l'iris, en se contractant, fait l'office de diaphragme, et, ne laissant passer que les rayons centraux, agit aussi efficacement pour réduire notablement l'aberration de sphéricité.

245. **Des diverses espèces de vue.** — L'observation apprend que tous les yeux ne sont pas susceptibles de s'accommoder également, et l'on arrive à distinguer des conditions de vision particulières qui dépendent de la puissance de l'accommodation.

Nous désignerons, suivant l'usage, par les mots de *punctum proximum* et *punctum remotissimum* ou plus simplement *remotum* les points le plus rapproché et le plus éloigné pour lesquels la vision soit possible : ce sont les positions respectives de ces points qui serviront à différencier les yeux.

D'après ce que nous avons dit sur les variations du cristallin, desquelles résulte l'accommodation, on peut se rendre compte que l'état normal du cristallin, celui pour lequel les rayons de courbure sont les plus grands, correspond à la vision du *punctum remotum*, la vision nette des points plus rapprochés étant obtenue par l'accommodation, qui atteint sa valeur maxima pour le *punctum proximum*.

On a divisé les yeux en diverses catégories, suivant les positions occupées par l'un ou par l'autre de ces points, ou, autrement dit, par les conditions auxquelles doivent satisfaire les rayons incidents pour que leur foyer se fasse sur la rétine pour une accommodation nulle et pour une accommodation maxima : il y a là deux limites que nous allons indiquer.

Occupons-nous d'abord du *punctum remotum*, c'est-à-dire des rayons qui font leur foyer sur la rétine sans accommodation. A ce point de vue, on considère comme œil normal ou plutôt œil *emmétrope* (*fig.* 264), un œil pour lequel des rayons parallèles convergent sur la rétine sans accommodation ; on appelle *myopes* ou plutôt *brachymétropes* (*fig.* 265) ceux qui, sans accommodation, sont tels, que les rayons émanés d'un point lumineux situé à une distance finie, et qui, par suite, sont divergents, ont leur foyer sur la rétine. La distance du *punctum remotum* r est variable suivant les personnes, et, si l'on admet la convention faite sur les signes dans les lentilles (221), cette distance est positive; dans la brachymétropie, les rayons qui arrivent parallèles ont évidemment leur foyer en avant de la rétine; ce défaut peut dépendre d'une longueur exagérée du globe oculaire, ou d'un excès de pouvoir réfringent des milieux. Si les rayons parallèles ont leur foyer derrière la rétine, ou, ce qui revient au même, si les rayons qui se réunissent sur la rétine doivent arriver en convergeant, l'œil est dit *hypermétrope*

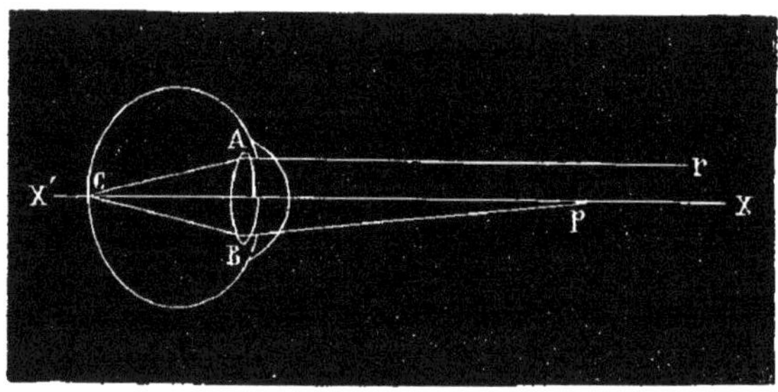

Fig. 264.

(*fig.* 266); l'hypermétropie peut dépendre d'une trop faible longueur du globe oculaire, ou d'un défaut de réfringence des rayons : dans ce genre de vue, l'œil ne peut voir nettement aucun objet sans accommodation, car jamais les rayons émanés d'un objet ne sont convergents, mais bien divergents ou parallèles tout au plus.

Dans l'hypermétropie, il n'y a pas, à proprement parler, de *punctum remotum;* cependant les rayons incidents, qui sans accommodation ont leur foyer sur la rétine, ont une direction telle, qu'ils vont converger en un point r'' situé derrière la cornée ; on peut donc dire que la distance de ce point à l'œil est alors négative.

On peut encore définir les trois états que nous venons d'indiquer, en nous appuyant sur le retour inverse des rayons : dans ce cas, si l'on suppose que la rétine est lumineuse, on peut dire que l'œil est emmétrope, brachymétrope ou hypermétrope, suivant que les rayons émanés d'un point de la rétine sortent parallèles, convergents ou divergents lors d'une accommodation nulle.

La position du *punctum proximum* donne aussi des vues différentes, mais la distinction est bien moins nette que la précédente et basée sur une appréciation de la distance moyenne d'une vue normale. On admet que cette distance moyenne de l'œil au *punctum proximum* est de $0^m,20$; on n'a pas donné de nom particulier aux vues pour lesquelles cette distance est moindre; il n'en résulte, du reste, aucun inconvénient, le *punctum remotum* restant fixe, l'espace pour lequel l'accommodation est possible est d'autant plus grand que le *punctum proximum* est plus près de l'œil. Lorsque le *punctum proximum* est à une distance de l'œil plus grande que $0^m,20$, on dit que l'œil est *presbyte;* il ne peut voir distinctement les objets rapprochés, la vision nette ne se faisant qu'au delà du *punctum proximum.* Ce défaut, qui augmente généralement avec l'âge, dépend, on le voit, d'une diminution de l'accommodation; il n'est nullement opposé à la myopie, comme on le disait autrefois, mais à une autre cause, l'une dépendant de l'état de l'œil avec une accommodation nulle, l'autre, au contraire, de l'œil au maximum d'accommodation.

On peut, à la rigueur, admettre une presbytie exagérée qui ne pourrait se rencontrer que dans un œil hypermétrope, et qui serait telle que les rayons même parallèles, c'est-à-dire arrivant de l'infini, auraient toujours leur foyer derrière la rétine; ce défaut, qui ne permettrait de voir *aucun* objet et qui tiendrait à une insuffisance absolue d'accommodation, se rencontre précisément chez les personnes opérées de la cataracte et privées de cristallin.

246. **Emploi des besicles.** — On peut, par l'emploi de lentilles interposées devant les yeux, sous le nom de *besicles* ou *lunettes*, corriger les défauts que nous venons de signaler. Il est facile de comprendre que ces lentilles, en modifiant le degré de divergence des rayons qui arrivent sur l'œil, permettent au foyer de se produire exactement sur la rétine. Nous allons indiquer les principaux cas qui peuvent se présenter.

S'il s'agit d'un œil myope, pour lequel, ainsi qu'il arrive générale-

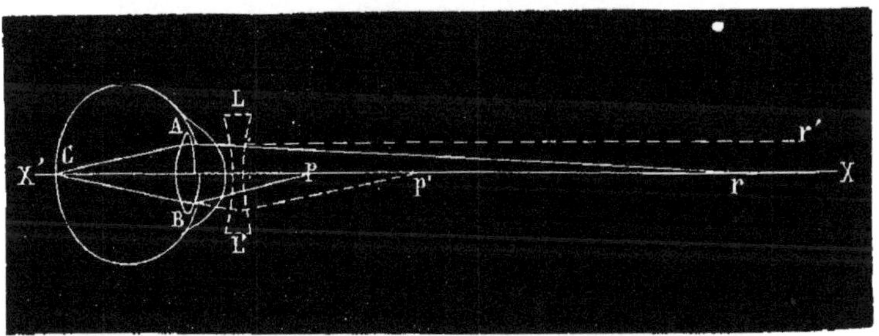

Fig. 265.

ment, le *punctum proximum p* est très-rapproché de l'œil, on le ramènera à l'emmétropie par l'emploi d'une lentille biconcave convenable (*fig.* 265). L'effet de cette lentille sera de transformer les rayons incidents parallèles en rayons divergents qui, pour une certaine distance focale, auront la même divergence que s'ils émanaient du *punctum remotum r* et par suite auront leur foyer sur la rétine sans accommodation. Par contre, l'effet de cette même lentille est de reculer également en *p'* le *punctum proximum p*, ce qui est sans avantage ; aussi les myopes ne doivent-ils employer de lunettes que pour la vision à grande distance.

Dans le cas de l'hypermétropie, il arrive le plus souvent que le *punctum proximum* est assez éloigné de l'œil, c'est-à-dire que l'hypermétropie se complique de presbytie; dans ce cas, on peut employer avantageusement une lentille convergente (*fig.* 266); cette lentille donnera aux rayons incidents parallèles le degré de convergence qui correspond à l'accommodation nulle, si elle a été convenablement choisie ; mais, dans ce cas, elle approchera le *punctum proximum* et facilitera en même temps la vision à courte distance.

Il faut bien reconnaître que la question de l'emploi des besicles est plus compliquée que ne le laisserait croire l'aperçu précédent, et qu'il faut considérer séparément la position du *punctum remotum* et celle du *punctum proximum*.

C'est la place occupée par ce dernier point qui a l'importance capitale dans la presbytie, qu'elle soit accompagnée, du reste, d'hypermétropie, ce qui est le plus fréquent, ou d'emmétropie. Dans ce cas, la lentille choisie doit être déterminée, non pour permettre la vision à grande distance, mais pour rendre possible celle des objets rapprochés;

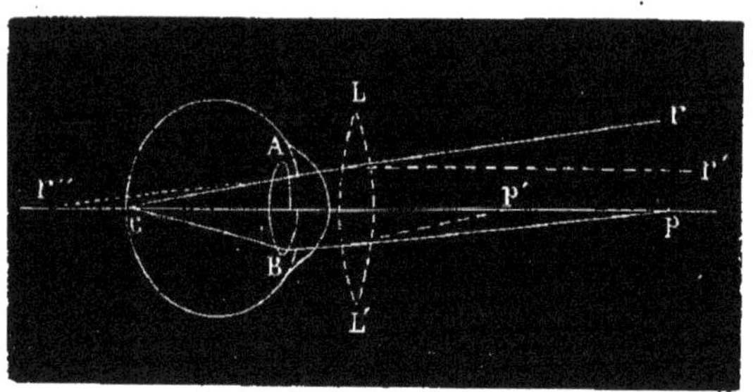

Fig. 266.

il faut alors que la lentille soit telle qu'elle fasse arriver à l'œil les rayons plus convergents qu'ils ne seraient directement : c'est donc une lentille convexe qu'il faut employer. Si, ce qui n'offre rien d'impossible, la presbytie se compliquait de myopie, il faudrait un verre convexe pour la vision rapprochée et un verre concave pour la vision à grande distance.

Nous venons d'étudier la vision au point de vue géométrique, qui est le seul qui doit nous occuper dans ce chapitre ; mais il y a des considérations et des remarques d'un autre ordre qui feront l'objet du chapitre suivant.

247. **Grandeur d'un objet. — Diamètre apparent.** — Nous évaluons la grandeur d'un objet par celle de l'image qu'il fait sur notre

rétine; il est facile de se rendre compte que cette grandeur dépend de la distance de l'objet à l'œil.

On démontre, comme nous l'avons dit, que l'effet produit par une série de milieux réfringents peut s'obtenir par la considération de deux plans focaux et de deux points nodaux : pour l'œil, ces derniers sont situés en K et K' (*fig.* 267), très-près de la face postérieure du cristallin;

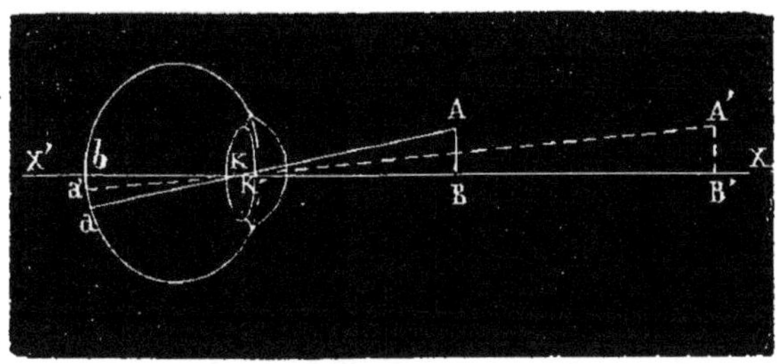

Fig. 267.

ils sont même assez voisins pour que, dans la plupart des cas, on puisse les confondre en un seul qui joue alors le rôle du centre optique des lentilles. Supposons, du reste, que l'œil que nous étudions jouisse d'une faculté absolue d'accommodation, de telle sorte que dans tous les cas le foyer des points lumineux se fasse sur la rétine. Soit un objet AB; prenons la ligne de direction AK, l'image du point A sera sur la ligne de direction correspondante K'*a*, en *a* par conséquent; l'image de B est en *b*, l'image de l'objet est *ab*; par la même construction, on voit que le même objet, étant transporté en A'B', a son image en *a'b'*. A cause des triangles semblables, on a :

$$\frac{ab}{AB} = \frac{Kb}{K'B} \quad \text{ou} \quad ab = AB\,\frac{Kb}{K'B}.$$

La distance K*b* est sensiblement constante, et K'B peut être pris pour la distance de l'œil à l'objet. On voit alors que l'image d'un objet varie en raison inverse de sa distance à l'œil.

On appelle *diamètre apparent* l'angle des rayons correspondant aux points extrêmes; cet angle est *a*K*b* ou AK'B, on peut le confondre avec sa tangente trigonométrique $\frac{AB}{K'B}$. On voit que le diamètre apparent d'un corps varie en raison inverse de sa distance à l'œil.

L'œil est incapable de distinguer les objets dont le diamètre apparent est moindre que 60"; on conçoit facilement, par suite de l'existence d'une telle limite, que l'on a tout intérêt, pour voir un corps, à l'examiner sous le plus grand diamètre apparent possible.

248. **Instruments d'optique.** — On désigne sous le nom d'ins-

truments d'optique un ensemble de surfaces réfléchissantes ou réfringentes, qui, par leur combinaison, permettent de voir certains objets dans une position et avec des dimensions convenables pour l'étude qu'on se propose. A ce titre, les miroirs devraient être rangés parmi les instruments d'optique dont ils constitueraient les plus simples; nous réserverons ce nom aux microscopes simples ou composés, aux lunettes, aux télescopes, ainsi qu'à la chambre noire et à la chambre claire. Nous étudierons le goniomètre en même temps que la mesure des indices de réfraction, et nous réunirons à la fin de ce chapitre quelques instruments qui satisfont entièrement à la définition que nous avons donnée, mais qui ont un but spécial, et que la pratique médicale et chirurgicale est appelée à employer de plus en plus fréquemment : ce sont l'ophthalmoscope, le laryngoscope, l'endoscope et l'otoscope.

Nous nous occuperons d'abord des instruments d'optique qui n'ont pas d'oculaire, que l'on qualifie de simples, et nous terminerons par les instruments composés ou ayant un oculaire.

249. **Chambre claire**. — On désigne sous ce nom un appareil qui permet de reproduire l'image exacte d'un objet sur une feuille de papier. On a proposé un assez grand nombre de modèles satisfaisant à cette condition; le principe est toujours le même. Nous décrirons seulement la disposition adoptée par Wollaston.

La chambre claire de Wollaston (*fig.* 268) consiste en un prisme à base quadrilatère ABCD, ayant ses côtés égaux deux à deux, et dans lequel les angles B et C ont des valeurs respectivement égales à 90° et 135°. On place ce prisme horizontalement devant l'objet à reproduire FG, de manière qu'il présente un côté vertical et un autre horizontal. Dans ces conditions, les rayons émanés d'un point tel que E peuvent être considérés comme arrivant normalement. Ils pénètrent sans déviation, et, à cause des valeurs attribuées aux angles, subissent une réflexion totale sur la face CD, puis une seconde sur la face AC, et prennent alors une direction verticale qui les fait émerger sans déviation sur la face AB; ces rayons constituent donc un faisceau qui, reçu dans l'œil O de l'observateur, lui fait paraître en *e* l'image du point E; il en est de même des autres points de l'objet. En plaçant dès lors une feuille de papier MN à cette distance, l'image de l'objet semblera se

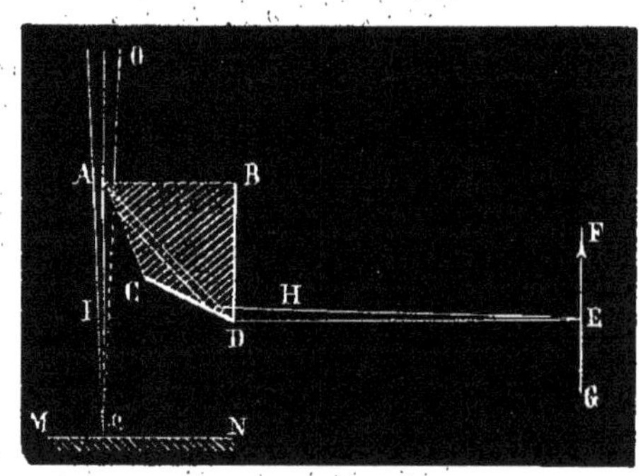

Fig. 268.

peindre sur cet écran. Si l'œil est placé de telle sorte qu'il puisse lui parvenir des rayons venant de e, et qui n'ont point traversé le prisme, il verra également la pointe d'un crayon placée sur le papier, et pourra suivre les contours de l'image qui se trouvera ainsi reproduite exactement.

On conçoit qu'en déplaçant l'œil latéralement au-dessus de l'arête A, on puisse y laisser entrer dans des proportions diverses les rayons venant du papier ou de l'objet, de manière à donner aux images des clartés à peu près égales, ce qui est une condition nécessaire pour la commodité du tracé.

En général, l'œil ne pourra distinguer à la fois nettement l'image e de l'objet, et la pointe du crayon qui seront à des distances différentes. on ramènera les rayons émanés de ces deux sources à arriver en O avec le même degré de convergence à peu près par l'emploi de lentilles. Si l'œil est myope, on placera en H une lentille divergente ; s'il est presbyte, on mettra une lentille convergente en I.

Le prisme et les lentilles dont on a besoin sont montés sur un pied de forme variable suivant les conditions dans lesquelles on doit opérer, et qui maintient ces pièces dans les positions relatives convenables.

250. **Chambre noire.** — Nous avons indiqué (188) comment en

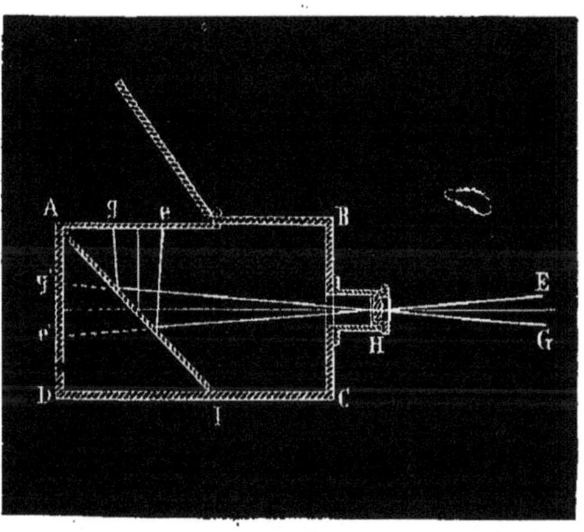

Fig. 269.

perçant une petite ouverture dans la paroi d'une chambre obscure, on obtient sur la paroi opposée une image des objets situés en face de cette ouverture. Mais il faut, pour que l'image soit nette, que l'ouverture ait de très-faibles dimensions, ce qui entraîne, par contre, un éclairement peu intense de cette image. L'emploi d'une lentille permet d'obtenir à la fois la netteté et la clarté. Soit, en effet, ABCD une capacité close et peinte en noir, et soit en face de l'objet EG une ouverture dans laquelle on place une lentille convergente H. Si, comme cela arrive toujours, l'objet est au delà du foyer principal de cette lentille, l'objet formera une image *e'g'* réelle et renversée que l'on pourra recevoir sur un écran AD, et examiner comme un tableau qui y serait tracé. La grandeur de l'image et sa distance à la lentille dépendent de la longueur focale de celle-ci et de la position de l'objet (224). L'écran pourra être remplacé par un verre dépoli, sur lequel on verra l'image par transparence. On évitera l'inconvénient du renversement, en plaçant sur le trajet du rayon lumineux un miroir AI, incliné à 45°, qui renvoie en *eg* sur un verre dépoli horizontal une image égale mais droite.

La clarté de l'image dépend de l'amplitude de la lentille que l'on aurait dès lors tout intérêt à prendre aussi considérable que possible, si cet avantage n'était compensé par l'inconvénient d'une déformation provenant de l'aberration de sphéricité.

Il faut remarquer que l'emploi d'une lentille ne permet d'obtenir avec netteté que les images d'objets situés à la même distance. Deux objets situés, en effet, à des distances différentes correspondent à des foyers également différents, et si l'écran AD se trouve en une position qui convienne à l'un, cette position ne convenant pas à l'autre donnera pour celui-ci des contours plus ou moins vagues.

Dans certaines chambres noires, on obtient par une seule pièce la convergence des rayons et le renversement qui redresse l'image. La lentille est remplacée alors par un prisme ABC (*fig.* 270), situé au-dessus de la surface sur laquelle doit se peindre l'image. L'ensemble des faces courbes AB, AC remplace la lentille convergente, et la réflexion des rayons est une réflexion totale sur la face hypothénuse BC.

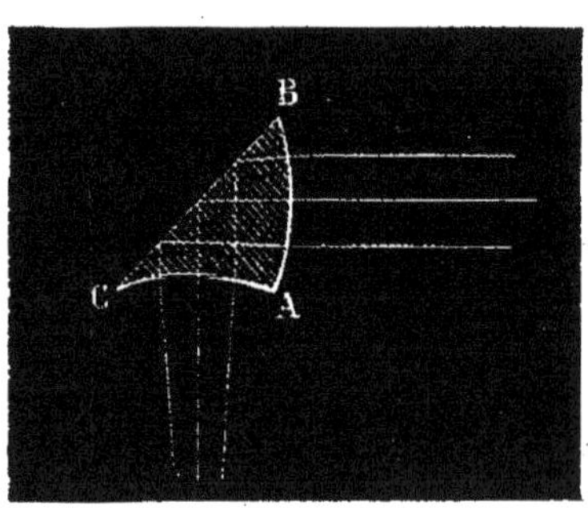

Fig. 270.

251. **Loupe. Grossissement.** — La loupe est le plus simple des instruments d'optique; elle consiste simplement en une lentille convergente que l'on interpose entre l'œil et l'objet à étudier. L'objet est placé entre la lentille et le foyer principal, et donne, par suite (224), une image virtuelle, droite et augmentée de l'objet; c'est ce que fait comprendre facilement la marche des rayons lumineux dans cette lentille (*fig.* 271).

Pour se rendre un compte exact de l'effet de la loupe, il faut se rappeler qu'un même objet paraît d'autant plus grand qu'il est plus rapproché de l'œil; que, par suite, pour voir les détails d'un corps, on doit toujours le placer à la distance correspondante au maximum d'accommodation, c'est-à-dire précisément au *punctum proximum*. Pour grandir un objet, il faut donc rapprocher le point d'accommodation maxima, et c'est bien là l'effet des lentilles convergentes (246).

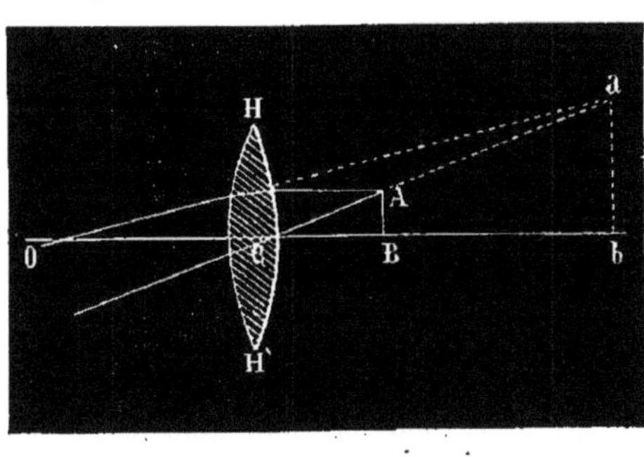

Fig. 271.

On voit que l'on doit, par suite aussi, placer l'objet à une distance telle, que son image se fasse précisément à la moindre distance de la vue distincte, au *punctum proximum*. Il n'est pas possible d'appliquer à la loupe la formule du grossissement des lentilles telle que nous l'avons donnée (224). En effet, l'objet n'est pas ici à une distance fixe de l'œil, et on peut l'en approcher ou l'en éloigner. Soit O la grandeur de l'objet, p la distance de l'œil au *punctum proximum*. A l'œil nu, le diamètre apparent est $\frac{O}{p}$; interposons une lentille convergente de distance focale φ; soit l la distance à laquelle il faut placer l'objet pour que son image se fasse à la distance p, et I la grandeur de cette image; on a, comme nous l'avons dit,

$$\frac{I}{O} = \frac{p}{l}.$$

La formule des lentilles convergentes (222) donne

$$\frac{1}{l} - \frac{1}{p} = \frac{1}{\varphi}.$$

En éliminant l, il vient

$$\frac{I}{O} = \frac{p+\varphi}{p\varphi},$$

d'où

$$I = O\,\frac{p+\varphi}{p\varphi};$$

et en considérant comme négligeable la distance de la loupe à l'œil, le diamètre apparent de l'image est $\frac{I}{p}$ ou $O\,\frac{p+\varphi}{p^2\varphi}$. Le grossissement obtenu par l'emploi de la loupe est le rapport des diamètres apparents de l'image et de l'objet, on aura donc

$$G = O\,\frac{p+\varphi}{p^2\varphi} : \frac{O}{p} = \frac{p+\varphi}{p\varphi}.$$

Cette valeur du grossissement peut s'écrire sous l'une des formes suivantes :

$$\frac{\frac{p}{\varphi}+1}{p} \quad \text{ou} \quad \frac{1+\frac{\varphi}{p}}{\varphi}.$$

On en conclut : 1° que pour une même vue p étant constant, le grossissement est d'autant plus grand que φ est plus petit ; on a donc avantage à employer des lentilles très-convergentes ; 2° que pour une même loupe, φ étant constant, le grossissement est d'autant plus considérable que p est plus petit ; par suite, les vues myopes, ou plus exactement celles pour lesquelles le *punctum proximum* est très-rapproché de l'œil sont les plus avantageuses pour l'observation à la loupe.

252. **Microscopes simples.** — Nous ne donnerons pas le détail des diverses formes que l'on a proposées pour la loupe, et qui ont toutes pour but d'employer des lentilles à distance focale très-courte, tout en évitant les défauts considérables de l'aberration de sphéricité, à l'aide de diaphragmes diversement disposés, et qui ne laissent passer que les rayons centraux, seuls capables de donner une image nette.

On donne le nom de *microscopes simples* à des loupes montées sur des pieds de formes diverses, bien que, le plus souvent, ces appareils comprennent plusieurs lentilles destinées par leur combinaison à diminuer la distance focale, tout en évitant l'aberration de sphéricité. Parmi ces microscopes simples, on peut citer le *doublet* de Chevalier, la loupe de Brücke, etc. Parmi les dispositions générales qui sont avantageuses, on peut citer celle du microscope simple de Nachet (*fig.* 272). La lentille peut s'approcher ou s'éloigner de la platine qui porte l'objet que l'on examine, à l'aide d'une vis de rappel. Des plaques métalliques, fixées latéralement à la platine, permettent d'appuyer les mains, s'il s'agit de faire une préparation sous le microscope, comme cela peut être nécessaire pour certaines dissections fines.

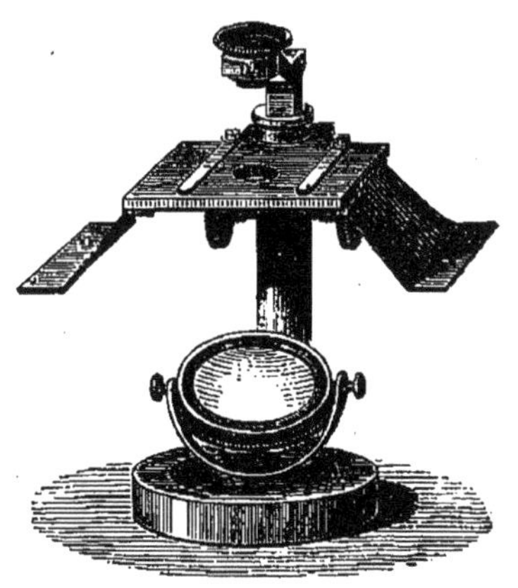

Fig. 272.

253. **Mégascope. Lanterne magique. Fantasmagorie.** — Si, dans l'expérience de la chambre noire, nous plaçons l'objet entre le foyer principal et le point situé à une distance double, l'image réelle et renversée sera plus grande que l'objet. On aura sur l'écran qui con-

stitue le fond de la chambre noire une représentation de l'objet dans les proportions que l'on voudra. Mais l'éclairement diminuerait rapidement avec le grossissement, si l'on n'avait le soin d'éclairer très-vivement l'objet en expérience; à cet effet, on concentre, au point qu'il occupe, à l'aide de lentilles ou de miroirs concaves, les rayons du soleil ou de toute autre source vive de lumière. Si l'objet est opaque, il doit être éclairé du côté même où se trouve la chambre noire; la source de lumière peut, au contraire, se trouver de l'autre côté de l'objet, s'il est transparent ou translucide.

Le *mégascope*, qui n'est plus guère employé, avait pour but principal de donner des images de médailles, de dessins, etc.; il était éclairé par la lumière solaire, et le grossissement n'atteignait jamais une grande valeur.

Dans la *lanterne magique*, dont on attribue l'invention au P. Kircher (1665), les dessins dont on veut obtenir l'image sont dessinés et peints sur verre; ils doivent être placés entre la source de lumière qui est une lampe de moyenne force, et la lentille qui doit concentrer les rayons à son foyer. Dans cet appareil, la lampe est entourée d'une enveloppe opaque, et la pièce même où l'on se trouve est rendue obscure. Les images sont projetées sur un corps opaque blanc quelconque. On arrive à une netteté suffisante, en faisant varier la distance de l'objet à la lentille, au moyen d'un tube à tirage dans laquelle celle-ci est montée.

Dans la *fantasmagorie*, l'appareil, qui est une lanterne magique, est monté sur un chariot à roulettes. L'image est projetée sur un écran translucide, qui est tendu entre l'opérateur et les spectateurs. En rapprochant ou en éloignant le chariot de l'écran, on diminue ou on augmente les dimensions de l'image qui paraît alors s'éloigner ou se rapprocher. Mais, pour conserver à l'image une netteté suffisante, il faut faire varier également la distance de la lentille à l'objet. Pour arriver à ce résultat, le tube qui porte la lentille est relié par un excentrique ou un mécanisme quelconque aux roulettes du chariot, dont le mouvement détermine la déplacement de la lentille.

En ayant deux appareils semblables montés sur un même pied, et dont les images se font en un même point, on peut arriver à produire des changements divers, rapides ou lents, dans les tableaux obtenus sur l'écran.

254. Microscope solaire: microscope photo-électrique, à gaz. — Si, dans les expériences indiquées dans les deux paragraphes précédents, on rapproche de plus en plus l'objet du foyer principal, tout en le maintenant au delà de ce point, on obtient des images dont les grossissements deviennent de plus en plus considérables. Il faut alors, comme nous l'avons déjà dit, avoir recours à des sources de lumière très-puissantes, dont on concentre encore les rayons sur l'objet par des lentilles et des miroirs concaves.

La disposition générale de l'appareil est celle que nous avons indiquée pour le mégascope ou la lanterne magique. Seulement les lentilles doivent être plus puissantes et aussi parfaitement achromatiques que possible ; le plus souvent on en emploie deux ou trois.

On peut employer comme source de lumière les rayons solaires que l'on renvoie dans une direction convenable, à l'aide d'un miroir ou mieux d'un *héliostat* (appareil dans lequel un miroir, mû par un mécanisme d'horlogerie, envoie les rayons *rigoureusement* dans la même direction, malgré le déplacement du soleil); mais, maintenant, on fait plus souvent usage de la lumière électrique que Foucault et M. Donné ont employée les premiers; enfin, la flamme de Drummond peut servir avantageusement.

Les lentilles concentrent sur l'objet une grande quantité de chaleur; dans le cas où elle pourrait nuire, on interpose une dissolution d'alun parfaitement transparente, mais qui arrête absolument la chaleur.

255. **Phares. Lentilles à échelons.** — Les phares ont pour but d'éclairer les abords des côtes ; ils doivent envoyer dans toutes les directions vers l'horizon des nappes lumineuses. La source de lumière, qui doit être très-puissante, est un bec Carcel, à mèches concentriques, ou quelquefois une lumière électrique. Théoriquement, la question est simple : il suffirait de mettre la flamme au foyer principal d'une lentille, dont l'axe serait dirigé dans la direction que l'on veut éclairer, et à laquelle tous les rayons seraient parallèles. En pratique, la difficulté de fondre de grandes masses de cristal, la perte de lumière résultant du passage à travers de grandes épaisseurs de verre, les

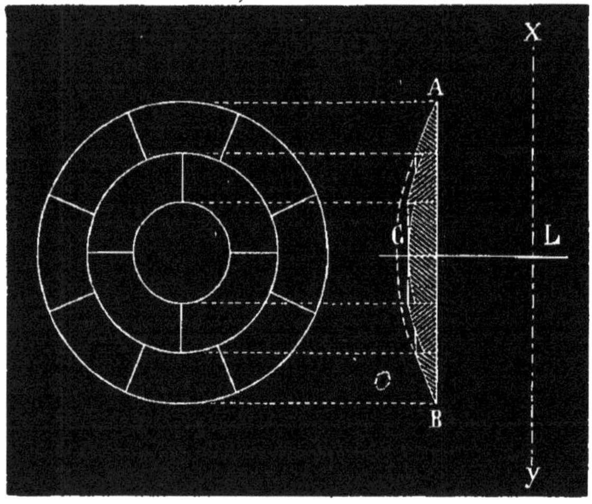

Fig. 273.

défauts résultant de l'aberration de sphéricité rendaient la méthode d'une application presque insoluble. Fresnel a résolu le problème par l'emploi de *lentilles à échelons* (*fig.* 273). Ces lentilles peuvent être considérées comme des lentilles plans convexes, dans lesquelles on aurait enlevé la matière réfringente par anneaux, et suivant des surfaces concentriques à la surface sphérique extérieure. On peut, dans ces lentilles, tailler chacun des anneaux séparément, et même, si leur diamètre est trop grand, les diviser en segments par des lignes qui ne soient pas dans le prolongement l'une de l'autre. Les rayons lumineux n'ont nulle part à traverser une grande épaisseur de verre; enfin, chaque anneau peut être taillé, non pas absolument parallèlement à la surface ACB, mais suivant une courbe telle, que les diverses parties aient toutes rigoureusement pour foyer principal le point L, où l'on place la flamme. Les rayons émanés de cette flamme sortiront alors parallèles entre eux, et à LC, et avec une intensité maxima.

Si une semblable lentille tourne autour de l'axe vertical XY, elle éclairera successivement chacun des points de l'horizon. On en place généralement six ou huit autour de la flamme, produisant chacune le même effet, mais laissant dans l'obscurité les points non compris dans ces faisceaux de lumière parallèles. Comme tous les points de l'horizon sont successivement rencontrés par ces faisceaux, puis plongés dans l'ombre, on a un phare dit à *éclipse*.

Pour avoir un *feu fixe*, éclairant constamment tous les points de l'horizon, on emploie le solide de révolution engendré par la rotation de la figure ABC autour de l'axe XY; les rayons émanés de L forment alors une nappe horizontale éclairant tout l'horizon.

Pour recueillir le maximum de lumière, Fresnel a indiqué l'emploi de prismes à réflexion totale, renvoyant à l'horizon les rayons qui divergent de la flamme sous un angle trop grand pour rencontrer la lentille.

256. **Microscope composé.** — Cet instrument est destiné, comme la loupe, à étudier des objets de très-petites dimensions, mais en permettant d'en distinguer des détails beaucoup plus nombreux et bien plus nettement. La théorie de cet appareil, comme celle des instruments que nous étudierons ensuite, se comprend facilement en se reportant à la discussion générale des lentilles (223).

Le microscope se compose essentiellement d'une lentille convergente HH' (*fig.* 274), ayant une faible distance focale, et qui reçoit directement les rayons émanés de l'objet AB : c'est l'*objectif*. Si la distance de l'objet à la lentille est supérieure à la distance focale, l'objectif donnera de l'autre côté une image réelle et renversée $\alpha\beta$, qui sera très-notablement agrandie, si la distance AC dépasse de très-peu la longueur focale. Cette image réelle pourrait être vue et étudiée directement par un observateur se plaçant à une distance convenable; mais on préfère employer une seconde lentille KK' également convergente, qui se place devant l'œil, et reçoit pour cette cause le nom d'*oculaire;* cette lentille joue le rôle d'une loupe, et donne en *ab* une image virtuelle, droite et agrandie de αβ, par suite une image très-agrandie et renversée de l'objet AB.

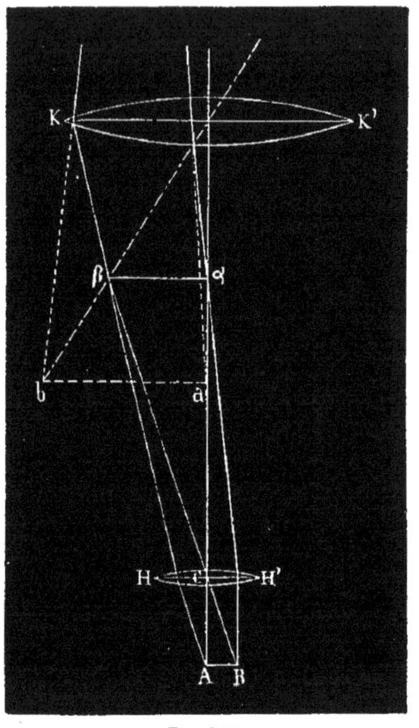

Fig. 274.

Il est bon d'indiquer que cette théorie de la marche des rayons dans le microscope est également celle qui servira pour la plupart des autres instruments. Il s'agit, on le voit, d'obtenir une image réelle de l'objet, et de regarder cette image à l'aide d'un oculaire, faisant fonction de loupe, et qui l'amplifie.

Le grossissement fourni par le microscope composé peut atteindre une valeur considérable, et l'image a souvent un diamètre 500 fois plus grand que l'objet. On conçoit facilement que cette image serait bien peu éclairée, si l'on n'avait le soin de concentrer sur l'objet une grande quantité de lumière, qui donne à l'image assez de vivacité pour être nettement perçue. L'éclairement de l'objet se fait, soit à l'aide d'un miroir concave, situé en dessous, et renvoyant vers l'objectif les rayons qu'il reçoit des nuées ou d'une lampe placée à quelque distance, soit à l'aide d'une lentille convergente, concentrant sur l'objet tous les rayons lumineux qui tombent à sa surface. Dans certains cas, il est utile d'éclairer l'objet par-dessous, mais obliquement, et non plus dans la direction même de l'objectif; on y arrive facilement par un déplacement convenable du miroir réflecteur.

Outre les pièces précédentes, un microscope doit encore présenter un mécanisme qui permette de placer à une distance convenable l'objet et l'objectif; l'oculaire doit pouvoir se déplacer également, de manière à s'approcher ou s'éloigner de l'image αβ, et pouvoir servir aux vues des diverses variétés que nous avons signalées. Dans certains cas, un diaphragme, percé de trous de diamètres différents, est nécessaire pour régler l'éclairement de l'objet. Enfin, il peut être avantageux que tout l'appareil puisse s'incliner autour d'un axe horizontal, comme l'indique la figure 275 qui représente un des modèles les plus complets de M. Nachet.

Dans quelques microscopes, pour éviter la position gênante de l'observateur, on emploie la disposition suivante, indiquée par Amici. Le

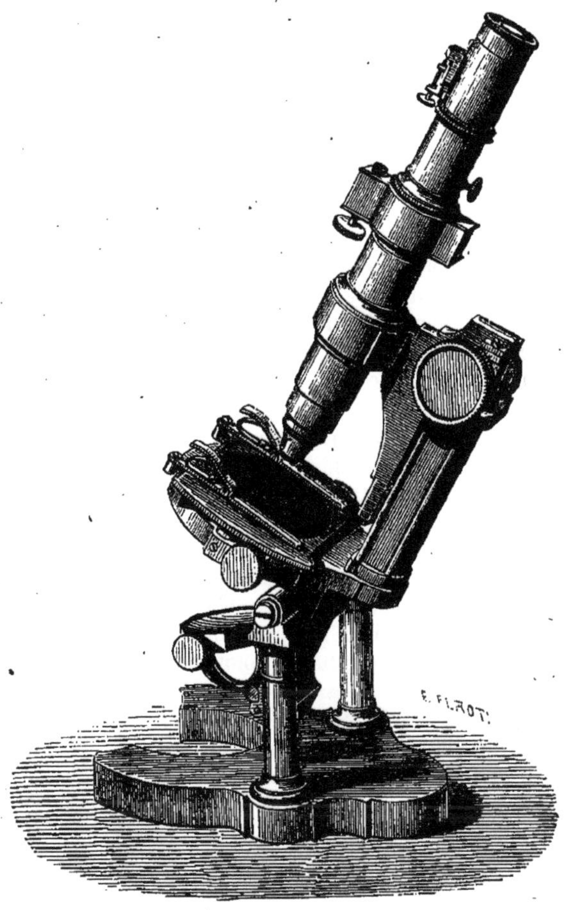

Fig. 275.

tube qui contient l'oculaire est horizontal, à angle droit par conséquent avec celui qui contient l'objectif; les rayons qui ont traversé cette dernière lentille rencontrent normalement une face d'un prisme situé au sommet de cet angle, y pénètrent, et après s'être réfléchis totalement sur la face hypothénuse qui les a rendus horizontaux, ils sortent du prisme, et vont former l'image réelle en avant de l'oculaire, qui est, bien entendu, placé verticalement.

257. **Aberration. Achromatisme. Oculaires composés.** — Les objectifs devant avoir des distances focales très-petites, sont forcément d'un très-petit diamètre; sans cela, il y aurait de trop grandes déformations, dues à l'aberration de sphéricité. On achromatise les objectifs, afin d'éviter les irisations sur les bords des images.

On emploie souvent deux et trois lentilles pour constituer des objectifs composés; chacune d'elles est achromatique. Malgré ces précautions, malgré leur faible diamètre, l'image obtenue est déformée: on remédie à cet inconvénient, en interposant avant sa formation une lentille convergente, dite de *champ*. Cette lentille diminue un peu les dimensions de l'image, mais elle peut être choisie, de manière à ce que cette image éprouve une modification telle, que l'effet de l'oculaire sera de détruire toute trace de déformation; d'autre part, la lentille de champ ramène sur l'oculaire des rayons qui eussent été se perdre sur les parois du tube, et, par suite, rend l'image plus claire; elle augmente le champ de l'instrument, ce qui lui a fait donner son nom; enfin, elle permet d'achromatiser l'image plus complétement qu'on ne pourrait le faire à l'aide des objectifs seuls.

L'ensemble de la lentille de champ et de celle à laquelle on applique l'œil, constitue un *oculaire composé*. Il en existe de diverses espèces que nous ne pouvons indiquer ici. Disons seulement que l'on a renoncé à peu près complétement à avoir des objectifs et des oculaires qui, séparément, fussent *aplanétiques*, c'est-à-dire donnant des images achromatisées et non déformées, pour lesquelles, par suite, on eût corrigé les aberrations de sphéricité et de réfrangibilité; mais on s'arrange pour que les défauts que l'on n'a pas évités dans l'objectif soient corrigés par l'oculaire, qui, appliqué à des images parfaites, donneraient également des résultats incomplets.

258. **Reproduction des images. Grossissement.** — Il est très-intéressant, dans un travail de recherches au microscope, de pouvoir reproduire exactement les images que l'on a sous les yeux. On arrive à ce résultat, à l'aide d'une chambre claire (250) que l'on peut fixer, à l'aide d'une monture spéciale (*fig.* 276), au-dessus de l'oculaire, et qui permet de voir à la fois l'image de l'objet dans le microscope, et la pointe d'un crayon qui se meut sur un papier placé à côté de l'instrument, et sur lequel précisément l'œil projette l'image dont on peut suivre les contours.

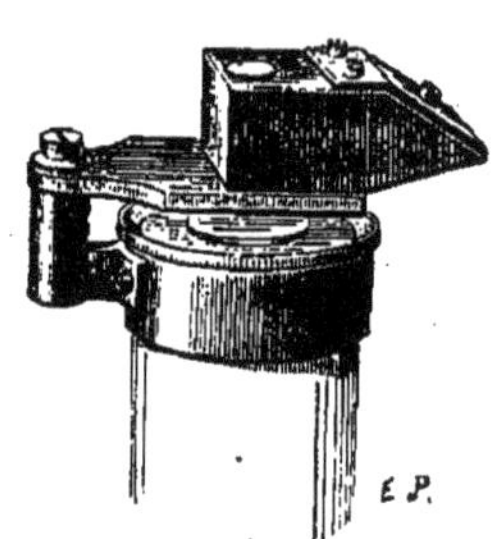

Fig. 276.

On peut également, à l'aide de la chambre claire, mesurer expérimentalement le grossissement produit par le microscope. Pour cela, on fait usage d'un micromètre, qui consiste en une lame de verre mince, sur laquelle on a tracé avec un diamant des traits fins très-rapprochés, au nombre de cinq cents, par exemple, dans l'étendue de 1 millimètre; ce micromètre étant placé sous l'objectif, on regarde son image à l'aide de la chambre claire, et on la projette sur une règle divisée en millimètres; si, par exemple, il faut quatre divisions du micromètre pour 1 millimètre, chaque division valant $\frac{1}{500}$ de millimètre, on voit que le grossissement en diamètre est de $\frac{500}{4}$ ou de 125 fois.

259. **Modifications diverses du microscope composé.** — Le microscope a reçu un certain nombre de formes différentes, suivant les

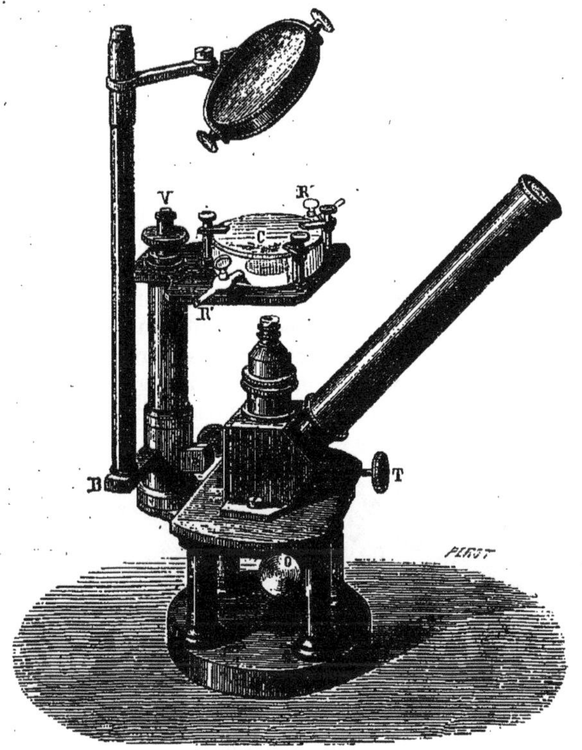

Fig. 277.

usages auxquels il était destiné. Nous ne pouvons les signaler toutes : nous décrirons rapidement une disposition fréquemment employée dans le cas où l'on veut étudier les actions éprouvées par des objets très-petits sous l'influence des réactifs chimiques. La disposition ordinaire présente un grave inconvénient : les vapeurs acides, les gaz qui se dégagent dans les réactions, détériorent non-seulement les parties métalliques, mais peuvent même, dans certains cas, attaquer les lentilles. Pour éviter ces actions, on place l'objectif sous la lame de verre qui supporte le corps à étudier (*fig.* 277). Les rayons qui ont traversé cette lentille viennent tomber à la base de l'appareil sur un prisme à réflexion totale qui les renvoie obliquement dans un tube portant l'oculaire, et qui se trouve sur le côté; les diverses pièces de l'appareil sont donc entièrement séparées de la partie où se passe la réaction. La figure présente, en outre, une disposition particulière, qui a pour but de placer le corps à étudier dans un espace C clos de toutes parts, à parois transparentes cependant, et dans lequel on peut, à l'aide de robinets R, R' introduire des gaz de diverses natures, faire un vide plus ou moins parfait ou maintenir une température constante.

Disons aussi que l'on emploie, dans certains cas, des *objectifs à immersion*. Il peut être avantageux, en effet, que les rayons émis par l'objet, et recueillis par l'objectif, ne traversent pas une couche d'air, et que celle-ci soit remplacée par une couche d'eau. Mais ce sont là des détails pour l'indication complète desquels nous renvoyons aux monographies spéciales. Il en sera de même des microscopes à plusieurs corps, dans lesquels deux ou trois observateurs peuvent regarder en même temps le même objet.

Le microscope stéréoscopique sera étudié plus loin.

260. **Lunette astronomique.** — Cette lunette, comme l'indique son nom, est destinée à l'observation des astres, c'est-à-dire d'objets très-éloignés et tels, que l'on puisse considérer les rayons qui arrivent de chacun de leurs points comme parallèles. Elle se compose essentiel-

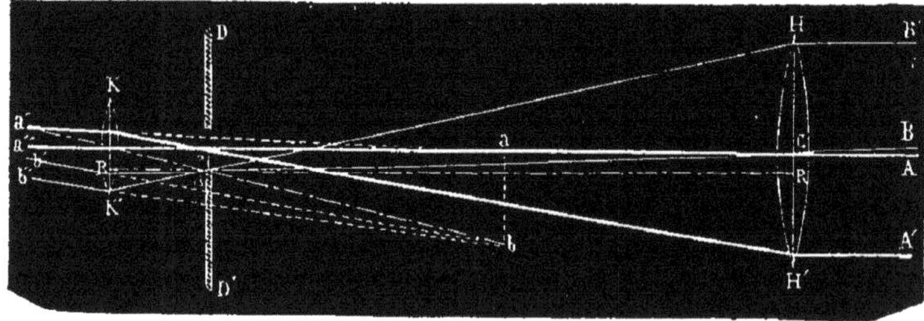

Fig. 278.

lement, comme la plupart des autres instruments, d'une lentille convergente HH' (*fig.* 278), dirigée vers l'objet, l'*objectif*, et recevant les rayons qui en émanent. Soient AC et BC les directions extrêmes de ces rayons. L'objet pouvant être considéré comme placé à l'infini, on a en $\alpha\beta$, au foyer principal de l'objectif, une image très-petite, lumineuse, réelle et renversée de l'objet. En plaçant l'œil sur l'axe Aa'', à la distance de la vue distincte, on pourrait voir cette image. Mais, en réalité, on l'amplifie, à l'aide d'une lentille convergente KK', servant de loupe et donnant en *ab* une image virtuelle de l'objet qui est évidemment renversée, par rapport à l'objet, par suite de la marche des rayons.

La position de l'image réelle $\alpha\beta$ est fixe; la position de l'image *ab* dépend de celle de l'oculaire, et nous pouvons répéter, à ce sujet, comme aussi pour le grossissement, tout ce que nous avons dit à propos de la loupe.

Le grossissement est, dans le cas de la lunette astronomique, le rapport des diamètres apparents de l'objet à *la distance qu'il occupe réellement*, et de l'image. En négligeant la longueur de la lunette devant la distance de l'œil à l'objet, le diamètre apparent de ce dernier est l'angle ACB ou son égal $\alpha C\beta$: le diamètre apparent de l'image est $aC'b$. Les tangentes trigonométriques de ces angles sont respectivement $\frac{\alpha\beta}{\alpha C}$ et $\frac{\alpha\beta}{\alpha C'}$; le grossissement est

$$G = \frac{1}{0} = \frac{\alpha C}{\alpha C'}.$$

Mais αC est la longueur focale Φ de l'objectif, et $\alpha C'$ diffère peu de la longueur focale φ de l'oculaire. On a à peu près par conséquent

$$G = \frac{\Phi}{\varphi}.$$

On doit donc donner à Φ la plus grande valeur possible, et à φ la plus petite. Mais la longueur de la lunette est très-sensiblement $\Phi + \varphi$; à ce point de vue, on ne peut donner à Φ des valeurs excessives.

Comme l'objet observé ne peut être éclairé à volonté, il faut recueillir la plus grande quantité possible de rayons, donc donner à l'objectif une ouverture maxima. Mais la difficulté d'obtenir de grandes masses homogènes de verre, les erreurs produites par l'aberration de sphéricité limitent les dimensions de l'objectif.

D'autre part, le diamètre de l'oculaire est déterminé par cette condition, que les rayons qui en émergent pour être utiles doivent passer à travers la pupille, celle-ci étant placée en un point nommé l'anneau oculaire, où, comme le montre la figure, le faisceau émergent subit une espèce d'étranglement. C'est en ce point que doit être fixé l'œilleton.

On appelle *champ* de la lunette l'étendue qui peut être aperçue pour une direction donnée de l'axe. Le champ est mesuré par l'angle que font les rayons efficaces extrêmes, c'est-à-dire ceux pour lesquels le faisceau correspondant passe en entier par l'oculaire. On voit facilement (*fig.* 278) que si l'on mène les obliques HK', H'K qui coupent le plan focal aux points β et β', les seuls faisceaux lumineux qui ont leurs sommets entre β et β' satisferont à la condition imposée. On placera donc en ce point un diaphragme DD', percé d'une ouverture dont le diamètre est facilement déterminé par les constructions indiquées. En effet, menons par β, RR′ parallèle à l'axe. Les triangles semblables HRβ et K′R′β donnent en appelant O, o et x les diamètres de l'objectif de l'oculaire et du diaphragme, et F et f les longueurs focales :

$$\frac{o - x}{O + x} = \frac{f}{F},$$

d'où

$$x = \frac{oF - fO}{F + f}.$$

Le champ sera l'angle ACB ou αCβ, qui a pour valeur

$$\frac{oF - Of}{F(F + f)}.$$

Lorsque l'on veut faire des observations avec une grande précision, on détermine dans la lunette une direction fixe, au moyen d'un *réticule*, qui consiste le plus souvent en deux fils très-fins (fils d'araignées ou fils de platine, de $\frac{1^{mm}}{1500}$ de diamètre), croisés à angle droit. Ces fils sont fixés dans le plan focal, et observés avec l'oculaire, en même temps que l'image réelle que l'on y peut rapporter comme position.

Enfin, pour que les images ne soient pas troublées par des causes étrangères, on noircit intérieurement toutes les parties métalliques de la lunette, afin d'empêcher qu'il n'y ait des réflexions inutiles de quelques rayons sur les parois.

261. **Lunette terrestre.** — On désigne sous ce nom des appareils destinés à voir des objets éloignés, comme la lunette astronomique,

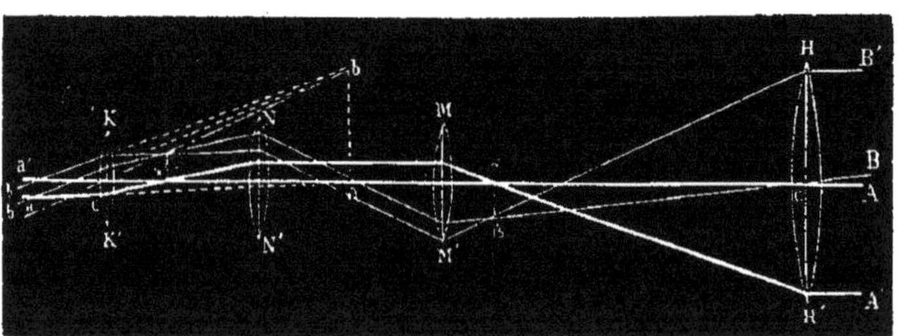

Fig. 279.

mais à donner des images droites et non renversées. Les lunettes terrestres présentent, comme les lunettes astronomiques, un objectif HH′ destiné à donner à son foyer une image réelle αβ de l'objet, et un oculaire KK′, qui sert, comme une loupe, à regarder une image réelle. Mais il y a en plus deux lentilles destinées à redresser l'image. Ces lentilles MM′ et NN′ (*fig.* 279) sont de même diamètre et de même distance focale; la première est placée à une distance de l'image réelle αβ, formée par l'objectif, égale à sa distance focale, les rayons qui en proviennent émergent parallèlement de cette lentille, et rencontrent la seconde NN', en formant à son foyer principal une image $\alpha'\beta'$, qui est égale et contraire à $\alpha\beta$ (223), et, par suite, qui est droite par rapport à l'objet. C'est cette image réelle que l'on regarde avec l'oculaire.

Cette lunette présente, sur la disposition de l'appareil précédent, deux désavantages. A égalité de puissance, elle est plus longue de la distance $\alpha\alpha'$, et de plus elle donne des images moins lumineuses, les rayons ayant traversé une plus grande épaisseur de milieux.

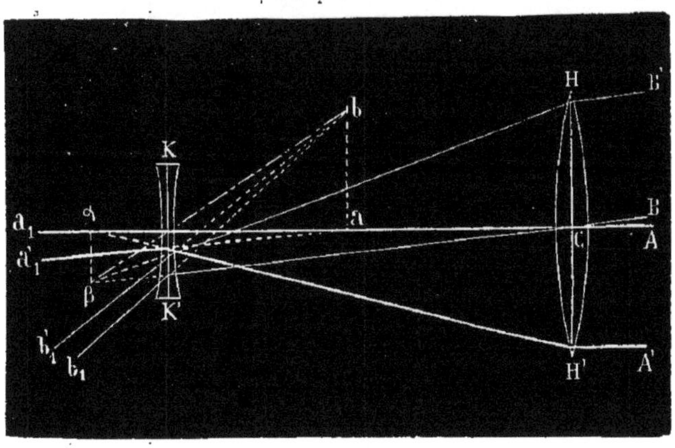

Fig. 280.

262. **Lunette de Galilée.** — Cette lunette, comme la lunette terrestre, donne des images droites des objets éloignés ; elle en diffère en ce qu'il n'y a pas formation d'images réelles, d'une part ; d'autre part, en ce que le grossissement n'est jamais bien considérable.

Les rayons arrivant sur l'objectif HH' (*fig.* 280) formeraient en $\alpha\beta$ une image réelle ; mais on interpose avant leur point de concours une lentille KK' biconcave, divergente par conséquent ; ainsi que le montre la figure, les rayons sortent en divergeant et, reçus par l'œil à la sortie de cette lentille, paraissent venir d'une image virtuelle *ab*.

Comme, pour la lunette astronomique, le grossissement est ici le rapport des diamètres apparents de l'image et de l'objet. Il se trouverait de même, en remarquant que la distance αC' doit être très-peu différente de la longueur focale de la lentille K.

Ce système de lunettes est celui qui est usuellement employé sous le nom de *lorgnette de spectacle*. Généralement alors, on en accouple deux, une pour chaque œil, et on les appelle *jumelles*.

263. **Télescopes.** — Dans les *télescopes*, qui sont également destinés à regarder des objets très-éloignés, on obtient l'image réelle de ces

objets au foyer de miroirs métalliques, placés à l'extrémité de longs tubes, et l'on regarde ces images, comme dans les lunettes, à l'aide

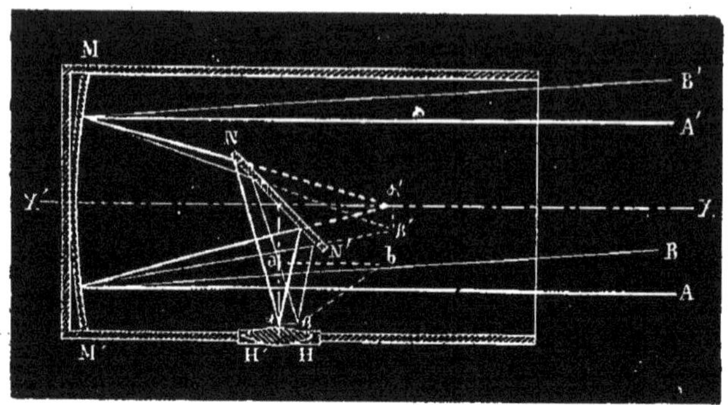

Fig. 281.

d'un oculaire faisant fonction de loupe. Il y a seulement des dispositions différentes, rendues nécessaires pour ramener l'image réelle qui se forme sur l'axe du tube en un point où l'observation par l'oculaire soit possible.

Dans les deux figures qui ont rapport aux télescopes, les mêmes lettres désignent les mêmes objets : MM' miroir métallique, O son centre de courbure, XX' son axe, A et B les rayons incidents, $\alpha\beta$ l'image réelle. *ab* l'image virtuelle, HH' l'oculaire.

Dans le télescope de Newton (*fig.* 281), un miroir plan NN', incliné à 45° sur l'axe, ou un prisme à réflexion totale, renvoie l'image réelle

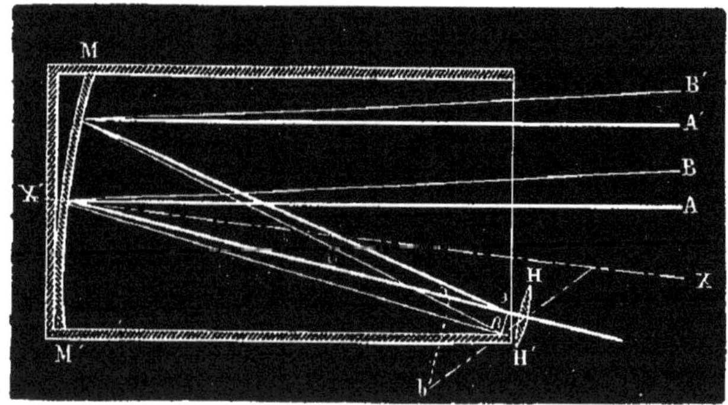

Fig. 282.

sur le côté où l'oculaire est disposé, et donne une image réelle en *ab*.

Gregori disposa sur l'axe du télescope un petit miroir concave

22

qui donne une image réelle au sommet du grand miroir, lequel est percé en ce point d'une ouverture pour placer l'oculaire. Cassegrain remplaça dans le télescope précédent le petit miroir concave NN′ par un miroir convexe. Enfin, Herschell inclina l'axe du miroir (*fig.* 282) sur l'axe du tube, de manière à amener l'image réelle $\alpha\beta$ sur le bord de l'ouverture.

Foucault apporta aux télescopes un perfectionnement important, en substituant aux miroirs métalliques des miroirs en verre argenté. Le poids du miroir est considérablement diminué, son polissage est plus rapide et moins coûteux; enfin, en cas de détérioration de la surface métallique réfléchissante, l'argenture se recommence facilement. Mais, au point de vue théorique, Foucault apporta un perfectionnement encore plus grand, en substituant à la forme sphérique du miroir une surface paraboloïdale, qui réunit exactement sans aberration les rayons en un même foyer. Aussi ces appareils se sont-ils promptement répandus.

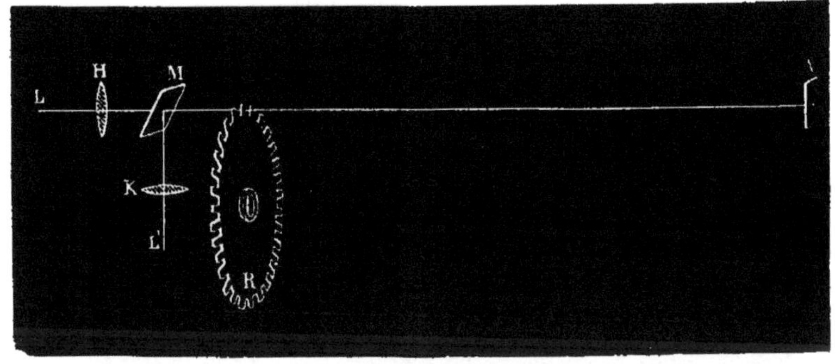

Fig. 283.

264. **Détermination de la vitesse de la lumière.** — Des expériences ont été faites dans ce siècle pour déterminer la vitesse de la lumière par des expériences directes. Nous allons décrire les procédés de M. Fizeau et de Foucault, au moins en principe.

L'appareil de M. Fizeau consiste essentiellement en une roue R (*fig.* 283), portant à sa circonférence des dents très-régulières, et tournant uniformément avec une grande vitesse. Un point lumineux L est placé en face de la circonférence de cette roue. Les rayons qui en émanent sont rendus parallèles par une lentille convergente H au foyer de laquelle ils se trouvent; ils traversent une glace non étamée M avant de rencontrer la roue. Ces rayons sont dirigés sur un miroir plan N, situé à grande distance (8,500 mètres dans l'expérience de M. Fizeau), sur lequel ils tombent normalement, de manière à être renvoyés exactement suivant la direction d'incidence, et à revenir à la roue dentée.

S'ils arrivent dans l'intervalle de deux dents, ils parviennnet sur la glace M, où ils sont réfléchis en partie suivant MK; une lentille K, qui les reçoit, donne en L' une image réelle du point L, image que l'on peu observer à la loupe, ou même au microscope.

Si la roue R tourne, il peut arriver que, pendant le temps que la lumière met à aller en N et en revenir, il ait passé un certain nombre de dents ; si le rayon tombe sur une dent, on ne verra rien en L'; si, au contraire, il tombe sur l'intervalle de deux dents, il donnera une image plus ou moins intense. On peut concevoir que, connaissant la distance RN et la vitesse de rotation de la roue, on détermine la vitesse de propagation de la lumière.

Le procédé de Foucault a permis de déterminer cette vitesse, en opérant encore sur de moindres distances. Soit L (*fig.* 284) un point lumineux duquel émane un faisceau qui pénètre dans une chambre obscure. Ce faisceau tombe sur une lentille convergente H, qui en donne une image réelle en un point O, auquel est placé l'axe vertical d'un petit miroir nn' tournant avec une rapidité considérable et qui réfléchit suivant OA les rayons incidents qui sont dirigés sur un miroir sphérique MM', ayant précisément son centre au point O; ce miroir renvoie ces rayons au même point O (202), et si le miroir nn' n'a pas bougé, ceux-ci reviennent sur la lentille H; après celle-ci, ils rencontrent une glace non étamée gg', qui les dévie et les réunit en un point L', image

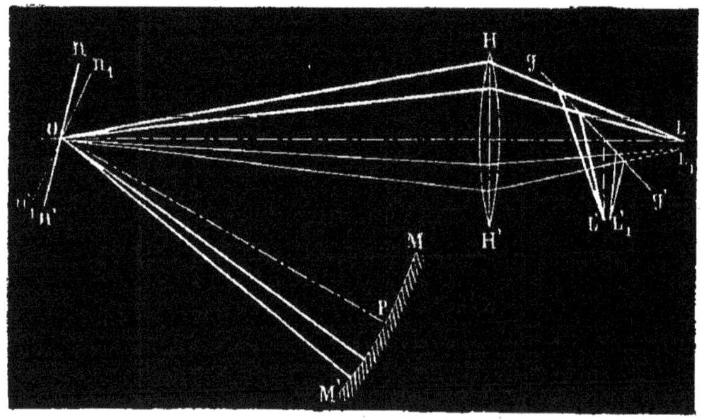

Fig. 284.

du point L. Si le miroir nn' tourne, les rayons réfléchis par MM' ne le retrouveront pas dans la position primitive, mais en $n_1n'_1$ et, par suite (196), seront réfléchis suivant la direction OH', faisant avec la direction d'incidence un angle égal au double de non_1. Ils formeront alors leur image en L'_1 au lieu de L'.

On comprend qu'il existe entre la déviation $L'L'_1$ la vitesse de rotation du miroir nn', le rayon du miroir MM', et la vitesse de propagation une relation qui permette de déterminer cette dernière quantité lorsque toutes les autres sont connues, et telles étaient précisément les conditions dans les expériences de Foucault.

265. **Goniomètres.** — On appelle *goniomètres* des appareils destinés à mesurer les angles solides. Ils sont fondés sur la réflexion, et servent principalement pour la détermination des cristaux. On en a construit de formes diverses, nous allons indiquer seulement le principe.

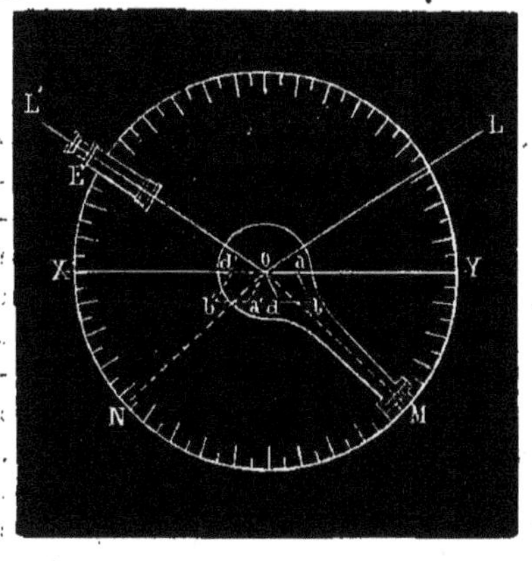

Fig. 285.

Un cercle divisé est rendu horizontal à l'aide de vis calantes et de niveaux à bulle d'air; il porte une alidade oM (*fig.* 285) mobile autour du centre, et une lunette E pouvant tourner autour du même point. A l'aide d'un peu de cire, on fixe sur l'alidade le cristal *oabd* dont on veut mesurer l'angle, en s'assurant, par diverses opérations préliminaires, que l'arête coïncide avec le centre même, et soit bien verticale. On tourne alors l'alidade et la lunette, jusqu'à ce que, par réflexion sur la face *oa*, par exemple, on voie l'image d'un objet vertical éloigné, comme une tige de paratonnerre. On fait tourner ensuite l'alidade, et par suite, le cristal, jusqu'à voir la même image, mais par réflexion sur la face contiguë *od*, et l'on mesure l'angle M*o*N dont on a tourné l'alidade. L'angle cherché est le supplément de M*o*N, comme le montre la figure, car c'est aussi l'angle dont a tourné la face *od* pour se placer sur le prolongement de *oa*.

266. **Mesure des indices de réfraction.** — Ainsi que nous l'avons dit, la recherche des indices de réfraction est liée à celle de la déviation minima dans un prisme. Nous avons démontré (215) qu'on a la formule

$$m = \frac{\sin \frac{A + \delta}{2}}{\sin \frac{A}{2}}. \quad (1)$$

Pour trouver un indice de réfraction, il faut, comme nous l'avons dit, faire usage d'une lumière simple; ou, si l'on emploie la lumière blanche, déterminer la nature des rayons sur lesquels on veut opérer. Ce qui est le plus commode consiste à choisir une des raies du spectre dont on étudie les déviations, ce qui revient, en somme, à chercher l'indice de rayons qui manquent dans la lumière considérée.

La recherche d'un indice doit être précédée de la détermination de l'angle réfringent du prisme sur lequel on opère, ainsi que nous venons de l'indiquer; puis, le cristal restant dans la même position, on fait arriver sur une face un faisceau de lumière, et l'on déplace la lunette, jusqu'à y recevoir le rayon réfracté; on fait alors tourner l'alidade qui porte le prisme, et on poursuit avec la lunette l'image qui se déplace. En continuant la rotation du cristal toujours dans le même sens, il arrive un instant où l'image semble revenir en sens contraire, et l'on fixe la lunette dans la position correspondante. On enlève le cristal, et on dirige la lunette dans la direction du rayon incident. L'angle o, dont a tourné cette lunette, est l'angle de déviation minima. On a, dès lors, tous les éléments nécessaires pour déterminer m par la formule (1).

TABLEAU DES INDICES MOYENS DE RÉFRACTION DE QUELQUES SUBSTANCES.

Chromate de plomb (max.)	2,974
Soufre natif	2,118
Sulfure de carbone	1,670
Quarz	1,547
Flint-glass	1,585
Crown-glas	1,500
Essence de térébenthine	1,475
Acide sulfurique	1,434
Alcool	1,372
Eau	1 336
Glace	1,309
Acide carbonique (gazeux)	1,000 449
Azote	1,000 300
Air atmosphérique	1,000 294
Oxygène	1,000 272
Hydrogène	1,000 138

TABLEAU DES INDICES DE RÉFRACTIONS DES PRINCIPALES RAIES DU SPECTRE POUR QUELQUES SUBSTANCES.

	B	C	D	E	F	G	H
Eau à 18°	1,33095	1.33171	1,33357	1.33585	1,33780	1,34127	1,34417
Essence de térébenthine	1.47049	1,47153	1,47443	1,47835	1,48174	1,48820	1,49387
Crown-glass	1,52431	1,52530	1,52798	1,53137	1,53434	1,53991	1.55468
Flint-glass	1,60204	1,60380	1,60849	1,61453	1,62004	1,63077	1,64037

267. **Ophthalmoscope.** — Cet appareil, qui présente actuellement une grande importance, au point de vue médical, non-seulement pour le diagnostic des affections de l'organe de la vue, mais même dans le cas d'un grand nombre d'autres maladies, est destiné à permettre l'examen du fond de l'œil.

Il est facile de se rendre compte pourquoi l'on ne peut apercevoir le fond de l'œil dans les conditions normales. Il faut, en effet, pour que l'on puisse voir les divers points de la rétine, qu'il y parvienne des rayons lumineux, destinés à les éclairer, c'est-à-dire des rayons émanés d'un corps lumineux, et qui, après avoir subi l'action des milieux réfringents de l'œil, aillent converger sensiblement en ces points; d'autre part, les rayons émanés de ces points de la rétine, agissant comme corps lumineux, doivent, en repassant dans les milieux de l'œil, puis dans l'air, arriver à l'œil, même de l'observateur. Il faut donc, en vertu du retour inverse des rayons lumineux, que l'œil de l'observateur et la flamme éclairante soient en ligne droite avec l'œil observé. Il y a impossibilité d'arriver à une observation directe, car la flamme ne peut être située derrière l'expérimentateur évidemment, ni devant, car elle l'éblouirait. Il faut avoir recours à des procédés indirects, dont l'indication est due à M. Helmholtz. Nous allons décrire le principe seulement, sans entrer dans les modifications diverses et nombreuses qui portent seulement sur des détails.

Les observations à l'ophthalmoscope doivent être faites dans une

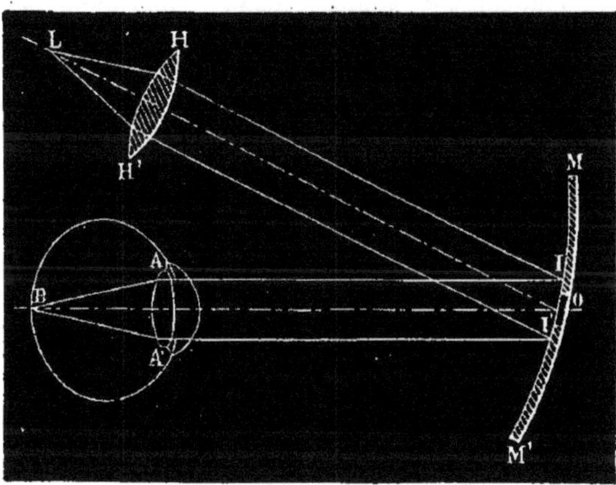

Fig. 286.

chambre obscure. La source de lumière consiste généralement en une lampe L entourée d'un manchon opaque percé d'une ouverture, par laquelle s'échappe un faisceau lumineux que l'on rend sensiblement parallèle au moyen d'une lentille convergente HH' (*fig.* 286). La lampe doit être placée à côté de la personne soumise à l'exploration ophthalmoscopique, et presque en face de l'observateur. Le faisceau lumineux est reçu sur un miroir MM', quelquefois convexe ou plan, mais le plus souvent concave, et qui est tenu à la main, ou porté sur un pied qui permet de lui donner des inclinaisons très-variables. On le place par tâtonnement, de telle sorte que le faisceau lumineux qu'il réfléchit aille tomber sur l'œil observé. Une partie de ce faisceau pénètre par la pupille, et, rendu convergent par les milieux de l'œil et le cristallin, va former un foyer lumineux en BB sur la rétine, ou du moins à une faible distance. Le maximum d'éclairement correspond au premier cas, mais alors l'espace éclairé est très-restreint; cet espace sera plus vaste et bien suffisamment éclairé encore, si le croisement des rayons ayant lieu à quelque distance, la rétine coupe le cône lumineux avant ou après.

La rétine ainsi éclairée émet à son tour des rayons qui traversent l'œil en sens contraire, et en sortent dans la direction même du miroir qui les renverrait en L, s'il ne présentait en O une ouverture par laquelle ces rayons passent pour aboutir dans l'œil de l'observateur placé derrière.

On conçoit, d'après ce que nous venons de dire, que la rétine puisse être éclairée, et qu'un observateur puisse la distinguer; il faut rendre compte de la manière dont on peut obtenir des images nettes.

On soumet d'abord l'œil que l'on veut observer à l'action de la belladone qui produit un double effet. Elle empêche d'une part la contraction de l'iris, et, donnant à la pupille le diamètre maximum, permet l'introduction d'une assez grande quantité de lumière; d'autre part, la belladone s'oppose à l'accommodation, et dispose l'œil dans un état optique invariable, correspondant à la vision nette du *punctum remotum* : ainsi qu'on le comprendra par ce qui va suivre, les variations rapides de l'état d'accommodation s'opposeraient à une observation facile.

Si l'œil observé est myope (245), la rétine se trouvant en arrière du foyer principal lors de l'accommodation nulle, la rétine éclairée doit donner en avant de l'œil, et à la distance du *punctum remotum*, une image réelle et renversée; mais cette image, relativement éloignée, est très-grande et très-peu lumineuse (224). Aussi serait-il très-difficile de l'observer directement.

Il ne se produirait aucune image réelle de la rétine, si l'œil examiné est emmétrope ou hypermétrope, car les rayons émis par la rétine sortent parallèles ou divergents. Cependant l'œil de l'observateur recevant directement des rayons pourrait, dans certains cas, voir nettement l'image virtuelle et droite de la rétine, mais cette image serait, comme précédemment, trop éloignée, trop grande et trop peu éclairée.

On conçoit que pour le cas d'une myopie exagérée, dans laquelle le *punctum remotum* se trouverait à quelques centimètres de l'œil, l'image réelle qui se formerait pourrait être assez peu amplifiée, et, par suite, assez fortement éclairée pour être nettement visible. Si, au contraire, l'hypermétropie était extrêmement considérable, l'image virtuelle qui serait perçue par l'observateur serait aussi assez petite et

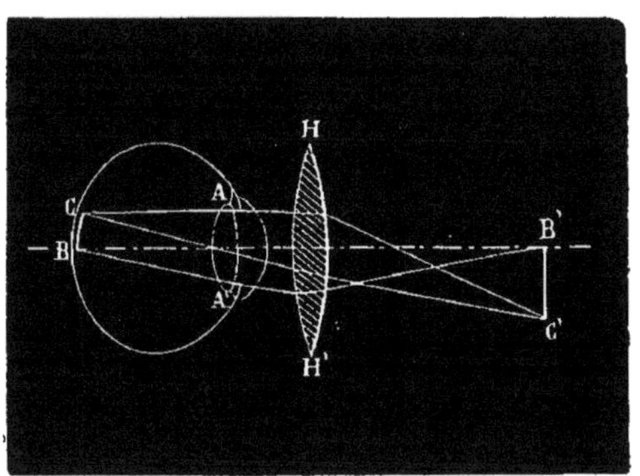

Fig. 287.

assez nette pour être facilement distinguée. On arrive à donner aux yeux ces défauts exagérés dont nous venons d'indiquer les résultats satisfaisants au point de vue ophthalmoscopique, par l'interposition de lentilles convenables. En produisant artificiellement une myopie exagérée, on obtient des images réelles et *renversées* ; on a, au contraire, des ima-

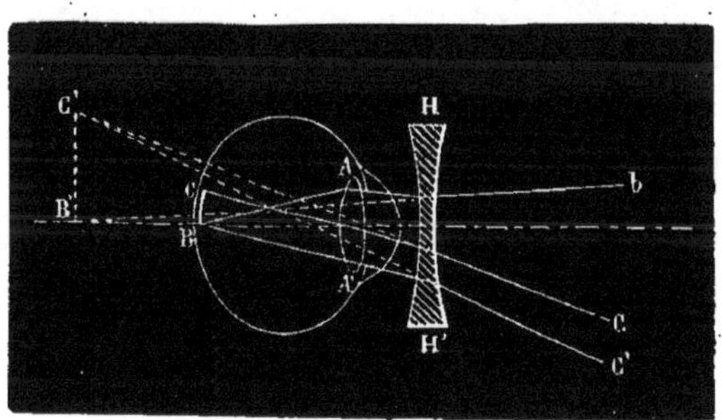

Fig. 283.

ges virtuelles et *droites* en produisant une hypermétropie extrême. Par suite, deux modes distincts d'observation.

Observation par l'image renversée. — Dans ce mode d'observation, on place une lentille HH' (*fig.* 287) assez fortement convergente près de l'œil que l'on doit étudier ; soit BC la portion de la rétine éclairée que l'on doit observer, les rayons qui en émanent sous l'influence des milieux réfringents de l'œil et de la lentille donnent en B'C' une image *réelle et renversée* de la partie BC. L'observateur, placé en O à une distance qui corresponde pour lui à une vision nette, pourra étudier l'image B'C'; c'est en O que doit être placé le miroir réflecteur. Si cette distance, pour un certain observateur, était trop grande ou trop petite, on la ramènerait à une valeur convenable par l'interposition en O. d'une lentille concave ou convexe, agissant comme besicle.

Observation par l'image droite. — C'est une lentille divergente HH' (*fig.* 288) que l'on place devant l'œil observé dans ce cas; les rayons

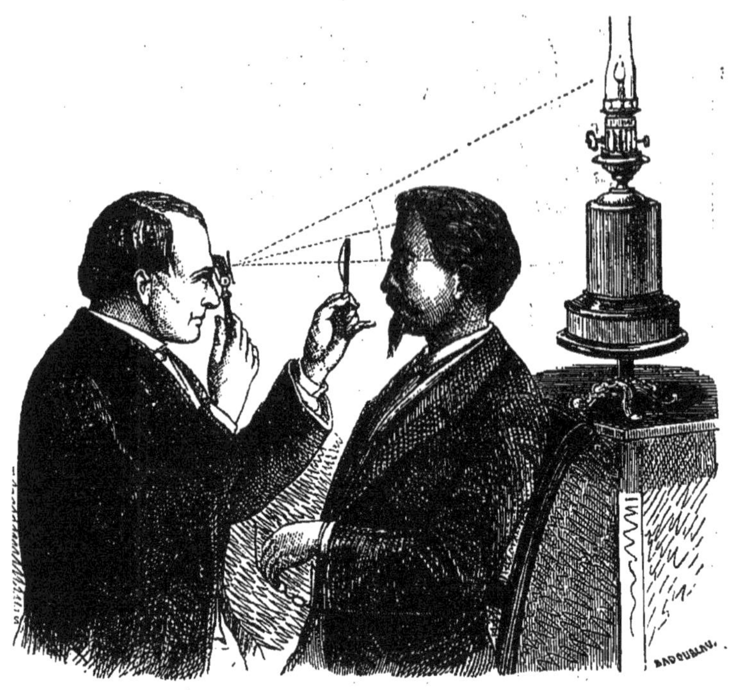

Fig. 289.

sortent en divergeant, et vont pénétrer dans l'œil de l'observateur, qui voit en B'C' l'image *droite et virtuelle* de la partie BC de la rétine.

La théorie de l'ophthalmoscope ne présente aucune difficulté réelle; il n'en est pas de même de l'application, pour laquelle le manuel opératoire est assez délicat. En général, la tête du malade étant maintenue fixe, l'observateur tient à la main le miroir percé (*fig.* 289) dont il fait varier à son gré la direction et la position. Il faut éviter, on le conçoit, les mouvements brusques, les changements rapides. Aussi a-t-on proposé des ophthalmoscopes fixes, dans lesquels les diverses pièces étaient invariablement maintenues dans les positions qu'on leur donnait. Ces appareils peuvent être utiles aux débutants, mais leur complication et leur volume les ont fait abandonner en général.

L'examen ophthalmoscopique doit être répété souvent, si l'on veut y acquérir une certaine habileté. Pour éviter la difficulté que l'on éprouve souvent à trouver à sa disposition des yeux que l'on puisse examiner, M. le docteur Perrin a fait construire un *œil ophthalmoscopique*. C'est une pièce creuse à peu près cylindrique, montée sur un pied autour duquel elle peut tourner par l'intermédiaire de la charnière O (*fig.* 290). A la partie postérieure, on adapte une portion sphérique C simulant la rétine, sur laquelle on a peint les aspects physiologiques ou pathologiques de cette membrane; sur l'autre base de la pièce cylindrique on visse une lentille A produisant à elle seule le même effet de réfraction que l'ensemble des divers milieux de l'œil; des diaphragmes de différents diamètres remplacent l'iris.

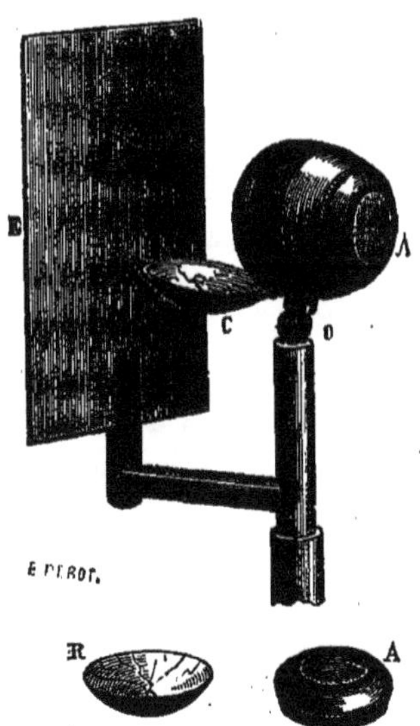

Fig. 290.

Par la substitution d'une lentille à une autre, ou par un simple changement de position, on peut reproduire les conditions optiques des divers genres de vue : emmétropie, myopie, hypermétropie et même *astigmatisme* (275).

Nous n'avons pas besoin d'insister pour faire comprendre les avantages que l'on peut retirer d'un emploi judicieux de cet instrument pour se préparer à l'examen ophthalmoscopique réel.

Nous renvoyons au chapitre suivant (282) pour l'indication de l'ophthalmoscope binoculaire du docteur Giraud-Teulon.

268. **Laryngoscope.** — Cet appareil est destiné à observer le larynx, soit à l'état physiologique, soit à l'état pathologique. Son usage tend à se répandre davantage de jour en jour; et son mode d'action fort simple en rend l'emploi très-facile.

Les rayons d'une lampe B (*fig.* 291) traversent une lentille convergente C, maintenue à distance convenable par un support à collier; le faisceau obtenu est projeté dans la cavité buccale de la personne soumise à l'observation, et rencontrent à la partie postérieure un petit miroir métallique supporté par un manche que l'observateur tient à la main. Par une inclinaison convenable, les rayons réfléchis sont renvoyés vers le larynx qu'ils éclairent avec une intensité suffisante; le larynx éclairé émet, à son tour, des rayons qui sont réfléchis par le miroir, et sortent presque horizontalement pour pénétrer dans l'œil

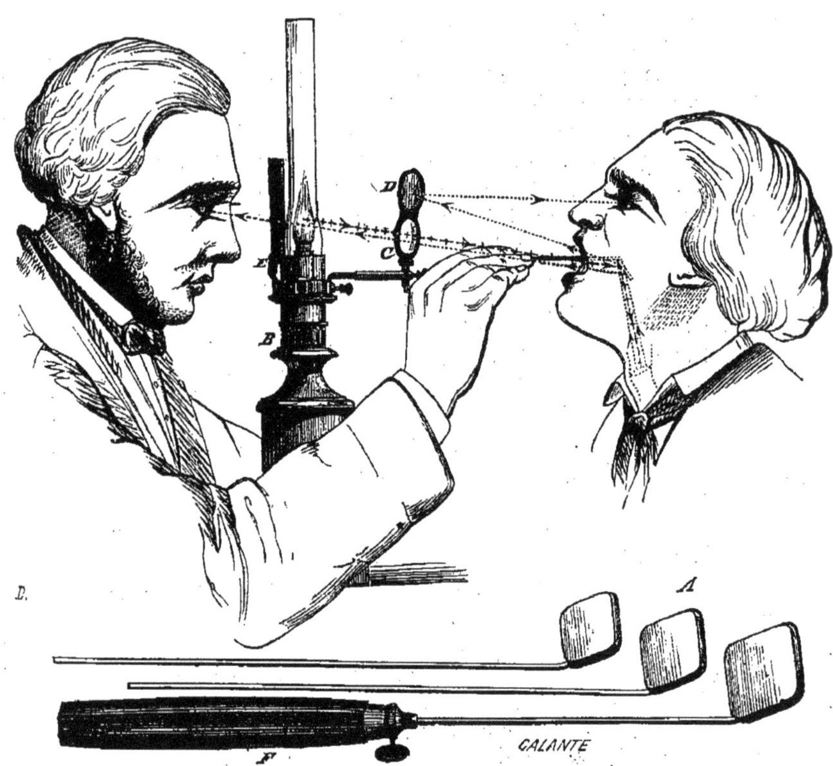

Fig. 291.

de l'observateur qui voit l'image du larynx derrière le miroir et à peu près verticale. Un écran E, fixé sur la lampe, empêche les rayons d'arriver directement à l'observateur qu'ils éblouiraient et rendraient incapable de voir nettement l'image moins éclairée du larynx.

Les miroirs consistent simplement en de petites plaques carrées de métal poli, représentées en A sur la figure, et soudées par un de leurs angles à une tige métallique, avec laquelle elles font un angle très-ouvert, de 135° à peu près.

L'appareil peut être très-facilement complété, de manière à permettre un examen *autoscopique* du larynx. A cet effet, la lentille est surmontée d'un miroir D, sur lequel une inclinaison convenable du miroir placé dans la bouche peut faire tomber les rayons réfléchis. Le miroir D, mobile également autour d'un axe horizontal, est incliné de manière à réfléchir les rayons qu'il reçoit sur l'œil de la personne même dont le larynx est éclairé.

Dans l'examen laryngoscopique, il faut avoir soin de chauffer légèrement le miroir métallique A avant de l'introduire dans la bouche. Sans cette précaution, il se couvrirait immédiatement d'une buée provenant de la condensation à sa surface de la vapeur contenue dans l'haleine, et qui le rendrait incapable de réfléchir les rayons lumineux.

C'est à Czermak que l'on doit l'invention du laryngoscope.

269. **Endoscope.** — L'endoscope a été inventé par le docteur Desormeaux, dans le but d'examiner les cavités profondes du corps.

Comme les appareils précédents, l'endoscope présente à considérer la partie destinée à l'examen des organes et le moyen d'éclairage. La première consiste en un tube métallique présentant, à l'extrémité à laquelle on place l'œil, un diaphragme percé d'une petite ouverture, et à laquelle on peut adapter des instruments grossissants. L'autre extrémité est une douille effilée sur laquelle on fixe des sondes destinées à être introduites dans l'urèthre, les fosses nasales, l'utérus, etc. Latéralement et vers le milieu du tube se trouve une ouverture à laquelle est adapté l'appareil d'éclairement. Celui-ci consiste en une petite lampe portative à gazogène, dont la flamme est placée entre un petit miroir concave et une lentille tendant l'un et l'autre à produire un faisceau lumineux assez intense, qui pénètre par l'ouverture latérale dans le tube principal. A cette hauteur, celui-ci présente un miroir métallique incliné à 45° sur l'axe du tube, et qui renvoie le faisceau lumineux dans la direction même de la douille. Les parties situées à l'extrémité de cette douille sont éclairées assez fortement par le faisceau réfléchi pour être vues nettement; mais, pour que les rayons qui en émanent puissent parvenir à l'œil, il faut, comme pour l'ophthalmoscope, que le miroir métallique soit percé en son centre d'une petite ouverture correspondant exactement à celle du diaphragme, derrière lequel on place l'œil. On peut, à l'aide de l'endoscope, étudier avec facilité la couleur, l'aspect, etc., des membranes qui tapissent les cavités du corps.

CHAPITRE VI

PHYSIOLOGIE DE LA VISION

Les questions qui sont traitées dans ce chapitre relèvent bien moins de la physique que de la physiologie. Il nous a paru indispensable de les indiquer au moins, car elles forment le complément naturel de ce qui a été dit précédemment. Mais il faut avoir recours aux traités de physiologie pour étudier à fond les particularités qui se présentent, et que l'on peut rencontrer dans différents cas. Le daltonisme et surtout l'astigmatisme ont une importance réelle au point de vue médical, et doivent être approfondis ; les questions de contraste des couleurs trouvent leur application dans l'industrie, et méritent de faire le sujet d'ouvrages spéciaux.

Nous avons seulement voulu faire connaître l'existence de sujets dont l'étude nous entraînerait trop loin, et sur lesquels on trouvera tous les détails nécessaires dans les travaux de M. Helmholtz.

270. **Du renversement des images sur la rétine.** — Il est incontestable que, sur la rétine, comme sur l'écran d'une chambre noire, et pour les mêmes raisons, les images sont renversées par rapport aux objets. Cette conclusion que la théorie rend certaine, est d'ailleurs vérifiée par une expérience de Magendie. Il prenait l'œil d'un lapin albinos, œil dans lequel la choroïde est transparente, et voyait à travers cette membrane l'image d'une flamme placée à distance convenable. L'image est de sens contraire à l'objet.

On arrive à la même conclusion par l'étude de l'œil à l'ophthalmoscope, au moyen duquel on peut distinguer l'image d'une flamme se formant sur la rétine ; il faut, bien entendu, dans ce cas, employer la disposition qui donne la vision droite (267).

On a beaucoup discuté sur la question de savoir comment on peut avoir l'idée des objets dans leur véritable position, alors que l'œil ne donne que des images renversées. Mais ce n'est point ici la place de discuter la cause de la perception. Il nous suffit d'avoir montré que, conformément à la théorie, les images sont renversées sur la rétine.

271. **Persistance des impressions lumineuses.** — Les impressions produites par l'action des corps lumineux sur la rétine ne cessent pas aussitôt que cesse cette action, mais se prolongent pendant un temps très-court, puisqu'il n'atteint que des valeurs comprises entre $\frac{1}{10}$ et $\frac{1}{30}$ de seconde, mais qui est cependant appréciable, et dont l'existence donne l'explication d'un certain nombre d'effets curieux.

On sait que si l'on vient à faire tourner avec rapidité, suivant une circonférence, un charbon allumé, on cessera de percevoir les positions successives et distinctes du charbon, à partir d'une certaine vitesse, et l'on apercevra un cercle lumineux continu. Cet effet ne peut évidemment s'expliquer que par une prolongation de l'impression lumineuse qui nous fait voir le charbon en un certain point pendant tout le temps qu'il emploie pour revenir à ce point, après avoir décrit un tour entier ; on trouve dans cette expérience un moyen de mesurer la durée même de cette persistance de l'impression, durée qui correspond à la moindre vitesse pour laquelle nous avons cette impression de la continuité, et que l'on peut évaluer en communiquant au corps enflammé un mouvement uniforme de vitesse bien déterminée.

Si, sur le disque de Newton (228), on colle un secteur de papier coloré, le reste du cercle restant blanc, on aura, comme nous l'avons dit, par une rotation assez rapide, l'impression d'un cercle entièrement coloré, cette couleur étant, suivant l'expression consacrée, *rabattue de blanc*, dans le rapport des secteurs colorés au secteur blanc ; cet effet s'explique également, parce que chacun des secteurs infiniment petits dans lesquels on peut diviser le cercle produit une impression qui, se prolongeant pendant la durée d'une révolution, subsiste concurremment avec celles de toutes les autres tranches. Pour la même raison, si l'on place deux ou plusieurs secteurs diversement colorés, l'œil aura l'impression qui résulte du mélange de ces couleurs (229), ce mélange étant fait proportionnellement à l'étendue des secteurs.

La persistance des impressions lumineuses sur la rétine donne encore l'explication de quelques apparences non conformes à la réalité. La veine fluide (69) nous semble continue, et est, en réalité, produite par la chute de gouttelettes se succédant très-rapidement ; les flammes manométriques (178), soumises à l'action de vibrations sonores, semblent immobiles, malgré leurs variations périodiques, par suite de la vitesse considérable avec laquelle ces variations se modifient.

Mais si, d'une part, les impressions lumineuses se prolongent au delà de l'instant où les corps qui les produisent cessent d'agir, d'autre part, il faut que ces corps agissent pendant un certain temps, sans quoi ils restent inaperçus. Ce temps est très-variable ; il dépend de diverses conditions, au premier rang desquelles on peut placer la coloration et l'éclat du corps ; il n'est guère possible, jusqu'à présent, d'en donner une valeur même approximative. C'est en vertu de cette inertie, de cette paresse de la rétine que certains corps passent devant nos yeux sans être vus, par exemple, la balle qui sort du canon d'un fusil, et qui ne reste pas assez longtemps dans notre champ visuel pour y déterminer une sensation que nous percevions.

272. **Phénakisticope. Thaumatrope.** — On a construit divers appareils basés sur la persistance des impressions lumineuses. MM. Plateau et Stampfer inventèrent séparément et simultanément (1832) un appareil ingénieux, auquel le premier donna le nom de *phénakisticope*

et que le second appela *disque stroboscopique*. Cet appareil consiste essentiellement en un disque circulaire pouvant tourner avec rapidité autour de son centre. Il est percé près du bord, et suivant une circonférence concentrique, de fentes régulièrement espacées et de mêmes dimensions, en face desquelles l'observateur place l'œil en même temps qu'il communique au disque une grande vitesse Il perçoit ainsi des impressions séparées et distinctes correspondant au passage de chacune des fentes, et pour une rapidité convenable ces impressions ne se fusionnent pas; on voit donc ainsi diverses positions successives qui paraissent discontinues, et donnent l'aspect des corps étudiés à des instants successifs. Placé devant une veine fluide, le phénakisticope la résout en gouttelettes séparées qui semblent tomber lentement. Devant les flammes manométriques, il met leurs vibrations en évidence.

Le phénakisticope est encore employé d'une autre manière, et son effet semble plus curieux encore. Sur la face du disque opposée à celle où l'on place l'œil, on dessine sur chacun des rayons correspondants aux fentes les diverses positions d'un corps animé d'un mouvement périodique, par exemple d'une cloche en branle; l'appareil étant placé vis-à-vis d'un miroir, on fait tourner le disque en regardant son image, et l'on voit la cloche, qui semble réellement être en mouvement. Dans ce cas, l'œil voit les diverses positions par les fentes successives; et, si le disque tourne assez vite, chacune des sensations est prolongée jusqu'au passage de la fente suivante; on voit donc ou, du moins, on croit voir toujours le corps, et comme les images varient régulièrement de position, on attribue au corps le mouvement qui produirait ces mêmes variations. Les effets sont très-variés, et produisent une illusion absolue, si les dessins ont été bien faits.

Le *thaumatrope* consiste simplement en un morceau de carton, sur les deux côtés duquel on a écrit des lettres ou fragments de lettre qui, réunis, formeraient un mot ou une phrase, ou bien on a dessiné les moitiés d'une même figure; à l'aide d'un procédé quelconque, on donne au morceau de carton un rapide mouvement de rotation autour d'un axe situé dans ce plan, et si les deux tracés ont été bien combinés, on verra distinctement et entièrement le mot, la phrase ou la figure. On conçoit que l'impression produite par chacune des faces n'est pas éteinte au moment où l'autre face vient à être vue, et que nous puissions fusionner ces deux impressions en une seule, comme si nous voyions réellement les deux moitiés au même instant.

L'effet des miroirs prismatiques tournants, dont nous avons indiqué l'existence dans l'appareil de Kœnig, s'explique comme celui que nous avons indiqué tout d'abord pour le phénakisticope. Ce n'est, en effet, que pour une position déterminée du miroir que l'image des flammes arrive à un observateur; si le miroir tourne, celui-ci cesse de rien distinguer jusqu'à ce qu'une autre face du prisme soit venue occuper la position spéciale qui renvoie les rayons dans la direction convenable, et ainsi de suite; l'observateur saisira donc à intervalle de temps réguliers l'image de la flamme pendant un temps très-court, et l'impression sera éteinte lors d'une perception nouvelle ; il y aura donc, comme pour le phénakisticope, décomposition des états de la flamme, qui, se succédant trop rapidement, seraient confondus.

Dans le cas d'un mouvement bien régulier du miroir tournant devant une flamme manométrique, il pourrait se faire que les impressions successives correspondant constamment à la même phase de la période, la flamme parût en repos ; mais on s'assure facilement de l'existence du mouvement vibratoire en changeant la vitesse de rotation, ce qui détruit la coïncidence des mouvements de la flamme et du disque ou du miroir, et met en évidence les variations de grandeur.

273. **Cercles de diffusion.** — Nous avons supposé dans le chapitre précédent que la vision nette n'avait lieu que si le foyer conjugué du point que l'on regarde se fait exactement sur la rétine; cette condition n'est cependant pas absolument nécessaire, et l'on peut voir un point, lors même que son foyer se fait en avant ou en arrière de la rétine, pourvu que la distance ne dépasse pas certaines limites. Dans ce cas, comme il est facile de s'en rendre compte, chaque point lumineux donne naissance sur la rétine, non plus à un point lumineux, mais à un petit cercle éclairé, dont l'action suffit pour produire une impression, s'il n'a pas de trop grandes dimensions. Ces cercles sont appelés *cercles de diffusion*. Dès que ses cercles ont un trop grand rayon, les images des divers points empiètent les unes sur les autres, et l'objet présente seulement des contours vagues, en même temps que les détails cessent d'être vus. D'après ce que nous avons dit (244), l'œil ne pouvant être accommodé en même temps pour deux distances différentes, si l'on voit avec netteté un objet éloigné dont l'image se fait sur la rétine exactement, un objet rapproché sera confus, ses divers points donnant naissance à des cercles de diffusion, et inversement. C'est aussi parce que la vision a lieu par cercles de diffusion, que tout objet qui n'est pas compris entre le *punctum remotum* et le *punctum proximum*, est vu sans netteté.

La vision par les cercles de diffusion donne l'explication d'une ancienne expérience indiquée par Scheiner (1619). On perce dans une carte deux trous, dont la distance est moindre que l'ouverture de la pupille, et les plaçant devant l'œil, on regarde un objet éloigné et clair, un mur blanc, par exemple, que l'on puisse voir distinctement, tel, par conséquent, que les rayons lumineux qui en émanent se réunissent exactement sur la rétine ; on place alors près de la carte un corps délié, une pointe d'épingle, par exemple, de manière qu'elle se trouve dans la partie qui semble commune aux deux ouvertures faites dans la carte. L'épingle paraît confuse, ce qui est naturel, puisque l'œil n'est pas accommodé pour les petites distances, mais en outre elle paraît double; pour se rendre compte de cet effet, il faut remarquer que le foyer des rayons lumineux se fait pour l'épingle en arrière de la rétine; les deux faisceaux lumineux passant par les deux ouvertures ont, après réfraction dans l'œil, même sommet à ce foyer, mais avant ils sont distincts et, coupés par la rétine, donnent deux cercles de diffusion qui produisent les deux images. Cette explication rend compte de diverses autres particularités de cette expérience, sur lesquelles nous ne pouvons insister.

274. **Irradiation**. — L'*irradiation* est un phénomène qui présente des variétés assez différentes, mais que l'on peut résumer, en disant qu'il a pour effet, dans le cas où des surfaces obscures et des surfaces éclairées sont voisines, d'augmenter les dimensions des dernières et de diminuer celles des premières. Nous nous bornerons à indiquer les principales observations relatives à cet ordre de faits.

Si l'on dessine un cercle noir sur un fond blanc et, à côté, un cercle blanc, de même diamètre que le premier, sur un fond noir, le dernier cercle semble toujours plus grand que le premier. C'est par un effet analogue que le croissant de la lune semble déborder sur la partie obscure du disque, bien que le diamètre de ces parties soit certainement le même, comme le montre la pleine lune. Deux rectangles obscurs se détachant sur un fond clair, et opposés par leurs angles, semblent, à une certaine distance, séparés par un espace éclairé. Un fil fin obscur, visible sur un fond gris, disparaît si le fond devient plus éclairé.

Ces phénomènes, et bien d'autres que nous pourrions citer, sont, en général, d'autant plus nets que l'accommodation est moins parfaite lors de l'expérience. Cette remarque tendrait à prouver que l'on doit chercher dans les cercles de diffusion la cause encore inconnue de l'irradiation.

275. **Astigmatisme**. — L'œil est loin de présenter la symétrie absolue que nous lui avons supposée dans l'exposition générale des phénomènes de la vision; nous avons considéré toutes les surfaces réfringentes sur lesquelles les rayons lumineux se brisent, comme étant de révolution autour d'un même axe. Cette condition est loin d'être remplie, du moins pour la plupart des yeux. Il en résulte des effets particuliers que nous allons indiquer, et qui ont été signalés pour la première fois par Young (1801).

Si l'on regarde, à une distance pour laquelle la vision générale soit nette, une figure formée de lignes passant toutes en un même point, et également inclinées l'une sur l'autre, de 15°, par exemple, on reconnaîtra, en général, que toutes ne seront pas vues avec la même netteté; l'une d'elles sera bien distincte, et les autres le seront de moins en moins, à mesure qu'elles s'en éloigneront; si, par un changement d'accommodation, on parvient à voir distinctement une ligne qui précédemment semblait peu nette, on aura cessé de voir avec netteté la ligne qui précédemment était la plus distincte. Il résulte de cette expérience et de plusieurs autres analogues que, pour un même degré d'accommodation, les foyers des différentes lignes ne se font pas tous sur la rétine, mais que, le plus souvent, cela n'a lieu que pour une seule direction. On reconnait, en variant le mode d'observation, que, en général, la plus grande différence de netteté correspond à deux directions rectangulaires.

On explique ce phénomène, en remarquant que si l'une des surfaces réfringentes présente des courbures différentes dans ses différents *méridiens* (sections planes passant par l'axe de l'œil), pour chacune de ces sections la distance focale aura une valeur particulière, et que, pour un même degré d'accommodation, la distance de la vision nette d'un point dépendrait du méridien que l'on considérerait; dans le cas d'une ligne, c'est le méridien perpendiculaire à cette ligne dont l'influence est prépondérante, et qui détermine la distance à laquelle cette ligne est vue distinctement. Pour cette distance, les autres lignes, vues plus particulièrement par les méridiens respectivement perpendiculaires, donnent naissance à des images par des cercles de diffusion, et, par suite, un peu troubles.

Ce défaut, auquel, du reste, on s'habitue fort bien, et que peu de personnes qui en sont affectées savent reconnaître d'elles-mêmes, a été étudié spécialement par Donders et, plus récemment, par M. Javal. On corrige l'astigmatisme par l'emploi de verres cylindriques convenablement choisis, et dont la détermination peut se faire à l'aide d'appareils spéciaux que nous ne pouvons décrire (optomètre de Javal).

276. **Aberration de sphéricité de l'œil.** — Ce n'est que parce que nous avons considéré dans les lentilles de très-petites amplitudes que nous avons pu considérer l'image d'un point lumineux comme étant un seul point lumineux. Lorsque l'amplitude dépasse 5 à 6°, les rayons émergents se rencontrent en des points différents de l'axe, le foyer des rayons centraux étant plus éloigné que celui des rayons marginaux. L'amplitude de la partie utile de l'œil varie entre 12 et 23°. On devrait donc trouver une notable aberration de sphéricité qui se traduirait par un manque de netteté dans les images à quelque distance que fût l'objet; l'expérience prouve qu'il n'en est rien, et que l'aberration est au moins très-faible; cela tient à la composition spéciale du cristallin, dont les bords sont moins réfringents que le centre, et dont les rayons marginaux rencontrent l'axe, par suite, plus loin que si la lentille avait partout l'indice de réfraction du centre; il peut y avoir compensation exacte, et les rayons arrivant en un point quelconque du cristallin peuvent avoir un foyer unique. Volkmann a prouvé, cependant, que cette compensation n'existe pas absolument, en général, au moyen de l'expérience suivante : Dans une carte on place quatre trous sur une même verticale, de telle sorte que la distance des trous extrêmes soit moindre que l'ouverture de la pupille. La carte étant placée devant 'œil, on approche très-près un petit corps vivement éclairé,

une pointe métallique. Pour les mêmes raisons que dans l'expérience de Scheiner (273), on aperçoit quatre images de la pointe. En bouchant alternativement les trous moyens et les trous extrêmes, on s'assure quelles sont celles des images qui correspondent aux ouvertures centrales, et celles qui sont fournies par les rayons marginaux. On écarte alors de l'œil l'objet que l'on regarde, ce qui a pour effet de rapprocher du cristallin les images formées. On reconnaît que deux de ces images arrivent à se fusionner en une seule, ce qui correspond au cas où le foyer des rayons qui les fournissent se font exactement sur la rétine; en continuant le mouvement, ces mêmes rayons donnent de nouveau deux images, et les autres à leur tour se fusionnent; ce qui prouve que les rayons marginaux et centraux ne concourent pas simultanément sur la rétine, qu'il y a aberration de sphéricité. Quelquefois, mais très-rarement, les quatre images sont, à la fois, réunies en une seule, ce qui prouve l'absence d'aberration; le plus souvent Volkmann a reconnu que, comme pour les lentilles homogènes, le foyer des rayons marginaux est plus rapproché du cristallin que celui des rayons centraux; quelquefois, mais rarement, le contraire s'est trouvé avoir lieu.

277. **Aberration chromatique de l'œil.** — Il est facile de s'assurer, par des expériences directes, que, pour l'œil comme pour les lentilles non achromatisées, les foyers des rayons des diverses couleurs sont différents. Il suffit pour cela de chercher les distances extrêmes pour lesquelles des objets présentant ces colorations forment leur image exactement sur la rétine; on reconnaît que ces distances sont différentes. Il résulte de là que si des rayons présentant des couleurs variées émanent d'un même point, ils iront se réunir à des distances variées de la rétine, sur lequel l'un d'eux seulement aura son foyer; c'est exactement ce que nous avons signalé pour les lentilles. L'œil doit donc présenter, comme ces appareils, le défaut d'aberration chromatique, et voir les objets irisés sur les bords. Mais ce défaut est peu sensible, moins qu'il ne le serait dans un appareil en verre présentant les mêmes surfaces que l'œil, parce que les pouvoirs dispersifs des divers milieux qui le composent, et qui se rapprochent de celui de l'eau, sont moindres que celui du verre.

On peut se rendre compte, du reste, de l'absence de coloration des images, en se reportant à la figure 259. Si l'œil est disposé de telle sorte que la rétine occupe, par rapport au faisceau lumineux, la position telle qu'elle le coupe dans la partie la plus resserrée CD, il se produira un cercle de diffusion qui est, en réalité, assez petit pour permettre la vision nette, et qui donne la sensation de la lumière blanche, parce qu'il reçoit des rayons de toutes les couleurs.

On peut, par diverses expériences, mettre en évidence le défaut d'achromatisme de l'œil, défaut qui a été nié cependant par divers physiciens; nous indiquerons seulement la suivante, due à M. Helmholtz.

On fait arriver sur un écran, percé d'un trou de très-petit diamètre, de la lumière ayant traversé un verre violet, qui ne donne passage qu'aux rayons extrêmes, rouges d'une part, bleus et violets de l'autre, en éteignant tous les rayons intermédiaires. Si l'on regarde alors l'ouverture lumineuse, et que l'œil s'accommode pour le violet, l'image violette semblera un point lumineux seulement; mais alors l'image rouge donnera un cercle de diffusion qui débordera autour de l'image violette qui sera en son centre; le contraire se produira, et l'on aura un point rouge distinct au centre d'un cercle de diffusion violet, si l'œil est accommodé pour le rouge. Il peut arriver enfin que l'on voie une image colorée uniformément sans irisation sur les bords. Dans ce cas, l'œil est accommodé pour une couleur intermédiaire, le vert, par exemple, et les autres couleurs donnent naissance à des cercles de diffusion. Si, pour le rouge et le violet, ces cercles ont le même diamètre, ils se superposent sans qu'aucun déborde pour donner naissance à un bord irisé. Cette expérience réussit avec d'autres couleurs, pourvu que ces couleurs aient des réfrangibilités assez différentes.

278. **Dyschromatopsie.** — En étudiant attentivement les actions produites sur différents yeux par toutes les couleurs du spectre, on reconnaît une grande inégalité de sensibilité, certaines personnes distinguant des nuances que d'autres ne peuvent reconnaître. Mais ces différences peuvent s'étendre non-seulement aux nuances d'une même couleur, mais aussi à des couleurs qui sont ordinairement considérées comme entièrement distinctes. On désigne sous le nom de *dyschromatopsie* ce défaut, qui a été étudié, pour la première fois complétement, par Dalton (1798), qui en était affecté, et sous le nom duquel on le désigne quelquefois (*daltonisme*).

Les personnes atteintes de *dyschromatopsie* sont incapables de distinguer des couleurs telles que le rouge et le vert qui ne leur procurent qu'une seule sensation, tandis qu'elles ne confondent nullement les autres couleurs entre elles ni avec celles-là. Dans d'autres cas, le rouge et le bleu sont les seules couleurs vues nettement, les autres étant plus ou moins confondues.

On conçoit les inconvénients de ce défaut de la vue dans certains cas, comme, par exemple, pour les employés de chemin de fer, qui peuvent confondre des disques diversement colorés.

Disons, enfin, que, par l'action de la *santonine*, on peut produire une dyschromatopsie temporaire.

279. **Images accidentelles. Contrastes des couleurs.** — Nous réunirons dans ce chapitre des faits assez différents, et dont nous ne chercherons même pas à donner une explication, une théorie complète n'en existant pas encore.

Si, après avoir regardé un objet assez vivement éclairé, on ferme les yeux, ou qu'on dirige son regard sur un fond uni moins éclairé, on continue souvent à voir l'objet lumineux persister, malgré qu'il ne soit plus dans le champ visuel. L'image, qui est évidemment dans ce cas entièrement subjective, ne reste pas constante d'intensité, mais présente des variations diverses de croissance et de décroissance. La coloration varie également suivant des lois encore inconnues, et dépend de la couleur propre de l'objet, de celle du fond sur lequel on jette les yeux, de l'intensité relative de ces couleurs, et de la fatigue de la vue de l'observateur. On peut dire, cependant, que, pour des intensités moyennes, et lorsque le fond est blanc ou gris, la couleur de la première image est complémentaire de celle de l'objet; mais cette coloration varie rapidement, et l'on a des sensations qui se suivent, sans qu'on puisse déterminer une loi des variations.

On doit vraisemblablement rapporter à la même cause, peu connue d'ailleurs, l'effet qui se produit dans l'expérience, dite des *cœurs agités*, de Wheatstone. En laissant promener les yeux sur un tapis ou une tenture vivement éclairée, et présentant des dessins rouges et verts d'une coloration bien franche, cet observateur éprouva une sensation analogue à celle qui eût été produite par le mouvement des dessins verts sur le fond rouge; c'est de ce mouvement et de la forme des figures que l'expérience tire son nom.

Les effets de *contraste simultané des couleurs*, qui présentent un intérêt pratique incontestable, ont été étudiés, à ce point de vue surtout, par M. Chevreul. Ils consistent essentiellement dans l'influence que des surfaces, diversement éclairées ou diversement colorées, semblent avoir l'une sur l'autre pour modifier leur éclairement et leur coloration. Nous allons indiquer quelques expériences de ce genre que la théorie considère comme intimement liées aux images accidentelles dont nous venons de parler.

Si l'on étend sur un papier des teintes plates à l'encre de Chine superposées partiellement, chacune des zones, qui doit être d'une même intensité, semble irrégulière, plus foncée du côté de la bande voisine plus claire; et plus claire, au contraire, du côté de la bande voisine plus foncée, de telle sorte que l'on peut dire que le voisinage d'une teinte foncée semble éclaircir la teinte que l'on considère, et inversement. Il est facile de voir que cet effet est purement subjectif, en isolant, à l'aide d'écrans, la bande dont on s'occupe, et qui, vue seule ainsi, est parfaitement uniforme.

Un effet entièrement analogue se produit en superposant plusieurs feuilles un peu minces de papier blanc, de telle sorte que le bord de chacune dépasse la précédente; dans ce cas, chaque bande placée devrait paraître uniforme, car dans toute son étendue elle correspond à la même épaisseur, cependant elle présente les mêmes apparences de dégradation que nous avons signalées.

Si, d'autre part, on place sur un fond blanc un morceau de papier fortement coloré, on verra, pour un éclairement convenable, le fond se teindre, à l'entour du papier, de la teinte complémentaire; c'est ainsi qu'un dessin rouge sur fond blanc semblera bordé d'un liséré vert, et réciproquement. Si, au contraire, on a une surface blanche de petite dimension sur fond rouge, elle paraîtra entièrement verte.

Enfin, si l'on a deux teintes différentes au contact, elles seront modifiées dans les environs de la ligne de séparation, chacune se composant avec la couleur complémentaire de la voisine. Ainsi, si l'on a du violet et du rouge, le violet paraîtra jaunâtre par la suite de sa composition avec le vert, complément du rouge, tandis que celui-ci semblera se rapprocher du jaune d'or par sa composition avec le jaune vert, complément du violet.

Il est particulièrement intéressant d'indiquer l'effet qui se produit par la juxtaposition de deux teintes complémentaires, le vert et le rouge, par exemple. On voit, d'après ce que nous venons de dire, que le vert paraîtra plus vif par l'action du rouge, qui tend à provoquer dans le voisinage la sensation du vert; il en sera de même pour le rouge. Les deux teintes gagneront donc à leur rapprochement; de même l'orangé et le bleu, etc.

Ces effets donnent l'explication d'un grand nombre de phénomènes, parmi lesquels on peut citer la coloration des ombres, produites par des lumières colorées elles-mêmes. Nous n'avons pas besoin d'insister pour montrer l'importance de ces considérations dans tous les arts et les métiers dans lesquels on fait usage des couleurs; nous dirons seulement que ces effets ont été reconnus longtemps avant qu'on ait su les analyser, et que les peintres ont toujours recherché naturellement les réunions de couleur qui satisfont aux conditions que nous avons indiquées précédemment.

280. **Vision binoculaire.** — Dans toutes les questions traitées jusqu'à présent, nous nous sommes occupés seulement de la vision par un œil; mais ce n'est pas dans ces conditions qu'on *voit* ordinairement, et les deux yeux servent simultanément pour l'appréciation des formes et des distances. Nous ne nous occuperons point de l'influence de la vision binoculaire sur l'appréciation des distances, mais nous indiquerons, au moins, comment elle concourt à la connaissance des formes.

Les deux yeux, à cause de la distance qui les sépare, ne voient point de la même façon les corps qui présentent une épaisseur, tandis que les figures planes leur apparaissent identiques. Il est facile de se rendre compte de ce fait. Un dessin, tracé sur un tableau, sur une feuille de papier, ne change aucunement lorsqu'on le regarde tantôt avec un œil, tantôt avec l'autre, en ayant soin de fermer celui dont on ne se sert pas; mais si l'on recommence la même expérience avec un corps à trois dimensions, les résultats seront bien différents; si l'on place, par exemple, à quelque distance en face de soi, un livre dont le dos est tourné vers le visage, et que l'on distingue nettement, on cessera de le voir aussi nettement lorsque l'on fermera un œil, et les images perçues seront différentes, suivant que l'on fermera l'œil droit ou l'œil gauche; ainsi, tandis qu'avec les deux yeux on verra le dos et les deux côtés de la couverture, on ne verra plus que le dos et un seul côté, si l'on ferme l'un des yeux; on verra, enfin, le côté droit ou le côté gauche de la couverture, suivant que l'on se servira précisément de l'œil droit ou de l'œil gauche.

Il résulte, de cette expérience et de plusieurs autres du même genre, que les images d'un même objet produites dans les deux yeux sont différentes, et c'est précisément à l'action simultanée de ces deux sensations distinctes, à la superposition des perceptions correspondantes, qu'est due la notion du relief des corps. Nous n'avons pas, bien entendu, à rechercher comment se produit cette action.

Il est facile de se rendre compte par l'observation que les images des objets formées dans les deux yeux sont d'autant moins différentes que ces objets sont plus éloignés; aussi la sensation de relief disparaît-elle à peu près complétement pour les montagnes éloignées, les nuages, etc., et c'est seulement la disposition et l'intensité des ombres qui nous conduit à juger que ces corps ont un relief dont nous n'avons pas la perception.

On conçoit qu'un tableau, quelque bien fait, quelque exact qu'on veuille le supposer, ne peut jamais nous procurer la sensation d'un corps en relief, puisque les deux images formées dans les yeux sont identiques. On se rend compte aussi pourquoi les panoramas, par une habile distribution des ombres et des couleurs, par une perspective exacte, peuvent représenter de grandes étendues de terrain, des plaines et des montagnes, mais ne seraient pas susceptibles de produire l'illusion pour des objets rapprochés.

281. **Stéréoscope.** — Le stéréoscope est un appareil qui donne exactement la sensation du relief à l'aide de figures planes convenablement dessinées; Wheatstone donna, le premier (1833), une description de cet appareil, qui fut perfectionné plus tard par Brewster; c'est l'appareil de ce savant qui est généralement employé aujourd'hui. Nous allons en indiquer le principe.

Si l'on trace sur une feuille de papier les deux perspectives différentes, suivant lesquelles un corps est vu par les deux yeux, ces dessins, placés à côté l'un de l'autre, et regardés chacun par l'œil correspondant, donnent, sans autre appareil, la sensation de l'objet en relief, pourvu que les yeux suffisamment indépendants regardent *exclusivement* chacun une image, et que, cependant, on puisse superposer les deux images produites, comme cela a lieu pour la vision de l'objet réel; mais, dans ce dernier cas, la superposition est rendue facile par l'habitude pour un certain degré de convergence des axes visuels, tandis qu'il y a parallélisme, au moins très-sensiblement, dans le cas de deux dessins placés à côté l'un de l'autre.

Dans l'appareil de Wheatstone, la superposition se fait tout naturellement; à l'aide de miroirs, convenablement inclinés, réfléchissant chacun un des dessins perspectifs, les yeux voient les images comme émanant d'un seul et même endroit. Dans le stéréoscope de Brewster, le même effet est obtenu à l'aide de prismes. Ceux-ci présentent souvent même des faces courbes qui produisent un certain grossissement.

Les dessins représentant les deux aspects du même corps vus par les deux yeux ont été obtenus d'abord par des constructions géométriques, mais ce procédé ne peut s'appliquer qu'à des corps de forme simple. Cependant, quoique les dessins aient été d'abord de simples traits sans ombre, l'impression est très-nette et très-vive. Aujourd'hui, la photographie permet de reproduire exactement les perspectives réelles et exactes des objets les plus compliqués, des paysages les plus étendus; ces épreuves sont actuellement trop répandues, pour qu'il soit nécessaire d'insister davantage. Nous dirons seulement que, dans le cas où les objets représentés sont fort éloignés, il faut, pour obtenir le relief, que les épreuves soient prises, non pas aux positions exactes qu'occuperaient les deux yeux, mais à des points dont la distance soit plus grande, et d'autant plus que les objets sont plus éloignés.

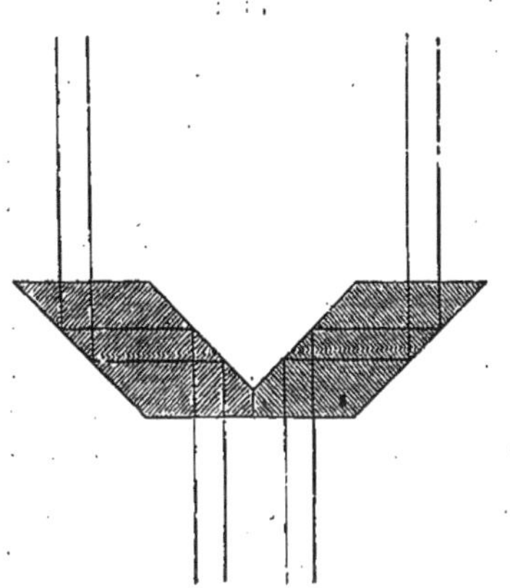

Fig. 292.

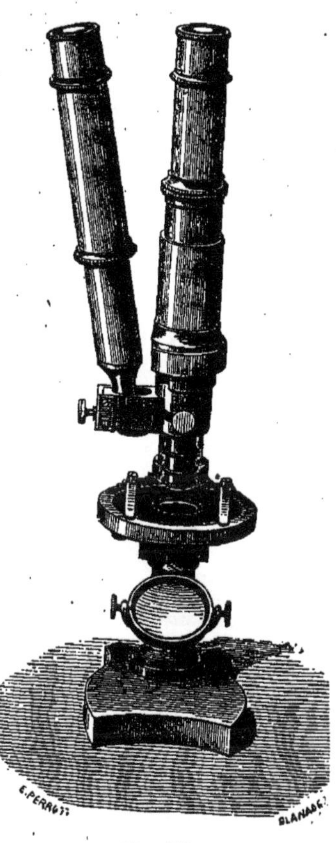

Fig. 293.

282. Microscope binoculaire. — Ophthalmoscope binoculaire. — Ces appareils sont destinés à donner la sensation du relief dans les observations microscopiques ou ophthalmoscopiques. Dans les deux cas, du reste, le principe est le même. Le faisceau incident (*fig.* 292) est reçu par moitié sur deux prismes, qui font subir à chacun des faisceaux partiels deux réflexions totales, de manière à donner naissance à deux faisceaux sensiblement parallèles, et qui, bien qu'ils soient issus d'un seul point lumineux, sont à une distance égale à la distance des yeux de l'observateur.

Ces faisceaux partiels peuvent arriver sur des *loupes* placées devant chaque œil. Cet appareil, monté sur un pied, constitue le *microscope simple binoculaire.*

Si le faisceau incident a déjà traversé un objectif à court foyer, les

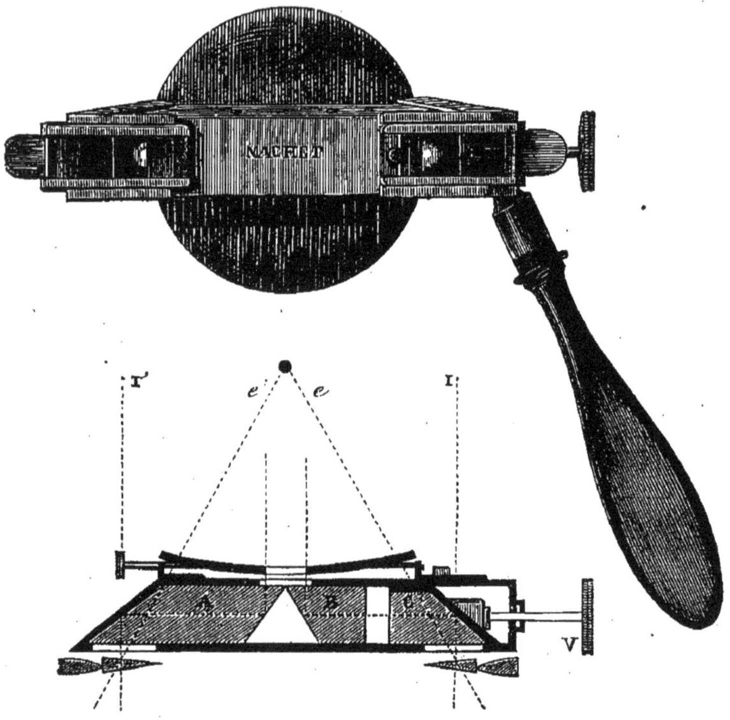

Fig. 294.

faisceaux partiels émergents donneront naissance chacun à une image réelle, que l'on pourra regarder à l'aide d'un oculaire simple ou composé. On aura ainsi le *microscope composé binoculaire.* La figure 293 représente le *microscope binoculaire* de Nachet.

Enfin, si l'appareil à double prisme est placé derrière l'ouverture d'un miroir ophthalmoscopique, les faisceaux partiels émergents pourront être dirigés directement dans les yeux de l'observateur. L'appareil ainsi constitué est l'*ophthalmoscope binoculaire* (*fig.* 294) du docteur Giraud-Teulon.

Dans ces divers appareils, on a employé des dispositions variées pour que les faisceaux émergents puissent être rapprochés ou éloignés, de manière que leur éloignement correspondît toujours exactement à la distance des yeux de l'observateur. Nous ne pouvons entrer dans le détail des mécanismes qui ont été proposés.

La sensation de relief est très-nette dans ces divers instruments, et peut servir très-utilement à la connaissance complète de l'objet étudié. Mais cette sensation est produite d'une manière différente de celle qui est utilisée dans le stéréoscope.

CHAPITRE VII

NOTIONS D'OPTIQUE PHYSIQUE

Nous avons indiqué (185) les deux hypothèses par lesquelles on a successivement tenté d'expliquer les phénomènes optiques L'hypothèse des *ondulations*, due à Huyghens, et que les travaux des physiciens modernes, et particulièrement de Fresnel, ont complétées, est actuellement universellement adoptée.

Dans cette hypothèse, on admet que les espaces qui nous séparent des planètes et des étoiles, aussi bien que les intervalles entre les molécules des corps, sont remplis par un fluide spécial, l'*éther lumineux*, éminemment élastique, et dont les molécules sont très-mobiles. Lors de l'ébranlement de l'une d'entre elles, le mouvement vibratoire qu'elle prend se communique à toutes les molécules voisines, et met en vibration des molécules réparties sur une surface qui a reçu le nom d'*onde*. Mais le mouvement se transmettant de proche, l'onde acquiert des dimensions toujours croissantes; dans un milieu *isotrope* (homogène au point de vue optique) ces surfaces sont évidemment des sphères dont le rayon augmente constamment. Il est très-important de comprendre que ces surfaces d'ondes variables n'ont pas d'existence réelle, mais représentent seulement l'ensemble des molécules d'éther qui, à un même instant, se trouvent animées d'un même mouvement. Nous aurions à reprendre, à ce sujet, ce que nous avons dit pour les ondes liquides et les ondes acoustiques (77 et 147).

Les phénomènes d'*interférence* que nous étudierons d'abord mettront en évidence la nécessité d'admettre des vibrations comme cause de la lumière; nous pourrons déduire de l'étude de la *polarisation* des conséquences importantes sur la direction de l'oscillation; enfin, l'étude de la *double réfraction* et de la *polarisation rotatoire* nous prouvera l'influence de la matière sur les mouvements de l'éther.

INTERFÉRENCES ET DIFFRACTION.

283. **Des interférences.** — En général, l'éclairement d'un corps augmente avec le nombre des sources de lumière auxquelles il est exposé; mais, en se plaçant dans des conditions particulières, on peut arriver à des résultats entièrement contraires, ainsi que l'a montré Fresnel dans une série d'expériences remarquables. Il faut, pour arriver à cet effet, que les deux sources de lumière ne soient pas indépendantes l'une de l'autre, et que les rayons agissent dans des directions parallèles ou à très-peu près parallèles. On peut satisfaire à ces conditions de deux manières différentes :

1° *Par réflexion.*—Les rayons lumineux sont issus d'un point L (*fig.* 295), qui est la source même de lumière ou seulement le foyer d'une lentille agissant comme source; des rayons vont tomber sur un double miroir, composé de deux surfaces planes réfléchissantes *ab* et *ac*, faisant entre elles un angle très-voisin de 180°. Après leur réflexion, les rayons prendront une direction telle qu'ils sembleront émanés de deux points L′ et L″ qui sont les images de L dans chaque miroir; les deux sources fictives subissent simultanément les mêmes variations, de quelque nature qu'elles puissent être; de plus, à cause de la valeur donnée à l'angle

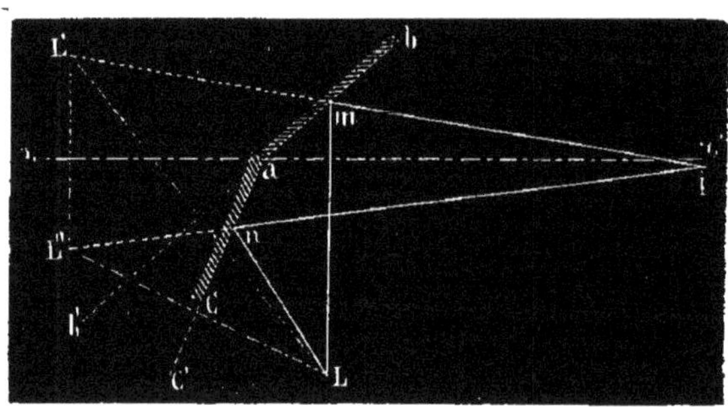

Fig. 295.

bac, les rayons réfléchis *n*I et *m*I peuvent être considérés comme très-sensiblement parallèles.

2° *Par réfraction.*—Devant le point L (*fig.* 296), source de lumière, on place un prisme isocèle *abc* dont les angles à la base sont très-petits; l'action de ce prisme est de ramener vers l'axe L*c* les rayons venant frapper les faces latérales *ac* et *bc*, et de leur donner une direction telle, qu'ils semblent émanés de deux points L′ et L″, situés symétriquement par rapport à L*c*. Pour les mêmes raisons que précédemment, les rayons qui se rencontrent en I peuvent être considérés comme provenant de deux sources identiques à tous égards et comme étant à très-peu près parallèles.

Les phénomènes que l'on peut observer se présentent sous deux

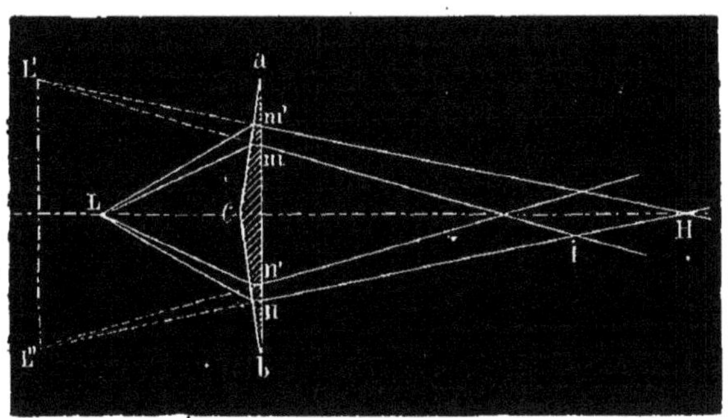

Fig. 296.

aspects différents, suivant la lumière de la nature employée. Nous supposerons d'abord que la lumière est monochromatique. En plaçant un écran à quelque distance des miroirs ou du biprisme et parallèlement à la ligne L'L'' qui joint les points d'où les rayons semblent émaner, on observe une série de bandes alternativement lumineuses et obscures; pour une même position de l'écran, les distances de deux bandes consécutives sont sensiblement les mêmes; ces distances diminuent à mesure qu'on rapproche l'écran de la ligne L'L''; enfin, la ligne centrale correspondant à l'axe LH est toujours lumineuse.

En répétant l'expérience avec des lumières monochromatiques différentes, on observe des résultats analogues; seulement, pour une même position de l'écran, les largeurs des bandes sont plus petites dans la lumière violette que dans la lumière rouge, et, d'une manière générale, d'autant moindre que l'indice de réfraction correspondant est plus considérable.

284. **Explication des franges d'interférence.** — Les expériences que nous venons d'indiquer montrent que, dans certains cas, de la lumière ajoutée à de la lumière produit de l'obscurité; il est facile de prouver, en effet, que chacune des sources virtuelles de lumière L' et L'' (*fig.* 295 et 296) éclairerait l'écran si elle agissait seule; il suffit, pendant que l'on observe les franges, de glisser un corps opaque sur l'un des miroirs ou sur l'une des faces du prisme pour que les franges disparaissent et que l'écran semble uniformément éclairé; les parties claires et obscures apparaissent, au contraire, aussitôt que l'on enlève

ce corps qui s'opposait à l'arrivée d'un certain nombre de rayons lumineux.

Nous trouvons donc, dans ce cas, un phénomène analogue à celui que nous avons indiqué pour l'acoustique (171) ; il est donc naturel de lui assigner une cause du même ordre, bien que nous ne puissions mettre en évidence les vibrations lumineuses, comme nous avons pu montrer les vibrations sonores (146). Il est difficile, d'ailleurs, de s'imaginer, en dehors du mouvement vibratoire, une cause qui puisse s'annuler en s'ajoutant à elle-même. On est donc conduit tout naturellement, par suite des interférences lumineuses, à considérer la lumière comme produite par des vibrations; nous avons dit (186) pourquoi il faut admettre un corps impondérable comme agent animé de ce mouvement vibratoire. La cause de ce mouvement vibratoire est le corps lumineux qui jouit de la propriété de faire osciller les molécules d'éther voisines qui l'entourent; nous supposerons d'abord qu'il s'agit d'une lumière monochromatique.

Sans étudier d'une manière générale la propagation du mouvement vibratoire, occupons-nous de ce qui se présente dans le cas d'un milieu homogène sur une ligne droite partant de la source de lumière, sur un rayon lumineux.

Les molécules d'éther situées sur la direction d'un rayon lumineux oscillent successivement de part et d'autre de leur position d'équilibre; les molécules consécutives n'arrivent que l'une après l'autre à leurs positions extrêmes, elles sont à un même instant à des périodes différentes de leur mouvement oscillatoire, à des phases différentes. On appelle *longueur d'onde* la distance qui sépare les deux molécules les plus rapprochées qui soient dans la même phase : deux molécules qui sont dans la même phase exactement se trouvent distantes d'un certain nombre de fois la longueur d'onde; deux molécules qui sont dans des phases exactement inverses sont séparées par une distance égale à un nombre impair de fois la demi-longueur d'onde.

Lorsque deux mouvements vibratoires de l'éther coexistent, chaque molécule prend un mouvement résultant, qui, dans le cas particulier où les mouvements composants ont la même direction, est déterminé par la somme algébrique de ceux-ci. Le mouvement résultant aura une intensité maximum dans le cas où les mouvements composants agissant sur la molécule considérée auront même longueur d'onde et seront dans la même phase; l'intensité sera minimum lorsque ces mêmes mouvements seront dans des phases exactement intenses; si ces mouvements sont égaux, la molécule sera réduite au repos, et, par suite, il ne se manifestera plus aucun phénomène lumineux.

En nous appuyant sur les remarques précédentes, étudions ce qui se passe dans les phénomènes d'interférence précédemment décrits. Soient L' et L'' (*fig.* 297) les points d'où semblent émaner les rayons lumineux; ces points agissent comme origine des mouvements vibratoires de l'éther, et, images d'un même point, sont, à un même instant, à une même phase de ce mouvement; il en est de même, par suite, des points situés à des distances respectivement égales de L′ et L″. Soit un point I situé à une certaine distance de ces sources de lumière et tel que l'on puisse considérer les droites L′I et L″I comme sensiblement parallèles. Le point I aura un mouvement oscillatoire maximum, si la différence des distances L″I — L′I est égale à un certain nombre de longueurs d'ondes, car alors les mouvements composants se trouveront dans les mêmes phases et s'ajouteront réellement. Si cette différence est égale à un nombre impair de fois la demi-longueur d'onde, les mouvements composants seront dans des phases exactement inverses et se détruiront.

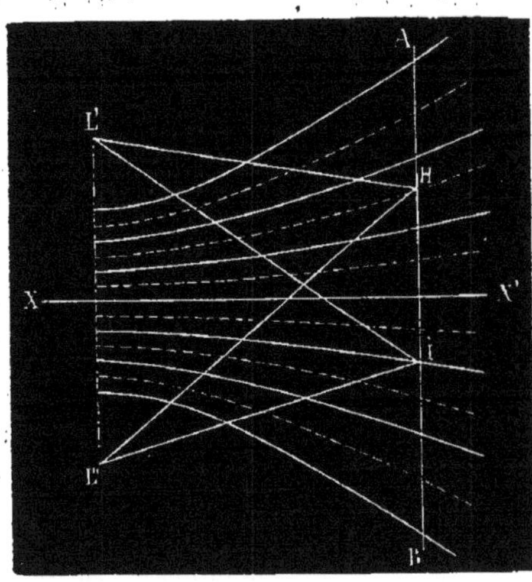

Fig. 297.

Si donc on appelle l et l_1 les distances d'un même point aux points L′ et L″; si λ est la longueur d'onde, le mouvement vibratoire et par suite l'intensité lumineuse seront maximum aux points où l'on aura $l - l_1 = K\lambda$.

Le mouvement vibratoire sera nul, et par suite l'obscurité existera aux points où l'on aura

$$l - l_1 = (2K + 1)\frac{\lambda}{2}.$$

Pour chaque valeur donnée à K, ces relations indiquent que les points doivent être situés sur une hyperbole dont on trouverait facilement les éléments; toutes ces courbes ont, du reste, pour foyers les points L′ et L″[1]. La figure contient la représentation de plusieurs de ces courbes dans la supposition où la longueur d'onde est égale à l'axe de la première hyperbole; les lignes pleines correspondent aux points les plus éclairés; les lignes ponctuées, aux points dont l'éclairement est nul; entre ces courbes, l'éclairement varie d'une manière continue de o au maximum.

[1] On appelle hyperbole une courbe telle, que la différence des distances de chacun de ses points à deux points fixes nommés *foyers* est constante.

L'étude de ces courbes montre que leurs intersections par une ligne telle que AB, parallèle à L'L'', sont à peu près à égale distance ; on a vu, en effet, que les bandes ont sensiblement la même largeur pour une même position de l'écran. On voit que la ligne XX', également éloignée de L' et L'', doit présenter un éclairement maximum, et que les largeurs des bandes diminuent lorsque l'on rapproche l'écran de L'L'' : ces conséquences sont conformes à l'expérience.

285. **Mesure des longueurs d'onde.** — D'après ce que nous avons dit, on voit que la longueur d'onde λ d'une lumière a une relation simple avec les éléments de chacune des hyperboles, puisque l'axe de ces courbes est égal à 1, 2, 3 longueurs d'onde, suivant qu'il s'agit de la 1re, la 2e, la 3e hyperbole lumineuse. En étudiant les courbes données par les expériences, on a pu mesurer les valeurs de λ, qui ont été trouvées différentes pour les diverses couleurs, d'après ce que nous avons dit sur l'écartement variable des franges avec la coloration de la flamme.

Si nous appelons n le nombre de vibrations par seconde, et v la vitesse de propagation de la lumière, on a la relation

$$v = n\lambda,$$

car il faut que la vibration se soit transmise à la distance v au bout de 1 seconde. Cette relation permet de trouver la durée de chaque vibration; le tableau suivant donne les longueurs d'onde et le nombre de vibrations par seconde pour chaque couleur.

COULEURS.	LONGUEURS D'ONDE λ EN MILLIMÈTRES.	NOMBRE DE VIBRATIONS PAR SECONDE.
Violet	0,000 423	708 000 000 000 000
Indigo	0,000 449	669 000 000 000 000
Bleu	0,000 479	630 000 000 000 000
Vert	0,000 521	576 000 000 000 000
Jaune	0,000 551	543 000 000 000 000
Orange	0,000 583	513 000 000 000 000
Rouge	0,000 620	483 000 000 000 000

286. **Franges d'interférence dans la lumière composée.** — Ce cas est celui qui se produit lorsque l'on emploie les rayons solaires ou même une flamme ordinaire de lampe ou de bec de gaz. On observe alors aussi des parties obscures et des parties lumineuses; mais, sauf la bande centrale qui est blanche, les autres ne sont ni absolument lumineuses, ni entièrement obscures, mais présentent des colorations

variées et des intensités moins nettement distinctes que dans e cas précédent. L'écran paraît sillonné de bandes irisées assez analogues à celles qui semblent entourer les corps que l'on observe à travers un prisme. Les largeurs de ces bandes varient avec la distance de l'écran à la source de lumière et diminuent en même temps que celle-ci.

L'explication de ce phénomène est très-simple, après ce que nous avons dit des franges dans la lumière simple. Chacun des rayons simples produit des franges comme s'il était seul, et les diverses bandes obscures ou lumineuses se superposent; mais, comme elles ont des largeurs différentes, elles ne se recouvrent que partiellement, et d'un point à un autre les couleurs superposées varient et par suite aussi la couleur résultante.

On peut se rendre compte de l'effet produit en se reportant à la figure : la courbe tracée au-dessus de la ligne BR (*fig.* 298) est telle, que les distances de ses points à BR représentent les intensités de la lumière

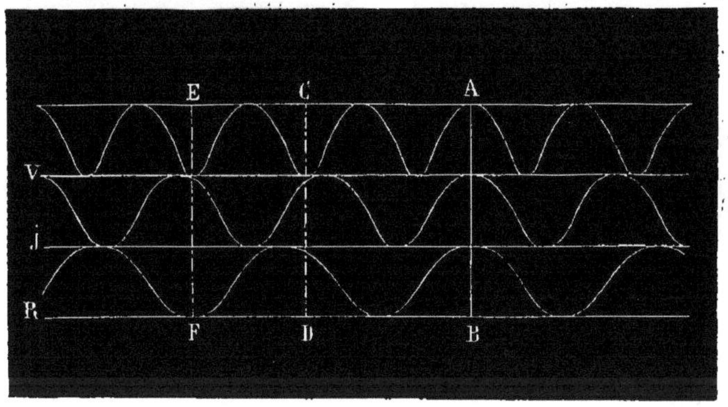

Fig. 298.

rouge aux divers points de l'écran; de même, les courbes marquées J et V représentent de la même manière les intensités des lumières jaune et violette. En réalité, il faudrait avoir autant de courbes analogues qu'il y a de couleurs simples. Soit AB la position de la frange centrale; comme elle correspond à des maxima d'intensité lumineuse pour toutes les couleurs, leur ensemble donne une coloration identique à celle de la source de lumière; mais, à cause des largeurs inégales des franges, on voit que, en CD par exemple, le violet est nul, tandis que le jaune et le rouge sont voisins de l'intensité maxima; plus loin, en EF, le violet et le rouge ont disparu; il ne reste que le jaune presque à son maximum. On conçoit les combinaisons variées qui peuvent résulter de ces changements et qui donnent chaque fois des colorations diverses.

287. **Des anneaux colorés.** — Si l'on place une lentille plan-

convexe reposant par sa partie sphérique sur une lame plane de cristal, et que l'on regarde le point de contact en se plaçant presque normalement au-dessus, on aperçoit au centre une tache noire et, alentour si l'appareil est éclairé par une flamme monochromatique, une série d'anneaux alternativement lumineux et obscurs, dont l'intensité diminue à mesure que le diamètre augmente, et qui cessent d'être visibles à une certaine distance du centre, distance variable avec les conditions de l'expérience.

C'est encore aux interférences qu'il faut avoir recours pour expliquer ces phénomènes. Remarquons qu'en un point de la surface courbe telle que m (*fig.* 299) on peut considérer deux rayons émergeant suivant mb, l'un provenant du rayon incident am se réfléchissant en m, l'autre provenant de cd, qui se serait réfléchi sur la surface plane en d; les deux chemins parcourus par la lumière sont inégaux, et la différence est sensiblement le double de la distance md; il y aura des points pour lesquels cette différence sera égale à un multiple de la longueur d'onde, d'autres pour lesquels elle sera égale à un nombre impair de fois la demi-longueur d'onde. Il faut remarquer, en outre, que l'une des deux réflexions, celle du point m se fait dans le verre, sur la couche d'air; l'autre se fait en d dans l'air sur le verre; la théorie et l'expérience prouvent que cette différence produit le même effet qu'une différence de marche égale à une demi-longueur d'onde. Par suite, aux points pour lesquels le double de dm est un multiple de la longueur d'onde, les mouvements vibratoires des deux rayons sont dans des phases inverses, et s'annulent en produisant de l'obscurité; c'est ce qui arrive, en particulier, au point de contact o. Il y a, au contraire, augmentation d'intensité lumineuse aux points pour lesquels $2dm$ est égal à un nombre impair de fois $\frac{\lambda}{2}$, car, en tenant

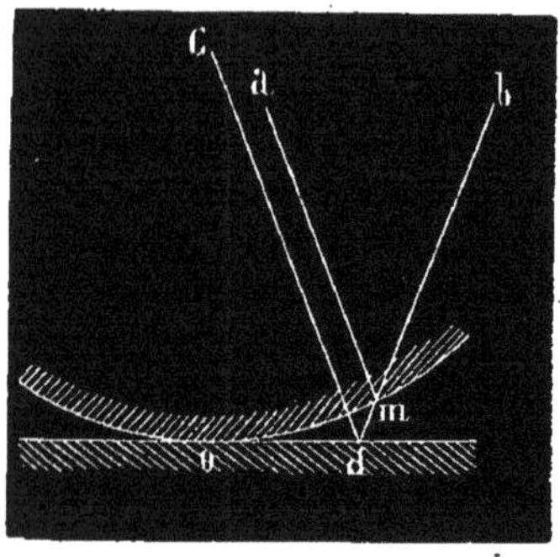

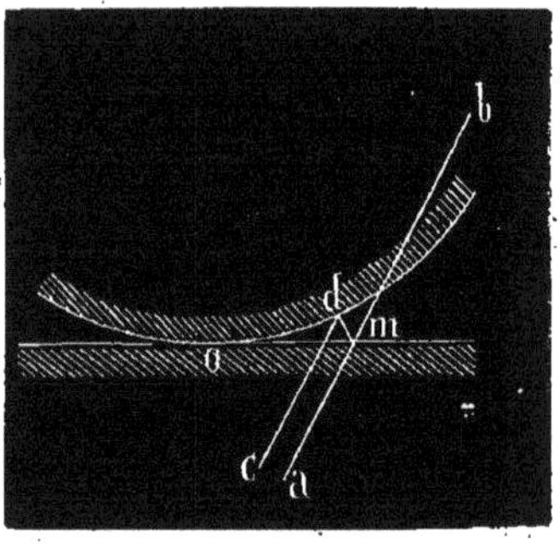

Fig. 299.

Fig. 300.

compte de la différence de réflexion, on voit que les mouvements vibratoires s'ajoutent.

On peut produire des anneaux colorés différents, en regardant par transparence une lumière, à travers l'ensemble du plan et de la lentille. Ces anneaux sont disposés différemment, et, par exemple, le centre est occupé par un espace lumineux. Ces anneaux, colorés par transmission, s'expliquent par l'interférence en m (*fig.* 300) de deux rayons émergeant dans la même direction, l'un ab sans avoir subi de réflexion, l'autre cd s'étant réfléchi successivement en d et en m. Les effets dus à la réflexion se compensent, comme se produisant aux points d et m dans les mêmes conditions, dans l'air et sur le verre et la différence de phase provient uniquement de la différence de marche, qui est sensiblement $2dm$. Il y aura alors obscurité, si $2dm = \left(\frac{2n+1}{2}\right)\frac{\lambda}{2}$, et augmentation de lumière, si $2dm = n\lambda$, et, en particulier, au centre pour $n = o$.

L'observation des anneaux colorés est due à Newton, qui a trouvé les lois qui régissent leurs dimensions en fonction des éléments de l'expérience. Depuis, d'autres expériences plus précises ont montré la concordance parfaite entre la théorie et les faits; on a même pu produire des effets que le calcul avait indiqués avant que le fait ne fût réalisé.

Dans le cas où l'on fait varier la coloration des flammes, le diamètre des anneaux change, et devient plus petit lorsque la longueur d'ondulation diminue, ou inversement.

Nous pouvons prévoir de là que, dans le cas d'une lumière complexe, chacun des systèmes correspondant à une couleur simple se formant, et tous ces anneaux se superposant, il se produit une série d'anneaux irisés, non complétement obscurs en aucun point, si ce n'est au centre, dans le cas des anneaux par réflexion.

La coloration en un point dépend, on le voit, du nombre et de la nature des anneaux obscurs ou lumineux correspondant à chacun des rayons simples de la lumière en expérience, lesquels dépendent de l'épaisseur de la lame d'air considérée.

Toutes les lames ne produisent pas de colorations analogues; il est indispensable qu'elles soient minces. Lorsque l'épaisseur atteint une certaine grandeur, la différence de marche et, par suite, la différence d'intensité est trop grande pour que l'interférence puisse se manifester, au moins d'une manière distincte directement.

288. **Coloration des lames minces.** — L'explication que nous venons de donner des colorations diverses que présentent les anneaux de Newton nous fait connaître également la raison des colorations variées et des irisations que nous présentent certains corps, tels que la nacre de perle, les bulles de savon, les couches produites à la surface de certains métaux par l'oxydation, etc. Il faut remarquer que ces corps sont précisément très-minces, ou au moins composés de couches superposées, ayant chacune une très-faible épaisseur. On con-

çoit qu'alors il puisse se présenter des phénomènes d'interférence identiques à ceux que nous avons indiqués précédemment, et qu'il en résulte des colorations dépendant à la fois de l'épaisseur des couches minces et de leur indice de réfraction. On a pu même, dans certains cas, déduire l'épaisseur d'une lame de la coloration qu'elle présente dans des conditions données.

289. **De la diffraction.** — L'étude géométrique des ombres que nous avons indiquée, suppose non-seulement que la propagation des rayons lumineux est rectiligne dans un milieu homogène, mais qu'il en est encore ainsi, malgré la présence des corps opaques que les rayons lumineux viennent raser. Il n'y a pas, dans ce dernier cas, de raisons de symétrie à invoquer, l'expérience seule peut montrer si l'on doit admettre cette hypothèse; nous allons voir qu'elle doit être rejetée.

Soit en L (*fig.* 301) le foyer d'une lentille sur laquelle tombent les rayons du soleil, et soit AB un corps opaque, dont les dimensions dépassent plusieurs millimètres; l'expérience se faisant dans une chambre obscure, on recueille sur un écran l'ombre produite, et l'on reconnaît que bien loin d'être limitée nettement, elle est indécise sur les bords, et comme estompée. Tout s'est donc passé, comme si les rayons qui rasent les parties extrêmes A et B du corps opaque avaient subi de leur part une action qui les aurait fait s'épanouir en faisceau. Bien plus, si la partie qui aurait dû être dans l'ombre se trouve éclairée faiblement et sur une petite zone, les points extérieurs à l'ombre, qui auraient dû être éclairés uniformément présentent des franges alternativement claires et obscures, et même irisées, si la lumière employée est composée.

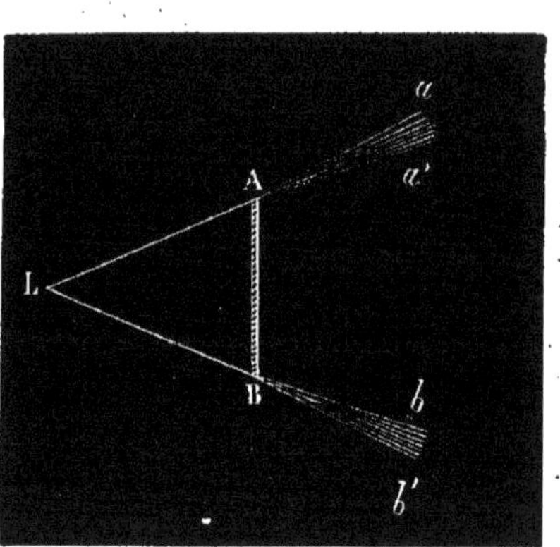

Fig. 301.

Ce phénomène et d'autres analogues constituent la *diffraction*; il ne nous est pas possible de nous y arrêter. Disons seulement que la théorie des ondulations les a tous expliqués, qu'elle en a même prévu quelques-uns, en s'appuyant sur le principe des interférences.

Nous avons dit que la partie intérieure à l'ombre géométrique ne présentait point de franges, si le corps opaque est assez grand. Il en est tout autrement si les parties qui limitent l'ombre ou la portion éclairée sont très-voisines, si, par exemple, on expose à l'action éclairante d'un point lumineux un corps de très-petit diamètre, une aiguille fine, ou si l'on fait passer un faisceau lumineux à travers une fente de très-faible largeur; un écran, placé à quelque distance derrière l'obstacle, se couvre non d'une ombre séparée nettement d'un espace éclairé, mais de franges alternativement obscures et éclairées, si l'on

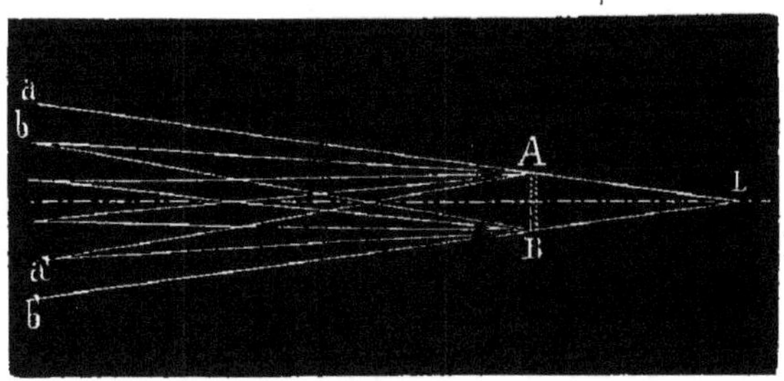

Fig. 302.

opère avec une lumière monochromatique; ou de franges irisées, si la source de lumière provient d'une flamme complexe.

Les effets que nous venons d'indiquer, et qui constituent le phénomène de la diffraction, s'expliquent par l'interférence des rayons lumineux. Les rayons qui ont rasé les bords du corps opaque AB (*fig.* 302), et qui se sont infléchis, vont rencontrer sous un très-petit angle les rayons également infléchis par l'action de l'autre bord, et les vibrations s'ajoutent ou se retranchent, suivant qu'en un même point, ils sont dans des phases identiques ou inverses de leur mouvement, absolument comme si les bords du corps opaque étaient eux-mêmes des sources de mouvement vibratoire; les explications plus complètes, données dans les paragraphes précédents, peuvent entièrement s'appliquer dans ce cas.

Ajoutons, enfin, que ces expériences sont délicates à réussir, et qu'il faut, en particulier, que la source de lumière ait de très-petites dimensions; cela explique pourquoi de pareils effets ne peuvent s'observer dans les conditions ordinaires d'éclairement; les flammes ont une largeur que l'on ne peut négliger, et les franges qui peuvent se produire sont masquées dans la pénombre, de sorte que la propagation rectiligne de la lumière peut être considérée comme suffisamment vraie dans ces conditions.

DOUBLE RÉFRACTION.

Les phénomènes que nous allons indiquer rapidement ne nous permettront pas d'acquérir des connaissances nouvelles sur la cause de la lumière. Ils montrent l'influence incontestable de la matière sur les mouvements de l'éther, et pour cette raison il serait plus rationnel de rejeter ces questions après la *polarisation*. Mais les effets de la *double réfraction* étant utilisés avantageusement dans les expériences sur la lumière polarisée, nous avons dû les passer rapidement en revue tout d'abord.

290. **De la double réfraction.** — Les phénomènes de la réfraction que nous avons étudiés précédemment sont ceux que l'on observe dans les corps transparents amorphes, comme le verre, les liquides, etc., ou dans certains cristaux du système cubique ; ces corps auxquels la théorie est conduite à supposer une composition identique dans toutes les directions à partir d'un point quelconque, ont reçu le nom de milieux *isotropes*. Des cristaux des autres systèmes, tels que le spath d'Islande, la tourmaline, le rubis, le quartz, etc., présentent des phénomènes particuliers, que nous allons indiquer dans ce qui va suivre.

Pour mieux indiquer les différences essentielles, nous allons reprendre le phénomène de la réfraction simple déjà étudié.

Soit une sphère pleine de verre, par exemple, sur laquelle on fasse arriver un rayon lumineux ; si le rayon arrive normalement à la surface, suivant LA (*fig.* 303), il traversera la sphère suivant AB sans subir

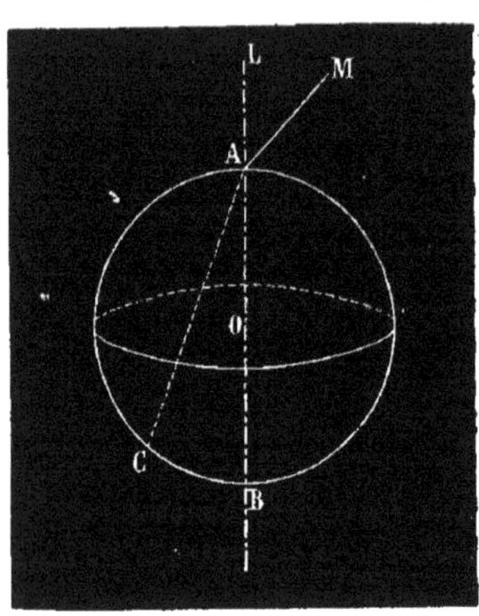

Fig. 303.

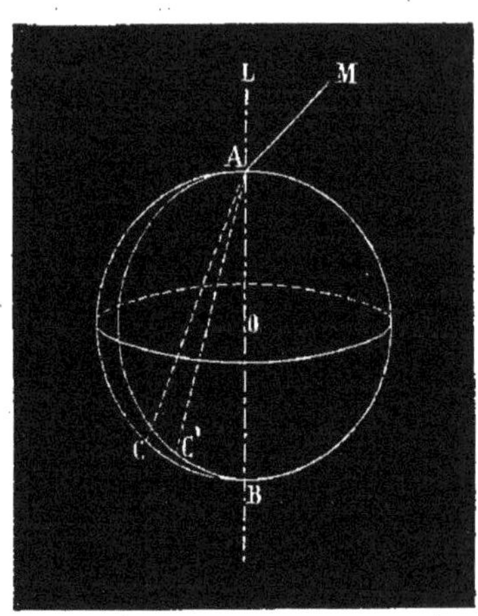

Fig. 304.

de déviation. Si l'on fait arriver ce rayon suivant une direction inclinée quelconque MA, le rayon réfracté AC se trouve dans un même plan avec le rayon incident et la normale, et sa direction est donnée par la proportionnalité des sinus (208). Enfin, en quelque point de la sphère que se fasse le passage d'un rayon du premier au second milieu, l'effet est toujours absolument le même.

Si l'on répète les mêmes expériences avec une sphère taillée dans un cristal de spath d'Islande, on arrive aux résultats suivants :

1° Le rayon arrivant normalement donne naissance à deux rayons, l'un qui traverse la sphère sans déviation, l'autre qui éprouve un certain changement de direction. Si le rayon rencontre la sphère dans un angle quelconque, il donne encore deux rayons réfractés ; l'un d'eux, AC (*fig.* 304), suit exactement les lois de la réfraction ordinaire; l'autre, AC′, ne se trouve pas dans le plan normal d'incidence, et l'angle qu'il orme avec la normale est lié par une relation compliquée avec l'angle d'incidence.

Les rayons qui suivent les lois de Descartes ont reçu le nom de rayons *ordinaires*, les autres sont appelés rayons *extraordinaires*.

2° Si, sans rien changer à l'angle d'incidence, on fait tourner la sphère autour de son centre, on observe que, tandis que le rayon ordinaire conserve une même direction, les rayons extraordinaires varient de position et font avec la normale et avec le plan d'incidence des angles dont les valeurs diffèrent avec la quantité dont la sphère a tourné.

3° En faisant varier d'une manière continue la rotation de la sphère, on reconnaît que, pour certaines positions, le rayon extraordinaire se rapproche du rayon ordinaire, et il arrive même un instant pour lequel les deux rayons coïncident absolument. La direction commune des deux rayons dans la sphère porte le nom d'*axe optique du cristal*. Certains cristaux possèdent deux semblables directions et sont dits, pour cette raison, cristaux à deux axes ; on peut citer, parmi ceux-ci, la topaze, le mica, le péridot, etc.; nous n'en parlerons que d'une manière incidente ; d'autres, au contraire, en plus grand nombre, ne possèdent qu'un axe : c'est de ceux-là que nous nous occuperons plus spécialement dans ce qui va suivre.

291. Lois de la double réfraction. — C'est Bartholin qui, le premier, en 1669, semble avoir indiqué le phénomène de la double réfraction ; mais c'est à Huyghens que l'on doit les premières recherches exactes sur ce sujet et l'énoncé exact des lois qui régissent la marche des rayons extraordinaires.

Pour pouvoir donner quelques indications sur les points les plus intéressants de cette question, nous devons insister sur ce fait, que la direction de l'axe optique, et non sa position absolue, nous intéresse seule ; que nous nous représenterons plus spécialement l'axe comme passant par le centre de la sphère, qnoique toute droite menée parallèlement puisse également être appelée *axe*. La direction de l'axe dépend de la forme et de la nature du cristal dans lequel a été taillée la sphère. Nous désignerons sous le nom de *section principale* dans cette sphère le plan qui contient l'axe, ou, si l'on veut, le diamètre parallèle à l'axe, et le diamètre aboutissant au point d'incidence.

Nous indiquerons les lois que suit le rayon extraordinaire dans les cas les plus simples ; il nous suffit de rappeler que le rayon ordinaire suit exactement les lois de Descartes.

1° Le rayon incident se trouvant dans une section principale, le rayon extraordinaire se réfractera dans le plan d'incidence avec le rayon ordinaire, mais l'angle n'est pas déterminé par la loi de proportionnalité des sinus.

2° Le rayon incident arrivant normalement, et par suite dans une section principale, le rayon extraordinaire suivra la même direction, seulement dans les deux cas où l'axe coïncide aussi avec cette normale, ou bien lui est perpendiculaire.

3° La normale au point d'incidence étant perpendiculaire à l'axe optique, et le rayon lumineux arrivant perpendiculairement à la section principale, le rayon extraordinaire reste comme précédemment, avec le rayon ordinaire, dans le plan d'incidence ; mais, en outre, l'angle de réfraction du rayon extraordinaire est lié à l'angle d'incidence par la relation de proportionnalité des sinus, c'est-à-dire que l'on a

$$\frac{\sin i}{\sin r_e} = m_e;$$

seulement, la valeur de la constante m_e est différente de l'indice de réfraction du rayon ordinaire m ; c'est l'indice de réfraction extraordinaire.

Pour certains corps, on a $m_e < m$; à cause des relations :

$$\frac{\sin i}{\sin r} = m, \qquad \frac{\sin i}{\sin r_e} = m_e,$$

on en conclut que $r_e > r$; le rayon extraordinaire est plus éloigné de la normale que le rayon ordinaire. Si, au contraire, on a $m_e > m$, le rayon extraordinaire est moins éloigné que le rayon ordinaire.

On a remarqué que, dans le premier cas, l'action est la même que si l'axe attirait le rayon extraordinaire *moins* que le rayon ordinaire, et, pour cette cause, on a dit que l'axe est un axe *négatif* de double réfraction ; parmi les corps qui sont dans ce cas, on peut citer le quartz, la baryte sulfatée. Pour une cause analogue, les cristaux pour lesquels $m_e > m$ sont dits avoir un axe *positif* de double réfraction ; ce sont, entre autres, l'émeraude et la tourmaline.

Pour les autres directions du rayon incident, les lois sont trop compliquées pour que nous puissions les indiquer.

292. **Effet des cristaux biréfringents.** — On comprend que l'action d'une substance biréfringente varie avec la direction de l'axe par rapport aux plans sur lesquels s'effectue la réfraction ; mais on pourra, dans tous les cas, se rendre compte du résultat en supposant la sphère précédemment indiquée placée tangentiellement à la face d'incidence, au point où le rayon pénètre dans le milieu biréfringent.

D'une manière générale, et sauf les cas particuliers indiqués précédemment, on voit qu'un rayon émis par un point lumineux L (*fig.* 305) donne deux rayons différents dans le milieu ; l'un d'eux, le rayon ordinaire LA, suivant les lois ordinaires, l'autre LA′ pouvant s'en écarter à divers égards. Lorsque ces rayons rencontreront la face d'émergence PQ, ils pourront sortir dans le premier milieu, et, dans ce cas, si la face d'émergence est parallèle à la face d'incidence, les rayons suivront l'un et l'autre la loi du retour inverse et ressortiront parallèles à leur première direction; l'œil O qui recevra deux faisceaux de rayons BO et B'O croira voir l'objet sur le prolongement de chacun d'eux, et par suite apercevra deux images, l'une ordinaire L_e, l'autre extraordinaire L_o, déviées l'une et l'autre. L'expérience se fait facilement en regardant un objet à travers un morceau de spath d'Islande; il ne faut pas regarder un objet trop éloigné pour lequel l'effet serait peu sensible. En se reportant à la figure, on voit que la distance des deux images augmente en même temps que l'épaisseur de la lame.

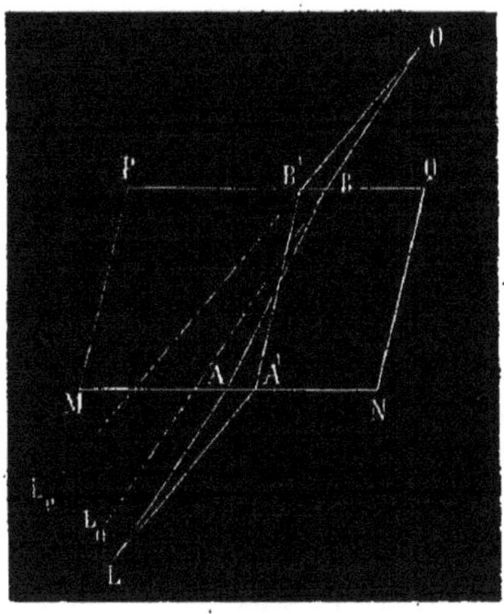

Fig. 305.

La même figure montre que les rayons lumineux issus d'un point L doivent se croiser dans l'intérieur du cristal pour arriver en un point O, où l'œil puisse les recevoir l'un et l'autre; cette remarque donne l'explication de l'expérience suivante due à Monge : si l'on fait glisser sous le cristal, de N en M, un corps opaque, c'est l'image L_e, la plus éloignée de l'écran, qui disparaît la première. Il doit en être ainsi par suite de ce croisement des rayons.

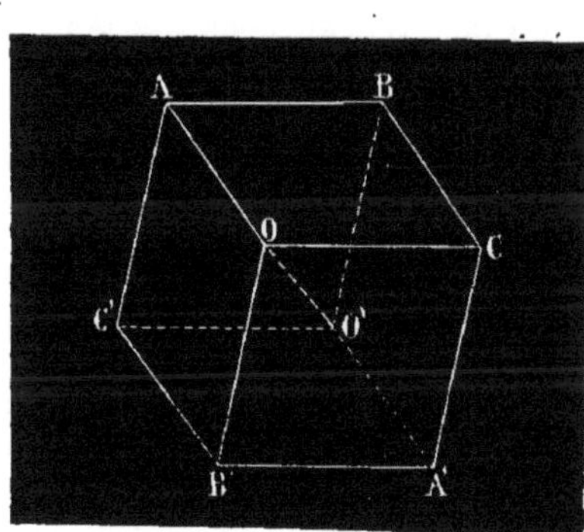

Fig. 306.

Le corps biréfringent le plus usité est le spath d'Islande, qui se présente sous la forme d'un rhomboèdre (parallélipipède oblique à base de losange) solide présentant six faces égales qui sont des losanges; ces faces se réunissent trois à trois à chaque sommet; à deux sommets opposés O et O' (*fig.* 306), se trouvent trois angles obtus des losanges; ces points sont dits plus spécialement les sommets du cristal, et la ligne qui les joint est l'*axe* du même cristal. Les échantillons que l'on emploie n'ont pas tous cette forme régulière; ils proviennent de rhomboèdres dont on aurait enlevé certaines parties par des sections parallèles aux faces; il est indispensable, dans ce cas, de supposer le cristal entier ramené à sa forme primitive pour avoir la direction de son axe.

Les lames ou les prismes que l'on retire de ces cristaux sont en général taillés dans deux directions bien déterminées; leurs arêtes et leurs faces sont ou perpendiculaires ou parallèles à l'axe optique. Dans ces deux cas, il est facile de voir, en se figurant la sphère placée convenablement, que les rayons ordinaires et extraordinaires sont l'un et l'autre dans le plan normal d'incidence, et que les rayons arrivant normalement aux faces ne subissent pas de déviation. En outre, lorsque la face d'incidence étant parallèle à l'axe le rayon qui arrive sur le cristal se trouve dans un plan normal perpendiculaire à la direction de cet axe, le rayon extraordinaire suit la loi de Descartes comme le rayon ordinaire, mais avec un indice différent, tandis que, dans les autres directions, le rayon extraordinaire suit une loi plus complexe. Des expériences de mesure ont confirmé complétement ces résultats; elles ont montré aussi que, si la direction des faces d'incidence est quelconque par rapport à l'axe, le rayon extraordinaire ne reste pas dans un même plan normal avec le rayon ordinaire.

293. **Réflexion totale dans les milieux biréfringents.** — Les rayons réfractés dans un milieu biréfringent sont susceptibles de subir la réflexion totale, s'ils rencontrent la face de sortie sous un trop grand angle; on sait que l'angle limite, à partir duquel la réflexion totale se produit, dépend de l'indice de réfraction; il n'est donc pas le même, par suite, pour le rayon ordinaire et le rayon extraordinaire; on conçoit donc que les rayons réfractés ordinaires et extraordinaires provenant d'un même rayon incident puissent rencontrer la face de sortie sous des angles tels, que l'un d'eux seulement subisse la réflexion totale, l'autre émergeant du milieu biréfringent dans l'air, suivant les règles ordinaires.

Pour rendre l'expérience le plus simple possible, on s'arrange pour que le rayon arrive normalement à la face d'incidence, car il suffirait d'une faible variation dans l'angle sous lequel il frappe cette face, pour que les deux rayons pussent émerger ensemble, ou ensemble subir la réflexion totale.

294. **Des causes de la double réfraction.** — Les observations précédemment indiquées nous permettent de rechercher les conditions dont dépend la double réfraction, bien que nous n'ayons point une connaissance exacte de la cause de la lumière.

Nous savons que les liquides, les corps non cristallisés, et les cristaux appartenant au système cubique régulier ne possèdent point la propriété de la double réfraction des corps, par suite de leur constitution moléculaire, nous semblent devoir être identiques à eux-mêmes dans quelque direction que l'on les considère. Les cristaux, jouissant de la propriété de donner, en général, deux rayons réfractés, correspondant à un même rayon incident, appartiennent à des systèmes qui ne sont point symétriques dans tous les sens, mais dans lesquels une certaine droite possède le caractère d'être un axe de symétrie. On est porté à admettre que la constitution moléculaire varie suivant la direction que l'on considère; et comme, d'autre part, cet axe cristallographique est précisément l'axe optique, il est naturel d'attribuer à ces différences de constitution moléculaire les phénomènes de double réfraction.

On doit à Fresnel une belle expérience, qui donne un caractère de vraisemblance à l'hypothèse que nous venons d'indiquer :

On dispose, à la suite les uns des autres, dans une monture métallique des prismes triangulaires de verre ordinaire, disposés de manière à constituer par leur ensemble un parallèlipipède rectangle. Les faces opposées étant parallèles, un rayon traverse tous ces prismes, sans éprouver de changement de direction. Mais ces prismes n'ont pas même longueur; ils sont alternativement plus grands et plus petits, de telle sorte qu'en agissant fortement sur la monture métallique avec une vis, on comprime les plus grands seulement, dans le sens de la longueur, sans agir sur les autres; on fait donc varier dans un certain sens la constitution moléculaire, sans qu'elle change dans les autres, et tout aussitôt on voit apparaître un second rayon réfracté, qui s'écarte d'autant plus du rayon ordinaire, que la compression est plus considérable.

On peut répéter l'expérience plus simplement, en courbant dans le sens de sa longueur une baguette de verre, de manière à éloigner les molécules du côté de la convexité, et les rapprocher du côté de la concavité; en un mot, à troubler la symétrie. La baguette de verre présente alors les diverses propriétés qui caractérisent les cristaux biréfringents.

Nous devons donc attribuer à la constitution moléculaire le pouvoir de donner naissance aux phénomènes de la double réfraction. La théorie complète de l'optique physique, en s'appuyant sur quelques hypothèses très-rationnelles, établit, du reste, une liaison fort nette entre ces deux ordres de faits.

POLARISATION

295. **Lumière polarisée.** — Nous avons étudié, dans les premiers chapitres de l'optique, des faisceaux lumineux présentant la plus grande symétrie de propriétés dans toutes les directions normales à l'axe du faisceau. Cette condition, toujours remplie lorsque le faisceau émane d'une source lumineuse, cesse d'exister après certaines actions. Les rayons lumineux semblent *orientés*, *polarisés*, c'est-à-dire qu'ils se comportent différemment, suivant qu'on les fait se réfléchir ou se ré-

fracter sur une face ou sur une autre, pour ainsi dire. Cette modification de la lumière, cette *polarisation* peut être produite de diverses manières, et donne naissance à un grand nombre de phénomènes curieux et intéressants, parmi lesquels nous signalerons les plus importants. Nous déduirons également, de l'étude de la *lumière polarisée*, des conséquences que nous avons déjà signalées sur la direction des vibrations lumineuses.

296. **Polarisation de la lumière par réflexion.** — Lorsque l'on fait réfléchir sur un miroir un faisceau de lumière provenant d'une source lumineuse quelconque, et que l'on forme sur un écran une image ou foyer d'une lentille interposée, on peut faire tourner le miroir autour de la normale, sans changer à aucun égard l'intensité de l'image.

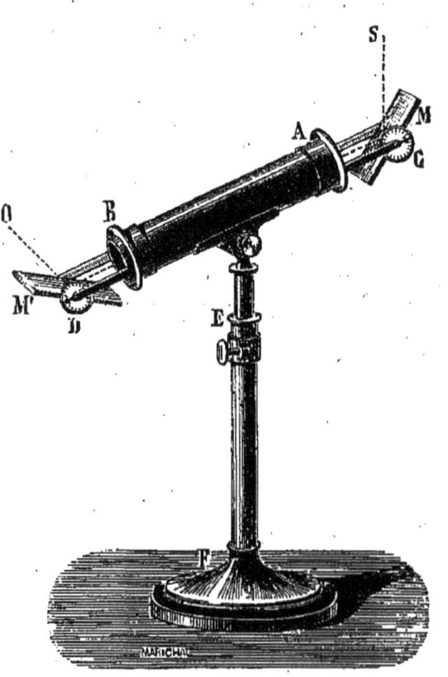

Fig. 307.

Mais il n'en est plus de même, si le faisceau reçu sur le miroir provient déjà de la réflexion de rayons lumineux sur un autre miroir. Si l'on fait alors tourner le second miroir autour de la direction du rayon incident, l'image décrit une circonférence, et en même temps l'intensité augmente et diminue en passant, pour un tour complet, par deux maxima et deux minima également distants entre eux. L'expérience se fait facilement, au moyen d'un tube AB (*fig.* 307), pouvant prendre diverses inclinaisons, et muni à chaque extrémité de colliers portant des miroirs M et M'; ceux-ci peuvent tourner autour d'un axe qui les traverse; et, d'autre part, ils peuvent également être entraînés dans la rotation des colliers autour du tube. On dirige sur le miroir M, par exemple, un faisceau lumineux, et l'on donne au miroir et au tube une direction telle que le rayon réfléchi soit dirigé suivant l'axe. Il est de nouveau réfléchi sur le second miroir, et l'on peut placer l'œil en des positions telles, qu'on reçoive ces rayons réfléchis deux fois. On pourra ainsi vérifier l'existence des maxima et des minima. On peut même trouver des positions des miroirs, relativement à l'axe du tube, telles, que les minima soient nuls, c'est-à-dire que toute lumière soit éteinte par la seconde réflexion. Si l'on emploie des glaces noires, avec lesquelles l'expérience réussit très-bien, il faut, pour obtenir ce résultat, que les angles d'incidence soit égaux à 54° 35'. Si les miroirs sont placés de telle sorte, que les plans d'incidence coïncident, les réflexions se font dans ce plan, et la lumière est réfléchie dans la proportion maximum; si le second miroir tourne, l'intensité du rayon lumineux diminue jusqu'à s'éteindre pour une rotation de 90°; elle augmente alors en sens inverse jusqu'à redevenir maxima pour une demi-révolution. A partir de cet instant, les mêmes variations d'intensité se représentent dans le même ordre.

Le faisceau de lumière qui s'est réfléchi sur une glace noire, sous un angle de 54°35', jouit donc de propriétés différentes de celles d'un faisceau directement émis par une source lumineuse; ce faisceau est dit composé de *lumière polarisée;* il est *polarisé* sous l'action de la réflexion. Le plan d'incidence du rayon est appelé *plan de polarisation.* L'angle d'incidence pour lequel on peut arriver à une extinction totale du rayon réfléchi est l'*angle de polarisation.* Il varie avec les substances sur lesquelles on opère, et est déterminé par une loi que nous énoncerons plus loin (301).

297. **Polarisation de la lumière par double réfraction.** — Si, dans une chambre noire, on fait arriver sur une lame d'un milieu isotrope un faisceau lumineux, on pourra, en interposant une lentille sur le trajet du faisceau émergent, former une image lumineuse sur un écran placé au foyer de la lentille; l'éclat de l'image est toujours le même, si l'on fait tourner la lame transparente autour de la direction du faisceau incident.

Si l'on remplace le corps isotrope par un cristal biréfringent, le même effet se produit encore si l'on a intercepté l'un des rayons, soit au moyen d'un prisme, dont l'angle corresponde à la réflexion totale, soit au moyen d'un corps opaque placé sur la direction d'un des rayons réfractés. Si le point lumineux F (*fig.* 308) est placé sur l'axe de la lentille LL', et que l'on fasse tourner le cristal A autour de cette même ligne, l'image IJ du point lumineux décrira une circonférence ayant son centre au point x, où l'axe perce l'écran MN. Mais, dans toutes les positions l'intensité est la même.

Supposons que l'on interpose un autre cristal biréfringent B entre le premier, A et la lentille L, en interceptant à la sortie de chaque cristal le rayon extraordinaire, par exemple, on pourra de même obtenir une image IJ sur un écran convenablement placé. De même que, précédemment, si l'on fait tourner l'un des cristaux autour de l'axe Fx, le point I décrira une circonférence ayant le point x pour centre. Mais cette image présentera des éclats très-variés, suivant les positions respectives des deux cristaux.

Pour indiquer nettement les variations correspondant aux diverses positions, il faut avoir un moyen de caractériser chacune de ces positions. Pour cela, on désigne, sous le nom de *section principale* d'un cristal biréfringent, un plan passant par l'axe, et perpendiculaire à la face sur laquelle l'incidence a lieu; en nous reportant à la sphère précédemment indiquée, on voit que la section principale est le plan passant par l'axe, et le point de contact de la sphère et de la face d'incidence. Lorsque l'axe est perpendiculaire à cette face, tout plan normal est une section principale.

Ceci posé, supposons que, au commencement de l'expérience, les sections principales soient dans le plan de la section et, par suite, parallèles. L'image I présente alors son maximum d'éclat; cet éclat diminue lorsque l'on incline l'une sur l'autre les sections principales; l'image s'éteint entièrement dans le cas où les sections sont perpendiculaires, pour reparaître et augmenter d'éclat quand l'angle dépasse cette valeur; enfin, lorsque les sections principales sont redevenues parallèles, l'éclat est le même qu'au commencement de l'expérience, pour repasser par les mêmes phases, si l'on continue la rotation.

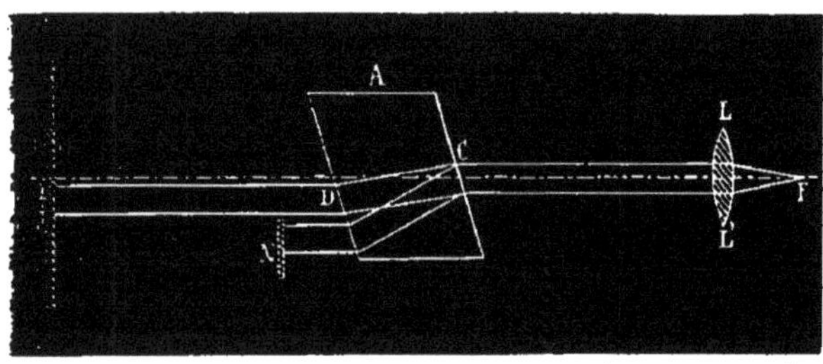

Fig. 308.

On voit donc que le faisceau ordinaire qui a traversé un cristal biréfringent jouit de propriétés différentes d'un faisceau de lumière provenant directement d'une source de lumière; tout faisceau jouissant de la propriété de donner, à travers un cristal biréfringent, des images variant d'intensité, suivant la position de celui-ci, est dit faisceau de *lumière polarisée*.

Si l'on avait intercepté le rayon ordinaire R_o, et qu'on eût formé l'image produite par le rayon R_e, on eût obtenu des images présentant aussi des variations d'intensité; seulement le maximum d'éclat eût correspondu au cas des sections principales rectangulaires, et l'image aurait disparu, lorsque celles-ci auraient été parallèles. Le rayon R_e est donc aussi *polarisé*, mais non pas de la même façon que le rayon R . Pour des raisons qui seront indiquées plus loin, on dit que ces deux rayons sont polarisés à angle droit.

Si on reçoit sur l'écran les deux faisceaux émergeant du second cristal, les deux images tournent toutes deux dans le plan de l'écran, en présentant chacune les phases variées d'intensité que nous avons signalées; mais, si les faisceaux ont des dimensions trop considérables pour être entièrement séparées sur l'écran, on verra (*fig.* 309) que les deux images empiéteront l'une sur l'autre, et tandis que chacune des parties distinctes variera d'intensité, la portion commune aux deux cercles présentera toujours le même éclat, et se comportera, par suite, absolument comme un faisceau de lumière naturelle.

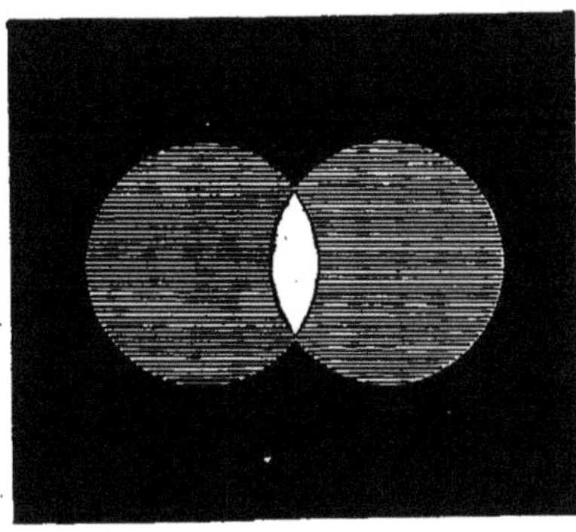

Fig. 309.

298. **Identité des deux polarisations.** — L'étude des faisceaux réfléchis sous un certain angle et des faisceaux ayant traversé un cristal biréfringent nous a conduit à trouver des différences d'effet se manifestant par des différences d'intensité pour certaines directions. Il y a là une analogie telle, qu'on est conduit à attribuer ces deux effets à la même cause. Pour s'assurer qu'il en est bien ainsi, il suffit d'essayer si des faisceaux lumineux qui ont traversé un cristal biréfringent donnent, par leur réflexion sur une glace noire sous un angle d'incidence de 54°35′, des images présentant les mêmes variations que la lumière polarisée par réflexion; et réciproquement, si la lumière polarisée par la réflexion sur une glace noire sous une incidence de 54°35′ donne, par son passage à travers un cristal biréfringent, des images dont les intensités subissent les variations indiquées au paragraphe 297.

L'expérience, bien facile à faire, confirme parfaitement ces indications et permet d'identifier complétement les rayons polarisés par réflexion ou par double réfraction; on reconnaît aussi que, pour le rayon ordinaire, dans ce dernier cas, le plan de polarisation coïncide avec le plan d'incidence, c'est-à-dire qu'il possède les mêmes propriétés qu'un rayon polarisé par réflexion et qui aurait le même plan d'incidence, tandis que le rayon extraordinaire a son plan de polarisation perpendiculaire au plan d'incidence, c'est-à-dire qu'il jouit des mêmes propriétés qu'un rayon polarisé par réflexion, mais dont le plan d'incidence serait perpendiculaire au véritable plan d'incidence.

299. **Polarisation par absorption.** — La tourmaline, qui est le corps presque exclusivement employé dans les expériences que nous allons rapporter est un cristal généralement prismatique et de coloration variable; il jouit de la double réfraction, et son axe optique est parallèle aux arêtes du prisme. Si l'on prend un de ces cristaux possédant une teinte brune, et qu'on le taille sous la forme d'un prisme triangulaire très-aigu, ayant ses arêtes parallèles à l'axe optique, on

observe les phénomènes suivants : en regardant un point lumineux à travers une partie rapprochée du sommet, on observe deux images; les deux rayons correspondants sont polarisés à angle droit. Si, sans changer de position l'œil ni le point lumineux, on déplace le prisme parallèlement à lui-même, de telle sorte que la partie du cristal traversée augmente de longueur, on voit l'une des images s'affaiblir, et, pour une épaisseur de 2 millimètres environ, elle a disparu complétement; l'image extraordinaire subsiste seule; et, par suite, si l'on taille une lame parallèle d'une épaisseur de 2 millimètres au moins dans un cristal de tourmaline, de telle sorte que l'axe soit compris dans les faces, un rayon lumineux qui l'aura traversée sera polarisé dans un plan perpendiculaire à l'axe. La tourmaline est donc un instrument fort simple, susceptible de produire des faisceaux polarisés ou d'étudier la polarisation d'un faisceau donné.

On peut, avec deux tourmalines, faire une expérience analogue à celle indiquée (296). En regardant à travers deux lames de tourmaline superposées une source de lumière, on percevra la sensation lumineuse, si les axes sont parallèles; la lumière paraîtra seulement un peu affaiblie et colorée. Mais, si l'une des tourmalines restant fixe, l'autre tourne dans son plan, l'image ira s'affaiblissant, et lorsque les axes seront à angle droit, les lames sembleront absolument opaques; c'est qu'en effet le faisceau émergent de la première tourmaline est polarisé perpendiculairement à l'axe de celle-ci, et est par suite absorbé dans la deuxième tourmaline, à l'axe de laquelle le plan de polarisation est parallèle.

300. **Étude des faisceaux polarisés.** — Les faisceaux de lumière polarisés, outre la propriété qui les caractérise spécialement, présentent dans diverses circonstances des effets particuliers; nous allons étudier les plus simples dans ce paragraphe.

La réflexion d'un faisceau polarisé a pour effet de faire varier la direction de son plan de polarisation d'une quantité plus ou moins grande, suivant l'angle d'incidence et la position du plan de polarisation par rapport au plan d'incidence. Lorsque le rayon arrive normalement, le plan de polarisation ne subit aucun changement par le fait de la réflexion; pour toute autre incidence, le plan de polarisation se rapproche du plan commun d'incidence et de réflexion; et, lorsque l'angle d'incidence est égal à l'angle de polarisation, le plan de polarisation, après la réflexion, coïncide toujours avec le plan d'incidence.

La réfraction d'un rayon polarisé à travers un milieu isotrope produit un effet analogue à la réflexion; après la réfraction, le plan de polarisation du faisceau s'est rapproché du plan d'incidence dans lequel il arrive : comme pour la réflexion, il ne se déplace pas si l'incidence est normale; et lorsque l'angle d'incidence est égal à l'angle de polarisation, le déplacement du plan de polarisation est le plus grand possible, sans que jamais il arrive à se confondre avec le plan d'incidence. Si, dans ce cas, on place une série de lames parallèles, on rapprochera de plus en plus le plan de polarisation du plan d'incidence ; une dizaine de lames suffisent pour que l'on puisse regarder avec une exactitude généralement admissible la coïncidence de ces deux plans comme complète.

L'étude de la position du plan de polarisation peut être faite, dans les cas précédents, à l'aide du miroir ou d'un cristal de spath d'Islande, en recherchant les directions des plans d'incidence pour lesquels il y a maximum ou minimum (et même manque absolu) d'éclat des images. Le plan de polarisation est le plan d'incidence pour lequel l'image atteint son maximum d'éclat, si l'on opère par réflexion ou si l'on emploie le rayon ordinaire dans le cas de la réflexion; c'est, au contraire, le plan d'incidence pour lequel l'image disparaît, (si l'on emploie le rayon extraordinaire. Il suffit donc de rechercher la variation de position de ce plan, lorsque l'on fait subir au faisceau préalablement polarisé une réflexion ou une réfraction simple.

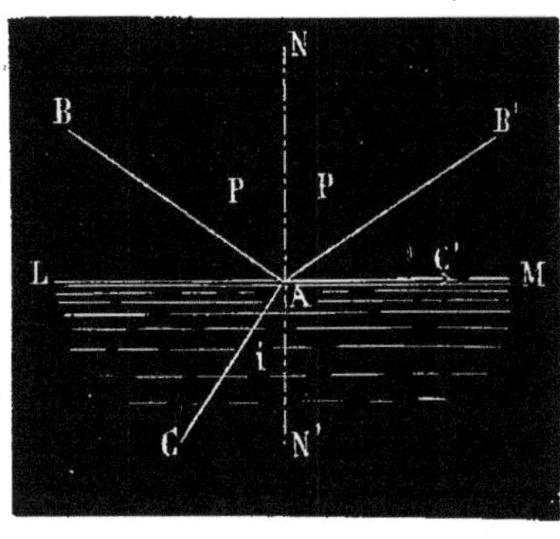

Fig. 310.

301. Lois de la polarisation. — Nous allons indiquer deux lois auxquelles obéissent les phénomènes de polarisation, et qui définissent complétement les phénomènes que nous avons déjà indiqués.

Première loi. — La direction suivant laquelle un rayon incident donne naissance à un faisceau polarisé par réflexion à la surface d'un milieu isotrope est celle pour laquelle le rayon réfléchi est perpendiculaire au rayon réfracté correspondant.

Cette loi, due a Brewster qui l'a trouvée par l'expérience, conduit à la formule suivante :

$$p + r = 90°,$$

dans laquelle p est l'angle que fait le faisceau incident BA (*fig.* 310) avec la normale AN lors de la polarisation complète, et r l'angle de réfraction correspondant. On conclut de là $\sin r = \cos p$ et comme on a :

$$\frac{\sin p}{\sin r} = m;$$

il vient

$$\frac{\sin p}{\cos p} = m \quad \text{ou } \operatorname{tg} p = m.$$

En particulier, pour le verre, on a $m = tg p = 1{,}514$ et $p = 54°{,}35'$, qui est bien la valeur que nous avons indiquée (296).

Deuxième loi. — Cette loi est relative aux intensités des images obtenues par la lumière polarisée. Soit E_o l'intensité d'un faisceau de lumière polarisée traversant un cristal biréfringent dont la section principale forme avec le plan de polarisation un angle α, et soient E_{oo} et E_{oe} les éclats des rayons ordinaires et extraordinaires après leur séparation ; la loi s'exprime par les égalités suivantes :

$$E_{oo} = E_o \cos^2\alpha \quad \text{et} \quad E_{oe} = E_o \sin^2\alpha.$$

Cette loi, dont la vérification repose sur des mesures photométriques, a été donnée par Malus ; elle indique que, si l'on superpose les deux faisceaux, on aura une image d'intensité égale à celle du faisceau primitif, et que

$$E_{oo} + E_{oe} = E_o.$$

Nous avons déjà insisté sur ce fait.

On peut trouver les intensités des quatre images produites par le passage d'un rayon à travers deux cristaux biréfringents placés à la suite. Si l'on désigne par E l'intensité du faisceau naturel primitif, et par E_o et E_e les intensités des faisceaux ordinaires et extraordinaires ; comme ceux-ci ont même intensité, il vient

$$E_o = \frac{E}{2} \quad \text{et} \quad E_e = \frac{E}{2}.$$

Si α désigne l'angle des deux sections principales, comme E_o est polarisé dans le plan de la section principale du premier cristal et E_e dans un plan perpendiculaire, on aura :

$$E_{oo} = \frac{E}{2}\cos^2\alpha, \qquad E_{eo} = \frac{E}{2}\sin^2\alpha,$$

$$E_{oe} = \frac{E}{2}\sin^2\alpha, \qquad E_{ee} = \frac{E}{2}\cos^2\alpha;$$

d'où

$$E_{oo} = E_{ee} \quad \text{et} \quad E_{oe} = E_{eo};$$

ce qui est confirmé par l'expérience des quatre images rapportée au numéro 297 ; on a aussi

$$E_{oo} + E_{oe} + E_{eo} + E_{ee} = E.$$

Les deux lois que nous venons de rapporter et qui ont été trouvées comme résultat d'expériences ont été obtenues depuis comme conséquence de la théorie mathématique de la lumière.

302. **Des polariseurs. — Des analyseurs.** — On désigne sous le nom de *polariseurs* les appareils capables de donner des faisceaux de

lumière polarisée ; ils sont de plusieurs sortes ; nous ne parlerons que des principaux.

1° *Polarisation par réflexion.* — Ainsi que nous l'avons dit, une glace noire qui reçoit un faisceau lumineux sous un angle d'incidence de 54°,35′ donne un faisceau réfléchi qui est polarisé dans le plan d'incidence; c'est là le plus simple des polariseurs. On peut remplacer la glace noire par d'autres corps polis, mais alors il faut également faire varier l'angle d'incidence si l'on veut obtenir un faisceau complétement polarisé.

2° *Pile de glaces.* — En superposant une douzaine de lames à faces parallèles, sur lesquelles on fait arriver un faisceau sous un angle d'incidence de 54°,35′, on obtient un faisceau émergent presque totalement polarisé, le plan de polarisation étant perpendiculaire au plan d'incidence.

3° *Tourmaline.* — Une lame de tourmaline dont les faces sont parallèles à l'axe et dont l'épaisseur est de 2 millimètres au moins donne un faisceau polarisé perpendiculairement à l'axe.

4° *Prismes biréfringents.* — On taille un fragment de spath sous la forme d'un prisme triangulaire B (*fig.* 311), dont les arêtes sont parallèles à l'axe, et sur l'une des faces duquel on superpose un autre prisme de verre A, de manière à produire une lame à faces parallèles et achromatique. On fait arriver un rayon R normalement au prisme de verre; il pénètre sans déviation; à la surface de séparation des deux milieux, il se subdivise, et donne un rayon ordinaire R_o, et un rayon extraordinaire R_e, qui est notablement dévié; à leur passage dans l'air, ils reprennent leur direction primitive, mais sont séparés; à l'aide d'un diaphragme, on intercepte le rayon R_e, qui est le plus dévié, et l'on recueille le rayon ordinaire R_o, qui est polarisé dans le plan de la section principale, c'est-à-dire dans un plan normal à la face d'incidence, et parallèle aux arêtes du prisme.

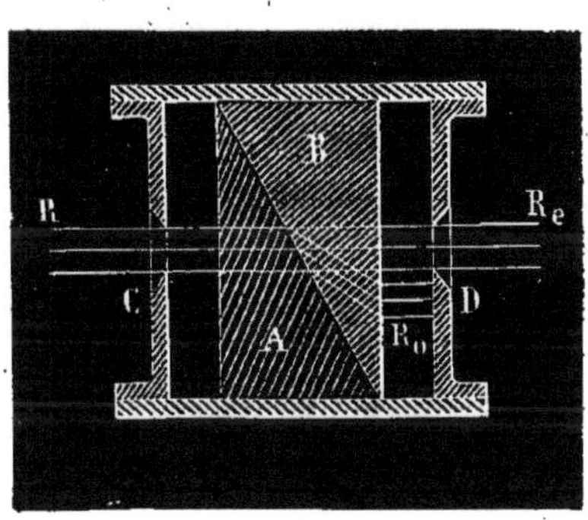

Fig. 311.

5° *Prismes de Nicol et de Foucault.* — On partage un cristal de spath d'Islande par un trait de scie très-oblique; on polit les faces, et on les recolle à l'aide de baume du Canada (*fig.* 312); un rayon R, qui vient frapper la face d'entrée AB, se partage en deux autres R_o et R_e, qui vont rencontrer la section AC sous des angles différents; les dimensions ont été calculées, eu égard aux indices de réfraction du spath et du baume, de telle sorte que le rayon extraordinaire pénètre seul dans la seconde portion du cristal, le rayon ordinaire R_o se réfléchissant totalement et se perdant dans la monture. Le rayon R_e, qui traverse ainsi, et qui, polarisé dans un plan perpendiculaire à la section principale, ne donne qu'un seul rayon par son passage dans le second prisme ACD, ou plutôt il ne subit qu'une déviation jusqu'à la face CD ; il sort parallèlement à la direction primitive, et polarisé dans un plan perpendiculaire à la section principale.

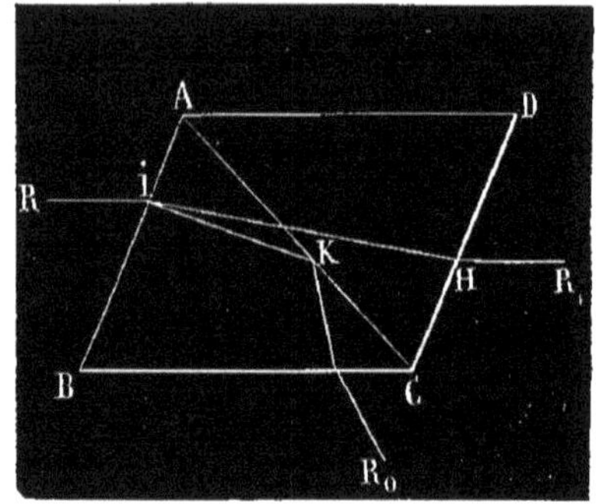

Fig. 312.

Dans le prisme de Foucault, les deux parties sont séparées par une mince couche d'air, l'action est absolument la même; mais on peut donner à la section une obliquité moindre et, par suite aussi, une moindre longueur.

Les *analyseurs* sont destinés à étudier les faisceaux lumineux, à reconnaître leur état de polarisation, et à déterminer la position du plan de polarisation. Tous les appareils que nous avons décrits comme polariseurs peuvent être employés comme analyseurs. La question, dans l'un des cas, est, en effet, de laisser passer les vibrations s'effectuant dans un même plan, et dans l'autre de rechercher s'il existe un plan dans lequel les vibrations passent plus que dans tout autre, et, comme conséquence, s'il en existe un dans lequel elles passent moins.

Suivant les circonstances, les appareils précédents pourront être employés; par exemple, la tourmaline serait d'un mauvais usage comme polariseur; son emploi comme analyseur est, au contraire, simple et rapide; la glace de verre noire, au contraire, est un bon polariseur, mais elle est peu commode à employer comme analyseur. Pour les autres, ils sont également avantageux dans les deux conditions.

303. **Représentation symbolique des intensités lumineuses.** — On peut représenter symboliquement à l'aide d'une courbe les variations d'intensité d'un rayon polarisé se réfléchissant sur une glace de verre noir, par exemple. Portons sur une ligne quelconque OX (*fig.* 313), qui représentera la direction du plan principal du polariseur, une longueur proportionnelle à l'intensité du faisceau polarisé; nous indiquerons par des lignes issues du point O les directions du plan principal de l'analyseur; si l'on porte sur ces lignes des longueurs proportionnelles aux intensités des faisceaux réfléchis, l'ensemble des extrémités de ces longueurs donnera une courbe à deux boucles, qui

pourra donner symboliquement l'intensité du faisceau transmis par l'analyseur pour un angle quelconque des sections principales. La figure montre que si l'angle est nul la direction du plan principal de l'analyseur se confond avec celle du polariseur, et l'intensité est maxima, elle est celle du faisceau incident ; cette intensité décroît, elle n'est plus que OA pour un angle des sections principales égal à XOA ; lorsque les sections principales sont à angle droit, la ligne Oy' ne coupe pas la courbe, l'intensité est nulle, il n'y a pas de lumière réfléchie. Au delà, les valeurs des intensités reparaissent avec les mêmes valeurs, mais en ordre inverse, et successivement ainsi dans les quatre quadrants.

Cette courbe peut se construire directement par l'équation

$$E_{00} = E_0 \operatorname{Cos}^2\alpha.$$

Lorsque le faisceau polarisé traverse un faisceau biréfringent, les deux faisceaux émergents présentent successivement les mêmes variations, mais à 90° d'intervalle. Le phénomène pourrait également être

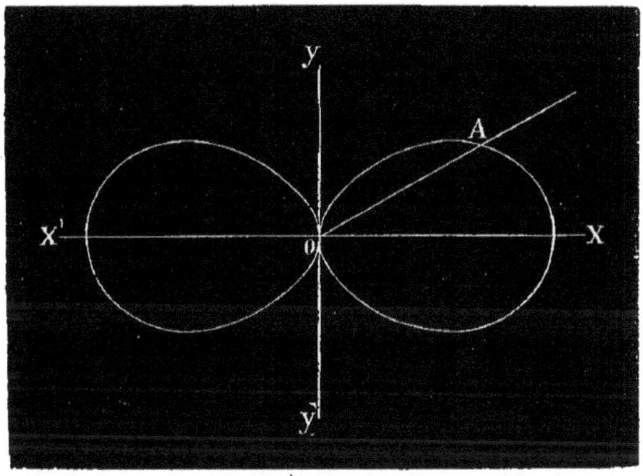

Fig. 313.

représenté symboliquement par le moyen de deux courbes identiques aux précédentes, mais placées à angle droit *avec elles*.

304. De la direction des vibrations lumineuses. — Les phénomènes d'interférence ont conduit à rejeter, comme nous l'avons dit, l'hypothèse d'un fluide spécial, émis par les corps lumineux, car on ne peut concevoir comment, avec cette supposition, on pourrait, par la superposition de deux rayons lumineux, produire de l'obscurité. L'idée de vibrations d'un *éther lumineux*, milieu élastique indéfini, donne l'explication de ces faits, et nous l'avons adoptée, mais sans rien préjuger de la direction dans laquelle ces vibrations s'effectuent. Les phénomènes de polarisation nous permettent de mieux connaître ce mouvement vibratoire.

La vibration d'un fluide quelconque provenant d'un centre peut se faire de trois manières : 1° parallèlement à la direction de propagation de l'ébranlement, c'est-à-dire normalement à la surface de l'onde, ou, dans ce cas, dans le sens du rayon lumineux ; 2° perpendiculairement à la direction précédente, c'est-à-dire dans la surface même de l'onde ; 3° dans une direction quelconque. Mais ce cas peut se ramener au précédent, car un mouvement quelconque peut être considéré comme résultant de deux certains mouvements composants rectangulaires, et l'on pourrait, par exemple, dans le cas qui nous occupe, remplacer le mouvement vibratoire quelconque par deux autres situés, l'un dans le plan de l'onde, l'autre normalement à ce plan.

C'est entre ces trois hypothèses que nous avons à choisir.

Il faut remarquer que les vibrations longitudinales, normales aux surfaces d'ondes, ne peuvent, de quelque façon qu'on les considère, donner que des faisceaux présentant la plus grande symétrie dans tous sens; si, par exemple, le faisceau est cylindrique, les oscillations se faisant dans le sens de la longueur du cylindre, il serait impossible que, dans ce faisceau, une direction jouît de propriétés que ne partageassent pas les autres. Si, au contraire, les oscillations se font perpendiculairement à la longueur du cylindre, et s'il arrive que, pour toutes les molécules, ces oscillations soient parallèles, on conçoit qu'un faisceau ainsi constitué pourra ne pas posséder les mêmes propriétés, suivant qu'on le considère en un point de sa circonférence ou en un autre; on voit, en un mot, que deux faisceaux parallèles en direction peuvent ne pas subir les mêmes modifications, en se trouvant dans les mêmes circonstances, si les oscillations des molécules qui les composent se font dans des plans qui ne soient pas parallèles. Or, l'expérience a prouvé que la lumière polarisée présente ce caractère de donner des effets très-différents avec un même milieu, sur la surface duquel elle arrive normalement, lorsque l'on fait varier les positions relatives d'un certain plan fixe dans la surface; que, en un mot, le faisceau n'est pas symétrique dans toutes les directions lorsqu'il est polarisé.

Par des expériences délicates et fort bien conçues sur l'interférence des rayons lumineux polarisés, Fresnel et Arago ont démontré directement, d'ailleurs, que les vibrations de la lumière non-seulement ne sont pas dirigés dans le sens de la propagation du mouvement lumineux, mais même ne peuvent avoir aucune composante dans cette direction.

Nous sommes donc conduits à supposer les oscillations normales au faisceau (ou situées dans le plan de l'onde). Et, pour donner la raison de l'existence d'un plan particulier dans le faisceau polarisé, il faut admettre que, dans ce cas, les oscillations se font toutes parallèlement entre elles. Les faisceaux provenant de l'action d'un cristal biréfringent sur un faisceau naturel, et qui sont polarisés diversement, sont différents, en ce que la direction fixe des oscillations n'est pas la même dans les deux, et l'on est conduit par plusieurs considérations à le considérer comme rectangulaire. Enfin, il resterait à fixer la direction de ces vibrations, par rapport à ce plan remarquable de direction fixe dans le faisceau, et auquel nous avons donné le nom de plan de polarisation. Par de semblables raisons de symétrie, le faisceau possédant identiquement les mêmes propriétés de part et d'autre de ce plan, les vibrations ne peuvent avoir lieu que dans ce plan ou dans une direction normale. Jusqu'à présent, aucune expérience n'a permis de décider entre ces deux hypothèses également admissibles. Fresnel, auquel cette partie de la physique est si redevable, a supposé que les vibrations ont lieu perpendiculairement au plan de polarisation; c'est également cette hypothèse que nous adopterons.

305. **De la lumière naturelle.** — Comment devons-nous comprendre alors la constitution de la lumière naturelle? Deux hypothèses se présentent comme conséquences des diverses expériences que nous avons indiquées.

A cause de l'identité de propriétés que possède un faisceau de lumière naturelle dans toutes les directions, nous sommes conduits à supposer la même constitution également dans toutes les directions; on peut donc considérer un faisceau de lumière naturelle comme résultant d'oscillations de l'éther successives ou simultanées, et ayant lieu dans tous les sens, de telle sorte que l'effet est celui d'une identité absolue dans chaque azimut.

Mais, d'autre part, nous avons dit que la superposition de deux faisceaux polarisés à angle droit donne naissance aux mêmes effets que le faisceau de lumière naturelle, de telle sorte que nous pourrions encore considérer la lumière naturelle comme provenant de vibrations s'effectuant seulement dans deux directions perpendiculaires l'une à l'autre.

L'étude mécanique et mathématique des mouvements vibratoires ramène ces deux hypothèses à une seule; on montre, en effet, en s'appuyant sur la composition des petits mouvements, qu'une vibration rectiligne quelconque peut toujours être considérée comme résultant de l'effet simultané de deux autres vibrations rectilignes rectangulaires, de telle sorte que, dans notre première hypothèse, nous pourrions remplacer chaque vibration, dans quelque direction qu'elle s'exécute, par deux vibrations s'effectuant suivant deux lignes rectangulaires déterminées.

Il semble plus simple, cependant, de regarder la lumière naturelle comme produite par des vibrations s'effectuant dans tous les sens, simultanément ou successivement.

POLARISATION ROTATOIRE OU CHROMATIQUE

306. **Phénomènes de polarisation rotatoire.** — Nous supposerons d'abord, dans l'exposé des phénomènes que nous avons à indiquer, que la lumière employée est monochromatique, et nous nous occuperons ensuite du cas général d'une lumière composée.

Le premier fait connu a été signalé en 1811 par Arago ; on peut le reproduire de la manière suivante :

Un polariseur est placé sur la direction d'un faisceau de lumière simple, de telle sorte qu'un écran intercepte, par exemple, le rayon extraordinaire, le faisceau polarisé ainsi produit tombe sur un analyseur, qui donne seulement passage au rayon ordinaire. On sait que si les sections principales du polariseur et de l'analyseur sont à angle droit, toute la lumière est interceptée par le dernier; un observateur, placé derrière l'analyseur, n'éprouvera aucune sensation lumineuse, et l'on ne pourra projeter aucune image sur un écran. La lumière transmise serait sensible pour tout autre angle des sections principales, et son intensité croîtrait à mesure que les sections principales tendraient à être parallèles.

L'extinction complète du faisceau transmis étant obtenue, subsistera si l'on place entre le polariseur et l'analyseur une substance isotrope, une lame de verre, par exemple. Mais si l'on interpose une lame de quartz à faces parallèles, perpendiculaires à l'axe optique, l'analyseur transmet aussitôt une certaine quantité de lumière, bien que les rayons parallèles à l'axe d'un cristal le traversent normalement sans être déviés ni dédoublés. Le faisceau polarisé, qui traverse une lame de quartz, subit donc une modification importante, puisque l'analyseur produit des effets nouveaux.

On peut, au moyen de la rotation de l'analyseur, étudier le faisceau transmis par le quartz. Les variations d'intensité lumineuse montrent que ce faisceau, comme le faisceau incident, est polarisé; mais que le *plan de polarisation a varié de position*, qu'il *a tourné d'un certain angle*.

Si donc on veut représenter symboliquement les intensités du faisceau émergeant de l'analyseur, on trouvera une courbe identique à celle que nous avons déjà indiquée ; seulement OP (*fig.* 314) représentant toujours la direction de la section principale du polariseur, la courbe aura pour axe de symétrie OP′ qui fait avec OP un angle, dont la valeur varie suivant diverses circonstances, comme nous le dirons plus loin.

Le phénomène découvert par Arago consiste donc, en somme, en une *rotation du plan de polarisation ;* on lui donne souvent le nom moins heureux de *polarisation rotatoire;* enfin, les phénomènes qui se produisent lorsque l'on emploie la lumière blanche, expliquent le nom également employé de *polarisation chromatique*.

Le quartz n'est pas le seul corps qui présente des particularités analogues aux précédentes; le camphre, les alcalis organiques, le cinabre,

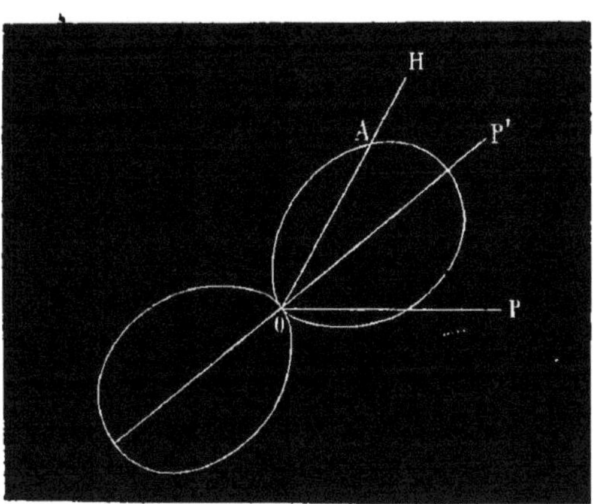

Fig. 314.

quelques liquides et bien d'autres substances jouissent de la même propriété. Dans les énoncés, nous spécifierons, en général, le quartz seul; mais les lois s'appliqueraient à ces différents corps.

307. **Lois de la polarisation rotatoire.** — Le phénomène de la rotation du plan de polarisation fut étudié par Biot (1812-1818); par des expériences faciles à répéter, et qui consistent particulièrement dans la recherche de la position du plan de polarisation, il découvrit les lois suivantes.

Première loi. — *Lorsque, sur le trajet d'un faisceau polarisé, on interpose des lames de quartz d'épaisseurs différentes, les angles dont tourne le plan de polarisation sont proportionnels aux épaisseurs.*

Si l'on met, par exemple, des lames de quartz ayant respectivement 0,5 millimètre et $1^m,5$ d'épaisseur, l'angle dont aura tourné le plan de polarisation sera trois fois plus grand dans le second cas que dans le premier; autrement dit, l'angle P'OP (*fig.* 314) sera triple pour la lame de $1^m,5$ de ce qu'il serait pour celle de 0,5 millimètre.

Dans le violet extrême, une lame de quarz de 1 millimètre d'épaisseur produit une rotation d'environ 45°; il résulte de là qu'une lame de 4 millimètres fera tourner le plan de rotation de 180°, et, par suite, le ramènera parallèle à sa direction primitive. L'effet sera le même, alors que s'il n'y avait pas eu rotation. Aussi, pour la démonstration de la loi, faut-il employer des lames dont les épaisseurs varient lentement.

Deuxième loi.—*Certains corps jouissent de la propriété de déterminer une rotation, qui, suivant l'échantillon considéré, se produit tantôt dans un sens, tantôt dans l'autre.*

Le quartz présente cette propriété remarquable : deux plaques de même épaisseur déterminent des rotations égales du plan de polarisation, mais tantôt ce déplacement se produit de droite à gauche et tantôt de gauche à droite. D'autres corps, quelques tartrates, etc., présentent les mêmes phénomènes. On a qualifié de *dextrogyres* les substances dans lesquelles le plan de polarisation tourne dans le sens où l'on voit tourner les aiguilles d'une montre ; on appelle *lévogyres* les corps dans lesquels la rotation se produit en sens opposé.

Troisième loi. — *Si l'on place à la suite, sur le trajet d'un faisceau de lumière polarisée, diverses lames de substances actives, la rotation totale du plan de polarisation est la somme algébrique des rotations partielles.*

Pour que cette loi soit générale, et s'applique non-seulement à la superposition de substances faisant tourner dans le même sens le plan de polarisation, mais aussi à des corps agissant dans un sens ou dans l'autre, il faut attribuer des signes différents aux rotations s'effectuant dans un sens ou dans l'autre.

Enfin, les dissolutions de substances actives dans des liquides sans action peuvent produire une rotation du plan de polarisation. Ce cas, important à cause de ses applications (voy. *Saccharimétrie*), a été particulièrement étudié par Biot. Ce physicien a reconnu que, pour une même longueur de dissolution, l'angle dont tourne le plan de polarisation est proportionnel à la quantité de substance active dissoute. On comprend dès lors que l'on puisse fonder un procédé de mesure sur l'observation de ce phénomène.

308. **Action de la coloration du rayon.** — Nous avons supposé, dans l'explication du phénomène de la rotation du plan de polarisation, que l'on opérait avec une lumière simple. Si l'on fait varier la coloration de la lumière employée, on observera des effets analogues. Seulement les angles de rotation du plan de polarisation seront différents sous la même épaisseur.

Biot avait énoncé une loi qui, depuis, a été reconnue inexacte. En général, l'angle de rotation pour une même épaisseur augmente, si l'on considère des rayons ayant une moindre longueur d'onde. Le jaune est plus dévié que le rouge, par exemple, et le violet donne le maximum de déviation. Mais cet énoncé n'est pas toujours applicable ; on peut citer l'acide tartrique, pour lequel le maximum de déviation correspond au bleu, le violet produisant sensiblement le même effet que le vert.

On ne peut donc pas admettre que les rotations du plan de polarisation soient proportionnelles, si l'on considère des substances différentes et des lumières simples variées. Il résulte de là que si l'on prend deux corps, l'un dextrogyre et l'autre lévogyre, et que l'on détermine des épaisseurs telles que les effets s'annulent exactement pour une certaine coloration, il peut fort bien arriver que le plan de polarisation reste dévié pour tout ou partie des autres couleurs. C'est ce qui arriverait, par exemple, pour une lame de quartz et une lame d'acide tartrique.

Mais, si cet effet n'est pas général, il se rencontre cependant. Par exemple, les deux variétés de quartz, dextrogyre et lévogyre sont telles, que les déviations du plan de polarisation des divers rayons sont proportionnelles. Il en est de même du quartz lévogyre et de la dissolution de sucre dextrogyre. Ce fait est important à remarquer, car il permet d'opérer les essais saccharimétriques à la lumière ordinaire sans avoir recours à une lumière monochromatique.

309. **Cas d'une lumière composée.** — Supposons qu'il arrive sur une substance active un rayon composé de trois lumières simples, et soit OP (*fig.* 315) la direction du plan de polarisation. Pour l'une des

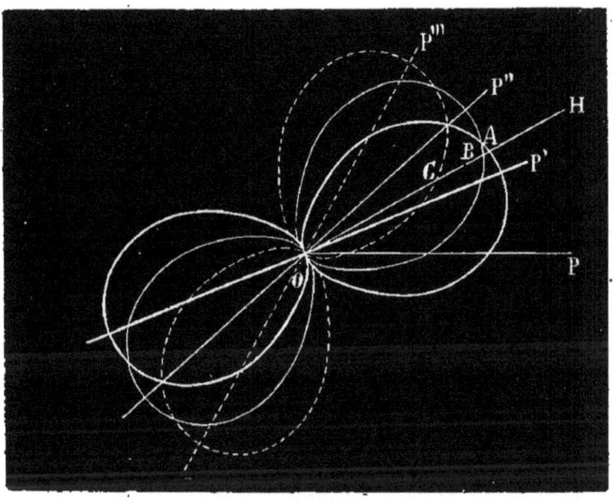

Fig. 315.

lumières, rouge, par exemple, le plan de polarisation sera déviée suivant OP'; il sera dirigé suivant OP'' pour la lumière jaune, et suivant OP''' pour les rayons violets. Sur chacune de ces directions, nous pouvons tracer la courbe symbolique qui donne l'intensité lumineuse pour les diverses positions de l'analyseur (303). Ces courbes sont représentées en trait fort pour le rouge, par une ligne fine pour le jaune, par une courbe ponctuée pour le violet.

Supposons maintenant que l'on dirige la section principale de l'analyseur suivant OH. A cause de la nature même des courbes, on voit que le faisceau qui arrivera à l'œil comprendra du rouge ayant une intensité représentée par OA, du jaune dont OB est de même l'intensité, et du violet dont l'intensité serait proportionnelle à OC. En composant ces couleurs, on aurait la coloration résultante du faisceau qui parvient à l'œil.

On voit, par la figure, que la coloration du faisceau qui a traversé l'analyseur varie avec la position de la section principale de celui-ci, car les segments interceptés par OH, par les diverses courbes sont dans des rapports qui varient avec la direction de cette ligne. On voit également que, pour aucune position de l'analyseur, il n'y aura extinction complète du faisceau. L'extinction n'arrive pour une couleur, en effet, que lorsque la section principale de l'analyseur est perpendiculaire à l'axe OP′ de la courbe correspondante. Or cette section ne peut être perpendiculaire à la fois à trois directions différentes, OP′, OP″ et OP‴.

Nous serions arrivés à des résultats entièrement semblables, si nous avions supposé un faisceau incident, composé non plus de trois couleurs seulement, mais de sept, ce qui donnerait la lumière blanche. Suivant la direction de la section principale de l'analyseur, on a des faisceaux émergents variables d'intensité et de coloration. Dans aucun cas, d'ailleurs, deux couleurs ne peuvent s'éteindre simultanément.

Lorsque les rayons les plus éclatants, les rayons jaunes, sont éteints, il y a une teinte d'intensité minima, contenant presque exclusivement du rouge d'une part, et de l'autre du bleu et du violet, dont l'ensemble donne une coloration gris de lin. Biot l'a désignée sous le nom de *teinte sensible*, parce qu'elle se modifie très-rapidement pour un déplacement même faible de la section principale de l'analyseur, et passe presque brusquement soit au rouge, soit au bleu.

310. **Action du magnétisme sur la polarisation rotatoire.** — Les phénomènes de polarisation rotatoire que nous venons de rapporter succinctement montrent l'influence de la matière sur les vibrations de l'éther lumineux. Des recherches intéressantes, dont nous ne pouvons indiquer que les résultats généraux, ont établi, pour certains corps, une relation entre la forme de la cristallisation et le sens dans lequel a lieu la rotation du plan de polarisation.

Mais la constitution moléculaire des corps et leur forme cristalline ne sont pas les seules causes auxquelles on doive rapporter des modifications dans la rotation du plan de polarisation. Il résulte d'une belle expérience de Faraday que le plan de polarisation varie sous l'influence d'aimants puissants. On opère généralement avec des *électro-aimants* (voy. *Électricité dynamique*), dont l'action se produit ou cesse instantanément. Ce phénomène montre qu'il existe une relation certaine, quoique inconnue jusqu'à présent, entre les vibrations de l'éther produisant les phénomènes lumineux ou calorifiques, et la cause complétement ignorée des actions électriques et magnétiques.

311. Saccharimétrie. — La dissolution dans l'eau de matières capables d'agir sur le plan de rotation produisent des effets analogues, et, pour une même épaisseur, font décrire à ce plan des angles proportionnels aux quantités de matière active dissoute (307). La *saccharimétrie*, destinée à déterminer la quantité de sucre contenue dans un liquide inactif, est entièrement basée sur ce principe. On pourrait opérer avec les appareils qui servent à l'étude de la polarisation, mais on se sert plus généralement d'un appareil spécial, le *saccharimètre*, dont nous allons donner une description succincte.

Sur un même axe optique, et renfermées dans des garnitures en laiton, sont montées les diverses pièces suivantes : en N (*fig.* 316) se

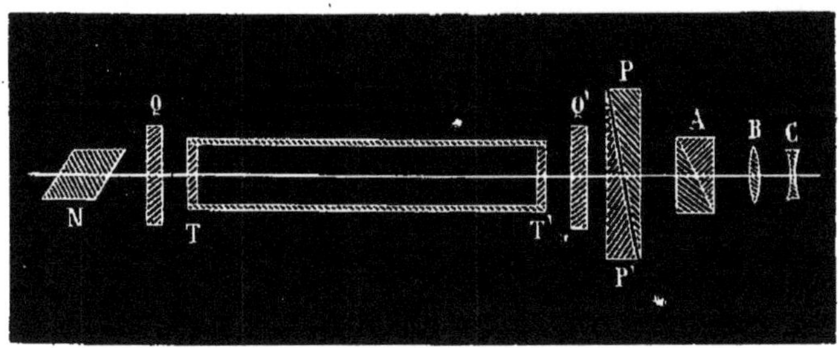

Fig 316.

trouve un prisme de Nicol qui reçoit la lumière des nuées vers lesquelles il est dirigé, et donne à la face opposée un faisceau polarisé, qui vient traverser une lame de quartz Q. Cette lame est composée de deux fragments de même épaisseur réunis suivant un diamètre, mais l'un de ces fragments est dextrogyre, l'autre est pris dans un échantillon dextrogyre. Le faisceau polarisé qui les traverse éprouvera, dans chacun, des modifications particulières ; l'angle dont il aura tourné sera le même, mais décrit dans un sens ou dans le sens opposé, suivant le fragment que l'on considère. Si donc on regarde cette lame, dite *plaque à deux rotations*, à travers un analyseur A, on distinguera deux couleurs distinctes, correspondant à chacune des deux moitiés, sauf pour le cas où la section principale de l'analyseur est parallèle à la section principale du polariseur N. L'épaisseur commune des deux lames est telle, que, dans ce dernier cas, la coloration commune des deux lames soit précisément la *teinte sensible* (309). Pour que les observations soient plus nettes, on vise les images colorées, à l'aide de deux lentilles B et C, constituant une lunette de Galilée (262).

On fait tourner l'analyseur autour de son axe, jusqu'à ce que l'on ait pour les deux images la même coloration gris de lin. Le plan de polarisation ne changera pas, et, par suite, les colorations ne varieront pas, si l'on interpose entre Q et A une lame à faces parallèles d'un corps inactif ou un liquide également inactif. On introduit, par exemple, de l'eau contenue dans un tube T' en laiton, fermé à ses extrémités par des glaces parallèles, et aucune action ne doit se produire. Mais si ce liquide contient en dissolution une matière active, du sucre, par exemple, le plan de polarisation sera aussitôt dévié, et produira des différences dans les deux images colorées, différences qui sont très-sensibles, car de la teinte sensible, l'une passe au bleu, et l'autre vire au rouge. Toute différence de coloration entre les images annonce l'interposition d'une substance active. Il faut, en outre, mesurer la quantité. On se sert pour cela des pièces Q', P et P' qu'il nous reste à décrire. Ces pièces sont comprises entre la dissolution que l'on essaye et l'analyseur. Q' est une plaque de quarz, que nous supposerons *lévogyre;* P et P' sont deux prismes de quartz *dextrogyre*, que l'on peut faire mouvoir l'un sur l'autre, à l'aide d'une crémaillère et d'un pignon. Dans la position moyenne, qui est marquée par le 0 d'une échelle graduée, ils présentent ensemble une épaisseur exactement égale à celle de la plaque Q', dont, par suite, ils détruisent absolument l'effet. En tournant le pignon dans un sens ou dans l'autre, on fait varier graduellement l'épaisseur de la lame à faces parallèles qu'ils constituent par leur ensemble. Si cette épaisseur augmente, l'effet de ces prismes augmente, et, par l'ensemble des pièces Q', P et P', le plan de polarisation est dévié à droite. Le contraire se produit si l'on fait marcher en sens contraire le pignon qui commande la crémaillère.

On a donc ainsi un moyen de faire varier la position du plan de polarisation à droite ou à gauche, et les divisions indiquent les angles dont on l'a fait tourner.

L'ensemble de l'appareil est monté sur un pied, et peut être dirigé vers les parties éclairées des nues (*fig.* 317). En A se trouvent le nicol et la lame de quartz à deux rotations. A la suite se trouve le tube plein de liquide, que l'on place librement sur des colliers. La plaque de quartz se trouve aussitôt après, et est suivie des deux prismes, dont R est l'extrémité supérieure, et qui sont mus par la crémaillère H; enfin, N est l'analyseur, et DD' l'oculaire.

Pour faire une expérience, le tube à liquide étant rempli d'eau pure, on vérifiera que l'on obtient l'identité de coloration des deux images demi-circulaires que l'on aperçoit lorsque la crémaillère est au 0°. On enlève le tube à eau pure, et on le remplace par un autre de même longueur, contenant la dissolution à essayer. Aussitôt, si celui-ci contient une substance active, on voit les images prendre des colorations variées, qui correspondent à une rotation du plan de polarisation. On fait tourner le bouton H, de manière à produire une rotation égale, mais de sens contraire, ce dont on est assuré, en ce que l'on ramène les deux images à la teinte sensible. On note alors le nombre de divisions marquées sur la graduation. On a fait, au préalable, un essai sur une dissolution titrée, et l'on a observé la division obtenue dans ce cas. A cause de la proportionnalité indiquée par Biot, on a le titre de la dissolution par une règle de trois simple.

Dans le cas où le liquide à essayer est coloré par lui-même, on pourrait éprouver quelques difficultés dans l'opération. Mais on annule

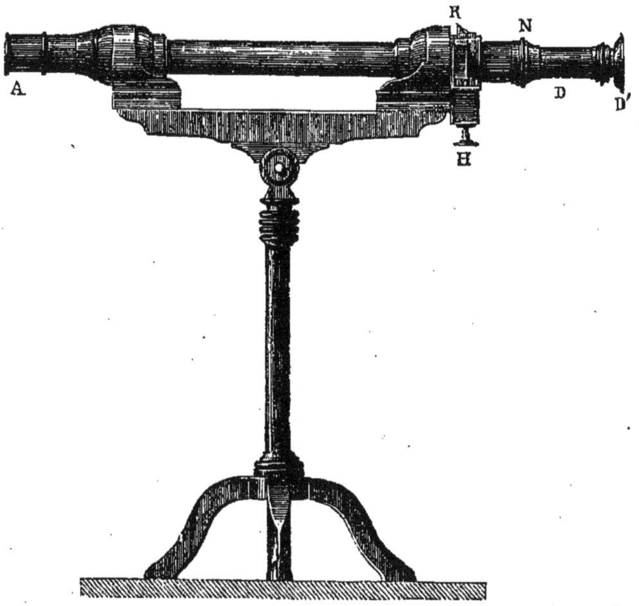

Fig. 317.

complétement cette coloration, en plaçant en avant du saccharimètre un nicol et une plaque de quartz, qui peuvent tourner sur leur axe. Nous renvoyons aux monographies spéciales pour l'indication de ce détail et de quelques autres, comme aussi pour les opérations nécessaires dans le cas où il y a plusieurs substances actives en dissolution.

Les essais saccharimétriques sont fréquemment employés dans l'industrie, et le saccharimètre donne des résultats rapides et exacts. Il est également employé avantageusement à la recherche du sucre dans les urines. C'est un mode d'investigation, qui n'est peut-être pas aussi répandu qu'on pourrait le désirer, malgré les avantages qu'on en retirerait, et bien qu'il ne puisse être remplacé par aucun autre.

TROISIÈME SECTION. — CHALEUR

CHAPITRE PREMIER

THERMOMÉTRIE

312. **De la chaleur.** — Nos organes éprouvent certaines sensations bien connues, que l'on appelle sensations de chaleur et sensations de froid. Les unes et les autres sont dues à la même cause, la *chaleur*. Si on réfléchit un peu sur la nature de ces impressions, on reconnaît facilement que les indications qu'elles nous fournissent sont purement relatives, et ne peuvent servir qu'à constater une succession d'inégalités dans les divers degrés de chaleur. Ainsi, le temps du dégel, qui nous paraît d'une grande douceur lorsqu'il survient en hiver, nous semblerait insupportable en été. C'est pour la même raison qu'une cave paraît tantôt froide et tantôt chaude, suivant la saison, quoique, dans la réalité, elle conserve toujours le même degré de chaleur. Ces divers exemples montrent que les sensations plus ou moins vives que notre organisation éprouve au contact d'un corps plus ou moins chaud, ne sauraient donner une idée exacte de l'énergie de la chaleur ou de sa puissance. Nous sommes donc conduits à rechercher, parmi les phénomènes dont la chaleur est la cause, d'autres actions physiques, faciles à reconnaître et à reproduire quand on se place dans les mêmes circonstances. Ce n'est qu'en comparant les effets résultant de ces actions, qu'on pourra avoir une idée bien précise de la grandeur de la chaleur. Or, de tous les effets de la chaleur, les plus faciles à constater sont les variations de volume ou leur dilatation. Ce sont ceux aussi que les physiciens ont choisis pour servir d'instruments de mesure dans l'étude des phénomènes calorifiques.

313. **Dilatabilité des corps.** — C'est un fait général et facile à constater que la chaleur augmente le volume des corps solides, liquides et gazeux. On peut le prouver par les expériences suivantes.

1° *Corps solides.* — L'appareil connu sous le nom de pyromètre à cadran montre qu'une barre métallique s'allonge par l'action de la chaleur. Une tige t (*fig.* 318) de fer ou de laiton est fixée à l'une de ses extrémités m dans une borne métallique, au moyen d'une vis de pression. L'autre extrémité m' est libre, et s'appuie contre la petite branche d'un levier coudé, dont le grand bras peut se mouvoir sur un cercle gradué C. Cette disposition sert à amplifier le mouvement de la tige dans le rapport des deux bras du levier. On chauffe la barre à l'aide d'une petite cuve cylindrique, où l'on allume du coton imprégné d'alcool.

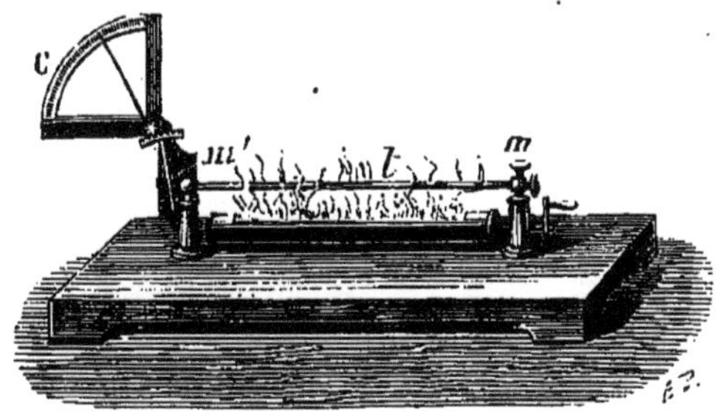

Fig. 318.

Aussitôt on voit la grande branche se mouvoir sur l'arc de cercle. Si on laisse se refroidir, la barre se raccourcit, et l'aiguille revient à sa position initiale.

Un corps solide augmente dans tous les sens quand on le chauffe; c'est ce que l'on prouve avec l'anneau de S' Gravesande (*fig.* 319).

Une petite sphère passe à frottement doux dans un anneau métallique. Si on la chauffe pendant quelque temps, on reconnaît qu'elle ne peut plus passer ; son volume a donc augmenté. Si on chauffe à la fois l'anneau et la sphère, celle-ci peut encore traverser l'anneau, ce qui indique que le diamètre de l'anneau a augmenté comme celui de la sphère.

2° *Liquides.* — L'augmentation de volume des liquides par l'action de la chaleur se démontre au moyen d'un gros ballon plein de liquide, soufflé à l'extrémité d'un tube long et étroit. Soit a (*fig.* 320) le niveau du liquide, au moment de l'expérience. Si on plonge l'appareil dans l'eau chaude, on observe que le niveau s'abaisse d'abord en a'; mais, après un temps très-court, il remonte, dépasse le point a et arrive en a''. Il résulte de ce fait que la chaleur du bain s'est d'abord communiquée à l'enveloppe, ce qui a donné lieu à une augmentation de capacité du ballon et à un abaissement de niveau ; puis le liquide s'échauffant, et son volume augmentant plus que celui du réservoir, le niveau remonte et dépasse sa position première.

3° *Gaz.* — Les gaz se dilatent plus que les solides et les liquides. Pour le montrer, on se sert du même appareil, qu'on laisse rempli d'air et dans lequel on introduit (*fig.* 321) une petite colonne m d'un

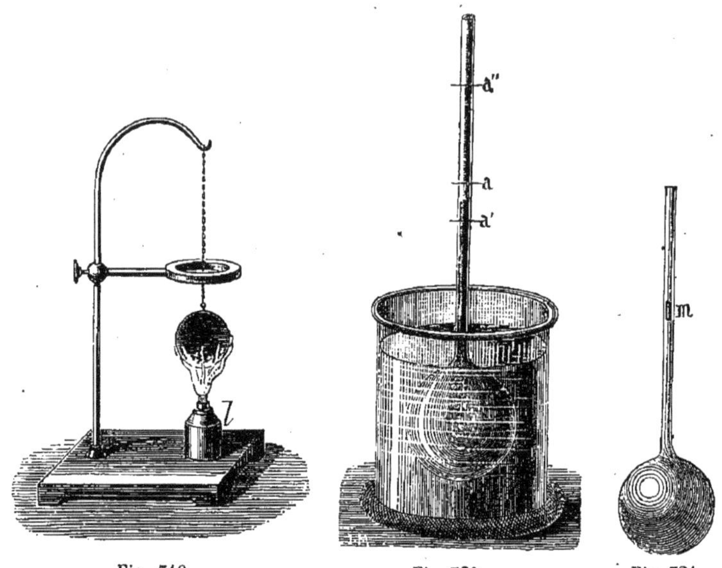

Fig. 319. Fig. 320. Fig. 321.

liquide coloré. En chauffant légèrement le ballon, on voit l'index marcher avec rapidité, ce qui indique la grande dilatation du gaz.

314. **Définition de la température.** — Quelle que soit la cause qui produit le phénomène de la dilatation, quand la quantité de chaleur que possède un corps est constante, son volume ne change pas. Lorsque le corps s'échauffe, son volume augmente ; lorsqu'il se refroidit, son volume diminue. En d'autres termes, l'état calorifique, en général, est lié d'une manière intime aux variations de volume. On dit que deux corps ont la même *température*, quand l'un ne cède pas de sa chaleur à l'autre, et on pourra le reconnaître par l'invariabilité de leurs volumes. Lorsqu'un corps cède de la chaleur à un autre, on dit que le premier est plus chaud que le second, ou bien qu'il a une *température* supérieure à celle du second. On conçoit donc qu'un corps, en passant par divers degrés de température, prendra successivement des volumes différents v, v', v'',... v correspondant à une certaine température, v' à une autre plus élevée, et ainsi de suite. On pourra donc établir une échelle de températures par la considération des volumes d'un même corps.

315. **Thermomètre.** — L'instrument qui sert à mesurer les varia-

tions de température se nomme un *thermomètre*. En voici le principe. Soit un corps A, dont on peut bien voir les variations de volume. On le met en contact avec un corps B; A et B finiront par se mettre en équilibre de température. Mais l'un d'eux, A, par exemple, a perdu de la chaleur qu'il a cédée à B; donc A ne donne pas la température de B avant l'état d'équilibre. Pour que la température de B fût donnée rigoureusement par le corps A, il faudrait que l'état calorifique de B ne changeât pas, et, pour cela, il faudrait que B fût très-grand par rapport à A. Il faut donc prendre pour thermomètre un corps très-petit et très-sensible aux changements de température. Mis en contact avec un corps quelconque, les variations de son volume indiqueront les variations de température du corps.

316. **Thermomètre à mercure. — Sa construction.** — Le thermomètre le plus ordinairement employé dans les recherches de physique est le thermomètre à mercure, gradué sur tige. Cette préférence tient à la grande précision que l'on peut apporter dans sa construction, à la facilité avec laquelle on peut obtenir ce liquide identique, enfin, à la grande étendue de température, pendant laquelle ce liquide conserve son état.

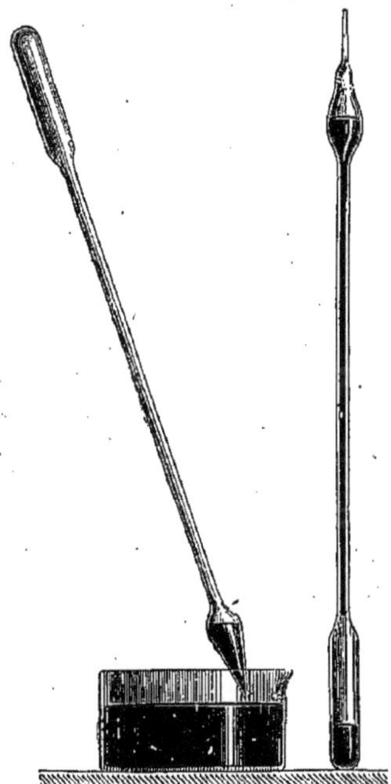

Fig 322.

Pour le construire, on prend un tube capillaire aussi cylindrique que possible. Pour s'assurer que cette condition est remplie, on introduit et on promène dans son intérieur une petite colonne de mercure, dont on mesure la longueur dans ses différentes positions. Comme le tube n'est jamais parfaitement cylindrique, on trouve de petites différences qu'on peut négliger sans erreur sensible. Mais, quand il s'agit de la construction d'un instrument de précision, il faut alors diviser le tube en parties d'égales capacités.

A l'une des extrémités du tube, on souffle un réservoir cylindrique, et à l'autre une ampoule à pointe effilée (*fig.* 322). Pour compléter l'appareil, on chauffe le réservoir et l'ampoule, afin de dilater l'air, et on plonge rapidement la pointe dans un bain de mercure. On laisse refroidir. L'air se contracte, et le mercure monte dans l'ampoule, en vertu de la pression atmosphérique. On relève alors le tube, et on chauffe de nouveau le réservoir. Une petite quantité d'air s'échappe au dehors, et, en laissant de nouveau refroidir, le mercure pénètre en partie dans le réservoir. On fait alors bouillir le liquide, en plaçant le tube sur une grille inclinée, et en l'entourant de charbons incandescents (*fig.* 323). La vapeur mercurielle chasse du tube l'air et l'humidité qu'il contient, et le liquide en se refroidissant remplit complétement le réservoir.

Cela fait, on enlève l'ampoule, et on effile le tube. Mais, avant de le fermer, il faut régler la course de l'instrument, c'est-à-dire déterminer

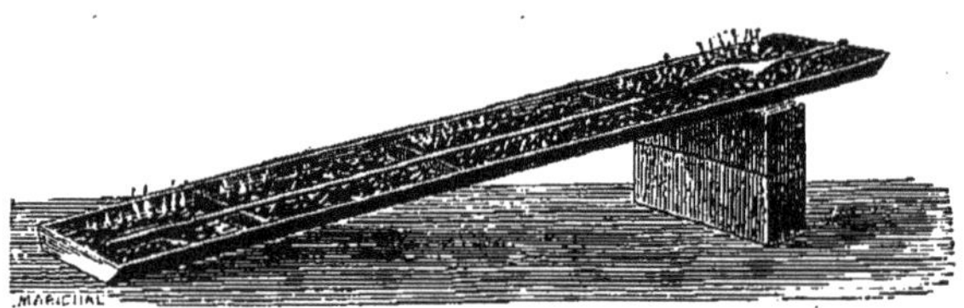

Fig. 323.

la quantité de mercure qu'il faut laisser dans l'appareil. Pour cela, on le porte à la température maxima qu'il doit marquer, afin de chasser l'excédant de liquide; et, pendant que le mercure remplit la tige totalement, on ferme celle-ci au moyen du dard du chalumeau. Le tube se trouve ainsi privé d'air, lequel pourrait, à un moment donné, ou diviser la colonne mercurielle, ou amener la rupture de l'instrument. Quelquefois, cependant, on laisse une petite quantité d'air, qui peu se loger dans un réservoir pratiqué au sommet du tube.

317. **Graduation du thermomètre.** — Au moyen d'une suite de traits marqués sur la tige, on pourra reconnaître les changements de volume. Mais, pour que tous les thermomètres soient comparables entre eux, il faut prendre une graduation constante et toujours facile à reproduire dans la construction de ces instruments. Cette graduation repose sur la détermination de deux points de repère, qui correspondent à des températures bien déterminées. Le premier est donné par la température fixe de la glace fondante, et s'appelle le point zéro ou point inférieur; le second, par la température de la vapeur d'eau en ébullition à la pression de 760 millimètres, et prend le nom de point 100, ou point supérieur. Pour déterminer le point zéro, on entoure toute la partie du thermomètre occupée par le mercure de fragments de glace fondante renfermés dans un vase (*fig.* 324) percé de trous qui donnent passage à l'eau provenant de la fusion. Après un certain temps, le niveau du mercure reste stationnaire en un point, auquel on marque zéro.

Le point fixe supérieur ou 100 s'obtient par un procédé analogue. On se sert d'un vase en fer-blanc, contenant de l'eau distillée, surmonté d'un tube métallique enveloppé d'un manchon. La vapeur formée, avant de s'échapper dans l'air par un orifice *a*, est forcée de parcourir l'enveloppe intérieure *c* (*fig.* 325), disposition qui empêche la vapeur de se refroidir, et maintient les parois du tube à la même température que celle de la vapeur. Au milieu du tube est suspendu le thermomètre, qui prend la vraie température de la vapeur. Au point où la colonne mercurielle s'arrête, on marque 100. Un manomètre à eau sert à constater que la vapeur possède à chaque instant la même pression

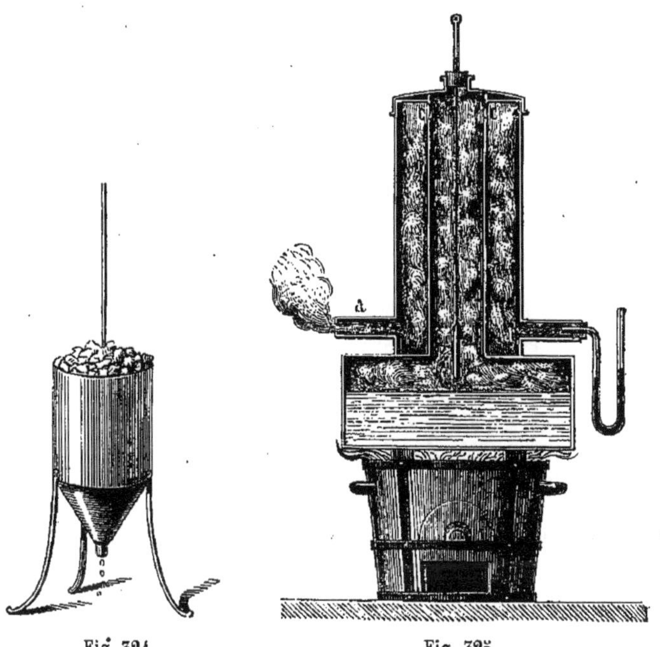

Fig. 324. Fig. 325.

que l'air extérieur. Mais, pendant l'opération, la pression atmosphérique n'est pas ordinairement de 760 millimètres; il est indispensable de faire une correction, lorsqu'on opère sous une pression différente, parce que la température de l'ébullition de l'eau varie avec la pression. Or on sait que, dans le voisinage de 100°, une différence de pression de 27 millimètres produit une différence de température de 1°; et, pour de faibles variations de pression, les variations de température sont sensiblement proportionnelles à ces variations de pression. Donc si *d* représente la différence en millimètres de la hauteur barométrique et de 760, et *x* la température d'ébullition, on aura

$$x = 100 \pm \frac{d}{27}.$$

Le point supérieur étant ainsi déterminé, avec une machine à diviser, on partagera l'intervalle de 0 à 100 en cent parties égales, et on prolongera les divisions au-dessus de 100° et au-dessous de 0°. Chaque division se nomme un degré centigrade. Toutes les fois que le mercure montera ou descendra dans le tube d'une division, on dira que la température s'élève ou s'abaisse de un degré. Donc un degré est égal à la centième partie de la dilatation du mercure dans le verre, depuis la température de la glace fondante jusqu'à celle de l'ébullition de l'eau.

318. **Échelles diverses**. — Dans la graduation Réaumur, le zéro représente toujours la température de la glace fondante; mais on marque 80 au point de l'ébullition de l'eau. Pour passer des degrés centigrades aux degrés Réaumur, il suffit de remarquer que 1 degré centigrade vaut $\frac{80}{100}$ ou $\frac{4}{5}$ d'un degré Réaumur. Inversement, un degré Réaumur vaut $\frac{5}{4}$ d'un degré centigrade.

On emploie dans les pays du Nord un thermomètre, dont le zéro est à une température plus basse que celle de la glace fondante : c'est le thermomètre Fahrenheit. On obtient le zéro de cet instrument, en le plongeant dans un mélange de glace et de sel ammoniac. Cet appareil indique 32° dans la glace fondante. Fahrenheit marquait 212 dans l'eau bouillante. On peut donc le graduer, en déterminant les deux points fixes comme précédemment, et mettant 32 et 212 à la place de 0 et 100. Pour établir la correspondance entre le thermomètre Fahrenheit et le thermomètre centigrade, il suffit de remarquer que 1 degré Fahrenheit vaut $\frac{100}{180}$ ou $\frac{5}{9}$ de degré centigrade; et, comme le premier marque 32 à la glace fondante, il faudra retrancher du nombre n de degrés Fahrenheit le nombre 32, et multiplier le reste $n - 32$ par $\frac{5}{9}$.

319. **Sensibilité du thermomètre.** — La sensibilité du thermomètre peut être envisagée de deux manières différentes, soit au point de vue de la rapidité avec laquelle il peut se mettre en équilibre de température avec le milieu où il est placé, soit au point de vue de la facilité avec laquelle il marque des variations très-petites de température. Ces deux genres de sensibilité présentent une certaine opposition; car un thermomètre se met d'autant plus facilement en équilibre de température, que sa masse est plus petite; mais plus il est petit, moins ses déplacements sont appréciables. Aussi, on essaye d'obtenir les deux sensibilités, en prenant pour tige des tubes capillaires extrêmement fins. Dans chaque cas particulier, il sera facile de reconnaître celle qui est la plus importante, et par conséquent celle qu'on doit surtout chercher à obtenir. Du reste, pour les recherches et pour les expériences de précision, il convient de n'employer que des thermomètres qui aient seulement 15 ou 20 degrés de course, l'un marquant, par exemple, la température de + 25° à + 15°, un autre de + 15° à — 5°, un autre de — 5° à — 20°, etc. Alors les réservoirs ne contiennent qu'une très-petite quantité de mercure, et le tube étant très-fin, chaque degré occupera

une grande longueur. Pour les graduer, on se sert d'un thermomètre étalon, dont on a vérifié la précision.

320. **Comparabilité du thermomètre à mercure.** — Nous avons déjà dit que le thermomètre à mercure doit être adopté de préférence à tout autre, à cause de la grande précision que l'on peut apporter dans sa construction. Mais il existe une condition essentielle, à laquelle doit satisfaire tout appareil de mesure, il faut que, non-seulement il soit toujours comparable à lui-même, c'est-à-dire qu'il marque toujours le même degré dans des conditions identiques, mais aussi qu'il puisse être reproduit à volonté, de manière à obtenir toujours des instruments comparables. Or il résulte des expériences de M. Regnault que les thermomètres construits avec des verres ayant à peu près la même composition chimique ne marchent pas rigoureusement d'accord au delà des points fixes qui ont servi à régler leurs échelles, ce qui tient à l'inégale dilatation de l'enveloppe. Mais ces différences sont assez petites pour qu'on puisse les négliger dans la plupart des cas, surtout si on rejette les verres contenant une quantité notable de plomb. On pourra donc considérer le thermomètre à mercure comme identique à lui-même entre les limites — 36° et + 300°; au delà l'accord n'a plus lieu. Pour la détermination des températures plus élevées, il faut avoir recours au thermomètre à air, seul instrument comparable. Nous en parlerons plus loin.

321. **Thermomètre à alcool.** — Ce thermomètre est plus facile à construire que celui à mercure. Pour le remplir, on chauffe le réservoir, afin de dilater l'air, et on plonge rapidement l'extrémité ouverte du tube dans un bain d'alcool coloré. A mesure que la boule se refroidit, l'air se contracte, le liquide s'élève dans le tube, et entre dans le réservoir. On porte à l'ébullition la portion de liquide introduite; la vapeur chasse l'air et, en le plongeant de nouveau dans le bain, l'appareil se remplit complétement, par suite de la condensation de la vapeur. Il arrive le plus souvent qu'il reste une bulle d'air qui se dégage du liquide. Pour l'expulser, on attache la tige de thermomètre à l'extrémité d'une ficelle, et on le fait tourner comme une fronde. La force centrifuge, agissant plus fortement sur le liquide, repousse celui-ci à la partie la plus éloignée du centre de rotation, et la bulle vers la partie supérieure du tube.

On le ferme en y laissant un peu d'air qui s'oppose à l'ébullition de l'alcool. Pour le graduer, on détermine le zéro par le procédé ordinaire; mais on ne peut pas obtenir le point 100, parce que l'alcool bout avant l'eau. On cherche alors un autre point supérieur, en le comparant avec un thermomètre à mercure.

Le thermomètre à mercure et le thermomètre à alcool s'accordent à zéro et au point de repère supérieur. Au delà ils ne sont plus comparables.

Cet instrument sert à la détermination des basses températures, parce que l'alcool ne se congèle pas.

322. **Déplacement du zéro.** — On a observé depuis longtemps qu'un thermomètre construit avec soin ne marque plus zéro au bout de quelque temps. Quand on le plonge dans la glace fondante, ce point s'élève graduellement, comme si le réservoir éprouvait une diminution de volume. L'écart peut atteindre 2°. On a attribué d'abord ce changement à la pression de l'air s'exerçant à l'extérieur sur la surface du réservoir. Mais le même effet se produit avec des thermomètres ouverts, comme l'a constaté Despretz. On en a trouvé l'explication dans une sorte de trempe que subit le verre en se refroidissant rapidement, après avoir été porté au rouge par le travail à la lampe d'émailleur. Cette trempe augmente le volume du réservoir; puis, peu à peu, il se fait un travail moléculaire, qui diminue insensiblement cette capacité, et cause le déplacement du zéro. D'après Despretz, cette variation peut se continuer pendant quatre à cinq ans. Aussi, quand on veut faire des observations précises, faut-il toujours vérifier le zéro de l'instrument.

323. **Thermomètres différentiels.** — Leslie a construit un ther-

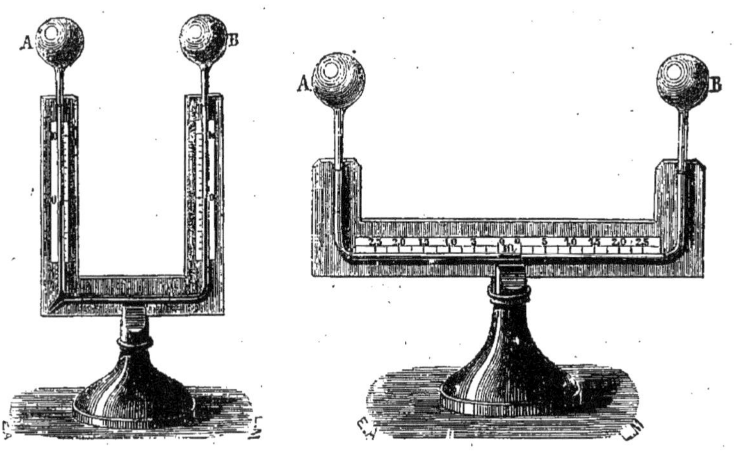

Fig. 326. Fig. 327.

momètre très-sensible, fondé sur la dilatation de l'air, et qui sert à apprécier des différences de température. Il consiste en un tube deux fois recourbé, à angle droit, terminé par deux boules égales A et B (*fig.* 326). Une colonne d'acide sulfurique coloré remplit en partie les deux branches, et s'élève à la même hauteur. Si on chauffe la boule A, le liquide monte du côté de la boule B, à cause de l'augmentation d'élasticité de l'air due à l'action de la chaleur.

Pour le graduer, on marque 0 aux points où le liquide s'élève dans les deux branches, lorsque les deux boules ont la même température. On met ensuite l'une des boules dans la glace fondante, et l'autre dans l'eau à 10°; au point où le liquide s'arrête, on marque 10. On divise l'intervalle en 10 parties égales, et on prolonge la graduation dans cet instrument. La différence de température des deux boules est à peu près proportionnelle à la différence de pression, ou à la différence des hauteurs du liquide dans les deux boules.

Rumford a imaginé un appareil semblable. Seulement les boules sont plus grosses, et la colonne liquide, réduite à un petit index *m* (*fig.* 327) occupe toujours la branche horizontale. La différence des températures des deux boules peut être regardée, dans ce cas, comme proportionnelle à la différence des volumes occupés par les deux masses d'air, différence qui est donnée par le mouvement de l'index. La graduation s'effectue comme dans le premier cas.

324. **Thermomètres à maxima et à minima de Rutherford.** — Il est souvent utile dans les observations de météorologie de pouvoir connaître la température la plus basse ou la plus élevée, qui a pu se produire dans un temps donné.

Le thermomètre à maxima de Rutherford est un thermomètre à mercure ordinaire, dont la tige, un peu recourbée, est horizontale (*fig.* 328). Dans l'intérieur du tube, est placé un cylindre en émail,

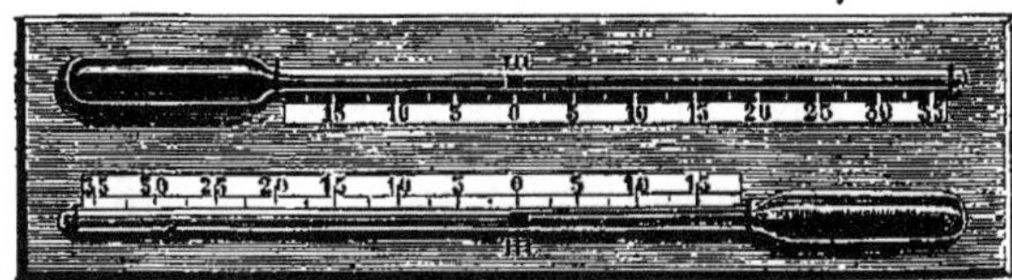

Fig. 328.

servant d'index. Quand la température s'élève, le mercure pousse l'index devant lui; quand la température baisse, l'index reste en place et marque, par sa position, le maximum de température. Le thermomètre à minima est à alcool, et contient aussi un petit index en émail. La température vient-elle à s'élever, le liquide dépasse l'index sans le déplacer; s'abaisse-t-elle, le ménisque formé par l'alcool entraîne le cylindre. La position trouvée indique la température minima. Ordinairement, les deux appareils sont disposés sur une même planchette et en sens inverse. Pour les mettre en expérience, on les place dans la position verticale, et, à l'aide de quelques secousses légères, les deux cylindres glissent jusqu'aux extrémités des colonnes.

325. **Thermomètres de Walferdin.**—On donne aujourd'hui la préférence à ces instruments. Dans le thermomètre à maxima (*fig.* 329, I), la tige se termine par un bec effilé *b*, qui s'ouvre dans une ampoule contenant assez de mercure pour la recouvrir quand on renverse l'instrument. Veut-on, par exemple, apprécier une température supérieure à 30°?

On le remplit de mercure à 30°, en inclinant l'appareil, de manière que le bec plonge dans le mercure de l'ampoule, et en le chauffant à 30°. Il entre ainsi du mercure dans la tige, qui reste pleine quand on le redresse. Ainsi préparé, si on place le thermomètre dans un lieu dont la température est supérieure à 30°, le mercure arrive à la pointe, et s'écoule dans l'ampoule. On le retire, et on le place dans un bain, dont on élève graduellement la température, jusqu'à ce que le liquide atteigne de nouveau le bec. Cette température, mesurée par un thermomètre étalon, donne précisément la température du sien.

Dans le thermomètre à minima (II), la tige terminée en pointe pénètre dans le réservoir, qui contient à la fois du mercure et de l'alcool. Dans l'intérieur du tube, s'engage une colonne de mercure et au-dessus de l'alcool. Lorsque la température s'abaisse, le mercure arrive à la pointe du tube, et tombe dans le réservoir, à travers l'alcool, jusqu'à ce qu'elle atteigne le minimum. Il ne reste plus alors qu'à plonger l'instrument dans un bain qu'on refroidit lentement, jusqu'à ce que le mercure arrive de nouveau à la pointe.

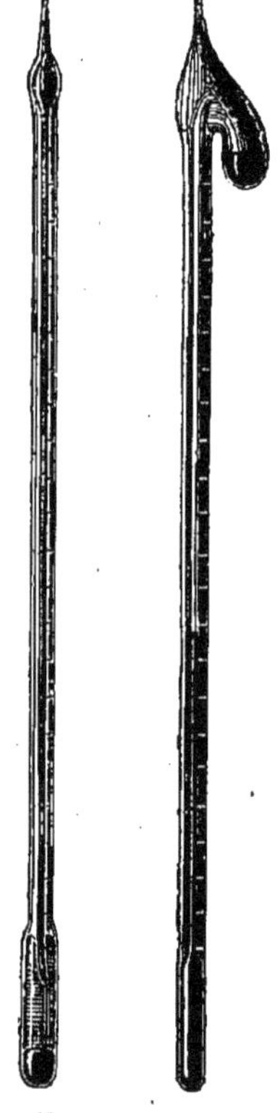

Fig. 329.

326. **Thermomètres métastatiques.** — M. Walferdin a construit des thermomètres qu'il nomme métastatiques, et qui donnent des différences de température avec une très-grande approximation. On en distingue de deux sortes : l'un à mercure et l'autre à alcool.

La tige du thermomètre à mercure se termine à la partie supérieure par une pointe effilée, dans une ampoule qui contient du mercure. Cette tige ne comprend qu'un petit nombre de degrés, 5, par exemple; et chaque degré comprend, à son tour, un grand nombre de divisions égales. Mais, en réglant convenablement la course, l'instrument peut marquer 5 degrés, à partir d'une température que l'on peut faire varier à volonté. Supposons que l'on veuille connaître des différences de température, comprises entre 36° et 40°, on chauffe le réservoir, de manière à faire écouler assez de mercure par la pointe, pour que le niveau se trouve sur la tige quand la température devient un peu inférieure à celle que l'on veut déterminer. On porte alors l'instrument dans un bain dont la température est connue, 36°, par exemple, et qui diffère peu de celle que l'on cherche. On note la position du niveau; on place ensuite le thermomètre dans le milieu proposé. Si le niveau monte ou descend de 20 divisions, et si un degré comprend 100 divisions, on en conclura que la température du milieu diffère de celle du bain de $\frac{20}{100}$ de degré.

Quelquefois le tube capillaire, au lieu de se terminer en pointe, porte un étranglement. Quand le mercure a atteint l'ampoule, et qu'il a pris la température fixe du bain, 40°, par exemple, on sépare la colonne en ce point, en lui imprimant une légère secousse, et on observe les positions successives du niveau pour des températures inférieures, mais voisines de 40°.

Le thermomètre métastatique à alcool a la même forme que celui à mercure, mais sans tube effilé. L'ampoule contient un excès d'alcool. On engage dans la tige une petite colonne de mercure, qui se meut dans le tube plein d'alcool. On règle la position de l'index, de manière que, pour les températures que l'on veut apprécier, la colonne mercurielle occupe à peu près le milieu de la tige. On opère ensuite comme dans le premier cas. Les thermomètres métastatiques, à cause de leur grande sensibilité, sont très-avantageux pour déterminer la température des diverses parties d'un animal. On s'en est servi pour étudier la température du sang dans le cœur, dans les artères et dans les veines.

Nous indiquerons plus loin, quand nous ferons l'étude de la chaleur animale, d'autres appareils thermo-électriques d'une sensibilité extrême, qui ont servi surtout à déterminer la température des êtres vivants.

CHAPITRE II

DILATATION DES CORPS

527. **Formules de dilatation.** — L'expérience montre que la dilatation des corps par la chaleur est à peu près *uniforme*, du moins entre certaines limites, c'est-à-dire que, pour des variations égales de température, les corps prennent des accroissements égaux, quelle que soit la température initiale.

On distingue trois sortes de dilatations : la dilatation cubique ou augmentation du volume d'un corps, la dilatation superficielle ou augmentation de la surface, la dilatation linéaire ou l'allongement de l'une des dimensions.

On appelle *coefficient de dilatation cubique, superficielle, ou linéaire, l'accroissement de l'unité de volume, de superficie ou de longueur d'un corps pour une élévation de température égale à 1 degré,* quelle que soit la température initiale. La connaissance des coefficients de dilatation permet de résoudre facilement plusieurs questions importantes.

1° *Connaissant le volume* V_0 *d'un corps à la température* 0°, *on peut trouver le volume* V_t *à une autre température* t°. Soit k le coefficient de dilatation de ce corps. L'unité de volume du corps étant 1 à 0° sera $1 + k$ à 1 degré... $1 + 2k$ à 2 degrés... $1 + kt$ à t degrés. Donc V_0 fois l'unité de volume à $t°$ sera $V_0(1 + kt)$, on aura donc :

(1) $$V_t = V_0 (1 + k t).$$

La quantité $1 + kt$ revenant souvent dans les calculs de ce genre, on lui a donné un nom particulier, celui de *binôme de dilatation*. Il résulte de l'équation précédente la règle suivante : *Pour avoir le volume* V_t *d'un corps à* $t°$, *il faut multiplier le volume* V_0 *à* 0° *par le binôme de dilatation*.

De l'équation (1), on peut tirer :

(2) $$V_0 = \frac{V_t}{1 + kt}.$$

Donc, *pour passer du volume à* $t°$ *au volume à* 0°, *il suffit de diviser* V_t *par le binôme de dilatation.*

2° *Connaissant le volume* V_t *à* $t°$, *on peut chercher le volume* $V_{t'}$ *à une autre température* $t'°$.

Appelons V_0 le volume à 0° ; on a d'après l'équation (1) :

$$V_t = V_0 (1 + kt)$$
$$V_{t'} = V_0 (1 + kt').$$

divisant la seconde équation par la première, il vient :

(3) $$\frac{V_{t'}}{V_t} = \frac{1 + kt'}{1 + kt},$$

ce qui veut dire que les *les volumes, à diverses températures, sont proportionnels aux binômes de dilatation.* Dans les applications, on peut abréger le calcul, en effectuant la division algébrique de $1 + kt'$ par $1 + kt$, et en négligeant les termes du quotient où entrent les puissances de k supérieures à la première, ce qui est permis, à cause de la petitesse de la valeur de k. On trouve

$$\frac{V_{t'}}{V_t} = 1 + k (t' - t),$$

d'où $$V_{t'} = V_t [1 + k (t' - t)].$$

Les mêmes formules s'appliquent aux variations de surface et de longueur. Ainsi, en désignant par l le coefficient de dilatation linéaire, on a :

$$L_t = L_0 (1 + lt),$$
$$L_{t'} = L_t [1 + l (t' - t)].$$

3° On peut aussi appliquer le même calcul aux gaz, en observant que le volume dépend à la fois de la température et de la pression. Représentons par V_t le volume d'un gaz à la température $t°$ et à la pression H, et cherchons le volume V_t' du même gaz à la température $t'°$ et à la pression H'. Désignons par α le coefficient de dilatation de ce gaz.

Le volume Vt' ramené à zéro est $\frac{V_t}{1 + \alpha t}$, d'après l'équation (2) ; le volume V_t ramené aussi à zéro devient $\frac{Vt'}{1 + \alpha t'}$. Mais, d'après la loi de Mariotte, le produit du volume par la pression est une quantité constante, on a donc :

(4)
$$\frac{V_t H}{1 + \alpha t} = \frac{V_t' H'}{1 + \alpha t'},$$

c'est-à-dire que le *produit du volume par la pression divisé par le binôme de dilatation est une quantité constante*. Sous cette forme, la formule générale du gaz est très-facile à retenir.

4° Les variations de volume d'un corps entraînent des variations de densité. Or, *étant donnée la densité* d_0 *d'un corps à 0°, on peut se proposer de chercher la densité* d_t *de ce corps à* $t°$. Appelons P un certain poids du corps en question, V_0 son volume à 0°, on a $P = V_0 d_0$. De même à $t°$ on a $P = V_t d_t$. Donc $V_0 d_0 = V_t d_t$ ou $\frac{d_0}{d_t} = \frac{V_t}{V_0} = 1 + kt$, d'après la formule (2) ; par suite,

(5)
$$d_t = \frac{d_0}{1 + kt},$$

la densité d_t *est donc égale à la densité* d_0 *divisée par le binôme de dilatation.*

Dès lors, il est facile de passer de la densité d à $t°$ à la densité d_t' à $t'°$. En effet, l'équation (5) donne

$$d_t = \frac{d_0}{1 + kt},$$

$$d_t' = \frac{d_0}{1 + kt'},$$

d'où (6)
$$\frac{d_t'}{d_t} = \frac{1 + kt}{1 + kt'}.$$

Les *densités sont inversement proportionnelles aux binômes de dilatation.*

Dans le cas des gaz, il y aussi à tenir compte des pressions. Et comme les densités sont proportionnelles aux pressions, on aura la formule générale

(7)
$$\frac{d_t'}{d_t} = \frac{1 + kt}{1 + kt'} \times \frac{H'}{H}.$$

328. Recherche du coefficient de dilatation des solides. — Pour résoudre les différentes questions que nous venons de traiter, il est nécessaire de connaître les coefficients de dilatation. Les premières expériences ayant pour but cette détermination sont dues à Laplace et à Lavoisier. Leur procédé est, au fond, celui du pyromètre à levier (313).

Une barre AB (*fig.* 330), soutenue horizontalement par des rouleaux de verre sur lesquels elle peut glisser librement, s'appuie par une de

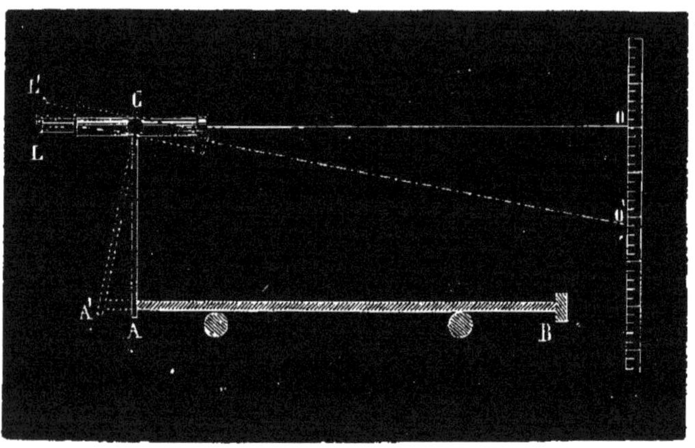

Fig. 330.

ses extrémités B contre un obstacle fixe en verre ; l'autre extrémité est en contact avec le petit bras d'un levier coudé mobile autour d'un centre fixe C, et dont le plus long est formé par une lunette L dirigée vers une mire placée à une grande distance. La barre étant d'abord entourée de glace fondante, on vise la mire, et on note la division correspondante O. On remplace la glace par de l'eau à T° ; la barre s'allonge, la lunette change de position, et l'on lit une nouvelle division O' de la règle. De cette simple lecture, on déduit l'allongement de la barre et le coefficient de dilatation.

En effet, connaissant OO', il s'agit de trouver AA'. Les triangles OCO' et ACA' étant semblables, on a $\frac{AA'}{OO'} = \frac{CA}{CO}$. Or $\frac{CA}{CO}$ est connu d'avance. Il était égal à $\frac{1}{744}$ dans l'appareil de Lavoisier. Par suite, $AA' = \frac{OO'}{744}$. En divisant AA' par la température T et la longueur L de la barre à 0°, on aura $\frac{AA'}{L \times T}$ pour valeur du coefficient de dilatation linéaire.

De la connaissance du coefficient de dilatation linéaire, on peut déduire, par le calcul, le coefficient de dilatation cubique. Mais, pour cela, il faut admettre que, dans les corps solides, l'allongement est le même dans tous les sens. Or cela n'arrive que pour les corps homogènes, ce qui est le cas le plus ordinaire. Si donc on prend un corps homogène et qu'on le chauffe, il se dilatera également dans tous les sens; d'où il suit qu'en augmentant de volume il restera toujours semblable à lui-même. D'après cela, V_0 étant le volume d'un corps à 0°, et l la longueur d'une certaine dimension à la même température, son volume à 1° deviendra $V_0(1+k)$, et la longueur de la dimension correspondante sera $l(1+\delta)$, δ étant le coefficient de dilatation linéaire. Mais les volumes sont entre eux comme le cube de leurs dimensions homologues. On aura donc

$$\frac{V_0(1+k)}{V_0} = \frac{l^3(1+\delta)^3}{l^3},$$

ou
$$1+k = (1+\delta)^3 = 1 + 3\delta + 3\delta^2 + \delta^3.$$

Mais δ étant très-petit, on peut négliger $3\delta^2$ et δ^3, et on a alors $1+k = 1+3\delta$, ou $k=3\delta$. D'où l'on conclut que le coefficient de dilatation cubique est le triple du coefficient de dilatation linéaire. On prouverait de même que la dilatation superficielle est le double de la dilatation linéaire.

TABLEAU DES COEFFICIENTS DE DILATATION LINÉAIRE DE QUELQUES SUBSTANCES.

Verre	0,0000085
Platine	0,0000087
Fer	0,0000122
Or	0,0000157
Cuivre	0,0000172
Argent	0,0000191

329. **Recherche du coefficient de dilatation absolue du mercure.** — Quand un liquide augmente de volume dans le vase qui le contient, on n'observe que la dilatation *apparente*, c'est-à-dire l'excès de la dilatation *réelle* ou *absolue* du liquide sur la dilatation de l'enveloppe. On peut d'abord chercher par un procédé direct la dilatation absolue d'un liquide, ce qui fournit le moyen de déterminer celle de l'enveloppe; cette dernière étant connue, on peut trouver la dilatation absolue et apparente des différents liquides. Enfin, connaissant la dilatation de l'enveloppe et des liquides, on peut aisément arriver à trouver celle de tout autre corps solide, qu'on pourra introduire dans cette enveloppe, en même temps qu'un liquide de dilatation connue. Telle est la marche qui a été suivie par Dulong et Petit, dont nous allons résumer les expériences. Parmi les liquides, Dulong et Petit ont choisi de préférence le mercure, parce qu'on peut l'obtenir très-pur, et que son point d'ébullition est très-élevé. Voici le principe de la mé-

thode imaginée par ces deux physiciens : Nous avons vu que les variations de volume dues aux variations de température produisent des variations de densité, et nous avons déduit de la formule (327) :

$$d_0 = d_t(1 + kt),$$

d'où (1)

$$1 + kt = \frac{d_0}{d_t}.$$

Si donc on parvient à déterminer le rapport $\frac{d_0}{d_t}$, on obtiendra la valeur de k, ou le coefficient de dilatation absolue du mercure.

Pour trouver $\frac{d_0}{d_t}$, on s'appuie sur ce fait que, lorsque deux liquides d'inégale densité sont renfermés dans deux vases communiquants, les hauteurs des colonnes liquides en équilibre sont en raison inverse de leurs densités, et indépendantes de la forme du vase.

Soient donc deux vases C et C′ (*fig.* 331) communiquant entre eux par un tube étroit et renfermant du mercure. Le liquide s'élève d'abord des deux côtés à la même hauteur. On chauffe la branche C′ à $t°$, et on abaisse la température de C à 0°; alors les hauteurs h_t et h_0 étant inégales,

on a

$$\frac{d_0}{d_t} = \frac{h_t}{h_0},$$

mais

$$\frac{d_0}{d_t} = 1 + kt;$$

donc

$$1 + kt = \frac{h_t}{h_0},$$

et, par suite,

$$K = \frac{h_t - h_0}{h_0 t}.$$

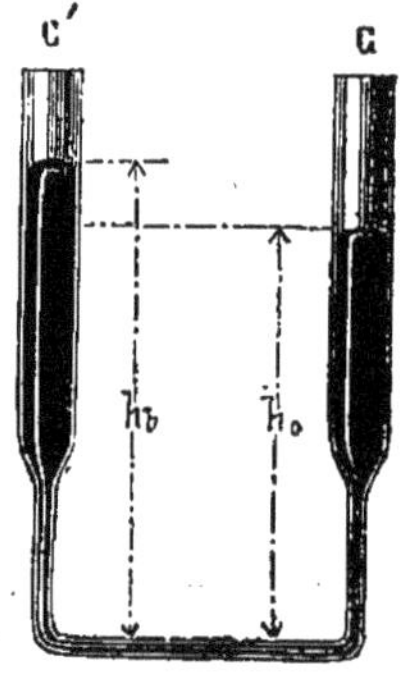

Fig. 331.

Dulong et Petit opéraient de la manière suivante : l'un des tubes T′ (*fig.* 332) était entouré d'un manchon G rempli de glace fondante; et l'autre T placé dans un bain d'huile que l'on pouvait chauffer jusqu'à 300°. Pour faire une observation, on maintenait un moment la température uniforme, et avec un cathétomètre on mesurait les hauteurs des colonnes mercurielles des tubes T et T′. La température du bain d'huile était donnée par un thermomètre à poids P, un thermomètre gradué sur tige et un thermomètre à air B.

Ces deux physiciens ont fait de nombreuses expériences pour savoir si le mercure se dilate de la même quantité pour chaque degré du thermomètre à air. Ils ont trouvé que le coefficient moyen de dilatation entre 0° et 100° était égal à $\frac{1}{5550}$. De 0° à 200°, sa valeur est plus forte, il augmente encore entre 0° et 300°. M. Regnault, avec un appareil plus compliqué, a obtenu des résultats plus précis. Il a trouvé :

de 0° à 100° . . . . $\frac{1}{5550}$,
de 0° à 200° . . . . $\frac{1}{5433}$,
de 0° à 300° . . . . $\frac{1}{5360}$.

Il en a conclu ce que Dulong et Petit avaient déjà reconnu que le mercure se dilate de quantités de plus en plus grandes, à mesure que la température s'élève.

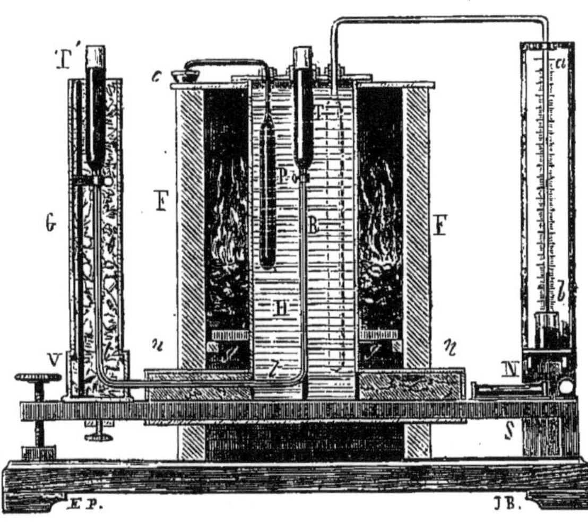

Fig. 332.

330. Dilatation absolue des liquides. — La connaissance du coefficient de dilatation absolue du mercure permet de trouver celui d'autres liquides, sans avoir recours à cette expérience compliquée : on peut l'obtenir, soit par le thermomètre à poids, soit par le thermomètre ordinaire.

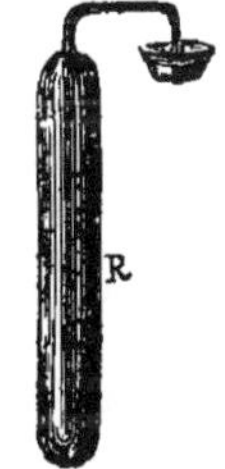

Fig. 333.

1° *Méthode du thermomètre à poids.* — Cet appareil se compose d'un réservoir cylindrique R (*fig.* 333), surmonté d'un tube capillaire recourbé, et terminé en bec effilé. On mesure d'abord le coefficient de dilatation du verre, qui constitue ce thermomètre. Pour cela, on le pèse ; puis on le remplit de mercure à 0°, et on le pèse de nouveau, en ayant le soin de placer au-dessous du bec une petite capsule pesée d'avance, et qui sert à recueillir le mercure, que l'élévation de la température fait sortir de l'appareil; on a ainsi, par différence, le poids P du mercure qui remplit le thermomètre à 0°. On le porte ensuite dans un bain à $t°$; il s'écoule un poids p du liquide. Connaissant P, p et t, on peut en déduire facilement le coefficient de dilatation k du verre.

En effet, à 0° le thermomètre est rempli de mercure, dont le poids est P et la densité D_0 ; le volume du vase est donc $\frac{P}{D_0}$; à t° son volume sera $\frac{P}{D_0}(1 + kt)$. Or, il doit être égal au volume du mercure de densité D_t, dont le poids est $P - p$. Ce mercure à zéro a pour volume $\frac{P-p}{D_0}$, et à t degrés $\frac{P-p}{D_0}(1 + \delta t)$, δ étant le coefficient de dilatation absolue du mercure. On a donc :

$$\frac{P}{D_0}(1 + kt) = \frac{P-p}{D_0}(1 + \delta t),$$

d'où
$$k = \frac{P\delta t - p(1 + \delta t)}{Pt} = \delta - \frac{p(1 + \delta t)}{Pt}$$

C'est ainsi que M. Regnault a trouvé le coefficient de dilatation de différents échantillons de verre.

Connaissant maintenant k, de la même formule on pourra déduire le coefficient de dilatation absolue d'un liquide quelconque, en opérant comme avec le mercure.

Ce procédé peut être employé pour quelques liquides particuliers, mais il ne peut pas servir pour les liquides volatils ; et pour les liquides de faible densité, il n'est pas assez rigoureux.

2° *Méthode du thermomètre ordinaire.* — On peut employer un autre procédé, qui a été mis en pratique par M. I. Pierre, et qui consiste à mesurer l'augmentation de volume, sans faire sortir le liquide de l'appareil. On prend un thermomètre, dont la tige a été divisée en parties d'égales capacités, et dont on a déterminé exactement en divisions du tube le volume du réservoir à 0°. On introduit dans son intérieur du mercure, et on marque le volume V_0. On chauffe le thermomètre à t°, et on note le nouveau volume V. Ces V divisions représentent, en réalité, un volume $V(1 + kt)$, par suite de la dilatation du verre. Ce volume doit être égal à $V_0(1 + \delta t)$, δ étant le coefficient de dilatation absolue du mercure. On a donc la relation :

$$V_0(1 + kt) = V(1 + \delta t),$$

formule qui fait connaître k. En répétant la même opération avec un liquide quelconque, on obtiendra la dilatation absolue.

331. **Dilatation apparente des liquides.** — Nous avons vu que lorsqu'un liquide se dilate dans un thermomètre, l'augmentation de volume qu'on observe, n'est autre chose que l'excès de sa dilatation absolue sur celle de l'enveloppe, ou ce que l'on nomme la dilatation apparente. Le thermomètre à poids donne un moyen commode pour faire cette détermination.

Désignons, comme tout à l'heure (330), par P le poids du liquide qui remplit le thermomètre à 0°, et par p celui qui s'écoule quand on le porte dans un bain à $t°$. Le poids du mercure qui restera sera $P - p$. Or, à $t°$ les volumes du verre et du liquide ne sont plus les mêmes, puisqu'ils sont inégalement dilatables. Soit donc v celui du verre, et v' celui du liquide, et leur différence $v' - v$ sera la dilation *apparente*. D'autre part, $v' - v$ est le volume du poids p du mercure expulsé, et v le volume du poids $P - p$ à la même température. Comme les volumes sont proportionnels aux poids, on aura la relation

$$\frac{v' - v}{v} = \frac{p}{P - p},$$

et, par suite,

$$\frac{v' - v}{vt} = \frac{p}{(P - p)t} = \Delta.$$

Dulong et Petit ont trouvé pour le mercure le nombre $\frac{1}{6480}$, quand on opère dans une enveloppe de verre ; ce nombre varie avec la nature du verre.

332. **Application du thermomètre à poids à la détermination des températures.** — Cet instrument est très-employé pour mesurer la température d'une enceinte. Dulong et Petit le préféraient au thermomètre gradué sur tige. P représentant toujours le poids du mercure qui remplit l'appareil à la température de 0°, si π est le poids qui est expulsé, quand on le porte dans un bain à 100°, on a une première relation déjà connue :

$$\Delta = \frac{\pi}{(P - \pi)\,100}.$$

Si, maintenant, on porte l'appareil dans un autre bain, à une température inconnue t, et si p est le poids du mercure écoulé, on a encore :

$$\Delta = \frac{p}{(P - p)\,t},$$

d'où

$$\frac{p}{(P - p)\,t} = \frac{\pi}{(P - \pi)\,100},$$

et

$$t = 100 \cdot \frac{p}{\pi} \cdot \frac{P - \pi}{P - p}.$$

Cette température sera égale à celle qu'indiquerait un thermomètre à mercure, placé dans les mêmes circonstances et construit avec le même verre.

333. **Détermination du coefficient de dilatation des solides au moyen du thermomètre à poids.** — Dulong et Petit se sont servi de la méthode du thermomètre à poids pour déterminer le coefficient de dilatation des métaux qui ne sont pas attaquables par le mercure. On introduit dans le réservoir (*fig.* 334) une tige de la substance proposée, dont on connaît le poids P et la densité D_0. On remplit ensuite l'ap-

pareil de mercure à 0°. Soit p son poids et d_0 sa densité, on place alor le thermomètre dans un bain d'huile à la température t, et on recueille le mercure écoulé p'. Si x, k et δ représentent les coefficients de dilatation du corps, du verre et du mercure, le volume du mercure qui reste à t° est $\frac{p-p'}{d_0}(1+\delta t)$, le volume du corps est $\frac{P}{D_0}(1+xt)$, et celui du réservoir $\left(\frac{P}{D_0}+\frac{p}{d_0}\right)(1+kt)$. Il faut donc écrire qu'à t° le volume du corps augmenté du volume du mercure est égal au volume du réservoir. On a donc l'équation

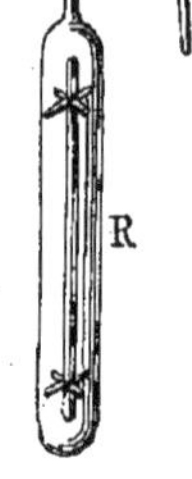

Fig. 334.

$$\frac{P}{D_0}(1+xt)+\frac{p-p'}{d_0}(1+\delta t)=\left(\frac{P}{D_0}+\frac{p}{d_0}\right)(1+kt).$$

de laquelle on déduit x.

334. **Lois de la dilatation des liquides**. — Nous avons supposé jusqu'ici que la dilatation était proportionnelle à la température; cette hypothèse n'est pas exacte. En général, le coefficient de dilatation augmente avec la température; de plus, la loi que suit cette variation est compliquée et n'est pas connue. On la représente d'une manière empirique par une formule de la forme

$$\delta_t = at + bt^2 + ct^3,$$

a, b, c étant des constantes numériques que l'on détermine par trois séries d'observations de δ_t et de t.

La dilatation d'un liquide est très-irrégulière à une température voisine du point d'ébullition. Ainsi l'alcool se dilate beaucoup plus de 78° à 79°, lorsqu'on le conserve liquide au-dessus du point d'ébullition, que de 0° à 1°. L'acide carbonique liquide, ainsi que l'a constaté Thilorier, a un coefficient de dilatation plus grand que celui de l'air. Drion, en opérant sur l'acide hypo-azotique, l'acide sulfureux et l'éther chlorhydrique, à des températures élevées, dans des tubes scellés à la lampe, a trouvé que le coefficient de dilatation croît rapidement avec la température, et surpasse de beaucoup celui de l'air.

335. **Maximum de densité de l'eau**. — L'eau présente un phénomène remarquable, qui la distingue des autres liquides. Quand on chauffe de l'eau de 0° à 4° à peu près, son volume diminue, ou sa densité augmente; à partir de ce moment, si on continue à la chauffer, le volume de l'eau augmente, et sa densité diminue comme dans le cas général des liquides : il y a donc une température où l'eau occupe le plus petit volume, et où la densité est la plus grande. C'est cette température qu'on appelle température du maximum de densité de l'eau. Il est difficile de déterminer exactement le point du ther-

momètre, parce que dans le voisinage de ce point l'eau éprouve peu de variations de volume.

Les expériences les plus remarquables faites sur ce sujet sont celles de Despretz et Hallstrom.

Le procédé de Hallstrom consiste à déterminer la perte de poids qu'éprouve une boule de verre lestée, que l'on plonge successivement dans de l'eau à divers températures, en tenant compte, toutefois, des changements de volume de la boule immergée. On peut ainsi, par ce procédé, obtenir la densité de l'eau à une température quelconque.

Hallstrom a représenté les résultats de ses recherches sur la densité de l'eau de 0° à 32° par la formule empirique

$$D_t = 1 + at + bt^2 + ct^3,$$

a, b, c étant des constantes numériques, dont on détermine la valeur par trois couples d'observations de D_t et de t. Pour trouver la température du maximum, il suffisait de chercher la valeur de t, qui rendait D_t un maximum. Par cette méthode, on trouve $t = 4°,1$.

Despretz, en comparant la marche du thermomètre à eau avec celle du thermomètre à mercure, entre 0° et 30°, a obtenu, comme moyenne de ses expériences, le nombre 3°,98, pour la température de la densité maxima.

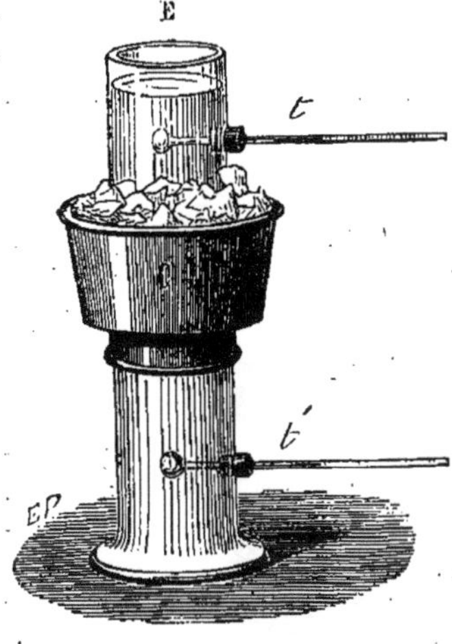

Fig. 335.

Une expérience, due à Hope, permet de démontrer facilement l'existence du maximum de densité de l'eau. On prend une éprouvette E (*fig.* 335), contenant de l'eau à 10° environ. On entoure la partie moyenne d'un manchon C, rempli d'un mélange réfrigérant, qui sert à refroidir l'eau. Deux thermomètres t et t' indiquent la température aux deux extrémités de l'éprouvette. Dans ces conditions, lorsque l'eau refroidie à la partie supérieure arrive dans le voisinage de 4°, elle devient plus lourde, et tombe au fond de l'éprouvette, en même temps l'eau plus chaude s'élève. Il arrive donc un moment où le thermomètre t' atteint 4°, tandis que le thermomètre t descend jusqu'à zéro. L'eau peut même se congeler à la partie supérieure, sans que le thermomètre inférieur cesse de marquer 4°.

Cette expérience donne l'explication de ce qui se passe au fond de certains lacs d'eau douce très-profonds, où la température se maintient constamment à 4° environ. Cela est dû à ce que, à une certaine époque de l'année, l'eau prend, à la surface, une température voisine de celle de son maximum de densité, et tombe alors au fond, en conservant cette température; ce fait intéressant explique la constance d'une température modérée au fond des grandes masses d'eau, circonstance très-favorable pour empêcher la mort des êtres qui peuplent les eaux, et qui périraient infailliblement dans les hivers très-rigoureux.

336. **Maximum de densité des dissolutions salines.** — On s'était demandé souvent si l'eau de mer et, en général, les dissolutions salines avaient aussi un maximum de densité. Despretz a montré, par le même procédé, que toutes les dissolutions salines ont un maximum de densité, mais qu'il est souvent difficile de les placer dans la conditions où l'on peut observer ce maximum. Si dans l'eau pure on met du sel marin, on abaisse la température du maximum, mais aussi on abaisse celle de la solidification; et souvent le point correspondant au maximum de densité est au-dessous du point de solidification; c'est ce qui empêche de le déterminer facilement. Ainsi l'eau de mer a un maximum correspondant à — 3°,97, et la température de congélation du liquide agité est égale à — 1°,88.

337. **Recherche du coefficient de dilatation des gaz.** — Les

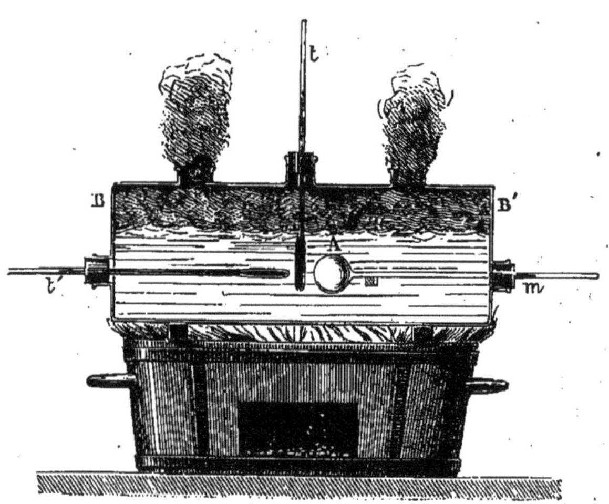

Fig. 336.

premières expériences sur la détermination des coefficients de dilatation des gaz ont été exécutées par Gay-Lussac avec l'appareil suivant : On prend un réservoir en verre A (*fig.* 336) surmonté d'un tube capillaire bien calibré, et on détermine le rapport de la capacité du réservoir à l'une des divisions du tube. Il s'agit d'abord d'introduire dans ce thermomètre de l'air sec. Pour cela, Gay-Lussac remplissait l'appareil de mercure, et adaptait à l'extrémité ouverte un long tube plein de chlorure de calcium. Il introduisait alors dans le tube et la boule un fil fin de platine, et par de légères secousses il faisait sortir le mercure, qui était remplacé par de l'air desséché. Il arrêtait l'opération, lorsqu'il ne restait dans le tube qu'une petite colonne de mercure m, qui servait à séparer le gaz de l'air extérieur.

Le thermomètre à gaz A étant placé dans la glace fondante, on observe le volume V à 0°, et on note la pression H. On le porte ensuite dans une caisse B, contenant de l'eau à la température T de l'ébullition; la nouvelle position de l'index m donne le volume V' à la température T; on note la pression nouvelle H'.

Pour déduire de cette expérience la valeur α du coefficient de dilatation de l'air, remarquons que le gaz qui occupe le volume V à 0° et sous la pression H, occupera le volume $V(1+\alpha T)$ à la température T. Mais V' est le volume apparent de l'air à la même température; chaque division est devenue $1+kT$, k étant le coefficient de dilatation du verre, le vrai volume est donc $V'(1+kT)$ à la pression H' et $V'(1+kT)\frac{H'}{H}$ à la pression H. On a donc :

$$V(1+\alpha T) = V'(1+kT)\frac{H'}{H}, \qquad (1)$$

d'où l'on tire α.

A la suite d'un grand nombre d'expériences, Gay-Lussac trouva que le coefficient de dilatation de l'air entre 0° et 100° était représenté par le nombre 0,00375, et conclut, en outre, que ce coefficient était le même pour tous les gaz, et qu'il était indépendant de la pression.

338. **Expériences de M. Regnault.** — Ces résultats avaient été contestés par Pouillet et par Rudberg, physicien suédois, lorsque M. Regnault reprit cette détermination, en évitant les causes d'erreur inhérentes à la méthode précédente, et dont la principale est celle due à l'index du mercure, qui ne ferme pas exactement le tube. En effet, le gaz étant à 0°, si on vient à le chauffer à 100°, et qu'on le ramène ensuite à 0°, l'index ne revient plus au même point. M. Regnault a employé dans cette détermination plusieurs procédés. Nous allons décrire l'un d'eux. L'appareil de M. Regnault se compose d'un ballon A (*fig.* 337), auquel est soudé un tube capillaire, et d'un manomètre à air libre rempli de mercure jusqu'à un trait β. Ces deux parties sont réunies par un tube t à trois branches. Pour introduire un gaz sec, on place le ballon dans une cuve où se trouve de l'eau qu'on porte à l'ébullition, et on met la tubulure m en communication avec une série de tubes desséchants et avec une pompe pneumatique. On fait alors le vide, puis on laisse rentrer l'air, qui se dessèche en passant à travers

les tubes. On ferme alors la tubulure à la lampe. Préalablement, on a déterminé le volume V du ballon jusqu'au trait α, et le volume v depuis α jusqu'à β. On entoure le ballon de glace fondante, et on maintient le niveau du mercure, de manière qu'il soit le même dans les deux branches, et qu'il se trouve toujours en β. On note la pression H'.

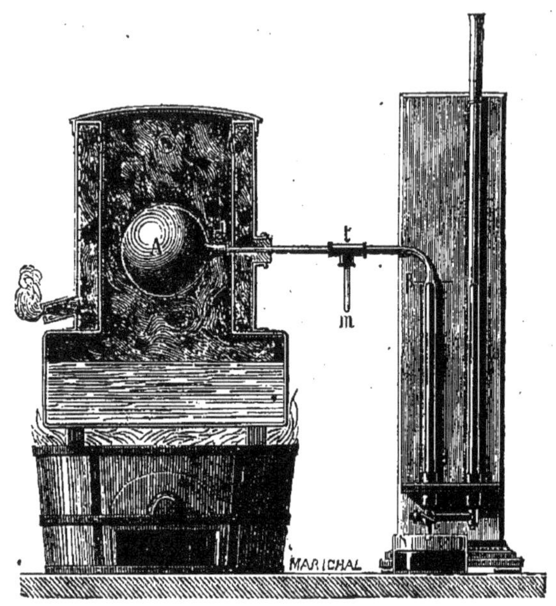

Fig. 337.

On porte ensuite l'eau de la chaudière à l'ébullition, le gaz se dilatant fait descendre le mercure au-dessous du trait β. On ramène le niveau en ce point, en ajoutant du mercure. Le volume du gaz reste constant, et l'élévation de température n'a produit qu'une augmentation de pression h ; la pression du gaz est donc $H' + h$.

Ceci posé, au commencement de l'expérience, le ballon avait un volume V à 0°, et sous la pression H, et un volume v à la température t, et à la même pression ; ce dernier, ramené à 0°, devient $\frac{v}{1 + \alpha t}$. Donc le volume total des gaz à 0°, dans la première phase de l'expérience, est $V + \frac{v}{1 + \alpha t}$. Dans la deuxième phase, le volume du ballon est devenu $V(1 + kT)$ à la température T. Le volume du gaz à 0° et à la pression H sera donc :

$$\frac{V(1+kT)}{1+\alpha T} \times \frac{H'+h}{H} + \frac{v}{1+\alpha t}\,\frac{H'+h}{H};$$

on aura donc :

$$(1) \qquad V + \frac{v}{1+\alpha t} = \frac{V(1+kT)}{1+\alpha T}\,\frac{H'+h}{H} + \frac{v}{1+\alpha t}\,\frac{H'+h}{H}.$$

En développant, on aurait une équation du 3me degré; mais, en négligeant v, qui est très-petit par rapport à V, puisque le tube est capillaire, on pourra d'abord trouver une valeur approchée de α. En substituant cette valeur dans les termes $\frac{v}{1+\alpha t}$, et en recommençant le calcul plusieurs fois, on aura une valeur de plus en plus approchée de la vraie valeur de α. M. Regnault a trouvé ainsi le nombre 0,00366 pour le coefficient de dilatation de l'air. En opérant avec d'autres gaz, il a trouvé des valeurs notablement différentes. Cette méthode repose sur la loi de Mariotte. Cette loi n'étant pas parfaitement exacte, il s'ensuit que α ne l'est pas non plus. M. Regnault a refait l'expérience à peu près de la même manière, en laissant le gaz se dilater librement, et il a trouvé que α était égal à 0,00367. Cette méthode donne pour les différents gaz des nombres plus grands que la première, excepté pour l'hydrogène. Cela provient de ce que les gaz se compriment plus que ne l'indique la loi de Mariotte, tandis que l'hydrogène se comprime moins.

M. Regnault a fait les mêmes expériences sous des pressions de 2, 3, 4 atmosphères, et il a trouvé que le coefficient de dilatation augmente avec la pression, excepté pour l'hydrogène. Il est probable qu'à une haute température tous les gaz auraient le même coefficient de dilatation, et que ce coefficient ne dépendrait plus de la pression.

Conclusions : 1° Le coefficient de dilatation de l'air, déduit, par le calcul, des changements de force élastique que subit un même volume de gaz entre 0° et 100°, est 0,00366;

2° Lorsqu'on le déduit des changements de volume, la force élastique restant constante, on trouve 0,00367;

3° Ce coefficient varie avec la nature du gaz; il s'approche d'autant plus de l'égalité, que la pression est plus faible, ou que sa densité est moindre.

4° Les coefficients de dilatation sont d'autant plus considérables, que la pression devient plus grande.

TABLEAU DES COEFFICIENTS DE DILATATION DE QUELQUES GAZ.

	SOUS VOLUME CONSTANT.	SOUS PRESSION CONSTANTE.
Hydrogène.	0.003667	0,003661
Air atmosphérique.	0,003665	0,003670
Acide carbonique.	0,003688	0,003710
Protoxyde d'azote.	0,003676	0,003794
Acide sulfureux.	0,003845	0,003903

339. **Thermomètre à air.** — Dans la détermination des hautes températures, le seul instrument de mercure que l'on doive employer est le thermomètre à air. L'appareil que nous avons décrit (337) pour la recherche du coefficient de dilatation de l'air peut servir à cet usage, car, une fois α connu, on pourra déduire de l'équation (1) la valeur T de la température.

Une disposition très-commode, employée par M. Regnault, consiste en un ballon A (*fig.* 338), terminé par un tube capillaire à robinet R. Le robinet étant ouvert, on place le ballon dans l'enceinte dont on veut apprécier la température x, puis on ferme le robinet, et on marque la pression barométrique H. On met alors l'appareil en relation avec un manomètre à air libre ; on entoure le réservoir de glace fondante, et on verse du mercure dans le manomètre, de manière à l'amener à un trait de repère α. On mesure la différence des niveaux h, et on note la pression extérieure H'. On a alors tout ce qu'il faut pour déterminer la température x de l'enceinte.

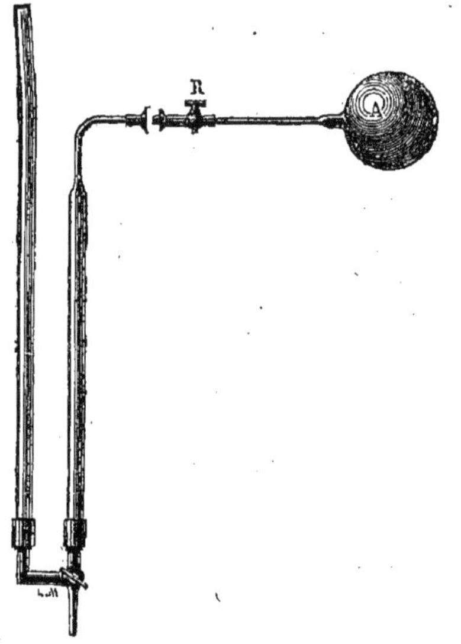

Fig. 338.

Appelons V le volume du ballon et du tube capillaire à 0°, v le volume du tube capillaire $\alpha\beta$ jusqu'au trait α à la température t, on a : volume de l'air à 0° et à la pression 760 égale à

$$\left(V + \frac{v}{1 + \alpha t}\right) \frac{H' - h}{760}.$$

Volume de l'air à x ramené à 0° égale à

$$V \frac{(1 + kx)}{1 + \alpha x} \frac{H}{760}.$$

On a donc :

$$V \frac{(1 + kx)}{1 + \alpha x} H = \left(V + \frac{v}{1 + \alpha t}\right) (H' - h),$$

d'où l'on déduira x.

On peut aussi se servir de cet appareil comme pyromètre à air ; seulement, il faut remplacer le ballon de verre par un réservoir en platine. Mais le platine a la propriété de condenser à sa surface de l'air qu'il laisse dégager aux températures élevées; de plus, ainsi qu'il résulte des expériences de MM. Deville et Troost, il devient à ces températures perméable aux gaz. Il est donc préférable d'employer un ballon en porcelaine, et de se servir d'iode comme substance thermométrique. Ce corps, en raison de sa grande densité, donne des résultats plus précis.

340. Application des coefficients de dilatation à la correction du baromètre. — Pour que les observations barométriques soient comparables entre elles, il faut que les hauteurs des colonnes de mercure soulevées soient à la même température. Il importe donc, pour l'évaluation exacte et certaine de la pression atmosphérique, de ramener toutes les observations à ce qu'elles seraient à une température déterminée. Les physiciens ont choisi la température 0°, la question à résoudre est donc celle-ci : la hauteur de la colonne mercurielle est H à la température t, quelle est la hauteur de cette même colonne à 0°, la pression atmosphérique restant la même? Pour cela, on sait que les hauteurs faisant équilibre à une même pression sont en raison inverse des densités du mercure, on a donc :

$$\frac{h_0}{h_t} = \frac{d_t}{d_0};$$

d'autre part, on a (329)

$$\frac{d_t}{d_0} = \frac{1}{1 + kt};$$

donc

$$\frac{h_0}{h_t} = \frac{1}{1 + kt};$$

mais on sait que $k = \frac{1}{5550}$;

donc

$$h_0 = \frac{h_t}{1 + \frac{t}{5550}} = \frac{5550\, h_t}{5550 + t}.$$

A cette première correction, il faut en ajouter une autre, qui porte sur l'allongement de la règle métallique, sur laquelle on lit la hauteur. Or chaque division de la règle représentant 1 millimètre à 0°, devient $1 + lt$ à t degrés, l étant le coefficient de dilatation linéaire de la règle, et la hauteur h_t deviendra $h_t\,(1 + lt)$; on a donc finalement :

$$h_0 = \frac{h_t\,(1 + lt)}{1 + kt} = \frac{5550\, h_t\,(1 + lt)}{5550 + t}.$$

341. Densité des gaz. — On définit ordinairement la densité d'un gaz, le rapport du poids d'un volume de ce gaz au poids d'un même volume d'air dans les mêmes circonstances de température et de pression. Comme les fluides élastiques ont tous à peu près le même coefficient de dilatation, et que la loi de Mariotte est très-sensiblement vraie, on peut considérer le rapport du poids d'un gaz au poids d'un même volume d'air comme constant, quelles que soient la température et la pression à laquelle on opère. Néanmoins, pour cette détermination, on choisit la température de 0° et la pression de 760 millimètres.

Biot et Arago, les premiers, ont employé dans cette recherche un procédé semblable à celui qui sert pour les liquides. Ce procédé, modifié par MM. Dumas et Boussingault, présente l'inconvénient d'introduire des corrections délicates, qui rendent nécessairement les résultats incertains. Une méthode plus exacte est celle imaginée par M. Regnault, méthode qui supprime toute correction, et annule les diverses causes d'erreur.

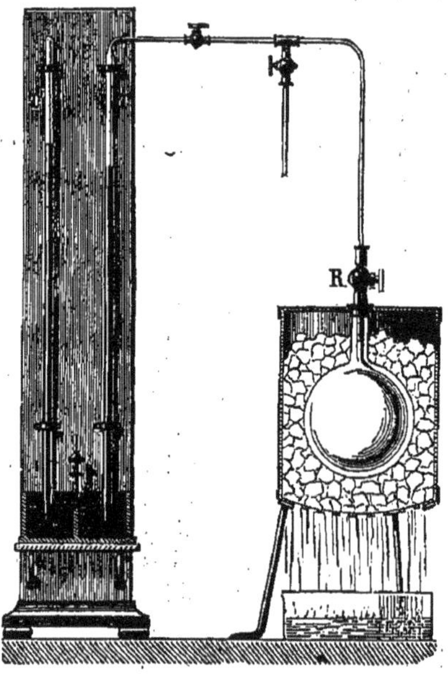

Fig. 339.

Méthode de M. Regnault. — Un ballon de 10 litres environ de capacité est mis en relation par l'intermédiaire d'un tube à trois branches avec un baromètre manomètre TT′ (*fig.* 339), et une machine pneumatique, ou un appareil producteur de gaz. Le ballon étant placé dans la glace fondante, on fait le vide aussi exactement que possible, et on le remplit de gaz sec à la pression H. On pèse le ballon plein de gaz. Soit P son poids. On fait de nouveau le vide, et on observe la différence de niveau h dans les tubes T et T′. Cette différence mesure la force élastique du gaz qui reste dans le ballon. Une seconde pesée donne le poids p du ballon rempli de gaz à la pression h. Donc la différence $P-p$, entre les poids obtenus, exprime le poids du gaz qui remplit le ballon à la pression $H-h$. Ce poids ramené à la pression de 760 millimètres sera

$$x=(P-p)\cdot\frac{760}{H-h}.$$

En répétant pour l'air sec la même série d'opérations, on obtient pour le poids d'un même volume d'air à 0° et à 760 millimètres :

$$y=(P'-p')\cdot\frac{760}{H'-h'}.$$

En divisant x par y on aura la densité du gaz.

$$D=\frac{x}{y}=\frac{P-p}{P'-p'}\cdot\frac{H'-h'}{H-h}.$$

Remarque. — Pour exécuter les diverses pesées, M. Regnault fait équilibre à son ballon au moyen d'un second ballon fermé de même volume, et façonné avec le même verre. On accroche les deux ballons sous les plateaux d'une balance ; de cette manière, ils déplacent le même volume d'air, et on évite ainsi les incertitudes qui proviennent des variations dues aux changements de température, de pression et de composition de l'air qui peuvent se produire dans le cours des opérations.

Poids d'un litre d'air. — La méthode précédente permet d'obtenir le poids d'un litre d'air sec à 0° et à la pression de 760 millimètres. M. Regnault employait le même ballon compensé, qui a servi à la recherche des densités. Il déterminait d'abord le poids P d'air sec qui le remplissait à 0° et sous la pression de 760 millimètres. Ce poids étant trouvé, il ne lui restait plus qu'à mesurer le volume du ballon à 0°. Pour cela, il le pesait successivement plein d'eau distillée récemment bouillie et plein d'air sec. La différence de poids p indiquait l'excès du poids de l'eau sur celui de l'air. En appelant x le poids de l'eau et a celui de l'air, on a $p=x-a$, d'où $x=p+a$. Mais cette eau était à 0° quand elle remplissait le ballon ; pour obtenir le poids de l'eau, qui, à la température de 4°, remplirait le ballon, il faut diviser ce nombre par la densité de l'eau à 0°. Il est évident que le nombre de grammes obtenus P exprimera en centimètres cubes le volume V du ballon à 0°. En divisant P par V, on aura le poids en grammes d'un centimètre cube d'air. M. Regnault a trouvé le nombre 0gr,001293, donc le poids de 1 litre d'air est égal à 1gr,293.

542. **Poids spécifique de l'air et des autres gaz.** — Le poids spécifique d'un corps étant le poids de l'unité de volume de ce corps, on voit que 0gr,001293 représente celui de l'air, si l'on prend le centimètre cube pour unité de volume.

Si, d'autre part, d est la densité d'un gaz par rapport à l'air, P et P′ les poids d'un même volume V de ce gaz et d'air, on a par définition $d=\frac{P}{P'}$ (24) d'où $P=P'd$ et comme on peut calculer le poids d'un volume V d'air, $P'=0^{gr},001293\ V$, il vient enfin pour le poids du volume V de gaz

$$P=0^{gr},001293\ V\ d$$

A une température t et à une pression H, le poids d'un centimètre cube d'air sera :

$$0^{gr},001293 \frac{H}{(1 + \alpha t)\,760};$$

et, enfin, le poids d'un centimètre cube de gaz, dont la densité est d, sera :

$$0^{gr},001293\, d \frac{H}{(1 + \alpha t)\,760}.$$

TABLEAU DE LA DENSITÉ ET DU POIDS D'UN LITRE DES PRINCIPAUX GAZ A 0° ET A 760^{mm}.

GAZ.	DENSITÉ.	POIDS DU LITRE.
Oxygène.	1,1056	1,43
Azote	0,971	1,26
Hydrogène.	0,0693	0,090
Chlore.	2,42	3,135
Acide carbonique	1,529	1,977
Oxyde de carbone.	0,957	1,234
Acide sulfureux.	2,193	2,73
Acide sulfhydrique.	1,1912	1,536
Protoxyde d'azote	1,527	1,970
Bioxyde d'azote.	1,039	1,343
Cyanogène.	1,806	2,330
Hydrogène protocarboné.	0,559	0,727
Hydrogène bicarboné.	0,985	1,274
Gaz ammoniac.	0,597	0,769
Acide chlorhydrique.	1,247	1,589

CHAPITRE III

CHANGEMENTS D'ÉTAT DES CORPS. VAPEURS.

343. **Fusion.** — Le premier effet physique de la chaleur sur les corps solides est d'augmenter leur volume ; mais cette dilatation a une limite au delà de laquelle les corps deviennent liquides. Ce changement d'état s'appelle la *fusion*. Le phénomène de la fusion est soumis à deux lois :

Première loi. — *Un corps solide commence toujours à fondre à la même température*, sauf quelques exceptions qu'on peut généralement expliquer. C'est cette température que l'on appelle température du point de fusion, et qui constitue un caractère spécifique propre à chaque corps. Il y a de grandes différences entre les points de fusion des divers corps. Les uns fondent aux températures les plus basses, exemple : acide carbonique solide, mercure solide ; d'autres, à des températures assez basses, comme la glace, le phosphore, la cire ; d'autres, au contraire, exigent pour se fondre les températures les plus hautes que l'on puisse produire, comme le fer, l'acier, l'or et le platine. A mesure que l'on parvient à obtenir des températures de plus en plus élevées, on arrive à liquéfier un plus grand nombre de corps. Dans ces dernières années, MM. Deville et Debray sont parvenus à fondre facilement le platine, et M. Despretz a réussi à liquéfier le bore, le silicium, et à ramollir le charbon sous l'action de la chaleur développée par l'arc voltaïque d'une pile puissante.

TABLEAU DES POINTS DE FUSION DE QUELQUES CORPS.

Acide carbonique solide	— 78°
Mercure	— 40°
Glace	0°
Phosphore	44,2
Cire	64
Soufre	115
Étain	228
Plomb	332
Argent	1000
Or	1200
Fer	1500
Platine	2000

Deuxième loi. — *Pendant toute la durée de la fusion, la température du corps reste constante;* du moins le solide en fusion reste à la même température, mais le liquide provenant de cette fusion peut s'échauffer si l'on n'a pas le soin de l'agiter constamment : la chaleur absorbée pendant cette action s'appelle *chaleur de fusion* (380).

344. Solidification. — Quand on abaisse suffisamment la température d'un corps liquide, il peut reprendre l'état solide. Ce phénomène constitue la solidification ; il est soumis aux lois suivantes :

Première loi. — *Un corps liquide commence à se solidifier au point où le même corps solide commence à se liquéfier;* en d'autres termes, le point de solidification est le même que celui de la fusion : aussi peut-on avoir dans deux vases différents entourés de glace fondante de la glace à 0° qui ne fond pas, et de l'eau à 0° qui ne se congèle pas.

Deuxième loi. — *La température demeure constante pendant toute la durée de la congélation.* — Cette loi se vérifie lors même que par un artifice quelconque on a pu conserver le corps liquide au-dessous de son point de congélation. Ainsi, si l'on prend de l'eau un peu au-dessus de 0° et qu'on l'entoure d'un mélange réfrigérant à — 15°, un thermomètre, placé au milieu de cette masse d'eau, s'abaisse; en opérant avec précaution, on peut abaisser la température au-dessous du point de congélation et même l'amener jusqu'à —17° ; mais, si alors on vient à agiter le vase ou à jeter dans l'eau un cristal de glace, aussitôt le liquide se prend en masse, et la température remonte à 0°.

345. **Changements de volume pendant la fusion et la solidification**. — Qnand un corps entre en fusion, on remarque un changement brusque de volume et pour le plus grand nombre des corps il y a dilatation ; inversement, quand un corps se solidifie, on observe en général une contraction. Il y a néanmoins quelques substances qui en se congelant éprouvent une augmentation de volume et par suite une diminution de densité. Ainsi, à 0°, la densité de la glace est 0,9, tandis que celle de l'eau, à la même température, est 0,9998. L'eau se dilate donc en se congelant. Cet accroissement de volume est prouvé par ce seul fait, que la glace flotte à la surface de l'eau. On le démontre directement par une expérience due à Huyghens. On remplit d'eau à 4° ou 5° un canon de fusil bouché hermétiquement. Si on le refroidit dans un mélange réfrigérant, il ne tarde pas à se fendre dans toute sa longueur; en même temps une lame de glace sort à travers la fente. Des bombes, remplies d'eau et exposées à la gelée, peuvent se briser par la force expansive de la glace au moment de la solidification.

La fonte de fer, le bismuth, produisent des effets analogues. C'est par l'expansion qui accompagne la solidification que la fonte peut se mouler et reproduire en relief les traits les plus fins. Enfin, la force expansive de la glace, qu'on peut évaluer à $\frac{1}{14}$, explique un grand nombre de faits qu'on observe en hiver, tels que le brisement des vases et des tuyaux de conduite remplis d'eau, la rupture et la destruction des plantes, par suite de la congélation de la séve.

346. **Variations du point de fusion et de solidification**. — Les circonstances dans lesquelles s'opère la fusion peuvent faire varier la température de liquéfaction. W. Thomson, le premier, en comprimant la glace dans un appareil semblable au piézomètre d'Œrsted, a reconnu que le point de fusion de cette substance s'abaisse d'une manière notable. Sous une pression de 17 atmosphères, l'abaissement est de — 0°,129. Tyndall a fait des expériences que l'on ne peut expliquer qu'en admettant que, sous l'action d'une compression très-grande, la glace fond au-dessous de 0°. Par exemple, lorsqu'on comprime fortement des fragments de glace entre deux plaques de bois, où l'on a creusé deux cavités en forme de calotte sphérique, on obtient une lentille de glace parfaitement limpide.

Sous l'influence de la pression, une partie de la glace a passé à l'état liquide et s'est infiltrée entre les divers fragments ; mais alors, n'étant plus comprimée, elle a dû se solidifier, de manière à se souder à la glace restante pour former une masse continue. C'est en se basant sur des expériences de ce genre que l'on peut expliquer aujourd'hui le mouvement des glaciers à travers les vallées, la glace pouvant être considérée comme une matière plastique par voie de pression et non par voie de traction.

Une expérience de Bunsen prouve indubitablement que la température de fusion varie avec la pression. Dans un tube fermé, on met en AB (*fig.* 340) la substance à étudier, en BCD du mercure, et en DE de l'air qui doit servir de manomètre. En chauffant dans un bain la partie inférieure de cet appareil, on détermine une augmentation de volume du mercure contenu dans le gros tube, et par suite une compression. On peut donc mesurer à la fois la pression et la température à laquelle commence la fusion en AB. Bunsen a pu constater ainsi que la glace fond au-dessous de 0° lorsqu'on la soumet à une forte compression : il en est de même des corps qui présentent, comme l'eau, la propriété de se contracter en passant de l'état solide à l'état liquide.

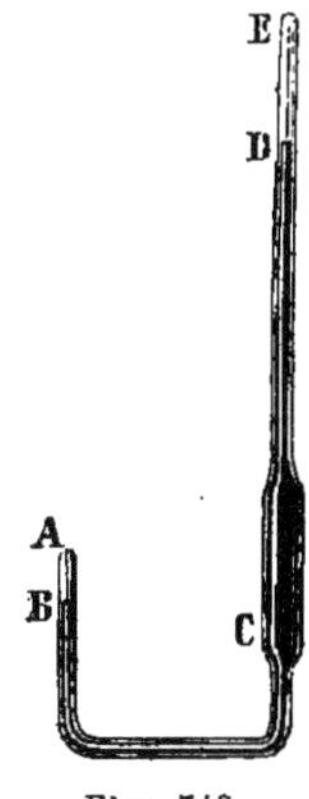

Fig. 340.

Au contraire, d'autres corps, tels que le blanc de baleine, la paraffine, et en général ceux qui se dilatent en passant de l'état solide à l'état liquide, ont des points de fusion de plus en plus élevés, à mesure que la pression augmente ; exemple : le blanc de baleine fond à 47°,6 sous la pression de 1 atmosphère, à 49°,7 sous 75 atmosphères, et à 50°,9 sous 156 atmosphères.

347. **Surfusion.** — Dans quelques cas particuliers, la température d'un liquide peut être abaissée au-dessous de sa fusion. C'est sur l'eau que ce phénomène a été observé pour la première fois par Fahrenheit. Gay-Lussac a pu refroidir de l'eau à — 12° dans un vase recouvert d'une couche d'huile, et Despretz a vu le même fait se produire dans un thermomètre rempli d'eau récemment bouillie ; l'eau même peut atteindre la température de — 20° : si à ce moment on y projette un petit cristal de glace, aussitôt l'eau se solidifie et la température remonte à 0°. M. Gernez a constaté les mêmes faits sur le soufre et le phosphore. Nous citerons enfin les expériences de M. Dufour : des petites sphères d'eau, flottant librement au milieu d'un liquide de même densité, peuvent demeurer liquides jusqu'à 20° au-dessous de zéro ; des gouttes de soufre ou de phosphore, refroidies jusqu'à 20° au-dessous de zéro, peuvent rester limpides dans une dissolution de chlorure de zinc. Dans toutes ces expériences, le contact d'un fragment du même corps amène une solidification brusque.

Un phénomène analogue peut se présenter dans le cas de dissolution des solides dans les liquides ; il a reçu le nom de *sursaturation.*

Si, dans un tube, on prépare à chaud une dissolution saturée de sulfate de soude, et, qu'après avoir expulsé l'air, on le ferme à la lampe, la dissolution restera limpide en se refroidissant, quoiqu'elle soit plus que saturée, car ce sel est plus soluble à chaud qu'à froid ; vient-on à briser le tube : la cristallisation se fait brusquement, et en même temps il y a dégagement de chaleur.

En résumé, un liquide ne se solidifie pas toujours au moment où il a atteint son véritable point de congélation, mais il y revient toujours quand le changement d'état commence à se produire.

348. **Vaporisation**. — Un grand nombre de liquides exposés à l'air libre, à la température ordinaire, diminuent de volume, et finissent par disparaître. L'eau, l'alcool, l'éther, le sulfure de carbone, sont dans ce cas. Ces corps changent d'état; ils deviennent gazeux. On dit alors qu'ils se *vaporisent*, ou qu'ils se transforment en gaz que l'on désigne plus particulièrement sous le nom de *vapeurs*. Certains liquides ne se réduisent pas en vapeurs à la température ordinaire. Si l'on place, par exemple, sous une cloche du chlorure de baryum et de l'acide sulfurique, le chlorure reste limpide, ce qui prouve que l'acide n'émet pas de vapeurs à cette température; il en est de même du mercure à 0°. Mais ce liquide donne des vapeurs sensibles à 10°, comme on peut le reconnaître en suspendant une feuille d'or dans un flacon contenant une couche de mercure. La feuille blanchit dans une certaine étendue, pourvu qu'elle ne soit pas trop éloignée de la surface du mercure. En général, on peut dire que la plupart des liquides se réduisent en vapeurs quand la température est suffisamment élevée.

Les liquides ne sont pas les seuls corps qui puissent se volatiliser à la température ordinaire; l'iode, le camphre, la glace, jouissent de cette propriété. Mais c'est surtout par une élévation de température que la transformation des corps solides en vapeurs devient facile. Ainsi le soufre à 420°, le zinc au rouge, et les autres métaux sous l'action de la chaleur développée par l'arc voltaïque, peuvent se changer en substances gazeuses.

349. **Formation des vapeurs dans le vide. Force élastique.** — Il n'existe aucune différence de nature entre les vapeurs et les gaz. On doit, au contraire, admettre leur identité. En effet, le caractère des gaz, c'est d'être expansibles, et d'avoir une force élastique ou tension. Les vapeurs, comme les gaz, font effort pour se répandre, et exercent une pression contre les parois des vases qui les renferment. Pour le démontrer, on prend plusieurs baromètres placés dans la même cuvette. On laisse l'un d'eux A (*fig.* 341) intact, et on introduit dans les autres B et C, à l'aide d'une pipette, de l'eau, de l'alcool en quantité suffisante, pour qu'il y ait dans tous un excès de liquide. Aussitôt on voit se produire une dépression dans la colonne mercurielle. Il s'est donc formé des substances gazeuses incolores, ayant une force élastique qui pèse sur le mercure, et qui se mesure par l'abaissement qu'il éprouve. De plus, les dépressions inégales indiquent que les tensions acquises dépendent de la nature du liquide. Cette première ressemblance des vapeurs et des gaz conduit à étudier les questions suivantes : Les vapeurs suivent-elles la loi de Mariotte? Ont-elles le même coefficient de dilatation? Ici, il y a deux cas à distinguer : celui où la vapeur est en contact avec son liquide générateur, et celui où tout le liquide s'est vaporisé.

Premier cas : *Vapeurs saturées. Tension maxima.* — Si on considère une vapeur en présence d'un excès de liquide dans le tube barométrique, on reconnaît que sa force élastique, pour une température donnée, reste invariable, quel que soit le volume occupé par la vapeur. Pour le prouver, on plonge dans une cuvette profonde un baromètre A

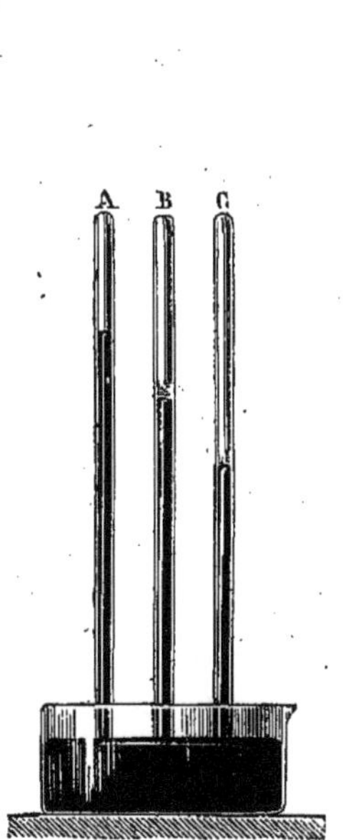

Fig. 341.

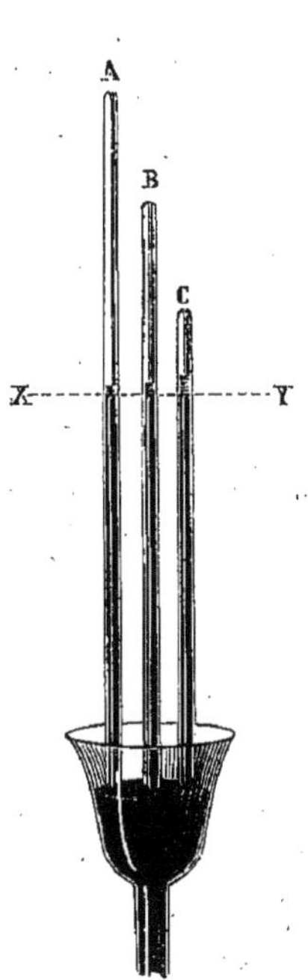

Fig. 342.

(*fig.* 342), dans lequel on a introduit un excès de liquide. On remarque alors qu'en soulevant ou en abaissant le tube, le niveau XY du mercure reste constant, tant qu'il y a du liquide dans le tube. Ce fait s'explique facilement : quand on soulève le tube, une nouvelle quantité de vapeur se forme aux dépens du liquide; quand on l'abaisse, c'est le contraire qui se passe, une partie de la vapeur se liquéfie; quant à la tension acquise, elle demeure indépendante du volume occupé, comme le prouve l'invariabilité de la colonne mercurielle. On dit alors que la vapeur a une *tension maxima*, ou que l'espace est saturé de vapeur; on dit également que la vapeur est *saturante*, et plus souvent, quoique moins justement, qu'elle est *saturée*.

Deuxième cas : *Vapeurs non saturées ou dilatées.* — Si la vapeur n'est plus en contact avec son liquide, sa tension varie avec le volume, suivant la loi de Mariotte, tant que l'espace n'est pas saturé, c'est-à-dire tant qu'elle n'est pas à son maximum de tension. Il en est de même des gaz, lorsqu'ils n'ont pas atteint leur point de liquéfaction, ou, ce qui revient au même, lorsqu'ils ne sont pas à leur maximum de tension.

350. **Influence de la température.** — Lorsqu'on chauffe un gaz, il se dilate, et il augmente d'une fraction de son volume pour un échauffement déterminé. Si, autour du tube barométrique T' qui contient de l'éther, par exemple, on place un manchon rempli d'eau chaude, le volume occupé par l'éther augmente très-rapidement, et s'il n'y a pas excès de liquide, on trouve que la vapeur a très-sensiblement augmenté de la même quantité que l'air pour une même variation de température. Les vapeurs dilatées obéissent à la loi de Mariotte et à la loi de la dilatation du gaz, en sorte que la formule $\frac{V'H'}{1+\alpha t'} = \frac{VH}{1+\alpha t}$, que nous avons trouvée pour les gaz, leur est applicable. Mais, s'il y a excès de liquide, il se forme de plus en plus de vapeur, et la tension maxima augmente d'une manière considérable. On voit donc que les vapeurs non saturées, *sèches* ou *dilatées*, obéissent aux mêmes lois que les gaz, quand le volume et la température varient; mais lorsqu'elles sont en présence de leur liquide, elles suivent des lois différentes de celle des gaz. A chaque température correspond une tension maxima indépendante de l'espace occupé par la vapeur, tant que cet espace n'est pas assez grand pour permettre la vaporisation totale du liquide. Les gaz pris dans leur état de liquéfaction rentrent évidemment dans ce dernier cas. L'identité existe donc entre les gaz et les vapeurs.

351. **Formation des vapeurs dans les gaz.** — Dalton, en étudiant la production des vapeurs dans un espace contenant un gaz, a établi la loi suivante : *La force élastique maxima d'une vapeur, à une température donnée, est la même dans les gaz que dans le vide.* Pour la vérifier, on se sert d'un appareil imaginé par Gay-Lussac. Cet appareil se compose d'un gros tube T (*fig.* 343) gradué, muni à ses deux extrémités d'une douille à robinet. Ce tube communique avec un second T' plus long et ouvert. L'appareil étant bien desséché, on le remplit de mercure, et on visse au-dessus du tube un ballon plein d'air sec. On ouvre ensuite les trois robinets, le mercure s'écoule, et une partie du gaz pénètre dans le tube. Quand la quantité d'air introduite est suffisante, on ferme les robinets, et on ramène la pression extérieure à celle de l'atmosphère, en versant du mercure par le petit tube, jusqu'à ce que le liquide s'élève à la même hauteur dans les deux branches. On note le volume V. On remplace alors le ballon par un robinet à cuvette R, et l'on verse quelques gouttes d'un liquide dans l'entonnoir. En faisant tourner plusieurs fois le robinet R, on fait pénétrer dans le tube T une petite quantité de liquide. Bientôt l'air se sature de vapeur, et le mercure descend peu à peu dans le tube T, et monte dans le

tube T'. On ramène le mercure à son volume primitif V, en versant de nouveau du mercure. La différence des niveaux mesure l'accroissement de force élastique dû à la formation de la vapeur. On trouve que cette force élastique est la même que celle que l'on observe dans le vide à la même température.

Lorsqu'on opère avec des liquides tels que l'alcool et l'éther, qui

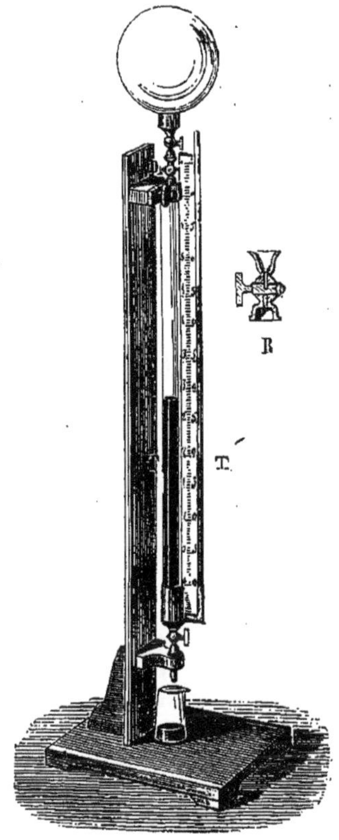

Fig. 343.

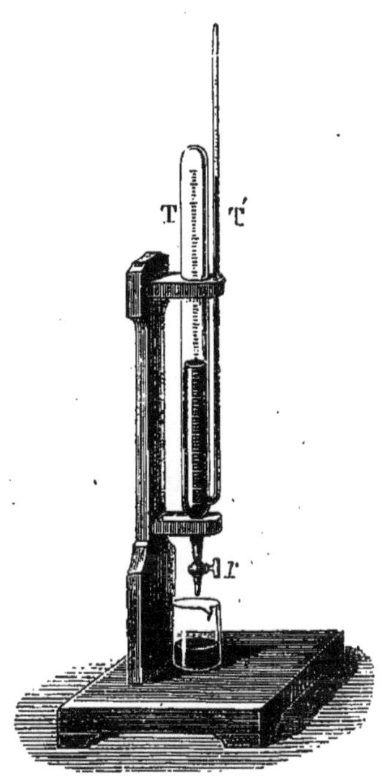

Fig. 344.

dissolvent les corps gras, dont le robinet supérieur est enduit, on préfère employer l'appareil suivant, dû aussi à Gay-Lussac, dans lequel le gros tube T (*fig.* 344) est fermé à sa partie supérieure. On le remplit de mercure par le bas, puis on y fait passer le gaz sec par le robinet *r*. On verse dans la branche T' une petite colonne d'éther, et on le fait passer dans l'autre tube, en laissant écouler du mercure par le bas. Comme le niveau s'abaisse plus rapidement en T' qu'en T, le liquide arrive à la jonction des tubes, et passe en partie dans le gros. L'expérience s'achève ensuite comme dans le premier appareil.

352. **Loi du mélange des gaz et des vapeurs.** — Lorsque des vapeurs se mélangent à des gaz, *la force élastique du mélange est égale à la somme de celles qu'auraient les gaz et les vapeurs, s'ils occupaient séparément le volume du mélange.* — Cette loi, due à Dalton, a été vérifiée par les expériences de M. Regnault. Elle s'applique aux vapeurs saturées ou non saturées.

Pour bien comprendre le sens des lois que nous venons d'établir, nous allons en faire l'application à la solution des questions suivantes :

1° Connaissant le volume d'un gaz saturé de vapeur à une température t, sous une pression H, calculer le volume V′ du gaz sec à la température t' et à la pression H′.

Désignons par F la tension maxima de la vapeur à la température t. D'après la loi précédente, la tension du gaz sec sera à la même température H — F. On aura donc la relation connue (327) :

$$\frac{V'}{V} = \frac{1+\alpha t'}{1+\alpha t} \times \frac{H-F}{H'}.$$

2° Étant donné le volume V d'un mélange de gaz et de vapeurs à la température t et à la pression H, trouver le volume V′ du mélange à une autre température t' et à la pression H′, ce mélange étant dans les deux cas en contact avec le liquide. La solution est facile ; car F et F′ étant la tension des vapeurs du liquide à $t°$ et à $t'°$, H — F et H′ — F′ représenteront dans les deux cas les tensions du gaz seul, et, d'après la formule trouvée (327), on aura :

$$\frac{V'}{V} = \frac{1+\alpha t'}{1+\alpha t} \cdot \frac{H-F}{H'-F'}.$$

353. **Liquéfaction des gaz et des vapeurs**. — Les vapeurs, placées dans certaines conditions, peuvent prendre l'état liquide. Il en est de même des gaz, qu'on doit considérer comme des vapeurs très-éloignées de leur point de saturation. Pour les liquéfier, il suffira donc de les amener à leur tension maxima ; à ce moment, la moindre diminution de volume ou de température les fera passer à l'état liquide. Pour arriver à ce résultat, on emploie, ou un abaissement de température, ou une augmentation de pression, ou bien les deux moyens réunis.

1° *Action du froid.* — Certains gaz peuvent être obtenus liquides par un simple abaissement de température ; il suffit, pour cela, de diriger le courant gazeux à travers un tube entouré d'un mélange réfrigérant : c'est ainsi qu'on obtient l'acide sulfureux, le chlore, l'ammoniaque, le cyanogène à l'état liquide. En soumettant l'acide carbonique à un froid de — 90°, MM. Drion et Loir ont pu liquéfier l'acide carbonique et même le solidifier, dans ces conditions, sous une pression de 3 atmosphères.

2° *Action de la pression.* — A son tour, M. Pouillet, en soumettant la plupart des gaz à une forte compression, est parvenu à les liquéfier à la température ordinaire; ainsi, à 10°, l'acide carbonique se liquéfie à 45 atmosphères, le protoxyde d'azote à 43 atmosphères, l'acide sulfureux à 2 atmosphères 1/2.

3° *Méthode de Faraday.* — Ce physicien a donné une méthode générale et facile pour déterminer la liquéfaction des gaz, en utilisant à la fois le refroidissement et la compression. Dans un tube recourbé, à parois très-épaisses, on introduit les substances propres à la production d'un gaz; celui-ci, en se dégageant, s'accumule dans le tube fermé, où sa tension augmente progressivement. En plongeant alors l'extrémité vide dans un bain réfrigérant, on obtient dans cette partie une couche liquide qui n'est autre que le gaz liquéfié. Faraday a pu liquéfier ainsi tous les gaz, à l'exception de l'hydrogène, l'oxygène, l'azote, l'oxyde de carbone, le bioxyde d'azote et l'hydrogène protocarboné.

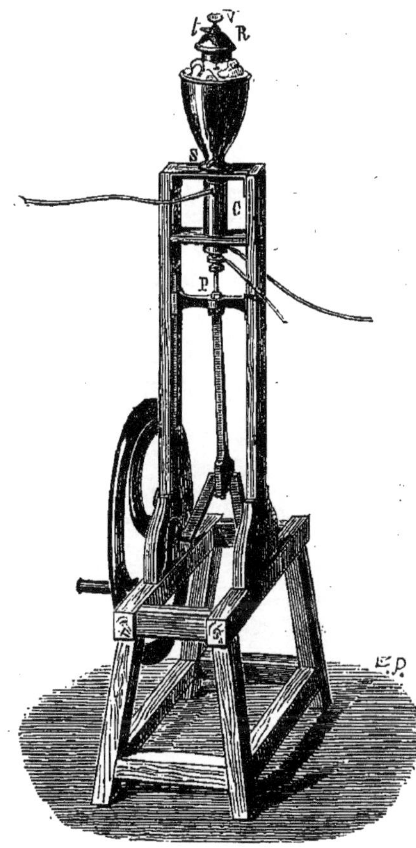

Fig. 345.

554. **Liquéfaction et solidification du protoxyde d'azote et de l'acide carbonique.** — M. Nattœrer a obtenu le protoxyde d'azote liquide en comprimant une grande quantité de ce gaz dans un espace très-limité. On se sert aujourd'hui d'un appareil construit par M. Bianchi. Il consiste en une pompe P (*fig.* 345), qui refoule le gaz desséché dans un réservoir R en fer forgé, capable de résister à des pressions énormes et qu'on entoure de glace fondante.

Pour la liquéfaction et la solidification de l'acide carbonique, on emploie l'appareil de Thilorier. Il est formé de deux réservoirs en plomb G et B (*fig.* 346) recouverts d'une enveloppe de cuivre renforcée par des armatures en fer forgé. On introduit dans le générateur G de l'eau, du bicarbonate de soude et une certaine quantité d'acide sulfurique renfermé dans un long tube de cuivre. On fait basculer le générateur, de manière à opérer le mélange du sel et de l'acide, et on le met en communication avec le récipient B par le tube *t*. Il se produit une véritable distillation de l'acide carbonique, qui se liquéfie par sa propre pression. Lorsqu'on lance un jet de gaz carbonique dans l'air il se développe un froid tel, qu'une partie se solidifie sous la forme de flocons blancs ressemblant à de la neige. Pour en obtenir une grande

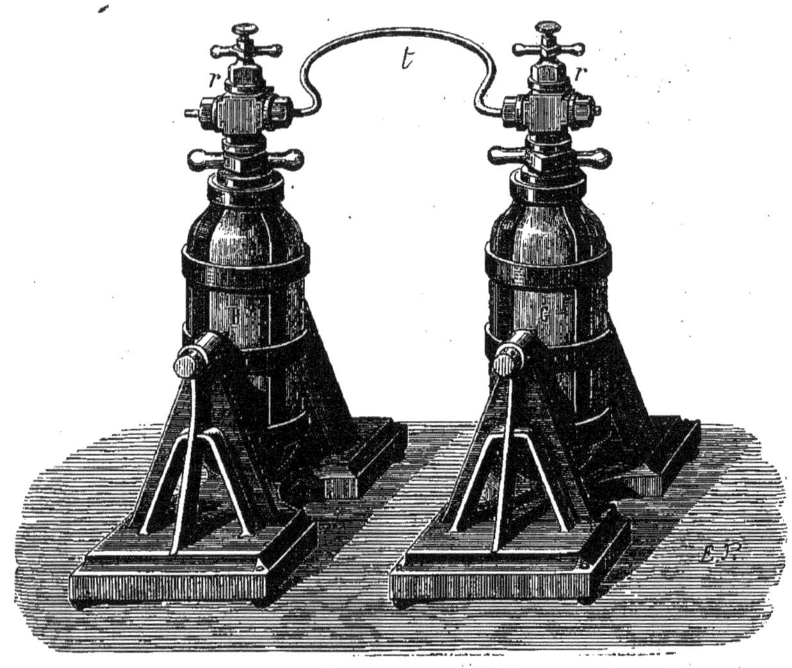

Fig. 346.

quantité, on reçoit le liquide dans une boîte hémisphérique dont la figure 347 représente une coupe.

355. **Évaporation; ébullition.** — La production des vapeurs en présence de l'air peut s'effectuer de deux manières, soit lentement, à la surface libre d'un liquide, c'est ce que l'on appelle l'*évaporation*; soit rapidement, dans toute la masse, par la formation de bulles nombreuses, c'est l'*ébullition*.

Évaporation. — Nous avons vu que, lorsqu'un liquide est placé dans une enceinte vide, une portion se transforme immédiatement en substance gazeuse, et l'équilibre s'établit lorsque la vapeur formée a atteint sa tension maxima. Si le liquide est en présence d'une atmosphère limitée de gaz, l'évaporation a lieu aussi, au contraire lentement, et s'arrête, comme dans la cas du vide, lorsque l'espace est saturé; mais, l'atmosphère est-elle indéfinie, la formation de la vapeur se produit d'une manière incessante, et le liquide finit par disparaître. Plusieurs causes influent sur la rapidité de l'évaporation; ce sont la température, l'état hygrométrique et l'agitation de l'air.

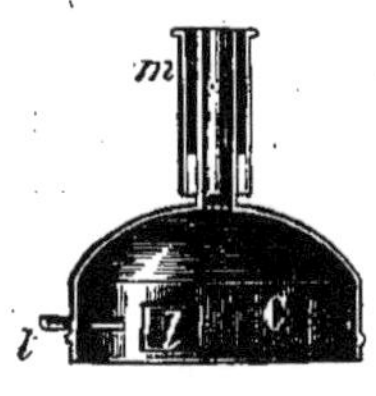

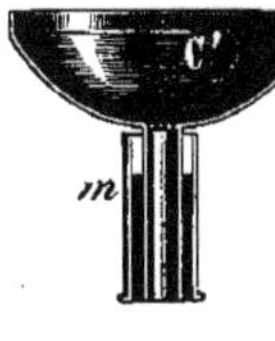

Fig. 347.

La quantité de vapeurs fournies dans le même temps est proportionnelle à la tension de la vapeur correspondante à cette température, et, pour une température donnée, elle croît proportionnellement à la différence $F - f$ entre la tension maxima de la vapeur et celle qui est contenue dans l'air. En désignant donc par Q la quantité de vapeur formée dans l'unité de temps, on a

$$Q = K(F - f).$$

K représente une constante qui dépend de l'étendue de la surface d'évaporation, de la pression et de l'agitation de l'air. On admet aussi qu'elle est proportionnelle à la surface s et en raison inverse de la pression H, en sorte que $K = \frac{As}{H}$, A étant une constante. La formule précédente devient donc :

$$Q = \frac{As}{H}(F - f).$$

Ces lois ont été trouvées par Dalton.

356. **Froid produit par l'évaporation.** — De quelque manière qu'ait lieu la production de vapeurs, il y a toujours disparition d'une certaine quantité de chaleur due au travail moléculaire qui résulte du changement d'état. Si aucune source calorifique extérieure au corps n'intervient, le liquide, en s'évaporant, se refroidit d'une manière considérable. C'est ainsi que l'alcool ou l'éther, etc., versé sur la main, détermine la sensation d'un froid d'autant plus vif que le liquide est plus volatil ; c'est ainsi qu'on peut congeler le mercure par une évaporation rapide, de l'acide sulfureux liquide ; enfin, c'est sur ce principe que repose l'emploi d'*alcarasas* qui servent à maintenir l'eau à une température inférieure à celle du milieu ambiant ; le liquide, en filtrant à travers les parois du vase, s'évapore à sa surface et refroidit l'eau intérieure. De même, l'évaporation est une cause permanente du refroidissement du corps humain ; car la transpiration cutanée donne naissance à une grande quantité de vapeur qui se forme aux dépens de la chaleur du cor s. Quand la température extérieure s'élève, la transpi-

ration prend une activité plus grande, et *vice versa*. Ce fait sert à expliquer la constance de la température du corps de l'homme.

Leslie a fait une application intéressante du froid produit par vaporisation à la congélation de l'eau. On place sous le récipient de la machine pneumatique un vase V (*fig.* 348) rempli d'acide sulfurique concentré, et au-dessus une petite capsule en liége noirci contenant une mince couche d'eau. En raréfiant l'air de la cloche, l'eau se vaporise rapidement; l'acide sulfurique absorbe les vapeurs à mesure qu'elles se forment, en sorte que, dans un temps très-court, il se produit un

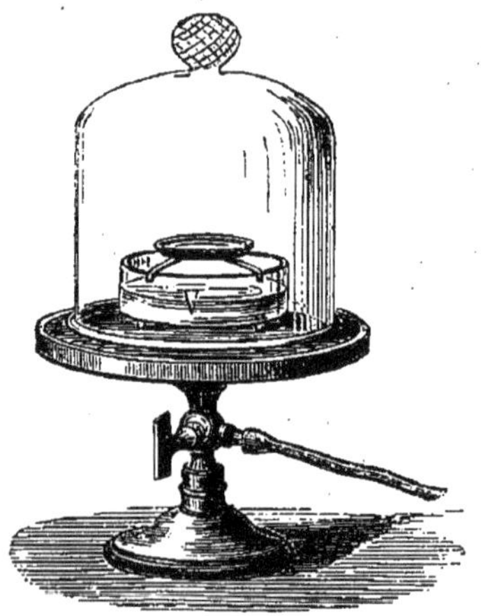

Fig. 348.

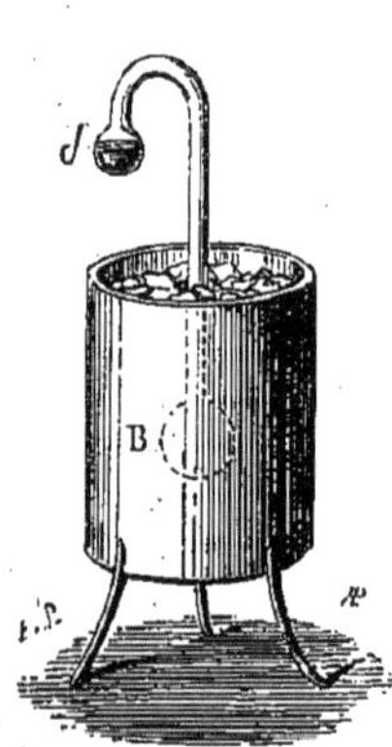

Fig. 349.

abaissement de température suffisant pour congeler le liquide restant. Gay-Lussac, en entourant la cloche d'un mélange réfrigérant, est même parvenu à solidifier le mercure.

Cryophore. — Le docteur Wollaston a imaginé un appareil dans lequel l'eau se congèle aussi par vaporisation (*fig.* 349). Il consiste en un tube recourbé, terminé par deux boules. On introduit de l'eau dans l'appareil, et, avant de le fermer, on expulse complétement l'air par une ébullition prolongée. On entoure alors l'une des boules B d'un mélange réfrigérant; l'évaporation produite dans l'autre boule *d* est activée par la condensation des vapeurs dans la boule inférieure; de là résulte un froid qui amène la congélation de l'eau contenue dans la boule supérieure *d*.

357. **Production industrielle de la glace.** — De tous les corps qui, par leur changement d'état, donnent lieu à un abaissement de température, aucun ne présente ce phénomène avec autant d'intensité que le gaz ammoniac. La dissolution saturée de ce corps, traitée

par la chaleur, laisse dégager tout le gaz dissous, qui se liquéfie facilement lorsqu'on le soumet à une forte compression; mais, une fois liquéfié, si la pression vient à cesser, l'ammoniaque repasse à l'état gazeux en enlevant une quantité considérable de chaleur aux corps environnants. Tel est le principe de l'appareil Carré qui sert à la production artificielle de la glace.

Cet appareil est formé d'une chaudière A en fer forgé (*fig.* 350), renfermant une dissolution concentrée de gaz ammoniac et qui commu-

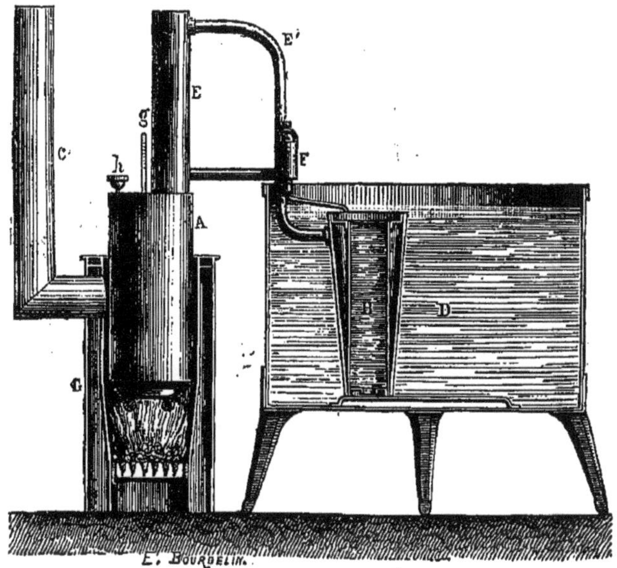

Fig. 350.

nique avec un récipient métallique B, qui porte un espace annulaire destiné à recevoir l'eau à congeler. On place la chaudière sur un fourneau jusqu'à ce que la température ait atteint 130°. Le gaz, chassé par l'ébullition de l'eau, se rend dans le récipient entouré d'eau froide, où il se liquéfie par sa propre pression. On enlève alors le feu, et on introduit le vase *d* (*fig.* 351) qui contient l'eau dans la portion annulaire de B. L'appareil étant revenu à la température ordinaire, l'ammoniaque liquéfié reprend son état gazeux et vient de nouveau se dissoudre dans l'eau placée en B. Mais, pour se gazéifier, l'ammoniaque emprunte à l'eau environnante une énorme quantité de chaleur, et toute l'eau se congèle.

358. **Ébullition.** — Quand on chauffe un liquide dans un vase ou-

vert à l'air libre, il se produit d'abord à la surface une quantité croissante de vapeurs, dont la tension augmente avec la température. Le liquide continuant à s'échauffer, il arrive un moment où des bulles de vapeur apparaissent dans la masse liquide, s'élèvent à la surface, et déterminent ce mouvement tumultueux du liquide que l'on nomme *ébullition*. Si on suit avec attention la marche du phénomène, on remarque que les premières bulles qui se dégagent partent du fond, qui est exposé à l'action directe du foyer. Ces bulles, en montant à la sur-

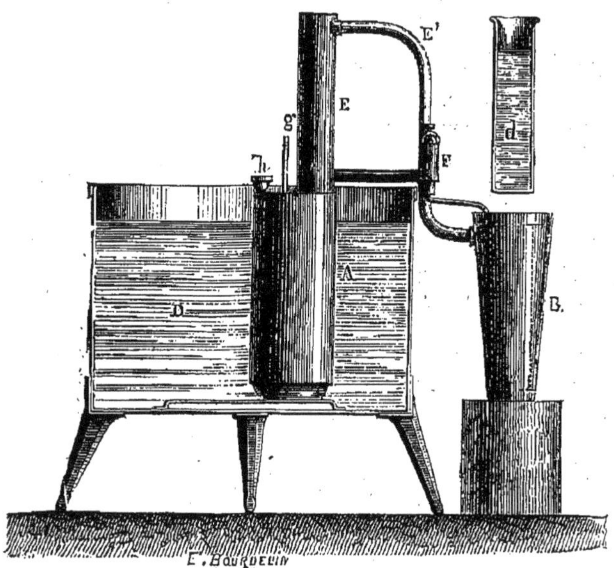

Fig. 351.

face, rencontrent les couches supérieures qui sont plus froides; elles s'y condensent et disparaissent. Ce phénomène produit alors un frémissement dans la masse liquide, d'où résulte un bruit particulier qui précède toute ébullition. Enfin la chaleur cédée par les bulles précipitées accélère l'échauffement de toutes les parties liquides; la température devient uniforme, et les bulles de vapeurs acquièrent une tension suffisante pour arriver à la surface : le phénomène de l'ébullition est complet.

L'ébullition est soumise aux lois suivantes :

Première loi. — *Sous une même pression, chaque liquide entre en ébullition à une température déterminée.* Cette température s'appelle *point d'ébullition*; elle est spécifique pour chaque liquide.

TABLEAU DU POINT D'ÉBULLITION DE QUELQUES LIQUIDES A LA PRESSION DE 760mm.

Eau	100
Alcool	78,3
Éther ordinaire	35,5
Alcool méthylique	63,0
Sulfure de carbone	48,0
Acide azotique	86,0
Acide sulfurique	325,0
Essence de térébenthine	157°
Phosphore	290°
Soufre	440°
Acide sulfureux liquide	10°

Deuxième loi. — *Pendant toute la durée de l'ébullition, la température reste invariable.*

Cette constance peut être constatée, en plaçant un thermomètre au milieu d'un liquide en pleine ébullition. Il suit de là, que la chaleur fournie par le foyer sert uniquement à transformer le liquide en vapeur. Cette chaleur s'appelle *chaleur de vaporisation.*

Troisième loi. — *La tension de la vapeur pendant l'ébullition est égale à la pression de l'atmosphère superposée.*

Cette loi, énoncée par Dalton, a été vérifiée par M. Regnault, dans ses recherches sur les tensions des vapeurs. On peut le démontrer par l'expérience suivante. Dans un ballon contenant de l'eau en ébullition, on introduit un tube recourbé, dont la petite branche est fermée, et dont la plus longue est ouverte. La petite branche contient de l'eau et du mercure, qui s'élève un peu dans l'autre. L'eau, en se réduisant en vapeur, déprime le mercure, et le niveau devient le même dans les deux branches, ce qui prouve qu'à la température de son ébullition la vapeur d'eau possède une tension égale à celle de l'atmosphère qui pèse sur elle. On peut reconnaître le même fait avec d'autres liquides, tels que l'alcool, l'éther, etc. Cette loi caractérise le phénomène de l'ébullition.

359. **Influence de la pression sur le point d'ébullition.** — La température d'ébullition d'un liquide doit donc varier avec la pression qui s'exerce sur sa surface. A mesure que la pression diminue, on voit l'ébullition se produire à des températures de plus en plus basses. Ce fait se vérifie aisément par les expériences suivantes : On place sous le récipient de la machine pneumatique un vase contenant de l'eau à la température ordinaire. On raréfie l'air, et l'ébullition se produit aussitôt que la pression intérieure devient à peu près égale à la tension maxima de la vapeur correspondante à la température du liquide.

On peut encore faire cette expérience sans machine pneumatique. On fait bouillir de l'eau dans un ballon, de manière à chasser l'air; et, quand elle est en pleine ébullition, on retire le ballon du feu, et on le retourne après l'avoir fermé. En versant de l'eau froide sur les parois, le refroidissement détermine la liquéfaction d'une partie de la vapeur, et l'ébullition recommence. On utilise souvent, en chimie et dans l'industrie, le principe de cette expérience pour opérer la distillation de certains liquides à des températures inférieures à celles de l'ébullition.

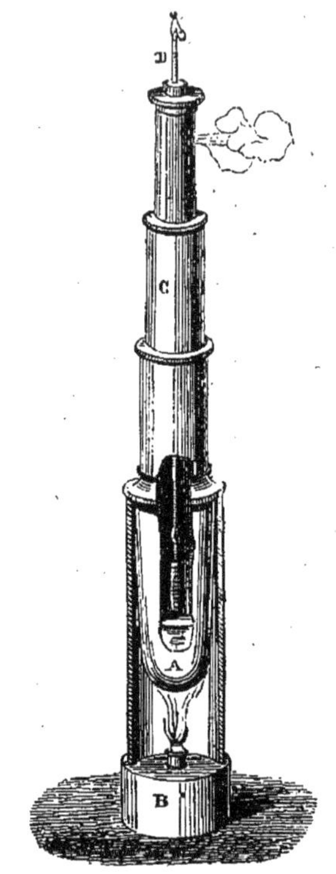

Fig. 352.

360. **Thermomètre barométrique et hypsométrique.** — De la température d'ébullition de l'eau, on peut déduire la pression extérieure, qui n'est autre chose que la tension maxima de la vapeur à cette température. Si, par exemple, l'eau bout à 99°, on n'a qu'à chercher, dans les tables, la tension de la vapeur d'eau à cette température. Cette tension sera précisément la pression atmosphérique. C'est sur ce principe que repose le thermomètre-baromètre de Wollaston, qui consiste en un thermomètre à gros réservoir, dont la tige porte un petit nombre de degrés voisins du point 100°.

M. Regnault a construit un petit appareil portatif, très-commode pour ce genre d'expériences. Il se compose d'une petite chaudière en cuivre A (*fig.* 352), surmontée d'un tube en laiton B, qui soutient une lampe à alcool C, qui sert à faire bouillir l'eau de la chaudière. Un thermomètre très-sensible D donne la température de l'ébullition du liquide. Pour l'usage de cet instrument, M. Regnault a dressé des tables de tension pour chaque dixième de degré entre 85° et 101°.

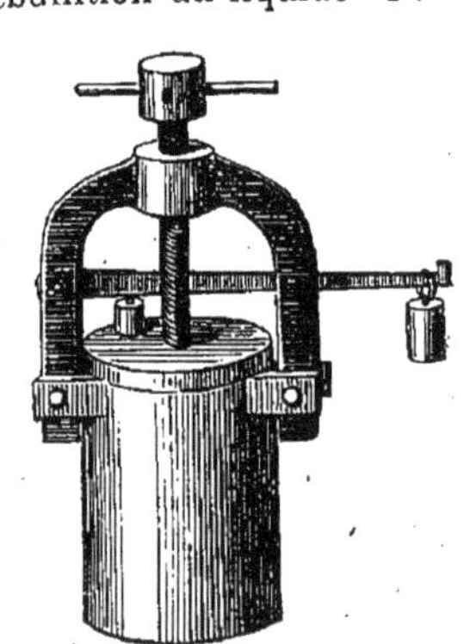
Fig. 353.

361. **Marmite de Papin.** — Lorsqu'on élève progressivement la pression, on retarde de plus en plus la température de l'ébullition, mais en même temps la température de l'eau s'élève, c'est ce que l'on peut réaliser avec la marmite de Papin (*fig.* 353). Elle consiste en un vase cylindrique en bronze ou en cuivre, terminé par un rebord sur lequel s'applique un couvercle, maintenu par une vis mobile dans un écrou fixé sur les bords du vase. L'ouverture du couvercle est fermée par une soupape, que l'on charge de plus en plus, au moyen d'un levier

chargé d'un poids. En chauffant l'eau contenue, la vapeur formée exerce une pression croissante, et l'eau s'échauffe de plus en plus. Si on soulève la soupape, la vapeur jaillit avec force à plusieurs mètres de hauteur; la température s'abaisse jusqu'à 100°, et le phénomène se réduit à l'ébullition ordinaire. Si l'on place la main dans le jet, on éprouve une sensation de chaleur très-différente, suivant la distance. A 5 ou 6 décimètres, la main peut rester impunément dans le jet; la vapeur en se dilatant rapidement, absorbe une grande quantité de chaleur, et abaisse la température au-dessous de 40°. Mais, si on la rapproche très-près de l'orifice, on serait infailliblement brûlé, la vapeur n'ayant pas eu le temps de se refroidir en se dilatant.

Un phénomène semblable se produit dans l'air expiré par les poumons, et dirigé vers la main. Lorsqu'on souffle, la bouche largement ouverte, l'air humide sort à la température de 37°, et donne une sensation de chaleur; si on souffle fortement avec la bouche à demi fermée, on a une sensation de fraîcheur; l'air, en se dilatant, absorbe alors de la chaleur, et se refroidit.

362. **Rôle de l'air dans l'ébullition.** — La présence de l'air dans le liquide, ou sur les parois des vases qui le renferme, a une in-

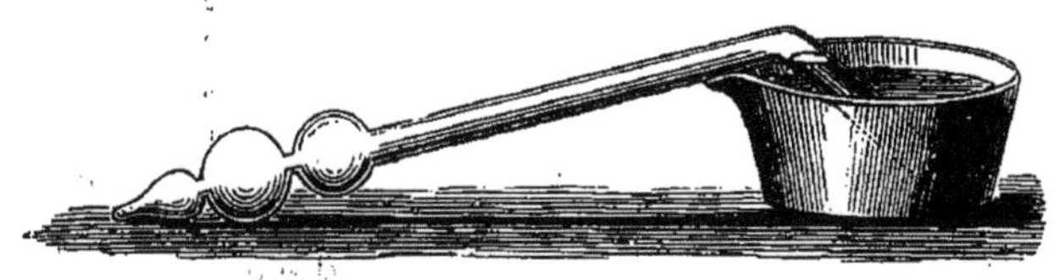

Fig. 354.

fluence remarquable sur le phénomène de l'ébullition. On peut le prouver par les expériences suivantes de MM. Donny et Dufour. On prend un tube recourbé, terminé par deux ou trois boules (*fig.* 354). On le lave à l'alcool, à l'acide sulfurique et à l'eau distillée. Après avoir introduit de l'eau, on la fait bouillir, de manière à expulser aussi complétement que possible l'air, et on le ferme à la lampe. En plaçant alors l'extrémité qui contient le liquide dans un bain de chlorure de calcium, on peut chauffer jusqu'à 135°, sans donner lieu à aucune bulle de vapeur. La disparition de l'air a augmenté la cohésion, amené un retard considérable dans l'ébullition du liquide; mais il arrive un moment où la colonne liquide se disloque subitement en se projetant dans les boules qui amortissent le choc et empêchent le tube de se briser.

L'expérience suivante est encore plus concluante. Dans un bain, formé d'un mélange d'huile de lin et d'essence de girofle, dans les proportions convenables, on introduit quelques gouttes d'eau qui restent intactes au milieu du liquide, même quand la température dépasse 120° et même 150°. Si on vient à toucher ces bulles avec un fil de platine ou une tige de bois, aussitôt l'ébullition se produit, ébullition qui doit être attribuée à la présence de l'air apporté par le fil ou la baguette. Ce qui le prouve, c'est que la même baguette n'agit plus lorsqu'elle a servi plusieurs fois, par suite de la perte de l'air adhérent à sa surface.

M. Dufour a montré qu'on peut, d'ailleurs, exciter à volonté l'ébullition, en provoquant la formation artificielle de bulles d'air par le passage d'un courant électrique. Il résulte de ces dernières expériences que l'ébullition doit être considérée comme un phénomène d'évaporation, ayant lieu à la fois par les surfaces libres intérieures ou extérieures que présente un liquide.

363. **Retard de l'ébullition dans un vase de verre.** — Gay-Lussac a observé que l'eau bout à une température plus élevée dans un vase de verre que dans un vase de métal. La différence peut atteindre 1 degré. Vient-on à faire bouillir de l'eau dans un ballon de verre, et qu'on le retire ensuite du feu, en projetant de la limaille de fer, on voit l'ébullition recommencer un moment, pour s'arrêter, à cause du refroidissement du liquide, par suite de l'absorption d'une certaine quantité de chaleur. Mais si on replace le ballon sur un fourneau, l'ébullition se produit de nouveau avec régularité. L'état de la surface vitreuse peut amener un retard plus grand encore. Dans un ballon, où on a laissé séjourner, pendant plusieurs jours, de l'acide sulfurique, et qu'on a ensuite lavé avec soin, on observe dans l'ébullition un retard de 5 ou 6 degrés. De plus, les bulles sont grosses, peu nombreuses, et ne partent que d'un petit nombre de points de la surface chauffée; en même temps, la température éprouve des oscillations très-notables. L'ébullition de l'acide sulfurique dans un vase de verre donne lieu aussi à des bulles très-grosses qui soulèvent la masse liquide, et déterminent des soubresauts, qui peuvent amener la rupture du vase. On peut les éviter, en introduisant dans le liquide quelques fils de platine. Tous ces résultats s'expliquent par la cohésion du liquide, l'adhérence du liquide pour les parois et l'absence de bulles d'air.

364. **Retard de l'ébullition des dissolutions salines.** — Les sels en dissolution dans l'eau retardent toujours le point d'ébullition, et d'autant plus que la proportion du sel est plus grande. Ainsi de l'eau chargée de sel marin dans la proportion de 40 pour 100, bout à 108°. Chargée de chlorure de calcium dans la proportion de 325 pour 100, le point d'ébullition s'élève à 180°. Il importe de signaler que le point d'ébullition d'une dissolution saturée est toujours constant. Aussi s'en sert-on souvent pour produire des bains-marie à température invariable.

365. **Caléfaction.** — Au phénomène de l'ébullition se rattachent d'autres phénomènes qui se produisent dans des circonstances différentes de celles où on place les liquides quand on veut les vaporiser. Ces phénomènes ont été découverts par Leidenfrost en 1756. Il ont été étudiés, surtout en France, par M. Boutigny.

Si, dans une capsule d'argent, de fer ou de platine, fortement chauffée, on laisse tomber quelques gouttes d'eau (*fig.* 355), celles-ci se réunissent en un globule, qui prend la forme sphéroïdale, et qui s'évapore très-lentement. Si, à la place de l'eau, on projette quelques gouttes d'acide azotique sur une capsule d'argent rougie, le métal n'est pas attaqué par l'acide; mais si on la laisse refroidir, le liquide s'étale et l'attaque très-vivement.

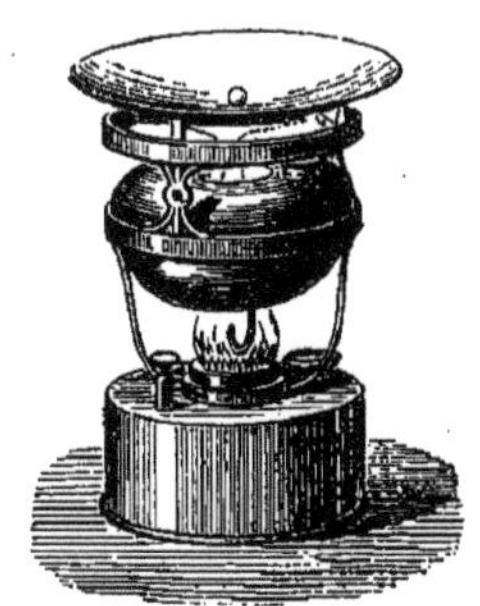

Fig. 355.

On peut démontrer par l'expérience que les liquides, lorsqu'ils prennent l'état sphéroïdal, ne mouillent pas le métal surchauffé, et qu'ils ne le touchent pas. Si, en effet, on verse de l'eau sur une plaque d'argent percée de trous et fortement chauffée, le liquide en prenant la forme globulaire ne passe pas à travers les trous. Si on place derrière la plaque une bougie allumée, on aperçoit distinctement un rayon lumineux, ce qui indique qu'il existe un intervalle entre le globule et la plaque. Or, puisque le liquide ne touche pas les parois du métal, son échauffement n'a lieu que par rayonnement, et, par suite, l'évaporation qui se produit à sa surface doit le refroidir et l'amener à une température inférieure à celle de son point d'ébullition à l'air libre. On peut s'en assurer, en plaçant un thermomètre au centre du liquide; on constate que la température est inférieure au point d'ébullition. Pour l'eau, elle est de 96°; pour l'acide sulfureux, qui bout à — 10°, elle est de — 11°.

Parmi les nombreux faits observés par M. Boutigny, nous citerons la congélation dans un creuset d'argent chauffé au rouge vif. Si on y verse quelques gouttes d'acide sulfureux liquide, l'acide prend l'état sphéroïdal, et prend une température inférieure à — 10°. Si l'on introduit alors une petite quantité d'eau, elle se congèle instantanément.

Les phénomènes de caléfaction expliquent parfaitement l'incombustibilité momentanée des tissus vivants. On peut, en effet, plonger impunément la main dans une masse de plomb fondu, soulever un fer rouge, malaxer le verre en fusion. Tous ces faits tiennent à ce que la surface de la peau étant toujours humide, il n'y a aucun contact entre elle et le corps chaud. Quand on fait ces diverses expériences, on mouille la main avec un liquide volatil, l'éther, par exemple.

366. Concentration des liquides. Distillation. — Nous avons dit que la température du point d'ébullition sous la pression normale est spécifique pour chaque liquide. Mais cela n'est vrai que lorsque le liquide est un corps *chimiquement défini*; il n'y a pas de point d'ébullition constant pour des *mélanges* de liquides différents. Si l'on chauffe un pareil mélange, le liquide le plus volatil se vaporisera sitôt que la température aura atteint son point d'ébullition; ses vapeurs entraîneront une certaine quantité du liquide mélangé, si les points d'ébullition sont assez rapprochés; le second liquide restera, au contraire, intégralement à l'état liquide, si les températures d'ébullition sont à des degrés de l'échelle thermométrique notablement différents.

C'est sur ce mode d'action de la chaleur sur les mélanges que sont fondées les méthodes de *concentration* et de *distillation*, qui, l'une et l'autre, ont pour but d'obtenir une séparation plus ou moins complète d'éléments distincts, dont l'un est assez facilement volatil.

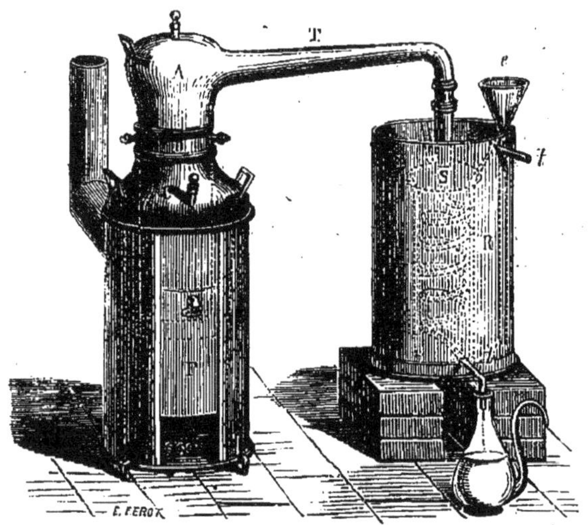

Fig. 356.

Dans la *concentration*, le liquide dont on veut débarrasser le mélange est le plus volatil. C'est ainsi que l'on concentre l'acide sulfurique du commerce pour le ramener à l'état d'acide monohydraté par le départ de l'eau en excès qui le diluait. Il suffit, en général, de chauffer le mélange dans un vase ouvert, l'eau passe à l'état de vapeur et se dégage dans l'atmosphère. Lorsque le liquide restant a atteint une composition chimique fixe, la température s'élève jusqu'à son point d'ébullition, et il se vaporiserait si l'on n'avait soin de le soustraire à l'action de la chaleur.

Dans la *distillation*, c'est, au contraire, le liquide le plus volatil que l'on veut recueillir pur. On le chauffe alors dans une chaudière de forme variable C (*fig.* 356) nommée *cucurbite*, surmontée d'un *chapiteau* A, qui la recouvre exactement, et qui porte latéralement un tube T ou *allonge*, qui conduit les vapeurs formées dans un *serpentin* S, tube contourné en hélice, et placé au milieu d'un vase rempli d'eau froide, le *réfrigérant* R. Les vapeurs viennent se condenser dans le serpentin, maintenu à une température peu élevée par l'eau du réfrigérant, et le liquide sort par l'extrémité libre t'. Mais la condensation de la vapeur échauffe peu à peu l'eau du réfrigérant (389). Aussi, est-on obligé de la renouveler souvent; à cet effet, on verse de l'eau froide par un tube à entonnoir e, qui la conduit au fond du réfrigérant, tandis que l'eau échauffée, rendue plus légère, s'élève à la surface, et s'écoule par l'ajutage t. L'ensemble des diverses pièces qui servent à la distillation, constitue un *alambic*.

La distillation peut avoir pour but de séparer deux liquides inégalement volatils. C'est ainsi qu'elle est employée à retirer l'alcool du vin. Mais elle sert également à débarrasser un liquide de corps solides qui s'y trouvent en dissolution, et qui se déposent lors de la disparition du liquide par évaporation. C'est ainsi que l'on obtient l'*eau distillée*, chimiquement pure, en évaporant l'eau de source ou de rivière, qui contient toujours des sels en dissolution, et condensant les vapeurs produites.

367. **Titrage des liqueurs alcooliques.** — Nous avons dit (59) que les indications données par l'alcoomètre ne sont exactes qu'autant

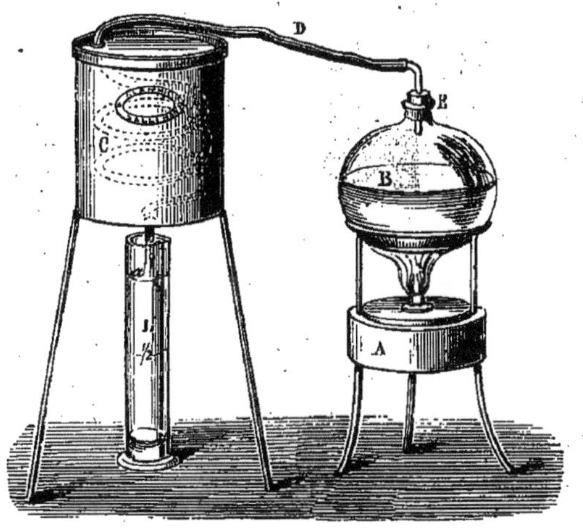

Fig. 357.

que le liquide ne contient pas d'autres substances que l'alcool et l'eau. Or ce cas se présente rarement; et, particulièrement, les vins dont on a souvent à déterminer la richesse alcoolique contiennent un grand nombre de substances étrangères. On arrive à pouvoir employer l'alcoomètre à l'aide d'une opération préliminaire, dont le principe est la remarque suivante, faite par Gay-Lussac : Lorsqu'un mélange d'eau et d'alcool, qui ne contient pas plus de 15 pour 100 de ce dernier liquide, est soumis à la distillation, la *totalité* de l'alcool passe avec le premier tiers du liquide dans le réfrigérant. Cet effet se produit lorsque l'on distille du vin qui n'atteint jamais cette teneur en alcool.

On chauffe dans un ballon B (*fig.* 357) un volume de vin remplissant l'éprouvette L jusqu'à un trait situé à la partie supérieure; le ballon est mis en communication avec un serpentin C par le tube D, et le liquide distillé retombe dans l'éprouvette L. On pousse l'opération jusqu'à ce que ce liquide atteigne le niveau d'un second trait, qui correspond à la moitié du volume employé. On est sûr que tout l'alcool du vin se trouve dans cette partie. Si donc on achève de remplir l'éprouvette L avec de l'eau, on aura un liquide contenant, sous le même volume, la même quantité d'alcool que le vin; et comme il n'y a pas de matières étrangères, on peut employer l'alcoomètre pour la détermination de sa richesse alcoolique.

CHAPITRE IV

TENSIONS DES VAPEURS. HYGROMÉTRIE

368. **Mesure de la tension maxima des vapeurs.** — De tous les effets mécaniques que la chaleur peut produire, le plus important est celui qui est dû à la tension maxima des vapeurs aux diverses températures. Un intérêt pratique se rattache à la détermination numérique de ces tensions, surtout en ce qui touche la vapeur d'eau.

Tensions des vapeurs entre 0° *et* 100°. — *Procédé de Dalton.* — Pour mesurer la force élastique de la vapeur d'eau entre 0° et 100°, Dalton se servait de l'appareil suivant : dans une même cuvette à mercure M (*fig.* 358), on place deux tubes barométriques T et T′ ; le premier est un baromètre parfait ; le second, un baromètre dans lequel on a introduit une petite quantité d'eau. Ces deux tubes sont enveloppés d'un manchon plein d'eau, que l'on chauffe au moyen d'un fourneau. Un agitateur y maintient la même température en tous les points. En un moment donné, on arrête le feu et on attend que la température reste stationnaire. La tension de la vapeur, à ce moment, est mesurée par la différence des niveaux dans les deux tubes, différence que l'on ramène par le calcul à 0°.

Cette méthode n'est pas très-exacte, parce qu'il est difficile de maintenir à peu près constante la température de l'eau du manchon ; de plus, la réfraction et l'action capillaire qui n'est pas la même pour le mercure sec et le mercure humide, rendent incertaine l'évaluation des hauteurs mercurielles.

Expériences de M. Regnault. — M. Regnault a repris ces expériences en conservant le procédé de Dalton, mais en évitant les diverses causes d'erreur que nous venons de signaler. Les deux baromètres A et B (*fig.* 359), placés dans la même cuvette, pénètrent dans une grande caisse en zinc portant une fenêtre à faces parallèles. La caisse est remplie d'eau que l'on chauffe avec une lampe à alcool à des températures qui ne doivent point dépasser 50°. Un agitateur maintient la température uniforme. D'ailleurs, la masse d'eau étant plus grande que dans l'expérience de Dalton, la température est aussi plus constante. On relève les hauteurs au cathétomètre. M. Regnault, par des expériences préalables, avait déterminé les corrections relatives à la capillarité et à la réfraction, et tenait en outre compte de la petite colonne liquide située au-dessus du mercure, qu'il transformait en colonne mercurielle en divisant sa hauteur par 13,59, densité du mercure.

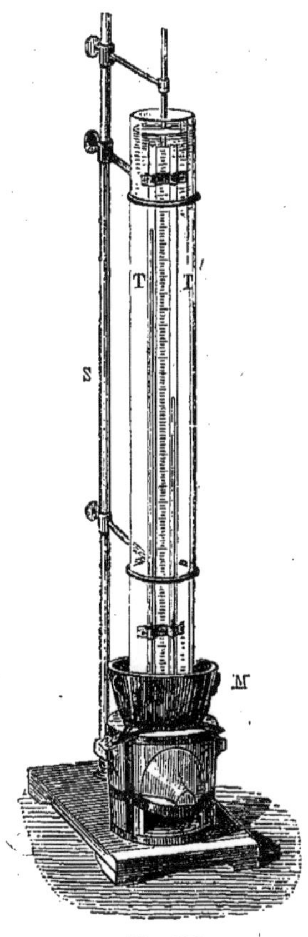

Fig. 358.

Tension de la vapeur au-dessous de 0°. — Gay-Lussac a employé la méthode suivante, fondée sur le principe de la *paroi froide*. Lorsqu'une enceinte fermée contient un liquide et sa vapeur à une température T, si l'enceinte n'a pas partout la même température, la vapeur prend la tension qui convient à la température la plus basse. Ce fait s'explique facilement; en effet, la vapeur qui est en contact avec la paroi froide se liquéfie, et est remplacée par une nouvelle quantité de vapeur qui se précipite à son tour; en sorte que l'équilibre ne peut s'établir que lorsque tout le liquide s'est condensé dans la partie refroidie. A ce moment, la vapeur qui remplit l'enceinte possède la force élastique correspondante à la température minima. Ce fait est la base du *condenseur de Watt*. Ceci posé, on plonge dans la même cuvette, à côté d'un baromètre ordinaire B (*fig.* 360), le baromètre à vapeur A, dont la partie supérieure, recourbée, est entourée d'un mélange réfrigérant. La différence des niveaux mesure la tension de la vapeur à la température du mélange. M. Regnault a appliqué son appareil, légèrement modifié, à ce cas particulier : il se servait d'un mélange réfrigérant liquide, formé de neige et de chlorure de calcium, ce qui lui permettait de l'agiter facilement et d'avoir une température plus constante.

369. **Tension des vapeurs au-dessus de 100°.** — Aucune des méthodes précédentes ne peut s'appliquer à la mesure des tensions plus grandes que 1 atmosphère, et, même au delà de 50°, il est difficile d'obtenir une température uniforme, et par suite des résultats exacts.

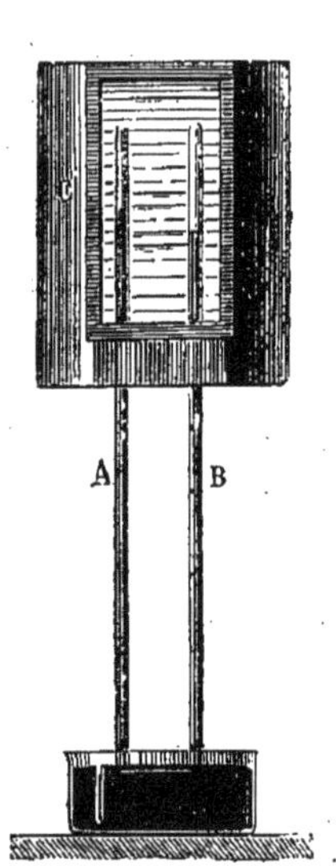

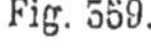

Fig. 359.

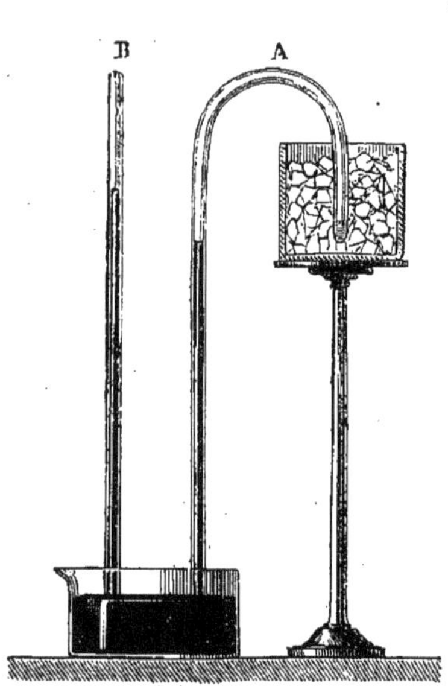

Fig. 360.

Pour déterminer la tension de la vapeur d'eau ou d'un autre liquide au-dessus de 100°, Dalton employait un tube recourbé dont la petite branche était fermée et contenait en c (*fig.* 361) une faible quantité de liquide m. Il chauffait le liquide en le plongeant dans un bain d'huile. La vapeur se formait, et la différence des deux niveaux ab, augmentée de la pression atmosphérique, donnait la valeur de la force élastique à la température de l'expérience. Cette méthode était insuffisante et inexacte. En 1829, Dulong et Arago déterminèrent les tensions de la vapeur d'eau jusqu'à 27 atmosphères, ce qui est la plus haute pression dont on fasse usage dans l'industrie. M. Regnault, à son tour, a entrepris une série nombreuse d'expériences, en se fondant sur ce fait déjà établi par Dulong : 1° lorsqu'un liquide entre en ébullition, la température reste invariable, si la pression ne change pas ; 2° lorsqu'un liquide bout à T°, sous la pression H, la tension de la vapeur à T° est précisément égale à H. Ainsi, si l'éther entre en ébullition à 35°, sous la pression de 760^{mm}, la tension de la vapeur de ce liquide à 35° est égale à une pression de 760^mm. Si un liquide bout à 130°, sous une pression de 8 atmosphères, la vapeur à 130° a une pression égale à 8 atmosphères. La méthode de M. Regnault consiste donc à faire bouillir de l'eau dans une chaudière, sous des pressions croissantes, et à déterminer, au moment où l'ébullition est en pleine activité, d'une part la température, et de l'autre la pression. M. Regnault a poussé ces expériences jusqu'à 27 atmosphères. L'appareil est formé d'une chaudière et d'un réservoir, dans lequel on comprime ou on raréfie l'air. Ces deux parties sont réunies par un tube, entouré d'un manchon dans lequel circule un courant d'eau froide. La vapeur formée se condense pour retomber dans la chaudière. Des thermomètres, renfermés dans des tubes de fer pleins d'huile, donnent la température, et un manomètre à air libre indique à chaque instant la tension de la vapeur.

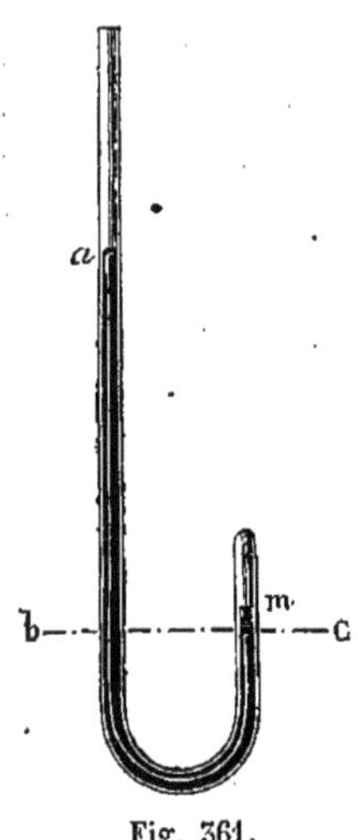

Fig. 361.

TABLEAU DES TENSIONS DES VAPEURS DE QUELQUES LIQUIDES.

TEMPÉRATURE	TENSIONS			
	EAU	ALCOOL	ÉTHER	CHLOROFORME
— 10.	mm. 2,09	»	»	»
— 5.	3,11	»	»	»
0.	4,60	mm. 12,70	»	»
10.	9,17	24,25	286,8	»
20.	17,39	44,46	432,8	160,5
30.	31,55	78,52	634,8	247,5
50.	91,98	219,90	1264,8	535,0
80.	354,64	812,91	4953,3	»
100.	760,00	1697,55	7719,2	2428,5
134.	atmosph. 3,008	»	»	»
144.	4,000	»	»	»
180.	9,926	»	»	»
225.	25,227	»	»	»
230.	27,534	»	»	»

Résultats. — On ne peut pas faire des expériences à des températures trop rapprochées les unes des autres ; aussi, pour avoir la tension à une température donnée, il faut la déduire des résultats obtenus, par les méthodes d'interpolation. On peut se servir d'une courbe qui représente les variations de la tension, ou bien se servir de formules empiriques. La formule qui convient le mieux est celle de Biot, qui a été adoptée par M. Regnault ; elle est de la forme :

$$\text{Log } F = a + b\alpha^x + c\beta^x.$$

a, b, c, α, β, étant des constantes déterminées par cinq observations faites à des températures comprises entre $-30°$ et $+232°$.

370. **Densité des vapeurs.** — La densité d'une vapeur est le rapport entre le poids de cette vapeur et le poids d'un même volume d'air pris à la même température et à la même pression.

On emploie, pour cette détermination, deux procédés. L'un, imaginé

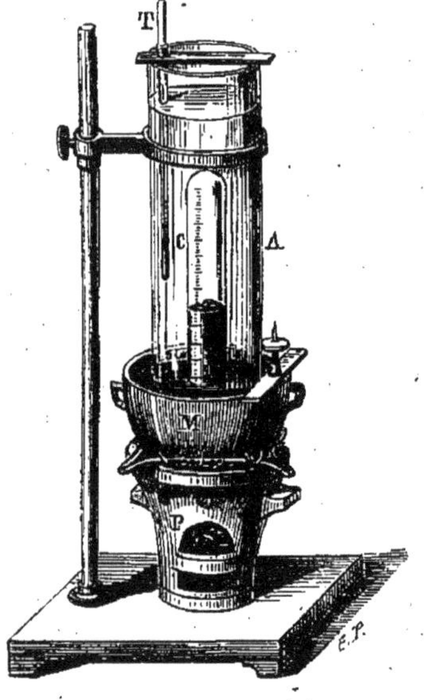

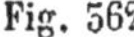

Fig. 362.

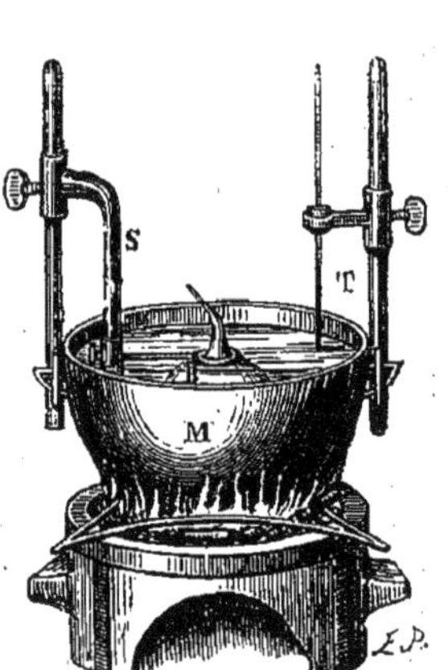

Fig. 363.

par Gay-Lussac, convient surtout aux substances facilement volatiles ; l'autre, dû à M. Dumas, s'applique à toutes les températures.

Procédé de Gay-Lussac. — Ce procédé consiste à transformer complétement en vapeur un poids p de liquide, et à déterminer la température t, la tension f et le volume V de cette vapeur. D'autre part, le poids π d'un volume V d'air à la même température et à la même pression est donné par la relation

$$\pi = 0{,}001293\text{V} \cdot \frac{f}{(1+\alpha t)\,760};$$

en divisant p par π, on a, pour la densité de la vapeur,

$$D = \frac{p}{\pi} = \frac{p(1+\alpha t).760}{0,001293 V.f}.$$

Sur une marmite en fonte M (*fig.* 362), on dispose verticalement une grande cloche C graduée, pleine de mercure sec. Ceci fait, on prend une petite ampoule de verre que l'on pèse; on la remplit du liquide volatil dont on veut avoir la densité de vapeur, et, après avoir fermé les deux extrémités à la lampe, on la pèse de nouveau; la différence donne le poids π du liquide introduit. On fait alors passer l'ampoule dans la cloche, que l'on entoure d'un manchon A plein d'eau, puis on chauffe. L'ampoule crève, le liquide se vaporise et, en même temps, le mercure descend dans la cloche. Un thermomètre T indique la température de l'eau, et par suite celle de la vapeur. Alors on note rigoureusement le volume V occupé par la vapeur, et la pression f. Pour obtenir cette dernière, on mesure à l'aide du cathétomètre la différence des niveaux entre la surface du mercure dans la cloche et l'extrémité supérieure d'une vis à deux pointes dont l'autre extrémité touche la surface libre du mercure. Cette différence, ajoutée à la longueur de la vis ramenée à 0°, et retranchée de la hauteur du baromètre également ramenée à 0°, donne la force élastique f de la vapeur. Si la substance sur laquelle on opère entre en ébullition à une température très-peu élevée, on peut chauffer l'eau du manchon au-dessous de 100°, et on s'arrange de manière à maintenir cette température constante lorsqu'on a atteint le point où l'on veut observer le volume de la vapeur. Si, au contraire, on se propose d'obtenir la densité au-dessus de 100°, on remplace l'eau du manchon par un bain fixe assez transparent pour pouvoir mesurer le volume de la vapeur.

C'est par cette méthode que Gay-Lussac a trouvé qu'à la température de 100°, et sous la pression de 76 centimètres, la densité de la vapeur est égale à 5/8 ou 0,625, nombre qui approche beaucoup de 0,622 qui représente la moyenne des résultats obtenus d'après d'autres expériences, et qui concorde avec la densité théorique de ce liquide.

371. **Procédé de M. Dumas.** — On prend un ballon B (*fig.* 363) de 400 à 500 centimètres cubes de capacité, que l'on étire en pointe effilée et recourbée. On commence par dessécher le ballon intérieurement au moyen de la machine pneumatique, et on le pèse plein d'air. Soit P son poids. On introduit alors dans le ballon 10 à 15 grammes environ du liquide dont on veut déterminer la densité. Le ballon est ensuite assujetti solidement au milieu d'un bain d'eau, d'huile, ou d'alliage fusible, renfermé dans une marmite en fonte M. On chauffe audessus de la température d'ébullition; la vapeur formée s'échappe par l'orifice; lorsqu'elle cesse de se produire, on maintient la température T constante pendant quelques minutes, puis on ferme rapidement la pointe et on note la hauteur barométrique H'. Le ballon sorti du bain,

étant lavé et essuyé avec soin, est pesé de nouveau. Soit P′ le poids trouvé. La différence des pesées P′ — P exprime l'excès du poids de la vapeur à T et à la pression H sur le poids de l'air qui le remplissait à t° et à la même pression. Ce dernier peut être obtenu facilement et a pour valeur :

$$p = 0{,}001293.V.\frac{H}{(1+\alpha t).760}.$$

Donc le poids π du liquide vaporisé est égal à $P' - P + p$. On casse la pointe sous le mercure ; le ballon se remplit complétement. En mesurant dans une éprouvette graduée le liquide qui le remplit et faisant la réduction à 0°, on a le volume V_0 du ballon ; le volume à T sera $V_0(1 + KT)$, K étant le coefficient de dilatation du verre, et le poids d'un même volume d'air dans les mêmes circonstances de température et de pression sera :

$$\pi' = 0{,}001293\,V_0(1+KT)\frac{H'}{760\,(1+\alpha T)}.$$

On a donc, pour la densité de la vapeur,

$$d = \frac{\pi}{\pi'} = \frac{(P' - P + p)\,(1+\alpha T)\,760}{0{,}001293\,V_0(1+KT)\,H'}.$$

Remarque. — Quand il reste de l'air dans le ballon, on le recueille et on le mesure. Le volume u trouvé pèse $0{,}001293u\frac{H''}{(1+\alpha t'')\,760} = p'$, H'' et t'' étant la pression et la température au moment où on l'évalue. Alors le poids de la vapeur est $P' - P + p - p'$.

Mais le volume u, au moment de la fermeture du ballon, est à la température T et à la pression H′ ; il sera donc

$$u' = \frac{u\,(1+\alpha T)}{1+\alpha t''} \times \frac{H''}{H'};$$

en sorte que le vrai volume occupé par la vapeur est $V_0(1+KT) - u'$, et la densité devient :

$$d = \frac{(P' - P + p - p')\,(1+\alpha T)\,760}{0{,}001293\,[V_0(1+KT) - u']\,H'}.$$

La méthode de M. Dumas a été modifiée par MM. Sainte-Claire Deville et Troost. Quand on veut obtenir la densité des vapeurs à des températures très-élevées, on se sert alors d'un bain de chlorure de zinc ou de zinc qui bout à plus de 1000° ; on remplace le ballon de verre par un ballon de porcelaine. La température est donnée d'ailleurs par le ballon lui-même qui sert de pyromètre et qu'on remplit de vapeur d'iode. Enfin, il faut remarquer que la densité de vapeur de quelques corps décroît à mesure que la température s'élève, jusqu'à une certaine limite au delà de laquelle il n'y a plus de variations. C'est ce qui arrive pour l'acide acétique et l'acide formique. C'est ainsi que M. Deville a trouvé que la densité de la vapeur de soufre est 2,2 à 1000°, tandis qu'à 500° M. Dumas avait trouvé 6,6.

TABLEAU DES DENSITÉS DE VAPEUR.

Iode	8,716
Mercure	6,976
Phosphore	4.420
Soufre	2,200
Vapeur d'eau	0,622
Alcool	1,613
Ether sulfurique	2,586
Essence de térébenthine	5,015
Chloroforme	4,200

372. **Hygrométrie. État hygrométrique.** — L'atmosphère contient toujours de l'eau à l'état de vapeur. Pour le constater, il suffit d'exposer à l'air un corps froid. On voit se déposer à la surface une légère couche d'eau qui se congèle même, si le corps a une température suffisamment basse; ce fait peut être observé en tout temps et en tout lieu. On peut encore reconnaître l'existence de la vapeur atmosphérique, en abandonnant à l'air libre des substances déliquescentes, comme le chlorure de calcium, la potasse caustique. Au bout de peu de temps, ces corps deviennent liquides, en se dissolvant dans l'eau qu'ils ont précipitée.

On dit que l'air est plus ou moins humide, selon que la vapeur d'eau s'approche plus ou moins de la saturation, et non pas selon qu'il y a plus ou moins de vapeur dans l'air. Ainsi on sait qu'à 0°, la tension maxima de la vapeur d'eau est de $4^{mm},6$. Si donc la vapeur atmosphérique acquiert ou s'approche de cette tension, l'air sera très-humide; il sera sec avec la même quantité de vapeur d'eau à 20°. En hiver, il y a peu de vapeur, et l'air est, en général, très-humide; en été, il y en a beaucoup plus, et l'air est sec. Ceci montre que la température a une influence notable sur le degré d'humidité. On ne peut donc avoir une idée exacte de l'état d'humidité de l'air qu'en cherchant le rapport qui existe entre la quantité p de vapeur d'eau que l'air contient réellement, et celle P qu'il contiendrait s'il en était saturée à la même température. Ce rapport se nomme *état hygrométrique de l'air, fraction de saturation*. Mais, comme la vapeur aqueuse suit très-sensiblement la loi de Mariotte, on peut remplacer le rapport du poids par le rapport des forces élastiques des vapeurs correspondantes. On pourra donc définir l'état hygrométrique de l'air E, le rapport de la tension f de la vapeur contenue dans l'air à la tension maxima F, à la même température ; on a donc :

$$E = \frac{p}{P} = \frac{f}{F}.$$

373. **Hygromètres.** — Les instruments qui servent à déterminer l'état hygrométrique de l'air sont appelés des *hygromètres*. Il y en a de quatre espèces, correspondant à quatre méthodes différentes :

1° La méthode chimique, qui consiste à absorber, au moyen de substances très-avides d'eau, la vapeur aqueuse contenue dans un volume connu d'air, à en déterminer le poids et à en déduire la tension ; 2° la seconde méthode est fondée sur la propriété que possèdent certaines substances organiques (cordes à boyau, cheveux, fanons de baleine) d'absorber la vapeur d'eau et de s'allonger en même temps ; 3° la troisième repose sur ce principe que, en abaissant la température, on peut condenser la vapeur d'eau contenue dans l'air, et de la température observée déduire la tension de la vapeur ; 4° enfin, vient la méthode du psychromètre, c'est-à-dire celle qui est fondée sur l'observation des températures données simultanément par deux thermomètres, l'un à boule sèche, et l'autre à boule mouillée.

374. **Méthode chimique.** — On emploie le procédé de Brunner, qui consiste à remplir d'eau un aspirateur d'une capacité constante, et à le mettre en communication avec une série de tubes desséchants. En faisant écouler l'eau du vase, l'air aspiré se dépouille complétement de son humidité en traversant les tubes. Ces tubes étant pesés avant et après l'expérience, l'augmentation de poids donne le poids p de la vapeur contenue dans l'air. Soit donc V le volume de cet air, et par conséquent celui de la vapeur, t la température, f la tension, on a, d'après la formule trouvée (342) :

$$(1) \qquad p = V \times 1{,}293 \times 0{,}622 \frac{f}{(1+\alpha t)\,760};$$

d'où l'on peut déduire f.

La difficulté est de connaître le volume V d'air qui a passé à travers les tubes. L'aspirateur a un volume déterminé une fois pour toutes V' à la température t. Si F est la tension maxima à cette température la pression de l'air sec dans l'aspirateur est H — F. Mais, avant son passage à travers les tubes, sa pression était H — f. On a donc :

$$V\,(H - f) = V'\,(H - F);$$

d'où

$$V = \frac{V' \times (H - F)}{H - f}.$$

On remplace V par cette valeur dans l'équation (1), et on a ainsi la valeur de f. Quant à F, on l'obtient par les tables de Dalton.

375. **Hygromètre d'absorption de Saussure.** — Parmi les substances qui s'allongent en absorbant l'humidité de l'air, les cheveux sont surtout aptes à la construction des hygromètres d'absorption, c'est sur cette propriété qu'est fondé l'appareil connu sous le nom d'*hygromètre de Saussure*. Pour le construire, on choisit un cheveu fin et soyeux ; on le dégraisse en le faisant bouillir dans une dissolution faible

de carbonate de soude, et mieux en le laissant séjourner quelques heures dans l'éther. Après qu'il a été bien nettoyé, on le fixe à un cadre métallique, au moyen d'une pince *a* (*fig.* 364), tandis que l'autre extrémité est attachée à la gorge d'une poulie mobile. Cette poulie porte une seconde gorge sur laquelle on enroule un petit fil supportant un poids *p* d'environ $0^{gr},2$, réglé de telle sorte qu'il tende le cheveu sans l'allonger. Lorsque le cheveu s'allonge, la poulie marche dans un sens ; s'il se raccourcit, elle se meut en sens contraire. On amplifie les mouvements à l'aide d'une longue aiguille, fixée par son centre de gravité à l'axe de la poulie, et mobile sur un cadran métallique gradué.

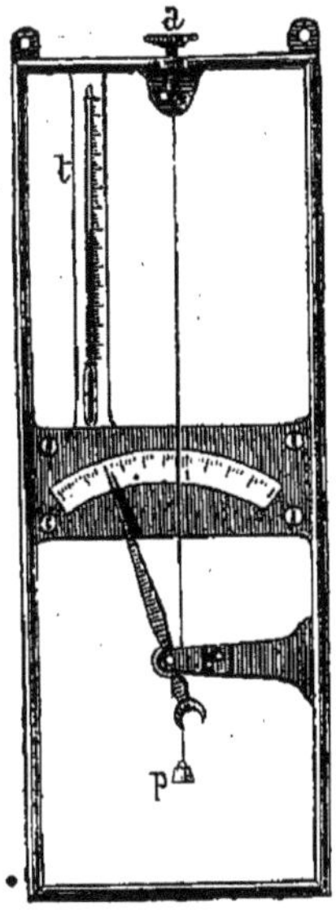

Fig. 364.

376. **Graduation.** — *Expériences de Gay-Lussac.* — Pour graduer l'hygromètre, on détermine deux points fixes correspondant aux deux positions que prend l'aiguille quand on place l'instrument : 1° dans un air parfaitement humide ; 2° dans un air complétement desséché. Le premier point, ou le point 100 s'obtient en mettant l'hygromètre sous une cloche, dont les parois sont mouillées, et qui repose sur l'eau. Pour obtenir le second point, ou zéro, on humecte les parois de la cloche avec de l'acide sulfurique, et on la pose sur une assiette contenant une couche d'acide. Il faut souvent plusieurs jours pour que l'aiguille prenne une position déterminée ; quelquefois même, la seconde opération altère le cheveu ; et lorsque l'appareil est replacé dans la cloche humide, l'aiguille ne revient plus à 100° : il faut alors rejeter le cheveu. L'intervalle entre les deux points ainsi obtenus est divisé en 100 parties égales, qui sont les degrés de l'hygromètre. Mais ces degrés n'indiquent point les fractions de saturation. Quand, par exemple, l'hygromètre marque 50°, cela ne veut pas dire que la fraction de saturation est égale à 0,50 ; en d'autres termes, les degrés de l'hygromètre ne sont pas proportionnels aux variations de l'état hygrométrique, ainsi que cela a été constaté par Gay-Lussac et Melloni. Il faut donc construire des tables qui donnent la fraction de saturation correspondante à chaque degré de l'instrument. Pour construire les éléments de cette table, Gay-Lussac s'est appuyé sur cette propriété des tensions des vapeurs, savoir : qu'une dissolution saline émet des vapeurs ayant une tension d'autant plus faible que la dissolution est plus concentrée. Si donc, à la température de 10°, température choisie par Gay-Lussac, la tension maxima de la vapeur d'eau est de $9^{mm},2$, la tension maxima de la dissolution saline sera moindre. Ce physicien faisait des dissolutions d'eau et de sel marin à divers

degrés de condensation ; en humectant successivement les parois d'une cloche, qu'il plaçait dans une assiette pleine de chacune de ces dissolutions, l'hygromètre introduit marquait n, n', n''... D'autre part, il déterminait pour la même température la tension maxima de la vapeur donnée par ces dissolutions; soient f, f', f''... ces diverses tensions. Connaissant la tension maxima de la vapeur aqueuse, les rapports $\frac{f}{F}$, $\frac{f'}{F}$, $\frac{f''}{F}$, fournissent l'état hygrométrique correspondant aux degrés n, n', n''... Si, par exemple, pour le degré n, on a $f = 8$ millimètres, l'état hygrométrique correspondant à n sera $\frac{8}{9,2}$. Une dizaine d'observations ainsi obtenues suffisaient, car on obtenait les états hygrométriques correspondants aux autres degrés par simple interpolation, c'est-à-dire en traçant, à l'aide des résultats trouvés expérimentalement, une courbe empirique. Cette table a été construite par des expériences faites à la température de 10° ; mais Melloni, ayant opéré à 23°, a trouvé des nombres très-rapprochés de ceux trouvés par Gay-Lussac. On peut donc en conclure que les variations de l'hygromètre sont à peu près indépendantes de la température.

Expériences de M. Regnault. — M. Regnault a fait une étude comparative des hygromètres à cheveu. Il a reconnu que des hygromètres parfaitement gradués s'accordaient rarement entre eux. La provenance du cheveu, sa grosseur, ont une grande influence sur les indications de l'instrument. Il faut donc construire une table pour chaque appareil. Pour faciliter sa construction, M. Regnault a donné un tableau des tensions de divers mélanges d'acide sulfurique et d'eau, représentés par SO^3,HO, $SO^3 2HO$, $SO^3 3HO$, etc... $SO^3,18HO$. Il suffit alors de tracer sur l'instrument des degrés arbitraires, et de voir à quel degré correspond telle ou telle tension de vapeur. En divisant la valeur numérique de cette tension par la tension maxima de la vapeur d'eau pure à la température de l'expérience, on obtiendra l'état hygrométrique correspondant. On n'a besoin que de déterminer le point d'humidité extrême; quant au point de sécheresse extrême, on n'a point à s'en s'occuper; d'ailleurs, M. Regnault a reconnu qu'il est difficile de le faire sans altérer le cheveu.

377. **Hygromètre à condensation.** — Si l'on refroidit lentement de l'eau dans un vase, jusqu'à ce qu'il se forme sur les parois un dépôt de rosée, la température indiquée par l'eau au moment où la vapeur se précipite, représente la température à laquelle l'air serait saturé. En ces circonstances, l'air se contracte simplement, sans que sa force élastique change, ainsi que celle de la vapeur d'eau qu'il contient. Si donc t' est la température de l'eau au moment du dépôt de rosée, et t celle de l'air ambiant, le rapport $\frac{f'}{f}$ des forces élastiques correspondantes sera la fraction de saturation. Tel est le principe de l'hygromètre de Daniel. Dans

cet instrument, le corps sur lequel se forme le dépôt de rosée est une boule de verre bleu ou noir A (*fig.* 365), qui contient un thermomètre. Pour refroidir la boule, on y introduit de l'éther, et on la soude à un tube deux fois recourbé, terminé par une seconde boule B. On chauffe l'éther, de manière à chasser l'air, et on ferme à la lampe. On entoure ensuite la boule B d'un morceau de gaze, sur laquelle on verse quelques gouttes d'éther. L'évaporation de ce liquide produit un froid qui détermine la distillation de l'éther placé dans l'intérieur de la boule A et, par suite, son refroidissement. On voit bientôt de la rosée se déposer. A ce moment, on note la température t' du thermomètre intérieur, et celle t d'un thermomètre extérieur. On cherche les tensions correspondantes f' et f dans les tables de Dalton, et leur rapport est l'état hygrométrique. Cet appareil manque d'exactitude. En effet, la boule étant en verre, la paroi extérieure est moins froide que l'intérieure, et le thermomètre n'indique pas rigoureusement la température de la couche d'air au moment où la rosée commence à se déposer, donc la température observée t' est trop basse. Pour avoir une approximation plus grande, on laisse l'appareil se réchauffer et, au moment où la rosée disparaît, on note la température t''; cette température est trop élevée. Si, donc, on prend une moyenne entre t' et t'', on a un résultat à peu près exact, surtout si les deux températures t' et t'' diffèrent peu l'une de l'autre. De plus, le thermomètre qui plonge dans le liquide ne donne pas exactement la température intérieure, car l'éther ne se vaporise qu'à la surface, et c'est la température seule de la surface qu'il faudrait avoir. Enfin, l'éther que l'on verse sur l'une des boules contenant toujours de l'eau, sa vaporisation change un peu l'état hygrométrique de l'air ambiant.

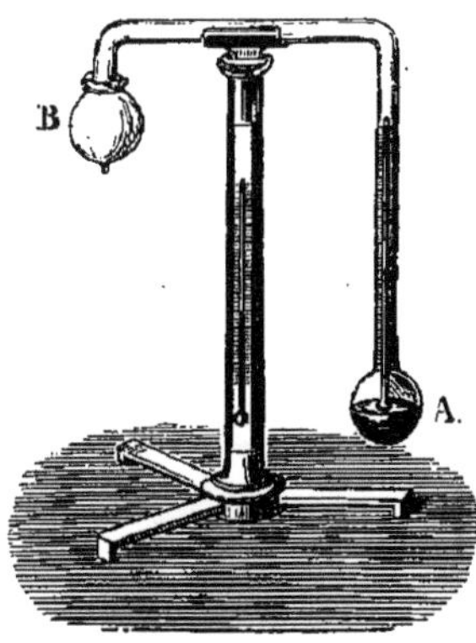

Fig. 365.

Hygromètre de M. Regnault. — M. Regnault a modifié l'hygromètre de Daniell, de manière à obtenir des résultats beaucoup plus précis. Le vase où est placé l'éther est un dé en argent, mince et poli, fixé à l'extrémité d'un tube de verre *ab* (*fig.* 366); l'argent étant très-bon conducteur, la température de la paroi interne sera la même que celle de la paroi externe. L'ouverture supérieure est fermée par un bouchon percé de deux trous, dont l'un est traversé par un thermomètre très-sensible, et l'autre par un tube *f*, qui plonge jusqu'au fond. On verse de l'éther dans le tube, et on met la tubulure latérale en communication avec un aspirateur, par l'intermédiaire d'un tube en caoutchouc *c*. En faisant écouler l'eau de l'aspirateur, l'air pénètre par le tube *f*, traverse l'éther qu'il refroidit et détermine un dépôt de rosée. Soit, par exemple 11° la température observée : elle est plus basse que celle à laquelle correspond réellement la saturation de l'air. On ferme le robinet, la rosée disparaît, et le thermomètre remonte. Soit 12° ; ce point est supérieur au point de rosée. On ouvre de nouveau le robinet, de manière que les bulles d'air arrivent lentement ; on voit le thermomètre descendre à 11°,9. Si la rosée n'apparaît pas, on le fait descendre à 11°,8. Si la rosée apparaît, c'est que 11°,8 est trop faible ; alors la

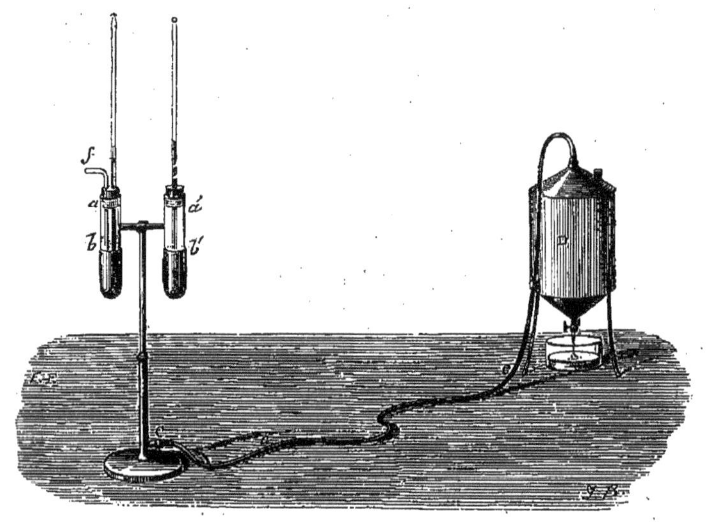

Fig. 366.

température du point de rosée est comprise entre 11°,9 et 11°,8. On observe les températures à l'aide d'une lunette. Ni l'évaporation de l'éther, ni la respiration de l'observateur, ne peuvent changer l'état hygrométrique de l'air. On donne quelquefois à l'appareil la forme suivante. Un autre tube, muni d'un dé d'argent, mais ne contenant pas d'éther, est placé à côté du premier. Un thermomètre indique la température de l'air. Comme les deux dés sont semblables, on voit subitement la différence, dès que la condensation commence ; ce qui permet de trouver la température exacte du point de rosée à un $\frac{1}{20}$ de degré.

378. **Psychromètre.** — On a proposé un autre genre d'appareil, destiné à donner l'état hygrométrique, c'est le psychromètre d'Auguste (de Berlin), dont l'idée première est due à Gay-Lussac ; en voici le principe : La vaporisation produisant un abaissement de température, l'évaporation d'une couche d'eau à la surface de la boule d'un thermomètre y produira un abaissement de température d'autant plus grand

que l'évaporation sera plus rapide. Or l'évaporation dépend de la pression extérieure et de la quantité de vapeur d'eau contenue dans l'atmosphère; donc, il y a une relation entre l'abaissement de température et l'état hygrométrique de l'air.

Deux thermomètres parfaitement semblables sont placés l'un à côté de l'autre. L'un t' (*fig.* 367), plongé dans l'air, donne la température de l'atmosphère qui entoure l'appareil; l'autre t a sa boule entourée d'une gaze humectée par l'eau qui lui arrive d'un réservoir bb', par l'intermédiaire d'une petite mèche de coton. Les deux thermomètres marquent des températures peu différentes t et t'. Pour déduire de ces données la tension de la vapeur atmosphérique, on a la formule

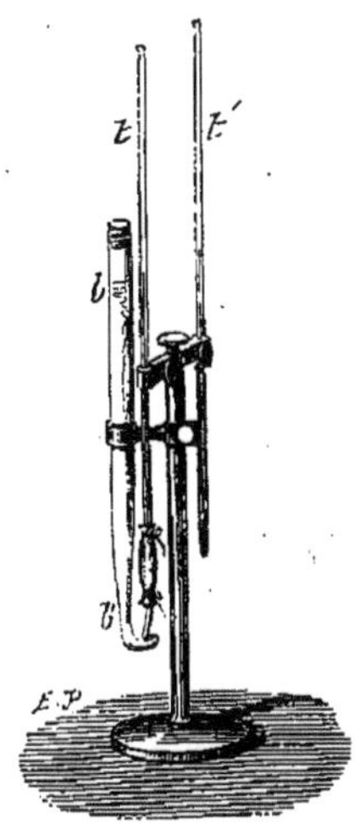

Fig. 367.

$$x = F - A\,(t - t')\,H;$$

x tension de la vapeur d'eau contenue dans l'air au moment de l'expérience, F tension maxima à la même température, H la pression, et A une constante, qui dépend de l'exposition de l'instrument. On la détermine par une première expérience, pour laquelle on a déterminé x, à l'aide d'un hygromètre. Connaissant A, une fois pour toutes, on pourra, quand on le voudra, déterminer x, du moins pour le lieu où se trouve placé le psychromètre.

579. **Poids d'un volume d'air humide.** — Nous terminerons ce chapitre, en donnant l'expression du poids d'un volume V d'air humide à la température t et à la pression H, lorsque l'état hygrométrique est e.

Soit F la tension maxima de la vapeur pour la température t; la tension de la vapeur d'eau qui se trouve dans l'air proposé, est donnée par la relation $e = \frac{f}{F}$, d'où $f = eF$.

Ceci posé, il y a à considérer dans ce volume deux parties : 1° un volume V d'air sec, soumis à la pression $H - f$, dont le poids est, d'après la formule (342) :

$$V \,.\, 1{,}293 \,.\, \frac{H - f}{760} \times \frac{1}{1 + \alpha t};$$

2° un volume V de vapeur, soumis à la pression f, qui pèse :

$$V \,.\, 1{,}293 \,.\, \frac{f}{760} \times \frac{1}{1 + \alpha t} \times \frac{5}{8};$$

$\frac{5}{8}$ étant la densité de la vapeur d'eau; en faisant la somme, on aura le poids de l'air humide, savoir :

$$V . 1,293 . \frac{1}{(1+\alpha t)\,760}\left[H - f + \frac{5}{8}f\right],$$

ou

$$V . \frac{1,293}{1+\alpha t}\left[\frac{H - \frac{3}{8}f}{760}\right].$$

CHAPITRE V

CALORIMÉTRIE.

380. **Calorie. Chaleurs spécifiques.** — On ne peut pas définir rigoureusement ce que l'on entend par *quantités de chaleur;* mais on peut définir deux quantités égales de chaleur et, par suite, mesurer celles qui sont absorbées ou émises, pour produire sur un même corps des effets thermiques différents, ou le même effet sur différents corps.

L'expérience démontre qu'il faut la même quantité de chaleur pour élever un kilogramme d'eau de 0° à 1°, ou de 1° à 2°, ou de 2° à 3°... Si, par exemple, dans un vase chauffé à 25°, on verse deux kilogrammes d'eau, l'un à 0° et l'autre à 50°, on trouve que la température du mélange liquide est de 25°, donc un kilogramme d'eau absorbe autant de chaleur pour passer de 0° à 25° que de 25° à 50°, et, par suite, pour s'échauffer, de 1 degré, quelle que soit la température initiale.

On est convenu de prendre pour unité de chaleur, ou *calorie,* la quantité de chaleur qu'absorbe un kilogramme d'eau pour s'échauffer de 0° à 1°.

Il résulte de cette définition que, pour élever p kilogrammes d'eau de 0° à 1°, il faudra p calories; et, pour porter ce même poids de t° à t'°, il en faudra $p\,(t' - t)$.

Mais un kilogramme d'un corps quelconque absorbe-t-il la même quantité de chaleur pour s'échauffer de 1°? L'expérience seule peut résoudre cette question. Or, si on prend un kilogramme d'eau à 0° et un kilogramme de mercure à 100°, et qu'on mélange les deux liquides, la température finale devient 3°,22; ce qui prouve que, pour élever un kilogramme d'eau d'environ 3°, il faut toute la chaleur abandonnée par le kilogramme de mercure qui se refroidit de 97°. D'où l'on doit conclure que chaque corps, pris sous le même poids, exige une quantité de chaleur différente pour faire varier sa température de 1°. Comme cette quantité est spéciale à chaque corps, on lui a donné le nom de *chaleur spécifique*.

La *chaleur spécifique* d'un corps est donc la quantité de chaleur exprimée en calories, qui est nécessaire pour porter un kilogramme de ce corps de 0° à 1°, et plus généralement pour faire varier la température de ce corps de 1°. Ceci n'est très-approximativement vrai qu'entre 0° et 100°. Si donc c est la chaleur spécifique d'un corps quelconque, la quantité de chaleur qu'il faudra à P kilogramme de ce corps pour porter sa température de t à t' sera donnée par l'expression $Pc\,(t' - t)$.

Une expérience due à M. Tyndall met en évidence l'inégalité de chaleur spécifique des divers corps. On façonne un gâteau de cire d'environ 12 millimètres d'épaisseur (*fig.* 368); on plonge ensuite dans un

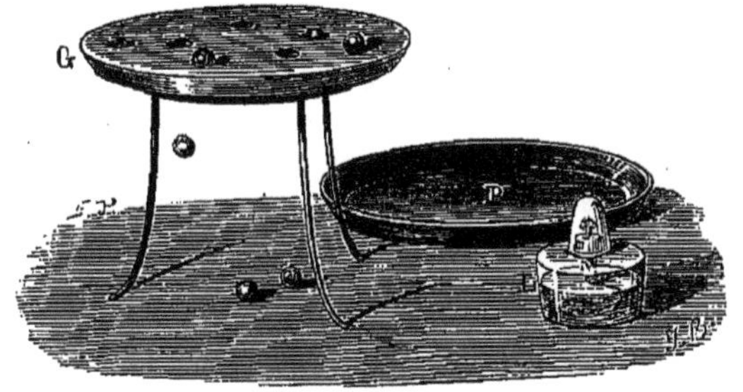

Fig. 368.

bain d'huile à la température de 180° des balles égales de différents métaux : fer, cuivre, étain et plomb. Quand elles ont pris la température du bain, on les pose sur le gâteau. Elles déterminent la fusion de la cire, et s'y enfoncent, mais avec des vitesses différentes et à des profondeurs différentes ; tandis que le fer et le cuivre ne tardent pas à traverser la cire, d'autres, comme le plomb et le bismuth, restent à la surface, parce qu'elles ne possèdent pas assez de chaleur pour en déterminer la fusion. Cette expérience démontre donc que les différentes substances absorbent des quantités très-inégales de chaleur pour s'échauffer d'un même nombre de degrés.

381. **Chaleur de fusion.** — Nous avons dit (344) que, pendant toute la durée du passage d'un corps solide à l'état liquide, la température ne change pas. Il résulte de ce fait que toute la chaleur fournie par le foyer, pendant ce temps, n'a produit aucun effet sensible au thermomètre. Par cette raison, on lui a donné le nom de *chaleur latente de fusion*. Mais cette quantité de chaleur, si elle ne se manifeste pas par son action sur le thermomètre, produit un effet réel, un change-

ment d'état. Elle n'est pas latente, aussi la désignerons-nous simplement sous le nom de *chaleur de fusion*.

Il est facile de mettre en évidence l'absorption d'une quantité de chaleur notable lors de la fusion d'un corps. Si l'on mélange un kilogramme d'*eau* à 0°, et un kilogramme à 80°, on obtient deux kilogrammes d'eau à 40°. Les quarante calories abandonnées par l'eau chaude, en passant de 80° à 40°, ont servi à élever la température de l'eau froide de 0° à 40°. Si l'on mélange, au contraire, un kilogramme de *glace* également à 0°, et un kilogramme d'eau à 80°, on observe après quelque temps que la glace est fondue entièrement, mais que la température est restée à 0°. Les quatre-vingts calories fournies par l'eau chaude qui s'est refroidie, ont donc été employées exclusivement à fondre la glace, sans modifier sa température. Ce nombre de calories représente à peu près la chaleur de fusion de la glace; nous donnerons plus loin le chiffre exact.

Inversement, pour qu'un liquide amené à sa température de solidification passe à l'état solide, il faut qu'il perde un certain nombre de calories, dont l'absorption par les corps voisins ne produit aucun changement sensible au thermomètre dans le corps qui change d'état. La quantité de chaleur fournie par un liquide qui se solidifie est exactement la même que la chaleur de fusion, ainsi que cela résulte d'expériences faciles à concevoir, et inverses de celles que nous venons d'indiquer.

382. **Détermination de la chaleur de fusion de la glace.** — La chaleur de fusion de la glace qui est importante à connaître exactement comme il sera dit plus loin, a été déterminée par deux méthodes principales :

1° *Méthode du puits de glace.* — Ce fut Black, qui, le premier, donna une méthode, qui permet de trouver la chaleur de fusion de la glace.

Dans un bloc de glace fondante, on pratique une cavité, que l'on peut fermer avec un couvercle de glace. L'intérieur de la cavité étant bien essuyé, on y verse un poids P d'eau à la température T. On laisse la température du mélange s'abaisser jusqu'à 0°; puis on enlève le liquide contenu dans la cavité avec des linges bien secs, et on pèse. Soit P′ le poids du liquide enlevé par les linges. La différence P′ — P représente le poids de la glace fondue. Or, en désignant par x la chaleur de fusion, la chaleur absorbée par la glace est (P′ — P) x. Mais cette chaleur a été empruntée à l'eau, qui, pour se refroidir de T à 0°, abandonne PT calories. On a donc l'équation

$$(P' - P)\,x = PT;$$

d'où

$$x = \frac{PT}{P' - P}.$$

On peut faire l'expérience, d'une manière analogue, avec le calorimètre de glace de Lavoisier et Laplace, qui sera décrit plus loin. Ces physiciens ont trouvé pour x le nombre 75 calories, valeur trop faible.

2° *Méthode des mélanges.* — On introduit un poids P de glace bien pure et à 0° dans un vase contenant un poids P′ d'eau à la température t'. La glace fond rapidement, et on note la température finale θ. Or la quantité de chaleur abandonnée par l'eau $P'(t'-\theta)$ doit être égale à celle qui a servi à fondre la glace et à chauffer à $\theta°$ l'eau provenant de la fusion, c'est-à-dire à $Px + P\theta$; en négligeant toutes les causes d'erreur, on a la relation

$$Px + P\theta = P'(t' - \theta).$$

Il est vrai que le vase où se fait le mélange et le thermomètre ont aussi fourni une petite quantité de chaleur à la glace; de plus, il y aurait lieu de tenir compte de la perte par le rayonnement entre le vase et le milieu ambiant. Nous indiquerons les précautions que l'on prend pour corriger ces erreurs, lorsque nous traiterons de la recherche des chaleurs spécifiques (382).

En employant la méthode des mélanges, MM. La Provostaye et Desains ont trouvé le nombre 79,25 pour la chaleur de fusion de la glace.

C'est par la méthode des mélanges que l'on est parvenu à déterminer les chaleurs de fusion des divers corps.

383. **Recherche des chaleurs spécifiques des corps solides et liquides.** — On peut déterminer la chaleur spécifique d'un corps solide ou liquide par deux méthodes principales que nous allons indiquer.

1° *Méthode de fusion de la glace.* — Cette méthode est fondée sur l'absorption de chaleur, lors de la fusion de la glace. Nous avons dit que 1 kilogramme de glace absorbe 79,25 calories pour changer d'état.

On prend un bloc de glace, dans lequel on a pratiqué une cavité qui peut se fermer par une plaque de même substance. Après avoir essuyé l'intérieur, on y introduit un poids P d'un corps quelconque à la température T. Au bout de quelque temps, le corps a pris la température de 0°, et a cédé sa chaleur à la glace, dont une partie est entrée en fusion. On recueille l'eau de fusion, et on en détermine le poids p. Ceci fait, appelons x la chaleur spécifique cherchée; le corps en se refroidissant a perdu PTx calories. Le poids p de glace fondue a absorbé $p \cdot 79$ calories; et, comme la chaleur perdue est égale à la chaleur gagnée, on a l'équation

$$PTx = p \cdot 79;$$

d'où

$$x = \frac{p \cdot 79}{PT}.$$

On peut donc trouver, par ce moyen, les chaleurs spécifiques des corps solides et liquides. Quand on opère sur des corps qui se combinent avec l'eau, on les introduit dans un vase formé d'une substance dont on connaît déjà la chaleur spécifique, et on en tient compte dans l'équation. Comme il est souvent difficile de se procurer un gros bloc de glace, Lavoisier et Laplace, dans leurs recherches sur les chaleurs spécifiques, se servaient d'un appareil formé de trois vases concentriques. Le plus petit *m* (*fig.* 369) représente une sorte de panier métallique, qui sert à contenir le corps chaud. Le second *v* est rempli de fragments de glace fondante, et se termine par un tuyau à robinet *t*, par où doit s'écouler l'eau de fusion. Enfin, ce vase est lui-même enveloppé par un autre V, qui contient aussi de la glace à 0°, et qui, recevant la chaleur rayonnée extérieurement, empêche qu'elle ne pénètre dans l'intérieur. L'impossibilité de pouvoir recueillir très-exactement l'eau provenant de la fusion doit donner des résultats incertains.

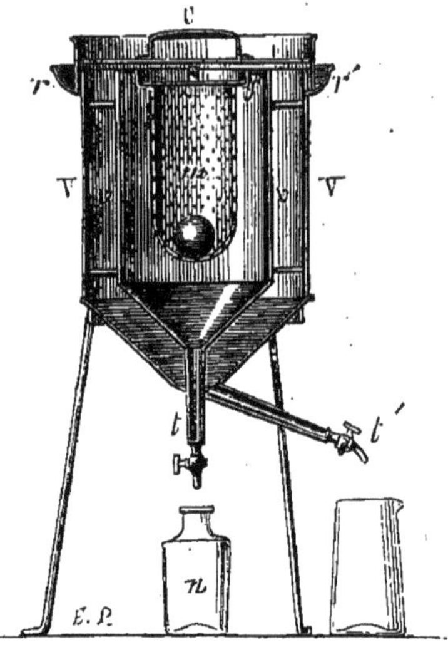

Fig. 369.

2° *Méthode des mélanges.* — Cette méthode est due à Black. Dulong et Petit s'en sont servi pour déterminer quelques chaleurs spécifiques ; mais elle a été surtout appliquée avec succès par M. Regnault ; toutefois, elle exige des soins minutieux, sans lesquels elle conduirait à des résultats inexacts.

En voici le principe. Dans un vase en laiton, appelé *calorimètre*, on met un poids P d'eau à la température T°, puis on y plonge un poids P' d'un corps à T'° placé dans un petit vase de forme variable. L'eau s'échauffe et quand la température du mélange a atteint son maximum, c'est que l'eau et le corps ont pris la même température. Désignons-la par θ. Dans ces conditions, on peut dire que la chaleur perdue par le corps est égale à la chaleur gagnée par le calorimètre. Or le corps a perdu $P'x(T'-\theta)$, x étant la chaleur spécifique du corps ; le vase dans lequel se trouve le corps a perdu $pc\,(T'-\theta)$, p étant le poids du vase, et c sa chaleur spécifique. On a donc :

$$\text{chaleur perdue} = (P'x + pc)\,(T' - \theta),$$

l'eau du calorimètre a gagné $P\,(\theta - T)$ et le vase qui la contient $p_1c_1\,(\theta - T)$, p_1 étant le poids du calorimètre, et c_1 sa chaleur spécifique. Donc,

$$\text{chaleur gagnée} = (P + p_1c_1)\,(\theta - T).$$

On a donc l'équation

$$(P'x + pc)(T' - \theta) = (P + p_1c_1)(\theta - T);$$

d'où l'on pourra tirer facilement la valeur de x.

Mais pour être tout à fait rigoureux, il faut tenir compte de la chaleur absorbée par le thermomètre ; et comme il est composé de verre et de mercure, si p_2 est le poids du mercure, c_2 sa chaleur spécifique, p_3 le poids du verre, c_3 sa chaleur spécifique, il faudra ajouter au membre de l'équation qui exprime la chaleur gagnée les deux termes $p_2c_2(\theta - T)$ et $p_3c_3(\theta - T)$, et l'équation complète sera

$$(1) \qquad (P'x + pc)(T' - \theta) = (P + p_1c_1 + p_2c_2 + p_3c_3)(\theta - T).$$

Enfin une dernière correction est celle qui est relative aux pertes ou aux gains provenant des échanges qui s'opèrent avec l'extérieur. Pour rendre négligeable la perte due au rayonnement et au contact de l'air, on s'arrange de manière que, dans la première phase de l'expérience, le vase perde de la chaleur, et que, dans la seconde, il en gagne. Pour obtenir à peu près cette compensation, on prend de l'eau à une température inférieure de n degrés à celle du milieu ambiant, et on s'arrange de manière que la température maxima surpasse de n degrés celle de l'enceinte où se fait le mélange. La compensation n'est pas complète, parce que l'échauffement de l'eau, très-rapide au moment de l'immersion, se ralentit quand l'on approche du maximum de température, de sorte que les deux périodes n'ont pas la même durée.

Pour déduire de l'équation (1) la valeur de x, il faut déterminer préalablement les valeurs c, c_1, c_2 et c_3. On cherche d'abord la chaleur spécifique du calorimètre, qui est ordinairement en laiton, et pour cela on place un fragment de laiton dans une corbeille faite avec la même substance; alors c et c_1 sont identiques à x. Il ne reste plus qu'à connaître c_2 et c_3. Mais, comme les poids du verre et du mercure sont très-petits, on peut calculer x sans s'occuper des termes p_2c_2 et p_3c_3 ; et, pour avoir une approximation plus grande, on pourra faire une seconde expérience avec d'autres données et l'on remplacera x par sa valeur approchée, ce qui permettra de calculer c_2. Enfin une troisième expérience donnera c_3, et on aura ainsi très-exactement la chaleur spécifique du corps.

On pourrait croire aussi qu'en résolvant trois équations à trois inconnues on obtiendrait le même résultat ; mais c'est une erreur, car on trouverait bien des valeurs satisfaisant exactement aux équations, mais non plus aux résultats de l'expérience.

384. Appareil de M. Regnault. — Pour déterminer la chaleur spécifique des corps solides et liquides, on emploie un appareil très-commode qui a conduit à des résultats très-exacts.

Cet appareil comprend deux parties : un calorimètre où on fait le mélange, et une étuve qui doit servir à chauffer le corps. Le calorimètre consiste en un vase (*fig.* 370) en laiton très-mince, poli extérieurement afin de diminuer son pouvoir émissif renfermé dans un second vase également en laiton, mais poli intérieurement, ce qui lui permet de renvoyer la chaleur rayonnée par le premier. Pour éviter tout contact avec les parois métalliques, le premier vase repose sur deux fils de soie tordus, et le second est porté sur des supports en bois.

Le corps que l'on veut étudier est placé en petits fragments dans une corbeille en fils de laiton très-minces qui porte en son milieu un tube cylindrique destiné à recevoir le réservoir du thermomètre. Pour échauffer le corps, on place la corbeille dans une enceinte entretenue à une température constante donnée par un bain de vapeur. Cette en-

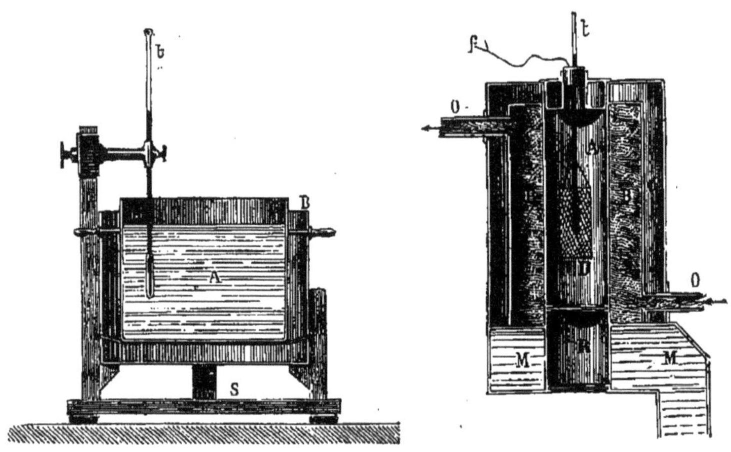

Fig. 370. Fig. 371.

ceinte est constituée par trois enveloppes : l'une intérieure, A (*fig.* 371), dans laquelle est suspendue la corbeille D avec le corps à échauffer; une deuxième B, parcourue par un courant de vapeur d'eau fourni par une chaudière, qui arrive par le tube O et s'échappe par le tube O'; enfin une troisième C, remplie d'air et qui empêche la vapeur de se refroidir. Une caisse à eau MM' et un écran empêchent la chaleur rayonnée d'arriver jusqu'au calorimètre. La figure 372 donne une idée générale de l'appareil. Lorsque le thermomètre indique que le corps a pris une température constante, on met dans le calorimètre un poids connu d'eau à une température un peu inférieure à celle de l'air ambiant; on fait descendre la corbeille, on agite continuellement, et on attend que le thermomètre atteigne sa température maxima. Telles sont les principales dispositions qu'il faut prendre pour arriver à un bon résultat.

Quand il s'agit de liquides, on se sert du même appareil, et on place le liquide dans un tube fermé que l'on chauffe à l'étuve.

TABLEAU DE LA CHALEUR SPÉCIFIQUE DE QUELQUES CORPS SIMPLES.

Fer	0,11379
Cuivre	0,09515
Zinc	0,09555
Argent	0,05701
Arsenic	0.08140
Antimoine	0,05077
Plomb	0,03140
Potassium	0,16956
Mercure liquide	0,03332
Soufre	0,02026
Iode	0,05412
Phosphore	0,18870
Charbon	0,02411

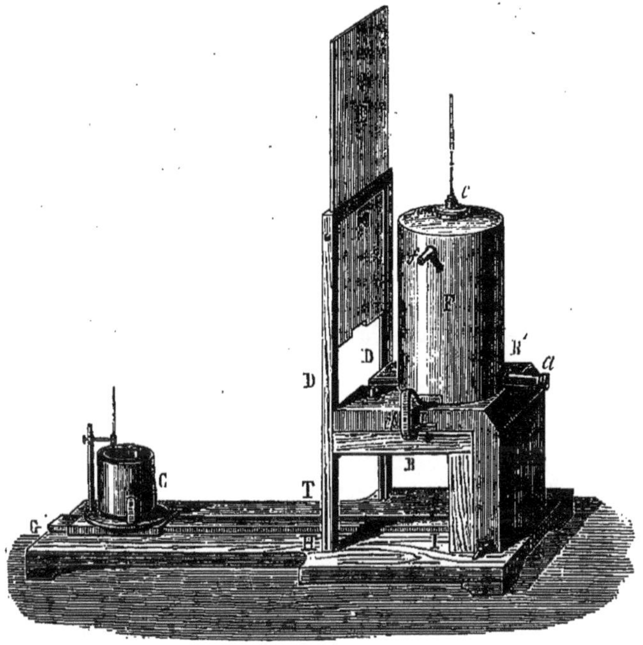

Fig. 372.

385. **Méthode générale de détermination des chaleurs de fusion.** — La détermination de la chaleur de fusion d'un corps autre que la glace exige, comme on va le voir, la connaissance des chaleurs spécifiques, et a dû par suite être rejetée après la recherche de celles-ci.

Quoique la méthode employée soit toujours celle des mélanges, cependant l'expérience est un peu différente, suivant la température de fusion du corps considéré.

1° Pour déterminer la chaleur de fusion d'un corps fusible à une basse température t, on prend un poids P de ce corps à la température de sa fusion, et on le plonge dans un poids P′ d'eau à la température t', puis on détermine la température finale θ.

En appelant M les valeurs du vase et du thermomètre évaluées en eau, la chaleur perdue par l'eau, le vase, le thermomètre, est $(M+P')(t'-\theta)$.

La chaleur gagnée par le corps se compose de celle qui sert à le fondre, Px, plus celle qui a été absorbée pour le réchauffer de t à θ, $Pc(\theta-t)$, c étant la chaleur spécifique du corps ; on a donc :

$$Px + Pc(\theta - t) = (M + P')(t' - \theta);$$

d'où l'on déduit la valeur de x.

2° Si le corps fond à une température très-élevée, on introduit un poids P du corps fondu à la température T supérieure à celle de sa fusion T′ dans une masse P′ d'eau à la température t'. Dans ce cas, c'est l'eau qui se réchauffe; cette eau absorbe $(M+P')(\theta-t')$, laquelle doit être égale à celle dégagée par le corps. Cette dernière se compose : 1° de la chaleur nécessaire pour passer de T à la température T′ de sa fusion, $Pc(T-T')$; 2° de celle qu'il dégage en se solidifiant, Px ; 3° enfin de celle qu'il perd pour prendre la température finale θ, $Pc'(T'-\theta')$, c et c' représentant la chaleur spécifique du corps en expérience à l'état liquide et solide. On a donc l'équation suivante, qui permet de calculer x :

$$Pc(T - T') + Px + Pc'(T' - \theta) = (M + P)(\theta - t').$$

TABLEAU DES CHALEURS DE FUSION DE QUELQUES CORPS.

Eau	79,25
Phosphore	5,03
Soufre	9,37
Étain	14,25
Plomb	5,37
Zinc	28,13

386. **Variations des chaleurs spécifiques.** — La chaleur spécifique d'un corps n'est pas rigoureusement une quantité constante ; elle varie avec la densité, la température et l'état physique du corps.

1° En général, la chaleur spécifique diminue quand la densité augmente. Ainsi, le cuivre rouge ductile, qui a pour capacité calorifique 0,0950, donne le nombre 0,0936 lorsqu'il a été écroui ; le soufre, le charbon, qui peuvent affecter divers états physiques, présentent des différences plus grandes :

Charbon de bois	densité. = 2.	C = 0,241
Graphite	densité. = 2,5.	C = 0,202
Diamant	densité. = 3,50.	C = 0,147

2° L'état solide ou liquide influe aussi beaucoup sur la capacité calorifique. 1 kilogramme de glace, pour s'échauffer de $-10°$ à $-9°$, n'a besoin que de 0,504 calorie au lieu de 1 ; le phosphore a pour chaleur spécifique 0,2 à l'état liquide, et 0,18 à l'état solide ; pour le mercure liquide on trouve 0,3332, et à l'état solide 0,3136.

3° La température exerce une influence notable sur la valeur de c. En général, la chaleur spécifique augmente avec la température, de sorte que la quantité de chaleur absorbée par l'unité de poids d'un corps pour s'échauffer de 0 à t ne peut pas être représentée par la formule $c \times t$, comme nous l'avons admis pour déterminer la chaleur spécifique d'une substance quelconque. En calculant c, d'après la relation

$$Pc(t' - t) = Q,$$

Q représentant la quantité de chaleur abandonnée par le corps en passant de t' à t, on a ce que l'on appelle la *chaleur spécifique moyenne* entre la limite de température t' et t.

Pour les corps solides, les valeurs de c sont sensiblement constantes entre des températures éloignées du point de fusion ; elles deviennent croissantes quand ils approchent de ce point. Pour les liquides, la chaleur spécifique croît notablement avec la température dans toute l'étendue de l'échelle thermométrique.

387. **Lois de Dulong et Petit. Loi de Neumann.** — Si on multiplie la chaleur spécifique c d'un corps simple par son poids atomique p, on trouve que le produit varie entre les nombres 6 et 7, et par suite peut être considéré comme sensiblement constant. En partant de la théorie atomique, ce résultat conduit à la loi suivante, qui a une importance fondamentale :

La chaleur spécifique des atomes de tous les corps simples est la même.

En effet, si C représente la chaleur spécifique d'un corps simple, et n le nombre d'atomes contenus dans l'unité de poids, la chaleur spécifique c de l'atome sera $\frac{C}{n}$. Mais, puisque l'unité de poids renferme n atomes, le poids p d'un atome sera $\frac{1}{n}$; on aura donc $c = Cp$, quantité constante. Donc il faut la même quantité de chaleur pour élever de 1° la température d'un atome des différents corps simples.

Neumann a généralisé la loi de Dulong en l'étendant aux corps composés. Ce physicien a établi que, *dans les corps composés de constitution chimique analogue, le produit de la chaleur spécifique par le poids atomique est toujours le même.* Cette loi a été vérifiée par les expériences très-nombreuses et très-variées de M. Regnault.

388. **Froid produit par la dissolution. Mélanges réfrigérants.** — Le passage d'un corps de l'état solide à l'état liquide qui se produit par l'action de la chaleur, peut aussi s'effectuer par l'action d'un liquide : on dit alors qu'il y a dissolution. C'est ce qui arrive lors-

que l'on met du sel marin ou du sucre en contact avec l'eau. La dissolution, il est vrai, n'a plus lieu, comme dans la fusion, à une température fixe; mais, comme dans la fusion, il y a destruction de chaleur, par suite du travail moléculaire accompli. Lorsqu'on produit la dissolution d'un corps, une certaine quantité de chaleur disparaît; mais, en même temps, s'il y a action chimique, il peut se développer de la chaleur. On comprend donc que, dans certains cas, il puisse y avoir élévation ou abaissement de température, suivant que l'un des effets l'emporte sur l'autre. Dans le dernier cas, on dit que l'on a un *mélange réfrigérant* : on appelle ainsi un mélange de corps qui, par leur réunion, déterminent des froids très-intenses. Un pareil mélange se compose toujours d'un corps solide et d'un liquide, ou de deux corps solides, qui se liquéfient au contact. Si on met dans l'eau de l'azotate d'ammoniaque, la température s'abaisse de 20° à 25°; si on y met du chlorure de calcium anhydre, elle s'élève; avec du chlorure de calcium hydraté, elle s'abaisse. Si l'on mélange de la glace avec l'acide sulfurique, il y a production de chaleur; si on continue d'ajouter de la glace, la température, après avoir atteint un maximum, descend au-dessous de 0°.

Voici les principaux mélanges réfrigérants employés :

Azotate d'ammoniaque.	1	+ 10° à — 15°
Eau.	1	
Neige ou glace pilée.	2	0° à — 20°
Sel marin.	1	
Sulfate de soude.	8	+ 10° à — 17°
Acide chlorhydrique.	5	
Neige.	3	0° à — 51°
Chlorure de calcium hydraté en poudre. . .	4	

Remarque. — La température limite qu'un mélange réfrigérant peut atteindre, est celle où le mélange des deux corps doit se solidifier. Ainsi le mélange de sel et de neige se congèle à — 23°. Donc, dans aucun cas, il ne pourra s'abaisser au-dessous de — 23°.

389. **Chaleur de vaporisation.** — Quand un liquide se réduit en vapeur, il y a absorption d'une certaine quantité de chaleur; c'est ce que l'on appelle la *chaleur de vaporisation.*

L'appareil le plus simple pour cette détermination est celui de Despretz. On distille dans une cornue C (*fig.* 375), ou dans une petite chaudière un poids connu de liquide; la vapeur formée passe dans un serpentin SS, renfermé dans une caisse mince en laiton, qui contient de l'eau froide. Celle-ci chauffe l'eau en se condensant, et se rend ensuite dans un petit vase R, qui termine le serpentin, où elle prend la température du calorimètre. Un tube *mn*, qui communique avec l'extérieur, sert au dégagement de l'air. Un agitateur *p* maintient l'uniformité de température dans toute la masse d'eau. Enfin, deux thermomètres *t* et *t'* donnent, l'un, la température de la vapeur, et l'autre celle de l'eau du calorimètre.

Soit P le poids de la vapeur, x la chaleur de volatilisation, T la température de liquéfaction de la vapeur, et θ la température finale. La quantité de chaleur abandonnée par la vapeur pour se transformer en eau liquide à la température θ est $Px + P(T - \theta)$. Elle est égale à

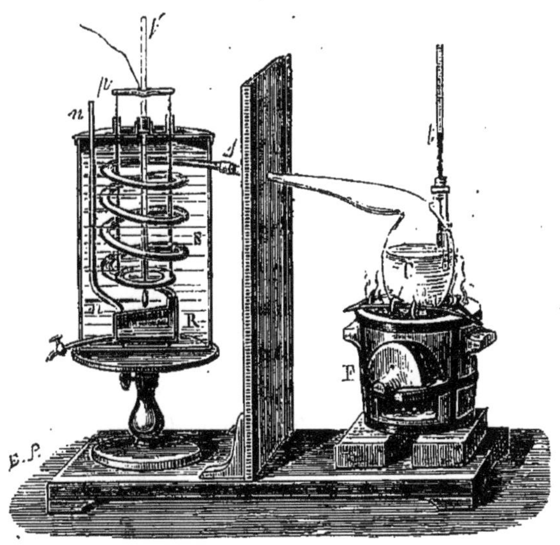

Fig. 573.

celle qui est absorbée par l'eau, le calorimètre, l'agitateur et le thermomètre, laquelle est représentée par $(p + M)(\theta - t)$, p étant le poids de l'eau, et M l'évaluation en eau du vase et des accessoires, on a donc l'équation

$$Px + P(T - \theta) = (p + M)(\theta - t);$$

d'où

$$x = \frac{(p + M)(\theta - t) - P(T - \theta)}{P}.$$

Il y a, dans cette manière d'opérer, plusieurs causes d'erreur. En premier lieu, le calorimètre éprouve une perte sensible par l'effet du rayonnement. Pour l'atténuer, on prend l'eau du calorimètre à une température un peu au-dessous de celle du milieu ambiant, et on arrête l'opération au moment où elle acquiert une température supérieure au milieu d'un même nombre de degrés. En outre, il y a de la chaleur communiquée, par conductibilité extérieure, au serpentin par le col de la cornue; des gouttelettes d'eau peuvent aussi être entraînées par la vapeur; et cette vapeur peut n'être pas tout à fait à la température T. Pour éviter ces inconvénients, on a le soin d'incliner légèrement le col de la cornue, et on ne fait arriver la vapeur dans le serpentin que lorsque le liquide est en pleine ébullition. Despretz a trouvé, par cette méthode, qu'il faut 540 calories à 1 kilogramme d'eau à 100° pour se transformer en vapeur à la même température. Il a déterminé, de la même manière, les chaleurs latentes de plusieurs autres liquides. Mais M. Regnault s'est occupé de la recherche des chaleurs latentes des vapeurs sous différentes pressions, en employant une méthode et des appareils plus perfectionnés, et en évitant la plupart des causes d'erreur de l'appareil de Despretz. La vapeur était produite dans ces chaudières en communication avec un réservoir d'air, destiné à entretenir une pression constante. Cette vapeur, avant d'arriver dans le condenseur, se rendait dans une enceinte, où elle laissait déposer les gouttelettes d'eau entraînées mécaniquement. De plus, pour évaluer l'effet de la conductibilité, M. Regnault se servait de deux appareils calométriques identiques ; en faisant passer la vapeur dans l'un d'eux seulement, il pouvait apprécier l'influence de la chaleur due à la conductibilité.

M. Regnault a déterminé les chaleurs latentes de la vapeur d'eau jusqu'à 27 atmosphères. Les résultats de ces expériences sont compris dans la formule empirique

$$\lambda = 605,5 + 0,305t.$$

λ chaleur totale, c'est-à-dire chaleur latente augmentée de la température t de la vapeur.

TABLEAU DES CHALEURS DE VAPORISATION DE QUELQUES LIQUIDES.

Eau	537
Alcool	208
Éther	91
Acide acétique	102
Éther acétique	106
Essence de térébenthine	69
Essence de citron	70

390. **Chaleur de vaporisation de l'eau sous différentes pressions.** — L'importance de la vapeur, comme force motrice, a fait rechercher si la chaleur latente reste la même à toutes les températures. Watt et Southern avaient des idées très-différentes sur la chaleur latente de vaporisation. Le célèbre mécanicien anglais admettait que la chaleur totale qu'il fallait donner à 1 kilogramme d'eau à 0° pour le transformer en vapeur à saturation était la même, quelle que fût la pression. C'est ce que l'on appelle la *loi de Watt*. En 1803, Southern concluait, d'expériences nombreuses, que la chaleur latente reste constante sous toutes les pressions : c'est la *loi de Southern*. La vérité est comprise entre ces deux lois. M. Regnault, dans des recherches sur les chaleurs latentes à différentes pressions, a trouvé que la chaleur totale va en augmentant, et la chaleur latente en diminuant, à mesure que la pression devient de plus en plus grande.

391. **Chaleur spécifique des gaz.** — La recherche de la chaleur spécifique des gaz est fort délicate, à cause du faible poids de ces corps, et à cause des variations que leur font éprouver les changements de pression. Cependant on a pu employer la méthode des mélanges, en les modifiant convenablement. Le procédé général consiste à échauffer un volume connu de gaz, en le faisant passer dans un serpentin plongé dans un bain chaud, où le gaz prend une température élevée. Il passe ensuite dans un second serpentin, où il se refroidit en échauffant l'eau d'un calorimètre, dans lequel il est situé. Cette méthode, employée d'abord par Delaroche et Bérard, a été perfectionnée par M. Regnault, qui l'a modifiée à divers égards. Il existe encore d'autres méthodes que nous ne pouvons indiquer. Nous ne pouvons pas non plus énoncer les résultats nombreux qui ont été observés, et qui ne présentent rien de particulièrement simple.

392. **Chaleur dégagée dans les actions chimiques.** — Lavoisier et Laplace, à l'occasion de leurs travaux sur la chaleur animale, ont cherché, les premiers, à mesurer la chaleur dégagée dans les actions chimiques et, en particulier, dans la combustion du carbone et de l'hydrogène. Ils faisaient brûler un poids connu de la substance dans leur calorimètre de glace. Les produits gazeux étaient ramenés à 0°, en traversant des tubes remplis de glace fondante, ce qui déterminait la fusion d'une portion de glace ; en pesant avec soin l'eau de liquéfaction, et en multipliant le poids trouvé par la chaleur de fusion de la glace, ils obtenaient la quantité de chaleur produite. A cette méthode, Rumfort, Despretz et Dulong ont substitué celle des mélanges, qui est plus facile et plus rigoureuse.

Cette méthode consiste à brûler les substances dans un creuset de platine placé au centre d'une caisse en cuivre mince remplie d'eau. Ce creuset communiquait avec deux conduits, dont l'un amenait l'oxygène nécessaire à la combustion, et dont l'autre servait à l'écoulement du gaz, après qu'ils avaient pris la température de l'eau du calorimètre. Les résultats trouvés par ces différents procédés ne sont pas exacts.

393. **Calorimètre à eau de MM. Favre et Silbermann.** — C'est à ces deux physiciens qu'on doit le travail le plus complet sur le sujet qui nous occupe. Dans leur appareil, la chambre à combustion est un creuset A (*fig.* 374) en cuivre mince doré, qui reçoit l'oxygène par un tube *a* ; un tube plus large *k*, terminé par un miroir incliné M, permet de voir dans l'intérieur de la chambre; les produits de la combustion traversent un serpentin S, avant de s'échapper dans l'air par le tube T, ou bien se condensant dans un petit vase placé en V. Les corps que l'on veut brûler sont introduits dans une petite lampe à mèche d'amiante, s'ils sont liquides, ou placés dans une corbeille en platine quand ils sont solides. Enfin, la chambre est placée dans un calorimètre à eau, entouré lui-même d'une caisse remplie de duvet, afin de le soustraire aux variations extérieures de température. Avec cet appa-

reil, MM. Favre et Silbermann ont déterminé la *chaleur de combustion* du carbone et de l'hydrogène, c'est-à-dire le nombre de calories qui se dégagent quand on brûle 1 kilogramme de ces corps dans l'oxygène.

1° *Chaleur de combustion de l'hydrogène.* — Pour cette détermination, on enflamme le gaz à l'extrémité d'un tube effilé, et on l'introduit rapidement dans la chambre à combustion. Comme il ne se forme que de l'eau, on peut supprimer le serpentin. L'augmentation du poids de la chambre donne le poids de l'eau formée et, par suite, le poids p de l'hydrogène brûlé. En désignant par M le nombre de calories absorbées par le calorimètre, on a

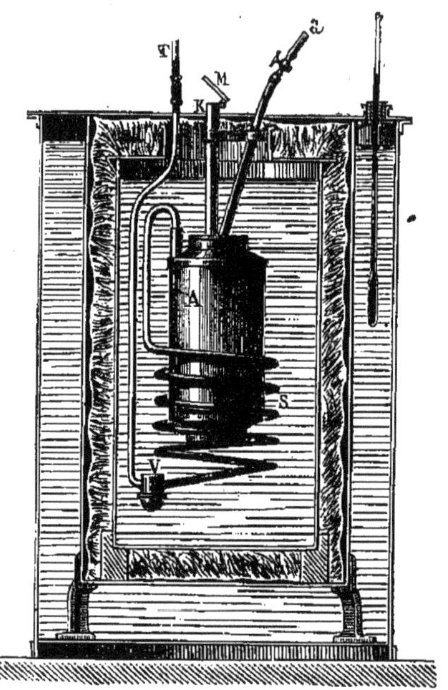

Fig. 374.

$$px = M,$$

$$x = \frac{M}{p} = 34462.$$

2° *Chaleur de combustion du charbon.* — Dans un cylindre de platine, dont le fond est percé de trous, on introduit le charbon réduit en petits morceaux, et on l'allume en y jetant un petit fragment incandescent. Les produits gazeux traversent le serpentin, où ils se refroidissent, et passent de là dans une série de tubes à potasse, qui arrêtent l'acide carbonique, et dans un tube contenant une longue colonne de cuivre chauffé, qui transforme en acide carbonique la petite quantité d'oxyde de carbone qui se produit, et qu'on fait absorber par la potasse. Du poids de l'acide carbonique obtenu, on déduit le poids total P de carbone consommé. Soit, en outre, p le poids de l'oxyde de carbone formé. Si le poids P de charbon se transformait totalement en acide carbonique, il donnerait lieu à un dégagement de chaleur représenté par $P \times x$, x étant la chaleur de combustion du carbone. Mais le poids p d'oxyde de carbone, en se transformant en gaz acide carbonique, dégage $p \times 2403$ calories, 2403 étant la chaleur de combustion de l'oxyde de carbone qu'on a déterminée par une expérience préliminaire. Donc le nombre M de calories absorbées par le calorimètre doit être égal à Px diminué de $p \times 2403$; on a donc l'équation

$$Px - p \,.\, 2403 = M ;$$

d'où
$$x = \frac{M + p \times 2403}{P} = 8080^{c.}$$

Voici les principaux résultats trouvés par MM. Favre et Silbermann pour les chaleurs de combustion de quelques corps :

(1 calorie correspond à 1 gramme d'eau.)

Hydrogène	34462 c.
Oxyde de carbone	2403
Charbon de bois	8080
Charbon de sucre	8039,8
Diamant	7770,1
Soufre natif	2261,8
Soufre cristallisé	2258,6
Gaz des marais	1306,3
Gaz oléfiant	1185,7
Alcool de vin	7184
Acide formique	2000
Acide acétique	3505
Acide butyrique	5647

394. **Calorimètre à mercure de Favre et Silbermann.** — Pour évaluer les quantités de chaleur dégagées dans les décompositions chimiques ou dans les combinaisons par voie humide, Favre et Silbermann ont imaginé un calorimètre d'une forme particulière. Il consiste en un gros thermomètre *fig.* 375), qui peut loger dans son réservoir les substances qui dégagent ou absorbent de la chaleur. Le réservoir a la forme d'un ballon B à trois tubulures : l'une l', reçoit un moufle en fer ou en platine, dans lequel on place le tube mince qui contient les liquides qui doivent réagir; la seconde tubulure l est reliée à un tube capillaire, qui forme la tige du thermomètre; enfin, dans la troi-

sième *m*, s'engage un piston à vis P, qui sert à amener le mercure en un point déterminé. Les indications de l'instrument représentent directement des *calories*, par suite d'une graduation préalable. On a cherché quel déplacement correspond à la chaleur abandonnée par 1 gramme d'eau qui se refroidit de 1°. Il était de 3 millimètres dans l'appareil de MM. Favre et Silbermann.

Cet appareil peut servir également à la recherche des chaleurs spécifiques des liquides : pour faire une expérience, on enfonce le piston P,

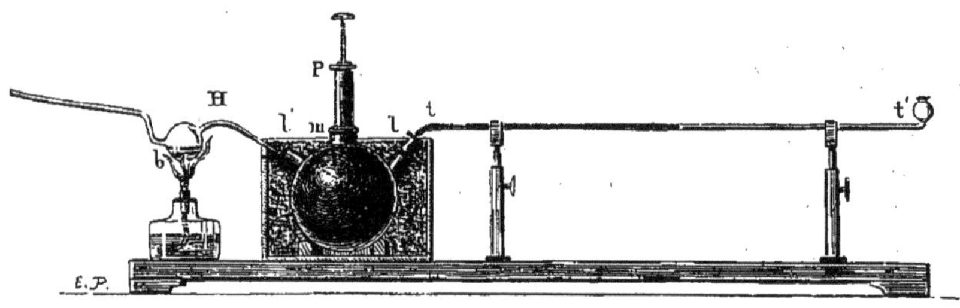

Fig. 375.

de manière à amener l'extrémité de la colonne de mercure au zéro des divisions de la tige. On introduit ensuite dans le mouffle le bec d'une pipette qui contient le liquide, et on porte à l'ébullition ; en retournant la pipette, tout le liquide pénètre dans le réservoir ; l'index marche dans la tige, et on note le nombre de divisions parcourues. De ce nombre, on peut déduire la quantité de chaleur dégagée. Cet appareil a été surtout employé, par M. Favre, à l'étude des phénomènes thermo-chimiques.

395. **Lois relatives à la chaleur dégagée dans les combustions.**—Les expériences de MM. Favre et Silbermann ont conduit aux deux lois suivantes, qui ont une importance capitale pour la solution du problème de la chaleur animale :

1° Lorsque du charbon forme d'abord, en brûlant, de l'oxyde de carbone, et que cet oxyde se transforme ensuite en acide carbonique, la chaleur dégagée dans ces deux actions successives est la même que celle qui se produirait, si le charbon passait directement à l'état d'acide carbonique. En général, il doit en être de même si un composé organique passe par une série successive d'oxydation avant de se transformer en eau et en acide carbonique. Ainsi 1 gramme de charbon, en devenant oxyde de carbone, dégage 2473 calories ; ce même gramme, en devenant acide carbonique, dégage 8080 calories. La différence entre 8080 et 2473 ou 5607 représente la chaleur produite par ce gramme de charbon, pour passer de l'état d'oxyde de carbone à l'état d'acide carbonique. Mais 1 gramme d'oxyde de carbone renferme $\frac{3}{7}$ de charbon. Donc la chaleur de combustion de l'oxyde de carbone sera $\frac{3}{7} \times 5607 = 2403$ calories. Ce nombre est le même que celui qui a été trouvé directement;

2° La chaleur de combustion d'un corps composé est plus faible, en général, que celle qui résulterait de la combustion de ses éléments pris à l'état libre. Cette loi est le résultat des expériences faites sur les corps composés. Ainsi, par exemple, 1 gramme d'hydrogène protocarboné, en brûlant, dégage 13063 calories. En faisant la somme des quantités de chaleur dégagées dans la combustion des éléments simples qui constituent ce gaz, on trouve 14675, ce qui donne une différence de 1612 calories. Pour le sulfure de carbone, la différence est de 255 calories. Cependant le gaz oléfiant donne à peu près le même nombre.

596. **Dégagement de chaleur produit dans les décompotions chimiques.** — Dulong avait reconnu, le premier, que l'hydrogène et l'oxyde de carbone dégagent plus de chaleur en brûlant dans le protoxyde d'azote que dans l'oxygène. MM. Favre et Silbermann ont fait la même observation pour le charbon. Tandis que 1 kilogramme de carbone, brûlant dans l'oxygène, développe 8080 calories, dans le protoxyde d'azote il fournit 11158 calories; la différence 3078 entre ces deux nombres représente la chaleur dégagée dans la décomposition du protoxyde d'azote qui a servi à la combustion du charbon. Ce fait a été constaté directement, en mesurant la chaleur qu'abandonne le protoxyde d'azote, quand ses éléments se séparent. De même, l'eau oxygénée dégage de la chaleur en se décomposant, ainsi que cela avait été observé par Thénard.

CHAPITRE VI

TRANSMISSION DE LA CHALEUR

397. **Chaleur rayonnante.** — Des faits nombreux prouvent que la chaleur peut se transmettre à distance, absolument comme le fait la lumière, sans échauffer les corps intermédiaires, ou, du moins, sans que cette condition soit nécessaire pour que l'action à distance se produise. Quand on place un corps chaud dans une enceinte dont la température est plus basse que la sienne, il se refroidit peu à peu, et il échauffe les corps voisins. Ce refroidissement est dû, sans doute, en partie à l'air qui passe sur le corps, et qui s'élève en colonne; mais la presque totalité de la chaleur abandonne le corps sous forme de *rayonnement*, sans élever la température du milieu interposé. Si le corps

chaud était placé dans le vide, il se refroidirait encore. C'est ce que Rumford a démontré de la manière suivante : Il construisit un baromètre avec un tube qui était terminé par un ballon à la partie supérieure, et dans lequel on avait préalablement soudé un thermomètre. En séparant, à l'aide d'un trait de chalumeau, ce ballon, qui constituait la chambre barométrique, on avait un espace vide d'air. Si l'on plonge un semblable ballon (*fig.* 376) dans l'eau bouillante, on voit le mercure monter rapidement dans la tige. Cet effet ne provient pas de la communication de la chaleur par les parois du tube ; car on obtient la même élévation, lors même qu'on refroidit la soudure avec de la glace. Les parois du ballon ont donc rayonné de la chaleur à travers le vide vers le réservoir du thermomètre.

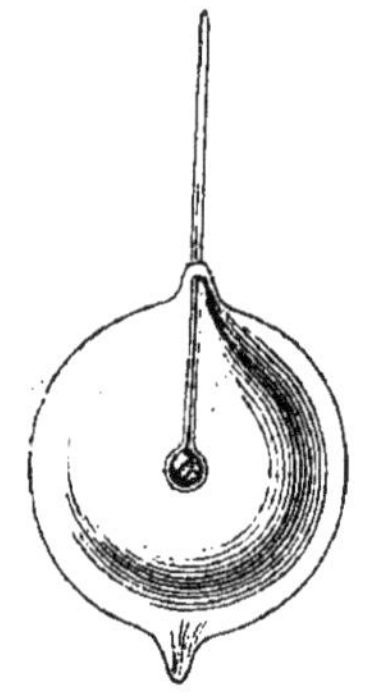

Fig. 376.

398. **Appareils pour l'étude de la chaleur rayonnante.** — L'étude des lois et des propriétés de la chaleur rayonnante exige l'emploi de thermomètres très-sensibles. Les premières recherches sur ce sujet ont été exécutées par Leslie et Rumford. Ces deux physiciens se servaient d'un miroir concave et d'un thermomètre différentiel (323). Aujourd'hui, on emploie de préférence l'*appareil thermo-électrique* de

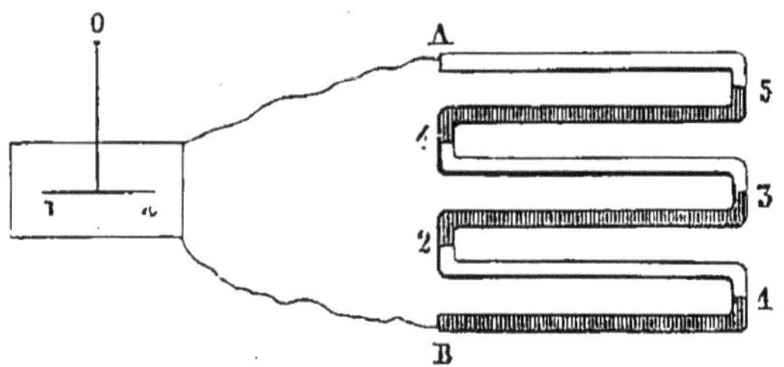

Fig. 377.

Melloni et de Nobili. Cet appareil, entre les mains des deux savants italiens, de MM. de la Provostaye, Desains et Jamin, a conduit à des résultats très-importants. Il se compose d'une pile thermo-électrique et d'un galvanomètre à fil gros et court. La pile est formée d'un assemblage de barreaux de bismuth B (*fig.* 377) et d'antimoine A, soudés les uns aux autres, repliés en forme de parallélipipède rectangle, et disposés de façon que toutes les soudures impaires sont d'un côté, et les soudures paires de l'autre. Elle est renfermée dans un étui métallique (*fig.* 378), qui la protége contre tout rayonnement intérieur, et qu'on peut fermer au moyen d'écrans. Les deux faces sont recouvertes de noir de fumée. Enfin, deux fils, soudés aux extrémités de la chaîne thermo-électrique, mettent la pile en communication avec un galvanomètre.

Pour se servir du thermo-multiplicateur, on place le galvanomètre sur un support fixe, à l'abri de toute agitation. On rend le cadre bien horizontal, au moyen de vis calantes, de manière que le fil qui supporte les aiguilles soit bien centré. L'instrument a une direction telle, que l'extrémité de l'aiguille supérieure se trouve vis-à-vis le zéro des divisions. On réunit la pile au galvanomètre, et on observe que la moindre différence de température entre les deux faces de la pile se manifeste par un mouvement de l'aiguille, ce qui indique la production d'un courant électrique. Or, entre certaines limites, cette différence de température est proportionnelle à l'intensité du courant, ou, ce qui est la même chose, aux déviations de l'aiguille.

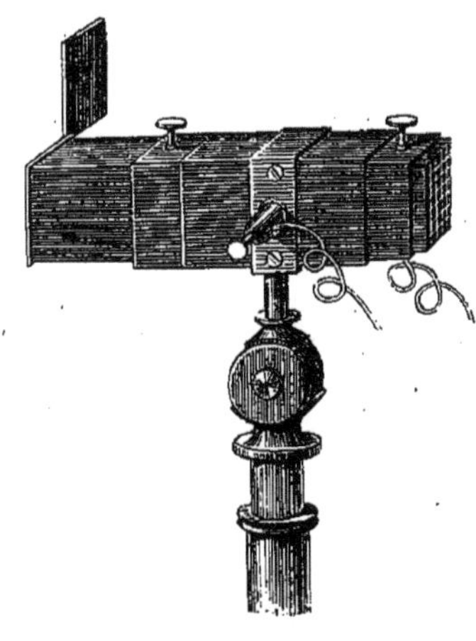

Fig. 378.

Cet appareil est tellement sensible, que, si on dirige la pile armée d'un cône vers le visage d'un individu placé à 2 ou 3 mètres, la chaleur rayonnée est capable de faire dévier l'aiguille de plus de 20°. Dans les observations, il importe de distinguer la déviation impulsive, c'est-à-dire l'écart maxima et la déviation définitive, ou l'écart que l'aiguille atteint après quelques oscillations. Melloni a très-habilement saisi les rapports constants qui existent entre ces deux sortes de déviations, et qui permettent de les déduire l'une de l'autre, lorsqu'on a dressé une table de ces rapports. Il en résulte un grand avantage pour la rapidité des observations.

Graduation. — Mais, pour que le thermo-multiplicateur devienne un instrument de mesure, il faut graduer le galvanomètre, c'est-à-dire chercher la relation qui existe entre les déviations et les intensités des courants qui les produisent. Ces intensités étant proportionnelles à la différence de température des deux faces de la pile, au moins entre certaines limites assez étendues, cette relation sera aussi celle qui existe entre les déviations et les intensités calorifiques. Melloni employait la méthode suivante : Deux sources constantes de chaleur, deux lampes de Locatelli A et B sont placées sur la règle qui porte la pile, l'une à droite et l'autre à gauche. On les fait agir successivement ou ensemble, en ôtant ou en interposant des écrans convenables. On fait agir A seule, et on observe 5° de déviation, par exemple; on fait ensuite agir B seule, et on note la nouvelle déviation 15°. A et B agissent ensemble. Si la déviation D est égale à 15° — 5° ou 10°, c'est que l'action calorifique qui dévie l'aiguille de 0° à 5° est la même que celle qui la dévie de 10° à 15°; en d'autres termes, qu'il y a proportionnalité entre ces déviations et les intensités calorifiques. Melloni a reconnu que cette proportionna-

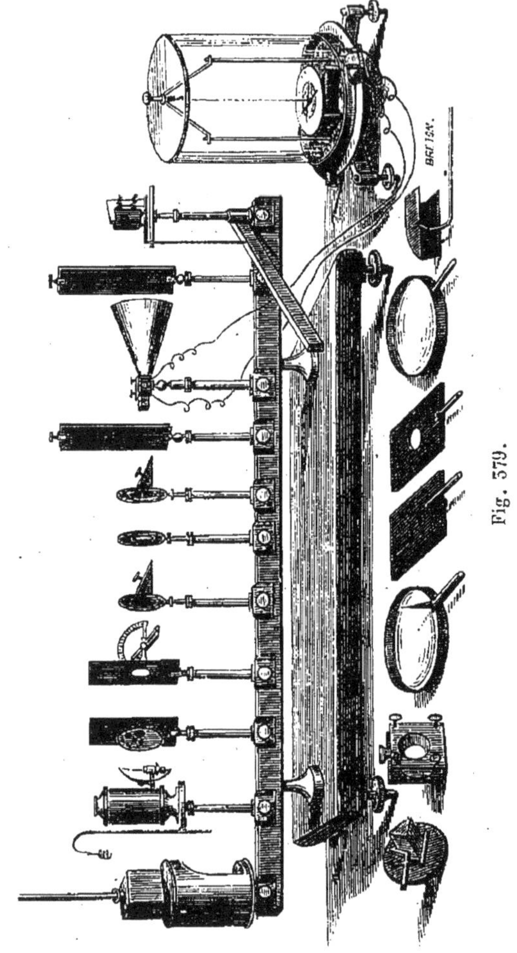

Fig. 379.

lité subsiste jusqu'à 20°. Au delà, on construit une courbe, en prenant pour abscisses les déviations, et pour ordonnées les intensités calorifiques.

Cette manière d'opérer suppose la symétrie parfaite de l'appareil, ce qui peut donner lieu à quelques erreurs. Pour les éviter, MM. de la

Provostaye et Desains disposent, d'un même côté de la pile, deux sources A et B, d'intensité constante, et de manière que la droite menée de chacune d'elle au centre de la pile forme avec l'axe un angle très-petit. On ait agir A seule; on obtient une déviation $n°$; puis on fait agir B seule; on obtient $n'°$. Faisant agir A et B ensemble, on voit une déviation égale à $n + n'$, s'il y a proportionnalité. On conçoit donc qu'en graduant convenablement l'action des deux sources, on puisse tracer un tableau des déviations et des intensités calorifiques. Cette méthode a l'avantage de ne pas exiger la symétrie du thermo-multiplicateur.

Les autres pièces de l'appareil sont toutes disposées sur une règle métallique, sur laquelle glissent les supports des écrans, de la pile et de la source de chaleur que l'on fixe au moyen de vis de pression. L'écran qui est placé près de la source, est une double plaque métallique polie, fixée à une charnière qui permet de l'abaisser, lorsque l'on veut faire agir la chaleur. Un second écran, plus voisin de la pile, porte un diaphragme, qui ne laisse passer qu'un faisceau calorifique limité, à peu près parallèle à l'axe de la pile. Enfin, derrière celle-ci se trouve un troisième écran, qui sert à la protéger contre le rayonnement des corps environnants. Les sources de chaleur sont : ou la flamme d'une lampe d'Argant à double courant; ou la flamme d'une lampe de Locatelli, sans verre, avec son réflecteur; ou bien une spirale de platine incandescente; ou une plaque de cuivre noirci chauffée à 400°; ou bien, enfin, un cube noirci, rempli d'eau à 100°.

Enfin, lorsqu'on veut étudier la réflexion et la réfraction, on fixe le pied de la pile sur une règle supplémentaire, qui tourne autour d'un support sur lequel on place, soit la plaque réfléchissante, soit le prisme réfringent.

La figure 379 représente un ensemble général de toutes les pièces de l'appareil de Melloni.

399. **Lois de la propagation de la chaleur rayonnante.** — 1° *Propagation rectiligne de la chaleur.* — Un corps chaud ayant la propriété d'émettre autour de lui de la chaleur dans tous les sens, comme la lumière, on est convenu, en raison de cette propriété, d'appeler *rayon de chaleur* ou *rayon calorifique* toute direction que suit la chaleur en se propageant. Cette direction est rectiligne, du moins quand la chaleur accompagne la lumière. D'autres faits montrent qu'il en est de même pour la chaleur obscure. Si, en effet, on place entre le foyer de chaleur et la boule d'un thermoscope une suite d'écrans percés d'une très-petite ouverture, ce n'est que lorsque tous les trous sont situés sur la droite qui joint le réservoir au foyer, que l'on voit apparaître une élévation de température.

2° *Variation de l'intensité de la chaleur rayonnante avec la distance.* — Si l'on place un thermomètre différentiel à des distances croissantes d'une source constante de chaleur, on trouve que les excès indiqués par le thermomètre vont en décroissant suivant la loi suivante : *l'intensité de la chaleur émise à diverses distances varie en raison inverse du carré de la distance.*

La vérification directe de cette loi peut s'effectuer avec l'appareil de Melloni. L'expérience suivante, due à M. Tyndall, en donne aussi une démonstration. Devant la face noircie d'un cube entretenu à 100°, on place la pile thermo-électrique armée de son cône, afin de recueillir un grand nombre de rayons calorifiques ; on met la pile en relation avec un galvanomètre dont les déviations indiquent la quantité de chaleur

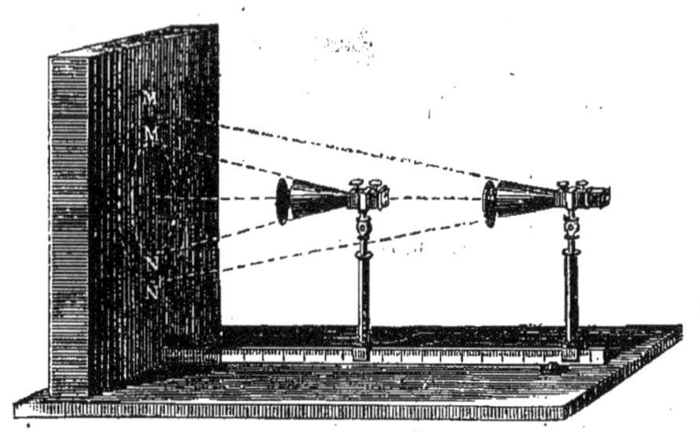

Fig. 380.

reçue. Si on porte successivement l'appareil à des distances doubles, triples..., on voit que l'aiguille demeure stationnaire. De ce résultat se déduit la loi de la raison inverse du carré des distances.

En effet, si on prolonge le cône qui regarde la source, il coupera la face du cube suivant des cercles concentriques MN, M'N' comprenant tous les rayons efficaces, c'est-à-dire ceux qui tombent sur la pile ; or ces cercles sont proportionnels aux carrés de leur distance à la pile ; et, puisque la déviation est constante, il faut nécessairement, pour qu'il y ait compensation, que la quantité de chaleur reçue décroisse comme le carré de la distance.

400. **Transmission de la chaleur rayonnante.** — Certaines substances, comme l'air, l'eau, le verre, se laissent traverser par la chaleur sans éprouver un échauffement sensible. Des expériences directes ont mis ce fait hors de doute. Prévost (de Genève), le premier, constata le passage de la chaleur rayonnante à travers l'eau en faisant couler une nappe de ce liquide entre un thermomètre et un corps chaud. Mariotte établit le passage de la chaleur à travers le verre, et Delaroche démontra que la chaleur traverse cette substance d'autant plus facilement que la température de la source est plus élevée ; il reconnut qu'en interposant deux lames de verre de même épaisseur entre la source et un thermomètre la seconde produisait un affaiblissement

moindre que la première. Ainsi, tandis que la première lame ne transmet que les 0,25 de la chaleur de la source, la seconde laisse passer la moitié de celle qui lui vient de la première.

Les substances qui livrent passage à la chaleur rayonnante s'appellent *diathermanes ;* celles qui l'arrêtent sont nommées *athermanes*.

401. **Expériences de Melloni. — Transmission à travers les**

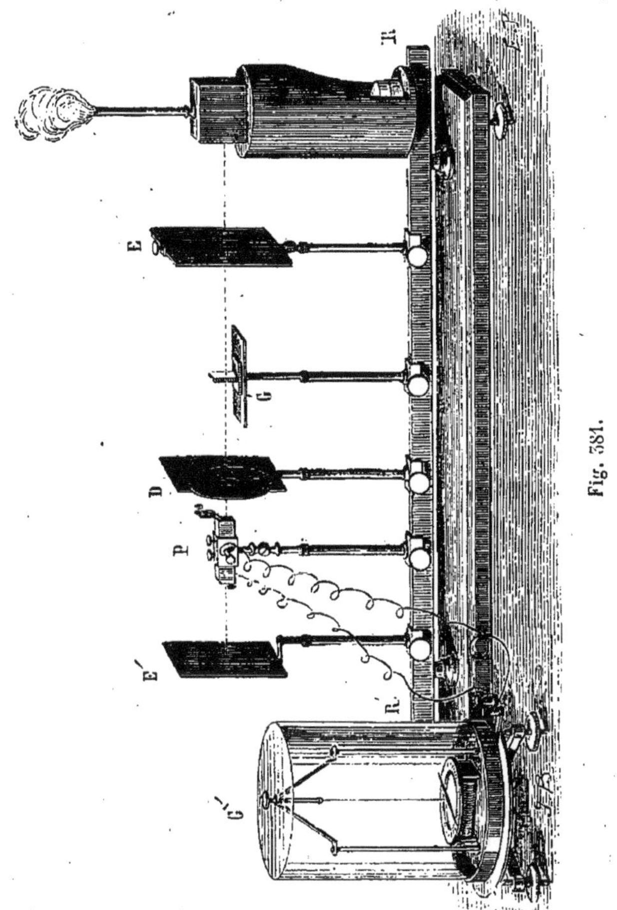

Fig. 581.

solides. — Le passage de la chaleur rayonnante à travers les corps solides et liquides a été étudié surtout par Melloni. Voici la méthode d'observation employée : on dispose sur l'axe de l'appareil une source constante de chaleur (*fig.* 581) ; un écran plein E, et un autre D percé d'une ouverture un peu moindre que celle de la pile; derrière, le support G, qui doit porter la lame, et enfin la pile P. En abaissant l'écran, la chaleur tombe directement sur la pile. On note la déviation, 30° par exemple; on place la lame, et on recommence l'expérience. Une nouvelle déviation a lieu; elle n'est plus que de 10°. De ces deux déterminations, on déduit que la chaleur transmise est les $\frac{10}{30}$ ou $\frac{1}{3}$ de la chaleur incidente.

Melloni a trouvé que la transmission varie avec la nature des lames, la nature de la source, et qu'elle diminue rapidement avec la température de la source, ainsi que cela résulte du tableau suivant :

NOMS DE LA SUBSTANCE. — Épaisseur 2mm,6.	LAMPE de LOCATELLI.	PLATINE INCANDESCENT.	CUIVRE NOIRCI à 400°.	CUIVRE NOIRCI à 100°.
Sel gemme.	92,3	92,3	92	92
Fluorure de calcium..	78	69	42	33
Spath d'Islande. . . .	39	28	6	0
Verre à glace.. . . .	39	24	6	0
Cristal de roche . . .	37	28	6	3
Alun.	9	2	0	0
Glace (eau glacée).. .	6	0,5	0	0

402. **Propriétés du sel gemme.** — A l'inspection de ce tableau, on remarque que le sel gemme seul laisse passer une proportion sensiblement égale des rayons émis par les diverses sources. Cette substance peut donc être considérée, par rapport à la chaleur, ce qu'est le verre incolore par rapport à la lumière; MM. de la Provostaye et Desains ont trouvé cependant qu'elle en absorbe une très-faible proportion, et que l'absorption par le cube à 100° est plus forte que pour la chaleur solaire ou celle de la lampe.

403. **Transmission de la chaleur à travers les liquides.** — Si on interpose sur le trajet d'une source de chaleur une auge contenant un liquide, on trouve aussi que la proportion de chaleur transmise varie avec la nature du liquide et la nature de la source. Ainsi, l'eau pure transmet les 0,11 de la chaleur émise par une lampe d'Argant, et arrête à peu près complétement celle qui émane du cuivre chauffé à 400°.

Sur 100 rayons émis par la lampe d'Argant, les substances suivantes en laissent passer une proportion correspondant aux nombres de ce tableau :

Sulfure de carbone	63
Chlorure de soufre	63
Huile de colza	30
— d'olive	30
Alcool	15
Éther	21
Eau distillée	11

404. **Transmission de la chaleur à travers les gaz et les vapeurs.** — Dans ces derniers temps, M. Tyndall a fait des expériences sur la diathermanéité des gaz et des vapeurs. Son appareil est le même que celui de Melloni ; seulement la lame est remplacée par un tube T (*fig.* 382) fermé par deux plaques de sel gemme. Dans ce tube on introduit le gaz ou la vapeur que l'on veut étudier. La pile P, armée de deux cônes, est placée entre deux cubes de Leslie C et C′, à des distances telles que les faisceaux qu'ils envoient sur les deux faces de la pile soient égaux, lorsque l'un d'eux passe à travers le tube vide d'air ; dans ces conditions, la plus petite augmentation de chaleur reçue par l'une des faces de la pile doit se traduire par une déviation sensible de l'aiguille du galvanomètre. Si donc on remplit le tube d'air, et si cet air arrête quelques rayons calorifiques, l'égalité n'a plus lieu et l'aiguille se met en mouvement. De la grandeur de la déviation, on pourra déduire la chaleur absorbée, et par suite celle qui est transmise. C'est ainsi qu'à la suite d'expériences remarquables Tyndall a démontré que certains gaz, comme l'oxygène, l'azote, l'hydrogène, n'ont presque pas d'action sur la chaleur rayonnante ; d'autres, comme le gaz hydrogène protocarboné, bicarboné, l'ozone, l'acide sulfureux, le gaz ammoniac, arrêtent relativement en proportion notable les rayons de chaleur qui les traversent. Le physicien anglais, avec le même appareil, a reconnu l'inégale absorption de la chaleur à travers les vapeurs. Il a trouvé que cette absorption était bien supérieure à celle de l'atmosphère. Ainsi l'air humide exerce une absorption soixante-dix fois plus grande qu'un même volume d'air sec.

405. **Réfraction et dispersion de la chaleur.** — La chaleur, en traversant certaines substances dans une direction oblique, se *réfracte* comme la lumière. Melloni, en étudiant les effets des prismes et des lentilles sur les rayons calorifiques, a reconnu, le premier, que cette réfraction s'opère suivant les mêmes lois que la lumière.

Lorsqu'un faisceau, provenant d'une source calorifique quelconque, tombe sur un prisme de sel gemme, on obtient sur un écran un spectre calorifique formé d'une infinité de *radiations simples de différente réfrangibilité*. Herschell est le premier qui ait fait l'analyse du spectre solaire à ce point de vue ; seulement, il se servait d'un prisme de verre, qui absorbe une grande partie de la chaleur obscure. Melloni a repris ces expériences en employant un prisme en sel gemme, qui, comme nous le savons, possède la propriété de laisser passer presque tous les rayons.

En interposant sur le trajet des diverses radiations un petit thermomètre très-sensible, et mieux une petite pile thermo-électrique, on trouve que la pile n'accuse presque rien dans le violet ; mais l'action calorifique augmente en s'avançant vers le bleu, le vert et le rouge.

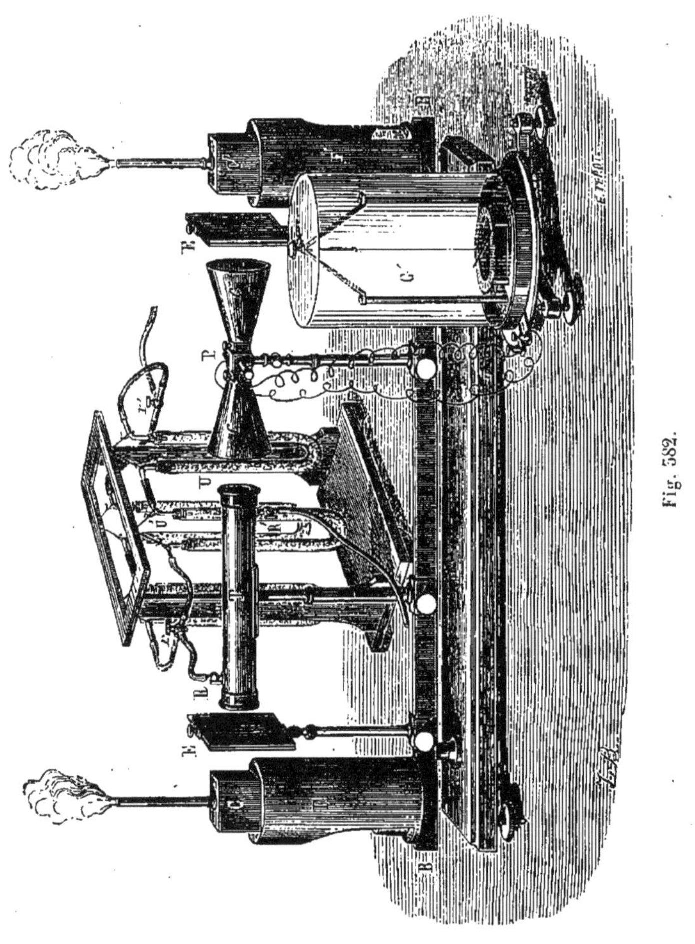

Fig. 382.

Ceci prouve que les rayons lumineux sont accompagnés de chaleurs auxquelles on donne le nom de *chaleurs lumineuses*. Si on continue à porter la pile au delà du rouge, l'effet calorifique continue à s'accroître, atteint son maximum, puis devient nul. Il y a donc dans la radiation solaire, indépendamment des *chaleurs lumineuses*, toute une série de *chaleurs obscures* de réfrangibilité moindre.

L'analyse des autres sources calorifiques a donné des résultats analogues : lorsque le faisceau incident provient d'une source obscure, comme le cuivre chauffé à 400°, le spectre formé est uniquement composé de rayons de chaleur obscure ; s'il est plus ou moins lumineux, il contiendra plus ou moins de rayons de chaleur lumineuse et de rayons de chaleur obscure.

406. **Transmission des chaleurs lumineuses et des chaleurs obscures.** — L'étude de la réfraction et de la dispersion de la chaleur au moyen d'un prisme de sel gemme nous a démontré que les diverses sources de chaleur ne sont pas homogènes. Tout faisceau qui émane d'une source quelconque est *hétérogène*, c'est-à-dire constitué par des radiations simples d'inégale réfrangibilité et dont l'intensité varie avec la nature de la source.

MM. Jamin et Masson ont particulièrement étudié la transmission des rayons calorifiques homogènes. Ils ont reconnu que les radiations lumineuses comprises entre le vert et le rouge extrême des différents spectres sont transmises en totalité par toutes les substances transparentes, absolument comme les rayons lumineux qui accompagnent ces chaleurs ; en opérant sur les radiations obscures, ils ont constaté que le sel gemme les laisse passer toutes. Ce corps est dit *diathermane* et *athermochroïque* ou incolore pour toute espèce de chaleur. Le verre éteint les radiations au moment où elles commencent à devenir obscures, et l'alun beaucoup plus que le verre. Il en est de même de tous les autres corps transparents et incolores ; on dit qu'ils sont *thermochroïques* pour les chaleurs obscures.

Melloni, le premier, reconnut qu'une lame de sel gemme enfumé laisse passer une proportion considérable de chaleur obscure, tandis qu'elle arrête les chaleurs lumineuses. Mais on sait que l'alun se laisse traverser par ces dernières et absorbe les radiations obscures. Il suit de là qu'une lame de sel gemme enfumé, combinée à une lame d'alun, forme un système imperméable aux radiations solaires.

L'expérience suivante, due à Tyndall, montre bien l'inégale transmissibilité des divers rayons : on fait tomber un faisceau solaire sur une cuve contenant une dissolution d'iode dans le sulfure de carbone ; celle-ci arrête tous les rayons compris entre le violet et le rouge, mais laisse passer les chaleurs obscures. Si on concentre le faisceau invisible au moyen d'une lentille en sel gemme, on pourra enflammer un morceau de bois placé au foyer.

407. **Transmission de la chaleur à travers plusieurs lames.** — L'expérience démontre qu'un flux calorifique en traversant un écran formé d'une substance quelconque devient par ce fait plus transmissible à travers un ou plusieurs écrans de même substance et de même épaisseur. Le faisceau incident primitif est comme *tamisé* par la première lame, et ce faisceau, ainsi purifié, possède relativement un pouvoir transmissif plus grand. Voici une expérience qui met en évidence ce

fait singulier. Plaçons successivement sur le passage des rayons provenant d'une lampe des plaques de sel gemme, d'alun, de sulfate de chaux, d'épaisseur de $2^{mm},6$; faisons tomber la chaleur transmise de ces diverses plaques sur une seconde de même épaisseur, et on trouvera que sur 100 rayons qui tombent sur la deuxième lame le sel gemme en laisse passer 92, l'alun 90, et le sulfate de chaux 91. Or, d'après ce que nous avons vu (401), sur 100 rayons non tamisés ou primitifs, l'alun transmet seulement 9 rayons, tandis que, sur 100 rayons du faisceau purifié, il en passe 90. Même résultat pour le sulfate de chaux, qui ne transmet que 14 pour 100 de la radiation primitive et en transmet 91 du faisceau tamisé. Pour le sel gemme, la transmission reste la même, cette substance étant transparente pour toute espèce de rayons.

Conclusions. — Ces résultats confirment ce que les expériences d'Herschell et Melloni avaient déjà établi, savoir, que les sources diverses de chaleur, telles que la lampe d'Argant, la lampe de Locatelli, la spirale de platine incandescente, etc., sont formées de rayons d'espèces différentes, qui se distinguent les uns des autres par la plus ou moins grande facilité, avec laquelle ils peuvent traverser certaines substances. Ainsi l'alun, laissant passer 9 rayons de la lampe de Locatelli, et 2 du platine incandescent, on doit en conclure que le faisceau total de la lampe renferme 9 pour 100 de rayons de chaleur lumineuse, et que le faisceau provenant du platine incandescent n'en contient que 2 pour 100.

COMPOSITION DES QUELQUES SOURCES DE CHALEUR.

SOURCES.	LUMINEUX.	OBSCURS.
Flamme d'huile.	10	90
Platine incandescent.	2	98
Flamme d'alcool	1	99

408. **Réflexion de la chaleur.** — Un faisceau calorifique, en rencontrant obliquement une surface polie, se réfléchit suivant les mêmes lois qu'un faisceau lumineux.

Première loi : *L'angle d'incidence est égal à l'angle de réflexion.*

Deuxième loi : *Le plan d'incidence et le plan de réflexion se confondent.*

Les lois de la réflexion lumineuse ayant été démontrées par l'expérience directe, il suffit, pour constater les mêmes lois, dans le cas de la chaleur, de comparer la marche des rayons calorifiques, après leur réflexion, avec celle que suivent les rayons lumineux, quand ils se réfléchissent sur le même miroir. Or on sait que des rayons lumineux partant d'un point situé au delà du foyer d'un miroir concave viennent concourir, après leur réflexion, en un point qu'on appelle foyer conjugué. Ceci posé, si on place devant un miroir M (*fig.* 385) une source de chaleur, un boulet rouge, ou un cube A rempli d'eau chaude, et au foyer la boule noircie d'un thermomètre différentiel, celui-ci indique aussitôt une élévation notable de température. En deçà, ou au delà, l'index reste stationnaire. Il faut donc conclure que les rayons calorifiques se sont concentrés sur la boule comme les rayons lumineux, et que les lois de leur réflexion sont les mêmes.

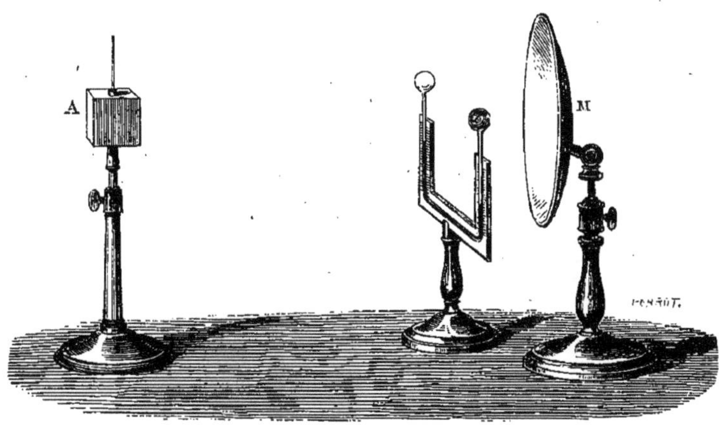

Fig. 383.

On peut rendre l'expérience plus saisissante, en se servant de deux miroirs concaves. On place en regard l'un de l'autre deux miroirs sphériques M et M' (*fig.* 384), de manière que leurs axes se confondent. Au foyer *f* de l'un, on dispose une grille remplie de charbons ardents, et un corps facilement inflammable, de l'amadou, par exemple, au foyer *f'* de l'autre. Au bout de quelques instants, ce corps prend feu. Or, d'après les propriétés des miroirs, il est évident que tous les rayons émanés de *f*, en se réfléchissant sur le miroir M, forment un faisceau de rayons parallèles à l'axe, qui, reçus et réfléchis par le second miroir M', viennent tous passer par le foyer *f'*.

La propriété que possède la chaleur rayonnante de se réfléchir à la surface des corps polis est très-utile pour l'étude de la chaleur rayonnante. Si des rayons ont une intensité trop faible pour produire, par leur action directe, des effets appréciables, on peut les recevoir sur un miroir sphérique qui les concentre en un même foyer, où leurs actions réunies deviennent sensibles. C'est sur le même principe qu'est fondée la construction des miroirs ardents qui peuvent concentrer, en certains points, une quantité de chaleur capable d'enflammer le bois, de fondre les métaux, etc.

409. **Pouvoirs réfléchissants.** — Le pouvoir réfléchissant d'un corps est le *rapport de la chaleur réfléchie régulièrement sur ce corps à la chaleur incidente totale.* Melloni, MM. de la Provostaye et Desains ont déterminé les pouvoirs réflecteurs de la manière suivante.

On fixe sur la règle principale R (*fig*. 385) de l'appareil de Melloni une seconde règle, qui porte la pile, et qui est mobile autour d'un axe vertical. Cet axe est formé par une colonne k, surmontée d'un disque gradué, sur lequel on place la lame réfléchissante; la règle fixe porte la source de chaleur, un écran opaque E, et un écran à diaphragme D. Pour faire

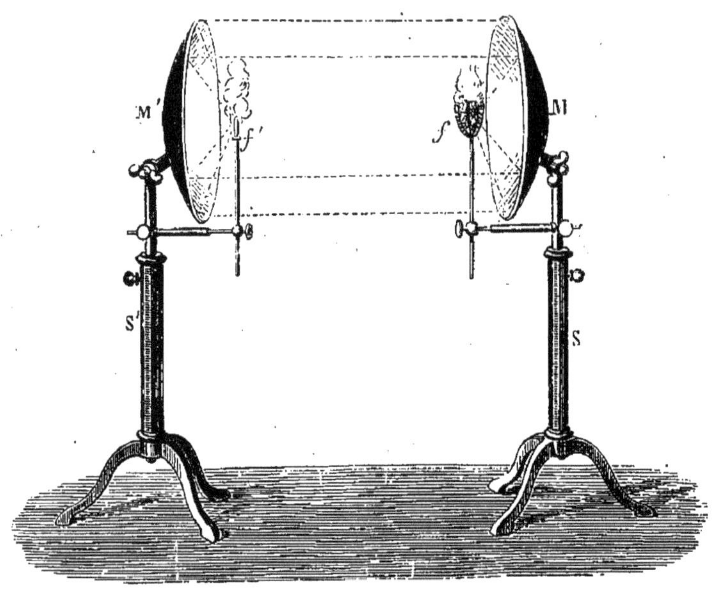

Fig. 384.

une expérience, on fait tourner l'alidade, jusqu'à ce qu'elle soit dans la direction de la règle fixe; on abaisse l'écran E, et on observe la déviation d du galvanomètre. On met ensuite la lame réfléchissante sur le disque, dans une position telle, que le faisceau calorifique tombe sur elle, sous un certain angle que l'on mesure au moyen d'une graduation. On fait alors tourner l'alidade, jusqu'à ce que la pile reçoive le faisceau réfléchi. Le galvanomètre donne une déviation d', et le rapport $\frac{d'}{d}$ mesure le pouvoir réflecteur.

MM. de la Provostaye et Desains ont déterminé les pouvoirs réflecteurs des métaux pour une incidence donnée, et, en employant des sources diverses de chaleur, ils ont obtenu les résultats suivants :

1° En général, le pouvoir réflecteur varie avec la nature de la source, et devient de plus en plus faible, à mesure que la température s'élève;

2 L'incidence n'a pas une grande influence sur le pouvoir réflecteur, tant qu'elle ne dépasse pas 70°. Quand on opère sur le verre, ce pouvoir varie, au contraire, avec l'incidence, et augmente très-rapidement,

à partir de l'incidence normale. Pour un angle de 20°, on trouve 5,03; pour l'angle de 60°, 18,00 ; et pour l'angle 80°, 55.

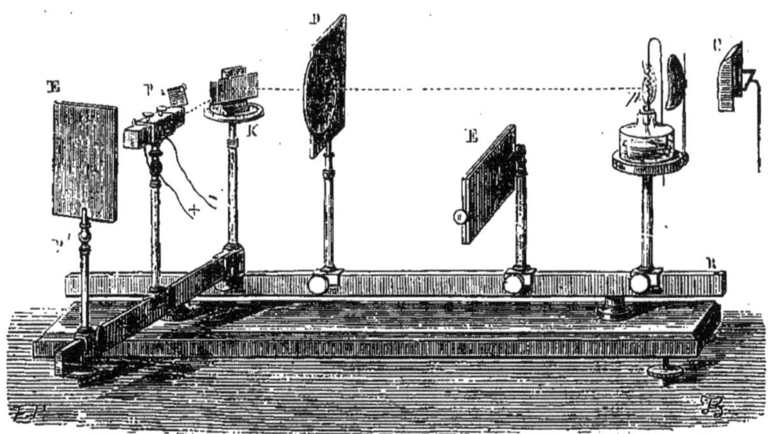

Fig. 385.

M. Jamin, en étudiant la réflexion lumineuse sur une lame de verre, a obtenu à peu près les mêmes nombres.

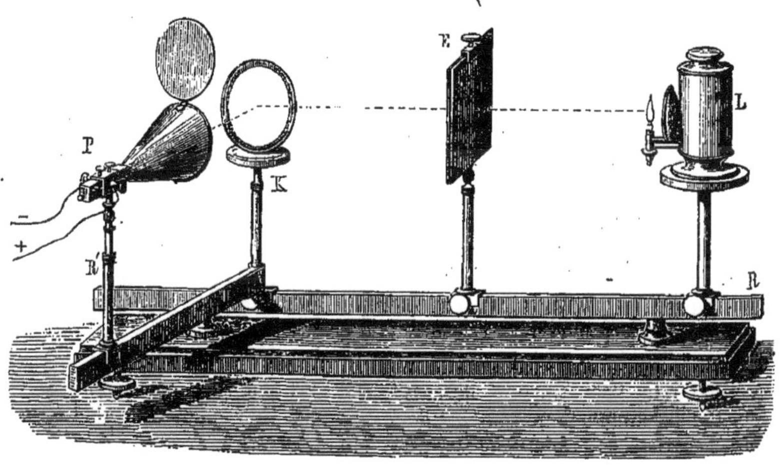

Fig. 386.

410. **Diffusion de la chaleur**. — On sait que la lumière peut se réfléchir irrégulièrement sur les surfaces mates. Ce phénomène se

nomme la *diffusion*. Melloni a reconnu que la chaleur éprouve la même action. Pour le prouver, on fait tomber des rayons de chaleur sur une lame de céruse, et on place sur la règle mobile la pile P, armée d'un cône de laiton poli. Dans toutes les directions que prend l'alidade, la pile accuse une élévation notable de température et, par suite, une diffusion dans tous les sens. On pourrait attribuer cet effet à l'échauffement de la plaque, mais alors la plaque rayonnerait de la chaleur par derrière, ce qui n'a pas lieu. De plus, la chaleur rayonnée ne pourrait être que de la chaleur obscure qui ne traverse pas le verre. Or, en plaçant une lame de verre devant la pile, on constate encore un mouvement de l'aiguille du galvanomètre. La diffusion de la chaleur dépend de la nature du corps et de la nature de la source. Le noir de fumée seul diffuse également toute espèce de rayons, mais son pouvoir diffusif est extrêmement faible,

411. **Émission de la chaleur. — Pouvoirs émissifs.** — On appelle *émission* la propriété que possèdent les corps de rayonner de la chaleur lorsqu'ils possèdent une température supérieure à celle des corps environnants. Il serait difficile de définir le pouvoir émissif absolu d'un corps. On ne peut étudier que les rapports des pouvoirs émissifs. Or, deux surfaces égales étant portées à la même température, on appelle *rapport des pouvoirs émissifs le rapport des quantités de chaleur émises normalement.* Leslie, Melloni, de la Provostaye et Desains, se sont occupés de cette détermination. Pour mesurer ces rapports, Leslie recouvrait un cube de différentes substances, y mettait de l'eau bouillante et recevait la chaleur rayonnante au foyer d'un miroir concave sur la boule noircie d'un thermomètre différentiel. Si θ est l'excès de température pour une substance lorsque la température de la boule du thermomètre est devenue stationnaire, θ' l'excès pour une autre substance, d'après la loi de Newton $\frac{\theta}{\theta'}$ est le rapport des pouvoirs émissifs. Melloni a suivi le même procédé. Il a seulement remplacé le thermomètre différentiel par la pile thermo-électrique. Comme le noir de fumée est la substance qui émet le plus de chaleur, toutes choses égales d'ailleurs, on a, pour ce motif, pris pour unité le pouvoir émissif du noir de fumée. D'où il suit que le pouvoir émissif d'un corps est le *rapport entre la quantité de chaleur qu'il émet et celle que le noir de fumée émet dans les mêmes circonstances.*

Les expériences de Melloni sur les métaux présentent quelques inexactitudes. Melloni faisait passer les rayons à travers une ouverture pratiquée dans un écran métallique. Or une partie de la chaleur réfléchie sur l'écran, puis de là sur le cube, est renvoyée sur la pile. Cela présente surtout un inconvénient dans le cas des métaux.

En supprimant cette cause d'erreur à l'aide d'un écran double, et en se servant d'ouvertures convenablement graduées, de la Provostaye et Desains ont trouvé des résultats plus certains.

TABLEAU DES POUVOIRS ÉMISSIFS DE QUELQUES CORPS.

Noir de fumée	1,00
Blanc de céruse	1,00
Colle de poisson	0,91
Verre	0,90
Encre de Chine	0,85
Gomme-laque	0,72
Acier poli	0,18
Platine bruni	0,09
Argent précipité chimiquement	0,05
Or en feuille	0,04
Argent bruni	0,02

Ce tableau montre que le noir de fumée et le blanc de céruse sont les corps qui ont le plus grand pouvoir émissif; il montre aussi que les métaux ont un pouvoir émissif extrêmement faible, et que ce pouvoir varie avec l'état physique de la surface; car l'argent mat, quoique parfaitement blanc et brillant, possède un pouvoir émissif double de celui de l'argent poli. La température a aussi une influence notable sur la valeur du pouvoir émissif. Aussi, à 100°, le borate de plomb et l'oxyde de cuivre ont le même pouvoir émissif. A 600°, le borate a un pouvoir émissif qui est les 0,75 de celui de l'oxyde de cuivre.

412. **Absorption de la chaleur. — Pouvoirs absorbants.** — La chaleur, en tombant sur la surface d'un corps, est en partie réfléchie, diffusée et transmise. En faisant la somme de ces trois quantités, on ne trouve pas toute la chaleur incidente ; le reste a pénétré dans le corps et a servi à élever sa température : c'est la chaleur *absorbée*. Cette chaleur change de nature dans le corps ; elle n'est plus la même lorsqu'elle en sort, elle est de réfrangibilité moindre que la lumière incidente. On appelle *pouvoir absorbant le rapport entre la chaleur absorbée et la chaleur incidente*.

1° Si le corps est poli et athermane, on peut le considérer comme réfléchissant toute la chaleur qu'il n'a pas absorbée. En désignant par 1 la chaleur incidente, a le pouvoir absorbant, et r le pouvoir réflecteur, on a

$$a=1-r.$$

2° Si le corps, étant toujours athermane, présente une surface mate, la chaleur qui n'est pas absorbée doit être diffusée ; on a

$$a=1-d.$$

C'est d'après ces considérations que MM. de la Provostaye et Desains ont déterminé le pouvoir absorbant des métaux polis pour la chaleur venant de sources différentes, ainsi que le pouvoir absorbant de quelques substances mates, telles que la céruse, la poudre d'argent.

TABLEAU DES POUVOIRS ABSORBANTS.

	CHALEUR SOLAIRE.	LAMPE MODÉRATEUR	LAMPE LOCATELLI	CUIVRE NOIRCI chauffé à 400°
Acier.	0,42	0,34	0,18	»
Métal des miroirs.	0,34	0,30	0,15	»
Laiton.	»	0,16	0,07	0,055
Or.	0,13	»	0,045	0,045
Argent plaqué	0,08	0,035	0,025	»

Leslie, Melloni, MM. de la Provostaye et Desains, ont fait des expériences pour évaluer numériquement les rapports des pouvoirs absorbants des différentes substances à celui du noir de fumée. Nous n'indiquerons pas les méthodes qu'ils ont employées et qui sont tout à fait indirectes ; celles de Leslie et de Melloni même étaient peu exactes.

413. **Égalité des pouvoirs absorbants et émissifs.** — En comparant les pouvoirs absorbant et émissif d'un corps dans le même état et pour la même source calorifique, on reconnait que l'on a trouvé des valeurs sensiblement égales ; on peut démontrer cette égalité par une expérience directe. On emploie un thermomètre de Leslie dont l'une des boules est enduite de noir de fumée et dont l'autre est recouverte par une feuille métallique. L'équilibre étant établi, on place entre ces boules et à égale distance un vase aplati contenant de l'eau chaude et dont les faces sont recouvertes, l'une de noir de fumée, l'autre d'une feuille métallique, et disposées par rapport aux boules du thermomètre de telle sorte que les surfaces en regard soient de nature différente ; la colonne liquide n'éprouve aucun déplacement, les boules sont donc à la même température.

Il est facile de voir que, si l'on désigne par Q la quantité de chaleur émise par le noir de fumée, et par e et a les pouvoirs émissif et absorbant de l'argent, ces nombres sont égaux. En effet, la face enduite de noir de fumée émettant une quantité de chaleur Q, la boule argentée, supposée de mêmes dimensions, absorbera aQ ; d'autre part, la face argentée du vase chaud émettra seulement eQ que la boule enduite de noir de fumée absorbera entièrement. Puisque les boules situées à la même distance ont conservé des températures égales, il faut que les quantités de chaleur qu'elles ont absorbées soient égales, et par suite que e soit égal à a.

414. **Équilibre mobile des températures.** — Lorsque deux corps à des températures différentes sont situés à quelque distance, le

corps le plus chaud se refroidit, et le corps froid s'échauffe. Cet effet se comprend, en admettant que le corps chaud seul émet de la chaleur, et rayonne vers le corps froid. Lorsque la température de ces corps est la même, aucun changement ne se manifeste, et l'on pourrait supposer que ni l'un ni l'autre n'émet de chaleur. Mais il y a là quelque chose qui semble peu rationnel, puisque alors la faculté pour un corps d'émettre de la chaleur serait subordonnée, non à son état propre, mais à l'état d'un corps extérieur. On doit à Prevost (de Genève) une hypothèse ingénieuse, qui rend compte simplement des faits observés. D'après cette hypothèse, tout corps émet de la chaleur, mais en quantité différente, suivant sa température; si donc deux corps, l'un chaud et l'autre froid, sont en présence, chacun émet de la chaleur et absorbe, d'autre part, la chaleur émise par l'autre; mais le corps chaud envoie plus de chaleur que le corps froid, il émet plus qu'il n'absorbe, et se refroidit. Le corps froid, au contraire, absorbe plus de chaleur qu'il n'en émet, et se réchauffe. Enfin, si les deux corps ont la même température, chacun reçoit une quantité de chaleur égale à celle qu'il émet, et leur température ne change pas.

Cette hypothèse, qui, soumise à une analyse plus complète des faits observés, s'est trouvée en concordance avec ceux-ci, a reçu le nom d'*équilibre mobile des températures.*

415. **Réflexion apparente du froid.** — Lorsque l'on place un thermomètre en face d'un morceau de glace, on voit la température s'abaisser. L'effet est plus net et plus rapide, et l'on emploie les deux miroirs concaves (408), aux foyers desquels on place respectivement, d'une part, le bloc de glace, et de l'autre le thermomètre. Ces effets et quelques autres du même genre, par suite d'une fausse interprétation, ont pu faire croire à l'existence d'un agent frigorifique spécial. On se rend facilement compte de ce résultat, en remarquant que, dans ces expériences, le thermomètre et le morceau de glace émettent chacun de la chaleur, mais que le thermomètre en envoie plus qu'il n'en reçoit de la glace, en sorte que sa température doit s'abaisser. L'effet des miroirs est de faire arriver sur le thermomètre la petite quantité de chaleur envoyée par la glace, au lieu de la quantité plus grande que lui auraient fournie les autres corps moins froids placés dans la même enceinte, et que masque le miroir, comme ferait un écran.

416. **Identité de la chaleur et de la lumière.** — La chaleur, comme la lumière, se propage en ligne droite dans un milieu homogène, et se réfléchit suivant les mêmes lois. Nous pouvons ajouter qu'elle peut également se polariser dans les mêmes conditions, ainsi que cela résulte des expériences de Delaroche et Bérard, complétées par M. Desains; que l'on a pu mettre en évidence l'existence des franges calorifiques d'interférences. Ces remarques tendent à prouver que si l'agent lumineux diffère de l'agent calorifique, tout au moins ils sont de même nature. On peut aller plus loin, et remarquer que si l'on

considère des rayons *simples* calorifiques et lumineux de même réfrangibilité, toute cause qui dévie les uns, dévie les autres de la même quantité, et que si l'interposition d'une substance produit l'extinction des rayons lumineux, elle produira en même temps l'absorption des rayons calorifiques correspondants. Il semble donc naturel d'admettre une cause identique aux effets lumineux et calorifiques. La différence d'impression provient non de la diversité d'action, mais de la nature spéciale des organes qui nous transmettent les impressions lumineuses et calorifiques. Nous considérerons donc la chaleur comme due aux mouvements vibratoires des molécules d'éther se propageant dans l'espace vide de matière ou à travers les corps. Ce mouvement se communique-t-il aux corps mêmes : ils se dilatent ; si ce sont les nerfs de la sensibilité générale qui sont affectés, nous éprouvons le sentiment de chaleur. Et si, enfin, ce mouvement vibratoire se communique à la rétine, le nerf optique est impressionné, et nous fait éprouver la sensation *lumière*, la seule qu'il soit susceptible de produire. L'action de ce mouvement vibratoire, dans ces divers cas, variera avec la vitesse dont sont animées les molécules d'éther, ou, ce qui revient au même, avec la réfrangibilité du rayon correspondant. L'œil même n'est pas impressionné par tous les mouvements vibratoires, et ne fait pas percevoir les rayons dont l'indice de réfraction est trop faible. Ces rayons, ainsi qu'il a été démontré spécialement par M. Janssen, sont absorbés par les milieux de l'œil, et n'arrivent pas jusqu'à la rétine.

Il n'y a donc pas lieu de rechercher une cause spéciale à la chaleur. C'est le mouvement vibratoire des molécules d'éther qui existe, et peut, comme nous le disons, se transformer de diverses façons. Agissant sur les corps, il se manifeste par des variations de volume, des changements d'état ou des actions chimiques (combinaison ou décomposition) ; mais il ne devient, à proprement parler, *chaleur* ou *lumière* qu'au moment où il agit sur certains de nos organes.

417. **Loi du refroidissement de Newton.** — Lorsque la température d'un corps ne dépasse que d'un petit nombre de degrés celle du milieu dans lequel il se refroidit, les *abaissements de température qu'il subit dans un instant très-court, sont proportionnels à l'excès de sa température sur celle du milieu environnant.*

Cette loi n'est vraie que pour des excès qui ne dépassent pas 20°.

On peut vérifier aisément cette loi, en observant le refroidissement d'un gros thermomètre placé au milieu d'une enceinte, dont la température est constante. Si, par exemple, en un moment donné, le thermomètre indique un excès de 20° ; et si, pendant l'unité de temps, il a subi une diminution de 0°,4, on trouve que lorsque l'excès ne sera que de 10°, l'abaissement sera égal à 0°,2 pendant le même temps ; et à 0°,1, quand cet excès sera réduit à 5°.

On appelle *vitesse de refroidissement* d'un corps l'abaissement de température que subit ce corps pendant l'unité de temps, en supposant que, pendant cette unité, la quantité de chaleur rayonnée reste constante. C'est la même définition que celle que nous avons donnée dans le cas du mouvement varié. Il résulte, de la loi de Newton, que cette vitesse est proportionnelle à l'excès de la température du corps sur celle de l'enceinte, et peut être exprimée par la relation

$$(1) \qquad v = -m\theta.$$

θ représentant l'excès de température, m une constante que l'on peut déterminer par l'expérience, le signe — indique qu'il s'agit d'une diminution. On donne, de la loi de Newton, un autre énoncé, qui a aussi son utilité :

La perte de chaleur éprouvée par un corps dans l'unité de temps est *proportionnelle à l'excès de sa température sur celle de l'enceinte où il se refroidit.* On sait, en effet, que pour déduire de l'abaissement de température la quantité de chaleur perdue, il suffit, comme nous l'avons vu dans l'étude des chaleurs spécifiques, de multiplier l'excès θ par le poids du corps et la chaleur spécifique, ce qui donne

$$q = pc\theta.$$

418. **Conductibilité.** — Nous venons de voir que la chaleur peut se transmettre sans l'intermédiaire des corps matériels, c'est-à-dire par *rayonnement.* Outre ce mode de propagation, il en existe un autre qui s'effectue par échauffements successifs des molécules, de proche en proche, ou par *conductibilité.* Considérée sous un certain point de vue, la conductibilité est aussi un rayonnement, car la chaleur doit rayonner pour passer d'une molécule à une autre, puisque celles-ci ne se touchent pas.

419. **Conductibilité des solides.** — La propagation par conductibilité ne se fait pas aussi facilement dans certains corps que dans d'autres. Ainsi on ne peut pas tenir à la main l'extrémité d'une barre métallique de 2 ou 3 mètres de longueur, dont l'autre extrémité a été chauffée au rouge; mais on peut fondre un tube de verre, en le tenant à quelques centimètres du point où s'opère la fusion.

Pour préciser ces idées générales, il faut donner de la conductibilité une définition qui permette de l'exprimer en nombre. On a imaginé pour cela le *coefficient de conductibilité.* On appelle coefficient de conductibilité d'un corps la quantité de chaleur qui traverse dans l'unité de temps l'unité de surface d'une tranche prise sur un mur à faces parallèles de 1 mètre d'épaisseur, et dont les deux faces ont entre elles une différence de température égale à 1°. Il serait difficile de déterminer les coefficients de conductibilité d'après cette définition. Aussi ne détermine-t-on que leur rapport à un coefficient choisi arbitrairement.

Le coefficient de conductibilité dépend de la nature du corps considéré. Il résulte de là que si l'on étudie des tiges de même section, et qui aient une extrémité à une température fixe, les températures des points situés à la même distance de l'extrémité seront différentes, ou, ce qui revient au même, les points qui auront la même température seront à des distances différentes de l'extrémité. On a pu vérifier cette conclusion, et mesurer expérimentalement ces distances, mais seulement d'une manière approchée par l'appareil d'Ingenhouz (*fig.* 387). C'est une caisse métallique, portant sur une de ses faces des tubulures, par où pénètrent des tiges d'égale longueur et de même épaisseur, de substances différentes. On les chauffe toutes également, en versant de l'eau bouillante dans la caisse. Les tiges ont été préalablement recou-

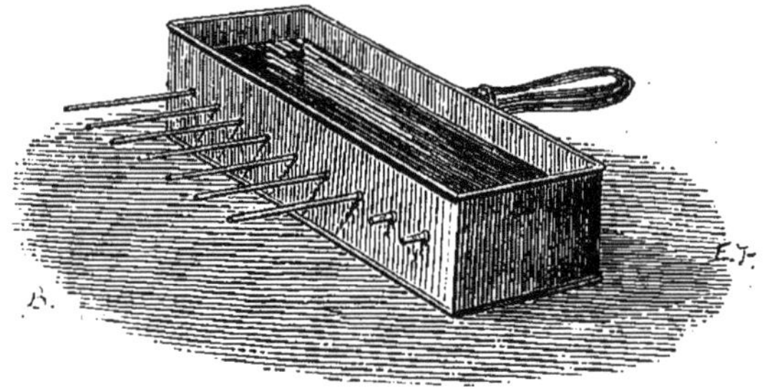

Fig. 387.

vertes d'une légère couche de cire. La cire fond dans une certaine étendue variable avec la nature des tiges, en laissant un petit bourrelet. En ces points, la température était évidemment la même. Les distances de ces points à la caisse sont donc les distances cherchées, desquelles on peut déduire indirectement les rapports des coefficients de conductibilité.

420. **Loi des températures d'une barre.** — En recherchant théoriquement, par le calcul, la loi de la distribution de la chaleur dans une barre métallique, dont une extrémité est soumise à une température constante, et qui est plongée dans une atmosphère de température différente, Fourier est arrivé à prouver qu'il doit exister un état d'équilibre, qui se conserve indéfiniment sans variation, chaque élément perdant alors par conductibilité et par rayonnement extérieur la quantité de chaleur qui lui est fournie par l'élément précédent. En outre, lorsque cet état d'équilibre est atteint, *si l'on considère des points dont les distances à l'extrémité chaude sont en progression arithmétique, les excès des températures sur celle de l'enceinte décroissent en progression géométrique*, c'est-à-dire encore que le rapport de chacun de ces excès au précédent est constant.

Ce résultat a été vérifié, par Despretz, sur quelques corps conducteurs, tels que le cuivre et le fer. Dans une barre métallique (*fig.* 388), recouverte d'un vernis épais, il pratiquait des cavités équidistantes, qu'il remplissait de mercure, et dans lesquelles il plongeait le réservoir d'un petit thermomètre. L'extrémité située au delà du premier thermomètre était maintenue à une température constante, et la barre était assez longue pour que l'autre extrémité pût être regardée comme ayant la température de l'air ambiant. Lorsque la barre avait pris un

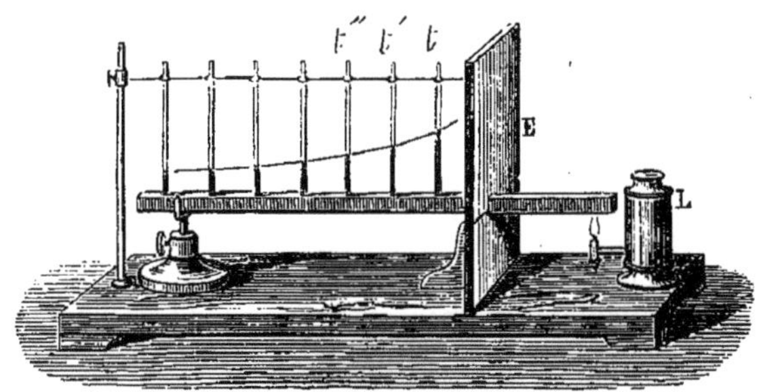

Fig. 588.

état stationnaire, en divisant la température du premier thermomètre par le second, celle du second par celle du troisième, et ainsi de suite, on trouvait toujours le même quotient.

Despretz a pu déduire de ces expériences le rapport des coefficients de conductibilité par un calcul que nous ne pouvons indiquer; mais cette méthode est défectueuse, il y a plusieurs causes d'erreur. Tout d'abord, la formule de Fourier suppose que la chaleur ne peut être enlevée à la barre que par le rayonnement, et, par conséquent, elle ne serait vraie que dans le vide. Le calcul suppose encore que la barre est très-petite et continue, et que la température est constante à l'extrémité chauffée, conditions qui n'étaient pas satisfaites dans les expériences de Despretz. MM. Wiedmann et Franz ont repris cette vérification. Pour rendre la température constante, ces physiciens renfermaient l'extrémité de la barre dans une caisse, où ils faisaient passer un courant de vapeur d'eau à 100°. La barre était elle-même entourée d'un cylindre vide d'air, lequel était enveloppé d'un manchon rempli d'eau froide. Afin de rendre constante la perte de chaleur due au rayonnement, les deux barres recouvertes d'un même vernis étaient continues et très-minces. Enfin, la température de différents points était donnée par le moyen de pinces thermo-électriques. Les nombres qu'ils ont obtenus diffèrent peu de ceux trouvés par Despretz. Voici les résultats, le pouvoir conducteur de l'argent étant représenté par 1000 :

Argent	1000
Cuivre	736
Or	532
Zinc	195
Fer	119
Plomb	85
Platine	84

421. **Conductibilité des cristaux.** — On peut se demander si la chaleur se propage également dans tous les sens. On comprend qu'il n'en soit pas ainsi dans des corps non homogènes. M. de Sénarmont a constaté le même fait dans quelques cristaux. Il y a des cristaux qui ne sont pas aussi facilement traversés par la lumière, qui sont plus élastiques dans un sens que dans un autre : il était naturel de penser qu'ils devaient être de même pour la chaleur. M. de Sénarmont l'a vérifié sur quelques cristaux. On prend deux lames de quarz, par exemple, taillées, l'une perpendiculairement, et l'autre parallèlement à l'axe. On recouvre les plaques de cire, et on fait passer par leur centre un fil que l'on fait rougir au moyen d'un courant électrique. La cire fond tout autour du fil dans une certaine étendue, limitée par un bourrelet circulaire pour la plaque perpendiculaire, et pour l'autre par un bourrelet elliptique allongé dans le sens de l'axe. La chaleur a donc marché plus vite le long de l'axe que perpendiculairement à l'axe.

422. **Conductibilité des tissus organiques.** — On trouve dans le bois un exemple remarquable de cette différence de conductibilité. Ainsi que l'a constaté M. de la Rive, la conductibilité suivant les fibres est 2, 3, 4 fois plus grande que dans le sens perpendiculaire; le pouvoir conducteur des différents bois est très-faible, du reste. L'expérience montre que les écorces qui revêtent les tiges sont formées d'une matière plus mauvaise conductrice que le bois, et, en général, toutes les substances animales ou végétales s'opposent au mouvement de la chaleur, circonstance qui tend à protéger les plantes et les animaux contre des soustractions brusques de chaleur, ce qui pourrait donner lieu à des effets pernicieux.

423. **Conductibilité des liquides.** — La mobilité des molécules liquides complique le phénomène de la propagation de la chaleur dans l'intérieur de ces corps. Lorsqu'on chauffe un liquide par la partie inférieure, il s'établit des courants intérieurs, dus aux parties chaudes qui, étant plus légères, s'élèvent, et aux parties froides qui sont plus lourdes et qui descendent, ce qui amène rapidement l'uniformité de température ; on peut rendre visibles ces courants, en mêlant à l'eau C (*fig.* 389), que l'on chauffe par le bas, de la sciure de bois très-fine. On voit cette sciure s'élever au centre, et descendre le long des parois. Pour éviter ces courants et rendre sensible la conduction des liquides, il faut les chauffer par le haut. Si l'on verse de l'éther sur de l'eau contenue dans un vase, et qu'on l'enflamme, un thermomètre t (*fig.* 390), placé dans le liquide à une petite distance de la couche d'éther, indique une élévation de température. Cette augmentation étant très-faible, on a contesté la conduction de l'eau, et on s'est demandé si, dans l'expérience précédente, la chaleur ne s'était pas communiquée au thermomètre par les parois et par rayonnement à travers l'eau. Pour répondre à ces deux objections, Murray a répété l'expérience, en prenant, pour source de chaleur obscure, un vase de cuivre rempli

d'eau chaude, et pour vase un bloc de glace. Enfin, M. Regnault a fait une expérience plus concluante. Il a pris un vase en bois, à parois épaisses, plein d'eau, qu'il surmontait d'un vase métallique, où l'on faisait passer un courant de vapeur d'eau à 100°; des thermomètres, placés à des distances égales les uns des autres, ont indiqué une éléva-

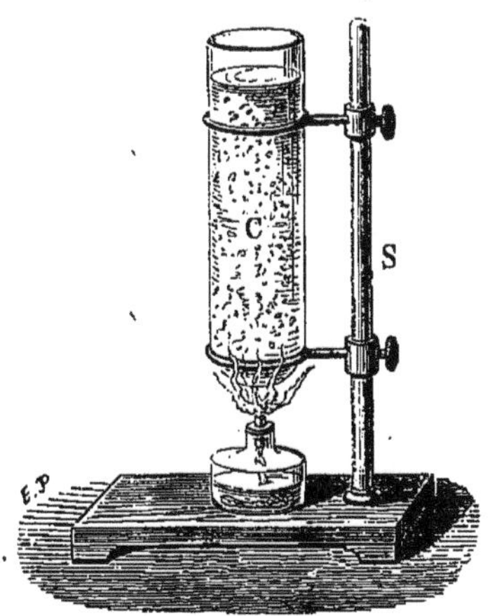

Fig. 389.

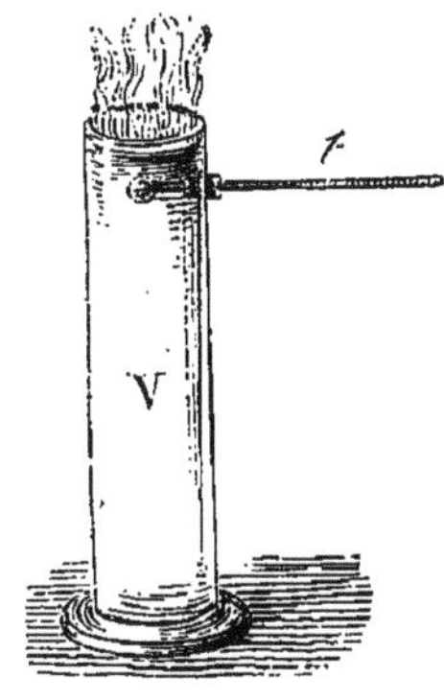

Fig. 390.

tion faible de température, et sont devenus stationnaires après 32 heures. M. Regnault a même pu vérifier la loi de Fourier, dans le cas des liquides.

En général, les liquides conduisent très-mal la chaleur. Le mercure est celui qui a la conductibilité la plus grande.

424. **Conductibilité des gaz.** — Les gaz sont encore moins bons conducteurs que les liquides; mais il est difficile de faire des expériences concluantes sur ces corps, à cause de la mobilité extrême de leurs molécules, à cause du passage facile qu'ils livrent à la chaleur rayonnante, et de la difficulté avec laquelle on obtient la température d'un gaz. Il existe pourtant une différence entre le pouvoir que possèdent divers gaz d'enlever de la chaleur aux corps solides avec lesquels ils sont en contact. Mais cette différence doit être plutôt attribuée au mouvement plus ou moins rapide des molécules gazeuses. On sait, en effet, que l'hydrogène a un pouvoir refroidissant plus considérable que celui de l'air.

Ce qui prouve la mauvaise conductibilité des gaz et, en particulier, celle de l'air, c'est la lenteur avec laquelle se refroidissent les corps qui sont protégés par des couches d'air qui ne peuvent pas se renouveler. La laine, la soie, l'édredon, et toutes les substances filamenteuses, arrêtent les mouvements de l'air, et, par suite, sont des corps mauvais conducteurs. En comprimant la ouate ou l'édredon, on augmente leur conductibilité.

425. **Application de la conductibilité.** — La conductibilité des métaux a été surtout mise en pratique dans un grand nombre d'applications. Les constructeurs de machines forment de cuivre les parois des chaudières tubulaires, afin que la chaleur du foyer arrive plus facilement à l'eau. C'est pour la même raison que les ustensiles domestiques sont construits en métal.

La lampe de Davy est une application de la grande conductibilité des métaux. Les toiles métalliques refroidissent suffisamment les flammes, pour que les gaz qui les traversent ne puissent pas brûler.

Les poêles destinés à répandre promptement la chaleur sont en métal, et présentent de longs tuyaux métalliques, qui donnent un passage facile à la chaleur, pour se porter de dedans en dehors. Dans les pays du Nord, la nécessité de se soustraire à des froids longs et rigoureux a amené l'usage des grands poêles en briques, qui conservent la chaleur pendant une journée entière.

Les glacières sont construites de manière que la chaleur du dehors ne puisse pénétrer à l'intérieur. On les fait en briques, de préférence à la pierre, qui est meilleure conductrice. Le transport de la glace dans les régions chaudes s'effectue en l'enveloppant de sciure de bois, de plâtre ou de paille hachée.

La construction des habitations exige aussi la connaissance du pouvoir conducteur des matériaux de construction.

426. **Vêtements.** — Les vêtements constituent l'enveloppe que l'homme interpose entre sa surface et l'air extérieur. Ils servent à le protéger contre des augmentations ou des pertes subites de chaleur. Le corps humain, d'une température généralement supérieure à celle du milieu ambiant, et dont la forme présente un grand développement en surface, est exposé à des pertes incessantes de chaleur par rayonnement et par conductibilité. Pour se soustraire à ces pertes, malgré l'imparfaite conductibilité de ses tissus, l'homme doit s'envelopper de substances protectrices, afin de maintenir sa température constante. Les substances premières le plus ordinairement employées sont le coton, le lin, le chanvre, la soie, la laine, quelques poils et les duvets. Ces corps doivent surtout leur mauvaise conduction à la couche d'air emprisonnée entre les mailles de ces tissus qui arrêtent le mouvement de ce fluide, et empêchent ainsi le renouvellement de la lame d'air comprise entre la surface cutanée et la surface externe des vêtements.

Rumford a fait quelques expériences sur la conductibilité des substances employées dans les vêtements. Il plaçait la boule d'un thermomètre au centre d'un ballon rempli de la substance dont il voulait déterminer le pouvoir conducteur. Il chauffait l'appareil à 100°, et le plaçait ensuite dans un mélange réfrigérant. Il notait le temps que le thermomètre mettait à descendre d'un certain nombre de degrés. Il a trouvé ainsi les nombres suivants exprimés en secondes :

Soie tordue	917
Fine charpie	1032
Coton	1064
Laine de brebis	1118
Soie écrue	1264
Poil de castor	1296
Édredon	1305
Poil de lièvre	1312

A l'inspection de ce tableau, on voit que c'est le poil de lièvre qui a le plus faible pouvoir conducteur. Viennent ensuite l'édredon, le poil de castor, la soie écrue. La contexture mécanique a une grande influence sur la conductibilité, la différence entre la soie écrue et la soie tordue en est une preuve. En général, plus une étoffe peut retenir l'air dans ses mailles, plus elle est chaude, plus son pouvoir conducteur est faible. Voilà pourquoi les étoffes lâches, tomenteuses, épaisses, conservent plus longtemps la chaleur du corps que les étoffes lisses et serrées.

CHAPITRE VII

NOTIONS SUR LA THÉORIE MÉCANIQUE DE LA CHALEUR

427. **Identité de la chaleur et du travail mécanique.** — Nous avons dit (416) que, lorsqu'un corps situé dans une enceinte se refroidit par rayonnement, il y a production d'un mouvement vibratoire des molécules de l'éther se manifestant en particulier sous forme de faisceaux calorifiques. Réciproquement, lorsqu'un semblable faisceau rencontre un corps froid, il le réchauffe, mais, en même temps, il disparaît, c'est-à-dire que les molécules d'éther cessent d'être en vibration.

Nous avons rappelé (XXII) la relation que l'on établit en mécanique entre la puissance vive d'un corps et le travail que la force qui lui a communiqué cette puissance vive aurait été capable de produire. Le mouvement vibratoire des molécules d'éther composant un faisceau calorifique correspond à une certaine quantité de puissance vive, et par suite à un certain travail mécanique. Les faits simples que nous venons d'indiquer montrent une concomitance fort nette entre la disparition ou l'apparition de la chaleur d'une part, et, d'autre part, l'apparition ou la disparition de puissance vive ou de travail. Nous allons démontrer rapidement que cette concomitance se produit dans tous les cas; nous indiquerons ensuite les lois suivant lesquelles se font ces transformations, ce qui nous conduira à conclure à l'identité du travail mécanique et de la chaleur, qui ne sont que des modalités diverses d'un même agent.

428. **Transformation du travail mécanique en chaleur.** — Les exemples de transformation du travail mécanique en chaleur sont nombreux et concluants : nous allons en rappeler sommairement quelques-uns.

L'expérience du briquet à air (81), qui nous a servi à prouver la compressibilité des gaz, montre que, pendant le mouvement descendant du piston, le gaz s'échauffe ; l'élévation de température des parois est sensible à la main. Si l'on a placé sur le fond un morceau d'amadou bien sec et que l'on abaisse très-rapidement le piston, la chaleur dégagée peut être suffisante pour enflammer l'amadou.

Le frottement des corps solides est également une source de chaleur; la force employée à entretenir le mouvement est en partie transformée; c'est ainsi que le frottement des essieux des wagons dans les collets pourrait les amener à une très-haute température, si l'on n'avait le soin de les graisser fréquemment. Les forets, les vrilles s'échauffent après quelques secondes d'usage et se détremperaient, si l'on ne prenait la précaution de les refroidir. Rumford, en opérant le forage d'un canon sous l'eau, a vu ce liquide entrer en ébullition. D'autre part, Davy montra que l'on fait fondre la glace en frottant deux fragments l'un contre l'autre, dans une atmosphère dont la température est inférieure à 0°.

Le choc des corps, pendant lequel une certaine quantité de puissance vive disparaît, produit également de la chaleur. Les barres de fer peuvent devenir rouges sous la seule influence du choc des marteaux des forgerons ; les boulets de canon, arrêtés par les plaques d'acier des vaisseaux blindés, parviennent également à la température rouge. Quelques coups de marteau, appliqués sur une balle de plomb, l'amènent à une température suffisante pour que, projetée dans une petite quantité d'éther, elle en détermine l'ébullition. On sait enfin que les pièces de monnaie qui viennent d'être soumises à l'action de la presse monétaire sont chaudes.

La transformation du travail mécanique en chaleur est directe dans les exemples précédents; mais elle peut avoir lieu par l'intermédiaire d'autres agents, sans que la démonstration soit moins nette. Dans ce dernier ordre d'idées, il faut citer la belle expérience de Foucault : un disque de cuivre est monté sur un axe très-mobile auquel, par l'intermédiaire de roues d'engrenage, on communique un mouvement de rotation très-rapide ; il suffit alors d'un très-faible effort pour entretenir ce mouvement, et le disque continue à tourner longtemps après qu'on a cessé de lui appliquer une force quelconque. Ce disque tourne entre deux morceaux de fer doux qui peuvent à volonté devenir des aimants puissants sous l'influence de l'électricité. (Voy. *Électro-aimants*.) Lorsque l'on fait passer le courant, il y a dans le disque production de courants induits qui ont pour effet d'arrêter le mouvement du disque instantanément. Si l'on applique une force suffisante à la manivelle, on peut entretenir la rotation du disque; mais, pour obtenir la même vitesse que précédemment, il faut déployer une quantité considérable de travail. Ce travail, ainsi employé sans produire aucun effet *mécanique*, s'est transformé en chaleur; en effet, la température du disque s'est élevée notablement, et d'autant plus que la rotation est plus rapide. En communiquant au disque une certaine vitesse et par suite une certaine puissance vive, et l'arrêtant immédiatement, on peut noter l'élévation de température correspondante. Foucault a pu montrer dans une série d'expériences que l'élévation de température est proportionnelle au carré de la vitesse dont le disque est animé, c'est-à-dire à la puissance vive $\left(\frac{1}{2}mv^2\right)$ qu'il possédait. Cette expérience est des plus concluantes et montre la corrélation qui existe entre le travail disparu et la chaleur produite, lors même que la transformation est produite par un agent intermédiaire.

429. **Transformation de la chaleur en travail mécanique.** — Des expériences diverses montrent que la transformation inverse se produit également, et que la disparition de chaleur correspond à l'apparition de travail mécanique.

Si l'on prend une bande de caoutchouc préalablement étirée et qu'on la laisse revenir à sa longueur première, elle sera susceptible de vaincre un certain travail résistant, mais, en même temps, sa température diminuera et cet effet sera même sensible au toucher.

Si, dans un corps de pompe présentant un piston mobile, on a introduit un gaz comprimé, en maintenant le piston fixe, celui-ci sera soulevé lorsqu'on l'abandonnera. Son élévation exige la production d'une certaine quantité de travail mécanique; en même temps, la température du gaz s'abaissera, ce que l'on pourra vérifier, si l'on a placé le corps de pompe dans un vase rempli d'eau et faisant fonction de calorimètre.

Un effet entièrement analogue se produit, si l'on opère sur de la vapeur placée sous un piston et qui se détend, ou si l'on se sert d'un gaz dont on a également élevé la température. Le fait du refroidissement d'un gaz ou d'une vapeur au moment où elle se détend est vérifié par différentes observations.

On peut démontrer par diverses expériences que la quantité de chaleur disparue pour produire un certain travail est la même que celle qui apparaît lors de la consommation de la même quantité de travail. L'expérience de Joule est concluante : deux vases métalliques, mis en communication par un tube muni d'un robinet, sont placés dans un même vase rempli d'eau; l'un d'eux est rempli d'air comprimé à 22 atmosphères; on a fait le vide dans l'autre. Au moment où l'on ouvre le robinet, l'air se répand dans le vase vide, et au bout de quelques instants la pression est uniformément de 11 atmosphères. Dans le premier vase, où la pression descend de 22 atmosphères à 11, il y a production de travail, et l'on observe un abaissement de température; dans l'autre, il y a consommation de travail et production de chaleur. Mais la production de chaleur est égale à sa consommation, ce qui est prouvé parce que la température de l'eau extérieure n'a pas changé.

Il résulte donc de ces expériences que la production et la consommation de travail mécanique sont toujours liées à la consommation ou à la production de chaleur, de telle sorte que l'une est au moins une condition de l'autre; nous allons prouver qu'il y a une relation plus intime.

430. **Équivalence du travail mécanique et de la chaleur.** — On conçoit que si, dans l'une quelconque des expériences qui précèdent, on parvient à évaluer les quantités de chaleur et de travail qui se correspondent, on pourra, pour le mode particulier de transformation considéré, savoir combien il faut de kilogrammètres (XXII) pour produire 1 calorie (380), ou inversement : ce nombre est appelé *équivalent mécanique de la chaleur;* c'est M. Joule qui l'a déterminé le premier (1842).

Avant d'indiquer les procédés divers qui ont été employés, il est indispensable de démontrer que, quel que soit le mode de transformation du travail en chaleur (ou *vice versa*), on doit trouver la même valeur pour cet équivalent. Cette démonstration est basée sur l'impossibilité du mouvement perpétuel que démontre la mécanique rationnelle (XXVI). Soient, en effet, E et $E(1+\alpha)$ les valeurs de cet équivalent correspondant à deux ordres différents de phénomènes, et supposons un système complexe composé de deux parties : dans la première où l'on applique le premier phénomène, on transforme du travail en chaleur; c'est la transformation inverse qui se produit dans la deuxième partie où l'on met à profit le deuxième ordre de phénomènes. Appelons T une quantité de travail communiquée au système : il se produira dans la première partie de ce système une quantité de chaleur $\frac{T}{E}$, d'après la définition même de l'équivalent mécanique de la chaleur. Cette quantité de chaleur, appliquée à la deuxième partie du système, reproduira du travail, mais donnera $\frac{T}{E} \times E(1+\alpha)$ kilogrammètres ou $T(1+\alpha)$, quantité supérieure au travail fourni, ce qui est absurde, car cela conduirait au mouvement perpétuel. On ne peut donc pas supposer que, pour le deuxième ordre de phénomènes, l'équivalent soit plus fort que pour le premier; de la même façon, on démontrerait qu'il ne peut être plus grand pour le premier que pour le second : il a donc une valeur absolument fixe et indépendante de la manière dont se fait la transformation.

Dans ses expériences, M. Joule obtenait la transformation par l'intermédiaire de palettes se mouvant dans un liquide ; ces palettes étaient montées sur un arbre que faisait tourner un poids donné tombant d'une hauteur connue, ce qui permettait de calculer le travail absorbé. L'élévation de température du liquide, dont on avait mesuré le poids, donnait la quantité de chaleur produite.

M. Hirn, en analysant avec soin la marche d'une machine à vapeur, est arrivé, quoique moins directement, à trouver une valeur de l'équivalent mécanique de la chaleur. Un autre procédé s'appuie sur une relation qui lie cet équivalent avec les chaleurs spécifiques des gaz (chaleur spécifique à volume constant, chaleur spécifique à pression constante). Enfin, l'emploi de l'électricité a permis d'appliquer diverses autres méthodes que nous ne pouvons même indiquer. Ces méthodes, basées sur des principes très-différents, ont cependant conduit à des nombres assez rapprochés : on admet aujourd'hui que 1 calorie correspond à 425 kilogrammètres.

La possibilité de la transformation réciproque de la chaleur et du travail mécanique par voie d'équivalence constitue le *premier principe de la théorie mécanique de la chaleur*.

La découverte de ce principe fut faite presque simultanément (1842-1843) par trois savants, MM. Mayer, Joule et Colding. M. Mayer publia le premier les résultats qu'il avait obtenus, et c'est sous son nom que l'on connaît le principe que nous venons d'énoncer.

A ces trois noms, il importe d'ajouter celui de Sadi Carnot, qui dès 1824 chercha à mettre en évidence la *puissance motrice du feu*. Quoique son départ ne fût pas exact (il s'appuyait sur l'*indestructibilité* du calorique), il établit des modes de raisonnement particuliers qui furent développés par Clapeyron et qui n'ont pas peu contribué aux progrès rapides de la théorie mécanique de la chaleur.

431. **Chaleur de fusion, de volatilisation.** — Nous devons actuellement revenir sur l'absorption de chaleur qui se manifeste lors de la fusion ou de la volatilisation d'un corps. Ce phénomène trouve une explication naturelle dans la transformation de la chaleur en travail, sans qu'il soit nécessaire de supposer, comme on faisait autrefois, que cette chaleur devienne *latente*.

Lorsque l'on fournit, d'une manière continue, de la chaleur à un corps solide, il se dilate en même temps qu'il s'échauffe, c'est-à-dire qu'il nous fait éprouver des sensations de chaleur de plus en plus intenses, et qu'il fait monter le mercure d'un thermomètre. Mais, à partir d'une certaine température, l'état solide ne peut subsister, et les molécules doivent se désagréger, le corps devient fluide, liquide. Cette désagrégation moléculaire correspond à une consommation de travail mécanique; et le travail mécanique, dont l'absorption est ainsi nécessaire, est fourni par la source de chaleur. La chaleur de fusion ne persiste pas à l'état de chaleur, mais produit son effet sous forme de travail mécanique.

Lorsque le corps est ainsi passé à l'état liquide, si la chaleur continue d'agir, il s'échauffe jusqu'à ce qu'il arrive à son point d'ébullition. La chaleur de volatilisation qui lui est fournie alors est l'équivalent du travail mécanique nécessaire à cette nouvelle désagrégation des molécules. Dans l'un et l'autre cas, on conçoit que cette chaleur ne puisse être sensible au thermomètre, puisque c'est sous forme de travail et non plus de chaleur qu'elle agit réellement.

C'est par une considération analogue que l'on se rend compte de la chaleur absorbée par la dissolution dans l'eau des corps solides, cette chaleur correspondant au travail mécanique nécessaire à la séparation des molécules.

432. **Machines à vapeur.** — Les machines à vapeur sont des instruments qui ont pour but la transformation de la chaleur en travail mécanique par l'intermédiaire des vapeurs.

Considérons une chaudière fermée, à moitié remplie d'eau, et chauffée à une haute température. Il n'y aura pas ébullition du liquide (361), mais seulement production de vapeur à forte pression. Un corps de pompe, dans lequel peut se mouvoir un piston, peut être mis en communication par un tube avec la partie supérieure de la chaudière. Le piston étant appuyé contre le fond, si l'on fait arriver une petite quantité de vapeur, elle le fera mouvoir, en vertu de l'excès de sa pression sur la pression atmosphérique. On intercepte alors la communication avec la chaudière, et on en établit une avec un vase contenant de l'eau froide (*condenseur*). En vertu du théorème de la *paroi froide* (368), la pression de la vapeur dans tout l'espace est celle qui correspond à la température de l'eau froide, pression inférieure à celle de l'atmosphère. Par suite de cette différence de pression, le piston se meut en sens inverse. En établissant et interceptant ainsi successivement l'une et l'autre communication, on parvient à donner au piston un mouvement alternatif que l'on transforme en tel autre que l'on veut, à l'aide d'organes appropriés. Telle est la *machine à vapeur à simple effet*, dont l'invention est due à Denis Papin (1690).

Si le piston se meut dans un corps de pompe, fermé à ses deux extrémités par des fonds, dont l'un est traversé par la tige du piston, qui glisse dans une boîte à étoupes étanche, on pourra faire arriver successivement la vapeur sur chacune des deux faces du piston, et l'on a alors la *machine à double effet* de Watt (1769).

Dans une machine à double effet, les deux parties du corps de pompe peuvent successivement être mises en communication avec le condenseur. Le piston se meut alors en vertu de la différence entre la pression de la vapeur dans la chaudière et la tension maxima correspondant à la température de l'eau du condenseur. La machine est dite à *condensation*. Si l'on trouve un avantage à ne pas employer de condenseur, comme sur les locomotives, par exemple, on met en communication libre avec l'atmosphère la partie du corps de pompe qui n'est pas en rapport avec la chaudière. C'est seulement alors l'excès de la pression de la vapeur dans la chaudière sur la pression atmosphérique qui fait mouvoir le piston. La machine est dite *sans condensation*.

Enfin, on peut arrêter l'arrivée de la vapeur dans le corps de pompe, alors que le piston n'est qu'à la moitié, au tiers de sa course. La vapeur agit alors en se *détendant*, en vertu de son expansibilité, et l'on peut, en faisant varier la durée de l'admission de la vapeur, faire varier également la puissance de la machine. Les machines à vapeur à *détente* sont d'un usage avantageux et économique; c'est à Watt que l'on doit encore l'indication de ce procédé.

La vapeur nécessaire à la marche d'une machine à vapeur est produite dans une chaudière dont la forme est très-variable, et dépend de plusieurs conditions. Nous nous bornerons à citer la *chaudière tubulaire*, inventée par Seguin (1827), dans laquelle la fumée et les gaz chauds de la combustion traversent des tubes de petit diamètre, et en grand nombre, qui sont plongés au milieu de l'eau de la chaudière, à laquelle, par suite, ils abandonnent une grande quantité de chaleur. Ces chaudières sont avantageuses toutes les fois que l'on veut produire une grande quantité de vapeur en peu de temps; les locomotives sont toutes construites dans ce système.

L'admission en temps utile de la vapeur dans le corps de pompe, et sa mise en communication avec le condenseur, sont produites par le *tiroir*, organe mû directement par la machine, à l'aide de l'*excentrique*. Dans le cas des machines sans condensation, le jet de vapeur qui sort du corps de pompe, est souvent dirigé dans la cheminée, et augmente le tirage, ce qui rend plus considérable la quantité de chaleur produite dans un temps donné. Cette disposition, due à Stephenson, est appliquée dans les locomotives.

Des dispositions diverses ont été proposées pour faire varier la durée de la détente. Parmi les plus employées, on peut citer la *coulisse de Stephenson*, qui sert dans les locomotives, et permet également le changement de sens dans la marche. Les systèmes de Meyer, de Farcot, sont généralement employés dans les machines fixes.

Le plus souvent, le mouvement alternatif de la tige du piston est transformé en mouvement de rotation, en général par l'intermédiaire d'une *bielle*. Les machines fixes ont souvent un *volant*, roue très-lourde et d'un grand diamètre, qui a pour effet d'assurer une certaine régularité, en emmagasinant du travail sous forme de puissance vive, ou en le rendant, au besoin.

Enfin, les machines à vapeur présentent des pompes destinées à assurer leur alimentation, et aussi à retirer du condenseur l'air qui s'est dégagé de l'eau, sous l'influence d'une pression inférieure à la pression atmosphérique, air qui diminuerait la puissance de la machine, en augmentant la contre-pression. Un *régulateur*, dont la forme varie, règle souvent automatiquement l'admission de la vapeur, de manière à obtenir un mouvement uniforme.

433. **Dispositions diverses. Machines à air chaud.** — Parmi les dispositions principales auxquelles a donné lieu la machine à vapeur, il convient de citer la machine de Woolf, dans laquelle la vapeur, après avoir agi à *pleine pression* dans un premier corps de pompe, passe dans un autre plus grand, où elle agit alors par sa *détente*. Ces machines produisent une grande économie, et sont fréquemment employées lorsque l'on veut avoir une assez grande force.

Dans les *machines à vapeurs combinées* de Du Trembley, la vapeur, après avoir agi dans le corps de pompe, se répandait dans un espace fermé, où était plongé un vase contenant de l'éther ou du chloroforme. La condensation de la vapeur réduisait en vapeurs une certaine quantité du liquide volatil, qui allait, à son tour, agir sur un piston distinct dont l'effet s'ajoutait à celui du piston mû par la vapeur d'eau. Malgré les avantages apparents de ce système, il ne peut donner un résultat supérieur à celui des machines à vapeur, comme l'indique la théorie, et sa complication le doit alors faire rejeter.

Dans les *machines à air chaud*, le piston est mis en mouvement par de l'air porté à une haute température par l'action d'un foyer. L'air, en se détendant, se refroidit, et il est rejeté directement au dehors. Dans les machines d'Ericsson, avant d'être rejeté, il traverse des toiles métalliques, dans lesquelles il abandonne une quantité notable de chaleur que l'air froid appelé ensuite reprend. Dans le cas même plus favorable, où cette disposition est employée, la machine à air chaud ne peut donner un rendement supérieur à celui de la machine à vapeur ; elle est, du reste, plus volumineuse et plus compliquée.

434. **Principe de Carnot.** — Lorsqu'une certaine quantité de chaleur disparaît et se transforme en travail mécanique, le principe de l'équivalence nous apprend quelle relation existe entre ces deux grandeurs ; mais lorsque deux corps à des températures sont en présence, nous ne savons pas quelle est la proportion de chaleur qui peut se transformer en travail mécanique. Carnot, quoiqu'il partît d'une hypothèse inexacte, énonça un principe qui répond à cette nouvelle question. Ce principe est également connu sous le nom de second principe de la théorie mécanique de la chaleur. Nous ne pouvons donner l'énoncé de ce principe qui, nous le répétons, complète la théorie mécanique, en indiquant quelle portion de chaleur peut disparaître. Il nous suffira de dire que l'on déduit, comme conséquence de ce principe, que deux machines *thermiques*, agissant entre les deux mêmes températures, produisent nécessairement le même travail ; et que, *au point de vue théorique*, on n'a aucun avantage à préférer, par exemple, la machine à air chaud à la machine à vapeur.

Le principe de Carnot repose sur ce fait important, que, dans les phénomènes calorifiques, la quantité de chaleur n'est pas seule à considérer, mais qu'il faut tenir compte de sa qualité, de sa température. Ainsi un poids quelconque d'eau bouillante ne parviendra jamais à fondre 1 gramme de plomb, bien que cette eau contienne un nombre de calories plus que suffisant pour produire cette fusion.

435. **De la transformation de la chaleur en travail chez les êtres vivants.** — Il est facile de s'assurer que le travail mécanique que nous fournissent les agents naturels et la matière inorganique, provient de l'attraction universelle, ou gravitation, de l'affinité chimique et de la chaleur envoyée par le soleil. L'affinité chimique est liée intimement à la chaleur, en sorte que cet agent serait le seul qui, joint à la gravitation, nous fournirait le travail mécanique que nous ne retirons pas des êtres vivants. On est naturellement porté à se demander quelle est la source première de ce dernier. Doit-on l'attribuer à une propriété spéciale à la matière organisée qui le créerait de toutes pièces, faut-il chercher son origine dans des phénomènes de combustion. Nous renvoyons au chapitre suivant pour l'indication des principaux résultats qui conduisent à admettre cette dernière explication.

CHAPITRE VIII

CHALEUR ANIMALE

436. **Chaleur animale.** — Les êtres vivants n'étant presque jamais en équilibre de température avec les corps environnants, semblent se soustraire aux lois qui président aux échanges de chaleur entre corps voisins. Le corps humain a, en effet, une température supérieure à celle du milieu ambiant, du moins entre certaines limites de température. Ce fait est général, et s'applique à tous les animaux. Il doit donc exister chez eux une chaleur propre, ou plutôt quelque moyen de produire de la chaleur; car la matière qui les compose, considérée comme matière, doit, par voie de rayonnement et de contact, se mettre en équilibre de température avec les corps qui l'environnent.

Le problème de la chaleur se réduit à la solution des questions suivantes : 1° quelle est la température des animaux? 2° quelles sont les quantités de chaleur produites par eux dans un temps donné? 3° par quel procédé ces quantités de chaleur sont-elles engendrées?

437. **Mesure de la température des animaux.** — La détermination de la température des animaux exige l'emploi d'instruments d'une grande sensibilité. On peut se servir de thermomètres gradués sur tige, d'un petit volume. Comme la température des êtres supérieurs oscille entre 35° et 45°, on a ordinairement recours, dans les observa-

tions physiologiques et pathologiques, à des thermomètres à échelle arbitraire, qui ne donnent qu'un petit nombre de degrés, et dont le réservoir, d'un très-petit calibre, se met rapidement en équilibre de température, sans refroidir sensiblement les parties environnantes. Dans quelques cas particuliers, on se sert du thermomètre à maxima et métastatique de Walferdin (326), ce dernier donnant des centièmes et même des millièmes de degrés. Veut-on, par exemple, mesurer la température d'une cavité naturelle, on enfonce le thermomètre assez profondément, pour qu'on n'ait pas à craindre le refroidissement par rayonnement, par contact de l'air, et par l'évaporation du liquide qui mouille le réservoir. Mais, pour arriver avec plus de certitude à constater des différences légères de température, il est mieux de placer l'instrument dans un tube métallique fenêtré, comme l'a indiqué M. Colin (d'Alfort). On peut, par ce moyen, évaluer aisément la température de la trachée, des bronches, du tissu pulmonaire, du cœur, etc.

S'agit-il d'explorer une région superficielle, on applique toute la partie qui contient le mercure sur cette région, et on la recouvre d'une couche d'ouate. Enfin, pour mesurer la température des couches profondes, et afin d'éviter toute lésion qui pourrait modifier l'état physiologique de ces parties, on se sert avec avantage d'appareils thermo-électriques convenablement disposés. MM. Becquerel et Breschet, dans leurs recherches sur la chaleur animale, employaient deux aiguilles à soudure médiane. Ce sont des aiguilles très-fines, formées de deux fils, cuivre et acier, soudés ensemble. Quand on veut faire une observation, on introduit l'une d'elles, par la partie acier, dans le tissu qu'on veut explorer, et on place l'autre dans un bain à température invariable. Les extrémités acier sont reliées ensemble par un fil d'acier, et les extrémités cuivre, au galvanomètre, par l'intermédiaire d'un fil de cuivre. Il importe de rappeler ce que M. Regnault a constaté, le premier, que, lorsqu'on a fait quelques observations avec ces sortes d'appareils, l'aiguille du galvanomètre ne revient plus au zéro, et présente un écart, qui peut être de 4° ou 5°. Pour éviter cet inconvénient, qui pourrait amener quelque incertitude dans les résultats, M. Rosetti a eu l'idée d'introduire, entre le galvanomètre et le couple thermo-électrique, un commutateur, qui permet de faire passer le courant dans le galvanomètre successivement dans un sens ou dans un autre. Cette disposition assure une régularité dans les mesures. Dans ce cas, on prend, pour déviation finale, la moyenne arithmétique des deux déviations.

Pour quelques recherches, on donne aux aiguilles une forme un peu différente. Les deux portions, cuivre et acier, sont appliquées l'une contre l'autre, et soudées seulement dans une très-petite étendue, et isolées pour le reste; ou bien, comme l'a indiqué M. Gavarret, on leur donne la forme de disques très-amincis.

438. **Température de l'homme.** — On a fait de nombreuses expé-

riences pour déterminer la température moyenne du corps de l'homme. D'après les observations de Despretz, entreprises sur l'homme adulte, cette température serait de 37°,09. Davy a trouvé, en moyenne, le nombre 37°,3 pour la température prise à la base de la langue. M. Gavarret admet, d'après ses propres recherches, que, dans l'état physiologique et dans nos climats, la température de l'homme adulte, prise sous l'aisselle, est comprise entre 36°,5 et 37°,5.

La température n'est pas la même aux différents points du corps, soit que l'on considère les parties superficielles ou les parties profondes :

Ainsi sous la plante des pieds elle est de 32°,22; sur le milieu du tibia, de 33°,9; sur la dixième côte gauche, de 34°; au nombril, de 35°.

M. Becquerel a appliqué la méthode du galvanomètre et des aiguilles thermo-électriques à l'étude de la déviation de la température dans les divers tissus. Veut-on, par exemple, déterminer la température d'un des muscles du bras, on enfonce l'une des aiguilles dans ce muscle, et on place l'autre dans une étuve, dont la température est donnée par un thermomètre. Veut-on comparer la température de deux parties quelconques du corps, on introduit les aiguilles dans chacune de ces parties, et la déviation indique la différence de température. M. Becquerel a trouvé que la température des muscles est plus élevée de 1°,25 à 2°,25 que celle du tissu cellulaire sous-cutané. La contraction musculaire donne lieu à une augmentation qui peut aller jusqu'à 5°. M. Becquerel a fait aussi quelques observations sur la chaleur du sang dans les vaisseaux, en enfonçant des aiguilles au milieu de ce liquide. D'après lui, le sang artériel est toujours plus chaud que le sang veineux. Davy avait trouvé une différence de 0°,74. Ce liquide est d'autant plus chaud qu'on l'examine dans des points plus voisins du cœur. Ainsi, dans la carotide, la température du sang est de 0°,15, supérieure à celle de l'artère fémorale.

Le sang de la veine jugulaire est de 0°,30 plus chaud que celui de la veine crurale.

M. Cl. Bernard a aussi étudié la distribution de la température du sang dans les divers points de l'appareil circulatoire. C'est ainsi qu'il a reconnu que le sang qui arrive au ventricule droit est plus chaud que celui du ventricule gauche. La différence est de 0°,1 à 0°,3.

Dans ces derniers temps, M. Colin a fait une étude comparative de la répartition de la température dans les diverses régions du corps. En ce qui concerne le sang, ce physiologiste a trouvé qu'il n'y avait aucun rapport constant entre la température du sang artériel et celle du sang veineux. Dans certaines régions, l'excès est en faveur du sang rouge; dans d'autres, il est à l'avantage du sang veineux. On observe la même variabilité dans le cœur; tantôt, c'est le sang du ventricule droit qui est plus chaud que celui du ventricule gauche; tantôt, c'est l'inverse. Ces variations semblent résider dans l'état calorifique des trois courants veineux qui alimentent les cavités droites du cœur, et dont les oscillations de température sont dues à l'*état de la peau*, de l'*appareil digestif*, et du *système musculaire*, le dégagement de chaleur qui résulte de la contraction des muscles se propageant au cœur avec une très-grande rapidité.

439. **Température des animaux.** — L'étude comparative de la température des divers animaux a mis hors de doute ce fait, que tous les animaux possèdent une température qui leur est propre. Seulement, tandis que les uns ont une température indépendante du milieu où ils sont placés, les autres suivent les variations de la température de ce milieu : de là, la distinction établie entre les animaux à température *constante* et les animaux à température *variable*.

Les animaux à température sensiblement invariable sont les mammifères et les oiseaux. D'après Davy, les premiers ont une température comprise entre 37° et 40°. D'après les observations des physiciens modernes, la température des mammifères oscille entre 35°,5 et 40°,5. Il y a quelques mammifères qui ne peuvent maintenir leur température qu'à 12° ou 15° au-dessus de celle de l'air. Ces derniers se refroidissent considérablement en hiver, et tombent alors dans un engourdissement et une sorte de sommeil léthargique. Ce sont les animaux dits *hibernants*.

Les oiseaux sont, parmi les animaux, ceux qui présentent la température la plus élevée. Elle est comprise entre 39°,4 et 43°,9. Les reptiles et les poissons ont aussi une température propre appréciable à nos moyens d'investigation, mais relativement faible et variable avec le milieu ambiant. Pour les premiers, cette température dépasse, en moyenne, de 4° ou 5°, celle du milieu. Les limites extrêmes sont 0°,04 et 8°,12 (*lacerta viridis*).

Pour les poissons, cette différence oscille entre 0°,2 et 3°,88 (brochet).

On a fait aussi quelques observations sur les mollusques et les crustacés. En général, ces animaux ont à peu près la même température que celle du milieu où ils vivent, avec quelques écarts en plus.

Quant aux insectes, ils dégagent assez de chaleur pour se maintenir à une température bien supérieure à celle de l'air. C'est ce qui a été constaté par les observations de Melloni et Dutrochet. Les essaims d'abeilles peuvent faire monter le thermomètre à 40°.

En résumé, nous voyons que tous les animaux, à quelque degré de l'échelle qu'ils appartiennent, ont une température propre différente de celle du milieu où ils sont placés.

Chez les mammifères et les oiseaux, les quantités de chaleur développées suffisent pour compenser les pertes incessantes qui s'opèrent à leur surface, et pour maintenir leur température constante, malgré les variations extérieures. Au contraire, les reptiles, les poissons et tous les invertébrés produisent peu de chaleur, et leur température diffère peu aussi de celle du milieu qui les contient. Elle reste donc soumise aux variations de la température extérieure. En raison de cette circonstance, ces animaux ont été désignés à tort sous le nom d'animaux à *sang froid*, dénomination qui est remplacée par celle plus exacte d'animaux à *température variable*. Pour les vertébrés supérieurs, la température étant de beaucoup supérieure à celle de l'atmosphère, on les a appelés animaux à *sang chaud*, et mieux animaux à *température constante*.

440. **Mesure des quantités de chaleur produites par les animaux. Expériences de Lavoisier.** — Les physiciens qui se sont occupés de calculer la quantité de chaleur dégagée par les animaux ont toujours eu pour but principal de comparer cette quantité à celle qui est produite dans les phénomènes chimiques de la respiration. C'est Lavoisier qui, le premier, en 1783, posa et essaya de résoudre ce problème, au moyen de son calorimètre. Il plaçait un cochon d'Inde au centre d'une caisse entourée de glace fondante, et mesurait la quantité de chaleur fournie par l'animal, dans un temps donné, d'après le poids de glace fondue. En même temps, un autre cochon d'Inde était introduit sous une cloche, dont l'air était sans cesse renouvelé. Les gaz expirés traversaient, à leur sortie, des tubes à potasse qui arrêtaient l'acide carbonique exhalé. Il put ainsi calculer la chaleur développée par la combustion du carbone et de l'hydrogène dans l'acte de la respiration. De cette expérience et d'autres faites un peu plus tard, Lavoisier conclut que la chaleur animale était presque entièrement fournie par la combustion du carbone et de l'hydrogène, qui a lieu dans la respiration.

Expériences de Dulong et Despretz. — En 1822, Despretz et Dulong entreprirent de nouvelles recherches sur le même sujet. L'animal était enfermé dans une caisse entourée d'eau froide. L'air normal qui devait servir à la respiration, était fourni par un gazomètre. Les produits expirés, après s'être refroidis, se rendaient dans un autre gazomètre pour y être soumis à une analyse. De cette manière, ces deux physisiens pouvaient déterminer : 1° la quantité de chaleur fournie par l'animal en expérience; 2° la quantité de chaleur produite par la respiration. Dulong trouva qu'une portion de l'oxygène de l'air avait disparu, et était remplacé par de l'acide carbonique. Mais la totalité de l'oxygène n'avait pas servi à brûler le carbone. Une portion plus ou moins grande s'était combinée à l'hydrogène pour faire de l'eau. Il constata, en outre, qu'il y avait exhalation d'azote. Connaissant la chaleur de combustion du carbone et de l'hydrogène, il était facile de calculer la chaleur que la respiration peut produire. En faisant le calcul, on trouve que la chaleur produite représente les 9/10 de la chaleur perdue par l'animal.

Expériences de MM. Regnault et Reiset. — Ces deux physiciens ont fait une étude chimique de la respiration par une méthode analogue à celle de Lavoisier. Ils faisaient séjourner l'animal pendant un temps très-long dans une cloche A (*fig.* 391), enveloppée d'un manchon rempli d'eau, maintenu à la même température. Pendant toute la durée de l'expérience, la composition de l'air était maintenue constante au moyen d'un appareil, qui fournissait l'oxygène nécessaire par l'intermédiaire d'un tube *a*, tandis que l'acide carbonique produit se rendait par un tube *b* dans un condenseur rempli de potasse. On pouvait donc doser facilement l'oxygène consommé et l'acide carbonique exhalé. Quant à l'azote, en analysant un volume limité d'air pendant le séjour de l'animal, on pouvait s'assurer s'il y avait eu absorption ou dégagement de ce gaz.

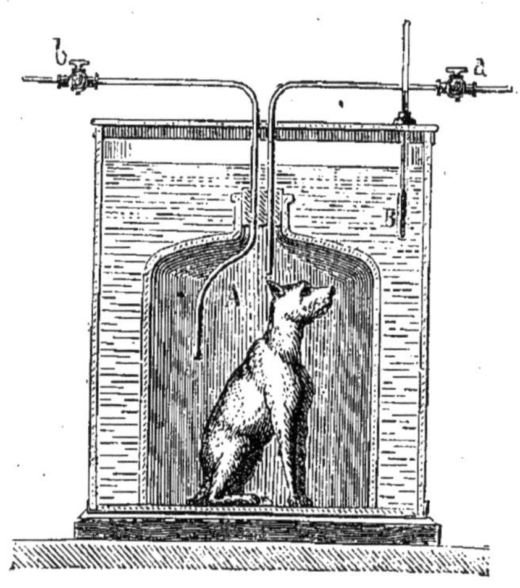

Fig. 391.

Voici les résultats les plus remarquables qui ont été obtenus avec les mammifères et les oiseaux :

1° Dans la respiration, il y a, en général, exhalation d'azote, mais la quantité de ce gaz exhalé n'est qu'une très-petite fraction de la quantité d'oxygène consommé ; elle ne s'élève jamais à $\frac{1}{50}$ du poids de l'oxygène consommé, et le plus souvent elle est moindre que $\frac{1}{100}$. Mais lorsque les animaux sont dans un état d'inanition ou souffrent, il y a absorption d'azote;

2° Le rapport entre la quantité d'oxygène contenu dans l'acide carbonique, et celle qui est consommée, dépend essentiellement de la nature des éléments. Ce rapport est plus grand pour les animaux nourris avec des graines, et dépasse souvent l'unité; chez les animaux nourris avec de la viande, il varie de 0,6 à 0,8;

3° La quantité d'oxygène consommée par le même animal, dans des temps égaux, varie avec les périodes de la digestion, le mouvement, l'âge, etc.

La méthode que nous venons d'exposer brièvement, et qui a été suivie par tous les physiciens dans la mesure de la chaleur animale, a reçu le nom de méthode *directe*. Elle consiste 1° à déterminer rigoureusement l'oxygène absorbé et l'acide carbonique exhalé; 2° connaissant la proportion d'oxygène qui a servi à brûler le carbone des matériaux du sang, on a admis sans démonstration que l'excès de gaz consommé était utilisé à brûler l'hydrogène du sang. Cette dernière conclusion n'est pas exacte, car l'eau exhalée peut évidemment provenir, soit de l'eau qui se trouve dans les aliments ingérés, soit de la combustion de l'hydrogène des matériaux du sang, soit enfin de la combinaison de l'oxygène et de l'hydrogène provenant de ces mêmes matériaux. Aussi on a substitué à la méthode de l'analyse des gaz expirés un autre procédé qui présente une plus grande rigueur, et qu'on appelle méthode *indirecte*.

441. **Méthode indirecte.** — Elle a été mise en pratique, d'abord par M. Boussingault, sur quelques animaux, et, ensuite par M. Barral, sur l'homme. Elle consiste à soumettre un animal (vache, cheval, tourterelle) à une alimentation réglée, de manière que son poids ne varie point. D'une part, on pèse exactement les aliments solides et liquides qui lui sont fournis, et on les analyse avec soin. D'autre part, on pèse également les déjections solides et liquides, et on les soumet aussi à l'analyse. La différence de poids donne la quantité de chacun des éléments qui a disparu par la respiration pulmonaire et cutanée. Les résultats obtenus peuvent être vérifiés, dans quelques cas du moins, par la méthode directe.

M. Boussingault a reconnu ainsi qu'une portion de matière organique était brûlée et éliminée par le poumon et la peau, savoir : le carbone, sous forme d'acide carbonique; l'hydrogène, à l'état d'eau; et l'azote, à l'état libre. Mais, pour produire ces combustions, l'oxygène est empruntée en partie à l'atmosphère, et en partie à la matière organique.

Recherches de M. Barral. — Ce chimiste a appliqué la méthode indirecte à la statique chimique du corps humain, et a confirmé les résultats trouvés par MM. Boussingault et Regnault. En prenant la moyenne de deux expériences faites sur un homme de vingt-neuf ans, du poids de 47 kilogrammes, à la température de 10°, M. Gavarret a calculé que cet homme brûle en vingt-quatre heures :

1° 289gr,005 de carbone,
18gr,559 d'hydrogène;

2° Il perd, par la surface respiratoire et cutanée, sous forme de vapeur à la température de 37° :

1229gr,649 d'eau;

ce qui donne, pour la chaleur produite par cet homme, par kilogramme et par heure :

2c,048 par le carbone,
0c,561 par l'hydrogène,
total. . . . . . 2c,609.

La perte, par l'évaporation pulmonaire et cutanée, est égale à 0c,615. La différence 2c,609 — 0c,615, ou 1c,994, représente la quantité dont il peut disposer pour compenser les pertes par rayonnement et le contact de l'air, quantité trop faible pour résister aux variations de la température extérieure, et maintenir la température du corps invariable, ce qui explique la nécessité des vêtements.

442. **Causes des variations de la température de l'homme.** — Les observations faites par Davy dans toutes les parties du monde démontrent que les saisons et les climats ont une part d'influence sur l'état thermique de l'homme et des animaux. Le passage d'un climat froid ou tempéré à un climat chaud donne lieu à une élévation d'environ 1°. L'âge n'a pas une influence bien sensible. Pendant le sommeil, la respiration étant plus calme, on observe un léger abaissement de température; l'exercice, au contraire, détermine un accroissement de quelques dixièmes de degré.

Dans les maladies, l'augmentation de la chaleur du corps est dans un rapport constant avec l'accélération du pouls. Le thermomètre indique des variations de 3, 4, 5, 6 degrés. En général, il importe de remarquer que les sensations subjectives de chaleur ou de froid n'indiquent pas toujours l'élévation ou l'abaissement de température. Ainsi, dans la fièvre intermittente, pendant la période du frisson, la chaleur du corps augmente de 3° à 4° ainsi que l'a constaté M. Gavarret.

443. **Résistance aux températures extrêmes.** — 1° Les animaux peuvent supporter pendant quelque temps des températures supérieures à celle de leur corps, sans en éprouver aucune gêne. Un grand nombre d'observateurs ont pu s'introduire dans des étuves sèches, chauffées au delà de 40°, et y séjourner pendant 10 ou 15 minutes. Dobson a pu supporter 99°; Blagdin, 127°; et Tillet et Duhamel, 128° et même 132°. Ils ont observé une accélération considérable du pouls, une augmentation de chaleur de 4° à 5°, et une transpiration cutanée très-abondante.

Franklin explique cette résistance à l'échauffement du corps, par le froid produit par l'évaporation qui a lieu à la surface de la peau. Dans les étuves saturées d'humidité, les animaux succombent très-rapidement, quoique la chaleur ne dépasse que de quelques degrés celle du corps, ainsi que cela résulte des expériences de Berger et de Delaroche. Ces deux expérimentateurs pouvaient supporter 109° dans une étuve sèche, tandis qu'ils ne pouvaient rester que quelques minutes dans un bain de vapeur, compris entre 37° à 40°; la résistance à l'échauffement, par évaporation, étant impossible dans ces conditions.

2° La résistance au froid est plus prononcée, ce qui s'explique facilement, puisqu'il y a dans l'organisme une source permanente de chaleur. L'homme peut vivre dans un milieu, dont la température est inférieure à — 70°. C'est ce qui résulte des observations du capitaine Parry, dans son voyage au pôle nord. Dans ces régions, on voit des animaux, tels que le renard, le lièvre, le loup, posséder une température supérieure de 70° à 80° à celle de l'atmosphère.

Dans ces régions glaciales, l'homme ne peut résister à ces froids intenses que par une alimentation appropriée, par l'exercice et l'activité musculaire, car l'immobilité donne lieu à un engourdissement de toutes les parties du corps, et ne tarde pas à amener la mort.

444. **Causes du refroidissement du corps.** — Dans l'état normal, les êtres organisés vivant dans l'atmosphère sont soumis à des causes multiples de refroidissement, dont les principales sont : 1° l'évaporation des liquides à la surface de la peau et du poumon; 2° le rayonnement extérieur, en vertu duquel un animal perd une certaine quantité de chaleur, puisque sa température est supérieure à celle du milieu ambiant; 3° le contact de l'air donne lieu aussi à des pertes continues par conductibilité, pertes qui varient avec le degré d'agitation de l'air, sa température, son état hygrométrique. Pour atténuer le refroidissement provenant de ces diverses causes, les animaux ont le corps recouvert de fourrures plus ou moins épaisses, suivant les régions qu'ils habitent. L'homme évite le refroidissement du corps par les vêtements, les abris et le chauffage.

445. **Origine de la chaleur animale.** — Lavoisier et, plus tard, Dulong et Despretz ont cherché à prouver que la chaleur animale a pour origine la chaleur dégagée par la combustion de carbone et de l'hydrogène contenus dans les matériaux du sang. Telle est la théorie professée, théorie qui s'appuie sur les données numériques qui résultent des expériences de ces physiciens. Mais les recherches de M. Regnault démontrent que les quantités d'acide carbonique trouvées par ces expérimentateurs sont de beaucoup trop faibles, et que le plus ordinairement l'oxygène contenu dans l'acide carbonique recueilli dépasse celui qui est absorbé par l'animal. Ces faits mettent en évidence l'inexactitude des résultats trouvés par ces physiciens.

Nul doute que la chaleur animale soit produite par les réactions chimiques qui se passent dans l'organisme. Mais ces réactions sont trop complexes, pour qu'il soit possible de calculer les quantités de chaleur dégagées au moyen des quantités d'acide carbonique et d'eau produites par la respiration, en supposant que les choses se passent comme si l'oxygène brûlait du carbone et de l'hydrogène *libres*, ce qui n'est pas exact, comme nous l'avons établi (392). D'ailleurs, les substances organiques ne sont pas toutes complétement détruites, c'est-à-dire réduites en eau et en acide carbonique. Une partie se transforme en d'autres substances, qui jouent un rôle important dans l'économie animale, ou qui s'échappent dans les excrétions (urée, acide urique, etc.). Or, dans tous ces changements, transformation et décomposition, il y a dégagement ou absorption de chaleur. La complexité du phénomène montre donc la difficulté de soumettre au calcul la détermination exacte de la chaleur animale.

446. **Origine de la force chez les êtres vivants.** — Nous avons dit que la chaleur et le travail mécanique sont équivalents, qu'ils peuvent se transformer l'un dans l'autre, et qu'ils reconnaissent la même origine. Cette communauté d'origine se poursuit-elle chez les êtres vivants? telle est la question qui se pose naturellement, et sur laquelle nous allons donner quelques notions, ce sujet sortant du cadre d'un traité de physique.

Si, comme la chaleur, la force d'un être vivant a sa source dans les combinaisons chimiques dont son organisme est le siége, et qui sont, pour la plupart, des combustions par l'oxygène que fournit la respiration, on doit être conduit aux conclusions suivantes : 1° Si la quantité d'oxygène inspiré ne change pas, la température de l'être vivant considéré doit être plus basse, toutes choses égales d'ailleurs, lorsqu'il effectue un travail mécanique que lorsqu'il est au repos; 2° pour que la température reste constante, il faut que la quantité d'oxygène absorbé soit plus considérable lors de la production d'un travail mécanique que pendant le repos.

Les expériences sont faciles à imaginer, mais difficiles à réaliser. Elles ont été faites cependant dans des circonstances variées, et principalement par MM. Hirn et Béclard. Dans tous les cas, les résultats ont été conformes aux conséquences énoncées plus haut. On a même tenté de déduire de quelques-unes de ces expériences une valeur de l'équivalent mécanique de la chaleur; mais les conditions sont trop complexes, et les causes d'erreur trop nombreuses, pour qu'on ait pu arriver à une évaluation bien exacte. Cependant, aux valeurs numériques près, les expériences ont donné des résultats entièrement conformes à la théorie.

CHAPITRE IX

CHAUFFAGE ET VENTILATION

447. **Chauffage et ventilation.** — La question du chauffage et de la ventilation des lieux habités a particulièrement fixé l'attention des physiciens et des hygiénistes. Le chauffage, s'il ne s'effectue pas au moyen d'appareils bien appropriés, peut devenir une cause d'insalubrité pour les habitations. On sait que la combustion ne s'entretient dans nos foyers que par une consommation incessante d'oxygène, en échange

duquel elle dégage des gaz impropres à la respiration. Les produits gazeux que les divers combustibles, bois, houille, charbon, peuvent verser dans une enceinte, sont de l'acide carbonique, de l'oxyde de carbone, de l'hydrogène, quelques traces d'hydrogène proto-carboné et de vapeurs hydro-carburées. On comprend donc combien il est important, au point de vue de l'hygiène, que ces divers produits soient évacués au dehors, sinon l'air confiné pourrait donner lieu à des accidents d'asphyxie, et même acquérir des propriétés délétères, qui en rendraient le séjour dangereux. Mais, indépendamment du chauffage, d'autres causes peuvent amener la viciation de l'air des habitations. Si, en effet, une enceinte quelconque est occupée, d'une manière permanente ou temporaire, par un grand nombre d'individus, la respiration, comme la combustion, détermine la disparition d'une portion de l'oxygène de l'air qui se trouve remplacé par de l'acide carbonique, dont les proportions finiraient par atteindre la limite à laquelle il devient nuisible. Enfin, la nécessité d'éviter l'accumulation de la vapeur d'eau produite par la respiration et la combustion, l'utilité incontestable de se débarrasser des particules organiques provenant de l'air expiré ou de la transpiration cutanée, montrent aussi l'importance qu'il y a de renouveler l'air d'un espace confiné. La *ventilation*, c'est-à-dire l'expulsion de l'air intérieur déjà vicié, et son remplacement par de l'air pur venant du dehors satisfait précisément à cette condition.

Outre que la quantité d'air à renouveler dépend du mode de chauffage, comme la ventilation peut, dans certains cas, s'effectuer par les appareils de chauffage même, on voit que ces deux questions sont solidaires et connexes. D'autre part, la respiration et la combustion ne produisent pas seulement des changements chimiques dans la composition de l'air; elles donnent lieu à une élévation de température qu'il faut éviter autant que possible en été par l'introduction d'un air frais tiré des caves, par exemple; en hiver, au contraire, si la ventilation est trop considérable, elle amène de l'air froid, ce qui explique la nécessité de maintenir une température convenable par une augmentation correspondante dans le chauffage.

DU CHAUFFAGE.

La question du chauffage étant liée intimement à celle de la ventilation, nous allons d'abord étudier les différents systèmes en usage, surtout au point de vue de leur relation avec la ventilation.

Il existe différents procédés que l'on emploie suivant les conditions imposées. Les principales dispositions adoptées peuvent être classées de la manière suivante :

Chauffage direct ou par les cheminées et les poêles;

Chauffage à air chaud par les calorifères;

Chauffage à la vapeur;

Chauffage par circulation d'eau chaude.

448. **Chauffage direct.** — Dans ce système, le foyer est placé dans l'enceinte à échauffer, et la chaleur est utilisée par rayonnement, soit qu'il provienne du foyer, de plaques métalliques, ou autres, polies et chauffées directement par le foyer. Les gaz de la combustion s'échappent par un tuyau spécial, auquel on donne toujours une certaine hauteur, ce qui détermine *un tirage*. En effet, les gaz du tuyau dilatés par la chaleur tendent à s'élever en vertu de leur légèreté spécifique. Ce mouvement ne peut s'effectuer que si ces gaz sont remplacés par d'autres qui affluent de parties inférieures. Ceux-ci s'échauffent à leur tour, sont remplacés par d'autres, et le tirage se trouve établi.

Quel que soit le combustible employé, bois, charbon, ou même gaz d'éclairage, on doit classer, parmi les appareils de chauffage direct, les cheminées et les poêles.

Une *cheminée* consiste dans une cavité pratiquée dans le mur, et dans laquelle on place le combustible. Le tuyau d'évacuation prend son origine à la partie postérieure de cette cavité. Une faible partie de la chaleur est utilisée pour l'échauffement de l'appartement, 15 pour 100 environ. On augmente la proportion rayonnée, par le foyer en plaçant autour et en avant des surfaces planes inclinées et polies. La plus grande partie de la chaleur se perd par les parois de la cheminée et par les gaz de la combustion, qui s'échappent à une température bien supérieure à celle qui serait nécessaire pour entretenir un tirage régulier. A ces diverses causes de perte, il faut ajouter une combustion incomplète du combustible.

On peut réduire ces pertes au moyen de la disposition suivante. L'air pris à l'extérieur, et qui doit être introduit pour remplacer celui qui est absorbé par la combustion ou entraîné par le courant ascendant, passe par un tuyau qui entoure celui de la cheminée, et qui débouche dans la pièce, versant ainsi non de l'air froid, mais de l'air déjà échauffé, ce qui diminue d'autant la dépense de combustible.

Les *poêles* sont formés d'un foyer intérieur recouvert de parois en faïence, ou trop souvent de plaques métalliques. Un tuyau, qui s'élève à une certaine hauteur à l'extérieur, sert pour l'évacuation des gaz de la combustion.

Les poêles échauffent par la chaleur rayonnante qu'ils émettent, par celle qu'ils transmettent à travers les parois, et aussi par l'introduction d'une certaine quantité d'air qui s'échauffe par sa circulation autour du foyer, et qui se déverse ensuite dans la pièce; la température des gaz qui s'échappent est également forte, mais on peut recueillir la plus grande partie de la chaleur développée, en faisant traverser au tuyau d'évacuation la salle dans sa plus grande longueur. A l'inverse des cheminées, les poêles utilisent une proportion considérable de la chaleur fournie par le combustible. Mais les chauffages de ce genre sont, en général, désagréables et insalubres, parce que l'évacuation de l'air vicié est toujours incomplète. On peut leur reprocher encore de dessécher trop l'air, et de lui communiquer une odeur désagréable, qui résulte de la combustion de matières organiques en suspension dans l'air.

449. **Tirage des cheminées.** — La cause du tirage des cheminées réside dans la dilatation de l'air du tuyau, par suite de son échauffement ou, ce qui revient au même, de sa moindre densité. Pour expliquer ce tirage, il suffit de remarquer que la colonne d'air contenue dans le tuyau étant plus légère qu'une colonne d'air extérieure de même longueur, doit éprouver de bas en haut un excès de pression égale à la différence des deux colonnes d'air de même section, et ayant pour hauteur la hauteur h du tuyau. Si donc d_t est la densité de l'air extérieur à la température t, et d_t' celle du gaz intérieur dont la température est t', on aura pour la pression motrice, sur l'unité de surface :

$$p = hd_t - hd_t' = h\,(d_t - d_t').$$

La vitesse d'écoulement sera, d'après le théorème de Torricelli (62) :

$$\text{(1)} \qquad V = \sqrt{2gH}.$$

H étant la hauteur d'une colonne de gaz de densité d_t, qui serait équivalente à la différence des pressions extérieures et intérieures, et que l'on déterminerait par la relation :

$$Hd_t = h\,(d_t - d_t');$$

d'où

$$H = h\left(\frac{d_t - d_t'}{d_t'}\right);$$

mais

$$\frac{d_t}{d_t'} = \frac{1 + \alpha t'}{1 + \alpha t};$$

d'où l'on tire

$$\frac{d_t - d_t'}{d_t} = \frac{\alpha\,(t' - t)}{1 + \alpha t};$$

et, par suite,

$$H = \frac{h\alpha\,(t' - t)}{1 + \alpha t}.$$

Substituant cette valeur dans l'équation (1), on a définitivement, pour la vitesse d'écoulement du gaz, la formule

$$V = \sqrt{\frac{2gh\,.\,\alpha\,(t' - t)}{1 + \alpha t}}.$$

Il résulte de cette formule que la vitesse d'écoulement varie en même temps que la différence des températures de l'air extérieur et intérieur. C'est ce que l'expérience a confirmé. Elle varie également avec la hauteur verticale du tuyau. Toutefois, l'accroissement de vitesse avec le tuyau a des limites, à cause des frottements que subit l'air dans son mouvement ascensionnel.

. Une cheminée *fume*, lorsque le tirage étant trop faible, une certaine partie des gaz de la combustion n'est pas appelée au dehors. On peut souvent se rendre compte des causes de ce défaut. On étudie, au moyen de la flamme d'une bougie, la direction des courants d'air qui existent dans la salle, et qui sont manifestés par l'inclinaison de cette flamme. Si les courants se dirigent vers la cheminée, celle-ci fume, seulement, parce que l'air n'afflue pas en quantité suffisante, et qu'il ne s'en introduit pas un assez grand volume; l'on remédiera à cet inconvénient, en établissant une bouche de prise d'air. Si les courants qui existent s'éloignent de la cheminée, et se dirigent vers une porte de communication, c'est qu'il y a, de l'autre côté de cette porte, un appel plus énergique que celui produit par la cheminée. Cet appel peut provenir d'une chambre voisine, dans laquelle une quantité suffisante d'air n'arrive pas naturellement; il peut provenir d'autres causes, comme, par exemple, d'une cage d'escalier, formant cheminée d'appel pour les parties environnantes. Dans les deux cas, il faut, au moyen de bourrelets ou de doubles portes, intercepter toute communication possible de l'air entre la pièce qui fume et les chambres voisines; puis, il faut, dans ces pièces, assurer une arrivée d'air suffisant à l'appel de leurs cheminées.

450. **Chauffage par l'air chaud.** — Dans ce système, comme dans les suivants, la chaleur n'est pas fournie par le combustible à l'endroit où elle doit agir, mais à une distance qui varie suivant les cas. L'agent de transmission est ce qui caractérise chacun de ces systèmes. Dans le cas où le calorique est transporté par l'air chaud, les appareils employés portent le nom de *calorifère*.

Un calorifère se compose essentiellement d'un fourneau placé dans les caves, et dans lequel on allume un feu intense; des tubes de natures diverses sont placés dans le foyer; ils débouchent d'une part dans l'air, et de l'autre se réunissent en un seul conduit, qui, arrivé dans les appartements, se divise de nouveau, et forme une série de tuyaux, dont chacun va s'ouvrir dans une pièce. L'air contenu dans les tubes inférieurs s'échauffe et détermine un tirage, qui a pour effet d'appeler l'air dans ces mêmes tuyaux où il s'échauffe d'une part, et d'autre part d'injecter cet air chaud dans toutes les pièces où débouchent les tuyaux de conduite.

L'air chaud ayant, en vertu de sa faible densité, une tendance à s'élever, on ne peut construire un calorifère donnant de bons résultats qu'à la condition que le courant échauffé ne sera jamais contraint de descendre, ni même de marcher horizontalement.

Les calorifères présentent des avantages parmi lesquels on peut placer, en première ligne, une répartition régulière de la chaleur, et la possibilité de varier la température par la manœuvre de registres placés dans chaque pièce. Le système présente aussi quelques inconvénients. Les tuyaux d'amenée de l'air chaud doivent avoir une assez grande section, et être placés dans les murs ou les planchers, afin d'être préservés du contact de l'air extérieur, qui pourrait amener un refroidissement notable, de telle sorte que pour que l'installation puisse être bonne et économique, il faut que la construction du calorifère soit projetée et exécutée en même temps que le bâtiment lui-même.

L'air apporté dans les appartements étant à une température plus élevée que l'air extérieur, la tension maximum de la vapeur d'eau a une valeur plus considérable ; en sorte que si l'on n'a pas eu le soin de placer une certaine quantité d'eau sur le passage de l'air échauffé, de manière à le saturer, l'air chaud paraîtra desséchant, et gênera la respiration.

451. **Chauffage par circulation de vapeur.** — Ce système est basé en principe sur la quantité considérable de chaleur absorbée par un liquide et, particulièrement par l'eau, pour passer à l'état de vapeur, quantité qui est restituée, au contraire, lors du retour de l'état gazeux à l'état liquide. Cette quantité n'est pas moindre (389) que 540 calories par kilogramme d'eau.

Un générateur de vapeur, situé dans les caves, envoie la vapeur produite, dans toutes les pièces à échauffer, au moyen d'un système de tuyaux en métal, dont le diamètre est calculé de manière à présenter un passage suffisant à la quantité de vapeur qui doit les traverser. Dans chaque pièce, ce tuyau débouche dans un poêle ou récipient hermétiquement clos, dans lequel la vapeur se condense et échauffe les parois qui rayonnent dans tout l'espace environnant. Un tuyau de retour, qui prend naissance à la partie inférieure de ces poêles, conduit l'eau provenant de la condensation jusqu'à la chaudière, ou plutôt jusqu'à la bâche d'alimentation de cette dernière, de manière à utiliser, aussi complétement que possible, la chaleur emmagasinée par l'eau. Dans chaque appareil, une ouverture spéciale est destinée à laisser échapper l'air au moment de la mise en train.

La vapeur peut circuler sous des pressions variables d'un cas à un autre. Le plus souvent, le générateur est à basse pression, et le mouvement a lieu sous l'influence d'une pression équivalente environ à $0^{m},33$ ou $0^{m},35$ de mercure. Si la machine marche à haute pression, il faut qu'elle soit munie de soupapes de sûreté. Dans tous les cas, il faut avoir une soupape s'ouvrant de dehors en dedans, qui laisse rentrer l'air, lorsque, le feu s'éteignant, la pression intérieure diminue, et permet d'éviter l'écrasement des tuyaux et de la chaudière sous l'influence de la pression de l'atmosphère.

Le système de chauffage par la vapeur permet une distribution très-facile de la chaleur et une très-grande rapidité de transport de cette chaleur en tous les points ; mais, en revanche, il est difficile de graduer les températures à volonté, et surtout le refroidissement très-rapide qui suit l'arrêt de la circulation de vapeur, car les poêles métalliques perdent très-vite leur température élevée.

452. **Chauffage par circulation d'eau chaude.** — Dans ce système, on établit un vaste système de tuyaux formant un ensemble clos, en un point duquel se trouve une chaudière soumise à l'action d'un foyer, cette chaudière étant généralement placée au point le plus bas. L'eau échauffée dans la chaudière se dilate, diminue de densité et, par suite, monte dans le tube ascendant, en produisant un courant. Dans la partie descendante, qui présente le plus grand développement, l'eau se refroidit par l'action de l'air qui vient lécher les tuyaux de conduite, augmente de densité, et revient dans la chaudière où elle se réchauffe. L'air est ainsi échauffé par le contact des parois des tuyaux de conduite. Quelquefois, sur le trajet de ces tuyaux sont disposés des récipients ou poêles remplis d'eau; ce liquide participe au mouvement général, et est bientôt remplacé par du liquide chaud, qui réchauffe de même l'air environnant.

La circulation de l'eau peut s'effectuer à *basse pression* ou à *haute pression*, suivant que le système formé par la chaudière est ouvert librement à l'air en un point de sa partie supérieure, ou que ce système est fermé et soumis à des pressions réglées par des soupapes de sûreté.

Ce système présente des inconvénients, et jouit d'avantages qui sont précisément inverses de ceux qu'offre le chauffage à la vapeur.

453. **Chauffage par circulation d'eau et de vapeur.** — Ce système, qui emprunte ses éléments aux deux précédents, participe également aux avantages de l'un et de l'autre. Un générateur de vapeur envoie par une série de tuyaux la vapeur qu'il produit dans des serpentins disposés au milieu de poêles remplis d'eau; l'eau de condensation revient à la chaudière par un autre système de tuyaux. Par la condensation de la vapeur, l'eau du récipient environnant s'échauffe, et devient un foyer de chaleur, qui élève la température de l'air qui l'entoure. La chaleur est donc transportée rapidement à distance par la vapeur, et lorsque le feu est éteint, la température des poêles ne tombe pas rapidement, à cause de la grande masse d'eau qu'ils contiennent.

Enfin, dans les établissements d'une très-grande importance, chaque poêle d'eau chauffé par le serpentin de vapeur peut servir de point de départ, pour une circulation d'eau chaude, à laquelle on ne peut donner une importance considérable, mais bien suffisante pour chauffer tout un étage, par exemple. Ce système paraît, en général, devoir être préféré aux autres dans les applications aux grands édifices publics.

VENTILATION.

454. **Volume d'air nécessaire à l'assainissement des lieux habités.** — Le volume d'air qu'il convient de fournir par individu et par heure, dépend essentiellement des conditions spéciales aux cas que l'on considère. On conçoit, en effet, que ce volume doive varier, suivant qu'il s'agira d'une habitation privée, d'une prison cellulaire, qui doit être occupée d'une manière permanente; d'un hôpital ou d'un atelier, dans lesquels les causes d'insalubrité sont continues, et peuvent acquérir, dans quelques cas particuliers, une intensité et une gravité très-grandes.

De nombreuses observations, faites par Péclet, MM. Morin, Leblanc, Grassi, et autres expérimentateurs, ont conduit à des résultats très-différents. D'après M. Morin, les proportions d'air nécessaires pour une bonne ventilation doivent être les suivantes :

	Par heure et par individu.
Écoles	15m à 20m
Salles de spectacle, casernes	40m à 50m
Prisons	50m
Hôpitaux pour malades ordinaires	60m à 70m
Hôpitaux pour blessés et femmes en couches	80m à 100m

Ces nombres correspondent au volume d'air vicié qui doit être évacué au moyen de dispositions convenables, tout en assurant la rentrée de l'air en quantité suffisante. Ces nombres, au premier abord, pourraient paraître exagérés, si l'expérience ne venait établir l'état d'infection de l'air contenu dans une enceinte occupée par une réunion d'individus. Il résulte des expériences faites, par M. Morin, à l'hôpital Beaujon et à l'hospice Necker, que l'eau qui s'échappe par les orifices d'évacuation ou par les cheminées d'appel, est véritablement empoisonnée, et peut déterminer l'asphyxie. Ceci montre donc la nécessité d'une ventilation abondante et continue.

Divers procédés peuvent être employés pour obtenir la ventilation d'un espace fermé; nous pouvons les classer comme suit :

Ventilation naturelle;
Ventilation par appel;
Ventilation mécanique.

Nous indiquerons le principe de chacun des systèmes.

455. **Ventilation naturelle.** — Cette ventilation est celle qui s'établit forcément dans un pièce présentant une cheminée, le feu n'étant pas allumé. Les gaz viciés et échauffés par la respiration ou la combustion tendent à s'élever dans le tuyau, en vertu de leur moindre densité. Mais ils ne le peuvent qu'en déterminant un appel qui amène

l'introduction d'air provenant du dehors par les bouches de prise d'air, par les fermetures incomplètes des portes ou des fenêtres. Il faut remarquer que l'appel ayant lieu sous l'influence d'un faible excès de température, le tirage peut être renversé. C'est ce qui arriverait dans le cas où l'air extérieur, échauffé par le soleil, aurait une température supérieure à celle des gaz de la cheminée.

Un effet analogue peut se produire, lorsqu'une galerie de mine aboutit à ses extrémités à des puits ayant des hauteurs différentes. Le tirage s'établit en vertu de cette différence de hauteur. L'air chaud et vicié s'échappant par le puits ayant son orifice libre la plus élevée, tandis que l'air pur s'introduit par l'autre puits.

456. **Ventilation par appel.** — Le principe de ce système est le même que le précédent, seulement l'appel est produit d'une manière artificielle et non par les gaz à expulser eux-mêmes. En hiver, les cheminées dans lesquelles le feu établit un tirage, appartiennent à ce système.

Dans le cas où l'on a à ventiler un bâtiment entier, on fait communiquer toutes les pièces avec la partie inférieure d'une cheminée que l'on fait d'autant plus élevée que l'on désire une ventilation plus énergique. Il faut avoir soin d'assurer, à chaque pièce, des orifices de prise d'air, aboutissant, soit à l'extérieur, soit dans les caves, et tels que leur somme soit égale, au moins, à la section du tuyau d'évacuation.

L'appel peut être déterminé par un foyer placé à la partie supérieure de la cheminée, ainsi que cela a lieu presque toujours dans les puits de mine ventilés suivant ce système; ou par un foyer placé à la partie inférieure de la cheminée; ce cas est le plus fréquent. On a essayé de déterminer la formation d'un courant ascendant par l'émission d'un jet de vapeur. Ce procédé, employé avec grand avantage sur les locomotives, n'a donné aucun résultat satisfaisant dans les autres applications qu'on a tentées.

Lorsqu'il existe déjà un autre foyer, destiné à un usage quelconque, industriel ou autre, on peut utiliser la chaleur perdue de ce foyer pour déterminer l'appel. C'est ce qui arrive, par exemple, dans l'installation d'un système complet de chauffage et de ventilation; le fourneau employé au chauffage sert également à la ventilation. Il suffit, pour arriver à ce résultat, en évitant divers inconvénients qui sont à craindre, d'établir dans la cheminée d'appel et, jusqu'à une hauteur de plusieurs mètres, un tuyau amenant l'air chaud et la fumée du fourneau. Ce système n'exige, on le voit, que les frais de première installation.

457. **Ventilation mécanique.** — De très-nombreux systèmes ont été construits, qui doivent être classés dans cette division. On peut les distinguer en deux groupes, quels que soient, d'ailleurs, les appareils particuliers employés. Dans l'un, la ventilation est, comme précédemment, obtenue par appel de l'air vicié; mais cet appel s'effectue au moyen de ventilateurs, de pompes, etc.; dans l'autre, la ventilation se

fait par refoulement, les appareils mécaniques prenant l'air dans les caves ou dans l'atmosphère extérieure, et le renvoyant avec une certaine vitesse dans les salles à ventiler, où il chasse l'air vicié qui s'échappe par les ouvertures spéciales ou accidentelles qui existent toujours.

Les appareils employés, qui sont, du reste, du ressort de la mécanique, doivent être mis en mouvement par un moteur spécial, machine à vapeur, chute d'eau, descente d'un poids préalablement élevé, etc. Sauf le cas de très-grands établissements, on ne peut établir ce système avantageusement que si l'on possède déjà une source de travail mécanique.

Nous devons ajouter pour terminer que la question de ventilation est loin d'être complétement résolue. Jusqu'à présent on ne s'est préoccupé que de la quantité d'acide carbonique contenue dans l'air et l'on se déclarait satisfait lorsque la proportion de ce gaz était abaissée à 0,0004 et qu'il n'y avait pas d'odeur appréciable. On sait actuellement qu'il y a d'autres conditions à remplir et l'on commence à s'inquiéter des particules solides que notre atmosphère renferme et auxquelles on arrive à attribuer une importance capitale : la question est neuve, et l'on n'a présenté jusqu'à ce jour, pour remédier aux inconvénients que leur présence peut apporter, que des projets dont la mise en pratique semble peu réalisable. (Destruction par le feu, tamisage sur le coton ou l'amiante, indiqués par M. Wœstyn.)

LIVRE III

ÉLECTRICITÉ ET MAGNÉTISME

CHAPITRE PREMIER

PHÉNOMÈNES GÉNÉRAUX DE L'ÉLECTRICITÉ STATIQUE

458. **Phénomènes fondamentaux.** — Certains corps, tels que le verre, la résine, le soufre, l'ambre, les pierres précieuses, frottés avec une étoffe de laine, ou une peau de chat, acquièrent la propriété d'attirer les corps légers (*fig.* 392), morceaux de papier, barbes de plumes, feuilles d'or. Ce phénomène d'attraction ayant été observé, pour la première fois, sur l'ambre, dont le nom grec est ἤλεκτρον, on a appelé *électricité* l'ensemble des phénomènes physiques dont cette propriété fait partie.

Pour constater avec plus de certitude que les corps deviennent électriques par le frottement, on emploie le *pendule électrique*, qui consiste en une balle légère de sureau (*fig.* 393), fixée à un fil de soie porté par un pied de verre. En approchant de la boule un bâton de verre frotté, on observe une vive attraction suivie d'une répulsion. La boule s'est électrisée au contact du verre, car elle est capable d'attirer la sciure de bois ou les feuilles d'or. L'on entend un léger bruissement au moment où le corps attiré vient toucher le verre ; et on aperçoit une petite étincelle, si on fait l'expérience dans l'obscurité.

Les substances que nous avons citées furent d'abord reconnues les seules capables de prendre de l'électricité par le frottement; d'autres, tels que les métaux, ne manifestaient aucun signe électrique, ce qui avait fait partager les corps de la nature en deux classes : la première, contenant les corps qui prennent de l'électricité par le frottement; la seconde, ceux qui n'en prennent pas. Plus tard, on reconnut que cette distinction n'est pas fondée, et que les corps de la seconde classe n'avaient pas été placés dans des conditions convenables, pour que l'électricité développée pût s'y maintenir. La cause de cette différence provient d'une propriété des corps, qui a reçu le nom de *conductibilité électrique*.

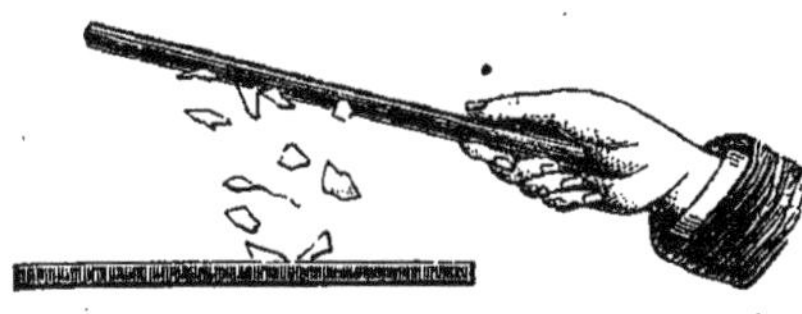

Fig. 392.

459. **Corps bons conducteurs et corps mauvais conducteurs de l'électricité.** — Un tube de verre, un bâton de soufre électrisé en un de ses points, ne l'est pas dans tous les autres, on dit qu'il n'est pas *conducteur de l'électricité*. Une tige de cuivre, fixée à l'extrémité d'un tube de verre que l'on tient à la main, mise en contact par un de ses points avec un corps électrisé, s'électrise aussitôt dans toute sa longueur. Le cuivre a donc la propriété de transmettre l'électricité ; on dit qu'il est *conducteur de l'électricité*. Il suit de là que les corps peuvent être divisés en deux catégories : les corps *bons conducteurs* et les corps *mauvais conducteurs*. Cette distinction, établie par Gray, en 1722, ne doit pas être prise dans un sens absolu. La faculté conductrice appartient à tous les corps, mais à des degrés très-différents. Les métaux, les liquides, à l'exception des huiles, conduisent bien l'électricité. Le verre, la résine, la gomme-laque, la conduisent mal. Les organes des végétaux et des animaux, composés de substances solides et liquides qui transmettent l'électricité, sont aussi bons conducteurs.

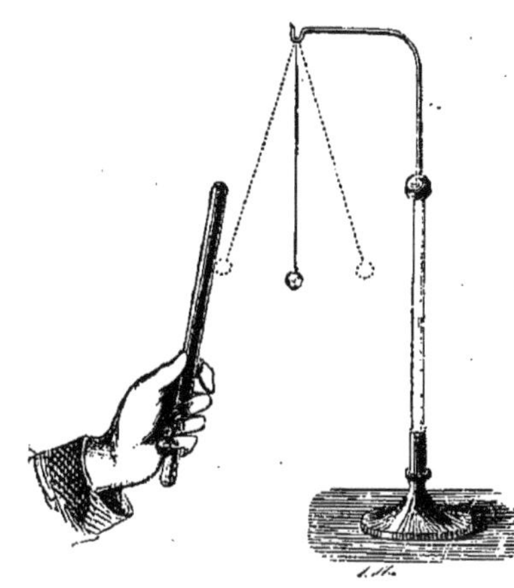

Fig. 393.

Voici un tableau de diverses substances rangées par ordre de conductibilité décroissante :

BONS CONDUCTEURS.	MAUVAIS CONDUCTEURS.
Acides.	Oxydes.
Dissolutions salines.	Air sec.
Eau liquide.	Soie.
Végétaux.	Verre.
Animaux.	Soufre.
Air humide.	Résine.
Fil de lin.	Gomme-laque

I.

460. **Corps isolants.** — Ces notions sur la conductibilité électrique des corps vont nous conduire à des conséquences importantes.

Un corps conducteur électrisé, mis en communication avec le sol par une suite de corps conducteurs, perd plus ou moins vite son état électrique. En effet, la terre étant composée de substances conductrices, l'électricité du corps se répand sur une surface d'une grandeur infinie, et, par suite, tout signe électrique doit disparaître. D'où il suit qu'un cylindre métallique tenu à la main ne peut conserver l'électricité développée sur lui, puisqu'elle s'écoule d'une manière incessante dans le sol, à travers la voie conductrice du corps humain. Au contraire, un corps mauvais conducteur, placé dans les mêmes conditions, peut recevoir une charge appréciable, l'écoulement de l'électricité dans le sol s'effectuant d'une manière d'autant plus lente que le corps est moins bon conducteur.

On pourra donc interrompre la communication des corps électrisés avec la terre, en les suspendant ou en les faisant supporter par des corps très-peu conducteurs, tels que le verre, la gomme-laque, les fils de soie. C'est pour cette raison que l'on désigne ces substances sous le nom de corps *isolants*. Tout corps isolé pourra donc s'électriser par le frottement, et conserver sa vertu électrique pendant un temps plus ou moins long. Enfin, on doit conclure du fait de la déperdition lente de l'électricité dans l'air que ce fluide pris à l'état sec est un *isolateur*; mais plus l'atmosphère se charge de vapeurs, plus elle devient conductrice; c'est ce qui fait que, dans les jours chauds de l'été, il est très-difficile d'obtenir des charges sensibles et permanentes d'électricité, tandis que les expériences réussissent très-bien dans les jours froids et secs de l'hiver, la quantité d'humidité contenue dans l'air augmentant, en général, avec la température.

461. **Des deux électricités.** — Un corps électrisé attire toujours un corps qui ne l'est pas, et le repousse après qu'il l'a touché. Mais deux corps électrisés tantôt s'attirent et tantôt se repoussent; c'est ce qui peut être mis en évidence par l'expérience suivante : La balle de sureau d'un pendule électrique isolé étant électrisée par le verre, est attirée par la résine électrisée, et repoussée par le verre. Inversement, la même balle étant électrisée par la résine est attirée par le verre électrisé, et repoussée par la résine. Il y a donc opposition entre les électricités développées sur le verre et sur la résine, ce qui leur a fait donner le nom d'électricité *vitrée*, et d'électricité *résineuse*, dénominations que l'on a remplacées par les mots électricité *positive* et électricité *négative*, qui indiquent très-bien deux propriétés contraires. De plus, l'observation montre que l'électricité développée par le frottement sur un corps quelconque ressemble, soit à l'électricité du verre, soit à l'électricité de la résine. Il y a donc deux espèces d'électricité, obéissant aux deux lois suivantes, découvertes par Dufay, en 1733 : 1° *Deux corps chargés de la même électricité se repoussent;* 2° *deux corps char-*

gés d'électricités différentes s'attirent, comme le montre la figure 394. On est convenu de prendre, pour l'électricité positive, celle que l'on développe sur le verre poli, frotté avec de la laine; pour électricité

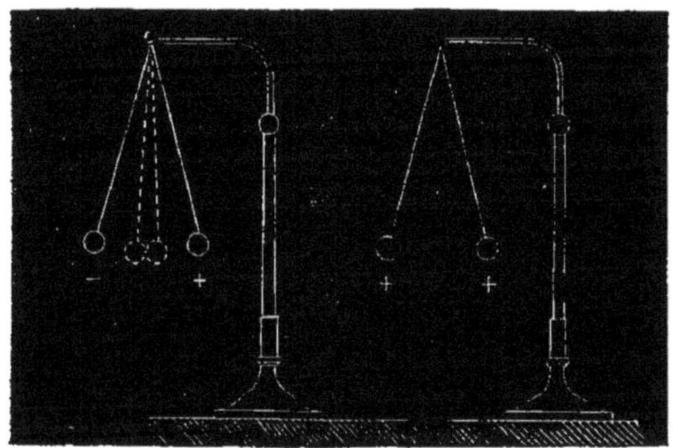

Fig. 394.

négative, celle qui se manifeste sur la résine, quand on la frotte avec la même substance ou la peau de chat.

462. **Loi de l'électrisation par le frottement.** — Quelle est la nature des deux électricités développées sur deux corps par l'effet du frottement? L'expérience indique qu'elles se produisent toutes les deux à la fois, et qu'elles se portent, l'une sur le corps frotté, et l'autre sur le corps frottant. C'est ce que l'on peut vérifier, en frottant l'un contre l'autre deux disques isolés, l'un en verre, et l'autre en bois recouvert de drap (*fig.* 395). Tant qu'on les tient réunis, ils ne donnent aucun

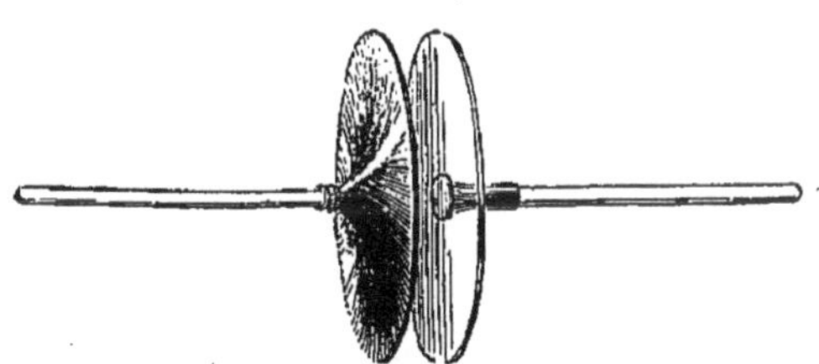

Fig. 395.

signe d'électricité; mais dès qu'ils sont séparés, on reconnaît que l'un repousse le pendule électrique électrisé préalablement, et que l'autre l'attire. Ce phénomène n'offre pas d'exceptions. Toutefois, il est impossible de déterminer *a priori* qu'elle est celle des deux électricités qui se porte de préférence sur l'un ou l'autre des deux corps. La liste suivante présente un certain nombre de substances disposées de telle sorte qu'elles s'électrisent positivement, lorsqu'elles sont frottées avec celles qui les suivent, et négativement avec celles qui les précèdent :

Peau de chat, verre poli, étoffe de laine, soie, gomme-laque, verre dépoli.

En outre les conditions générales qui président à la distribution des deux électricités dépendent d'un certain nombre de circonstances, telles que la nature des corps, le degré de poli, la température, etc. Ainsi lorsqu'on frotte l'un contre l'autre deux plateaux de verre, celui dont la surface est la plus polie prend l'électricité positive. Deux parties d'un même ruban de soie étant frottées en croix, celle qui est mobile se charge d'électricité négative.

463. **Hypothèse sur la cause des phénomènes électriques.** — Les faits que nous venons de passer en revue sont la base de la théorie physique de l'électricité.

1° On attribue les phénomènes électriques à des fluides qui se répandent à la surface des corps, et comme on a constaté l'existence de deux espèces d'électricité, on a imaginé deux fluides, l'un appelé fluide positif, et l'autre fluide négatif. Or, comme deux corps se repoussent quand ils sont chargés de la même électricité, et qu'ils s'attirent s'ils sont chargés d'électricités contraires, on dit que les molécules d'un même fluide se repoussent, et que les molécules de fluide contraire s'attirent.

2° On admet qu'un corps à l'état naturel contient des quantités équivalentes de fluide positif et de fluide négatif, dont la réunion forme le fluide électrique neutre. Par le frottement de deux corps l'un contre l'autre, les fluides se séparent, les molécules positives se portent d'un côté, et les molécules négatives de l'autre. Ce système, imaginé par Symmer, permet d'expliquer tous les phénomènes, et souvent peut servir à les prévoir. L'hypothèse des deux fluides électriques est la seule adoptée en France. Franklin n'admettait qu'un seul fluide agissant par attraction sur la matière pondérable, et par répulsion sur lui-même. Pour lui, un corps neutre renferme une proportion variable de fluide capable de faire équilibre à celui de tous les corps environnants. Le frottement ou tout autre moyen, en augmentant ou en diminuant la quantité de fluide nécessaire à l'équilibre électrique, rendait le corps électrisé par excès ou positivement, électrisé par défaut ou négativement. Telle est l'origine de ces expressions d'électricité positive et d'électricité négative, employées par l'illustre physicien pour désigner ces deux états opposés.

464. **Lois des attractions et répulsions électriques.** — Après avoir constaté les attractions et répulsions qui s'exercent entre deux corps électrisés, il faut rechercher quelle est la loi qui lie ces actions à la force qui les produit. On emploie dans ce but la balance de torsion qui sert à mesurer de petites forces. Pour cela, on les fait agir horizontalement, et on les équilibre par les forces de torsion développées dans

des fils très-fins, lesquelles sont proportionnelles aux angles de torsion, comme Coulomb l'a établi par des expériences directes.

Balance de Coulomb. — La balance électrique est formée d'une grande cage en verre (*fig.* 396) dont la face supérieure, percée en son centre, porte un tube de verre étroit. Suivant l'axe de ce tube, est suspendu un fil d'argent fixé à un prisme *b* qui fait corps à un tambour métallique T mobile, gradué sur ses bords, et qui s'emboîte à frottement dur dans un autre tambour fixe T′, muni d'un vernier.

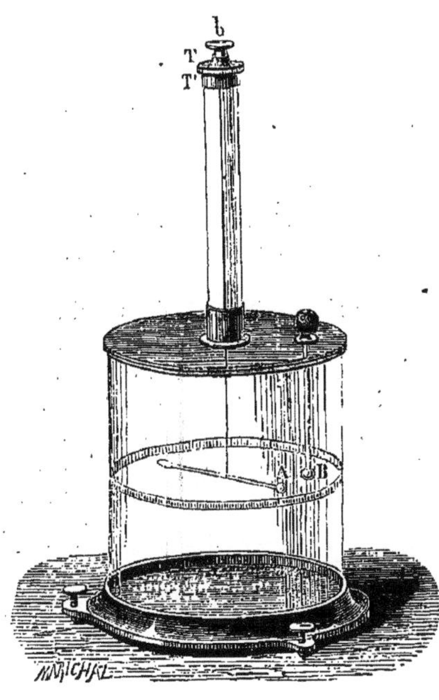

Fig. 396.

L'ensemble de ces deux pièces s'appelle le *micromètre*. Il sert à faire varier la torsion du fil. Ce fil se termine par une longue aiguille de gomme-laque horizontale qui porte une petite balle de sureau A. Contre la paroi de la cage et dans un plan horizontal passant par l'axe de l'aiguille, sont tracées des divisions qui correspondent à des angles au centre égaux entre eux et à un degré; enfin le plateau supérieur est percé d'un trou destiné à introduire une boule métallique isolée B. La longueur de la tige est telle, que la boule fixe touche la balle mobile lorsque l'aiguille est placée vis-à-vis le zéro des divisions horizontales.

Loi des répulsions. — On commence par tourner le bouton *b* de la pince de manière que, le fil étant sans torsion, l'aiguille soit vis-à-vis le zéro de la graduation horizontale. La boule mobile et la boule fixe se touchent. On électrise B; la balle A, électrisée par le contact, est repoussée jusqu'à ce que la force de torsion du fil fasse équilibre à la force répulsive. Supposons qu'elle s'arrête à 36°. A cette distance, la répulsion électrique, qui est égale à la force de torsion, sera représentée par 36. Pour évaluer la force répulsive à une distance moindre, on fait mouvoir le tambour supérieur T jusqu'à ce que la boule A soit vis-à-vis la division 18°. On trouve qu'il faut tourner le micromètre de 126°. La torsion du fil est donc $18° + 126° = 144°$. Donc la répulsion électrique, à la distance 18°, est représentée par le nombre 144 ou 36×4; on voit donc que, les distances étant 1 et 1/2, les forces répulsives sont comme

1 et 4. D'où l'on conclut la loi suivante : *Les forces répulsives sont inversement proportionnelles aux carrés des distances.*

Loi des attractions. — On communique à la boule mobile A de l'électricité positive et on l'écarte d'un certain angle a; on introduit ensuite la boule fixe B, chargée négativement. L'attraction se manifeste aussitôt, et la balle mobile se rapproche de la boule fixe ; en faisant varier les distances et en les comparant aux forces attractives correspondantes, on trouve la même loi que pour la répulsion.

Remarque. — Ces expériences sont délicates et souvent difficiles. Il y a plusieurs causes d'erreur, dont la principale est la déperdition de l'électricité. Pour l'éviter autant que possible, il faut avoir le soin de dessécher parfaitement l'air de la cage en y faisant séjourner une substance avide d'eau, et opérer avec rapidité. En second lieu, les véritables distances des deux boules sont les cordes et non les arcs ; et les forces répulsives ne servent pas tout entières à équilibrer la force de torsion, parce qu'elles agissent obliquement sur l'aiguille ; c'est ce que montre la figure 397 qui représente une coupe horizontale de la balance. A étant la boule mobile et B la boule fixe, la véritable distance est la corde AB et non l'arc AB ; la force de torsion s'exerce en A, suivant la direction AT, perpendiculaire à OA, et la force répulsive a pour direction AF, prolongement de la corde AB ; c'est donc la composante tangentielle AK qui fait directement équilibre à la torsion. Mais, l'obliquité de cette force étant très-petite à cause du peu d'étendue des arcs, on peut la négliger, et considérer AF comme faisant équilibre à AT.

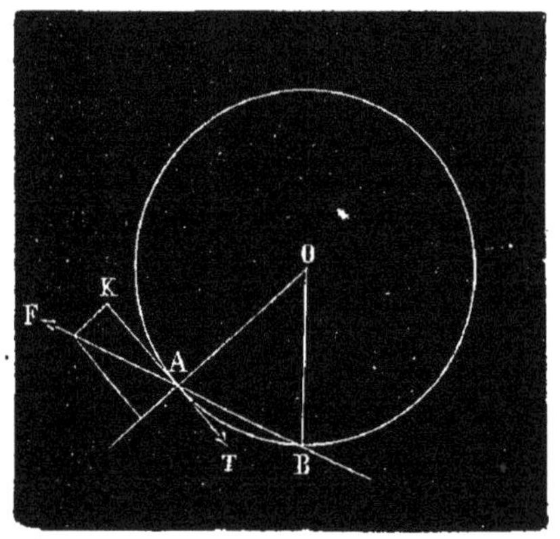

Fig. 397.

La même raison fait qu'on peut prendre pour distances les arcs au lieu des cordes. D'ailleurs, en tenant compte de toutes ces circonstances, on trouve que le résultat du calcul est le même que celui fourni par l'observation directe.

Loi des quantités. — La balance de Coulomb sert aussi à démontrer que les actions électriques varient avec les quantités d'électricité dont les corps sont chargés. En effet, les deux boules, étant électrisées de la même manière, se repoussent à une certaine distance. On tord alors le fil, et on réduit la distance à n'être que de 20°, par exemple. Soit 140° la torsion totale. On enlève à la boule fixe B la moitié de son électricité en la touchant avec une boule exactement semblable; l'aiguille se rapproche de sa position première, mais on ne peut rien en conclure quant à la force répulsive, puisque la distance à laquelle cette force agit n'est plus la même. Alors on détord le fil jusqu'à ce que l'aiguille se trouve encore à la distance de 20°. On trouve que la torsion n'est plus que de 70°, c'est-à-dire la moitié de la première. Si on enlevait encore à la boule la moitié de son électricité, on trouverait une force répulsive qui serait le quart; d'où l'on conclut la deuxième loi : *Les actions électriques sont proportionnelles aux quantités d'électricité qui les recouvrent*. Ainsi donc *les attractions et les répulsions électriques sont en raison inverse des carrés des distances et proportionnelles aux produits des quantités d'électricité propre à chacun des deux corps qui réagissent*. Telles sont les lois de Coulomb. Seulement il ne faut pas oublier que ces lois s'appliquent seulement au cas où les corps en présence ont des dimensions très-petites par rapport aux distances. Dans le cas contraire, les variations de distance entraîneraient nécessairement des changements dans la distribution des fluides agissant et compliqueraient le problème : c'est ce qui résulte des expériences de MM. Harris et Marié-Davy.

465. **Déperdition de l'électricité.** — Un corps électrisé perd peu à peu son électricité et finit par revenir à l'état naturel. Plusieurs causes concourent pour produire cet effet : 1° d'abord il n'existe pas de substance absolument dénuée de conductibilité : un corps dit isolant, un cylindre de verre ou de gomme-laque, par exemple, mis en contact avec une source électrique par une de ses extrémités, se charge d'une quantité de fluide qui se transmet dans une certaine partie de sa longueur, variable avec la nature du corps et la durée du contact; il se fait donc à travers ces substances un écoulement lent de fluide qui doit affaiblir progressivement la charge d'un conducteur isolé. 2°, d'autre part, l'air agit sur les conducteurs de deux manières : s'il est sec, la couche gazeuse qui enveloppe le corps se charge d'une petite quantité de fluide; cette couche est repoussée et remplacée par une autre qui s'électrise à son tour. S'il est humide, il acquiert lui-même un certain degré de conductibilité, et les supports deviennent aussi bons conducteurs en se chargeant de vapeur d'eau. Cette cause de déperdition peut être facilement évitée en desséchant les appareils et en opérant dans une atmosphère qui ne soit pas humide. Les observations nombreuses de Coulomb établissent que la faculté conductrice des corps isolants croît rapidement avec la charge et diminue avec la longueur; on trouve que, les *quantités d'électricité qui peuvent être isolées complétement sont proportionnelles à la racine carrée de la longueur du support*.

Quant à la déperdition par l'air, si on étudie avec la balance de Coulomb la diminution de la force répulsive des deux boules placées à la même distance, on trouve que, pour des intervalles de temps égaux, mais très-courts, la *perte électrique est proportionnelle à la charge*, ou, ce qui est la même chose, est toujours *la même fraction de cette charge.*

Cette loi est importante; car, connaissant la fraction qui représente la perte de l'électricité dans l'unité de temps, on pourra corriger de cette perte toutes les observations faites à des intervalles de temps égaux.

Enfin, la pression de l'air a une influence notable sur la charge que peut conserver un conducteur. Matteucci a démontré expérimentalement que la quantité de fluide que peut retenir un corps est d'autant plus faible que le gaz est plus raréfié; donc, dans le vide, la charge doit être nulle.

466. **Distribution de l'électricité à la surface des corps.** — Lorsqu'on met une sphère de métal électrisée en contact avec une sphère de même volume, conductrice et isolée, mais à l'état naturel, il se fait un partage égal d'électricité entre les deux boules; c'est ce que

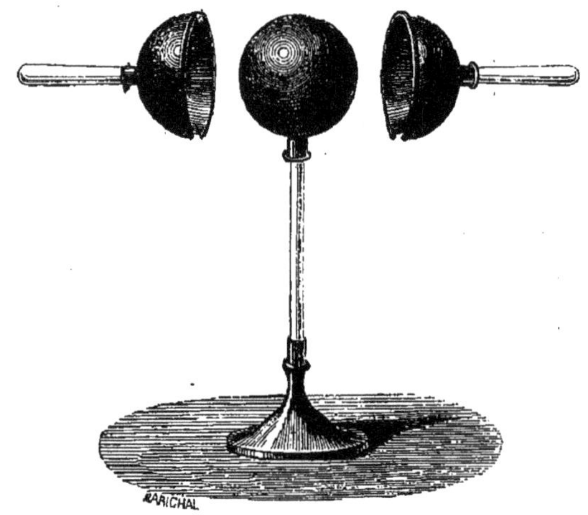

Fig. 398.

l'on peut vérifier avec la balance de Coulomb. Il y a encore partage égal quand l'une des sphères est creuse et l'autre pleine, et cela, quelle que soit la substance qui les compose, quelle que soit l'épaisseur. Ces faits doivent nous conduire à penser que l'électricité libre se porte tout entière à la surface des corps conducteurs, sans que leurs particules intérieures la retiennent en aucune façon. Cette propriété est confirmée par les expériences suivantes :

1° On prend une sphère isolée (*fig.* 398), à laquelle on communique une faible charge électrique; on la recouvre de deux hémisphères métalliques que l'on tient à la main par deux manches isolants. En enlevant rapidement les hémisphères et en les présentant à un pendule électrique, on reconnaît qu'ils ont pris l'électricité de la sphère et qu'ils l'ont prise tout entière.

2° On électrise une sphère creuse isolée (*fig.* 399) et présentant une ouverture en un point de sa surface; à l'aide d'un plan d'épreuve, c'est-à-dire d'un disque de papier doré soutenu par un manche de gomme-laque, on touche un point quelconque situé à l'intérieur. Le disque, retiré, ne donne aucun signe d'électricité; mais, si on lui fait toucher un point de la surface extérieure ou même les bords, il devient électrique; toute l'électricité dont la sphère s'est chargée réside donc sur sa surface; non-seulement il n'y en a pa dans l'intérieur, mais il serait impossible d'y en fixer. En effet, le plan d'épreuve étant électrisé, on l'introduit dans l'intérieur d'un corps; toute l'électricité se porte aussitôt à la surface, et le disque revient à l'état naturel.

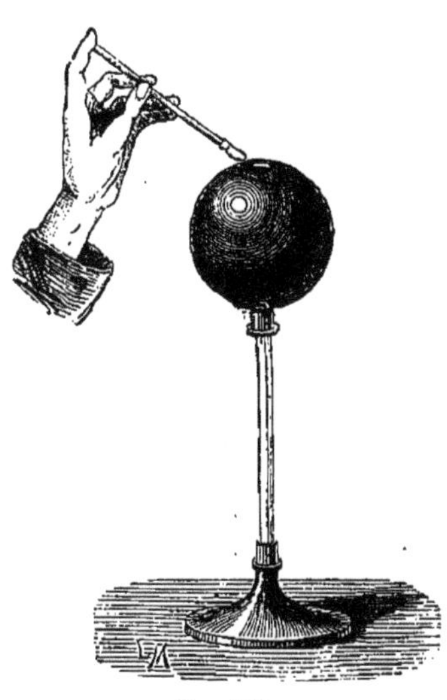

Fig. 399.

Ce mouvement de l'électricité, cheminant de la surface intérieure à la surface extérieure, se démontre par une expérience curieuse, due à Faraday.

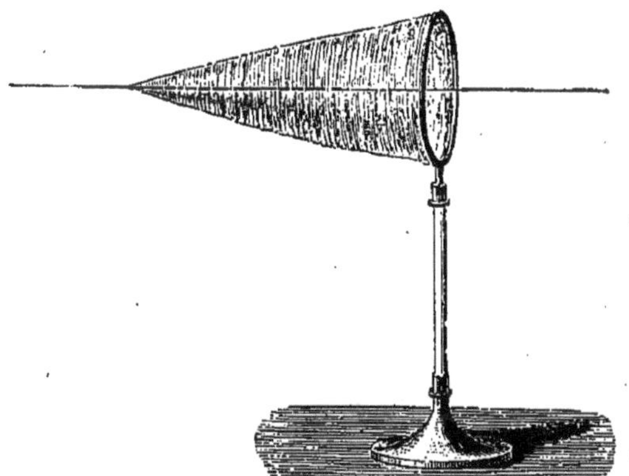

Fig. 400.

On électrise un petit sac de gaze attaché à un cercle métallique isolé (*fig.* 400). Le fluide se porte tout entier à l'extérieur. A l'aide d'un fil de soie, on retourne le sac, et aussitôt l'électricité passe d'une surface à l'autre.

On doit donc conclure de tous ces faits que l'électricité libre qui se répand sur un conducteur se porte à la surface pour y former une couche d'une épaisseur extrêmement mince, qui y est retenue par la pression de l'air extérieur; car, dans le vide, tout le fluide s'écoule et disparaît instantanément.

467. **Lois de la distribution de l'électricité.** — Pour comparer expérimentalement les quantités d'électricité qui se trouvent aux différents points de la surface d'un conducteur isolé, Coulomb a employé la méthode dite du *plan d'épreuve*. Si l'on applique le plan d'épreuve sur un point de la surface d'un corps électrisé, on peut supposer qu'il se confond avec l'élément correspondant à la surface touchée, et qu'en le retirant, il emporte avec lui l'électricité qui se trouve sur cet élément; c'est ce que l'expérience vérifie.

Ceci posé, on touche avec le plan d'épreuve un point A du corps. On le porte dans la balance électrique préalablement chargée d'une électricité de même nature, et on mesure la torsion T à une distance donnée D. On touche ensuite avec le même plan d'épreuve un autre point B, et on mesure encore la tension T′ pour la même distance D. Le rapport $\frac{T}{T'}$ représente le rapport des quantités d'électricité aux deux points A et B.

Comme il y a une déperdition d'électricité entre les instants où l'on touche les deux points, pour corriger les résultats de cette cause d'erreur, on touche une seconde fois le point A, et on mesure la nouvelle torsion T″. On considère alors la moyenne $\frac{T+T''}{2}$ comme étant la véritable torsion au moment où l'on touche le point B, et le rapport des quantités d'électricité aux deux points A et B est alors $\frac{\frac{T+T'}{2}}{T}$. Telle est la méthode de Coulomb. Par l'application de cette méthode, ce physicien a obtenu les résultats suivants :

1° Dans une sphère, la quantité d'électricité est partout la même;

2° Dans un cylindre allongé, la charge est sensiblement uniforme depuis le milieu jusqu'à 2 ou 3 centimètres environ des extrémités. Au delà elle augmente très-rapidement;

3° Sur un ellipsoïde, la charge est maxima aux extrémités du grand axe, et minima aux extrémités du petit axe; et le rapport des quantités d'électricité est d'autant plus grand que l'ellipsoïde est plus allongé.

Pouvoir des pointes. — Un corps conducteur, terminé en forme de cône, peut être considéré comme un ellipsoïde, dont le grand axe a une longueur infinie, par rapport au petit axe. En conséquence, le fluide électrique devra s'accumuler tout entier en ce point; mais, comme la résistance de l'air est nécessairement limitée, on conçoit que, dans tout conducteur armé d'une pointe, l'électricité s'écoulera tout entière, quelle que soit la charge. C'est en cela que consiste le pouvoir des pointes, découvert par Franklin, et c'est ce que l'expérience vérifie. Il est, en effet, impossible de charger d'électricité un corps isolé présentant une pointe à sa surface. Poisson, en appliquant le calcul à l'hypothèse des deux fluides, a recherché les lois de la distribution de l'électricité à la surface des corps conducteurs, et est arrivé à des résultats conformes à ceux que Coulomb avait trouvés par l'expérience.

CHAPITRE II

INFLUENCE ÉLECTRIQUE ET CONDENSATION

468. **De l'influence électrique.** — L'électricité peut se développer sur un conducteur placé dans le voisinage d'un corps électrisé. Le corps électrisé s'appelle *inducteur;* celui qui est soumis à son influence prend le nom de corps *induit.*

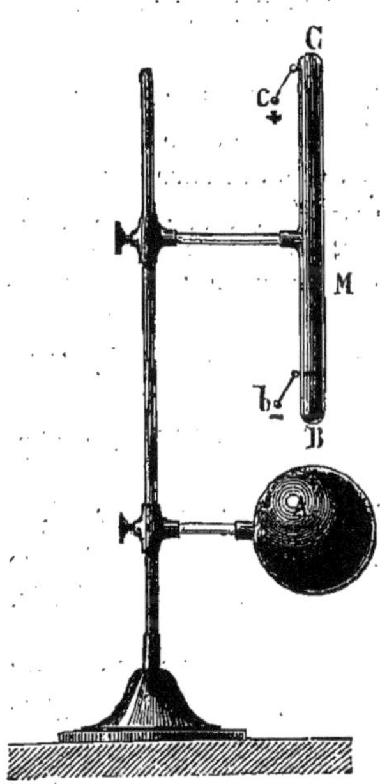

Fig. 401.

1° Pour étudier les phénomènes de l'électrisation par influence, on prend une sphère A (*fig.* 401), supportée par un pied de verre, et au-dessus on place verticalement un conducteur isolé BC dont les extrémités portent des pendules *b* et *c*, formés d'une balle de sureau suspendue à un fil de lin. Dès qu'on électrise la sphère, les pendules s'écartent du cylindre. Cet effet ne peut pas être attribué à l'attraction de la source A, car dans les conditions où on opère, l'action de la sphère ne peut pas donner lieu à une force horizontale sensible. La divergence des pendules est donc due à l'électricité répandue sur le cylindre conducteur. On peut constater, d'ailleurs, que si la sphère a été chargée primitivement de fluide positif, l'électricité est négative en B, et positive en C. En approchant un bâton de résine frotté successivement de chacune des balles, il y a attraction du côté de C, et répulsion du côté de B. Si l'on dispose des petits pendules tout le long du conducteur, on remarque que les écarts vont en diminuant des extrémités jusque vers le milieu M, où l'action est nulle. Ainsi donc, sous l'influence d'une source électrique, un conducteur quelconque se charge de deux électricités contraires, séparées par une ligne neutre, qui se trouve notablement plus près de l'extrémité voisine de la source que de l'extrémité opposée.

L'expérience se fait plus nettement encore, en suspendant à un support isolant un fil de lin conducteur, sur lequel on a fixé, à diverses

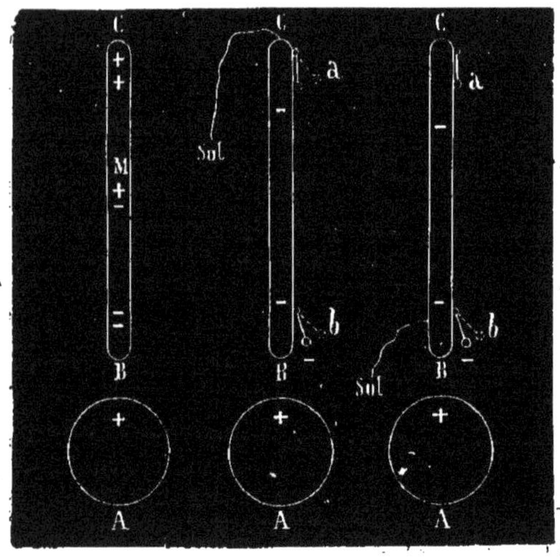

Fig. 402.

hauteurs, des balles de sureau peu distantes les unes des autres. On place verticalement cette chaîne de balles de sureau au-dessus du corps électrisé; les balles s'électrisent par influence. Celles qui sont situées à la partie inférieure sont chargées d'électricité contraire à celle de la source, tandis que les balles supérieures possèdent la même électricité. On peut s'assurer facilement de cette distribution, en approchant de la chaîne de balles un corps électrisé, et ayant, par exemple, la même électricité que la source. Il attirera la chaîne, si on le place en face de la partie inférieure, et la repoussera s'il agit à la partie supérieure. Cette expérience présente encore plus de netteté que celle du conducteur métallique.

Tous ces faits s'expliquent facilement par la théorie. Considérons, en effet, une molécule quelconque M (*fig.* 402) de fluide neutre prise sur le conducteur, le fluide positif de A attire vers B le fluide négatif de la molécule M, et repousse en C le fluide positif. Mais les fluides décomposés agissent, à leur tour, en sens contraires de A pour se recombiner. Tant que l'action de A l'emporte, le fluide neutre continue à être décomposé; et, finalement, les deux actions devenant égales, l'équilibre s'établit. De plus, comme l'attraction du fluide positif de A sur le négatif de B prédomine sur la répulsion, qui refoule le positif en C, à cause de la moindre distance, les deux électricités du cylindre, bien qu'en quantités égales, se distribuent inégalement sur le conducteur; l'épaisseur de la couche électrique est plus grande en B qu'en C, et, par suite, la ligne neutre doit être aussi plus voisine de B que de C. C'est ce que l'expérience vérifie.

2° Si l'on décharge le corps inducteur A, les pendules retombent immédiatement, et le corps induit prend l'état naturel. On explique cet autre fait, en disant que le fluide neutre du conducteur est alors décomposé par l'action du fluide de B et de C; que le fluide positif neutralise le fluide négatif de B, et le fluide négatif neutralise, à son tour, le positif de C.

3° Lorsqu'on fait communiquer avec le sol la partie des corps induits la plus éloignée du corps inducteur, le pendule *a*, placé à cette extrémité, tombe dans la verticale, et l'autre *b* s'écarte davantage.

Le même fait a lieu, lorsqu'on touche le point B le plus rapproché, ou tout autre point du cylindre. Cette action s'explique facilement. En effet, lorsqu'on fait communiquer le point C du corps induit avec le sol, l'électricité qui est en C disparaît, l'action influençante de A devient plus énergique, et le conducteur plus grand. La charge augmente, ainsi que la divergence du pendule. On s'explique facilement que le résultat soit le même quand on touche le point B, car le phénomène commence avant que la communication soit établie avec le sol, au moment où on approche le corps inducteur. Lorsque le contact a lieu, ce corps, chargé d'électricité négative par l'influence de A, abandonne une partie du fluide négatif, qui neutralise le fluide positif de C. Donc encore la divergence du pendule *b* doit devenir plus grande.

4° Lorsqu'il n'y a que de l'électricité négative de B, si l'on vient à supprimer le corps inducteur, l'électricité négative se répand sur le corps induit. Ce résultat est important. Il permet de charger un corps d'électricité négative avec une source positive, et *vice versa*.

5° Si, à la suite d'un cylindre B (*fig.* 403), on en met plusieurs autres B′B″, chacun d'eux agit par influence sur le suivant qui se trouve chargé des deux extrémités de fluide contraire, en sorte que, finalement, il y a excès d'électricité négative à l'extrémité du premier cylindre, et excès d'électricité positive à l'extrémité la plus reculée du dernier cylindre. Il se produit, en réalité, un double mouvement de fluide positif dans un sens, et de fluide négatif dans l'autre, jusqu'à ce que l'équilibre s'établisse.

6° Lorsqu'un conducteur est soumis à l'influence d'une source, si l'on interpose entre eux un corps de nature et de forme quelconque. l'état électrique du corps induit peut être modifié considérablement. Si le corps est un plateau métallique communiquant avec le sol, l'influence cesse immédiatement. Si c'est un plateau isolant, une lame de verre, par exemple, l'action influençante n'est point altérée. Pour rap-

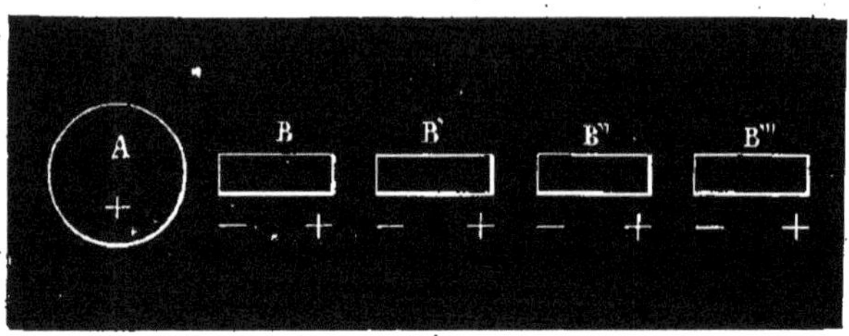

Fig. 403.

peler cette différence d'action entre les conducteurs et les isolants Faraday donne à ces derniers le nom de *diélectriques*.

469. **Influence électrique sur les corps mauvais conducteurs.** — Les corps mauvais conducteurs peuvent subir l'influence électrique, soit à distance, soit au contact. Matteucci suspend une aiguille de soufre, de gomme-laque, ou de toute autre substance, à un fil de cocon, et la soumet à l'action d'un corps électrisé. Aussitôt l'aiguille se dirige vers celui-ci, et se charge, dans ses deux moitiés, de fluides contraires, comme le ferait une aiguille conductrice. Cette charge cesse avec l'influence.

Pour expliquer le mode de développement de l'électricité dans les corps isolants, Faraday admet que les fluides de chaque molécule, en se séparant, se portent aux extrémités de cette molécule, ou, comme on dit, se *polarisent*, et tout se passe comme dans une série de conducteurs soumis à l'action électrique. Cette explication est confirmée par l'expérience suivante de Matteucci : Une pile de lames de mica superposées, étant mise en communication, d'un côté, avec une machine électrique, et de l'autre avec le sol, on trouve, au bout de quelque temps, que chaque lame est chargée sur ses deux faces de fluides contraires, en d'autres termes, qu'elle a pris deux pôles électriques. Cette décomposition polaire ne se maintient que pendant un certain temps. Si l'expérience se prolonge, la polarité électrique disparaît, et les lames sont toutes chargées positivement.

470. **Communication de l'électricité. — Étincelle électrique.** — La théorie de l'influence permet d'expliquer un grand nombre de faits. Lorsque des fluides de nom contraire sont accumulés sur deux corps en présence, ils s'attirent ; mais, retenus par l'air qui les environne, ce n'est que lorsque l'attraction devient très-grande qu'ils bri-

sent l'air pour se combiner en produisant une *étincelle*. Si les deux corps ne sont pas conducteurs, l'étincelle est faible; elle est bien plus vive lorsque les deux corps sont bons conducteurs.

L'étincelle peut jaillir entre un corps électrisé et un corps neutre; mais il faut pour cela que les deux corps soient conducteurs. Le corps neutre étant électrisé par influence, le fluide de même nom est repoussé, celui de nom contraire est attiré vers la partie la plus voisine du corps électrisé, et l'étincelle se produit au moment de la recomposition des fluides.

Si le corps neutre est isolé, l'étincelle est d'autant plus petite que le corps est plus petit; s'il communique avec le sol, l'étincelle est plus longue et ne dépend plus de la grosseur du corps, mais elle dépend beaucoup de la forme. Avec des corps en pointe, on n'obtient pas d'étincelle. Nous ferons connaître plus loin les propriétés et les effets de l'étincelle.

471. **Attractions et répulsions des corps électrisés.** — Les actions des corps électrisés entre eux ou des corps électrisés et des corps neutres sont dues à l'électrisation par influence. Deux boules mobiles, chargées de fluides de même nom, se repoussent; elles s'attirent si elles sont chargées de fluides de nom contraire. L'explication en est facile dans le cas de corps mauvais conducteurs. Les fluides, ne pouvant se mouvoir que difficilement dans la masse même des corps, entraînent les molécules de matière dont elles ne peuvent se séparer pour obéir à leurs actions mutuelles. Mais les attractions et les répulsions de deux boules conductrices doivent être attribuées à une autre cause. La matière pondérable n'exerçant aucune action sur les fluides électriques, dans l'hypothèse de Symmer que nous adoptons, ceux-ci devraient s'écouler dans l'air. On admet que les mouvements des boules sont dus à la couche d'air adhérente aux conducteurs qui joue le rôle de corps isolant.

Une balle neutre isolée est attirée moins facilement qu'une balle qui communique avec le sol, parce qu'il y a peu de fluide décomposé et que la différence des actions qui doit produire le mouvement de la balle est très-faible. Si la balle communique avec le sol, l'électricité de même nom, repoussée par le corps électrisé, passe dans le sol : l'attraction est plus grande, et la répulsion est nulle.

472. **Électroscopes.** — On nomme ainsi des appareils qui servent à reconnaître la présence de l'électricité d'un corps et à en déterminer la nature; lorsqu'ils peuvent en indiquer la proportion, ils prennent le nom d'*électromètres*. Ils sont presque tous fondés sur la divergence de petits corps sous l'influence de l'électricité, et leur sensibilité dépend de la légèreté des corps employés. Ce sont ordinairement des pailles, des balles de sureau, ou des lames d'or. Le plus sensible est l'électroscope à lames d'or. Il est formé d'une cloche tubulée (*fig.* 404), dont la partie supérieure est recouverte d'une couche de vernis à la gomme laque. A la tubulure est fixée, au moyen d'une substance isolante, une tige

métallique terminée supérieurement par un bouton, et inférieurement par deux lames d'or. La cloche repose sur un fond métallique qui porte deux petites tiges verticales conductrices t et t', et orientées de telle sorte que les lames les rencontrent dans leur plus grand écart. Ces tiges empêchent les lames de toucher les parois de la cloche et d'y déposer de l'électricité, ce qui pourrait troubler les expériences.

Pour reconnaître si un corps est électrisé, on l'approche du bouton de l'électroscope, et, si les lames divergent, c'est que le corps est chargé

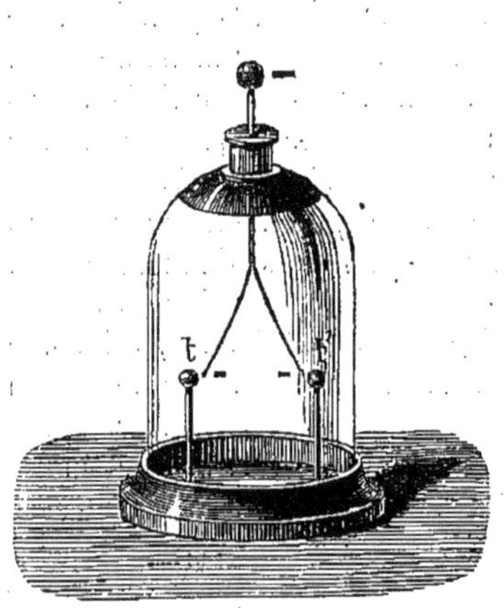

Fig. 404.

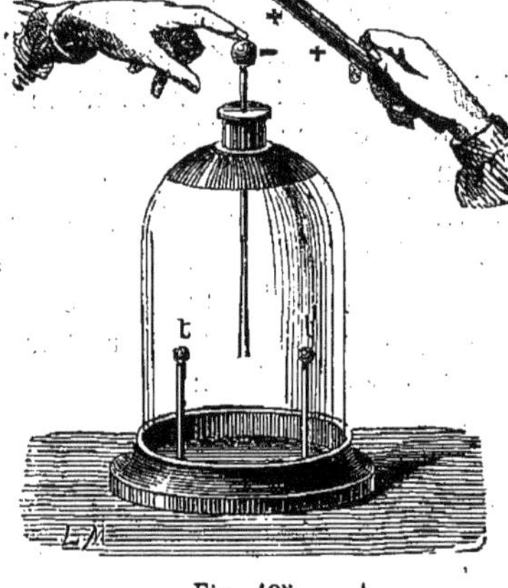

Fig. 405.

d'électricité ; en effet, le fluide neutre de la tige est décomposé, le fluide de nom contraire est attiré sur le bouton, et le fluide de même nom est repoussé dans les feuilles d'or qui, se trouvant chargées de la même électricité, se repoussent. Dans le cas où le corps n'est pas électrisé, aucune divergence ne se produit.

Pour déterminer l'espèce d'électricité, on charge l'électroscope par influence. A cet effet, on approche un corps électrisé (*fig.* 405), un bâton de verre par exemple. Les lames divergent. On touche le bouton avec le doigt; le fluide positif s'écoule dans le sol ; en retirant le doigt, puis le bâton de verre, les lames restent chargées d'électricité négative. Si, maintenant, on présente à l'appareil un corps chargé de la même électricité, on voit l'écartement des lames augmenter. Donc une augmentation de divergence accuse dans le corps la présence d'une électricité de même nom que celle de l'électroscope. Approchons maintenant un corps électrisé positivement ; les lames se rapprochent d'abord pour diverger ensuite. Le rapprochement est dû à l'attraction de l'électricité négative dans le bouton, et la divergence résulte de la décomposition d'une nouvelle quantité de fluide neutre et du refoulement dans les lames d'une portion de fluide positif. Donc tout corps qui, approché graduellement, après avoir diminué la divergence, détermine un nouvel écartement, est chargé d'une électricité contraire à celle de l'instrument. Il importe donc, pour la certitude des résultats, de présenter le corps de très-loin et de l'approcher lentement; car en se plaçant trop près, on pourrait n'apercevoir que l'écartement des lames et être induit en erreur. Du reste, il est nécessaire de produire les deux effets, car un corps conducteur naturel communiquant avec le sol, étant approché de l'électroscope, produit un rapprochement de lames et jamais une divergence.

On a construit des électromètres fondés sur d'autres principes. Le plus exact est celui de Coulomb; c'est la balance *légèrement modifiée.*

473. **Machines électriques.** — Les instruments destinés à produire de l'électricité prennent le nom de *machines électriques*. Elles sont fondées sur le développement de l'électricité par le frottement et par influence. L'électricité se développe par le frottement sur un corps mauvais conducteur et électrise par influence un corps conducteur isolé.

Machine de Ramsden ou à plateau. — La machine électrique ordinaire se compose d'un plateau de verre circulaire vertical PP′ (*fig.* 406) qui tourne entre quatre coussins CC′, autour d'un axe horizontal, par le moyen d'une manivelle M. En regard du plateau, sont disposés deux cylindres creux métalliques A, B, montés sur des pieds de verre; ces cylindres se terminent par des branches recourbées *a*, *b*, armées de peignes qui embrassent le plateau sans le toucher. Lorsqu'on fait tourner le plateau, le verre se charge d'électricité positive et les coussins d'électricité négative qui s'écoule dans le sol par l'intermédiaire d'une chaîne métallique. Mais le fluide positif du verre décompose à son tour le fluide neutre des conducteurs, repousse l'électricité positive et attire la négative; cette dernière, en s'accumulant vers les pointes, arrive à la surface du verre et y neutralise le fluide positif que le frottement y développe d'une manière incessante.

Pour qu'une semblable machine puisse donner le maximum d'effet, il faut qu'elle remplisse certaines conditions dépendant du plateau, du frottoir et des conducteurs. Sur le verre, la quantité d'électricité dépend de la grandeur du plateau, et, en chaque point, de la nature du verre et des corps frottants. Les anciens verres sont préférables, parce qu'ils sont moins alcalins et par suite moins hygrométriques. Autrefois les coussins étaient formés d'une lame de cuir et rembourrés de crins; leur surface était recouverte de bisulfure d'étain ou or mussif. Aujourd'hui on emploie des coussins plats, formés de plaques de tissus recouverts d'une lame de taffetas sur laquelle on étend, au moyen d'un corps gras, un amalgame métallique dans lequel entrent de l'étain, du zinc et du bismuth. Une lame d'étain, placée à la partie postérieure et sur les bords des coussins, assure la communication parfaite des coussins avec le sol. Dans ces conditions, le verre donnera une charge d'autant plus grande que la déperdition par l'air sera moindre. Pour rendre cette perte aussi faible que possible, on enveloppe de taffetas gommé la partie de verre comprise entre les coussins et les pointes des conducteurs, et on sèche avec soin le plateau et les supports. Toutes ces conditions étant remplies, il y aura toujours une *charge limite de la machine* qui

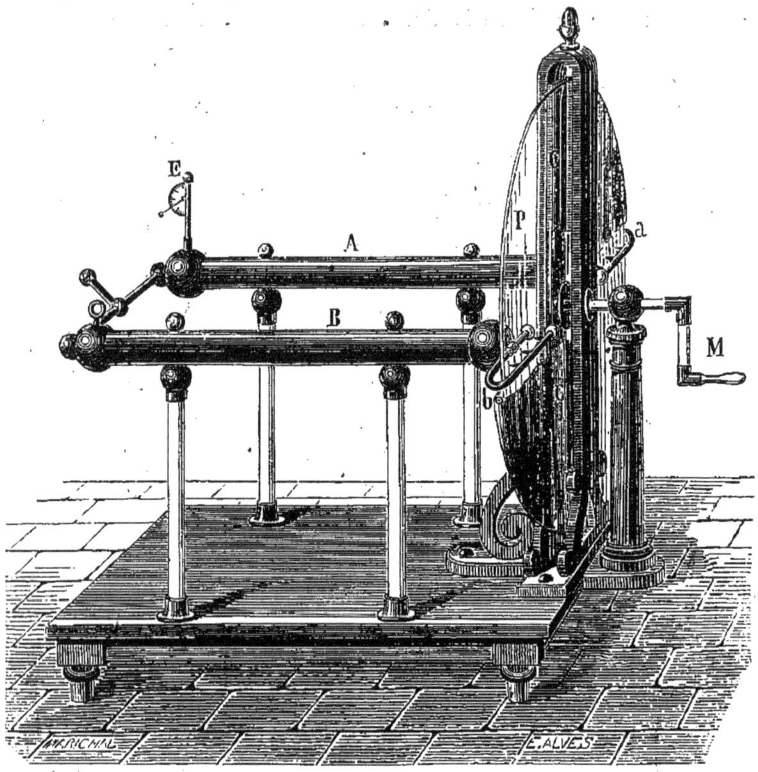

Fig. 406.

sera atteinte lorsque l'action exercée par l'électricité du plateau sera contre-balancée par celle du fluide positif accumulé aux extrémités du conducteur. On l'apprécie d'une manière approximative par l'électromètre à cadran de Henley E.

Machine électrique de Nairne. — La machine électrique ordinaire ne donne que de l'électricité positive; celle de Nairne peut fournir l'une ou l'autre, ou les deux à la fois. Elle se compose d'un cylindre en verre C (*fig.* 407) tournant autour d'un axe horizontal. Deux conducteurs isolés, placés de part et d'autre du cylindre, portent, l'un A, un frottoir, l'autre B, des pointes. Le premier reçoit de l'électricité négative, le second de l'électricité positive. On a ainsi l'une ou l'autre en faisant communiquer avec le sol l'un ou l'autre des conducteurs ; on les a toutes deux, mais en moins grande quantité, lorsque les deux conducteurs restent isolés.

Machine d'Armstrong. — Plus récemment, Armstrong a imaginé une machine où l'électricité est produite par le frottement de petites gouttelettes d'eau contre certaines substances, le buis par exemple. Elle consiste en une chaudière isolée, dans laquelle on produit de la vapeur

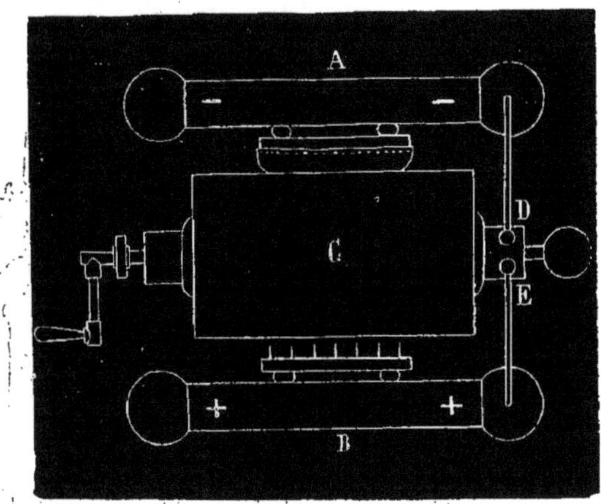

Fig. 407.

à une haute pression. La vapeur formée traverse une série de tuyaux en buis, contournés de manière à augmenter le frottement et placés dans une boîte où on les entoure d'étoupe sans cesse imprégnée d'eau. Une partie de la vapeur se condense, et les petites gouttelettes d'eau, entraînées, développent de l'électricité par leur frottement contre le buis ; celles-ci se chargent de fluide positif, et le buis prend le fluide négatif. Pour recueillir l'électricité positive, on place dans le jet de vapeur des pointes qui communiquent à un conducteur isolé. Dans cette machine, il faut toujours employer de l'eau distillée, parce que cette eau conduit mal l'électricité. Des corps mélangés à l'eau peuvent amener des changements dans la production de l'électricité ; les huiles essentielles déterminent un renversement des fluides. On obtient avec cette machine des effets considérables, non pas que la tension électrique y soit plus grande que dans la machine de Ramsden, mais parce que l'électricité s'y reproduit avec la plus grande rapidité.

474. **Électrophore.** — On emploie dans les laboratoires une petite machine électrique appelée électrophore. Un gâteau de résine A (*fig.* 408), ou mieux une plaque de caoutchouc durci, est électrisé négativement par le frottement avec une peau de chat. On place sur ce gâteau un plateau P de bois recouvert d'une feuille d'étain, et muni d'un manche de

verre. Le fluide neutre du plateau est décomposé ; le fluide positif est attiré sur la face en contact avec la résine, le fluide négatif repoussé sur l'autre face. On touche la face supérieure du disque avec le doigt, le fluide négatif s'écoule dans le sol. On relève alors le plateau, et l'électricité positive, retenue par la couche d'air adhérente, se répand sur toute la surface du disque. Dans le moule où est placée la résine, le fluide neutre est aussi décomposé, le fluide positif repoussé vers la partie la plus éloignée de la résine, et le fluide positif attiré. Si le moule communique avec le sol, le fluide négatif s'écoule, et le positif exerce sur le disque conducteur une action contraire à celle de la résine, aussi l'étincelle est-elle faible. Si l'on fait communiquer le moule et le disque conducteur ensemble et avec le sol, le fluide négatif du moule disparaît encore, et le positif passe sur le plateau. Dans ce cas, l'étincelle est beaucoup plus forte. Enfin, si le moule est isolé, on obtient une étincelle plus forte que dans le premier cas, moins forte que dans le second.

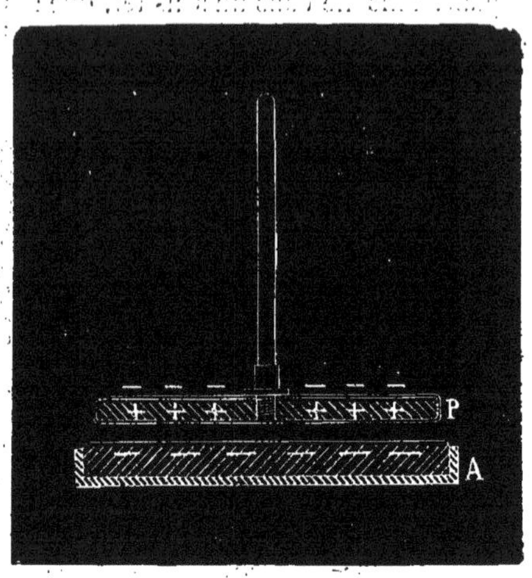

Fig. 408.

475. **Machine électrique de Holtz.** — Cette machine est basée sur un principe analogue à celui de l'électrophore, quoique sa théorie soit un peu plus compliquée. Elle se compose d'un plateau de verre (*fig.* 409) tournant autour d'un axe horizontal, auquel on peut communiquer un mouvement de rotation assez rapide, à l'aide d'une manivelle C. Parallèlement, et à une faible distance que l'on peut faire varier dans certaines limites, se trouve un autre plateau de verre fixe A, percé en son centre d'une ouverture, dans laquelle passe librement l'axe du plateau mobile. Le plateau fixe présente, en outre, aux extrémités du diamètre horizontal deux ouvertures ou *fenêtres* P. Une armature de papier, collée sur le disque, vient effleurer le bord inférieur d'une fenêtre et le bord supérieur de l'autre. Ces armatures sont prolongées dans la fenêtre par des bandes de papier terminées en pointe, dirigées, l'une en haut, et l'autre en bas, dans le même sens, par conséquent, par rapport à la rotation du disque. En face de ces fenêtres, mais de l'autre côté du plateau mobile, se trouvent des peignes E montés à l'extrémité de conducteurs F et G supportés par des pieds isolants.

Pour se servir de la machine, on applique contre l'une des armatures un corps électrisé, une lame de caoutchouc durci, par exemple, frottée préalablement avec une peau de chat, et l'on met en mouvement le plateau mobile dans un sens tel, que ses divers points s'avancent dans le sens opposé à celui indiqué par les pointes de papier. Il faut avoir

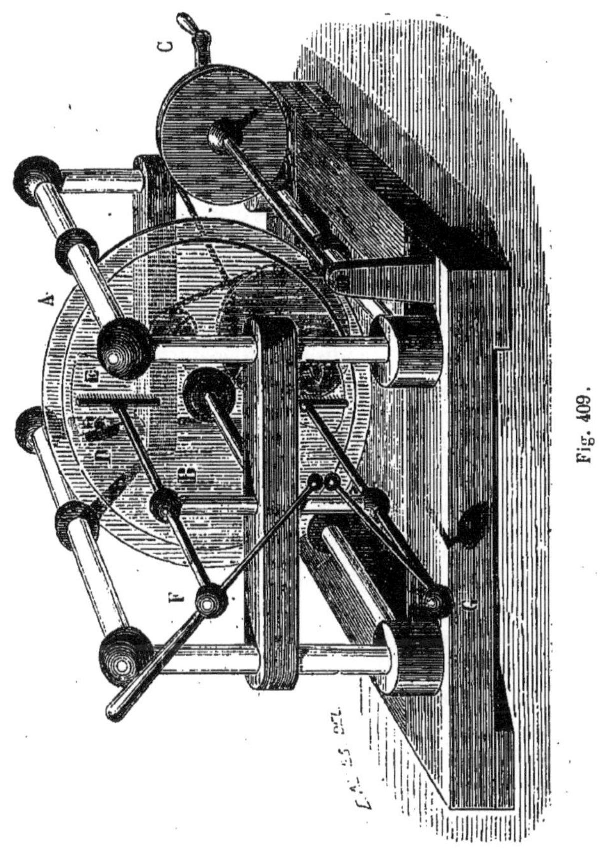

Fig. 409.

soin de maintenir les conducteurs en contact pendant quelque temps. Puis on peut enlever la source d'électricité. En continuant à tourner, et écartant les conducteurs, on voit partir des étincelles, dont on peut augmenter progressivement la longueur dans de certaines limites. On remarque que, bien que le plateau tourne avec une grande facilité, lorsqu'il ne se produit pas d'électricité, on éprouve une résistance dès l'approche de la source électrisée, et que cette résistance augmente notablement dans les instants suivants, pour devenir constante après quelque temps.

On doit à M. Riess une explication du jeu de cette machine. Elle est basée sur la théorie de la *double influence* que l'on peut résumer de la manière suivante. Si l'on considère un corps isolant se mouvant avec une certaine rapidité entre un corps électrisé et une pointe isolée, le corps isolant peut se trouver chargé sur *ses deux faces* d'une électricité de nom contraire à celle de la source, en quantité différente, il est vrai; d'autre part, la pointe s'électrise comme le corps mobile, l'extrémité opposée se chargeant du fluide de même nom que la source.

Soit A l'armature électrisée négativement par le contact du caoutchouc, et *a* le peigne correspondant; soit de même B et *b* la seconde armature et son peigne. Considérons un point M du plateau mobile. En passant devant A, il se chargera sur ses deux faces d'électricité positive, en même temps la pointe *a* se chargera du même fluide, et du fluide négatif sera repoussé à l'autre extrémité du conducteur. Lorsque le point M approchera de l'armature B, il agira par influence simple, et se déchargera, son fluide positif étant neutralisé par le fluide négatif, qui s'écoule par la pointe, tandis que l'armature restera chargée positivement. Elle agira alors par double influence sur le point M ramené à l'état neutre, le chargera de fluide négatif, attirera ce même fluide sur la pointe *b*, et repoussera le fluide positif à l'autre extrémité du conducteur. Un effet inverse se produira lorsque le point M arrivera devant l'armature A. On voit, en somme, que le passage de ce point devant une armature produit un double effet. Il charge cette armature d'un certain fluide, ou augmente sa charge, et la rend susceptible d'agir plus énergiquement; et, d'autre part, il repousse sur le conducteur de l'électricité de même nom. Cette explication fait comprendre comment, avec une charge initiale même très-faible, on peut, après quelques révolutions du plateau, obtenir le maximum d'effet.

Quoiqu'il n'y ait pas de frottement, il y a une résistance correspondant à la séparation des fluides électriques, et l'on conçoit que, comme nous l'avons indiqué, cette résistance aille en croissant au commencement de la rotation du plateau.

En réalité, l'appareil fonctionne d'une manière un peu différente. Les fluides séparés sont employés à charger des *condensateurs* (477), qui se déchargent spontanément. La pratique, d'accord avec la théorie, a fait reconnaître que c'est ainsi que l'on obtient les plus grands effets.

Nous ne pouvons qu'indiquer ici la machine électrique de M. Bertsch et celle de M. Carré. Elles ne diffèrent guère, au fond, de la machine de Holtz, quoiqu'elles soient de construction plus simple.

476. **Condensation de l'électricité.** — Dans l'électrisation par influence, nous n'avons étudié que l'action du corps inducteur sur le corps induit. Il nous reste à considérer la réaction du corps induit sur le corps inducteur. Cette double influence mutuelle donne naissance au

phénomène remarquable de la condensation électrique. Si l'on approche d'un plateau A (*fig.* 410) isolé et électrisé positivement un autre plateau B en communication avec le sol, le fluide de A développe par influence du fluide négatif sur B. Mais ce fluide réagit, à son tour, sur celui de A, et l'attire vers la face qui est en regard de B. On met en évidence cette double action, en plaçant des pendules sur les deux plateaux. Si on approche peu à peu le plateau B, le pendule de A diverge de moins en moins; si on l'éloigne, l'écart augmente. Si on éloigne A et B l'un de l'autre, B ne communiquant plus avec le sol, les deux pendules divergent. Celui de B est négatif, celui de A positif. En approchant de nouveau B de A, le pendule de B retombe, celui de A se relève. Cette expérience montre que si le plateau A est mis en communication avec une source d'électricité, l'effet résultant de cette réaction sera l'accumulation d'une quantité très-grande d'électricité sur le plateau A.

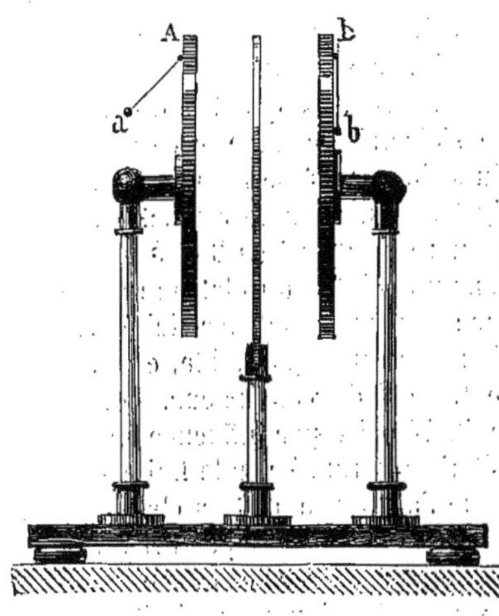

Fig. 410.

477. **Théorie du condensateur.** — En effet, faisons communiquer le plateau A (*fig.* 411) avec une machine électrique, au moyen d'une tige métallique. Ce plateau se charge d'électricité positive, qui se répand sur lui d'après les lois de sa distribution, et l'équilibre s'établit lorsqu'une molécule *m* de fluide positif est également repoussée par le fluide de la machine et celui de A. Maintenant, approchons le plateau B, après l'avoir fait communiquer avec le sol, aussitôt la distribution de l'électricité à la surface de A se trouve changée. Le fluide positif décompose le fluide neutre de B, repousse le fluide positif, et attire le fluide négatif. A son tour, ce fluide négatif réagit sur celui de A, et en attire une certaine proportion sur la face la plus voisine. L'équilibre primitif se trouvera détruit par cette nouvelle distribution, la molécule *m* se mettra en mouvement, et le plateau A recevra une nouvelle quantité d'électricité positive, laquelle produira une nouvelle décomposition du fluide neutre de B, et le même phénomène se reproduira.

Toutefois, cette condensation aura une limite, car toute nouvelle quantité de fluide qui arrive sur A en développe sur B une quantité moindre; la répulsion du fluide positif croît plus rapidement que l'attraction du fluide négatif, et bientôt la molécule considérée *m* prend un état d'équilibre définitif sous les actions répulsives de la source et du fluide de A, telle est la théorie du condensateur.

On donne le nom de *condensateur* à tout appareil qui sert ainsi à accumuler sur une surface une quantité d'électricité très-grande, relativement à celle d'une source. Cet instrument se compose essentiellement de deux plateaux métalliques séparés par une lame isolante. Le

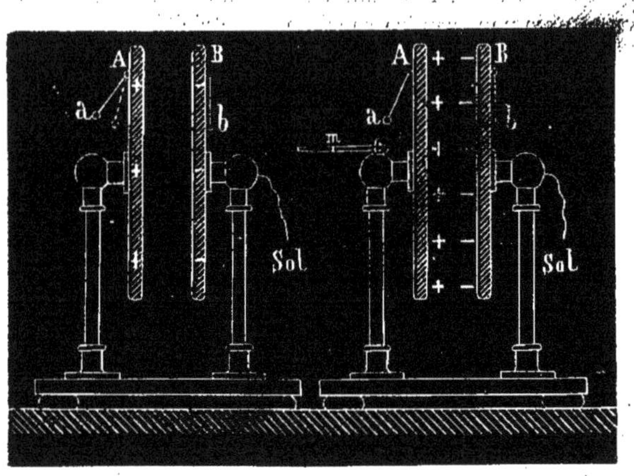

Fig. 411.

plateau qui communique avec la source se nomme plateau *collecteur;* celui qui communique avec le sol, plateau *condensateur.*

Force condensante. — On appelle force condensante le rapport qui existe entre la quantité que prend le plateau collecteur, quand on le charge en présence du plateau condensateur, et celle qu'il recevrait, s'il était chargé seul.

On peut déterminer expérimentalement le pouvoir condensant d'un condensateur, pourvu que l'on puisse séparer les deux plateaux. On charge A d'électricité en présence de B; on enlève la source et le plateau condensateur. Avec un plan d'épreuve, on touche un point de A, et on mesure la quantité d'électricité, à l'aide de la balance de Coulomb. On décharge A, on le met en communication avec la même source, mais sans approcher le plateau B. On touche le même point avec le plan d'épreuve, que l'on porte de nouveau dans la balance. Le rapport des angles de torsion observés dans les deux expériences est la mesure du pouvoir condensant. Cette force condensante est d'autant plus grande que la distance des plateaux est plus petite et que leur surface a plus d'étendue. En outre, la lame isolante a une influence notable, ainsi que Faraday l'a établi par l'expérience. La lame ne joue pas un rôle passif dans le phénomène de la condensation. Elle éprouve une décomposition par influence, qui dure pendant tout le temps que le condensateur est chargé, et qui augmente le pouvoir condensant.

Il y a deux espèces de condensateurs. Lorsqu'on veut produire de grands effets, il faut avoir de grandes surfaces, mais des pouvoirs condensants faibles, pour éviter une étincelle entre les deux plateaux. Il y aura donc avantage à prendre une source puissante d'électricité et une lame isolante assez résistante, une lame de verre, par exemple. Si l'on veut seulement rendre sensible l'électricité d'une source très-faible, il n'y pas à craindre d'étincelle; il suffit de séparer les deux plateaux par une couche de vernis, et le pouvoir condensant peut être très-grand.

478. **Décharge des condensateurs.** — Lorsqu'on réunit les deux plateaux d'un condensateur par un corps conducteur, il se produit une vive étincelle; les électricités des deux plateaux se recombinent, ou, plutôt, il y a une double décomposition de fluide neutre du conducteur, et les fluides provenant de cette décomposition vont neutraliser les fluides des deux plateaux : c'est la décharge instantanée. Au lieu d'opérer la décharge comme nous venons de l'indiquer, on peut la faire par une série d'étincelles.

Considérons toujours le condensateur chargé et isolé. Le pendule *a* diverge, et le pendule *b* reste vertical. Si on touche A avec le doigt, on tire une petite étincelle. Le pendule *a* retombe, et le pendule *b* diverge à son tour. Si, maintenant, on vient à toucher B, les mêmes effets se reproduisent, et ainsi de suite.

L'explication de ce fait est très-simple. Désignons par E la quantité totale d'électricité répandue sur A; la quantité d'électricité négative qui se trouve en B est nécessairement moindre que celle de A, et peut être représentée par mE, m étant une fraction qui dépend de la distance des deux plateaux. En mettant A en communication avec le sol, une partie du fluide de A disparaît, et il ne reste plus que celle qui est retenue par le fluide de B, c'est-à-dire une quantité d'électricité égale à m, soit celle de B. Donc le pendule *a* doit tomber dans la verticale. Or, en B, il y en a mE; donc la quantité qui se trouve sur A sera égale à $m \times mE$ ou m^2E. Ainsi, la première étincelle représente une quantité égale à $E - m^2E$ ou $E(1 - m^2)$. Mais, après cette étincelle, le fluide neutre de A n'est plus décomposé; on peut donc dire que la quantité $E(1 - m^2)$ qui s'est écoulée est celle qui se serait répandue sur A, s'il n'y avait pas eu le plateau B. Si, maintenant, on isole A, et que l'on mette B en communication avec le sol, une nouvelle étincelle jaillit, et il ne reste plus après qu'une quantité égale à $m \times m^2E$, et m^3E, et, ainsi de suite, m^4E; d'où il suit que, dans la décharge par étincelles successives, les quantités d'électricité qui restent sur les plateaux représentent les termes d'une progression géométrique décroissante, dont la raison est m.

479. **Formule de la force condensante.** — Nous venons de voir

que $E(1 - m^2)$ représente la quantité d'électricité qui se trouve sur le plateau A quand il est chargé seul. Mais E est la quantité totale résultant de la condensation; donc la force condensante pourra être représentée par la formule très-simple :

$$f = \frac{E}{E(1 - m^2)} = \frac{1}{1 - m^2}.$$

f dépend donc de la constante m, qui peut être déterminée expérimentalement par la méthode du plan d'épreuve que nous avons indiquée plus haut.

480. **Formes diverses du condensateur. — Bouteille de Leyde.** — On peut donner au condensateur des formes variées. Il y a d'abord le condensateur à plateaux ou condensateur d'Œpinus (*fig.* 410). Le carreau fulminant de Francklin s'en rapproche beaucoup ; c'est une lame de verre portant sur chacune de ses faces une lame d'étain. Mais le condensateur le plus fréquemment employé est la bouteille de Leyde, dont la découverte, due à Cuneus et à Muschenbrock, remonte à 1746. Elle se compose d'un flacon (*fig.* 412) rempli de feuilles de clinquant et recouvert entièrement d'une lame d'étain. Le bouchon qui le ferme est traversé par une tige métallique terminée inférieurement par une pointe, et extérieurement par un bouton. Les substances conductrices qu remplissent la bouteille et la feuille d'étain prennent le nom d'*armatures*. On doit éviter avec soin toute communication entre les deux armatures. C'est pour cela qu'on recouvre le goulot du flacon d'un vernis isolant.

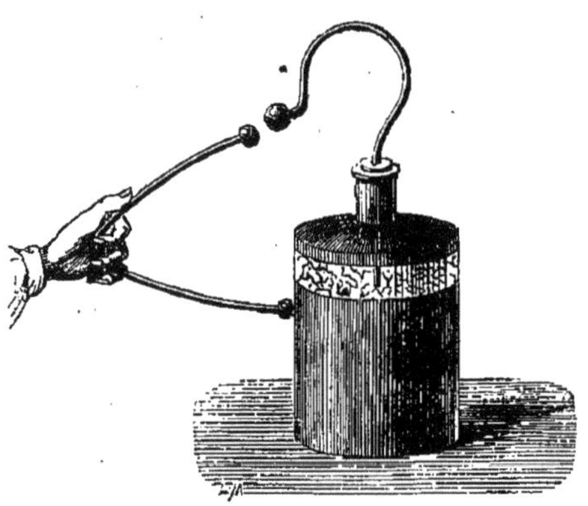

Fig. 412.

481. **Batteries électriques.** — Quand la bouteille a de grandes dimensions, on colle sur sa face interne une feuille d'étain semblable à celle qui recouvre la face externe ; des fils de laiton qui s'appuient sur l'armature intérieure sont attachés au bouton et y apportent l'électricité. La bouteille prend alors le nom de *jarre*. Pour obtenir de grands effets, on réunit plusieurs de ces bouteilles dans une même caisse (*fig.* 413) dont le fond est tapissé d'une lame d'étain. De cette manière, toutes les armatures extérieures communiquent ensemble métalliquement. Quant aux armatures internes, elles sont réunies entre elles par des tiges de cuivre. Leur ensemble forme une batterie électrique.

482. Charge de la bouteille de Leyde et des batteries. — On charge ordinairement la bouteille de Leyde en la tenant à la main par son armature extérieure et en mettant le bouton en contact métallique avec une machine électrique, ou simplement en l'approchant à distance,

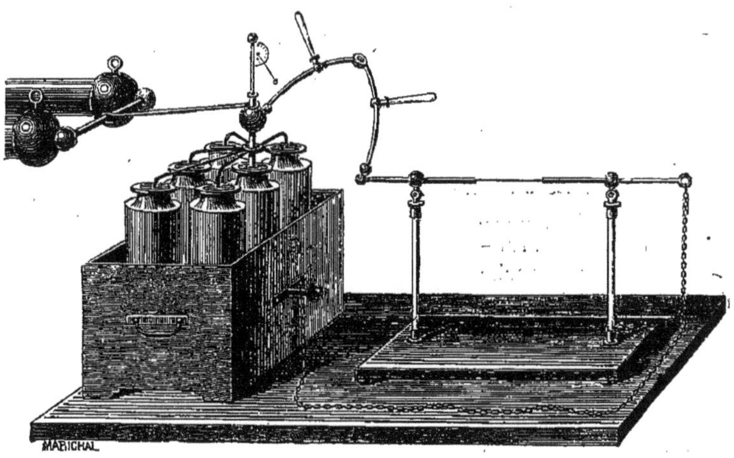

Fig. 413.

ce qui constitue la charge par étincelles successives, et de cette manière l'armature intérieure prend l'électricité positive, et l'armature extérieure l'électricité contraire. On pourrait également charger la bouteille en la tenant par le crochet et en mettant la panse en contact avec la machine. La charge d'une batterie s'effectue de la même manière. On fait communiquer le fond de la caisse avec le sol par une chaîne métallique, et les tiges de cuivre avec le conducteur de la machine électrique. Un électromètre de Henley indique par ses mouvements le moment où on a atteint la charge maximum. L'aiguille verticale, s'élève graduellement dans les premiers tours, et finit par prendre une position qu'elle ne peut plus dépasser malgré la rotation du plateau de la machine.

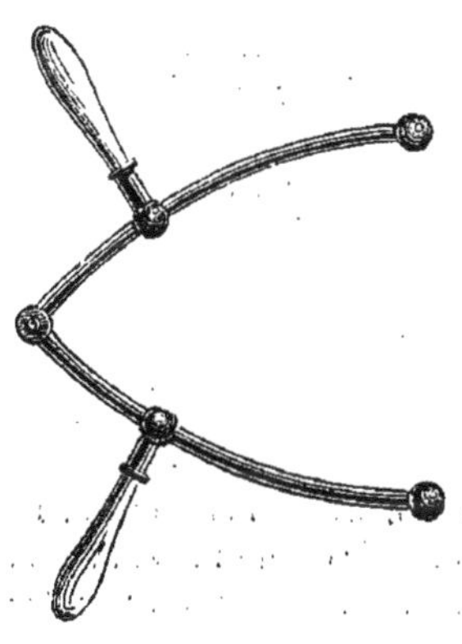

Fig 414.

Lorsque l'on veut décharger une batterie, il est prudent de faire communiquer les armatures à l'aide d'un *excitateur à manches de verre* (*fig*. 414) constitué par un arc métallique à charnière dont les branches portent des poignées isolantes.

483. **Bouteille à armatures mobiles.** — Lorsqu'on a réuni les deux armatures par un arc métallique, il semble au premier abord que la bouteille doit être complétement déchargée. L'expérience démontre qu'il n'en est rien; car on peut, au bout de quelque temps, obtenir une

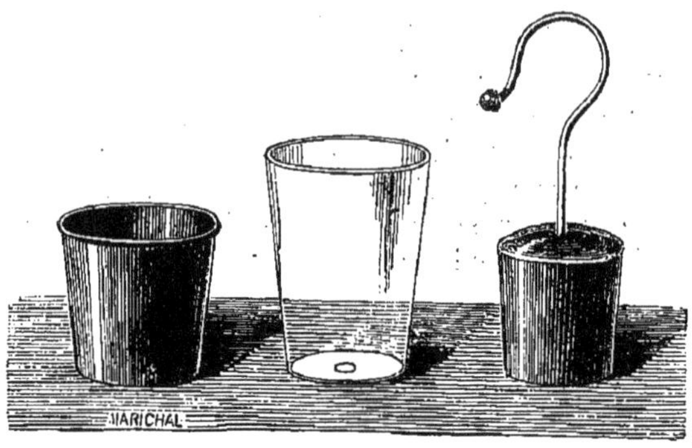

Fig. 415.

seconde étincelle assez vive, puis une troisième qui l'est moins, puis une quatrième, etc. L'explication de ce phénomène est très-simple. Lorsqu'on charge une bouteille de Leyde, les deux électricités, au lieu de s'accumuler sur les faces métalliques, pénètrent le verre et s'y fixent. On comprend donc qu'une portion des deux électricités soit restée adhérente au verre après une première décharge, et serve à produire une seconde, une troisième... étincelle. Pour mettre en évidence l'adhérence de l'une et l'autre électricité à la surface du verre, on se sert de la bouteille à armatures mobiles (*fig.* 415) qui consiste en un vase en verre que l'on peut placer entre deux vases en métal qui forment armatures. On charge la bouteille comme à l'ordinaire, puis on enlève les armatures et on n'en tire qu'une faible étincelle. Vient-on à reconstituer la bouteille, on obtient alors une brillante étincelle. Les deux électricités sont donc restées adhérentes à la lame isolante, la positive sur la face externe, et la négative sur la face externe.

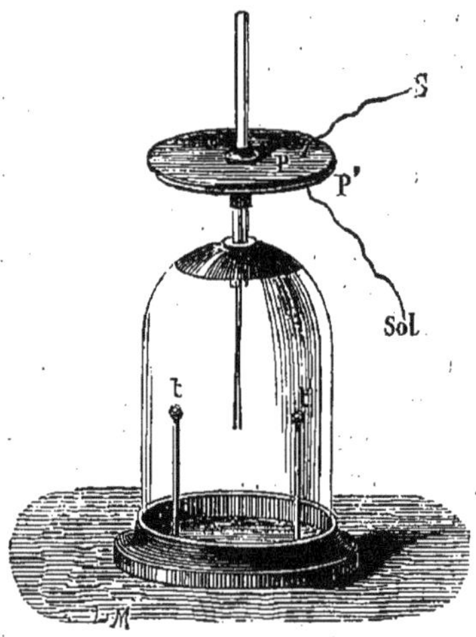

Fig. 416.

484. **Électroscope condensateur.** — Pour augmenter la quantité d'électricité fournie par une source faible d'électricité et la rendre sensible, Volta a imaginé l'électroscope condensateur. Cet appareil est un électroscope à lames d'or (*fig.* 416) dont le bouton porte un plateau métallique circulaire P recouvert sur sa face supérieure d'une légère couche de gomme-laque. Sur ce plateau qui forme le collecteur d'un condensateur, on en dispose un second identique P muni d'un manche en verre et verni pareillement à la gomme-laque à sa face inférieure. En faisant communiquer le plateau inférieur avec une source d'électricité, et le plateau supérieur avec le sol, ou inversement, on accumule sur le plateau inférieur une assez grande quantité d'électricité. Alors on enlève la source et le plateau supérieur; l'électricité qui se trouve sur le plateau inférieur se répand sur les feuilles et les fait diverger.

EFFETS DE L'ÉTINCELLE ÉLECTRIQUE.

485. **Étincelle électrique.** — Quand on approche d'une machine électrique un conducteur mis en communication avec le sol, il se produit une étincelle entre les deux corps avant que le contact ait lieu; c'est que l'électricité de la machine a décomposé par influence le fluide neutre du conducteur, en attirant le fluide négatif et repoussant le fluide positif. Si le corps que l'on approche est isolé, l'étincelle ne jaillit qu'à une faible distance, et le corps prend une électricité de même nom que celle de la source ; mais la source a perdu une quantité d'électricité précisément égale à celle qui se trouve sur le conducteur. L'étincelle est donc la réunion, à travers l'air, de deux électricités contraires en présence par suite d'un phénomène d'influence. Avec une source faible d'électricité, l'étincelle est courte et rectiligne ; avec une charge puissante, elle peut atteindre $0^m,30$ ou $0^m,40$ de longueur, et même davantage ; alors elle prend une forme en zigzag ou sinueuse, d'où s'échappent des ramifications. Ces grandes étincelles peuvent être obtenues avec une machine puissante de Ramsden, en présentant au conducteur un plateau métallique qui est en communication avec le sol par une chaîne conductrice.

On peut multiplier les étincelles que donne une machine, en établissant des solutions de continuité dans le conducteur par lequel s'écoule l'électricité. Les tubes et les carreaux étincelants sont formés par de petites bandes de feuilles d'étain collées sur le verre et qui présentent des intervalles très-petits, et forment des dessins variés.

486. **Aigrette électrique.** — Lorsqu'on place une pointe sur le conducteur d'une machine, toute l'électricité disparait à mesure qu'elle se produit, et la machine ne peut pas se charger. Si on examine la pointe dans l'obscurité, elle est lumineuse et offre une aigrette due à

de petits filets étincelants qui s'étalent en éventail, si l'électricité qui s'écoule est positive ; elle se réduit, au contraire, à un point lumineux, lorsque l'électricité est négative.

487. **Étincelle dans les gaz raréfiés.** — L'aspect de l'étincelle se change complétement lorsqu'elle a lieu dans un gaz raréfié. Au lieu d'un trait de feu, on observe une lueur rougeâtre, pâle, formée par des gerbes, du côté où s'écoule le fluide positif, et une lueur violacée plus vive, mais très-peu étalée, du côté du fluide négatif. On fait ordinairement ces expériences avec un tube, qui sert pour la chute des corps dans le vide, ou bien avec un vase elliptique, appelé *œuf électrique*, dans lequel on peut enlever l'air, et qui est traversé par deux tiges terminées par des boules.

488. **Couleur de la lumière électrique.** — La couleur de l'étincelle varie avec la nature et la tension du gaz dans lequel elle se propage, et aussi avec la nature des conducteurs. L'influence des conducteurs se démontre par les phénomènes qui se passent, quand l'étincelle d'une forte batterie jaillit entre deux boules métalliques, d'argent et de cuivre, par exemple : l'électricité entraîne avec elle de l'argent sur le cuivre, et réciproquement du cuivre sur l'argent. On en a une autre preuve dans l'analyse spectrale de la lumière électrique, on y reconnaît la présence de raies brillantes caractéristiques des divers métaux en vapeurs. On doit donc considérer l'incandescence des particules métalliques entraînées au moment de la décharge, comme étant la cause de la lumière de l'étincelle.

Dans les tubes à gaz raréfiés, il n'y a pas trace de vapeurs métalliques; dans ce cas, la lumière est nécessairement due à l'échauffement du gaz qui devient lumineux. Dans l'air, la couleur de la lumière est violette ; elle est blanche dans l'oxygène, bleue dans l'acide carbonique, et rouge dans l'hydrogène.

La décharge de l'électricité à travers les corps détermine des effets de nature diverse que nous diviserons en effets physiologiques, physiques et chimiques.

489. **Effets physiologiques.** — Le corps humain conduit assez facilement l'électricité, principalement par les liquides qui imprègnent ses tissus, et peut donc remplir, par rapport à ce fluide, le rôle d'un conducteur. Ainsi, lorsqu'un observateur se trouve dans le voisinage d'une machine électrique, il subit la décomposition par influence, et s'il approche le doigt, ou toute autre partie du corps, du conducteur chargé, il se produit une étincelle accompagnée d'une sensation, sensation qui dépend de la distance à laquelle a lieu l'explosion.

Si une personne, placée sur un tabouret isolé, communique avec le conducteur de la machine; elle devient elle-même électrisée, en sorte qu'on peut tirer des étincelles de toutes les parties du corps ; ses cheveux se hérissent, deviennent lumineux dans l'obscurité, et elle éprouve la même sensation que si son visage se couvrait d'une toile d'araignée.

La décharge à travers le corps humain est accompagnée d'une sensation plus ou moins douloureuse, suivant les quantités d'électricité mises en jeu. Tantôt, c'est un simple picotement, avec contraction légère des muscles ; tantôt, c'est un mouvement qui se fait sentir dans les diverses articulations, et qui peut occasionner des lésions graves, comme cela arrive quand on opère la décharge d'une bouteille de Leyde, en touchant les deux armatures avec la main. C'est ce que l'on nomme la commotion électrique.

Avec une puissante batterie, on parvient à tuer des animaux de grande taille. En parlant de la foudre, nous étudierons les effets de la commotion électrique sur l'homme.

490. **Effets physiques.** — Ils se distinguent en effets calorifiques et mécaniques. Parmi les premiers, nous citerons l'inflammation d'un mélange d'oxygène et d'hydrogène, de l'alcool, de l'éther, par l'étincelle ordinaire ou celle d'une bouteille de Leyde. Si, sur le trajet d'une batterie, on interpose des fils métalliques, ceux-ci sont rendus incandescents; ils sont fondus et volatilisés s'ils sont suffisamment fins. L'or, l'argent, réduits en feuilles minces, sont également brûlés, et laissent sur les corps avec lesquels ils sont en contact une trace d'un brun violacé, qui n'est autre chose qu'un dépôt métallique très-divisé.

On se sert de cette propriété pour faire des empreintes électriques. Ce qui caractérise surtout les décharges électriques, ce sont leurs effets mécaniques. Lorsque l'électricité d'une source s'échappe par une pointe, elle produit un mouvement dans l'air, suffisant pour éteindre une bougie. Cela tient à ce que les molécules d'air étant toutes électrisées de la même manière, se repoussent. Si l'air est repoussé dans le sens où s'écoule l'électricité, la pointe doit l'être en sens contraire. C'est ce que l'on vérifie avec un petit appareil, dont la disposition est analogue à celle du tourniquet hydraulique.

Lorsque la décharge d'une batterie traverse un corps mauvais conducteur, un morceau de bois sec, une pierre, ce corps peut être brisé ou pulvérisé. Une lame de verre, une carte placée entre deux pointes métalliques, sont percées par la décharge d'une bouteille de Leyde.

491. **Effets chimiques.** — L'étincelle électrique peut déterminer un grand nombre de combinaisons. Comme exemple, nous citerons la combinaison de l'oxygène et de l'hydrogène dans l'eudiomètre, la transformation en acide carbonique d'un mélange d'oxygène et d'oxyde de carbone.

On sait depuis longtemps que le passage d'une série d'étincelles à travers un mélange d'azote et d'oxygène en présence d'une base, donne lieu à la formation de l'acide azotique. Cette expérience explique la présence de l'acide azotique dans les pluies d'orage.

Mais c'est surtout comme agent de décomposition qu'agit l'électricité. Franklin, Priestley et, plus tard, Wollaston, en faisant passer des étincelles dans l'eau entre les extrémités voisines de deux conducteurs, ont pu déterminer la décomposition de l'eau et recueillir le gaz. Wollaston parvint aussi à décomposer le sulfate de cuivre entre deux fils d'argent très-rapprochés, dont les extrémités communiquaient avec les conducteurs d'une machine de Nairne.

Une série d'étincelles à travers certains gaz composés produit leur décomposition. L'ammoniaque, l'acide chlorhydrique, sont séparés en leurs éléments. Le bioxyde d'azote se dédouble en azote et acide hypoazotique. Enfin, au nombre des actions chimiques produites par l'étincelle, nous mentionnerons la transformation de l'oxygène en ozone, dont la découverte est due à Schœnbein.

CHAPITRE III

ÉLECTRICITÉ DYNAMIQUE

Nous avons étudié les phénomènes produits par le fluide électrique en repos, sa tension, c'est-à-dire l'effort qu'il fait pour s'échapper de la surface où il se trouve, et qui peut être mesuré de diverses manières : par le pendule électrique, par les étincelles accompagnées d'explosion, le plan d'épreuve de Coulomb, et enfin, pour des décharges très-faibles, par les électroscopes. Mais il existe une autre série de phénomènes, qui se manifestent lorsque le fluide est en mouvement d'une manière continue, et qu'il convient d'étudier à part. L'ensemble de ces actions constitue l'*électricité dynamique*. L'expérience démontre que les phénomènes dynamiques, comme les phénomènes statiques, doivent être attribués à un même fluide, pouvant exister sous les deux états de repos et de mouvement ; l'identité d'action met hors de doute l'identité d'une même cause, comme nous le verrons par la suite.

492. **Faits fondamentaux de l'électricité voltaïque.** — Les actions chimiques développent une électricité de très-faible tension, dont on ne peut reconnaître la présence qu'à l'aide d'appareils très-sensibles. Si, dans de l'eau acidulée par l'acide sulfurique, on plonge deux lames, l'une de zinc Z (*fig.* 417), et l'autre de cuivre C, le zinc est attaqué et s'électrise négativement ; l'acide et le cuivre s'électrisent positivement. Mais les quantités d'électricité ainsi développées sont très-faibles. Si l'on met l'acide en communication avec le sol par un fil métallique, il s'accumulera sur le zinc une quantité à peu près double de fluide négatif. Pour constater sa présence, on se sert de l'électroscope condensateur (*fig.* 418) : on fait communiquer le plateau inférieur avec le zinc, l'acide et le plateau supérieur avec le sol. Puis, si on vient à soulever

ce dernier, les lames d'or divergent et accusent sur ces lames et, par suite, sur le zinc la présence du fluide négatif. On peut constater de la même manière que le cuivre est électrisé positivement. En général, le corps attaqué se charge toujours de fluide négatif; l'acide ou le métal non attaqué prend le fluide positif.

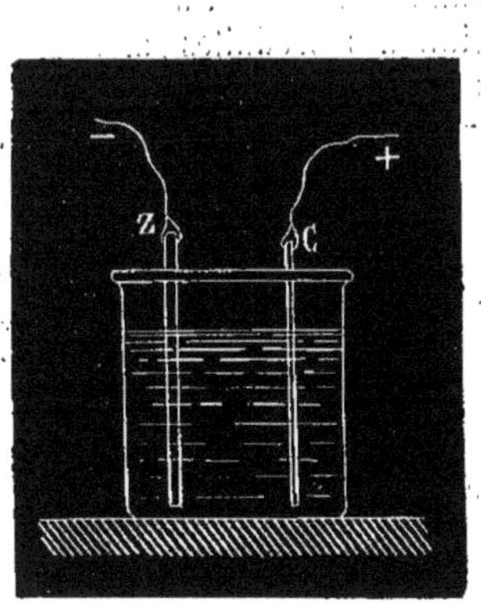

Fig. 417.

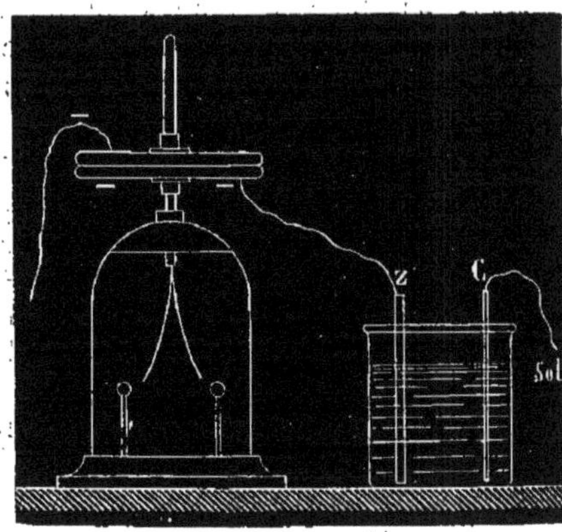

Fig. 418.

On appelle *élément de pile* ou *élément voltaïque* le système formé d'une lame de cuivre et d'une lame de zinc plongées dans l'eau acidulée.

Au premier abord, cette nouvelle source d'électricité paraît peu importante; mais elle est très-active, et reproduit immédiatement l'électricité enlevée. Il est donc possible qu'elle puisse, dans un temps donné, produire de très-grandes quantités d'électricité.

495. **Expériences de Galvani.** — La découverte de la production de l'électricité dans les actions chimiques remonte aux expériences de Galvani. Ce savant expérimentateur étudiait l'action de l'électricité des nuages sur les grenouilles. A cet effet, il avait attaché, par un crochet de cuivre, des grenouilles à un balcon de fer. Chaque fois que le vent poussait ces grenouilles contre le balcon, elles éprouvaient des contractions. Galvani expliqua ces mouvements par l'existence de deux électricités résidant, l'une dans les nerfs, et l'autre dans les muscles; leur combinaison à travers le fil métallique déterminait des contractions analogues à celles qu'on éprouve par la décharge d'une bouteille de Leyde.

Pour répéter facilement l'expérience de Galvani, on coupe une grenouille transversalement au-dessous des membres supérieurs. On enlève rapidement la peau des cuisses et des jambes, et on met ainsi à nu les nerfs lombaires et les muscles des membres inférieurs. Si, maintenant (*fig.* 419), on fait communiquer les nerfs avec les muscles par un arc conducteur formé de deux métaux, cuivre et zinc, par exemple, ou d'un seul, on peut faire naître dans ces muscles des contractions très-vives au moment où le contact a lieu, et au moment où il cesse. Cette expérience célèbre est le fondement de l'électricité animale que nous développerons plus loin.

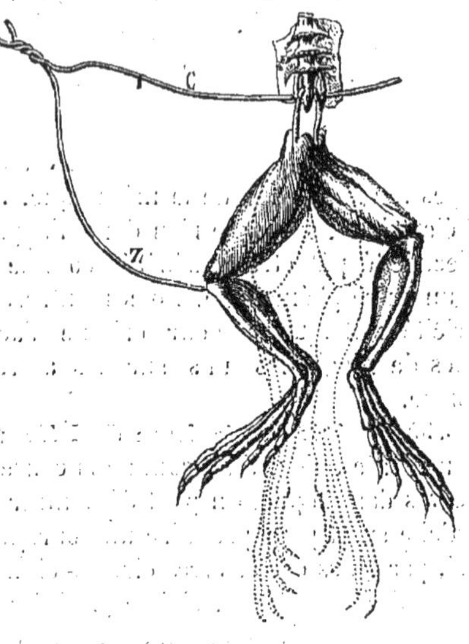

Fig. 419.

494. Expériences de Volta. — Volta, frappé de la nécessité d'employer un arc formé de deux métaux, pour que les contractions galvaniques fussent plus prononcées, fut conduit à une toute autre explication, devenue l'origine d'une théorie connue sous le nom de *théorie du contact*. Volta pensa que, dans l'expérience de Galvani, l'électricité développée était de l'électricité ordinaire, qui se formait au contact du cuivre et du zinc, le cuivre prenant le fluide négatif, et le zinc le fluide positif.

Il admit que le contact de deux métaux ou, plus généralement, de deux corps hétérogènes, développait, aux points communs, une force capable de séparer l'une de l'autre les deux électricités, et il chercha à établir ce fait fondamental par des expériences nombreuses et variées, parmi lesquelles nous reproduirons la suivante.

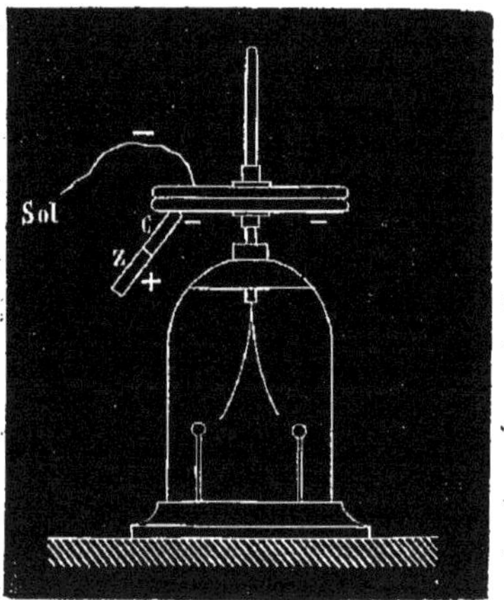

Fig. 420.

On soude ensemble une lame de zinc Z (*fig.* 420) et une lame de cuivre C. Prenant à la main l'extrémité zinc, on touche le plateau inférieur de l'électroscope condensateur avec l'extrémité cuivre, tandis que le plateau supérieur communique avec le sol. Après ce contact, on rompt les communications, et on soulève le plateau supérieur. On voit alors apparaître une divergence des feuilles d'or, due au fluide négatif du cuivre, le zinc ayant pris l'électricité positive. Cette expérience, comme toutes celles du même genre qui ont été exécutées pour soutenir la théorie du contact, manque de rigueur. On peut faire à toutes la même objection, savoir, que la production de l'électricité est due à l'action chimique de l'atmosphère ou de la main de l'expérimentateur sur les métaux avec lesquels on opère.

D'ailleurs, la théorie du contact est en contradiction avec les principes fondamentaux de la mécanique. Il y aurait, en effet, production d'électricité, sans que rien dans l'appareil fût modifié, sans que cette électricité pût être considérée comme provenant de la transformation d'un autre phénomène. Nous montrerons un peu plus loin que l'électricité voltaïque a pour origine l'action chimique de corps capables de réagir les uns sur les autres, et faisait partie d'un circuit formé.

495. **Origine chimique de l'électricité.** — L'action chimique est considérée aujourd'hui comme la cause essentielle des phénomènes observés dans la pile. On peut démontrer par des expériences nombreuses qu'elle suffit pour produire un courant. Faraday, de la Rive et Becquerel, par leurs découvertes électro-chimiques, ont établi que, dans l'élément de Volta, l'électricité se produit réellement aux points où ont lieu des contacts suivis d'action chimique, et que, cette action cessant, l'électricité cesse aussi.

Quelques expériences suffiront pour établir ce point fondamental de la théorie chimique de la pile.

1° Si, dans un vase contenant de l'eau acidulée, on plonge une lame de platine et une lame de zinc pur, il n'y a pas d'action chimique sensible tant que le circuit n'est pas fermé, et par suite pas d'électricité sur la lame de zinc ; mais, dès qu'on fait communiquer métalliquement le zinc et le platine, aussitôt l'action chimique commence et un courant apparaît.

2° Soudons deux fils d'or aux extrémités d'un conducteur, et faisons-les plonger dans l'acide azotique, qui est sans action sur l'or ; aucun courant ne se produit. Mais, si on verse dans l'un des vases de l'acide chlorhydrique, l'or étant attaqué par l'eau régale, l'action chimique commence et un courant se manifeste.

3° Si, aux lames d'or, on substitue d'autres métaux inégalement attaquables par le liquide en contact, on peut constater l'existence d'un courant, et toujours le métal attaqué ou le plus attaqué prend l'électricité négative ; le liquide actif et l'autre métal prennent l'électricité positive : ce que nous avions déjà signalé.

496. **Force électro-motrice. — Pile de Volta.** — Ainsi que nous venons de le dire, Volta se trompait en assignant le contact de deux corps hétérogènes comme la cause nécessaire de la séparation des fluides électriques ; mais, si nous reportons à l'action chimique

cette cause, nous pourrons reproduire les idées qui le conduisirent à la construction de la pile qui porte son nom.

L'action chimique qui s'exerce entre deux corps a pour effet de séparer une partie des fluides électriques ; on est dans l'habitude de rapporter cette séparation à une force, la *force électro-motrice*, qui prendrait naissance par suite de l'action chimique et qui aurait pour effet de produire la séparation des fluides ; quoique l'existence de cette force ne soit ni prouvée, ni nécessaire, nous la conserverons cependant. Elle agit instantanément d'une part, et d'autre part elle détermine entre les fluides une différence de tension qui est constante pour les mêmes corps, *quelle que soit la valeur absolue de cette tension*. Pour bien comprendre ce caractère, il faut attribuer aux tensions, non-seulement une valeur numérique, mais encore affecter cette valeur d'un signe différent, suivant la nature du fluide considéré : ainsi, si nous donnons le signe + à l'électricité positive, et par suite le signe — à l'électricité négative, et si la force électro-motrice qui s'exerce dans un élément de Volta peut produire une différence de tension mesurée par 6, nous pourrons avoir les cas suivants, par exemple :

+ 3 sur le cuivre et — 3 sur le zinc, si l'élément est isolé ;

+ 6 sur le cuivre et 0 sur le zinc, si celui-ci communique avec le sol ;

0 sur le cuivre et — 6 sur le zinc, si le cuivre communique avec le sol ;

+ 14 sur le cuivre et + 8 sur le zinc, si l'élément a préalablement été chargé d'une certaine quantité d'électricité positive ;

— 10 sur le cuivre et — 16 sur le zinc, si l'élément était chargé de fluide négatif, parce que, dans tous ces cas, la différence des tensions est la valeur supposée 6.

Volta put, en superposant des éléments dans un ordre constant, obtenir des effets plus considérables que ceux fournis par un seul élément : on peut se rendre compte de cet effet en s'appuyant sur le caractère spécifique de la force électro-motrice.

Supposons que 6 soit la valeur de la force électro-motrice d'un élément, et accouplons 3 éléments dans le même ordre, chaque zinc communiquant avec le cuivre de l'élément suivant, et le dernier zinc avec le sol. Dans cet élément, le zinc aura une tension nulle, et, par suite de la force électro-motrice, le cuivre aura une tension + 6 ; dans le second élément, le zinc qui est en communication avec le cuivre précédent aura aussi une tension positive + 6, et le cuivre aura, eu égard à la force électro-motrice, une tension + 12, que possédera également, par contact, le zinc de l'élément extrême ; le cuivre de celui-ci aura une tension supérieure de 6, soit une tension + 18. Ainsi, l'accouplement des éléments aura eu pour effet d'augmenter la différence de tension proportionnellement au nombre des éléments employés.

Considérons, d'autre part, une autre pile de trois éléments montés dans le même ordre, mais dont le cuivre extrême est en contact avec le sol; un raisonnement analogue au précédent nous montrerait que le zinc situé à l'extrémité opposée possédera une tension —18. Nous pourrons représenter les deux piles par le schema suivant :

Cu-Zn | Cu-Zn | Cu-Zn					Cu-Zn | Cu-Zn | Cu-Zn			
+18	+12	+6	0		0	—6	—12	—18

Si maintenant nous venons à réunir le cuivre et le zinc qui d'abord communiquaient avec le sol, nous n'aurons rien changé aux tensions de chacune des moitiés, et nous aurons une pile isolée dont les extrémités sont à des tensions +18 et —18, dont la différence est 36.

On peut donc, en réunissant dans le même ordre des éléments de Volta, former une *pile*, appareil dans lequel la différence des tensions est proportionnelle au nombre des éléments.

Un raisonnement analogue permettrait de prévoir ce qui arrive lorsque l'on met une pile en contact, soit avec le sol, soit avec une source d'électricité. On pourrait également se rendre compte de l'effet qui se produirait si l'on changeait le sens d'un ou plusieurs éléments, etc.

497. **Courant électrique.** — La tension de l'électricité aux extrémités d'une pile est toujours faible et est loin de produire les effets que nous a donnés l'électricité de frottement; mais, si l'on vient à décharger la pile en mettant ses pôles en communication par un fil métallique que l'on enlève aussitôt, on peut reconnaître, à l'aide de l'électromètre, que la différence de tension s'est produite immédiatement. Si donc on laisse la communication métallique à demeure entre les pôles de la pile, nous devons supposer que des flux d'électricité partent constamment de ces pôles et se recombinent; le mouvement de ces fluides constitue les *courants* : on voit qu'il y a en réalité deux courants de fluide contraire, partant des pôles opposés et marchant en sens inverse à la rencontre l'un de l'autre. Mais, pour la simplicité des énoncés et des explications, on en considère un seulement, celui qui dans le fil interpolaire marche du pôle positif au pôle négatif. Il résulte de là que, pour que le circuit soit complet, il faut que, *dans la pile*, on considère inversement le courant comme allant du pôle — au pôle + (*fig.* 421).

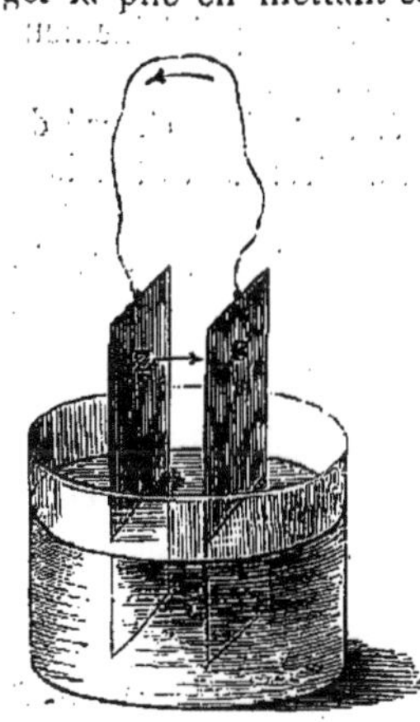

Fig. 421.

C'est à ce mouvement continu, à cette reproduction incessante des électricités, c'est au courant que les piles doivent leur intérêt et non pas à la tension qui, nous l'avons dit, est faible. On conçoit que, malgré la faible *tension*, il puisse passer dans le fil interpolaire de grandes *quantités* d'électricité dont l'action peut être considérable.

498. **Pile à colonne. Modifications et formes diverses.** — Volta composa une pile dont il était facile d'augmenter le nombre des éléments et qui, de sa forme a reçu le nom de *pile à colonne.* Les lames de zinc et de cuivre sont des rondelles de même diamètre qui, souvent, sont soudées ensemble par une de leurs faces et que l'on superpose dans le même ordre en les séparant par des rondelles de drap préalablement trempées dans de l'eau légèrement acidulée.

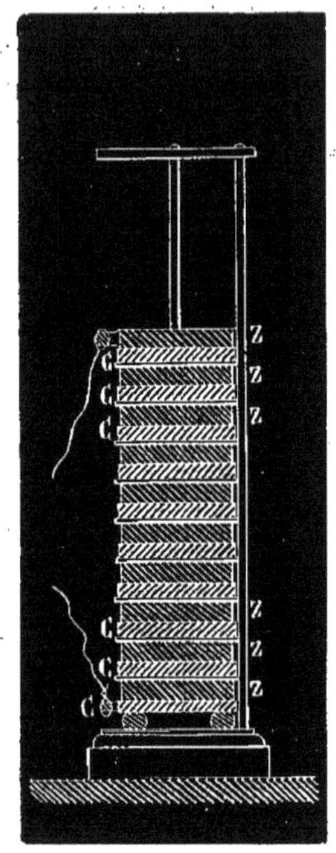

Fig. 422.

Dans la théorie du contact l'élément se composait : d'un cuivre, d'un zinc et de la rondelle.

Celle-ci servant seulement de conducteur : aussi dans la pile construite ainsi (*fig.* 422) le cuivre inférieur est le pôle — et le zinc supérieur le pôle +. Dans la théorie de l'action chimique l'élément est considéré comme suit :

Zinc, rondelle, cuivre,

le cuivre étant conducteur seulement. Par suite, le cuivre inférieur et le zinc supérieur sont inutiles et les pôles sont, en réalité, le zinc du dernier élément inférieur qui est négatif et pour le pôle positif le cuivre de l'élément supérieur.

La forme de la pile de Volta présente des inconvénients : les plaques de cuivre et de zinc ne peuvent pas avoir une très-grande surface ; le liquide, en s'échappant des rondelles par l'effet de la compression des disques métalliques, diminue la conductibilité intérieure et établit une communication extérieure entre les divers éléments, deux circonstances qui diminuent les effets de la pile.

Pile à tasses. — On a d'abord imaginé une forme nouvelle à laquelle on a donné le nom de pile à tasses. Elle se compose de vases de verre (*fig.* 423) contenant de l'eau acidulée au vingtième. Dans chacun de ces vases plongent une lame de cuivre C et une lame de zinc Z. On joint le cuivre du premier vase au zinc du second ; le cuivre du second, au zinc du troisième... Dans ce système, chaque vase, avec sa dissolution et ses lames de cuivre et de zinc, forme un *élément* de pile.

Pile à auge. — Plus tard, on a employé la pile à auge. Elle consiste en une caisse en bois (*fig.* 424) partagée en compartiments par des plaques composées de deux lames, zinc et cuivre, soudées ensemble. Pour mettre cet appareil en activité, on verse dans les compartiments de l'eau acidulée. Deux fils métalliques plongent dans les cloisons extrê-

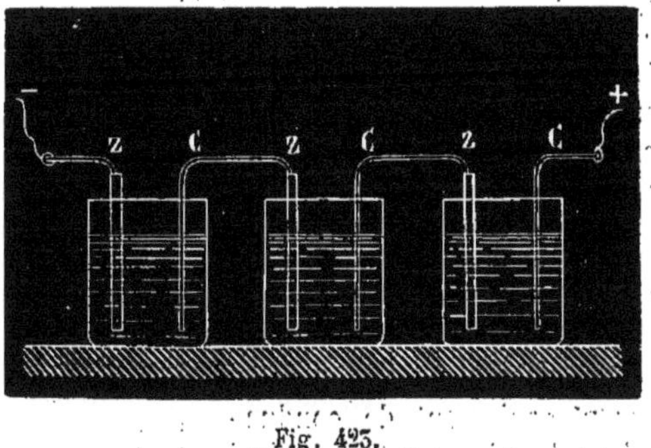

Fig. 423.

mes, et se chargent à leurs extrémités de fluides contraires que l'action chimique tend à y accumuler. Ce sont les extrémités de ces fils qu'on nomme les *rhéophores* de la pile.

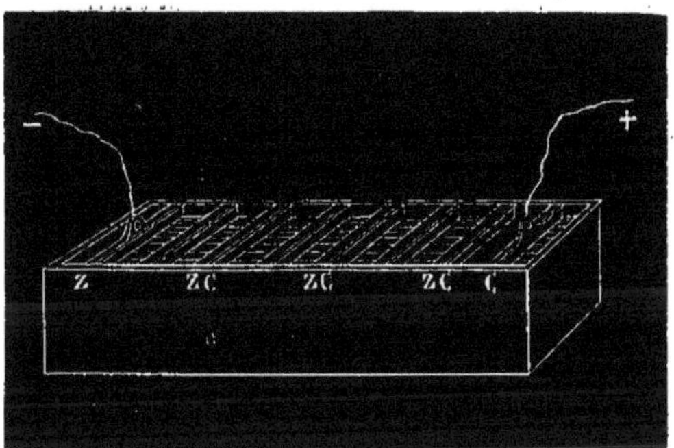

Fig. 424.

Pile de Wollaston. — Une forme de pile très-avantageuse est celle qui est connue sous le nom de pile de Wollaston. Tous les éléments sont montés sur une traverse en bois, et peuvent être à volonté plongés ou retirés des vases qui contiennent l'eau acidulée. Chaque élément est formé d'une lame de zinc Z (*fig.* 425) et d'une lame de cuivre recourbée C qui enveloppe entièrement la lame de zinc sans la toucher. Cette disposition double en quelque sorte la surface qui doit recevoir l'électricité développée par l'action chimique, et rend plus énergique l'action de l'appareil.

Pile de Muncke et de Hure. — Faraday et Muncke ont employé une disposition analogue à celle de Wollaston. Les éléments sont formés de lames de cuivre et de zinc soudées, disposés en U et emboîtés les

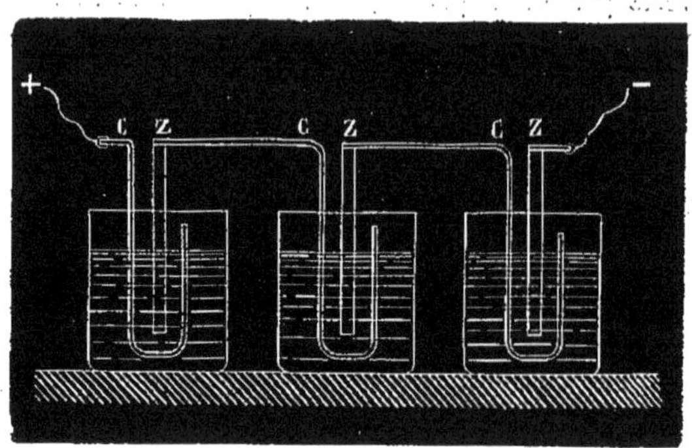

Fig. 425.

uns dans les autres. Tous les éléments plongent dans la même auge. Pour avoir encore de plus grandes surfaces, Hure a imaginé la pile à hélice. Elle est composée de lames de cuivre et de zinc enroulées, mais séparées par des lanières qui les empêchent de se toucher. On forme ainsi un élément que l'on plonge dans un seau en bois contenant de l'eau acidulée. Cette pile est très-énergique au début.

Pile à chaîne. — Dans les applications de l'électricité à la médecine, on emploie encore la forme adoptée par M. Pulvermacher. Chaque élément est formé de deux fils de zinc et de laiton enroulés en hélice autour d'un petit cylindre de bois, parallèlement et à une distance de 1 millimètre, afin qu'ils ne se touchent pas. Si on plonge ce système dans du vinaigre, on a un élément de pile. En réunissant une cinquantaine d'éléments, on forme une chaîne voltaïque qui donne des effets de tension assez notables.

499. **Effets chimiques des courants.** — Le passage d'un courant à travers un liquide donne lieu à des décompositions dont l'étude complète appartient à la chimie.

On donne le nom d'*électrodes* aux parties immergées des rhéophores de la pile. Le corps soumis à la décomposition prend le nom d'*électrolyte ;* sa séparation en deux éléments différents s'appelle *électrolyse.*

Les effets chimiques du courant dépendent de la nature des électrodes et de celle de l'électrolyte.

500. **Décomposition de l'eau.** — Considérons d'abord le cas le plus simple, celui où l'électrode est inactive, c'est-à-dire inattaquable par le liquide, et prenons pour l'électrolyte de l'eau rendue acide par 1/100 d'acide sulfurique. Dès que le courant passe, il se dégage des

bulles de gaz à chacune des électrodes. Si on veut les recueillir, il faut donner à l'appareil la disposition suivante, connue sous le nom de voltamètre : dans un vase en verre V (*fig.* 426) dont le fond est traversé par deux fils de platine, on verse de l'eau légèrement acidulée ; les deux fils sont recouverts par deux petites cloches pleines du même liquide que celui du vase ; l'un des fils est mis en communication avec le pôle

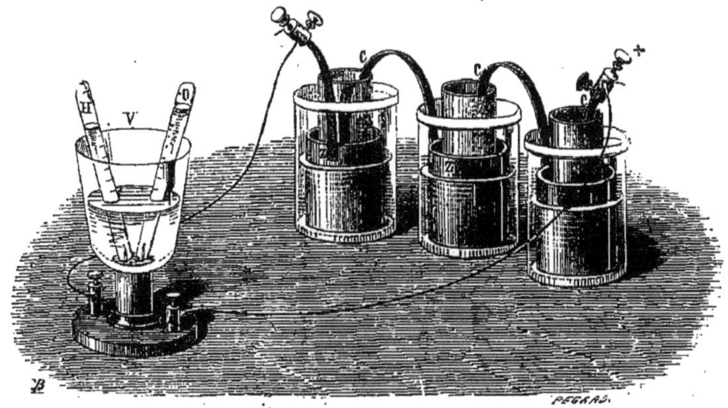

Fig. 426.

positif d'une pile, et l'autre avec le pôle négatif. Dès que le courant est établi, il se dégage des bulles d'hydrogène à l'électrode négative, et des bulles d'oxygène à l'électrode positive ; en d'autres termes, l'hydrogène suit le courant et vient se déposer sur la lame par laquelle le courant sort du liquide.

Il est à remarquer que, dans cette décomposition, les éléments sépa-

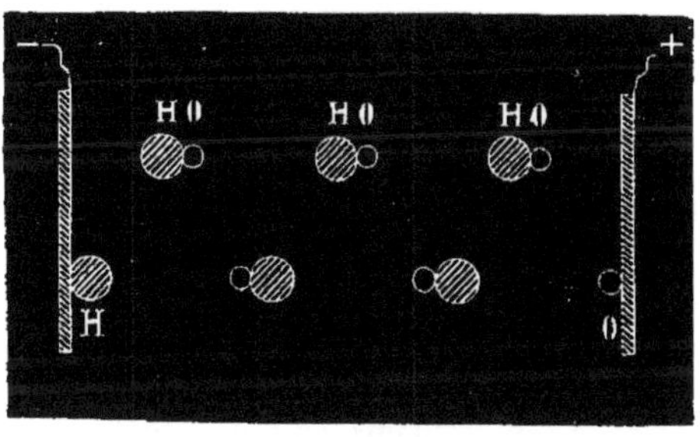

Fig. 427.

rés de l'électrolyte n'apparaissent que sur les électrodes. Grothus et Faraday ont donné de ce fait l'explication suivante :

Concevons entre les deux électrodes (*fig.* 427) une file de molécules d'eau composées chacune d'une molécule d'oxygène O et d'une molécule d'hydrogène H. Le passage du courant détermine la séparation des éléments de l'eau et entraîne les molécules d'oxygène vers le pôle positif, et celles d'hydrogène vers le pôle négatif. En obéissant à cette action, la molécule extrême d'oxygène et la molécule extrême d'hydrogène sont mises en liberté sur l'électrode correspondante, tandis que, dans les points intermédiaires, il y a combinaison entre les molécules d'oxygène et d'hydrogène qui vont à la rencontre les unes des autres.

501. **Actions secondaires dans l'électrolyse de l'eau.** — Il peut arriver que l'une ou l'autre des électrodes soit attaquée par les éléments résultant de la décomposition de l'eau. Si, par exemple, on prend une lame de platine pour électrode négative, et une lame d'argent pour électrode positive, le corps électrolytique étant toujours de l'eau, l'oxygène se porte sur l'argent et s'unit à lui pour former de l'oxyde d'argent; l'hydrogène seul se dégage. Si l'on change le sens du courant, l'argent devient l'électrode négative, et les gaz apparaissent de nouveau. Si l'électrode négative est un métal oxydé réductible par l'hydrogène, le métal est mis à nu; il se forme une quantité d'eau équivalente à celle qui a été décomposée, et il n'y a plus dégagement d'hydrogène. Enfin, dans la décomposition de l'eau, il y a toujours formation, au pôle positif, d'une petite quantité d'eau oxygénée. Celle-ci, dans le voisinage du pôle négatif, peut être décomposée par l'hydrogène qui se dégage : c'est ce qui fait que les gaz mesurés sont en général moindres que ceux indiqués par la théorie.

502. **Décomposition des composés binaires.** — En faisant passer un courant à travers un fragment de potasse humide, Davy fit apparaître autour du pôle négatif des globules métalliques qui brûlaient avec éclat et se transformaient en potasse : il en conclut que la potasse était un composé d'oxygène et d'un métal inconnu qui s'oxydait à l'air.

Seebeck mit ce fait en évidence de la manière suivante : il plaça un fragment de potasse sur une lame de platine communiquant avec le fil positif d'une pile. Dans ce fragment, était creusée une petite cavité pleine de mercure et dans laquelle plongeait le fil négatif. Le mercure se transforma en un amalgame pâteux de potassium. Par distillation, il obtint le potassium métallique. On peut décomposer la soude de la même manière ; en général, toutes les combinaisons binaires conductrices, soumises à l'action d'un courant convenable se comportent de la même manière, c'est-à-dire que les éléments séparés se portent à chacun des pôles de la pile. De plus, si le composé binaire renferme un élément métallique, le métal se rend toujours au pôle négatif.

Les oxydes anhydres se sont pas décomposés à cause du défaut de conductibilité.

La chlorures deviennent en général plus conducteurs par la fusion et peuvent être décomposés par le courant ; le métal se porte au pôle négatif, et le chlore au pôle positif. Il en est de même des bromures et des iodures fondus. C'est ainsi qu'on peut préparer le magnésium, l'aluminium.

503. **Décomposition des sels.** — Le courant de la pile décompose les sels oxygénés, sulfates, azotates, phosphates... On trouve, par l'expérience, que le métal se dépose au pôle négatif, tandis que l'oxygène de la base et l'acide se rendent au pôle positif.

Ainsi, s'agit-il du sulfate de cuivre, par exemple : le métal se rend au

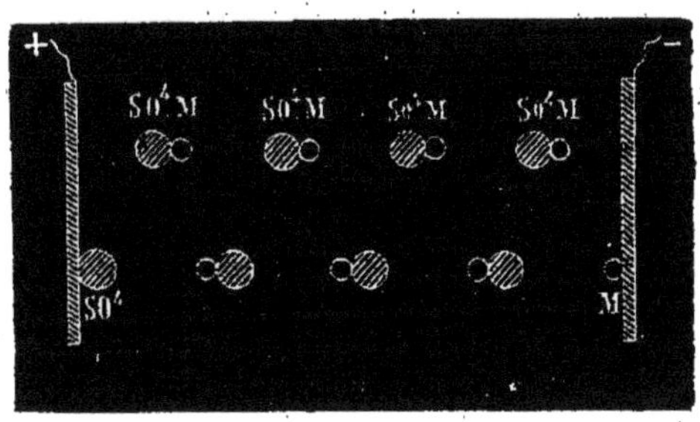

Fig. 428.

fil négatif, et le groupe SO^4, formé par l'acide anhydre et l'oxygène de la base, se rend au fil positif, où il se sépare en acide sulfurique et en oxygène.

Ce fait est général, et peut être appliqué aux hydrates alcalins et aux acides monohydratés. Ainsi, dans l'électrolyse de l'eau acidulée, on constate, par expérience, un transport d'acide sulfurique vers le pôle positif. On peut donc dire qu'il y a eu décomposition du corps SHO^4 en deux parties SO^4 d'une part, et H de l'autre.

Le phénomène de la décomposition des sels peut aussi s'expliquer par une série de décompositions et de recompositions successives, comme le montre la figure 428. Le métal doit apparaître uniquement sur la lame négative, l'acide et l'oxygène sur la lame positive.

504. **Actions secondaires dans l'électrolyse des sels.** — La décomposition des sels alcalins semble, au premier abord, échapper à la loi de l'électrolyse des sels. En effet, au pôle positif, on trouve encore de l'oxygène et de l'acide sulfurique; mais, au pôle négatif, on trouve la base et de l'hydrogène. On peut constater la présence de l'acide libre et de l'alcali, en opérant la décomposition de sel dans un tube en U, et en colorant la dissolution avec un peu de sirop de violettes. La liqueur devient rouge du côté du fil positif, verte du côté du fil négatif. La présence de la base est due à l'action secondaire du métal sur l'eau. S'agit-il, par exemple, du sulfate de soude, le sodium décompose l'eau, forme de la soude, et l'hydrogène est mis en liberté. On le démontre directement, en empêchant le sodium de décomposer

l'eau; et, pour cela, on prend, ainsi que l'a indiqué Pouillet, un tube recourbé contenant du mercure pour électrode négative. On obtient alors, au pôle négatif, un amalgame de sodium. La nature des électrodes peut donner lieu aussi à des combinaisons. Ainsi, si l'électrode positive est un métal facilement oxydable, le métal oxydé peut se combiner avec l'acide, et former un nouveau sel.

Si le métal est le même que celui du sel en décomposition, le corps électrolytique peut se régénérer indéfiniment. C'est ainsi que, dans l'électrolyse du sulfate de cuivre, le sel sera reproduit si on prend une lame de cuivre pour électrode positive, et la liqueur conservera toujours le même degré de concentration. Toute l'action se bornera à un transport de cuivre, de l'électrode positive à l'électrode négative. Sur ce fait intéressant, sont fondées la dorure, l'argenture et la galvanoplastie.

505. **Polarisation des électrodes.** — Les électrodes qui ont servi à produire des décompositions chimiques, acquièrent la propriété de développer un courant inverse du courant primitif. Ce phénomène singulier a reçu le nom de *polarisation des électrodes*. Il est le résultat de la recombinaison, à travers le liquide, des corps provenant de la décomposition, et qui se sont déposés à la surface des électrodes. Le courant de polarisation dure tant que les produits de la décomposition n'ont pas disparu; il est d'autant plus énergique que le courant primitif a été plus intense.

Ainsi, dans l'électrolyse de l'eau, les gaz, se condensent à la surface des lames de platine, comme on peut le reconnaître avec le microscope: lors donc qu'on supprime l'action de la pile, et qu'on réunit les électrodes par un fil, l'hydrogène de l'électrode négative se combine avec l'oxygène de l'électrode positive, d'où résulte un courant de sens contraire au premier. Le même effet se produit avec des lames de platine plongées, l'une dans l'oxygène, et l'autre dans l'hydrogène. C'est sur ce phénomène qu'est fondée la *pile à gaz*.

Enfin, dans l'électrolyse d'un sel, les éléments basiques (métal ou oxydes) condensés au pôle négatif, et les éléments acides au pôle négatif, donnent lieu encore à un courant inverse à travers la dissolution. Ces courants se produisent pendant l'électrolysation, non-seulement dans un voltamètre extérieur, mais encore dans chaque élément de pile, ce qui est une cause très-grande d'affaiblissement du courant.

506. **Causes d'irrégularité et d'affaiblissement des piles.** — Toutes les piles dont nous avons déjà donné la description ne sont que des modifications de la pile de Volta, et sont formées de couples, cuivre et zinc, avec une dissolution acide ou saline. Toutes présentent l'inconvénient grave, dans la pratique, de s'affaiblir très-rapidement quand le circuit est fermé. Leurs effets ne sont donc pas réguliers. Les causes de cet affaiblissement sont : 1° l'*hétérogénéité du zinc*. Le zinc ordinaire décompose l'eau acidulée, sans faire partie d'un circuit voltaïque;

et quand le circuit est fermé, l'hydrogène se dégage à la fois sur la lame de zinc et sur celle de cuivre. La présence de l'hydrogène sur le cuivre empêche le contact du métal avec le liquide, et la résistance au passage de l'électricité devient considérable. De là, affaiblissement sensible de la pile. En second lieu, avec le zinc impur, il se produit des courants locaux, qui proviennent des alliages du zinc avec le fer, le plomb, etc. De là aussi, nouvel affaiblissement du courant. Rien de semblable n'a lieu avec le zinc pur. Il reste inactif dans l'eau acidulée, et n'est attaqué qu'autant qu'il fait partie d'un circuit fermé. Enfin l'hydrogène ne se dégage alors que sur la lame de cuivre. Le zinc amalgamé possède les mêmes propriétés que le zinc purifié. On l'amalgame, en le décapant dans l'eau acidulée, et en y étendant du mercure avec un tampon. L'emploi du zinc amalgamé remédie donc, en partie, aux inconvénients déjà énoncés ; 2° *la saturation progressive de l'acide sulfurique* et la formation du sulfate de zinc. On peut remédier à cet inconvénient, en soutirant la dissolution plus dense de sulfate de zinc, et en ajoutant de l'acide ; 3° *la polarisation des éléments de la pile.* En effet, le courant intérieur agit sur le liquide actif comme sur un électrolyte ; il décompose l'eau acidulée et le sulfate de zinc ; d'où résulte un dépôt de zinc et d'hydrogène sur la lame de cuivre. Donc, en présence du zinc primitivement attaqué, se trouvent des corps, pouvant, à leur tour, être attaqués, et donnant naissance à un courant inverse de celui de la pile.

507. **Piles à deux liquides.** — Les piles à deux liquides sont destinées à éviter le dégagement de gaz et la polarisation des électrodes. Considérons un élément de pile formé par une lame de zinc amalgamé et une lame de platine. Séparons les deux lames par une cloison perméable, et mettons dans le compartiment qui contient le zinc de l'eau acidulée, et dans l'autre du sulfate de cuivre. Dans ces conditions, la couche si fâcheuse d'hydrogène va disparaître. Le sulfate de cuivre étant décomposé en SO^4 et cuivre, le groupe SO^4 s'unit à H à travers la cloison poreuse, et du cuivre se dépose sur le platine. Si, maintenant, on remplace le platine par le cuivre, on évitera la polarisation, puisque c'est sur du cuivre que se dépose le cuivre. Tel est le principe de la pile de Daniell.

Si on emploie l'acide azotique au lieu de sulfate de cuivre, l'hydrogène transforme l'acide azotique en acide hypoazotique, qui se dissout dans l'acide azotique en excès ; et comme le cuivre est attaqué par l'acide azotique, on le remplace par le platine ou le charbon.

508. **Pile de Daniell.** — L'élément de Daniell se compose d'un vase extérieur V (*fig.* 429), contenant de l'eau acidulée, dans lequel on place un cylindre de zinc Z. A l'intérieur de ce cylindre, se trouve un vase de terre poreuse P, qui renferme une dissolution concentrée de sulfate de cuivre, dans laquelle plonge un fil de cuivre. Pour maintenir saturée la dissolution de sulfate de cuivre, on dispose sur une galerie D des cristaux de sulfate de cuivre en contact avec la solution saline. Breguet a

reconnu qu'on obtenait les mêmes effets, en supprimant l'acide, et en le remplaçant par de l'eau ordinaire. Une pile de ce genre peut fonctionner pendant six mois sans être démontée avec des zincs de 2 millimètres d'épaisseur.

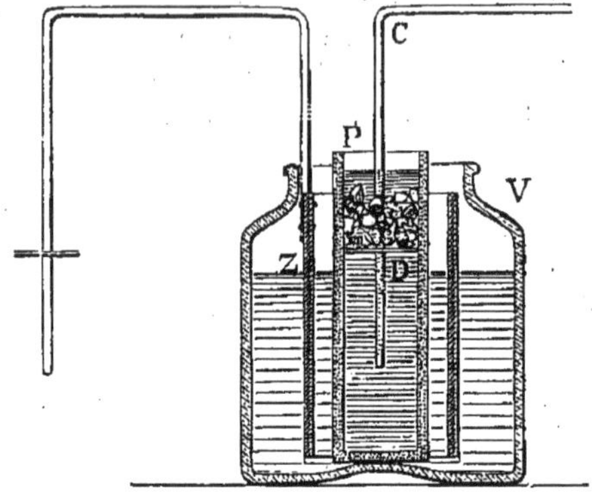

Fig. 429.

509. **Pile de Grove et de Bunsen.** — Grove a obtenu des résultats plus énergiques, en remplaçant, dans la pile de Daniell, le sulfate de cuivre par l'acide azotique, et le cuivre par une lame de platine. La pile de Bunsen n'est qu'une transformation heureuse de la pile de Grove, elle n'en diffère que par la substitution du platine par une plaque de charbon de cornue (*fig.* 430) : V vase de verre ou de poterie vernissée; Z cylindre de zinc amalgamé; P vase poreux, et C plaque de charbon des cornues à gaz.

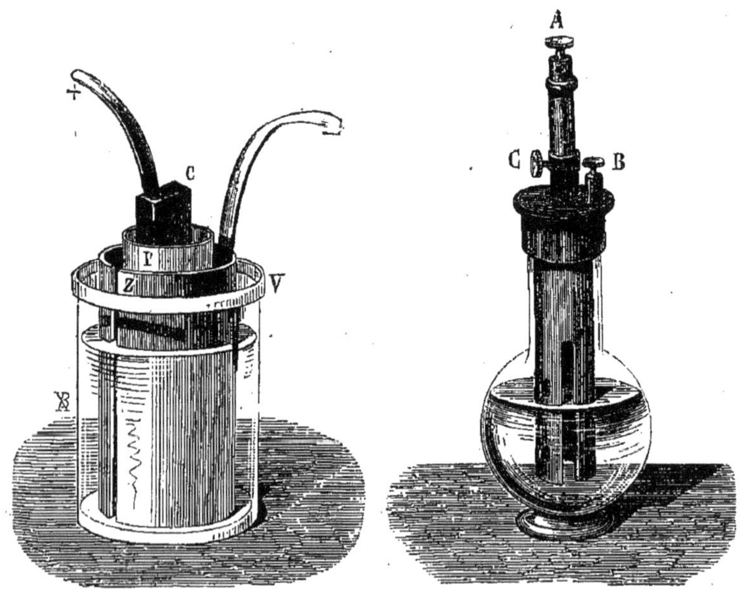

Fig. 430. Fig. 431.

Pour former une pile, on réunit le charbon d'un élément avec le zinc de l'élément suivant, et ainsi de suite. Le pôle positif est au dernier charbon, et le pôle négatif au dernier zinc.

510. **Pile de Marié-Davy.** — Dans la pile de Daniell, le sulfate de cuivre finit par se répandre dans tout l'appareil; et le cuivre, en se déposant sur le zinc, produit des actions locales. Pour remédier à cet inconvénient, M. Marié-Davy remplace le sulfate de cuivre par le sulfate de mercure, et le cuivre par un cylindre de charbon. Le mercure, en se précipitant, amalgame le zinc, ce qui est un avantage, et non un effet nuisible.

511. **Pile au bichromate de potasse.** — On se sert aujourd'hui très-fréquemment, pour les expériences, de la pile au bichromate de potasse. Elle consiste en un ballon (*fig.* 431) qui contient une dissolution saturée à froid de bichromate additionnée d'acide sulfurique. Dans l'intérieur, plonge une lame de zinc, entourée par deux plaques de charbon. Quand l'élément ne doit pas fonctionner, on soulève les zincs, afin de le mettre hors du liquide actif.

512. **Arc voltaïque.** — Le passage d'un courant électrique peut, dans des conditions convenables, donner lieu à un phénomène lumineux d'un très-grand éclat. Avec les machines électriques, on obtient de belles étincelles; les piles n'en donnent que de très-petites, à cause de leur faible tension. Avec une pile de 3,600 éléments, on ne fait jaillir la lumière qu'à 1/2 millimètre de distance. Mais, en faisant communiquer les deux pôles d'une pile avec deux cônes de charbon, on obtient un jet lumineux d'un éclat éblouissant. L'axe lumineux ne se produit que si on met les charbons en contact; le courant passe, rougit les charbons; et, si on écarte alors les deux pointes, le courant continue à circuler, et forme entre les deux cônes un arc lumineux très-éclatant, auquel on a donné le nom d'*arc voltaïque.*

Il y a un transport de charbon du pôle positif au pôle négatif. On peut voir les parcelles de ce corps, lorsqu'on considère l'arc à travers une lentille et un verre coloré. Ce transport de matière conductrice entre les deux pôles rend le milieu conducteur. Si la température ne s'élève pas assez pour rougir le charbon, et qu'on vienne à les écarter, on n'observe aucune lumière. Dans le vide, l'arc est plus long que dans l'air.

L'espace que le courant traverse d'un cône à l'autre lui oppose une grande résistance. Aussi, faut-il employer des piles en série ou en série de batteries, si le nombre des éléments est considérable.

L'arc voltaïque se produit entre deux métaux quelconques. Le métal est aussi entraîné du pôle positif au pôle négatif; il y a également un transport en sens contraire, mais moindre que le premier. Cela tient probablement à ce que la température est plus élevée au pôle positif. Du reste, la longueur de l'arc varie avec la nature du métal employé au pôle positif. L'arc voltaïque possède diverses propriétés. Sa chaleur est tellement intense qu'on peut y fondre tous les métaux. Despretz a montré que les corps les plus réfractaires peuvent s'y liquéfier et même se volatiliser. Le charbon se ramollit, et même se réduit en vapeur. L'arc voltaïque est sensible à l'action magnétique. On peut le courber à la manière du dard de chalumeau, quand on le soumet à l'action d'un électro-aimant, ainsi que l'a indiqué M. Quet.

La lumière électrique est très-puissante, mais sa propriété éclairante n'est pas en rapport avec son éclat, et produit un effet fâcheux sur l'organe de la vision. De plus, il est difficile d'employer cette lumière dans le vide, et dans l'air les charbons s'usent, la distance augmente, et l'arc disparaît. Pour obvier à cet inconvénient, on se sert de régulateurs, qui sont tous fondés sur les variations d'intensité du courant pour maintenir les pointes du charbon à une distance convenable. Les plus connus sont les régulateurs de Duboscq et de Foucault.

513. **Dorure et argenture électro-chimiques. — Galvanoplastie.** — Les actions chimiques des courants font comprendre facilement les moyens employés pour opérer un dépôt métallique sur l'électrode négative, soit que l'on veuille recouvrir une surface donnée d'une couche mince d'or ou d'argent, soit que l'on veuille reproduire un relief. M. de la Rive est le premier qui a eu l'idée de la dorure galvanique ; MM. Elkington et de Ruolz en ont donné les procédés pratiques. Pour dorer, on se sert d'un bain contenant un sel d'or. La solution qui donne les meilleurs résultats est formée d'un mélange de 100 grammes d'eau, 5 grammes de cyanure d'or, 10 grammes de cyano-ferrure jaune de potassium et 5 grammes de carbonate de soude. Le courant de décomposition doit être constant et assez lent ; et, quand on opère en grand, la liqueur doit être un peu chaude. Enfin, pour conserver au bain le même degré de concentration, on emploie une électrode soluble d'or.

Les objets que l'on veut dorer sont soumis préalablement à deux opérations, le dérochage et le décapage. Pour cela, on les chauffe ; puis on les plonge successivement dans l'acide sulfurique et l'acide azotique étendus, et on lave à l'eau distillée.

Pour l'argenture, on se sert d'un bain analogue, dans lequel le cyanure d'or est remplacé par le cyanure d'argent.

Galvanoplastie ou *électrotypie*. — On ne peut pas obtenir un relief parfait en faisant déposer directement un métal sur une médaille, parce que l'on ne peut pas avoir un dépôt qui ait partout la même épaisseur. On est donc forcé d'employer des moules qui sont en stéarine, en plâtre, en alliage fusible, ou en gutta-percha. On peut aussi obtenir des moules par la galvanoplastie, en faisant déposer du cuivre sur la médaille ou tout autre objet dont on veut obtenir l'empreinte, et on détache le cuivre déposé. La stéarine, le plâtre, la gutta-percha, n'étant pas conducteurs, on leur communique cette propriété en les recouvrant d'une couche très-fine de plombagine. On prend pour bain une dissolution de sulfate de cuivre, pour électrode positive ou soluble une lame de cuivre. Le moule, convenablement préparé, sert d'électrode négative. Pour obtenir un bon résultat, le courant doit être assez lent pour que le dépôt soit régulier, et donner une couche facile à séparer du moule. Un courant trop lent donnerait lieu à un dépôt adhérent.

La galvanoplastie sert à donner des clichés des planches gravées sur cuivre ou sur bois, et peut rendre de grands services à l'art de la typographie.

Si l'on plonge dans le bain de cuivre un objet métallique en fer ou en fonte, il se recouvrira d'une mince couche de cuivre adhérente ; c'est par ce procédé que l'on cuivre aujourd'hui les candélabres, les fontaines, etc.

En variant les bains, on peut arriver à déposer sur les métaux, le platine, l'étain ; on est même parvenu à recouvrir les métaux d'une couche mince d'un alliage, le laiton.

CHAPITRE IV

MAGNÉTISME

514. **Aimants naturels et artificiels.** — On trouve dans la nature une pierre qui attire le fer et qui porte le nom de pierre d'aimant : c'est un oxyde de fer Fe^3O^4 regardé généralement comme une combinaison de protoxyde et de sesquioxyde de fer. L'oxyde magnétique Fe^3O^4 n'a pas toujours la propriété d'attirer le fer ; préparé artificiellement, il ne la possède jamais ; et celui qui en jouit peut la perdre par une élévation de température et un brusque refroidissement. C'est du nom de la ville de Magnésie, où les anciens trouvèrent ce minerai, que vient le mot de *magnétisme*, sous lequel on désigne l'ensemble des propriétés que possèdent les aimants.

Les aimants peuvent communiquer les propriétés magnétiques à des aiguilles ou à des barreaux d'acier, lorsqu'on les laisse quelque temps en contact avec eux. On peut donc construire des aimants artificiels, c'est-à-dire obtenir des morceaux d'acier ayant une vertu magnétique durable.

515. **Propriétés des aimants.** — Les aimants attirent le fer, l'acier, le cobalt, le nickel et quelques autres corps ; lorsqu'ils sont très-puissants, ils agissent sur tous les corps en général, mais moins que sur le fer, comme nous le verrons plus loin. Si on roule un aimant naturel ou artificiel dans la limaille, on voit celle-ci se fixer sur lui sous la forme de grappes, surtout vers les parties extrêmes (*fig.* 432). Les forces attractives d'un aimant résident donc principalement vers les extré-

mités, elles paraissent nulles vers le milieu, où une certaine étendue ne présente pas le phénomène d'attraction : cette partie a reçu le nom de *ligne neutre*. L'action d'un aimant peut s'exercer à travers tous les corps. On le constate en plaçant un barreau aimanté sous une feuille de carton et en y projetant régulièrement de la limaille qui y prend, si l'on a le soin d'agiter un peu le carton, une disposition particulière, comme l'indique la figure 433. Les parcelles de fer se groupent en lignes courbes qui en général rayonnent de deux centres d'action placés vers les extrémités ; au milieu, on n'observe pas d'attraction appréciable. Les points vers lesquels la limaille se porte de préférence ont reçu le nom de *pôles*. Chaque aimant en possède au moins deux, et quelquefois davantage. Mais, en général, dans un aimant régulier, il existe deux pôles magnétiques. Les deux pôles ne se ressemblent pas dans toutes leurs propriétés ; l'un et l'autre attirent le fer, mais chacun d'eux a des propriétés particulières.

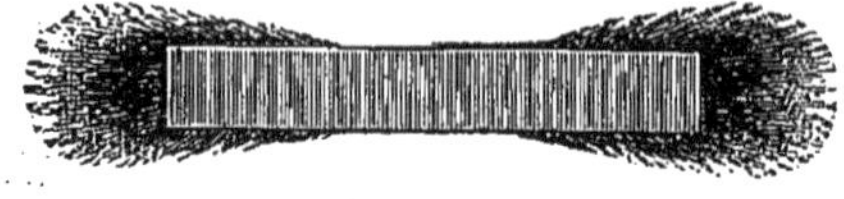

Fig. 432.

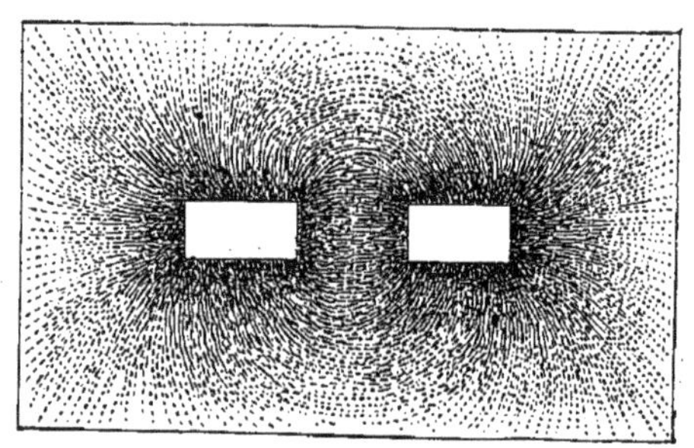

Fig. 433.

516. **Direction des aimants. — Aiguille aimantée.** — Outre ces propriétés attractives, les aimants en possèdent une autre très-remarquable qui a conduit à des applications utiles.

Si l'on abandonne un barreau aimanté suspendu par son centre de gravité, il prendra, après quelques oscillations, une position d'équilibre stable pour laquelle il sera dirigé à peu près suivant la ligne nord-sud. Si l'on note l'extrémité qui se tourne vers le nord, on verra, en recommençant l'expérience, que dans tous les cas elle prend la même position relative : on appelle *pôle nord* cette extrémité, et l'on donne le nom de *pôle sud* à l'extrémité opposée. Ce fait prouve l'existence d'une différence réelle entre les deux pôles d'un aimant.

Au lieu de prendre un barreau de forme quelconque, on emploie le plus souvent une *aiguille aimantée ;* on désigne sous ce nom une petite lame d'acier taillée en forme de losange (*fig.* 434) et aimantée de manière à n'avoir que deux pôles. Elle présente à sa partie moyenne une ouverture garnie d'une chape en agate, par laquelle elle repose sur un pivot vertical ; cette chape est placée en un point tel que l'aiguille reste sensiblement horizontale dans ses oscillations. Le plus souvent, enfin, la partie qui se dirige vers le nord, celle qui contient le pôle nord, présente une coloration bleue qui la fait immédiatement reconnaître.

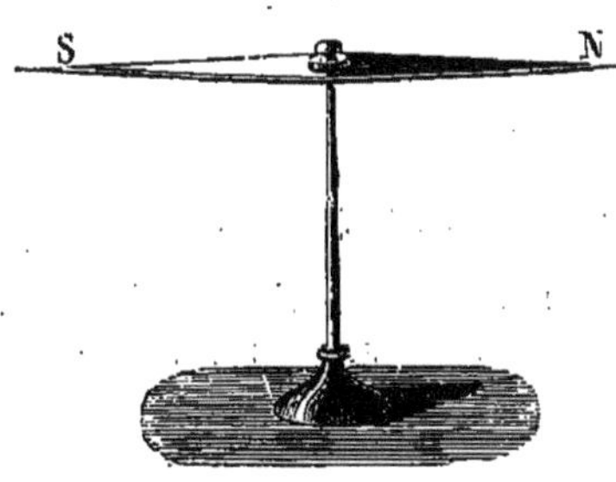

Fig. 434.

L'aiguille aimantée est la pièce principale des boussoles, dont nous parlerons plus loin et qui servent à étudier la *déclinaison* et l'*inclinaison* (520).

517. **Action réciproque des aimants.** — Déterminons la nature des pôles de deux barreaux ou de deux aiguilles aimantées, en recherchant quelles sont les extrémités qui se dirigent vers le nord : les deux pôles qui sont tournés vers le nord sont dits *pôles de même nom* ; ils doivent jouir de propriétés analogues entre elles et différentes de celles que possèdent les pôles dirigés vers le sud qui sont de *nom contraire* par rapport aux premiers. En effet, prenons un barreau aimanté, et présentons une même extrémité à deux pôles de même nom : ils seront à la fois attirés ou à la fois repoussés ; mais, si les pôles nord, par exemple, sont attirés, les pôles sud seront repoussés par la même extrémité du barreau.

Prenons alors à la main l'une des aiguilles et approchons, par exemple, son pôle nord du pôle nord de l'aiguille qui est mobile sur son pivot : celle-ci sera repoussée. Présentons le même pôle nord au pôle sud de l'aiguille mobile : il l'attirera.

Recommençons l'expérience, en approchant de l'aiguille mobile le pôle sud de l'autre aiguille : cette fois le pôle nord de celle-ci sera attiré, et le pôle sud sera repoussé.

On peut résumer ces expériences par l'énoncé suivant : *Les pôles de même nom se repoussent ; les pôles de nom contraire s'attirent.*

Il est clair que l'on obtient les mêmes résultats en replaçant sur le pivot l'aiguille que l'on tenait à la main, et en se servant de l'autre pour provoquer les attractions et les répulsions.

En laissant les deux aiguilles mobiles sur leurs pivots et les approchant dans diverses positions, il est facile de reconnaître que les aiguilles se meuvent simultanément, qu'elles se repoussent ou s'attirent en même temps ; en un mot, que les actions sont *réciproques*.

518. **Action des aimants sur le fer doux et l'acier.** — Un morceau de fer doux B (*fig.* 435), placé à distance ou au contact d'un barreau aimanté A, acquiert immédiatement la vertu magnétique. Il prend, comme un aimant, deux pôles et une ligne moyenne. On s'en assure en approchant de ses extrémités successivement le pôle d'un aimant. Ainsi aimanté, le barreau de fer devient capable de supporter à son extrémité

libre un second morceau de fer doux C, et ainsi de suite. Si on éloigne l'aimant, les propriétés magnétiques des morceaux de fer disparaissent immédiatement.

Quand on opère avec des morceaux d'acier trempé, on observe les mêmes phénomènes; seulement, après la séparation, ils conservent leurs propriétés magnétiques. Les aimants peuvent donc communiquer la vertu magnétique à des morceaux d'acier; mais le magnétisme ne se développe pas aussi facilement dans l'acier que dans le fer doux : on exprime cette résistance au développement des propriétés magnétiques dans l'acier en disant qu'il possède une *force coercitive* qui a pour autre effet de maintenir ces propriétés lorsqu'elles ont été développées : le fer doux n'a pas de force coercitive. Il faut comprendre, du reste, que

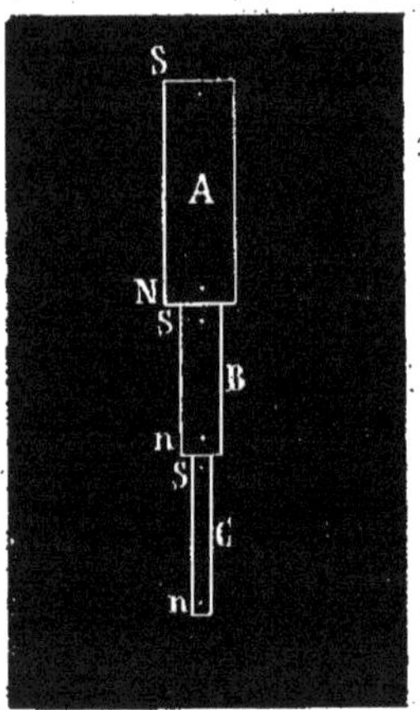

Fig. 435.

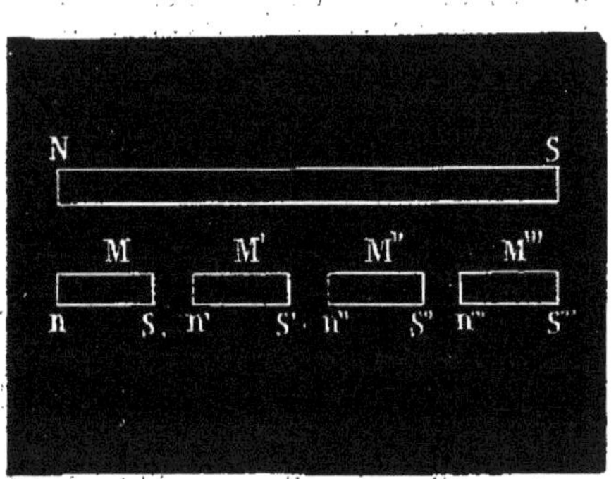

Fig. 436.

ce n'est pas là une explication, mais la simple énonciation des faits observés.

519. **Fluides magnétiques.** — Les phénomènes d'attraction et de répulsion que nous avons constatés par l'expérience peuvent être expliqués par l'hypothèse de deux fluides analogues à celle qui a été adoptée pour les phénomènes électriques. L'un de ces fluides a été appelé fluide *boréal;* l'autre, fluide *austral.* Nous verrons plus loin l'origine de ces dénominations. On a admis que les fluides de mêmes noms se repoussent, et que les fluides de noms contraires s'attirent. Leur réunion donne naissance à un fluide *neutre.*

Ces fluides ne passent pas d'un corps à un autre par le simple contact, ils semblent plutôt se développer par influence. Aussi, lorsqu'on brise un barreau aimanté, au lieu d'obtenir deux aimants à un seul pôle, on a deux autres aimants complets, et cela tant qu'on pourra diviser les fragments du barreau. La distribution des fluides magnétiques paraît donc différer beaucoup de celle des fluides électriques. Pour l'expliquer, on a imaginé la théorie suivante, qui a été admise autrefois par tous les physiciens et qui rend compte de tous les faits observés. Dans cette théorie, on considère un aimant comme constitué par une série d'éléments magnétiques M, M', M''..., parallèles à la ligne des pôles et ayant chacun un pôle austral et un pôle boréal (*fig.* 436); tous ces éléments sont orientés de la même façon, ayant, par exemple, tous, le pôle austral dirigé du même côté. Par une analyse détaillée des effets réciproques de ces pôles, en tenant compte de leurs distances respectives, on arrive à reconnaître que l'action du fluide austral doit être prépondérante du côté vers lequel les éléments ont le pôle austral tourné, et que le fluide boréal doit avoir une influence prépondérante à l'autre extrémité.

Dans cette hypothèse, les actions de ces éléments magnétiques sur un corps aimanté ou non peuvent être remplacées par une résultante, unique à chaque extrémité et dont le point d'application est le *pôle*. Si l'on a deux aimants en présence, les actions réciproques de leurs éléments peuvent être remplacées par quatre forces émanant respectivement de chaque pôle de l'un des aimants sur chacun des pôles de l'autre, ces forces agissant deux à deux, en sens contraire, et que l'on peut finalement réduire à deux résultantes.

Il y a des corps magnétiques contenant des fluides non décomposés; on peut les comparer aux corps bons conducteurs. Une certaine action sépare les fluides; mais, dès qu'elle vient à cesser, la recombinaison se produit. D'autres corps, analogues aux corps moins bons conducteurs, tels que l'acier, ont une force coercitive qui s'oppose à la décomposition des fluides, mais aussi qui empêche leur réunion dès qu'ils sont séparés.

520. **Déclinaison et inclinaison.** — Une aiguille aimantée, soumise à l'action de la terre et parfaitement mobile autour de son centre de gravité, prend une direction inclinée dans un plan vertical, que l'on appelle plan du *méridien magnétique*. Pour le fixer, on cherche en chaque lieu l'angle qu'il fait avec le méridien géographique de ce lieu ou la *déclinaison*; et, pour connaître la direction que prend l'aiguille dans ce plan, on mesure l'angle qu'elle fait avec l'horizontale ou l'*inclinaison*. La difficulté de suspendre une aiguille par son centre de gravité, de manière qu'elle puisse prendre autour de ce point toutes les positions possibles, fait que, pour trouver la direction de l'aiguille sous l'action du couple terrestre, on emploie deux instruments distincts, la boussole de déclinaison et la boussole d'inclinaison.

521. **Mesure de la déclinaison.** — La déclinaison est l'angle que fait le plan du méridien magnétique avec le méridien astronomique; cet angle est celui des deux droites d'intersection de ces plans avec le plan horizontal. Pour le déterminer en un lieu donné, on tourne un cercle gradué (*fig.* 457) horizontal de manière que le diamètre 0 — 180 coïncide

avec la méridienne. Au centre de ce cercle, est disposé un pivot sur lequel est placée une aiguille régulière AB en forme de losange. L'angle ACN est la mesure de la déclinaison; mais ceci suppose que l'axe polaire se confond avec l'axe de figure. Cette condition n'est jamais réalisée dans la pratique; pour éviter cette cause d'erreur, on emploie la méthode de retournement. Soit PP′ (*fig.* 438) l'axe magnétique, et SN la méridienne. Par le point C menons la droite XX′ parallèle à PP′. Ce que l'on mesure, c'est l'angle ACN; ce que l'on devrait mesurer, c'est XCN; on a donc

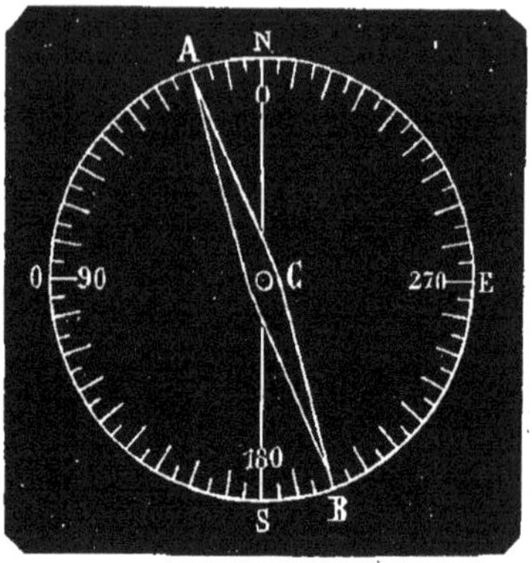

(1) XCN = ACN — ACX.

Fig. 437.

Maintenant, retournons l'aiguille; il est évident que l'axe de figure AB prend la position A′B′ symétrique par rapport à la ligne XX′ qui reste fixe. On a alors

(2) XCN = A′CN + A′CX.

Mais ACX = A′CX; en ajoutant les égalités (1) et (2), et en divisant par 2, il vient

$$XCN = \frac{ACN + A'CN}{2}.$$

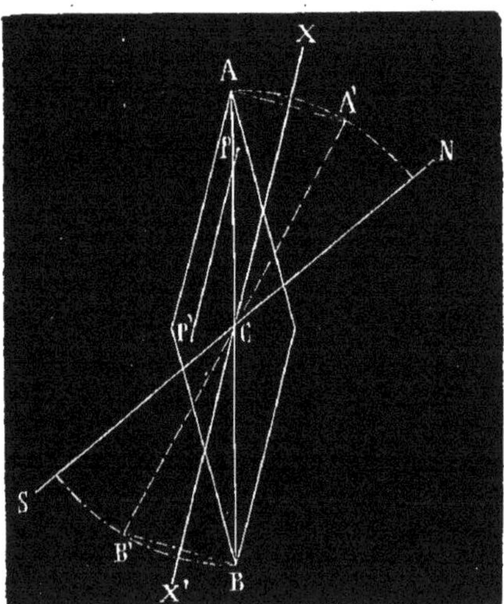

Fig. 438.

522. **Détermination de l'inclinaison.** — L'inclinaison est l'angle que fait avec l'horizontale une aiguille suspendue par son centre de gravité et mobile autour de ce centre dans le plan du méridien magnétique. Dans la boussole d'inclinaison, l'aiguille aimantée se meut autour d'un axe horizontal fixé au centre d'un cercle vertical. Ce cercle peut tourner autour d'un axe vertical, et sa rotation est mesurée sur un limbe horizontal et fixe. On amène le limbe mobile dans le plan du méridien magnétique. L'aiguille s'incline, et le plus petit angle qu'elle

forme avec le diamètre horizontal est la valeur de l'inclinaison. Au lieu de placer le limbe dans le méridien magnétique, ce qui serait assez difficile, la théorie indique que, lorsqu'on le fait tourner jusqu'à ce que l'aiguille soit verticale, le plan du limbe est alors perpendiculaire au méridien. On n'a plus alors qu'à le faire tourner de 90° pour se trouver exactement dans ce plan; ou bien encore on peut observer l'inclinaison de l'aiguille dans deux plans rectangulaires, et déduire la valeur de l'inclinaison au moyen d'une formule que le calcul indique. En étudiant la variation de l'inclinaison d'une aiguille aimantée que l'on place aux divers points d'un même méridien magnétique, on reconnaît qu'elle est égale à 90°, c'est-à-dire que l'aiguille est verticale en deux points dits *pôles magnétiques*, peu distants des pôles géographiques, et qu'elle va en diminuant à mesure qu'on se rapproche de l'équateur, où elle devient nulle, l'aiguille étant horizontale. D'autre part, tandis que c'est le pôle nord de l'aiguille qui est au-dessous de l'axe de suspension dans l'hémisphère boréal, c'est, au contraire, le pôle sud qui occupe cette position dans l'hémisphère austral.

523. **La terre agit comme un aimant.** — En partant des principes théoriques précédemment établis, l'action réciproque de deux aimants peut être remplacée par les attractions et les répulsions de quatre pôles, lesquelles se réduisent à deux résultantes agissant en sens contraire, et appliquées à chacun des pôles de l'aimant.

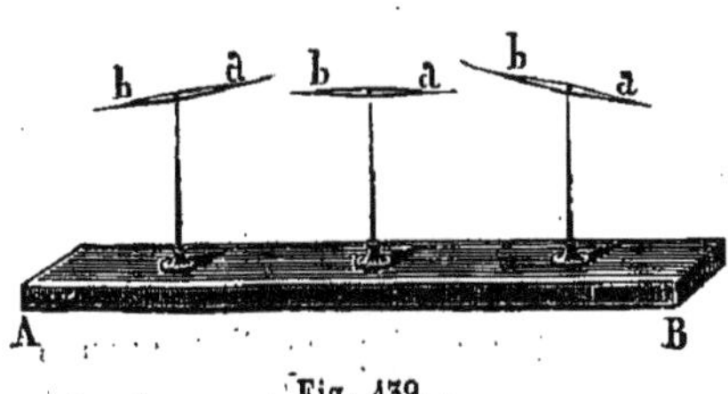

Fig. 439.

Si, donc, on place au-dessus d'un barreau puissant AB (*fig.* 439), et à égale distance de ses pôles, une petite aiguille aimantée, celle-ci doit tourner de manière à se mettre dans une position d'équilibre parallèle à l'axe du barreau, ou à la ligne des pôles, et de telle sorte que les pôles de noms contraires soient en regard. Si elle est plus près de l'un des pôles que de l'autre, elle penche vers ce pôle. On peut dire, en réalité, qu'elle se mettrait dans le plan vertical passant par l'axe polaire du barreau, si l'on n'avait pas à tenir compte de l'action de la terre, qui se compose avec celle de l'aimant.

Cette observation permet de comparer l'action du globe à celle d'un aimant. On peut considérer le globe, comme possédant dans son intérieur des centres d'action ou des pôles magnétiques, l'un dans l'hémisphère nord, l'autre dans l'hémisphère sud, agissant sur une aiguille aimantée librement suspendue, de la même manière que les pôles du barreau de l'expérience précédente. En admettant cette analogie, il faut regarder l'extrémité de l'aiguille qui pointe vers le nord, comme possédant la même propriété que le pôle magnétique du globe situé dans l'hémisphère austral, et inversement; l'extrémité qui se dirige vers le sud, comme ayant la même propriété que le pôle magnétique, qui est dans l'hémisphère boréal.

D'après cela, on appelle pôle *austral* de l'aiguille la partie qui se dirige vers le nord, et pôle *boréal* celle qui pointe vers le sud. Dans la marine, l'extrémité de l'aiguille qui se tourne vers le nord, conserve la dénomination de pôle *nord*, et celle qui se tourne vers le sud prend le nom de pôle *sud*.

524. **L'action de la terre se réduit à un couple.** — Nous avons vu qu'une aiguille aimantée, soumise à l'action d'un barreau, prend une direction parallèle à l'axe polaire de l'aimant; on peut constater qu'elle est en même temps attirée ou repoussée. Comme notre globe dirige aussi les aimants, il est naturel de se demander s'il les attire ou les repousse. L'observation montre qu'il n'y a pas d'action de translation appréciable, et que la terre n'a seulement qu'une action directrice.

En effet, si l'aiguille était soumise à une force de translation, cette force pourrait être verticale, horizontale ou inclinée ; et, dans ce dernier cas, elle aurait une composante verticale et une composante horizontale. Si, donc, il n'y a ni force horizontale, ni force verticale, il n'y aura pas de mouvement d'entraînement.

Pour chercher s'il y a une composante verticale, on se sert de la balance, car si la terre avait une action attractive appréciable, le poids d'une aiguille augmenterait par l'effet de son aimantation. Or, si on pèse l'aiguille, avec une balance très-sensible, avant et après qu'elle a été aimantée, son poids ne change pas. La terre ne tend donc ni à faire descendre ni à faire monter l'aimant.

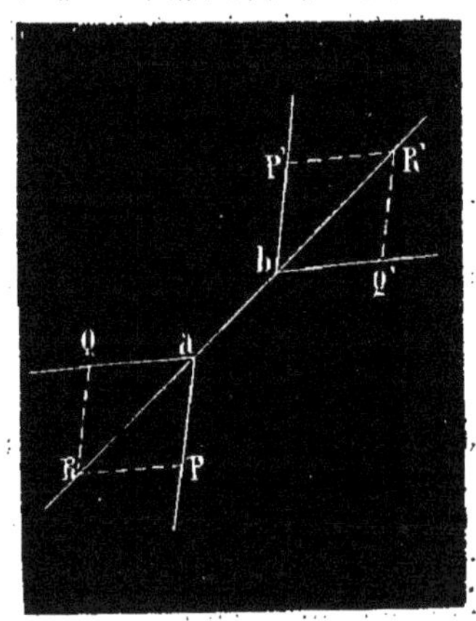

Fig. 440.

Il est également facile de faire voir que la terre n'a pas de composante horizontale. En plaçant un morceau de liége sur une eau tranquille, et sur le liége un petit aimant, l'aimant prend sa direction ordinaire, sans que le liége soit entraîné dans un sens ni dans l'autre. Ceci établi, pour se rendre compte de l'action directrice de la terre, considérons une aiguille aimantée *ab* suspendue par un fil sans torsion attaché au centre de gravité. Le pôle austral de la terre attire avec une force Q′ (*fig.* 440), le pôle boréal *ab* de l'aiguille et repousse le pôle austral *a* avec une face P, égale et parallèle P′ car les distances sont les mêmes; le pôle boréal de la terre repousse le pôle boréal *b* de l'aiguille avec une force P′ et attire le pôle austral *a* avec une force P, P et P′ étant égales et parallèles. En composant, d'une part P et Q; d'autre part P′ et Q″, on voit que l'action de la terre sur l'aiguille se ramène à l'action d'un couple de deux forces égales, parallèles et contraires, appliquées, l'une en *a*, et l'autre en *b*. Elle doit donc tourner, jusqu'à ce que son axe polaire soit dans la direction de ces deux forces; et alors, étant soumise à deux forces égales et contraires, elle restera immobile.

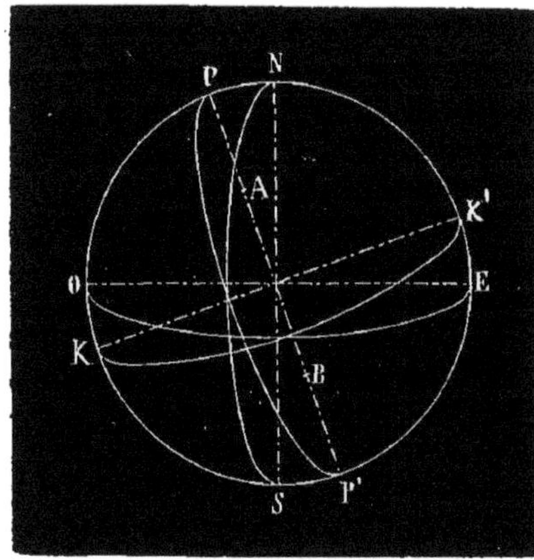

Fig. 441.

On ne peut obtenir des résultats semblables avec nos aimants, que lorsque l'un est très-grand par rapport à l'autre, et situé à une assez grande distance.

525. **Magnétisme terrestre.** — Supposons que l'aimant terrestre soit régulier, qu'il passe par le centre de la terre, et que ses pôles A et B (*fig.* 441) soient à la même distance du centre. Le grand cercle KK′, perpendiculaire à l'aimant, sera l'équateur *magnétique*; les extrémités P et P′ du diamètre de l'aimant seront les pôles magnétiques du globe. On conçoit donc qu'une aiguille placée à l'équateur, étant à égale distance des pôles, doit être horizontale et se placer perpendiculairement à l'équateur; il n'y aura donc pas d'inclinaison. Là, l'intensité magnétique sera minimum.

Aux pôles, l'aiguille doit être verticale, car il n'y a pas de composante horizontale, et l'intensité magnétique sera maximum. L'expérience vérifie approximativement les résultats qu'indique la théorie de l'aimant terrestre, comme nous l'avons dit.

Dans les environs de l'équateur, l'inclinaison est, en effet, nulle; et, en déterminant les points de la terre pour lesquels on observe cette propriété, on a trouvé que la ligne qui joint les points n'est pas un grand cercle, mais qu'elle s'en écarte très-peu. C'est une courbe qui coupe l'équateur géographique OE à environ 3° de longitude orientale, et en un autre point, qui ne paraît pas être rigoureusement à l'extrémité du diamètre passant par le premier, ce qui fait déjà pressentir que la terre se comporte comme un aimant qui ne serait pas régulier.

Les méridiens magnétiques sont des courbes telles qu'en chacun de leurs points l'aiguille magnétique se met dans leur plan. Ces courbes diffèrent peu de grands cercles, et vont toutes passer en un même point dans chaque hémisphère. Ce point est celui où l'axe magnétique rencontre la surface de la terre. Les deux extrémités A et B de l'axe ne sont pas les extrémités d'un diamètre de la terre, ce qui semblerait indiquer que l'axe magnétique ne passe pas par le centre. Ces deux points sont à une dizaine de degrés des pôles terrestres nord et sud.

Il y a aussi une ligne où la déclinaison est nulle ; elle comprend l'axe de rotation de la terre et l'axe magnétique. Sa forme est à peu près celle d'un grand cercle.

526. **Variations de l'état magnétique.** — L'état magnétique de la terre varie à chaque instant. On peut s'en assurer, en observant la déclinaison et l'inclinaison. Lorsqu'on a observé la déclinaison pour la première fois, elle était orientale. En 1663, elle a passé par 0° ; elle a augmenté jusqu'en 1814, en devenant occidentale, et a pris une valeur maximum de 22°. Depuis cette époque, elle diminue lentement. En 1851, elle était de 20°,25. Actuellement, elle est de 19° environ.

La déclinaison semble donc éprouver de lentes oscillations. Il y a aussi des variations dans l'inclinaison qui diminue depuis 1661, époque à laquelle on l'a observée pour la première fois. L'aiguille éprouve également des variations diurnes : le pôle austral de l'aiguille se déplace vers l'ouest, depuis le lever du soleil jusqu'au moment où la température est maxima. Dans nos climats, les variations diurnes sont plus grandes en été qu'en hiver. Sa plus grande valeur est de 15′ en été.

Enfin, on observe quelquefois des variations brusques dans la déclinaison, on les appelle perturbations. Arago a constaté qu'elles coïncidaient avec les apparitions des aurores boréales, qui semblent être un phénomène magnétique ou électrique.

527. **Procédés d'aimantation.** — La méthode générale d'aimantation consiste à frotter un barreau d'acier contre un autre barreau déjà aimanté. De là résultent divers procédés que l'on désigne sous le nom de *simple touche, double touche séparée, double touche réunie.*

1° *Simple touche.* — Pour aimanter une aiguille d'acier, on fait glisser sur toute sa longueur le pôle d'un aimant, et on répète plusieurs fois, dans le même sens, les frictions sur les deux faces. Il se forme alors, à l'extrémité de l'aiguille que le pôle de l'aimant quitte la dernière, un pôle de nom contraire, et à l'autre extrémité un pôle de même nom. Il n'est pas nécessaire de frotter le barreau à aimanter, le simple contact suffit. Cependant l'acier s'aimante plus facilement lorsqu'on le frotte ; cela tient à ce que le mouvement vibratoire diminue la force coercitive, pour un instant, sans la détruire. Si l'on faisait vibrer un barreau en présence d'un barreau aimanté sans le toucher, il s'aimanterait très-fortement.

2° *Touche séparée.* — On obtient des aimants plus forts, au moyen du procédé de Duhamel, ou de la touche séparée. On fait reposer les extrémités du barreau que l'on veut aimanter sur les pôles contraires A et B de deux aimants fixes placés en regard (*fig.* 442). On place ensuite sur son milieu deux aimants faisant avec le barreau un angle de 30°; puis, les pôles A′ et B′ étant dans le sens des pressions, on les fait glisser du milieu aux extrémités; on les ramène au milieu, et on recommence la même opération plusieurs fois.

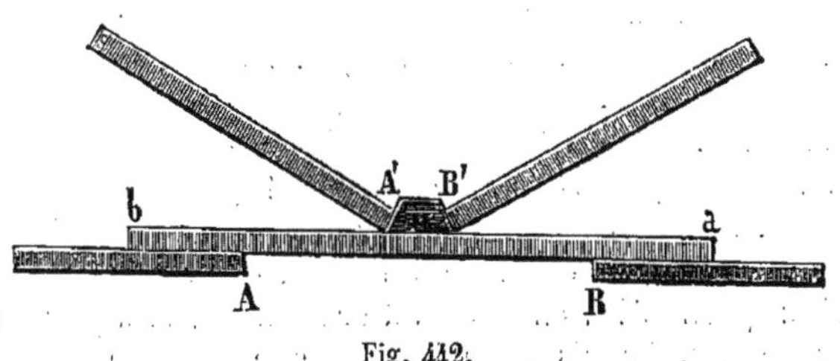

Fig. 442.

3° Pour aimanter des barreaux de fortes dimensions, le procédé le plus puissant est celui d'Œpinus. Les extrémités du barreau reposent, comme précédemment, sur des aimants artificiels très-énergiques, et les deux autres barreaux, inclinés d'un angle de 20°, sont séparés par un petit morceau de bois. On les fait alors glisser, non plus séparément, mais ensemble, du milieu vers une extrémité, de cette extrémité vers l'autre, et ainsi de suite. Toutes ces méthodes sont à peu près tombées en désuétude, et remplacées par celle des électro-aimants, qui donnent une aimantation très-énergique.

4° *Aimantation par la terre.* — Une barre de fer ou d'acier éprouve, de la part de la terre, la même influence que celle d'un aimant. Cette influence est surtout sensible, si l'on donne à la barre la direction de l'aiguille d'inclinaison; il se forme alors deux pôles aux extrémités; le pôle boréal est en haut, et le pôle austral en bas. Et ce qui prouve que ce n'est pas une propriété de la barre, c'est que les pôles restent les mêmes lorsqu'on la retourne. Mais, si on vient à la frapper ou à la tordre, elle conserve son aimantation. Ce mode d'aimantation explique la formation des aimants et tous ces signes de magnétisme, en apparence spontanés, que l'on observe dans les objets travaillés en fer ou en acier.

Mais le magnétisme développé dans un barreau tend à disparaître par l'action de la terre, par la température, les chocs; pour le maintenir plus longtemps, on emploie des *armatures*, c'est-à-dire des morceaux de fer doux qu'on place aux extrémités, et qui conservent les fluides décomposés. A cet effet, on place deux aimants l'un à côté de l'autre, les pôles de nom contraire en regard, et on les réunit à chaque extrémité par un morceau de fer.

Pour avoir des aimants plus énergiques, on en réunit plusieurs sous forme d'un faisceau prismatique. Mais, dans ces faisceaux, l'intensité magnétique diminue assez rapidement, parce que les pôles de même nom sont en présence. Pour diminuer cette cause de déperdition, on ne donne pas la même longueur aux barreaux.

Quelquefois, on donne aux aimants la forme d'un fer à cheval; l'aimantation se conserve mieux dans ce cas, les pôles de nom contraire se trouvant dans le voisinage l'un de l'autre.

528. **Points conséquents.** — Il peut arriver que l'aimantation ne soit pas régulière, surtout quand on emploie la méthode d'Œpinus. Outre les deux pôles, dont on reconnaît la présence aux deux extrémités, d'autres centres d'action se manifestent sur le barreau. Ces pôles secondaires sont toujours alternativement de sens contraire. On les nomme *points conséquents*. Il importe de les éviter, surtout dans la construction des boussoles.

529. **Action du magnétisme sur tous les corps.** — En soumettant les divers corps de la nature à l'action d'un fort aimant en fer à cheval, et mieux à celle d'un électro-aimant, Faraday a reconnu que tous sont influencés par l'aimant. Seulement, les uns sont attirés et se placent suivant l'axe des pôles, tandis que les autres sont repoussés, et prennent une position perpendiculaire à cet axe. Les premiers sont dits *paramagnétiques*, ou simplement *magnétiques*; et les seconds, *diamagnétiques*. Indépendamment du fer, du cobalt et du nickel, d'autres substances, telles que le manganèse, le chrome, sont magnétiques.

Les corps diamagnétiques sont le bismuth, l'antimoine, l'étain, le mercure, l'argent et le cuivre. Parmi les liquides, il y en a qui sont magnétiques, et d'autres, diamagnétiques. Enfin, M. Becquerel a étudié l'action de l'aimant sur l'oxygène et le gaz, en les condensant dans le charbon, et Faraday, en se servant de bulles gazeuses; ils ont trouvé que, parmi les gaz, l'oxygène seul possède un fort pouvoir diamagnétique.

CHAPITRE V

ACTIONS RÉCIPROQUES DES COURANTS ET DES AIMANTS

ÉLECTRO-MAGNÉTISME ET ÉLECTRO-DYNAMIQUE.

530. **Expériences d'Œrsted.** — Nous avons vu qu'un courant, qui parcourt le circuit d'une pile en activité, manifeste sa présence par des effets chimiques, calorifiques et physiologiques. En 1819, Œrsted, physicien danois, découvrit une nouvelle propriété du courant, l'action

qu'il exerce sur une aiguille aimantée. Cette découverte remarquable est devenue le point de départ de phénomènes nouveaux et nombreux, qui établissent une liaison intime entre le magnétisme et l'électricité.

Pour mettre en évidence l'action du courant sur les aimants, on se sert d'un long fil de cuivre rectiligne AB (*fig.* 443), dont les extrémités communiquent avec les pôles d'une pile. On le place très-près, et parallèlement, au-dessus d'une aiguille aimantée *ab*, mobile sur un pivot vertical. Aussitôt que le courant passe dans le fil, l'aiguille est déviée dans un certain sens, et tend à se mettre en croix avec lui. Si on présente le fil conducteur au-dessous, l'aiguille est déviée, mais en sens contraire. On reconnaît facilement que la déviation est d'autant plus grande, que l'aiguille est placée plus près du conducteur, ou que le courant de la pile est plus énergique.

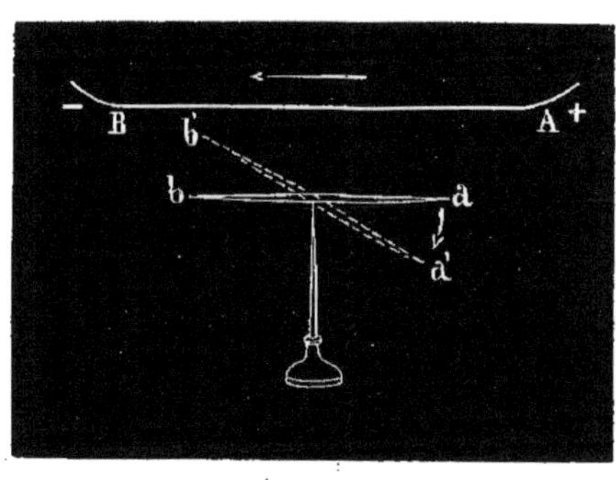

Fig. 443.

Pour fixer d'une manière précise le sens de cette déviation, Ampère a animé en quelque sorte le courant, en définissant ce qu'il appelle la droite et la gauche du courant. Il suppose un *observateur couché sur le fil, regardant l'aiguille, et recevant le courant des pieds à la tête. La droite et la gauche de cet observateur représentent la droite et la gauche du courant.* Cette convention étant admise, on trouve que, quel que soit le sens du courant, quelle que soit la position relative de l'aiguille et du fil conducteur, *le pôle austral de l'aiguille aimantée se porte toujours à la gauche du courant.*

531. Multiplicateur. Galvanomètre. — Peu de temps après la découverte d'Œrsted, on a cherché à appliquer l'action directrice du courant à la construction d'appareils propres à mettre en évidence l'existence et le sens des courants, et à mesurer son intensité. Ces appareils sont connus sous le nom de *multiplicateurs, galvanomètres* ou *rhéomètres.*

Schweiger, le premier, a cherché à augmenter l'action du courant sur l'aiguille aimantée et, par ce moyen, à rendre appréciables des courants de faible intensité. Soit, en effet, une aiguille horizontale *ab* (*fig.* 444), et un courant marchant de A vers B; ce courant tendra à faire tourner le pôle austral de l'aiguille en avant de la figure. Si, maintenant, on contourne le fil suivant ABCD, il est facile de voir que les actions de BC, CD et DA concourent pour faire tourner l'aiguille du même côté, car l'observateur, couché dans le sens du courant, et regardant l'aiguille, a toujours sa gauche du même côté. L'action du courant devient donc plus grande; si on multiplie le nombre des tours, l'action augmente encore. Tel est le principe du multiplicateur de Schweiger, qui consiste en un cadre en bois vertical, autour duquel on enroule un fil

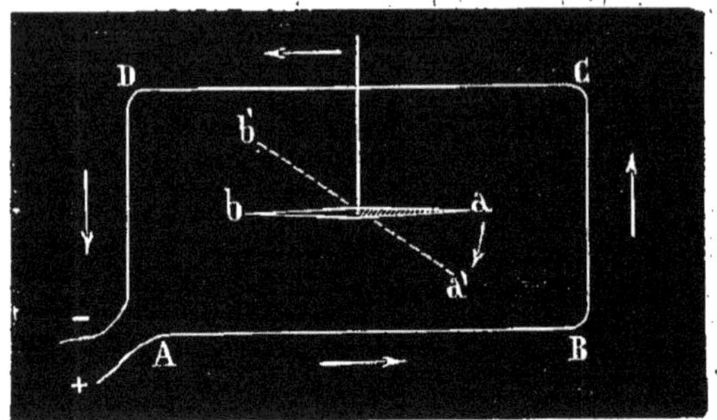

Fig. 444.

de cuivre recouvert de soie, de manière à former plusieurs circonvolutions. C'est dans l'intérieur de ce cadre qu'on suspend l'aiguille aimantée, au moyen d'un fil fin de cocon. Il importe, toutefois, de remarquer que l'action exercée sur l'aiguille aimantée ne croît pas proportionnellement au nombre des tours que fait le fil conducteur sur le cadre, car, à mesure que l'on augmente la longueur du circuit, la

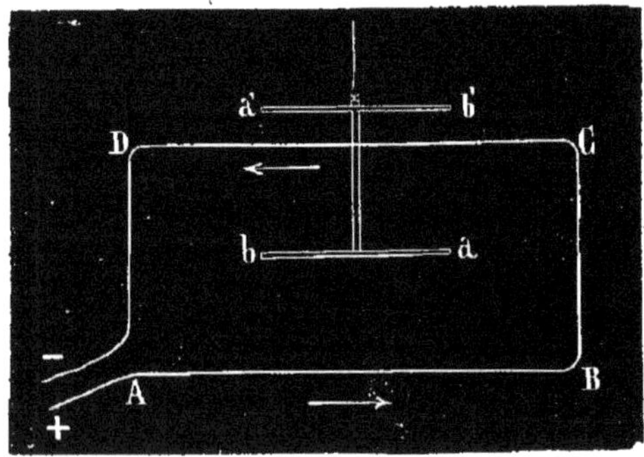

Fig. 445.

résistance augmente, et l'intensité du courant diminue (553). Supposons, par exemple, la résistance de la pile nulle ou à peu près, réunissons les deux pôles par un fil de 1 mètre, et représentons par 1 l'intensité du courant. Si on donne au circuit une longueur de 2 mètres, l'intensité deviendra $\frac{1}{2}$, et l'action totale du fil sera encore 1. Donc, si la résistance de la pile est presque nulle, on ne gagne presque rien à multiplier le nombre de tours, ce qui est le cas de piles thermo-électriques. Il faut donc, pour les piles de résistance faible, employer pour multiplicateur un fil *court* et *gros*. Pour les piles hydro-électriques, c'est-à-dire pour les piles dont la résistance est très-grande, l'action est sensiblement proportionnelle au nombre des tours du fil. Il y a donc avantage à prendre un fil *fin* et *long*.

532. **Galvanomètre de Nobili à deux aiguilles.** — Avec le multiplicateur simple, l'influence du magnétisme terrestre tend à ramener l'aiguille dans le plan du méridien magnétique, et détruit en partie l'effet du courant. L'aiguille, soumise à l'action de deux forces contraires, fait avec le méridien un angle d'autant plus grand que le courant a une intensité plus considérable. Aussi, pour augmenter la sensibilité de l'appareil, Nobili a eu l'ingénieuse idée de diminuer la force magnétique du globe, sans altérer celle du courant, en se servant de deux aiguilles reliées l'une à l'autre, parallèles, et ayant les pôles contraires en regard. Si les deux aiguilles sont également aimantées, elles sont complétement indifférentes à l'action de la terre, et forment, par leur ensemble, un système *astatique*, qui se met toujours en croix avec le courant. Si elles sont inégalement aimantées, ce qui est le cas ordinaire, il y a encore action de la terre, mais elle est très-faible. L'une de ces aiguilles occupe le milieu du cadre (*fig.* 445), et l'autre est placée au-dessus. Dans cette disposition, les quatre parties du cadre font tourner l'aiguille intérieure dans le même sens. Quant à l'aiguille extérieure, il n'y a que la partie CD qui agit dans le même sens; les autres la font tourner en sens contraire. Mais comme elles sont plus éloignées, leur effet est moindre. Donc, finalement, l'action du courant sur le système des deux aiguilles est plus forte que sur une seule, et la force directrice de la terre est presque nulle. Il résulte de là que de très-faibles courants pourront produire des déviations sensi-

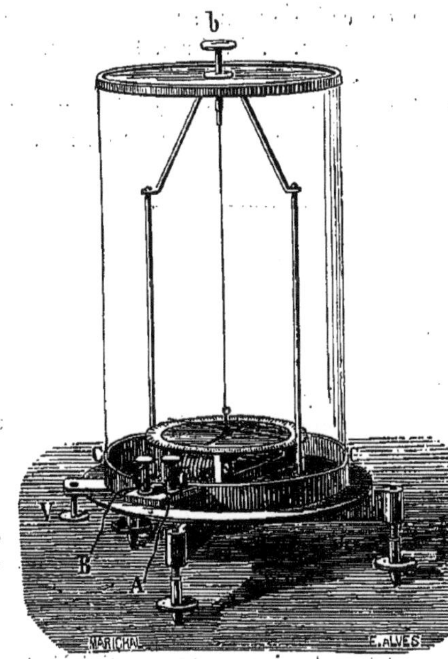

Fig. 446.

bles, variables avec l'énergie du courant; et, par une graduation empirique, il sera possible de déduire leur intensité de la grandeur de la déviation.

Dans le galvanomètre construit par Ruhmkorff (*fig.* 446), le fil conducteur, recouvert de soie, est enroulé autour d'un cadre en ivoire, qui porte le cadran divisé, sur lequel se meut l'aiguille supérieure. Le système des deux aiguilles est supporté par un fil de cocon. L'appareil est recouvert d'une cloche de verre percée d'un trou, qui laisse passer un bouton *b*, au moyen duquel on peut soulever ou abaisser les aiguilles. Enfin, le cadre repose sur un support CC, qui tourne à frottement doux, ce qui permet de lui donner toutes les positions possibles, par rapport aux aiguilles. Les extrémités A et B de la pile se fixent à deux bornes, où viennent aboutir au fil du galvanomètre. Lorsqu'on veut se servir de l'appareil, on commence par rendre les aiguilles mobiles, et, au moyen de vis calantes, on s'arrange de façon que le fil occupe le centre du cadran; alors, par une rotation convenable, on amène l'aiguille supérieure vis-à-vis le zéro des divisions, et l'appareil est disposé pour l'expérience.

533. **Galvanomètre de M. Dubois-Reymond.** — Pour l'étude de l'électro-physiologie, M. Dubois-Reymond emploie un galvanomètre d'une sensibilité extrême, qui permet d'apprécier les courants les plus faibles, comme ceux, par exemple, qui peuvent exister dans les nerfs et les muscles.

Une première cause d'irrégularité du galvanomètre est le défaut de parallélisme des axes des aiguilles, qui peut provenir, soit d'une aimantation irrégulière, soit du mode de suspension. Il en résulte que le système des deux aiguilles n'est jamais exactement dans le plan du méridien magnétique, et qu'il s'en écarte d'autant plus qu'il est plus astatique; si bien que, plus on approche de la compensation parfaite, plus les aiguilles tendent à se placer perpendiculairement au méridien magnétique, auquel cas l'instrument a la plus grande sensibilité.

Une autre difficulté plus grande réside dans le magnétisme du fil de cuivre, qui contient habituellement des traces de fer, lesquelles suffisent pour amener une déviation. La déviation est surtout plus forte, quand on emploie de la soie verte, qui peut contenir du fer, ainsi que l'a signalé M. Tyndall. Il est préférable d'employer une enveloppe de soie blanche.

Pour obvier à ces diverses causes perturbatrices, M. Dubois-Reymond introduit dans l'intérieur du galvanomètre un petit fragment d'aiguille aimantée, qui sert de compensateur. C'est sur ce principe que repose l'appareil de M. Dubois-Reymond, qui constitue un galvanomètre à 27,000 tours de fil, et qui est remarquable par sa délicatesse et son exactitude.

534. **Action des courants sur les courants.** — Peu de temps après l'expérience d'Œrsted, Ampère découvrit les actions mécaniques

réciproques des courants, et en établit les lois expérimentales, en se servant d'appareils qui rendent mobile une partie du courant. Le support des courants mobiles le plus commode est celui qui a été indiqué par M. O'Belliane. Il est formé de deux colonnes métalliques AB, CD (*fig.* 447), emboîtées l'une dans l'autre, et séparées par une matière isolante. La colonne AB est terminée par un godet A, que l'on remplit de mercure. Le long de la colonne extérieure glisse une bague métallique EF, qui peut être fixée à une hauteur, déterminée au moyen d'une vis de pression F, et qui se termine aussi par un autre godet C, contenant du mercure. Les courants mobiles ont une forme variable suivant les expériences; ils sont munis de contre-poids, qui abaissent le centre de gravité des points de suspension, et assurent leur stabilité. On les construit ordinairement avec des fils de cuivre ou d'aluminium, que l'on contourne en rectangle ou en cercle. Leurs extrémités portent des aiguilles d'acier qui plongent dans le mercure. Le conducteur fixe est formé d'un simple fil métallique, ou d'un fil enroulé plusieurs fois sur un rectangle de bois. Le courant d'une pile entre, par exemple, par la borne M, suit la colonne intérieure, l'équipage mobile *bcda*, de là il arrive, par la colonne extérieure, à une seconde borne N, pour se rendre ensuite dans un conducteur fixe, et de là à la pile. De cette manière, un même courant traverse les parties mobiles et les parties fixes, suivant des directions déterminées, qu'on peut changer à volonté, soit à la main, soit par l'intermédiaire d'un commutateur.

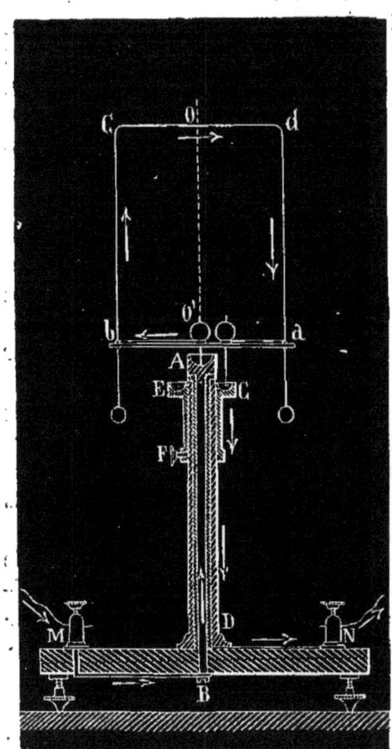

Fig. 447.

535. **Lois des actions réciproques des courants.** — Les lois élémentaires de l'action réciproque des courants sont les suivantes :

Première loi. — *Deux courants parallèles s'attirent quand ils marchent dans le même sens; ils se repoussent quand ils marchent en sens contraire.*

On vérifie cette loi, en plaçant sur le support mobile un simple rectangle *abcd* (*fig.* 448), dans lequel circule un courant, suivant les flèches. Si on approche de *cb* le fil *mn* parallèle et traversé par un courant de même sens, aussitôt le système mobile se met à tourner, en s'approchant du conducteur fixe ; si on change le sens du courant dans l'un des conducteurs, le rectangle mobile tourne, en s'éloignant de *mn*. Donc, il y a attraction entre deux courants parallèles et de même sens ; il y a répulsion entre deux courants parallèles et de sens contraire.

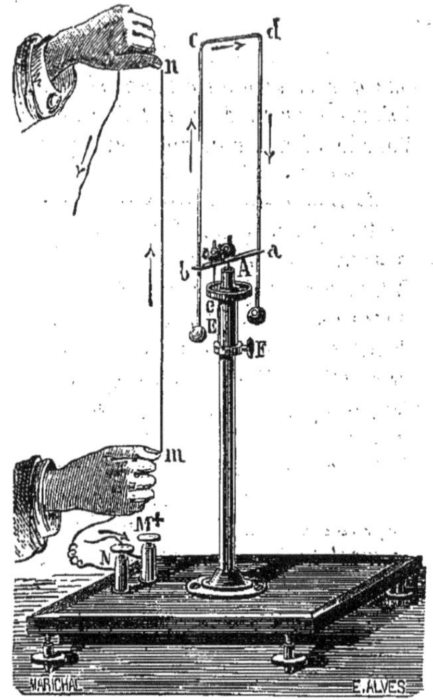

Fig. 448.

Deuxième loi. — *Deux courants dirigés suivant les côtés d'un angle s'attirent lorsqu'ils s'approchent du sommet ou s'en éloignent ; ils se repoussent quand l'un s'en éloigne et que l'autre s'en approche.*

Soient AB et CD (*fig.* 449) deux courants qui se croisent au point O : d'après la loi énoncée, il y a attraction entre les parties AO et CO, BO et OD ; il y a répulsion entre les parties AO et DO, BO et CO. Si donc l'un des courants est fixe et l'autre mobile, ce dernier tournera jusqu'à ce qu'il soit parallèle et de même sens que lui.

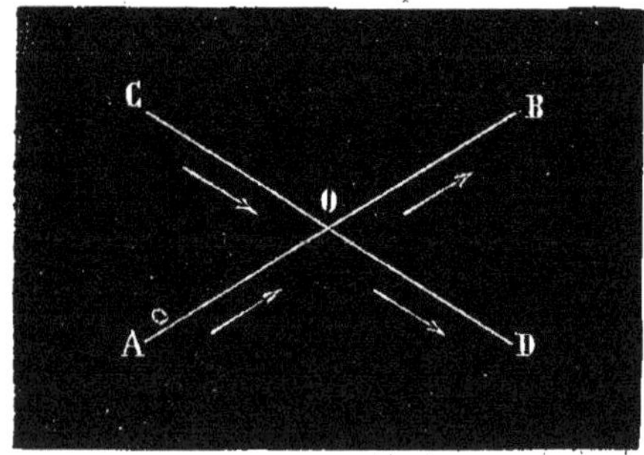

Fig. 449.

En général, pour deux courants rectilignes situés d'une manière quelconque dans l'espace, la plus courte distance de la direction de ces courants, ou la perpendiculaire commune, joue le même rôle que le point O du cas précédent. L'effet est le même ; le courant mobile tourne autour de cette ligne pour devenir parallèle au courant fixe et de même sens que lui.

On vérifie cette conséquence en plaçant au-dessus du conducteur *abcd* (*fig.* 450) un fil formant avec lui un angle quelconque : placé en *mn*, il y a attraction ; placé en *m'n'*, il y a répulsion, conformément à la loi énoncée.

Troisième loi. — *L'action exercée par un courant rectiligne est la même que celle d'un courant sinueux qui s'écarte peu du premier et qui s'arrête aux mêmes extrémités.*

Pour le démontrer, on prend pour conducteur mobile un fil formé

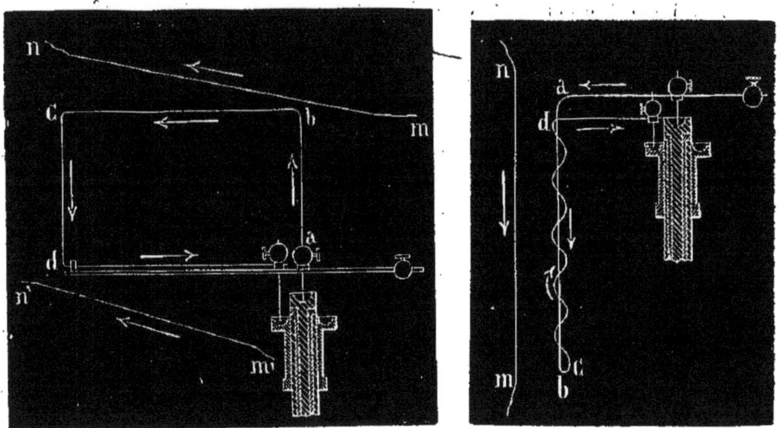

Fig. 450. Fig. 451.

d'une partie rectiligne *ab* (*fig.* 451) et d'une partie sinueuse *cd*, et tel, que le courant, descendant d'abord, devienne ascendant. On reconnaît qu'un pareil conducteur n'éprouve aucune action de la part d'un conducteur *mn* placé d'une manière quelconque. Il suit de là qu'on pourra toujours remplacer une portion de courant rectiligne ou curviligne par un polygone passant par ses extrémités.

Ces lois étant établies, nous allons les appliquer à l'étude de quelques cas particuliers, en nous bornant aux plus intéressants.

536. **Applications des lois élémentaires.** — 1° *Action d'un courant rectiligne indéfini sur un courant fini mobile autour de son extrémité.* — Considérons le courant horizontal AB (*fig.* 452, I) et un courant fini OC qui peut tourner autour de O. Prolongeons OC jusqu'en D; d'après la loi des courants angulaires, les deux côtés de l'angle ODA s'attirent et les deux côtés de l'angle ODB se repoussent. Donc le courant OC se mouvra dans l'angle ODA ; et, comme l'attraction et la répulsion sont des actions symétriques dont les directions passent par un même point de OC, la résultante doit être parallèle à AB. Donc le courant tournera autour du point O jusqu'à ce qu'il prenne la position OC' parallèle à AB.

Mais, comme OC′ et AB sont parallèles et de sens contraire, ils se repoussent. Le courant continue son mouvement et vient en OC′ : alors il est attiré par DB et repoussé par DA, il tourne dans l'angle ODB et vient en OC″. Les deux courants, étant alors parallèles et de même sens, s'atti-

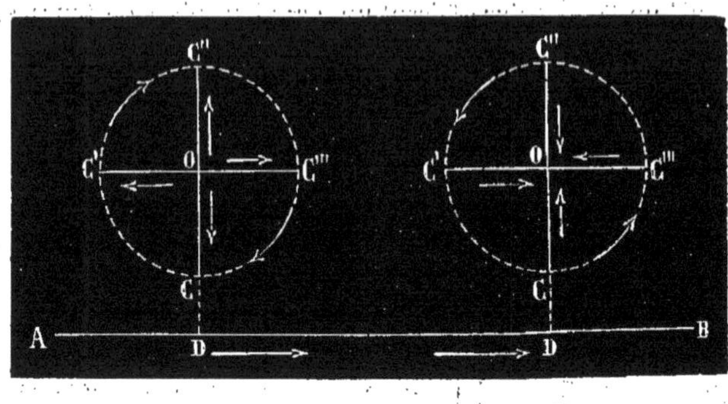

Fig. 452.

rent, et OC″ revient en OC. Le mouvement recommence, et l'équipage tourne autour de O dans le sens indiqué par la flèche. Il se mouvrait en sens inverse si le courant marchait de la circonférence au centre (*fig.* 452, II). Le même phénomène se produit, lorsque le courant mobile est placé au-dessus ou au-dessous du courant fixe.

2° *Action d'un courant circulaire sur un courant fini mobile autour de son extrémité.* — Soit maintenant un courant circulaire se dirigeant dans le sens de la flèche (*fig.* 455) et un courant mobile OC marchant du centre à la circonférence. On voit facilement que toutes les parties du courant fixe, telles que *mn*, situées au-dessous de OC, attirent le courant mobile, et toutes celles qui sont au-dessus, telles que *m′n′*, le repoussent; donc il prendra un mouvement de rotation dans un sens contraire à celui du courant fixe. On voit de la même manière que le mouvement de OC serait dans le même sens que celui du courant, si le courant mobile allait de la circonférence au centre.

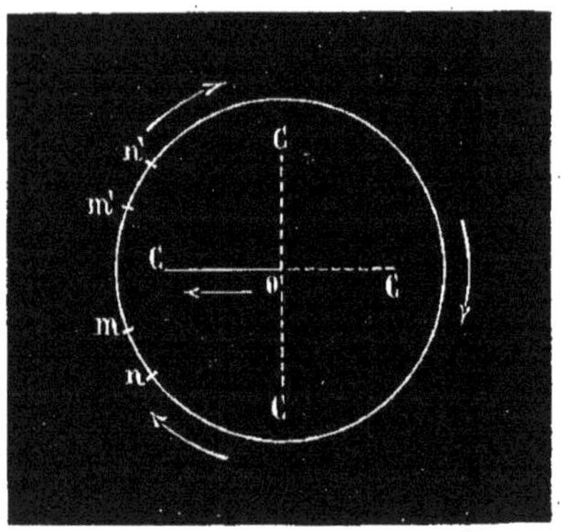

Fig. 455.

C'est ce qu'on peut vérifier au moyen de l'appareil suivant (*fig.* 454); il se compose d'une large cuvette *cc'* remplie de mercure et d'un fil *aob* formé de deux parties horizontales recourbées verticalement, et qui est mobile autour du point *o*. Chacune des parties *ao* et *ob* est parcourue par un courant marchant de la circonférence au centre. Autour de la cuvette, est enroulé un fil de cuivre faisant un grand nombre de tours sur un

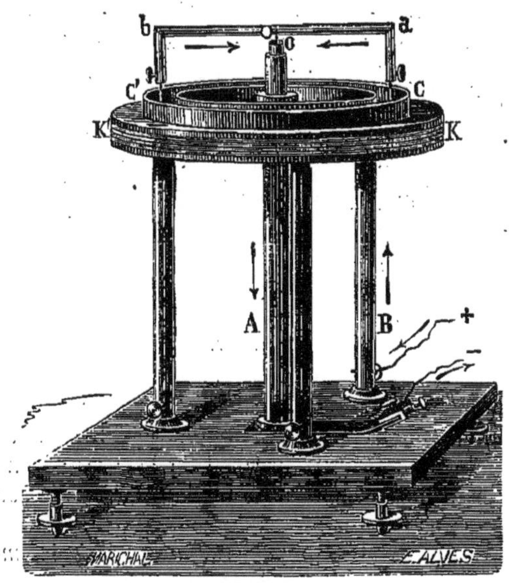

Fig. 454.

cadre KK' et dans lequel on fait passer le courant. En plaçant cet équipage de manière qu'il repose sur le godet par sa pointe O, on le voit prendre un mouvement de rotation continu dans le sens indiqué par la théorie.

3° *Action d'un courant rectiligne indéfini sur un courant fini perpendiculaire à sa direction.* — 1° Soit AB (*fig.* 455) le courant indéfini et CD le courant fini perpendiculaire au premier. D'après la loi des courants angulaires, on voit évidemment que le courant CD glissera parallèlement à lui-même dans le sens du courant AB, s'il va dans CD de D en CI, et en sens contraire, s'il marche de C en DII. Le même effet se produirait si CD n'était pas dans le plan de AB.

2° Si maintenant le courant CD est mobile autour d'un axe vertical (CD est supposé vertical et AB horizontal), il doit tourner jusqu'à ce que le plan de l'axe et du courant CD soit parallèle à AB. La position d'équilibre sera à gauche si le courant CD est ascendant, à droite s'il est descendant; s'il y a deux courants verticaux, comme dans le cas du rectangle *abcd* mobile autour de OO′, l'équipage prendra une position fixe parallèle à AB.

4° *L'action d'un courant rectiligne indéfini sur un courant circulaire placé au-dessus* et mobile autour d'un axe vertical passant par

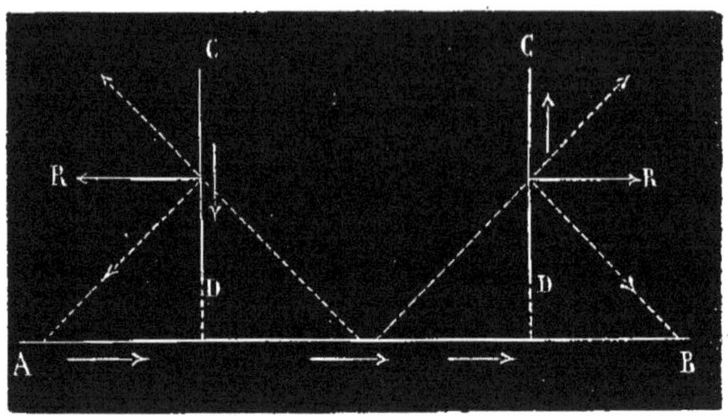

Fig. 455.

son centre, avec le cas précédent, est fort importante. Le courant circulaire (*fig.* 456) tend à tourner sur son axe de manière à se placer parallèlement au courant indéfini, et la direction du courant dans sa partie inférieure sera celle du courant.

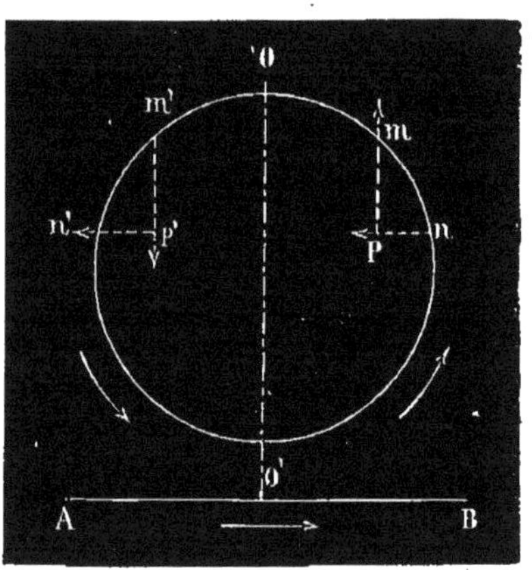

Fig. 456.

537. **Action des aimants sur les courants.** — Quelque temps après l'expérience d'Œrsted, Ampère constata à son tour l'action des aimants sur les courants et montra qu'un courant mobile se place perpendiculairement à l'axe d'un aimant fixe, mais toujours de façon que le pôle austral de l'aimant se trouve à la gauche du courant d'après la convention établie. Pour le démontrer, il suffit de placer un barreau aimanté au-dessous de la partie inférieure d'un rectangle mobile traversé par l'électricité. Si, lorsque le conducteur a pris la position indiquée, on vient à changer le sens du courant, aussitôt le conducteur fait une demi-révolution pour prendre une position semblable. On peut, comme dans le cas de l'action des courants sur les courants, produire des mouvements de rotation continus par l'action mutuelle d'un aimant

sur un courant. C'est Faraday qui, le premier, a réalisé l'expérience. Dans une éprouvette pleine de mercure, plonge verticalement un petit aimant lesté par un cylindre de platine. On fait passer un courant par le mercure et par une tige qui pénètre dans une petite cavité pratiquée à la partie supérieure de l'aimant; celui-ci prend un mouvement rapide de rotation. Si le courant passe par la tige et le mercure, sans passer par l'aimant, celui-ci tourne autour de la tige.

538. **Action de la terre sur les courants.** — Ampère découvrit cet autre fait important, que, dans toutes les expériences électrodynamiques où il y a un conducteur mobile, le courant prend de lui-même un mouvement, sans qu'on exerce sur lui aucune action. Ampère chercha à déterminer la cause de ces mouvements et fut ainsi conduit à la découverte de l'action de la terre sur les courants. En effet, lorsqu'un courant vertical et ascendant ab (*fig.* 457) est mobile autour d'un axe oo' qui lui est parallèle, on le voit se transporter de lui-même à l'ouest magnétique et s'y fixer dans une position d'équilibre stable; si le courant

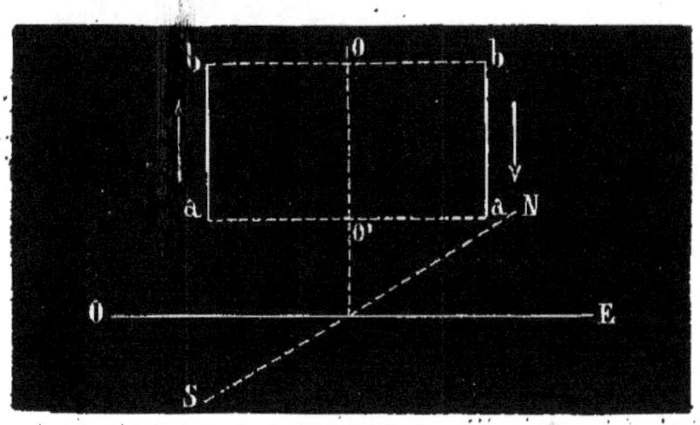

Fig. 457.

mobile est descendant, il se porte à l'est pour occuper la position $a'b'$. En rapprochant ce résultat de celui de l'action d'un courant horizontal indéfini sur un courant vertical mobile autour d'un axe qui lui est parallèle, Ampère admit que la terre agissait comme un *courant placé dans l'intérieur de la terre et dirigé de l'est à l'ouest.*

On observe les mêmes phénomènes de direction en se servant d'un cadre rectangulaire ou circulaire (*fig.* 456), mobile autour d'un axe vertical oo' passant par le centre. En le faisant traverser par un courant assez fort, on le voit se mouvoir et venir se placer perpendiculairement à l'aiguille aimantée, de façon que le courant se dirige de l'est à l'ouest dans la partie inférieure, et par suite est ascendant dans la partie située à l'ouest. On voit d'ailleurs facilement que les parties horizontales de l'équipage rectangulaire reçoivent de la part du courant terrestre des actions égales et contraires qui se détruisent. Dans le cas de l'équipage circulaire, chacun des éléments peut être décomposé en deux autres;

l'un vertical et l'autre horizontal. Les actions sur les parties horizontales se détruisent, tandis que celles des éléments verticaux concourent pour donner au plan du cercle la position indiquée. Les mêmes mouvements se produiraient lors même que l'axe de rotation ne passerait pas par le centre du cercle.

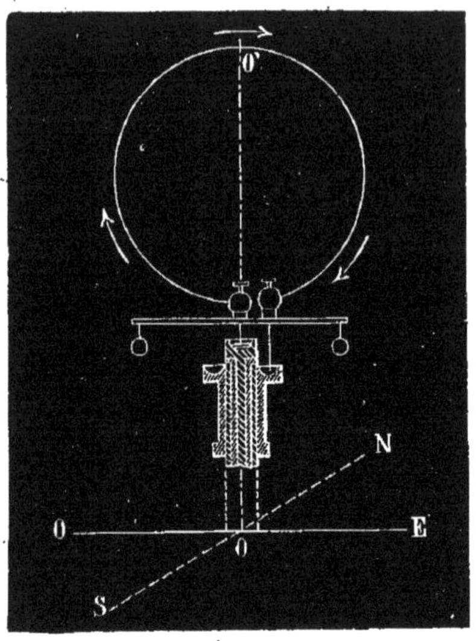

Fig. 458.

Quelle est la position de ce courant terrestre? Nous savons déjà qu'il ne peut être ni à l'ouest, ni à l'est; mais il pourrait être au nord, ou au sud, ou même sous nos appareils.

L'expérience suivante, due à Ampère, permet d'en fixer la véritable position.

Considérons le courant horizontal *oc* mobile autour de son extrémité *o* de l'expérience décrite (536). Cet équipage tourne d'un mouvement continu, tantôt dans un sens, tantôt dans un autre. Si le courant marche de *o* vers *c*, c'est-à-dire du centre à la circonférence, l'équipage se meut de l'ouest à l'est en passant par le sud; la rotation est, au contraire, de l'est à l'ouest, toujours en passant par le sud, lorsque le courant

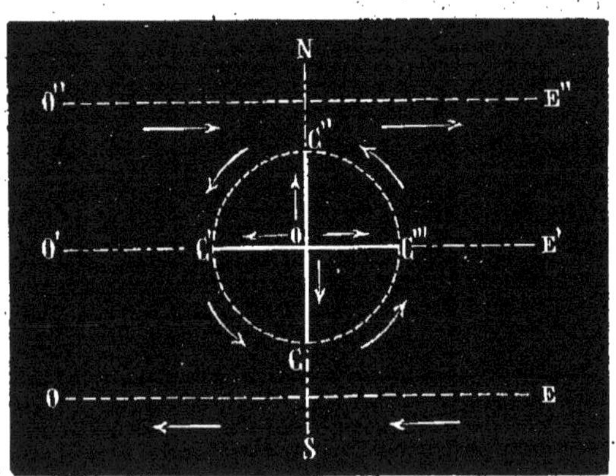

Fig. 459.

marche de *c* vers *o* ou de la circonférence au centre. Or, si nous voulons chercher à imiter artificiellement ce mouvement de rotation, nous n'avons qu'à placer, ainsi que nous l'avons vu (§ 536), un courant rectiligne horizontal au-dessous de l'équipage mobile en EO et à le diriger de l'est à l'ouest. Vient-on, au contraire, à le placer au nord, en E″O″, on obtiendra la même rotation, pourvu que le courant marche de l'ouest à l'est. Mais l'expérience (538) nous a montré déjà que le courant terrestre est dirigé de l'est à l'ouest. Il n'est donc pas possible d'admettre qu'il est placé au nord, ni au-dessous des appareils; car son action aurait pour but de diriger le courant mobile : donc le courant

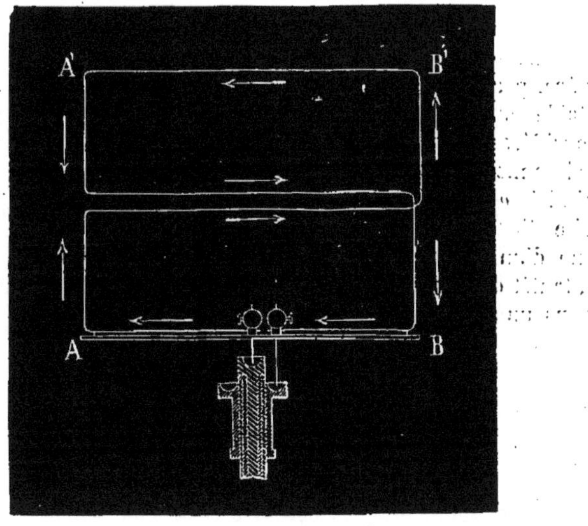

Fig. 460.

terrestre est placé au sud de nos appareils. Enfin, Ampère a fait voir que, si l'on prend un rectangle mobile autour d'un axe horizontal, de manière à être en équilibre dans toutes ses positions autour de son axe qu'on place perpendiculairement au méridien magnétique, il se place, quand il est traversé par un courant, dans une position telle, que son plan est perpendiculaire à l'aiguille d'inclinaison, le courant étant toujours dirigé de l'est à l'ouest à la partie inférieure. Ainsi donc le globe terrestre doit être considéré comme sillonné par des courants électriques dont l'effet résultant est le même qu'un courant moyen placé au sud de l'Europe, *dirigé de l'est à l'ouest et perpendiculaire au méridien magnétique du lieu considéré.*

539. **Conducteurs astatiques.** — Cette action de la terre, quoique faible, complique les résultats quand on étudie l'action mutuelle des courants et des aimants. Pour l'annuler, Ampère a imaginé de composer

les conducteurs mobiles d'un double rectangle, l'un au-dessus de l'autre (*fig.* 462) ou bien l'un à côté de l'autre, de manière que les côtés inférieurs soient suivis par le courant dans deux sens opposés. Le globe tendant à donner à ces deux rectangles deux positions contraires, l'effet résultant sera nul. Cette forme de conducteurs s'appelle *astatique*, ou indifférente à l'action du globe.

540. **Solénoïdes.** — Considérons une série de conducteurs circulaires, verticaux et parallèles entre eux. Si on les suspend à un axe, qui ne passe pas par leur centre, et qu'on vienne à faire passer un courant à travers ce système, on les voit tourner et se placer parallèlement à un courant indéfini, horizontal, placé au-dessous, comme dans

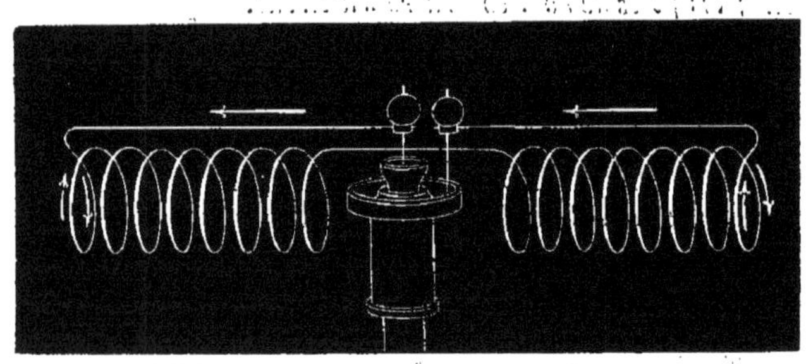

Fig. 461.

le cas de l'expérience (536); par conséquent, la droite qui joint tous les centres, ou l'axe de figure, se met en croix avec le courant. *L'ensemble de ces courants circulaires ainsi réunis en un seul système* prend le nom de *solénoïdes*, ou *cylindre électro-dynamique*.

Ordinairement, pour former un solénoïde (*fig.* 461), on contourne un fil en hélice, et on ramène les deux bouts le long de son axe jusqu'au milieu. Ainsi constitué, un solénoïde peut être considéré comme un assemblage de courants circulaires et d'un courant rectiligne, dont on détruit l'effet, en ramenant les fils des extrémités vers le milieu.

541. **Propriétés des solénoïdes.** — Le calcul démontre que l'action d'un courant rectiligne indéfini sur un solénoïde est la même que celle qu'il exerce sur un aimant. On trouve ainsi qu'un solénoïde, en présence d'un courant indéfini, est soumis à l'action de deux forces, appliquées aux extrémités de l'axe du solénoïde, et perpendiculaires au plan passant par les extrémités de l'axe et le courant. Ces forces sont telles qu'elles dirigent l'une des extrémités du solénoïde vers la droite du courant, et l'autre vers la gauche. On pourra donc reproduire avec les solénoïdes l'expérience d'Œrsted. Seulement, il y a cette différence entre ces solénoïdes et un aimant, c'est que, dans le premier cas, les points d'application de ces forces sont aux extrémités mêmes du solénoïde, et qu'ils sont en d'autres points dans l'aimant. Le calcul indi-

que, en outre, que l'action d'un solénoïde sur un solénoïde se réduit à quatre forces, dont deux sont attractives et deux autres répulsives, et dont les points d'application sont aux extrémités. Chaque extrémité de l'un des solénoïdes est repoussée par une extrémité du second, et attirée par l'autre extrémité. Les deux extrémités qui se repoussent sont des extrémités semblables ; ce sont celles où le courant marche dans le même sens. Aussi appelle-t-on ces extrémités pôles, par analogie avec les pôles des aimants. On peut constater ces attractions et ces répulsions, en faisant agir une hélice que l'on tient à la main sur une autre mobile autour d'un axe. On trouve ainsi que *les solénoïdes agissent les uns sur les autres comme des aimants. Les pôles de même nom se repoussent ; les pôles de nom contraire s'attirent.*

Ces attractions et ces répulsions sont des conséquences des lois ordinaires de l'électro-dynamique. En effet, plaçons en face l'une de l'autre deux hélices, les pôles contraires A et B′ en regard (fig. 462). Ces deux hélices peuvent être considérées comme étant la continuation l'une de l'autre. Les courants marchant dans le même sens, il doit y avoir attraction entre A et B′. Renversons l'une des hélices, les extrémités A et A′ étant traversées par des courants contraires, il doit y avoir répulsion.

Les hélices qui forment les solénoïdes peuvent être *dextrorsum* ou

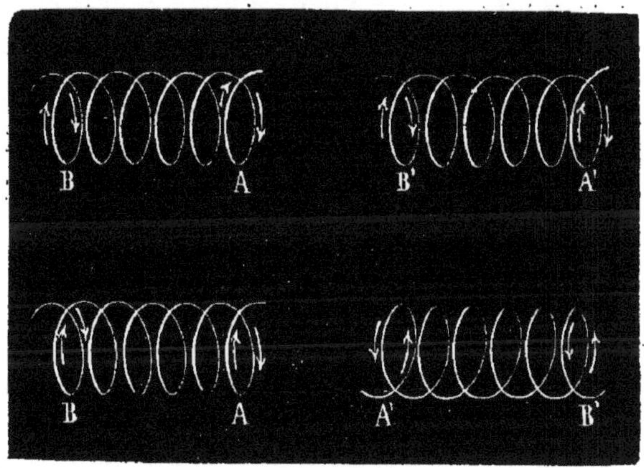

Fig. 462.

sinistrorsum. Si l'on commence une hélice *dextrorsum*, et qu'on l'achève *sinistrorsum*, on a deux extrémités semblables. Il y a donc un point conséquent à l'endroit où l'on a changé le sens de l'hélice. Lorsqu'on brise un solénoïde en plusieurs parties, on a plusieurs solénoïdes complets.

Ces divers résultats nous conduisent à conclure que l'hélice électrique a toutes les propriétés de l'aimant ordinaire. Nous allons trouver la même identité au point de vue de l'action terrestre.

542. **Action de la terre.** — De même qu'un courant circulaire mobile autour d'un axe vertical se place perpendiculairement à l'aiguille de déclinaison, de telle sorte que le courant est dirigé dans la partie inférieure de l'est à l'ouest, de même aussi une série de courants circulaires, ou un solénoïde, se placera, de manière que son axe soit parallèle au plan du méridien magnétique. On le démontre, en sus-

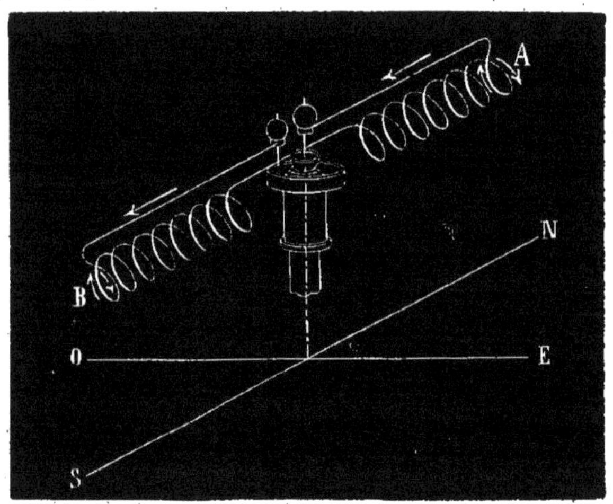

Fig. 463.

pendant un solénoïde A B (*fig.* 463) au support des courants mobiles. Dès que le courant passe, on voit l'hélice tourner et se diriger comme une aiguille aimantée; le courant marche de l'est à l'ouest dans la partie inférieure. Si on change le sens du courant, l'hélice décrit une demi-révolution, et vient se placer, de manière que la direction du courant soit encore de l'est à l'ouest.

Si le solénoïde est mobile autour d'un axe horizontal passant par son centre de gravité, et perpendiculaire au méridien magnétique, il prend, dans ce cas, la déviation d'une aiguille d'inclinaison.

On voit donc qu'un solénoïde, sous l'action de la terre, se comporte comme un véritable aimant. On appelle pôle *austral* du solénoïde celui qui se tourne vers le nord, et pôle *boréal* celui qui est tourné vers le sud. Si l'on se place en face du pôle austral, on voit le courant marcher dans un sens contraire à celui des aiguilles d'une montre.

On constate, enfin, que les solénoïdes et les aimants agissent les uns sur les autres, comme les aimants sur les aimants, ou bien comme les solénoïdes sur les solénoïdes, c'est-à-dire que le pôle austral d'un aimant attire le pôle boréal d'une hélice, et repousse son pôle austral. On doit donc conclure que l'équivalence de l'hélice électrique et de l'aimant ordinaire se trouve démontrée.

543. **Théorie du magnétisme. Constitution des aimants.** — Les propriétés générales des solénoïdes et de l'aimant terrestre, et les actions réciproques de ces deux sortes d'aimants, ont conduit Ampère à une théorie ingénieuse sur le magnétisme terrestre et sur la constitution des aimants. Dans cette théorie, on peut remplacer l'aimant terrestre par un courant dirigé de l'est à l'ouest, placé vers le sud, et agissant comme l'aimant terrestre de la théorie du magnétisme. Il est probable qu'il y a plusieurs courants terrestres, lesquels peuvent être remplacés par une résultante ou, ce qui revient au même, un courant moyen.

L'origine de ce courant moyen peut être ou une action volcanique, ou une élévation de température. Les variations de ce courant expliqueraient les variations du magnétisme terrestre.

De toutes ces considérations, Ampère a conclu que les aimants sont des solénoïdes. Il y a des courants particulaires autour des molécules, dont la direction est perpendiculaire à l'axe, et dont le sens est de l'est à l'ouest, en passant par le sud, en sorte qu'en se plaçant en face du pôle austral de l'aimant, les courants électriques marchent en sens contraire des aiguilles d'une montre, comme dans le cas de l'hélice électrique ou solénoïde; seulement, il y a dans cette hypothèse une difficulté. Dans un solénoïde, les pôles sont exactement aux extrémités, ce qui n'a pas lieu dans les aimants. Ampère expliquait ce fait, en disant que, pour que les pôles soient aux extrémités, il faut que les courants soient perpendiculaires à l'axe, qu'ils aient partout la même direction, et qu'ils soient à la même distance les uns des autres. Il doit en être ainsi dans les aimants comme dans les solénoïdes. Mais, dans les aimants, il y a une infinité de courants élémentaires qui réagissent les uns sur les autres, en sorte que, dans le voisinage des extrémités, l'orientation des courants particulaires doit éprouver des perturbations, et donne lieu à une flexion des cylindres électro-dynamiques, ce qui suffirait pour expliquer le déplacement des pôles.

Dans l'acier et le fer non aimantés, les courants particulaires se meuvent dans tous les sens. L'aimantation n'est qu'une orientation des courants. La force coercitive maintient cette orientation dans l'acier; elle ne peut la maintenir dans le fer *doux*.

544. **Aimantation par les courants.** — Nous venons d'établir que l'hélice d'Ampère est comparable à l'aimant ordinaire, au point de vue de l'action directrice de la terre et de la réaction des pôles. Il ne nous reste plus qu'à faire voir que les hélices ont aussi la propriété d'aimanter les corps magnétiques.

545. **Aimantation de l'acier.** — Peu de temps après l'expé-

rience d'Œrsted, Arago découvrit que le courant électrique peut aimanter l'acier et le fer doux. En plongeant dans la limaille de fer le fil conducteur d'un courant, il vit la limaille y rester attachée, tant que l'électricité traversait le fil; dès que le courant cessait, les petites parcelles de fer se détachaient aussitôt. De même, une aiguille d'acier, placée perpendiculairement à la direction d'un courant voltaïque, s'aimante d'une manière permanente au bout d'un temps très-court. En renversant le sens du courant, l'aimantation se produit en sens contraire.

Un aimant étant constitué par des courants perpendiculaires à son axe, et un barreau d'acier étant parcouru par des courants qui sont dirigés dans son intérieur d'une manière quelconque, il suffit donc, pour faire un aimant d'un barreau d'acier, d'orienter ces courants particulaires. Aussi, pour obtenir une aimantation plus forte et plus régulière, Arago et Ampère imaginèrent le procédé suivant : on place le barreau dans un tube de verre, sur lequel est enroulé un fil en hélice (*fig.* 464) On fait passer le courant à travers ce fil. Le barreau prend un état magnétique permanent, et présente deux pôles disposés de telle sorte que le pôle austral est à la gauche du courant.

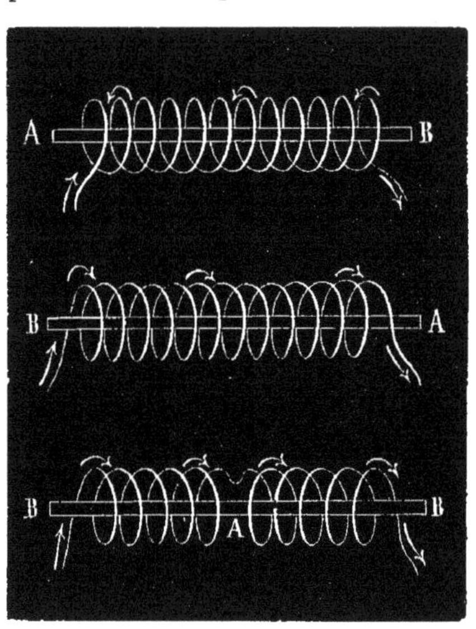

Fig. 464.

Le sens de l'aimantation varie avec le sens d'enroulement de l'hélice. Si l'hélice est *sinistrorsum*, le point par où entre le courant est le pôle *austral*. Si l'hélice est *dextrorsum*, c'est le pôle boréal. Si on contourne le fil sur le tube, tantôt dans un sens et tantôt dans un autre, on trouve un point conséquent à chaque inversion du sens hélicoïdal. Dans tous les cas, la polarité satisfait toujours à la convention d'Ampère. Enfin, Arago reconnut que la décharge d'une bouteille de Leyde à travers l'hélice suffit encore pour développer le magnétisme.

546. **Aimantation du fer doux**. — Dans le fer doux, l'aimantation se développe plus rapidement que dans l'acier, mais elle ne persiste pas. Elle est d'autant plus puissante que le courant voltaïque est plus intense, et les tours de spire plus nombreux. Mais, en augmentant le nombre de tours, on augmente la résistance, et, par suite, on diminue l'intensité du courant; il doit donc y avoir une limite qui ne

peut pas être dépassée. On démontre par le calcul, et l'expérience a vérifié que, pour obtenir le maximum d'effet, il faut que la résistance du fil de l'hélice soit égale à la somme des résistances de la pile et du reste du circuit extérieur. Lorsqu'on établit, entre les dimensions de l'hélice et du barreau, certaines conditions de relation que M. Alvia a assignées, l'intensité du magnétisme développé est proportionnel au carré de l'intensité du courant.

547. **Électro-aimants.** — Pour obtenir un magnétisme très-intense, on enroule autour d'un cylindre de fer doux un fil de cuivre recouvert de soie, de manière à faire un grand nombre de tours, tout en conservant le même sens d'enroulement. De cette manière, dès que le courant passe, chaque tour de spire agit dans le même sens, ce qui donne une aimantation très-énergique, et deux pôles aux extrémités. Souvent on donne au morceau de fer doux la forme d'un fer à cheval, et on adapte sur chacune des deux branches une bobine sur laquelle est enroulé un fil de cuivre entouré de soie, de telle sorte que l'une soit la continuation de l'autre. Souvent aussi on emploie deux cylindres de fer entourés de bobines, que l'on réunit par une barre de fer. On obtient plus facilement ces trois pièces sans force coercitive, et partant le magnétisme cesse plus rapidement à l'interruption du courant. Ces sortes d'appareils portent le nom d'*électro-aimants*. Le premier électro-aimant puissant a été construit par M. Pouillet. La propriété de ces appareils d'acquérir une force magnétique considérable, qu'on peut supprimer à volonté, fait qu'on les a utilisés pour produire des mouvements. Mais, pour que le magnétisme disparaisse complétement à la cessation du courant, il faut employer du fer aussi pur que possible. Néanmoins, il reste le plus ordinairement une petite quantité de magnétisme, que l'on appelle *magnétisme rémanent*.

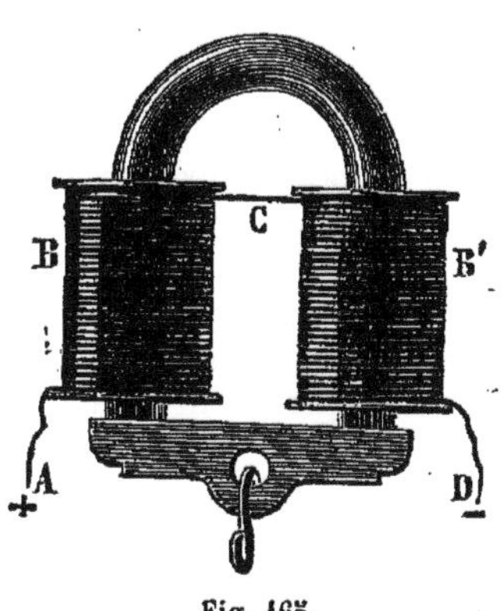

Fig. 465.

Les électro-aimants peuvent servir à aimanter de gros barreaux d'acier. Pour cela, on place aux extrémités du barreau deux électro-aimants, et on produit en même temps un mouvement vibratoire, qui domine momentanément la force coercitive.

CHAPITRE VI

LOIS DES COURANTS

548. **Intensité d'un courant. — Sa mesure par les actions chimiques.** — On se rend facilement compte que les divers courants ne sont pas susceptibles de produire les mêmes effets avec la même intensité ; mais cette idée d'inégalité d'action est insuffisante, il faut faire choix d'un effet déterminé qui servira de mesure aux courants. On peut, par exemple, faire choix des actions chimiques et noter les quantités de gaz dégagées par la décomposition de l'eau dans un temps donné. On dira alors que deux courants sont égaux lorsque, agissant *pendant le même temps sur le même voltamètre contenant la même quantité d'eau également acidulée*, ils auront produit le dégagement de volumes égaux, d'hydrogène par exemple.

Pour que le choix de cette action destinée à servir de mesure soit satisfaisant, il faut s'assurer si les quantités de gaz dégagées sont proportionnelles aux intensités des courants. Cette proportionnalité résulte de l'expérience suivante, due à Faraday : en un point d'un circuit traversé par un courant, on place un voltamètre A ; le fil conducteur se divise alors en deux parties *identiques*, sur chacune desquelles on a placé, en des points correspondants, des voltamètres identiques aussi, B et B' ; enfin, à la réunion des deux fils et sur le conducteur qui se rend à la pile, on place un quatrième voltamètre A', identique à chacun des précédents. Il est évident que les voltamètres A et A' sont traversés par le courant tout entier, tandis que les voltamètres B et B' ne sont traversés que par la *moitié* du courant total. On observe que la quantité d'hydrogène dégagée en A est la même que celle dégagée en A', ce qui prouve d'abord que l'intensité d'un courant est la même aux divers points de son circuit. En outre, la quantité d'hydrogène dégagée en B est la même que celle dégagée en B' et la moitié de celle recueillie en A. Il y a donc proportionnalité entre l'intensité du courant et l'action chimique.

549. **Mesure des intensités des courants par le galvanomètre.** — On peut se demander si l'on n'aurait pas pu choisir pour mesurer l'intensité des courants une action plus rapide à observer qu'une décomposition chimique ; si, par exemple, on n'aurait pas pu utiliser l'action produite sur l'aiguille aimantée, action instantanée et facile à mesurer. Il faut se demander si l'action sur l'aiguille aimantée est proportionnelle à l'intensité du courant. Pour le reconnaître, on

place *dans un même circuit* un voltamètre et un galvanomètre, et l'on observe le volume V d'hydrogène dégagé dans un temps donné et l'angle α dont l'aiguille aimantée est déviée; on recommence l'expérience sur un autre courant, en mettant toujours *simultanément* dans le circuit le voltamètre et le galvanomètre; soient V' et α' les valeurs observées. Le rapport des intensités des courants est $\frac{V}{V'}$, et l'on reconnaît que le rapport $\frac{\alpha}{\alpha'}$ ne lui est pas égal en général.

On aurait pu démontrer ce défaut de proportionnalité en reprenant l'expérience de Faraday citée au paragraphe précédent, mais en em-

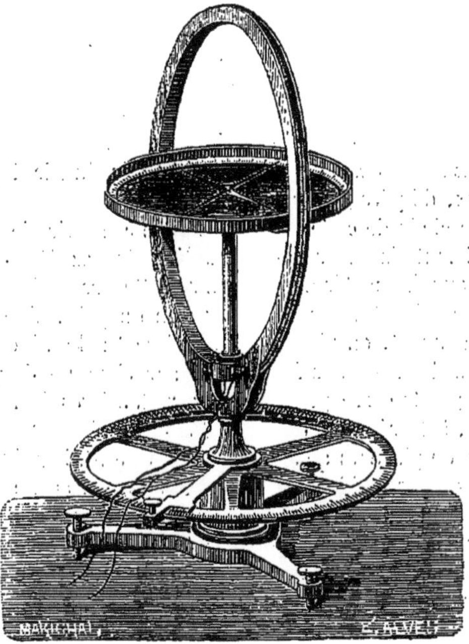

Fig. 466.

ployant des *galvanomètres* en place de voltamètres. Les déviations des galvanomètres A et A' sont égales; celles des galvanomètres B et B' sont égales entre elles, mais ne sont pas la moitié des précédentes, quoique bien évidemment le courant qui passe en B soit la moitié de celui qui traverse le galvanomètre A.

Il faut se rendre compte que ce défaut de proportionnalité ne préjuge rien sur la force même avec laquelle le courant agit sur l'aiguille : les positions respectives du circuit et de l'aiguille venant à varier, la force n'agit pas toujours de la même façon, et les changements introduits peuvent amener ces différences.

L'action sur l'aiguille est en réalité proportionnelle à l'intensité du courant : c'est ce qui résulte de l'observation d'appareils que nous allons décrire et pour lesquels les expériences ont toujours donné les résultats prévus par la théorie basée sur cette proportionnalité.

550. **Boussole des sinus.** — On a construit des galvanomètres moins sensibles, mais plus précis, qui servent à mesurer des courants énergiques. On les appelle *boussole des sinus* et *boussole des tangentes*.

La boussole des sinus (*fig.* 466) se compose d'un cadre vertical, autour duquel est enroulé un fil conducteur. Ce cadre peut tourner autour d'un axe vertical qui passe par le centre d'une boussole de déclinaison placée en son milieu. Une alidade, mobile sur un cercle horizontal, mesure les déplacements du cadre.

Supposons d'abord le cadre placé dans le méridien. L'aiguille occupe la position AB (*fig.* 467). Le passage d'un courant l'écarte et lui fait occuper

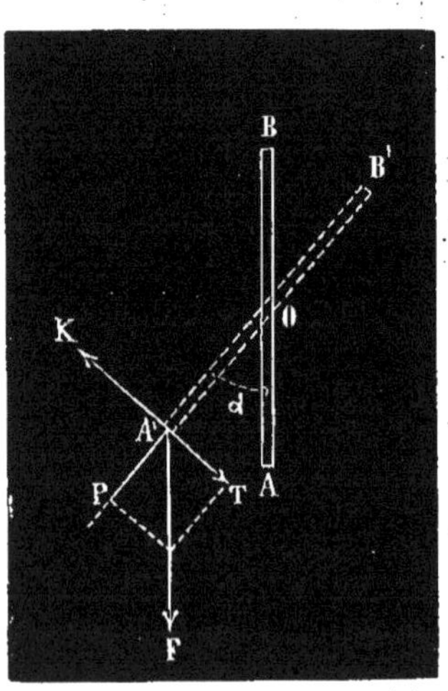

Fig. 467.

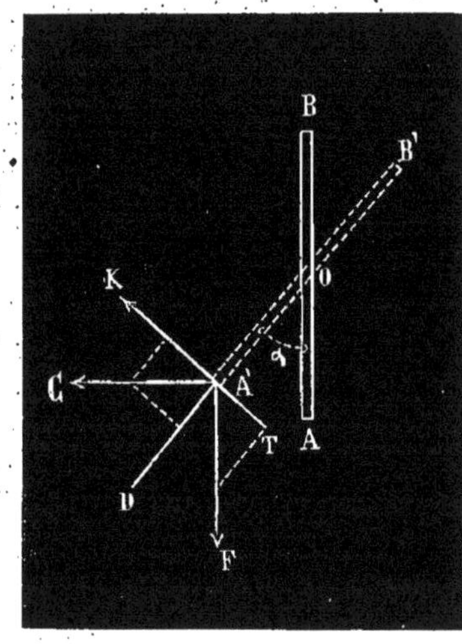

Fig. 468.

la position A'B' faisant avec la première un angle α. On fait alors tourner le cadre jusqu'à ce qu'il se trouve encore dans le plan de l'aiguille. Le sinus de l'angle α peut servir à mesurer l'intensité du courant. En effet, dans cette nouvelle position, l'aiguille se trouve en équilibre sous la double action du courant qui tend à la placer en croix avec lui et du magnétisme qui tend à la ramener dans sa position première. Or, la force des courants agit suivant A'K perpendiculaire à A'B'. On peut la représenter par $C \times I$, I étant l'intensité du courant et C une constante.

La force terrestre F agit suivant A'F, parallèlement à AB. Décomposons cette force en deux, l'une A'P dans le sens de A'B', laquelle est détruite, et l'autre suivant A'T, perpendiculaire à A'B'; cette dernière, la seule efficace, a pour expression $F \sin \alpha$. On a donc pour l'équation d'équilibre A'K = A'T ou $C \times I = F \sin \alpha$;

d'où
$$I = \frac{F}{C} \sin \alpha = M . \sin \alpha.$$

Donc l'intensité du courant est proportionnelle au sinus de l'angle de déviation.

Pour un autre courant, on a
$$I'' = M \sin \alpha' ;$$
donc
$$\frac{I''}{I} = \frac{\sin \alpha'}{\sin \alpha}.$$

Les intensités des courants sont donc proportionnelles aux sinus des angles.

551. **Boussole des tangentes.** — Dans la boussole des tangentes, l'intensité du courant est mesurée par la tangente de la déviation de l'aiguille. Il suffit, pour cela, de prendre un cadre conducteur très-grand et large et une petite aiguille aimantée. Dans ce cas, la force du courant reste sensiblement perpendiculaire au cadre, ou, ce qui revient au même, au méridien magnétique. Soit encore AB (*fig*. 468 la direction du plan du méridien magnétique, et A'B' la position de l'aiguille formant avec le méridien un angle α. La force du courant s'exerce suivant A'C perpendiculaire à AB, laquelle peut être remplacée par ses deux composantes A'K et A'D. La composante A'K, la seule efficace, a pour valeur $C \times I \cos \alpha$, C étant une constante. De même on peut décomposer la force terrestre F en deux autres, l'une suivant le prolongement A'B', qui est détruite; l'autre suivant A'T, laquelle est seule agissante et a pour expression $F \sin \alpha$. On aura donc pour l'équilibre
$$C \times I \cos \alpha = F \sin \alpha ;$$
d'où
$$I = \frac{F}{C} \operatorname{tang} \alpha = M \operatorname{tang} \alpha.$$

Pour un autre courant on aurait
$$I' = \frac{F}{C} \operatorname{tang} \alpha' = M \operatorname{tang} \alpha ;$$
d'où l'on déduit
$$\frac{I}{I'} = \frac{\operatorname{tang} \alpha}{\operatorname{tang} \alpha'}.$$

Les intensités sont donc proportionnelles aux tangentes des déviations.

552. **Résistance des conducteurs.** — Considérons un circuit

comprenant une pile, un galvanomètre ou une boussole des sinus, et dont on puisse à volonté remplacer une partie par un fil de nature, de longueur ou de section différentes. Supposons, par exemple, que, entre deux points A et B du circuit, on interpose un fil de cuivre rouge de longueur et de section déterminées, on notera la déviation α du galvanomètre ; remplaçons ce fil par un autre de mêmes dimensions, mais d'une autre nature, un fil de fer, par exemple, et l'on observera une autre déviation du galvanomètre ; il en serait de même si l'on employait un fil de cuivre rouge, mais dont la longueur ou la section seraient différentes de ce qu'elles étaient d'abord. On peut donc conclure de ces expériences, que l'intensité d'un courant dépend non-seulement de la nature de la source d'électricité que l'on n'a pas fait varier, mais également de la nature des conducteurs dans lesquels circule le courant. Tout se passe donc, comme si les fils conducteurs opposaient au passage du courant une certaine *résistance* plus ou moins analogue au frottement subi par les liquides circulant dans des tuyaux, et qui a pour effet de diminuer la vitesse. On ne peut pas évaluer la résistance absolue des divers conducteurs, mais on peut rechercher les rapports de ces résistances à l'une d'entre elles, prise arbitrairement pour unité. On prend, le plus souvent, pour unité de résistance, la résistance opposée au passage de l'électricité par un fil de cuivre rouge de 1 mètre de longueur, et de 1 millimètre carré de section ; quelquefois, on choisit, comme terme de comparaison, la résistance d'un cylindre de mercure ayant les mêmes dimensions.

553. **Lois des résistances** ou **lois de Ohm**. — Les lois suivant lesquelles varient les résistances des conducteurs au passage d'un courant, ont été trouvées théoriquement par Ohm, dont elles portent le nom, et ont été démontrées expérimentalement par Pouillet.

Ces lois sont les suivantes :

Première loi. — *La résistance d'un conducteur est proportionnelle à sa longueur ;*

Deuxième loi. — *La résistance est en raison inverse de la section ;*

Troisième loi. — *La résistance varie avec la nature du conducteur.*

Si, donc, on désigne par R la résistance d'un fil, l sa longueur, s sa section, et K un coefficient constant spécifique pour chaque corps, on a :

$$R = \frac{Kl}{S}.$$

Pour un autre corps, on a de même :

$$R' = \frac{K'l'}{S'};$$

et, par suite,

$$(1) \qquad \frac{R}{R'} = \frac{Kls'}{K'l's}.$$

Si, donc, le second corps est le cuivre, et si l'on a pris une longueur l' égale à 1 mètre, et s' égale à 1 millimètre carré, R' sera l'unité de résistance, et la formule se réduira à

$$R = \frac{K}{K'} \frac{l}{S} = r \frac{l}{S}.$$

Le rapport $\frac{K}{K'} = r$ a reçu le nom de *résistance spécifique* du corps considéré. Son inverse $\frac{K'}{K}$ est souvent appelé *coefficient de conductibilité.*

La formule générale (1) permet de trouver facilement ces coefficients. Si l'on prend deux fils de même section $s = s'$, l'un en cuivre rouge, et l'autre composé de la substance étudiée, et que l'on cherche les longueurs l' et l de ces fils qui rendent les résistances R et R' égales, on a :

$$1 = \frac{Kl}{K'l'}.$$

D'où

$$\frac{K}{K'} = \frac{l'}{l}.$$

On peut facilement concevoir comment on fait les expériences. Supposons, en effet, placé à la suite, dans le circuit, le fil métallique considéré, la longueur l est connue, et un fil de cuivre rouge de même section, mais dont on puisse faire varier la longueur. On observe la déviation produite sur un galvanomètre placé dans le même circuit; puis l'on supprime le fil considéré, le courant passant directement dans le fil de cuivre; l'intensité augmente, et, pour la ramener à ce qu'elle était d'abord, il faut augmenter la résistance du circuit, ce que l'on fait en augmentant d'une longueur l' la partie du fil de cuivre interpolaires. Ces longueurs l' et l de cuivre et du métal considéré correspondent bien à des résistances égales, et leur rapport $\frac{l'}{l}$ donne le coefficient de résistance spécifique; l'inverse donnerait le coefficient de conductibilité.

On peut, par des expériences analogues, vérifier les autres lois de Ohm. Voici quelques coefficients spécifiques :

	COEFFICIENTS DE RÉSISTANCE.	COEFFICIENTS DE CONDUCTIBILITÉ.
Mercure	6,000	0,026
Cuivre	1,000	1,000
Fer	0,166	....
Or	0,017	....
Platine	0,125	....

La résistance spécifique des liquides est beaucoup plus considérable. Celle du sulfate de cuivre en dissolution concentrée est 300,000 fois plus grande que celle du mercure. L'eau pure offre une résistance plusieurs centaines de fois plus grande que celle du sulfate de cuivre. Aussi, une colonne de liquide, traversée par un courant, diminue-t-elle beaucoup l'intensité du courant.

554. **Longueur réduite d'un fil. Section réduite.** — On appelle *longueur réduite d'un fil* la longueur du fil de cuivre rouge de 1 millimètre carré de section, qui offrirait, au passage d'un courant, la même résistance que le fil considéré. Cette longueur réduite est facile à trouver.

Soit, en effet, l la longueur du fil, s sa section, r son coefficient de résistance, et λ la longueur réduite; la formule générale (1) donne immédiatement

$$1 = r\frac{l}{\lambda S},$$

puisque les résistances sont les mêmes. On tire de là :

$$\lambda = \frac{lr}{S}.$$

Les longueurs réduites sont fort utiles pour la recherche des intensités d'un courant, dans diverses circonstances; nous en donnerons plusieurs exemples.

On peut également demander quelle serait la section d'un fil de cuivre rouge de 1 mètre de longueur, qui offrirait, au passage du courant, la même résistance qu'un fil donné. En prenant les mêmes données que précédemment, et désignant par ρ la section réduite, on déduirait de la formule (1) :

$$1 = r\frac{l\rho}{S};$$

d'où

$$\rho = \frac{S}{rl}.$$

On calculerait bien facilement la longueur réduite correspondant à plusieurs fils différents placés à la suite. On aurait, en effet,

$$\lambda = \frac{lr}{S} + \frac{l_1 r_1}{S_1} + \frac{l_2 r_2}{S_2} + \ldots$$

La section réduite se trouverait, en remarquant que les quantités ρ et λ sont inverses l'une de l'autre, $\rho = \frac{1}{\lambda}$.

555. **Détermination de l'intensité d'un courant. Énergie électro-motrice.** — Le courant traverse non-seulement le circuit interpolaire, mais la pile même qui lui donne naissance. On conçoit que

la résistance de cette pile ait une influence sur l'intensité du courant ; d'autant que les divers éléments contenant des liquides sont, en général, très-résistants. On démontre, par diverses expériences, dans le détail desquelles nous ne pouvons pas entrer, que les intensités des divers courants sont inversement proportionnelles *à la résistance totale* du circuit. Si, donc, on désigne par R la résistance de la pile, et par r celle du circuit, on a :

$$I = \frac{E}{R + r},$$

E étant une quantité constante pour une même pile, et qui a reçu le nom d'*énergie électro-motrice* de cette pile.

On déduit de là plusieurs conséquences importantes ; nous allons en indiquer quelques-unes.

Éléments associés en série. — Ces considérations conduisent à des résultats importants sur la manière d'associer les piles.

Soit R la résistance d'un élément de Bunsen, et r la résistance extérieure, on met à la suite les uns des autres, en série, m éléments; l'intensité d'un seul pris en particulier est $I = \frac{E}{R + r}$; l'intensité de cet élément considéré dans la série sera évidemment $I = \frac{E}{mR + r}$, mR représentant la résistance des m éléments. Chaque élément de la série aura la même intensité, et comme il y en a, m l'intensité totale sera égale à $\frac{mE}{mR + r}$.

Si la résistance extérieure peut être considérée comme nulle par rapport à la résistance intérieure, alors l'intensité due à un élément sera $\frac{E}{R}$; elle sera encore $\frac{E}{R}$ pour m éléments; c'est ce que l'expérience vérifie. Si, au contraire, la résistance intérieure est négligeable par rapport à la résistance extérieure, l'intensité du courant sera exprimée par la relation $\frac{mE}{r}$; dans ce cas, l'intensité est proportionnelle au nombre des éléments.

Éléments associés en batterie. — On peut disposer d'une autre manière les éléments d'une pile. A cet effet, on réunit tous les pôles négatifs d'un côté, et tous les pôles positifs de l'autre, et on a ainsi un grand élément. Or, pour un élément, l'intensité est $I = \frac{E}{R + r}$; pour m éléments, elle sera $I = \frac{mE}{R + mr}$. Si la résistance extérieure r est négligeable par rapport à R, l'intensité du courant sera proportionnelle au nombre des éléments ; si, au contraire, on peut négliger R par rapport à r, l'intensité sera indépendante du nombre des éléments. Enfin, on peut associer les éléments en séries de batteries ou en batteries de séries. Le calcul peut indiquer, dans chaque cas, quelle est la disposition la plus favorable. La disposition en série et en batterie donne le même résultat quand R est égal à r.

556. **Valeur de l'énergie électro-motrice d'une pile.** — La valeur de l'énergie électro-motrice des divers éléments de pile a été trouvée dans différentes séries de recherches, parmi lesquelles il importe de citer les expériences de M. Regnault. Nous ne pouvons indiquer les détails, ni citer les principaux résultats. Nous nous bornerons à faire une remarque générale importante : c'est que l'énergie électro-motrice est indépendante de la surface des éléments. Pour le prouver, on place dans un même circuit comprenant un galvanomètre deux éléments de dimensions différentes, ces éléments étant placés en sens inverse; on observe alors que le galvanomètre ne bouge pas. C'est donc dire que les intensités des courants contraires développés par les piles sont égales; si donc nous appelons E et E′ les énergies électro-motrices des piles, R et r' leurs résistances, et r la résistance du circuit, on a pour les valeurs des intensités I et I′ :

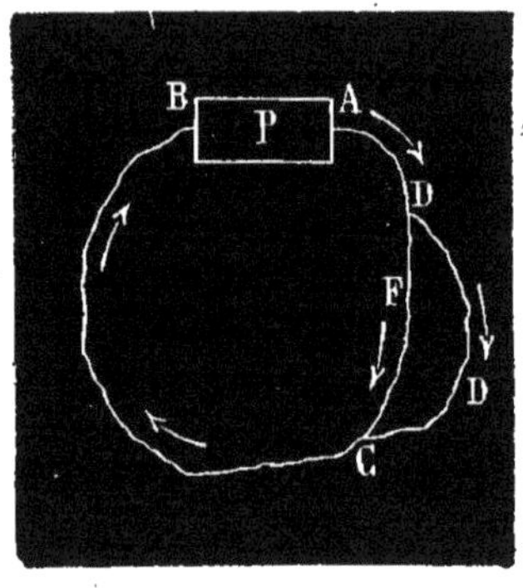

Fig. 469.

$$I = \frac{E}{R + R' + r} \quad \text{et} \quad I' = \frac{E'}{R + R' + r},$$

puisque chaque courant traverse à la fois les deux piles et le circuit. Comme l'on vérifie que $I = I'$, on conclut que $E = E'$; les énergies électro-motrices sont égales.

557. **Courants dérivés.** — Étant donné un appareil électro-moteur dont les pôles sont réunis par un fil (*fig.* 469), on joint deux points D et C par un autre fil CED; il s'agit de déterminer l'intensité du courant qui passe par la partie non divisée CABD et par les portions CEB et CFD dont les résistances respectives sont r et r', et appelons I l'intensité du courant principal, c'est-à-dire de celui qui passe par CBAD, i et i' les intensités des courants passant par CED et CFD; on a évidemment la relation

$$I = i + i';$$

et, comme les intensités sont inversement proportionnelles aux résistances, on a aussi

$$\frac{i'}{i} = \frac{r}{r'}, \text{ ou } i'r' = ir$$

De ces deux relations, on tire :

$$(1) \qquad i = \mathrm{I}.\frac{r'}{r+r'},$$

$$(2) \qquad i' = \mathrm{I}\frac{r}{r+r'}.$$

Pour calculer I, remarquons que les deux fils de résistance r et r' peuvent être remplacés par des fils de longueur et de conductibilité égales à 1 et de section $\frac{1}{r}$ et $\frac{1}{r'}$. Leur ensemble équivaut donc à un fil de longueur et de conductibilté égales à 1 et de section $\frac{1}{r}+\frac{1}{r'}$.

Dès lors, l'intensité I du courant dans le fil CABD a pour expression :

$$\mathrm{I} = \frac{\mathrm{E}}{\mathrm{R}+\frac{1}{\frac{1}{r}+\frac{1}{r'}}} = \frac{\mathrm{E}(r+r')}{\mathrm{R}(r+r')+rr'},$$

R comprenant la résistance de l'électro-moteur et des portions de fil AC et BD. Substituant cette valeur de I dans (1) et (2), on a :

$$i = \frac{\mathrm{E}r'}{\mathrm{R}(r+r')+rr'}.$$

$$i' = \frac{\mathrm{E}r}{\mathrm{R}(r+r')+rr'}.$$

Mais l'intensité du courant, lorsqu'il n'y a pas de dérivation, est

$$\mathrm{A} = \frac{\mathrm{E}}{\mathrm{R}+r}.$$

Et, comparant les valeurs de I et de A, on voit que I est plus grand que A; mais A est plus grand que i ou i'. Donc l'effet d'un fil *dérivé*, en diminuant la résistance totale, augmente l'intensité du courant entre l'élément et les points de dérivation, et le diminue dans l'autre partie du fil.

558. **Lois de Faraday sur les décompositions électro-chimiques.** — Nous avons déjà indiqué (548) deux lois sur les décompositions électro-chimiques, démontrées par Faraday :

Première loi. — *La quantité d'électrolyte décomposé dans le même temps est la même dans tous les points du circuit.*

Deuxième loi. — *Les quantités d'électrolytes décomposés dans un même temps sont proportionnelles aux intensités des courants.*

Il nous reste à citer une troisième loi fort importante, relative au cas où l'on considère des électrolytes différents.

Troisième loi. — *Si l'on place dans un même circuit des électrolytes différents, les quantités de corps mis en liberté sont proportionnelles aux équivalents de ces corps.*

Il importe, on le conçoit, de mettre en même temps dans un même circuit les divers électrolytes; car, leurs résistances étant différentes, en les plaçant successivement, on obtiendrait des courants d'intensité variable, tandis qu'il importe que l'intensité reste la même. Si l'on place ainsi dans un circuit un voltamètre, une dissolution d'acétate de plomb, une de sulfate de cuivre, etc., on trouvera que les poids d'hydrogène, de plomb, de cuivre, etc., dégagés aux électrodes négatives, sont proportionnels aux nombres 1, 162, 32, équivalents chimiques de ces corps.

559. **Travail intérieur des piles.** — Lorsqu'une pile est en activité, il se produit aussi dans ses différents éléments des décompositions chimiques : l'eau est décomposée, l'oxygène s'unit au zinc et l'hydrogène se dégage. Matteucci a cherché quel est le rapport entre la quantité d'hydrogène dégagé dans chaque élément et celle qui se produit dans un voltamètre extérieur. Il a reconnu que toutes ces quantités sont égales, pourvu toutefois que l'action chimique soit complétement employée au développement du courant.

560. **Effets calorifiques et lumineux produits par les courants.** — Lorsqu'on fait circuler un courant à travers un fil conducteur, on le voit s'échauffer, rougir et quelquefois fondre et se volatiliser. Pour obtenir ces effets brillants d'incandescence, il faut employer des éléments peu nombreux, mais à grande surface; ce fait a été constaté par Children. Ainsi un simple élément de Wollaston, ayant 1 décimètre de surface, peut fondre un fil fin de platine de 2 ou 3 centimètres de longueur.

L'échauffement d'un fil traversé par un courant dépend de la résistance qu'il oppose au mouvement de l'électricité : qu'on interpose, par exemple, sur le trajet d'un courant, un fil fin de platine et un gros fil du même métal, le fil fin rougit et le gros reste obscur. De deux métaux de même longueur et de même section mis bout à bout, platine et argent par exemple, le fil de platine, qui est le moins bon conducteur, rougit; l'argent ne change pas.

On arrive, dans cet ordre d'idées, à des résultats singuliers. Un fil de platine est traversé par un courant qu'on règle de manière qu'il soit maintenu au rouge sombre; avec une lampe à alcool, on le chauffe en un point; on voit l'autre point redevenir obscur. La résistance au passage du courant augmentant avec l'élévation de la température, son intensité diminue. On peut faire encore l'expérience inverse : si l'on refroidit un côté du fil, on voit l'autre augmenter d'éclat, parce que la résistance diminue et l'intensité augmente.

561. **Loi de Joule sur la chaleur, dégagée par la pile.** — M. Joule a énoncé la loi suivante : la *chaleur totale développée dans le circuit est constante pour une même quantité de zinc dissous.* M. Favre

a confirmé cette loi par de nombreuses expériences faites avec son calorimètre à mercure. On place dans le calorimètre, un petit élément formé de zinc amalgamé et de cuivre dont le circuit est fermé par un fil gros et court de cuivre et on détermine la chaleur produite pour chaque équivalent de zinc dissous, la chaleur dégagée par le fil étant négligeable ; on répète la même expérience en fermant le circuit par une spirale de platine d'une grande longueur et d'un petit diamètre ; cette spirale étant placée au dehors du calorimètre, la quantité de chaleur recueillie est moindre. Enfin on place la pile et le circuit dans le calorimètre et on trouve une quantité constante de chaleur pour chaque 33 grammes de zinc dissous.

Il y a un cas particulier où la quantité de chaleur développée dans la pile ajoutée à celle qui se produit dans le circuit extérieur ne donne pas la chaleur totale. C'est quand la pile produit un travail, la chaleur se transforme alors en travail comme la chaleur ordinaire; une calorie disparaît par 440 kilogrammètre de travail.

Cette remarque très-importante au point de vue de la théorie mécanique de la chaleur, a été vérifiée directement au moyen du calorimètre à mercure ; la pile et le circuit étaient placés dans la masse et l'on évaluait la chaleur produite pour un équivalent de zinc dissous ; puis, le courant passant dans les bobines d'une petite machine électro-motrice (607), on recommençait l'expérience, tandis que cette machine produisait l'élévation d'un poids et l'on observait une diminution dans la chaleur fournie au calorimètre. M. Favre put même déduire de ces expériences une valeur approchée de l'équivalent mécanique de la chaleur.

Il faut encore remarquer que cette diminution de chaleur s'observe encore lorsque le courant produit une décomposition chimique qui correspond à un travail mécanique de désagrégation moléculaire et exige l'absorption d'une certaine quantité de chaleur.

Prenons un exemple : pendant qu'un équivalent de zinc se dissout, il y a production de 18 calories; avec cinq éléments de Wollaston, il y aura 5×18 calories ou 90 calories et pour 5 équivalents de zinc dissout il y aura un équivalent d'eau décomposé. Or l'eau en se décomposant absorbe 34 calories ; on ne retrouvera que $90^c - 34^c$ ou 56 calories.

Cette même considération fait comprendre quelle est la condition nécessaire pour qu'une pile donnée produise une certaine électrolyse ; il faut que l'électricité fournie par la pile corresponde à un dégagement de chaleur plus grand que celui nécessaire à la décomposition du corps en expérience. Pour se rendre compte si cette condition est remplie, il faut remarquer que, dans les piles à deux liquides, il y a plusieurs actions et que la chaleur, dégagée finalement n'est que la différence entre les chaleurs dégagées et absorbées par les compositions ou décompositions que l'on observe.

Un seul élément de Volta ne peut pas décomposer l'eau. En effet, pour un équivalent d'eau décomposée, il ne peut y avoir qu'un gramme de zinc dissout, lequel ne produit que 18 calories au lieu de 34.

Un seul élément de Bunsen décompose l'eau, car le zinc donne 18 calories, la décomposition de l'eau 34, celle de l'acide azotique en prend 7; il en reste 45 qui peuvent servir au travail nécessaire pour décomposer l'eau d'un voltamètre.

562. **Vitesse de propagation de l'électricité.** — Wheatstone le premier étudia la vitesse de l'électricité dans un fil de laiton et trouva, par l'étude de la décharge d'un condensateur, que cette vitesse atteint 115,000 lieues par seconde. Les recherches furent reprises dans diverses circonstances et l'on trouva des nombres forts différents pour un même corps; les différences sont considérables et pour le fer les valeurs extrêmes sont dans le rapport de 1 à 15.

Il n'y a pas lieu de s'étonner de ces différences, lorsque l'on se rend compte du phénomène : considérons un conducteur isolé en A d'une part et communiquant d'autre part avec la terre ; si l'on établit en A la communication avec un pôle d'une pile à une certaine tension de l'électricité va s'écouler à travers le fil, mais non pas instantanément ; en chaque point, il y aura un *état variable*, pendant lequel ce point recevant plus d'électricité qu'il n'en transmet aura une tension croissante; sa tension deviendra fixe lorsqu'il recevra du côté de la pile autant d'électricité qu'il en transmettra du côté du sol; à cet instant le fil aura une distribution de tension qui sera stable. Ce que l'on doit appeler durée de la transmission de l'électricité, c'est la durée de l'*état variable*, le temps qui s'écoule jusqu'au moment où les tensions sont arrivées à un état permanent : on conçoit que cette durée dépende non-seulement du conducteur, longueur, section, nature, mais aussi de la présence à peu de distance de corps pouvant produire par influence une distribution différente des tensions et qu'il n'y ait pas lieu de rechercher d'une manière absolue la vitesse de propagation de l'électricité.

CHAPITRE VII

COURANTS THERMO-ÉLECTRIQUES

563. **Courants thermo-électriques.** — De même que l'électricité en mouvement produit de la chaleur, de même aussi la chaleur peut développer des courants dans les corps.

En 1823, Seebeck découvrit qu'une différence de température entre certains points d'un circuit composé de métaux suffit pour faire naître des courants dans ce circuit. C'est à ce genre de phénomènes qu'on donne le nom d'*actions thermo-électriques*. Pour constater ces actions, on prend un barreau de bismuth ou d'antimoine AB (*fig.* 470) soudé aux extrémités A et B à une lame de cuivre recourbée CDC ; on donne au cadre la direction d'une aiguille aimantée placée en son centre et mobile sur un pivot vertical. Si l'on échauffe l'une des soudures, B par exemple, la déviation de l'aiguille indique la présence d'un courant dans un certain sens. Si on refroidit la même soudure, il y a déviation dans un

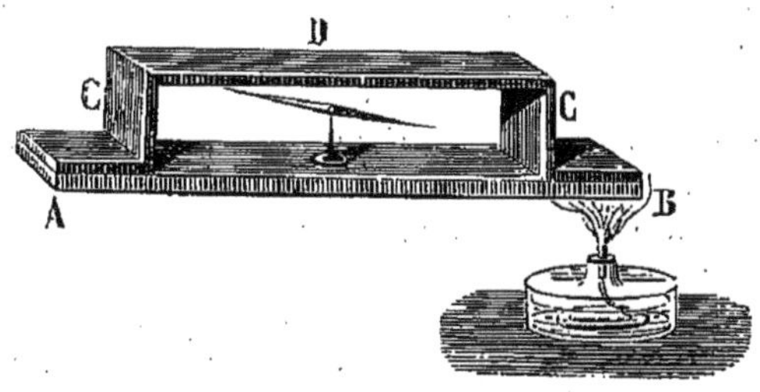

Fig. 470.

autre sens, et par suite production d'un courant contraire au premier ; enfin, si les deux soudures sont également échauffées, il n'y a plus de courant. C'est donc à la différence de température des soudures qu'on doit le développement des courants dans ce circuit. Tous les métaux donnent lieu aux mêmes effets, qu'ils soient en contact ou soudés l'un à l'autre.

En remplaçant le barreau de bismuth par un barreau d'antimoine, le sens du courant devient inverse de celui qu'il était dans le premier cas ; ainsi, avec le bismuth et le cuivre, le courant marche du bismuth au cuivre à travers la soudure chauffée ; avec l'antimoine et le cuivre, il est dirigé du cuivre à l'antimoine dans le point échauffé.

Le tableau suivant comprend les principaux métaux rangés dans un ordre tel que chacun d'eux est positif par rapport à celui qui le précède et négatif par rapport à celui qui le suit.

Bismuth, platine, plomb, étain, cuivre, or, argent, zinc, fer, antimoine (Becquerel) ; l'antimoine et le bismuth donnent le courant de plus grande intensité. L'électricité marche de l'antimoine au bismuth ; si l'on chauffe également les deux soudures, les deux courants sont en sens contraire et se neutralisent.

On a recherché si l'on n'obtiendrait pas un courant avec un seul fil homogène. Il s'en produit toutes les fois que l'on échauffe une partie d'un fil qui présente des différences dans la constitution moléculaire. Ainsi un fil de platine contourné en partie sous forme de spirale et chauffé dans le voisinage de la portion contournée donne lieu à un courant qui doit provenir de ce que les parties du fil contournées ont été comme écrasées par la torsion ; de même un fil tiré à la filière ou recuit en un point seulement et chauffé près de ce point donne lieu à un courant, ce qui doit tenir à un changement de structure. Dans le cuivre ou l'argent, le courant marche de la partie écrasée à l'autre ; dans le fer c'est le contraire qui se passe. Des phénomènes analogues s'observent dans des métaux cristallisés qui n'ont pas la même structure dans tous les sens.

564. **Lois des courants thermo-électriques.** — 1° L'intensité du courant pour de faibles excès est *sensiblement proportionnelle à l'excès de température d'une soudure sur l'autre.* Cette loi a été établie par M. Becquerel. Si, en effet, on prend un barreau de bismuth soudé à deux fils de cuivre et que l'on porte l'une des soudures à des températures croissantes en maintenant l'autre à la température de 0°, les déviations de l'aiguille d'un galvanomètre accusent une intensité proportionnelle à l'excès de température, pourvu que cet excès ne dépasse pas 40° ou 50° ; au delà, le courant est moins fort, cesse, puis change de sens.

2° Pour une même température les différents métaux ont des pouvoirs électro-moteurs différents. Pour les comparer aux températures ordinaires, M. Becquerel a construit une chaîne de petits barreaux d'argent, de cuivre, de fer, de zinc, de platine, etc.; en chauffant les différentes soudures, il a trouvé des intensités variables dans le courant quoique le circuit soit toujours le même.

Voici quelques résultats :

Zinc-cuivre.	1
Argent-cuivre.	2
Fer-cuivre..	28
Fer-platine.	36

565. **Piles thermo-électriques.** — On a construit des piles thermo-électriques. La première est due à Pouillet ; chaque élément se compose d'un barreau de bismuth en fer à cheval; deux fils de cuivre sont soudés à ses deux extrémités. Lorsqu'on veut réunir plusieurs éléments et former une pile, un même fil de cuivre est soudé à une extrémité d'un barreau de bismuth et à une extrémité du suivant, et ainsi de suite. En mettant toutes les soudures impaires, par exemple dans des vases contenant de l'eau chauffée à 100°, et toutes les soudures paires dans la glace fondante, on obtient un courant dont l'intensité est proportionnelle au nombre de couples mis en activité.

Si dans le circuit, il n'y a pas de résistance extérieure à la pile, la déviation produite par le courant sur une aiguille aimantée est indépendante du nombre des couples. Cela résulte des lois qui règlent les intensités des piles (555) et qui ont été déterminées expérimentalement par M. Pouillet avec les piles thermo-électriques. Si, au contraire, on interpose un conducteur entre les pôles, l'intensité diminue très-rapidement, car la résistance intérieure de ces piles est très-faible. Aussi, pour constater et mesurer ces courants, doit-on employer des multiplicateurs à fil court et gros. Ces piles produisent tous les effets des piles ordinaires ; elles décomposent l'eau légèrement acidulée, mais, pour obtenir des effets chimiques qui exigent une grande tension, il faut que la pile soit composée d'un très-grand nombre d'éléments.

Dans ces derniers temps, M. Ed. Becquerel a construit des piles (*fig.* 471)

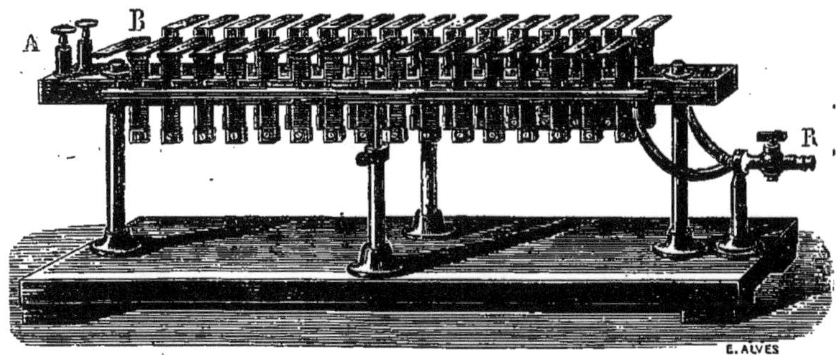

Fig. 471.

qui donnent lieu à des courants très-énergiques. Chaque élément se compose d'un prisme de sulfure de cuivre soudé à une lame de maillechort. Pour la faire fonctionner, on chauffe les soudures d'ordre impair à l'aide du gaz d'éclairage, les soudures de rang pair restant à la température de l'air ambiant ; on peut avec cette pile décomposer l'eau, les sels et faire marcher un télégraphe.

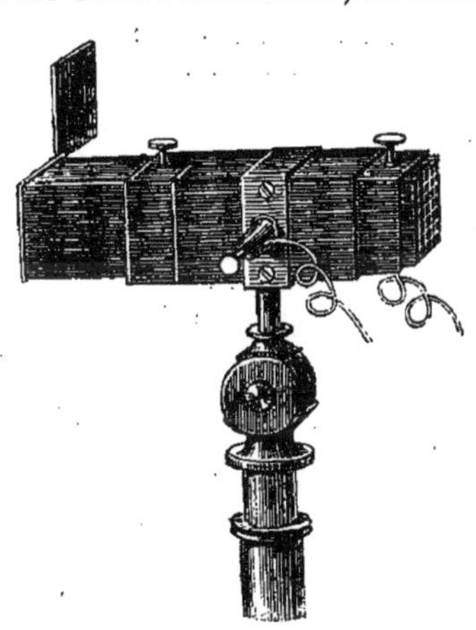

Fig. 472.

Pile de Nobili et de Melloni. Les piles thermo-électriques peuvent servir comme instruments thermométriques et prennent alors le nom de *thermomètres-multiplicateurs ;* la plus sensible est celle de Nobili perfectionnée par Melloni. Elle se compose de barreaux de bismuth et d'antimoine très-déliés soudés et repliés sur eux-mêmes en zigzag de manière que toutes les soudures paires soient d'un côté et les soudures impaires de l'autre (*fig.* 473). Les deux extrémités de cette chaîne, l'une de bismuth, l'autre d'antimoine viennent aboutir à deux bornes métalliques, qui forment ainsi les deux pôles de la pile qu'on met en communication avec les deux extrémités d'un galvanomètre. La moindre différence de température se révèle par les mouvements de l'aiguille aimantée. Pour se servir de cet appareil dans l'évaluation des températures, Melloni a cherché le rapport qui lie les intensités des courants aux déviations de l'aiguille et par suite aux intensités calorifiques. Il a trouvé que, dans ces appareils, l'intensité est proportionnelle aux déviations jusqu'à 20°; au delà, on construit des tables par les méthodes dont nous avons parlé à propos de la chaleur rayonnante (397).

M. Pouillet a également construit un pyromètre fondé sur la thermo-électricité. Il se compose d'un canon de fusil dont les deux extrémités sont soudés à deux fils de platine. On met le canon dans le fourneau dont on veut évaluer la température et les deux fils en communication avec un galvanomètre. L'instrument est gradué par comparaison avec

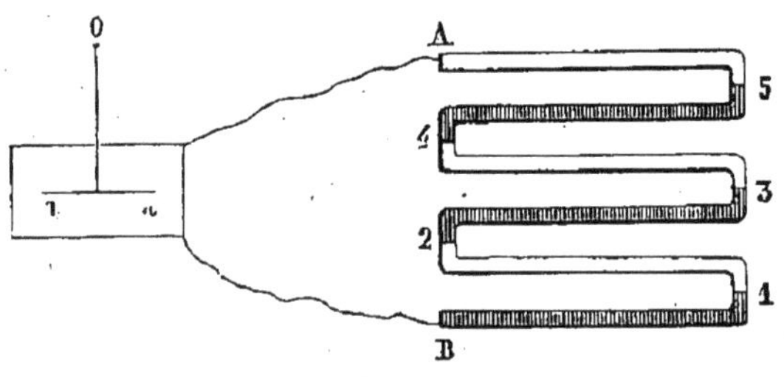

Fig. 473.

un pyromètre à air; mais l'intensité du courant est loin d'être proportionnelle à la température, du moins pour le couple platine et fer. Les recherches de M. Regnault sur la thermo-électricité ont mis en évidence les difficultés qu'il y a d'employer les courants thermo-électriques pour la mesure exacte des températures élevées.

On a aussi construit la pince thermo-électrique qui est fondée sur le même principe. (Peltier.)

566. **Applications à la physiologie.** — Melloni, avec son appareil thermo-électrique, est parvenu à mettre en évidence la présence de la chaleur dans les insectes, les mollusques et dans les corps phosphorescents. M. Janssens a également appliqué le thermo-multiplicateur à l'étude de l'absorption de la chaleur par les milieux transparents de l'œil. Becquerel et Breschet, en construisant des aiguilles métalliques formées de deux métaux différents, ont donné le moyen de mesurer la température des tissus organiques. Ces aiguilles sont formées de deux fils très-fins, l'un de cuivre et l'autre d'acier, soudés par un de leurs bouts. Pour faire une observation, on prend deux aiguilles identiques; la soudure de l'une d'elles est placée dans une étuve à température constante, 0° par exemple; l'autre est introduite au milieu de l'organe dont on veut apprécier la température. Les bouts libres du fil d'acier des deux aiguilles sont réunis par un fil d'acier, et les bouts libres du cuivre communiquent par des fils de cuivre avec le galvanomètre. La

moindre différence de température est accusée par une déviation du galvanomètre, dont le sens et l'étendue peuvent donner la température de l'un des milieux, quand on connaît celle de l'autre. On peut encore trouver la température du tissu sur lequel on expérimente, en retirant l'aiguille de l'organe et en la plaçant dans un bain dont on élève progressivement la température jusqu'à ce que le galvanomètre donne la même déviation que dans le premier cas. Il est évident que la température du bain sera alors égale à celle du tissu. Cette seconde méthode n'exige que la sensibilité de l'instrument, et est indépendante de l'exactitude de la graduation.

CHAPITRE VIII

INDUCTION

567. **Induction par les courants.** — En 1831, Faraday découvrit que l'on peut développer un courant dans un circuit métallique fermé lorsqu'on l'approche ou qu'on l'éloigne d'un autre circuit traversé lui-même par l'électricité. Ces courants, ainsi produits par influence, sont appelés courants d'*induction*.

Soit *ab* (*fig.* 474) une portion de fil faisant partie d'un circuit voltaïque, et *a'b'* un autre fil appartenant à un circuit dont fait partie un galvanomètre *g*.

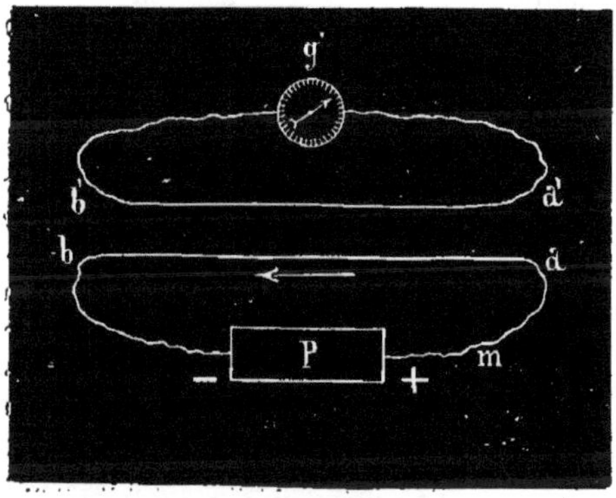

Fig. 474.

Si l'on vient à approcher le circuit *ab* du fil *a'b'*, aussitôt il se développe dans ce dernier un courant *inverse* du premier, et dont la durée est égale à celle du mouvement relatif qui la provoque. C'est ce qu'indique le galvanomètre dont l'aiguille, d'abord déviée, revient ensuite au zéro. Si on éloigne le conducteur *ab*, l'aiguille du galvanomètre est déviée en sens contraire, et accuse dans le fil *a'b'* le passage d'un courant de même sens que celui de la pile, ou *direct*. Le courant qui traverse le conducteur *ab* s'appelle *courant inducteur*; celui qui se produit dans *a'b'* se nomme *courant induit*. On appelle *fil* ou *circuit inducteur* le fil *ab*, *fil* ou *circuit induit* le fil *a'b'*.

On peut obtenir les phénomènes d'induction en établissant ou en interrompant le courant en un point quelconque *m* du circuit inducteur. Dans le premier cas, l'aiguille du galvanomètre annonce par sa déviation un courant allant dans *a'b'* en sens inverse de celui que suit *ab*. Ce courant est aussi de très-courte durée ; il ne se forme qu'au moment précis de la fermeture du courant. Tant que le courant persiste dans *ab*, le fil *a'b'* reste à l'état naturel ; mais un nouveau courant se produit lorsqu'on rompt le circuit en *m*, de courte durée comme le premier, mais direct, c'est-à-dire de même sens que celui de la pile.

On peut enfin obtenir les mêmes phénomènes sans faire entrer ni interrompre le courant, sans changer la position relative des deux circuits. Il suffit de déterminer d'une manière quelconque des variations d'intensité dans le courant inducteur : il suffit, par exemple, de faire passer le courant inducteur dans une auge contenant une dissolution de sulfate de cuivre. En faisant marcher le fil dans cette auge, dans un sens ou dans l'autre, on augmente ou on diminue la résistance du courant. Ces variations d'intensité donnent lieu à des courants induits, inverses, si la résistance diminue, c'est-à-dire si l'intensité augmente ; directs, si l'intensité diminue.

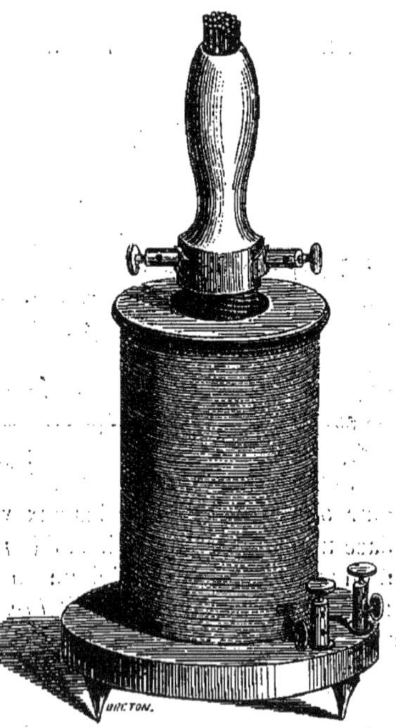

Fig. 475.

Pour démontrer expérimentalement ces phénomènes d'*induction*, au lieu d'employer, comme nous venons de le dire, des fils rectilignes qui n'agissent l'un sur l'autre que dans une très-petite étendue, il est préférable de se servir de fils roulés en spirales plates, ce qui augmente l'énergie des effets. Le plus ordinairement, on prend une bobine (*fig.* 475) qu'on peut introduire dans l'axe d'une autre bobine. On joint les extrémités du fil inducteur avec les rhéophores d'une pile, et les extrémités du fil induit avec ceux d'un rhéomètre. La bobine inductrice est creuse et peut recevoir un faisceau de fils de fer doux, ce qui rend l'énergie inductrice plus forte, comme nous allons le voir. Enfin, l'action est encore plus marquée, si on prend une seule bobine, sur laquelle on enroule ensemble et parallèlement entre eux deux fils recouverts de soie, disposés de manière que les extrémités de l'un d'eux soient en communication avec un galvanomètre, et les deux autres avec la pile.

Les lois fondamentales de l'induction peuvent se résumer de la manière suivante :

1° Un courant qui commence, un courant qui s'approche ou dont l'intensité augmente, donnent naissance à des courants induits *inverses* du courant inducteur ;

2° Un courant qui finit, un courant qui s'éloigne ou dont l'intensité diminue, produisent des courants induits *directs* ou de même sens que le courant inducteur.

568. **Induction par les aimants.** — Faraday, frappé de l'analogie qui existe entre les propriétés des aimants et des solénoïdes, pensa que la bobine inductrice des expériences précédentes pouvait être remplacée par un aimant. Si, en effet, on introduit dans l'intérieur de la bobine AB un barreau aimanté C (*fig.* 476), on obtient les mêmes résultats qu'avec la bobine inductrice. C'est-à-dire, qu'en approchant brusquement un aimant on détermine dans le fil de la bobine un courant instantané dirigé en sens contraire du solénoïde qui pourrait remplacer l'aimant. Si on éloigne le barreau, on fait naître un courant direct.

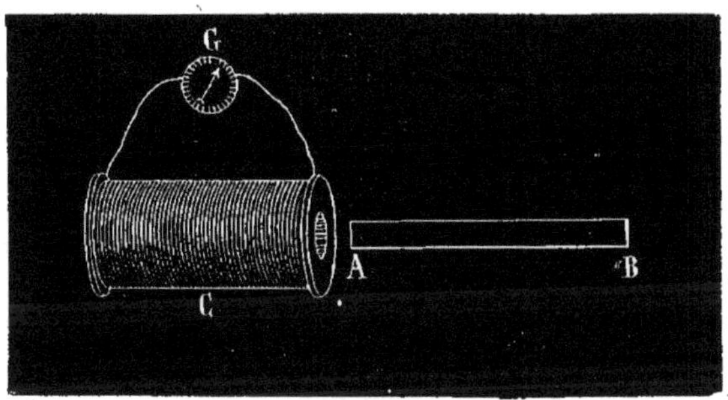

Fig. 476.

Pour observer les effets dus aux variations d'intensité magnétique, on place un cylindre de fer doux F (*fig.* 477) dans l'intérieur de la bobine C, et on approche, puis on éloigne un aimant AB. Le fer doux, en s'aimantant, produit un courant induit *inverse* de celui qui donnerait au fer doux son aimantation actuelle, et un courant induit *direct*, lorsqu'il perd son aimantation.

Il résulte de là qu'on pourra obtenir des courants très-intenses en prenant la double bobine de la *figure* 475, et en introduisant dans son intérieur un cylindre de fer doux. En effet, le courant qui traverse la bobine A détermine un courant induit inverse dans l'autre B. En outre, il aimante le fer doux qui agit à son tour sur B pour produire un courant de même sens. Il en est de même quand le courant cesse, il y a encore courant induit dû au fer doux qui se désaimante et à la suppression du courant inducteur.

569. **Loi de Lenz.** — Peu de temps après la découverte de Faraday, Lenz énonçait la loi suivante, qui lie d'une manière intime les phénomènes d'induction aux phénomènes électro-dynamiques découverts par Ampère :

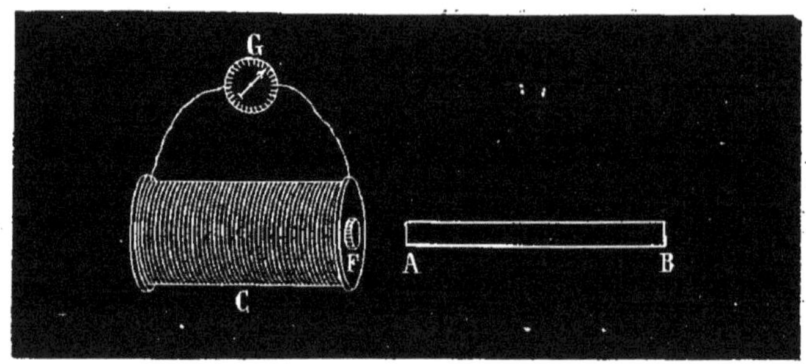

Fig. 477.

Les courants induits sont toujours dirigés de telle sorte qu'ils résistent au mouvement qu'on tend à produire.

C'est ce qu'il est facile de démontrer en citant quelques faits. Si, par exemple, on approche le courant inducteur du circuit, il se développe un courant inverse. Mais on sait que deux courants de sens contraire se repoussent. Si l'on éloigne le courant inducteur, il se produit dans le circuit un courant direct; mais deux courants de même sens s'attirent. Ce fait est tout à fait général : il sera donc toujours facile de reconnaître le sens d'un courant induit en se rappelant que ce sens est inverse de celui que produirait le même mouvement qu'on effectue mécaniquement pour développer l'induction.

D'après cela, on comprend que l'induction puisse produire un mouvement, et qu'un mouvement puisse produire des courants induits. Si, par exemple, dans l'expérience de la rotation d'un aimant par un courant, on fait tourner l'aimant avec la main sans faire passer de courant, il se produira un courant induit qui doit tendre à faire tourner l'aimant en sens contraire.

De même, quand on approche une armature d'un électro-aimant, on fait naître un courant d'induction inverse qui diminue l'intensité du courant primitif; si on éloigne l'armature, l'intensité du courant augmente par la production d'un courant d'induction direct.

570. **Action inductrice de la terre.** — La terre peut aussi donner naissance à des courants d'induction. Une bobine, suspendue par son centre de gravité dans le méridien magnétique, se place d'elle-

même dans la déviation de l'aiguille d'inclinaison lorsqu'on fait passer un courant à travers le fil qui la constitue. Si maintenant on met cette même bobine dans cette position, on pourra développer des courants induits. Il suffira de lui imprimer un mouvement de rotation autour de son axe. En la faisant pivoter de 180°, Faraday constata le développement d'un courant capable de dévier l'aiguille du galvanomètre. M. Delezenne a construit un appareil qui permet d'étudier toutes les particularités de ce phénomène.

571. **Action inductrice d'un courant sur lui-même ou extra-courant.** — Le phénomène de l'induction peut s'observer avec un seul fil, dans lequel circulent à la fois le courant inducteur et le courant induit.

Henry de Princeton, en Amérique, avait remarqué que, lorsqu'on ouvre le circuit d'une pile même faible, il se produit, à la rupture, une étincelle très-vive, lorsqu'on introduit dans le courant un fil roulé en hélice, mais qu'elle est faible ou nulle lorsque le circuit est court. Jenkins avait remarqué aussi que l'étincelle prend un éclat très-remar-

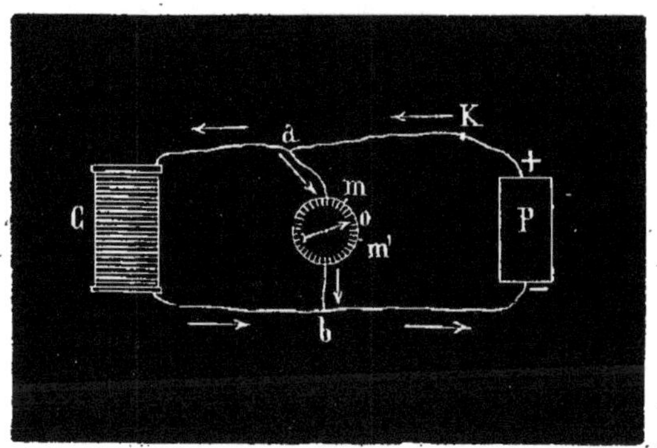

Fig. 478.

quable, quand on place dans l'hélice un morceau de fer doux; on éprouve en même temps une commotion violente, lorsque, tenant à la main les fils de la bobine, on vient à rompre le circuit.

Faraday a démontré par l'expérience que ces divers effets sont dus à un courant d'induction qui se développe au moment de l'ouverture et dont le sens est le même que celui du courant primitif; c'est ce qui s'appelle l'*extra-courant*. Il a également fait voir qu'à la fermeture il se produit un courant inverse qui tend à affaiblir le courant de la pile.

Pour démontrer l'extra-courant à la rupture, on introduit dans le courant d'une pile *p* une bobine C (*fig.* 478). On joint ensuite par un fil de dérivation deux points *a* et *b*, entre lesquels se trouve un galvanomètre. Le passage du courant à travers ce fil détermine une déviation du galvanomètre dans un certain sens, en m par exemple. On la ramène et on la maintient au zéro au moyen d'un obstacle, tout en la laissant libre de se mouvoir en sens contraire. Si, en ce moment, on rompt le circuit en K, l'aiguille est repoussée violemment en m' dans un sens opposé à la première. Or, lorsque le courant est établi, le courant marche dans le fil de dérivation suivant ab. A la rupture, il marche suivant bc, et dans la bobine suivant acb, c'est-à-dire dans le même sens que celui de la pile.

572. **Courants induits de divers ordres.** — Le caractère des courants induits est leur peu de durée et une intensité très-grande. Ces courants peuvent, à leur tour, agir comme inducteurs et produire dans un circuit voisin des courants d'induction se succédant presque instantanément. Pour le démontrer, on prend une bobine a qui conduit le courant de la pile; au-dessus, on en place une seconde b qui communique avec une troisième c; au-dessus, est une quatrième d, et ainsi de suite. Or, au moment où l'on interrompt le courant de a, il se développe en b un courant induit de *premier ordre* de même sens; le courant de b arrive en c, et développe en d un courant induit de *deuxième ordre* de sens contraire, capable de produire des commotions à l'ouverture ou à la fermeture du courant inducteur. Ces courants de divers ordres ont difficilement une action sur le galvanomètre; cela tient à ce que le courant induit ne durant qu'un temps très-court, il se produit presque en même temps un courant inverse et un courant direct secondaires, dont les effets se contrarient; mais on peut les reconnaître aux secousses violentes qu'ils déterminent, ou bien en leur faisant traverser une spirale dans laquelle se trouve une aiguille d'acier qui s'aimante, ou enfin, en plaçant sur leur trajet un voltamètre à eau.

573. **Induction produite par les décharges électriques.** — L'électricité statique peut aussi donner naissance à des courants. Si l'on réunit les conducteurs et les coussins d'une machine électrique, on obtient des courants très-faibles, mais qui produisent les mêmes effets que les courants ordinaires. La décharge d'une bouteille de Leyde à travers une spirale peut aimanter une aiguille d'acier; toutefois la décharge ne doit pas être instantanée; aussi fait-on communiquer la spirale et la bouteille par un corps mauvais conducteur.

On peut développer avec l'électricité statique des courants d'induction. A cet effet, sur un plateau de verre recouvert de gomme-laque, on enroule un fil métallique bien isolé; les deux bouts du fil sont mis en communication avec les deux armatures d'une bouteille de Leyde. Si, au moment où la décharge s'opère, on dispose un plateau exactement semblable en face du premier, il s'y développe un courant induit capable de donner une commotion assez violente.

574. **Magnétisme de rotation.** — Certains phénomènes, observés avant la découverte de l'induction, peuvent aujourd'hui y être ratta-

chés. Le constructeur Gambey avait remarqué qu'une aiguille aimantée oscillait moins bien dans une boîte de cuivre que dans une boîte de bois, ou sur un support isolé. L'effet est très-énergique. Ainsi, tandis qu'une aiguille aimantée décrit 300 ou 400 oscillations avant de revenir au repos, lorsqu'il n'y a d'autre résistance que l'air, lorsqu'elle oscille au-dessus d'un disque de cuivre, elle s'arrête après 3 ou 4 oscillations, au plus. Le même phénomène se reproduit avec un disque d'argent, de plomb, etc. Arago attribua cet effet au déplacement relatif de l'aiguille et du disque de cuivre; il pensa donc que le cuivre mobile devrait exercer une action analogue sur l'aiguille immobile. Si, en effet, laissant l'aiguille immobile, on fait tourner un disque de cuivre, séparé

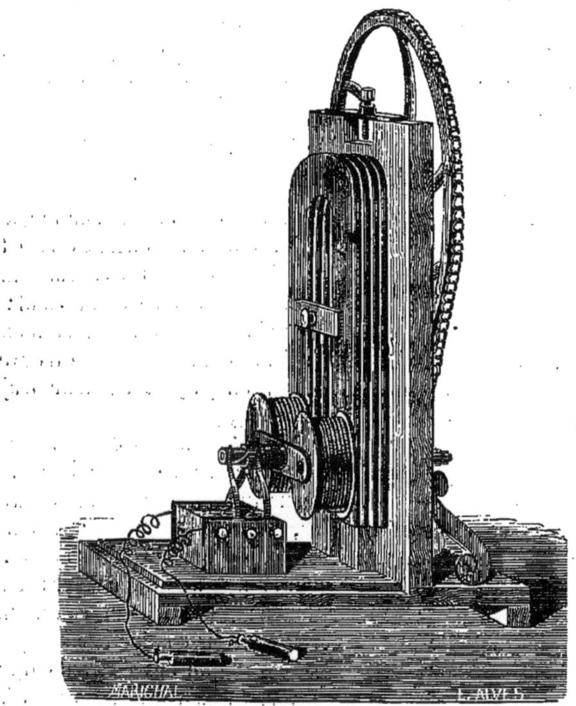

Fig. 479.

de l'aimant par une membrane, l'aiguille est d'abord déviée, puis le mouvement du plateau s'accélérant, elle est entraînée, et tourne dans le sens de la rotation du plateau.

Donc, l'action du cuivre sur l'aimant donne lieu à une composante horizontale, qui entraîne l'aimant. Elle a aussi une composante verticale et une dans le sens du rayon. Si, en effet, on dispose verticalement une aiguille au-dessous d'une balance, et qu'on fasse tourner le disque placé au-dessous, le bassin est soulevé, ce qui annonce l'existence d'une force verticale. Quant à la troisième composante, on la reconnaît, en plaçant verticalement au-dessus du disque une aiguille mobile autour d'un axe horizontal. L'aiguille reste verticale, lorsqu'elle pointe vers le centre du disque ou vers un certain point plus près du bord que du centre. Entre ces deux points, elle est attirée vers le centre, au delà vers les bords.

Quand on fait tourner l'aimant pour faire l'expérience inverse, cette rotation produit celle d'un plateau très-mobile. Si un plateau de cuivre tourne en présence d'un aimant fixe, par la même action, l'aimant tendra à arrêter le cuivre; c'est ce qui se présente, quand on fait tourner le plateau entre deux électro-aimants puissants. Lorsque le courant passe, le plateau s'arrête et s'échauffe beaucoup, ainsi que l'a constaté Foucault. Faraday a donné une explication de ces divers effets, en admettant qu'il se développe, dans tous les cas, des courants d'induction. Ses propres recherches, et celles de Nobili et Matteucci, ont mis hors de doute le développement de ces courants. Ce sont ces courants qui produisent de la chaleur. Ce n'est là que des conséquences de la loi de Lenz. Conformément à cette loi, le mouvement imprimé fait naître des courants dans les différents points du disque. Ces courants induits seraient capables de produire, par réaction sur l'inducteur, un mouvement contraire. Ils mettront donc l'aimant en rotation dans le même sens que le plateau.

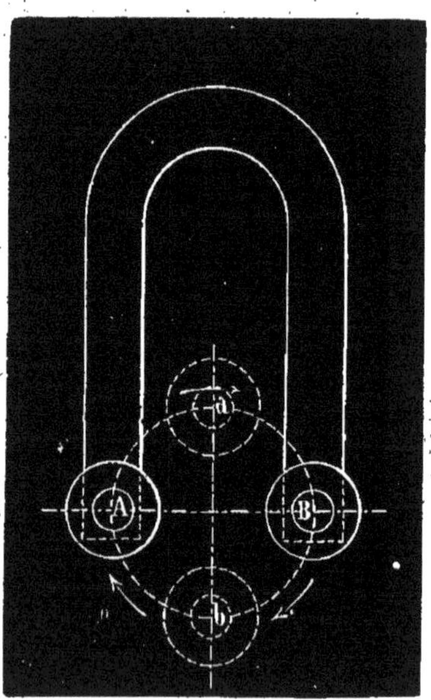

Fig. 480.

575. **Machines d'induction. Machines magnéto-électriques.** — Ces machines sont destinées à amplifier les courants d'induction. Elles sont fondées, les unes sur l'action des aimants, les autres sur celle des courants. Nous allons étudier successivement les unes et les autres.

Machine de Pixii.—Le premier appareil de ce genre a été construit par Pixii, en 1832. Il est formé d'un gros aimant en fer à cheval, mis en rotation autour d'un axe vertical, au moyen d'une manivelle et d'engrenages convenables. Au-dessus, est placée une armature semblable, en fer doux, dont les deux branches verticales sont entourées d'un fil de cuivre recouvert de soie. Un commutateur à bascule, mû par un excentrique fixé à l'axe, renversait le courant au moment où il changeait de déviation dans l'électro-aimant, ce qui le rendait toujours de même sens dans le circuit.

Machine de Clarke (*fig.* 479). — Dans cet appareil, l'aimant est fixe, et les bobines sont mobiles. Il est formé d'un aimant d'acier vertical et de deux bobines à noyau, de fer doux, sur lesquelles s'enroule un même fil. Soit A et B (*fig.* 480), les pôles de l'aimant; une bobine décrit devant cet aimant un cercle, et revient au même pôle A, après un tour complet. Il se forme, dans la partie de la bobine la plus voisine, un pôle boréal. De A en *a*, son aimantation diminue; en *a*, elle est à l'état neutre; puis en montant vers B le fer doux s'aimante; elle prend en B un pôle austral, perd son aimantation de B en *b*, s'aimante de nouveau de *b* en A. Or, de A en *a*, il se forme dans la bobine des courants directs, et de *a* en B des courants inverses; mais, comme les pôles sont intervertis, ces courants sont de même sens. Quand la bobine dépasse B, les courants induits sont directs et, par conséquent, de sens contraire aux premiers. Ils restent de sens contraire aux premiers, jusqu'à ce que la bobine revienne en A. On voit donc que quand le fer doux va d'un pôle à l'autre, l'intensité du courant varie sans qu'il y ait changement de sens; lorsqu'il dépasse un pôle, le changement de sens se produit. L'appareil porte ordinairement deux bobines, sur lesquelles s'enroule un même fil, mais en sens contraire, en sorte que les actions de ce double électro-aimant sont concordantes. L'une des extrémités du fil communique à un axe *xy* (*fig.* 481), qui tourne avec les bobines. Il est entouré d'un cylindre isolant en ivoire. En un point, ce cylindre est entouré d'un anneau métallique A, en contact avec l'autre extrémité du fil. Sur le cylindre isolant, et à une petite distance, sont adaptées deux demi-viroles séparées, l'une *m* en communication métallique avec l'axe *xy* par un bouton *a*; l'autre *n*, qui est reliée à l'anneau A. Ces demi-viroles deviennent chacune un pôle positif et un pôle négatif. Des ressorts B et C' s'appuient sur elles, et servent à faire passer le courant par les corps sur lesquels on veut expérimenter. L'axe tournant avec les bobines, les demi-viroles viennent s'appuyer chacune sur le ressort de l'autre, de sorte que le courant a toujours une même direction.

576. **Effets divers de l'appareil de Clarke.** — Avec la machine de Clarke, on peut obtenir tous les effets des courants ordinaires, c'est-à-dire des effets chimiques physiologiques et physiques. Ces courants ont une très-forte tension, qui croît comme le carré de la longueur du fil des bobines.

1° *Effets chimiques.* — On peut décomposer l'eau, en mettant les extrémités du fil induit en communication avec un voltamètre. Le commutateur, placé sur l'axe, conserve au courant extérieur le même sens. L'oxygène se rend dans la cloche où entre le courant, et l'hydrogène dans celle par où il sort. On pourrait aussi produire de la même manière la décomposition d'un sel.

2° *Effets physiologiques. Commotions.* — Aux deux bornes, on

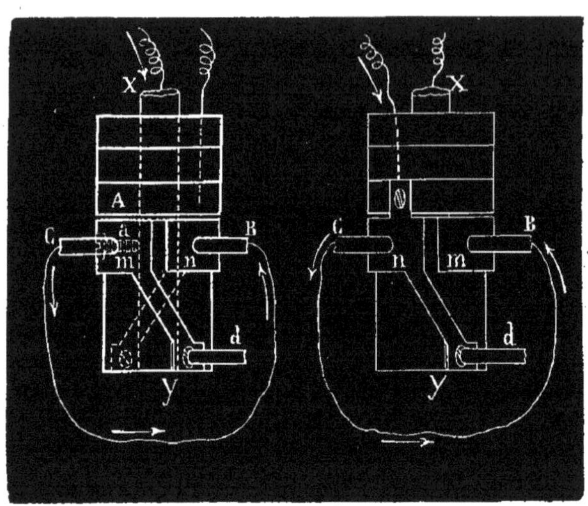

Fig. 481.

adapte les bouts libres d'un fil contourné en hélice, et terminé par un cylindre de laiton. On saisit avec les mains humides les deux poignées, et l'on éprouve des commotions, qui deviennent insupportables quand le mouvement de rotation est assez rapide. Pour augmenter l'énergie des secousses, on met à profit l'extra-courant. Pour cela, on adapte un troisième ressort *d* (*fig.* 481), qui correspond aux prolongements des demi-viroles : tant que le ressort est en contact avec *n*, le courant suit une voie toute métallique de C en B ; mais quand il y a interruption, le courant passe les ressorts *d* et traverse le corps de la personne en expérience ; l'extra-courant s'ajoute au courant induit ; et de là résulte, à l'interruption, une secousse violente et même douloureuse. Les muscles du bras se contractent avec force, et forcent les mains à serrer les poignées, sans qu'il soit possible de les détacher. Remarquons que l'interruption a lieu lorsque les bobines sont verticales, c'est-à-dire lorsque le courant induit a atteint son intensité maxima.

3° *Effets physiques.* — Pour produire ces effets, on remplace la bobine à fil fin et long par une bobine à fil court et gros. On produit des étincelles, en adaptant à l'axe un cercle à deux pointes, qui passent dans le mercure. A chaque interruption, on voit apparaître une étincelle très-brillante. On peut aussi enflammer l'éther, faire rougir un fil fin de platine, et aimanter un morceau de fer doux. On peut, enfin, produire la lumière électrique, en faisant passer les courants entre deux cônes de charbon. Dans ces derniers temps, on a construit des machines puissantes, fondées sur l'appareil de Clarke, avec des dimensions considérables, qui sont appliquées à produire la lumière électrique.

577. **Bobine de Ruhmkorff.** — Cette machine produit des courants d'induction sous l'influence des courants ; elle donne lieu à des courants d'induction d'une puissance remarquable. Elle est formée d'un faisceau de fils de fer doux F (*fig.* 483), enveloppé d'une bobine inductrice B à fil gros et court, de 2 millimètres de diamètre, par exemple ; celle-ci est entourée par une bobine induite B', constituée par un fil long, et ayant 1/4 de millimètre.

Interrupteur. — Pour fermer ou ouvrir alternativement le circuit, l'appareil est muni d'un interrupteur à marteau, imaginé par M. de la Rive. Il consiste en un levier OM, portant un marteau M en fer, dont la

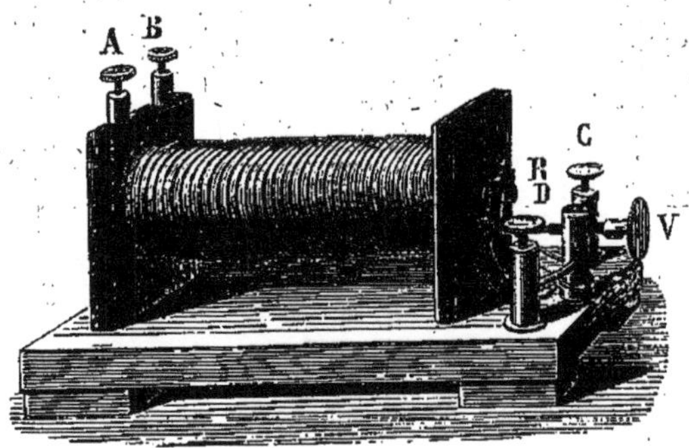

Fig 482.

face inférieure est recouverte d'une lame de platine. Ce marteau repose sur une enclume C également platinée. Le courant de la pile arrive par la borne A à l'enclume, au marteau, à la colonne D, et traverse la bobine inductrice en I pour sortir en K, et se diriger à la pile. Dès que le courant s'établit, le fer doux s'aimante et attire le marteau, ce qui établit une interruption entre E et M. Aussitôt le marteau retombe, et la communication se rétablit. Le même mouvement recommence, et ainsi de suite.

D'après les lois précédemment établies, le circuit induit est alternativement parcouru par des courants inverses et directs, d'une très-grande tension.

Condensateur de M. Fizeau. — La machine que nous venons de décrire présente une cause d'affaiblissement. En effet, lorsque le marteau se soulève, il se produit à la rupture une vive étincelle, due à l'extra-courant, ce qui continue le courant inducteur. Il importe donc de dériver cet extra-courant, afin que l'induction cesse le plus brusquement possible. On emploie pour cela un condensateur Q, formé par deux lames d'étain L et L', séparées par une plaque de taffetas. La lame L communique avec la borne A, et se charge d'électricité positive; la lame L', qui communique avec D, s'électrise négativement. A la rupture, les deux fluides se recombinent, en suivant une route inverse de

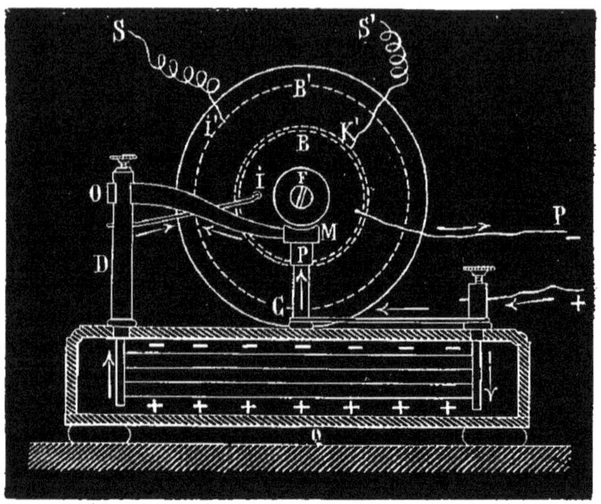

Fig. 483.

celle du courant inducteur. L'expérience démontre qu'alors l'étincelle de rupture diminue, et celle d'induction augmente.

Bobines cloisonnées. — Dans le grand appareil construit par Ruhmkorff, la bobine induite est formée, d'après les indications de Poggendorff, par une association de bobines isolées, mais reliées ensemble. Par ce moyen, on peut augmenter la longueur du circuit induit, sans augmenter la tension entre deux couches superposées de fil. On n'a plus à craindre la rupture de l'appareil dans certains points. Cette disposition permet de donner à la machine une puissance extraordinaire, et d'obtenir des étincelles ayant 35 à 40 centimètres de longueur.

578. **Interrupteur de Foucault.** — Un autre perfectionnement qu'il nous reste à signaler, c'est le remplacement de l'interrupteur à marteau par l'interrupteur à mercure. Il consiste en un ressort R (*fig.* 484), qui écarté de la position d'équilibre, exécute des oscillations, dont l'amplitude peut être réglée par un poids que l'on fixe à une hauteur déterminée. Ce ressort entraine dans son mouvement une lame terminée par une armature de fer doux *i*, placée au-dessus d'un électro-aimant M, et qui porte deux pointes *p*, qui plongent dans des godets contenant du

mercure et de l'alcool. Le courant d'une pile locale traverse l'électro-aimant, qui s'aimante; celui-ci attire le fer doux; la pointe p, en se relevant, sort du mercure, et le courant inducteur est interrompu. Le ressort, en vertu de son élasticité, tend à reprendre sa position, et

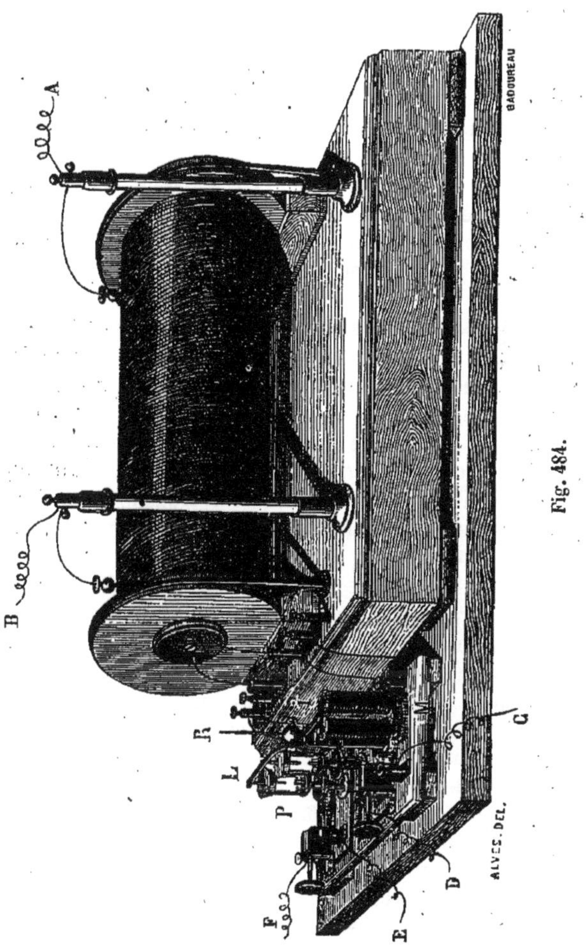

Fig. 484.

amène la pointe p en contact avec le mercure; le courant se rétablit, et ainsi de suite. La figure 484 représente la grande bobine de Ruhmkorff. Les extrémités B et C sont les rhéophores de la pile locale, E et F ceux de la pile qui fournit le courant inducteur, enfin, A et B les extrémités du fil induit.

Effets divers. — 1° Lorsqu'on rapproche les extrémités d'un circuit induit, il se produit à travers l'air une série de décharges qui résultent de la superposition des courants directs et inverses. Les premiers ayant une tension plus grande, si on augmente l'intervalle des deux fils, les courants directs peuvent seuls passer à travers la couche d'air interposée. Cette étincelle est formée de deux parties distinctes : un trait de feu brillant et une auréole rougeâtre. On le reconnaît, en faisant jaillir l'étincelle entre deux conducteurs, auxquels on a imprimé un mouvement de rotation. Le trait persiste, en restant linéaire, mais l'auréole s'étale.

2° On peut avec cette machine charger très-rapidement un bouteille de Leyde, et même une batterie. Il suffit de mettre les extrémités du fil induit en relation avec les deux armures; seulement, il faut établir dans le circuit une interruption; alors il ne passe plus que les courants directs.

3° Si, dans le passage des courants, on interpose un voltamètre à eau, on recueille un mélange des deux gaz dans chacune des deux éprouvettes, le courant passant tantôt dans un sens et tantôt dans un autre. Si l'on place les fils très-près, il y a autant d'hydrogène et d'oxygène dans une éprouvette que dans l'autre. Le mélange est moins parfait, si on éloigne les fils un peu plus ; et en les mettant à une distance convenable, il n'y a plus que de l'hydrogène d'un côté, que de l'oxygène de l'autre. Cela tient à ce que le courant inverse ne passe plus.

4° L'étincelle de la machine passe à de grandes distances à travers l'air et les vapeurs raréfiés. On obtient alors de beaux effets de lumière électrique, en faisant passer le courant induit dans l'œuf électrique. On observe un flot de lumière rougeâtre vers la boule positive, violacée vers la boule négative. Si on introduit dans cet appareil une vapeur raréfiée, la gerbe lumineuse présente une succession de bandes alternativement lumineuses et obscures, ce qui donne à ce phénomène un aspect stratifié. Ces expériences s'effectuent avec des tubes de verre, dits de Geissler, qui sont remplis de gaz ou de vapeurs très-dilatés.

579. **Appareils d'induction employés en médecine.** — Les appareils construits uniquement en vue des applications médicales peuvent être divisés en deux classes, suivant qu'on emploie l'induction par les courants ou par les aimants. Dans le premier cas, on a des appareils *Volta électriques;* dans le second, des appareils *magnéto-électriques*. Ces divers instruments comprennent les mêmes parties essentielles. En général, ils ne diffèrent entre eux que par la manière dont on ferme ou on ouvre le circuit inducteur, par les dispositions adoptées pour faire varier l'énergie des courants induits, et enfin par quelques pièces accessoires, qui les rendent plus ou moins commodes dans la pratique.

580. **Appareils Volta électriques.** — Nous avons déjà signalé

l'appareil de Masson, qui est fondé sur les propriétés de l'extra-courant. D'autres ont été inventés depuis, et nous citerons comme modèles celui de M. Ruhmkorff et celui de M. Duchenne (de Boulogne).

Appareil de Ruhmkorff (*fig.* 485). — Il comprend trois compartiments: le premier renferme la pile, qui est formée de deux éléments P',P à sulfate de mercure (510); dans le second, se trouve une double bobine BB' enveloppée de tubes métalliques qui servent de graduateur. En les enfonçant plus ou moins au moyen d'un bouton M; on diminue ou on augmente à volonté la force du courant. Les extrémités du fil induit aboutissent aux deux bornes et C C', celles du fil inducteur en A et A'. En face des bobines est placé un interrupteur, formé d'une pièce de fer doux mobile, qui presse contre un ressort R, et détermine par son

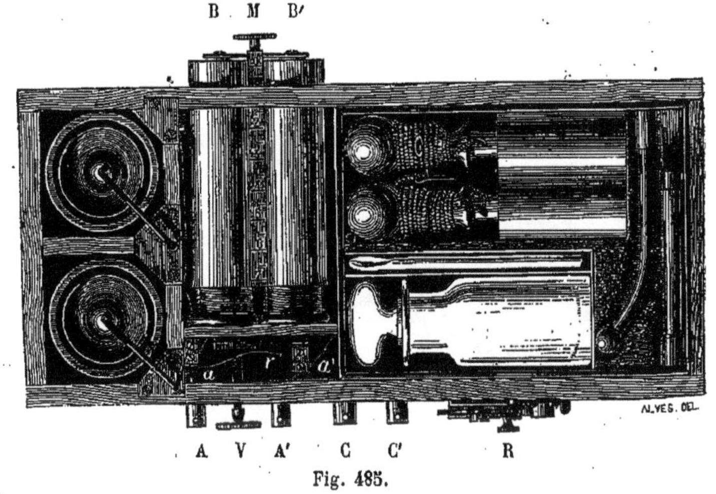

Fig. 485.

mouvement oscillatoire (trembleur de de la Rive) la fermeture ou l'ouverture du circuit inducteur. Les deux bornes A et A' servent à recevoir l'extra-courant; une roue dentée R, que l'on fait mouvoir à la main, presse contre un petit ressort, et sert à régler à volonté les intermittences du courant et, par suite, les secousses.

Appareil de M. Duchenne. — Dans cet appareil, le courant inducteur est fourni par une pile à charbon, sans diaphragme intérieur. Le système d'induction est formé d'un gros fil de cuivre de 1 millimètre de diamètre, roulé autour d'un fil de fer doux et d'un fil induit plus fin. L'interrupteur se compose du trembleur de de la Rive, et d'une roue dentée, que l'on peut utiliser à volonté, suivant les cas, absolument comme dans l'appareil précédent. Un point essentiel est de pouvoir régler avec précision l'intensité des courants transmis. Pour cela, M. Duchenne se sert : 1° d'un modérateur, c'est-à-dire d'un tube de verre rempli d'eau, dans lequel s'engage une tige métallique qu'on enfonce plus ou moins, ce qui permet de faire varier l'épaisseur de la couche liquide que doit traverser le courant, et d'augmenter ou de diminuer la résistance au passage de l'électricité; 2° d'un graduateur, composé d'un cylindre de cuivre, qui sépare la bobine du fer doux. Les courants induits qui se développent dans cette enveloppe métallique diminuent d'une manière notable l'action des courants d'induction. Donc, pour augmenter leur énergie, il faudra faire sortir plus ou moins le graduateur.

581. **Appareils d'induction magnéto-électriques.** — Nous indiquerons ceux de MM. Duchenne, Breton et Gaiffe, comme étant les plus répandus en France.

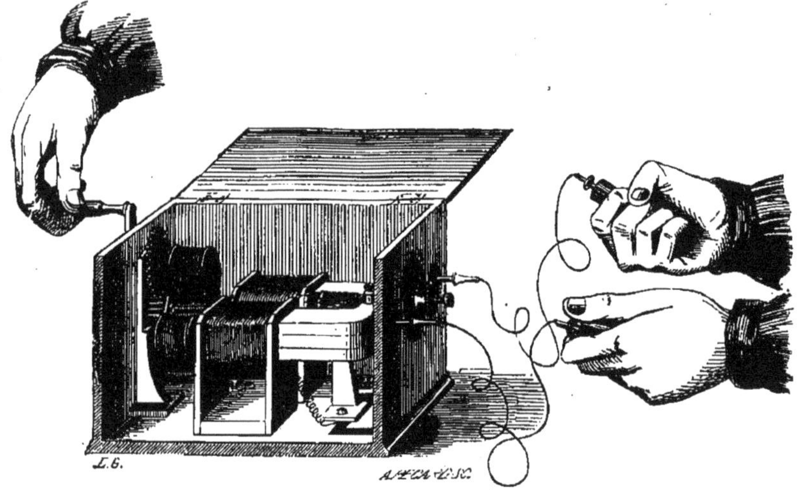

Fig. 486.

1° *Dans l'appareil de MM. Breton,* les courants sont excités par la méthode de M. Page, c'est-à-dire en modifiant l'état magnétique d'un aimant, au moyen d'une armature de fer doux, qu'on approche ou qu'on éloigne du barreau aimanté. Il est formé d'un morceau de fer doux, qui tourne, par le moyen d'une manivelle, devant les pôles d'un aimant en fer à cheval. Autour des branches de l'aimant sont fixées deux bobines, traversées par des courants d'induction, dont l'intensité peut être réglée au moyen d'une vis, qui rapproche ou éloigne l'armature des pôles magnétiques. Un commutateur, formé d'une roue, dont le contour est alternativement en bois ou en métal, reçoit un mouvement de rotation de la manivelle, et sert à transmettre, à volonté, les courants directs ou inverses. Dans cet appareil, il y a deux fils enroulés autour de l'aimant : l'un gros et court, l'autre long et fin. On pourra donc obtenir des courants à tension plus ou moins forte.

2° *Appareil de Gaiffe et Loiseau* (*fig.* 486). — Une modification apportée à l'appareil précédent, c'est que l'armature de fer doux qui est mobile, est entourée, vers ses deux extrémités, de deux hélices ; ce qui donne lieu ainsi à des nouveaux courants, qu'on peut combiner avec ceux des bobines qui entourent l'aimant ; on augmente ainsi les effets.

3° *Appareil de M. Duchenne.* — M. Duchenne a construit aussi un appareil électro-médical, auquel il a donné le nom de *magnéto-faradique*, et qui est aussi fondé sur l'expérience de Page. Il est formé d'un barreau aimanté en fer à cheval, dont les branches sont entourées de deux bobines superposées, l'un à fil long et de 1/3 de millimètre, l'autre à fil court et de 1/2 millimètre. On peut, à volonté, utiliser les courants développés dans l'un ou l'autre fil. L'appareil porte, en outre, un graduateur ou cylindre métallique, enveloppant un commutateur et une roue d'interruption.

CHAPITRE IX

ÉLECTRO-PHYSIOLOGIE.

582. **Effets physiologiques des courants.** — Lorsqu'on applique les deux électrodes mouillées d'une pile à la surface du corps d'un animal, le courant pénètre à travers la peau dans les organes, et y produit des effets physiques, chimiques, physiologiques, et peut-être de transport. Ces effets dépendent de l'intensité du courant et du degré de conductibilité des parties qu'il traverse. Ces parties sont les muscles, les nerfs, les vaisseaux et les divers tissus, entre lesquels le courant se partage, comme s'il traversait une série de conducteurs de nature différente. De là résultent des effets de chaleur, produits par la résistance au passage, qu'on peut apprécier, au moyen d'aiguilles thermo-électriques, des effets chimiques, à l'interruption des conducteurs, et probablement aussi des effets de transport. Toutes ces actions peuvent exercer une influence sur les fonctions des organes. Aussi leur connaissance aurait une grande importance pour l'application précise de l'électricité à la thérapeutique. Mais les effets les mieux étudiés et les plus connus sont les sensations plus ou moins vives, la douleur, et surtout les contractions qui se manifestent dans les muscles des animaux vivants ou récemment tués.

Si l'on ferme avec les mains le circuit d'une pile isolée en activité, on ressent une commotion, dont l'intensité dépend de l'énergie de la pile, et qui est semblable à celle que l'on éprouve par la décharge d'une bouteille de Leyde, avec cette différence remarquable que le phénomène peut se renouveler indéfiniment, la pile se rechargeant d'elle-même, à mesure que la décharge s'opère. La commotion est plus forte, si les mains ont été préalablement mouillées avec de l'eau salée ou de l'eau acidulée, ou bien si l'épiderme a été enlevé. Elle est très-violente, si on agit directement sur les nerfs. Ces différences d'action s'expliquent par la résistance du corps humain au passage de l'électricité.

M. Pouillet a cherché à évaluer numériquement cette résistance ; il a trouvé que, pour un homme de taille moyenne, qui reçoit le courant par toute la surface des mains, cette résistance est équivalente à celle d'un fil de cuivre de 56 myriamètres de longueur, dont la section aurait 1 millimètre carré de surface. Si, donc, on veut obtenir des effets appréciables, il faut employer des piles composées d'un très-grand nombre d'éléments.

On a fait un très-grand nombre d'expériences, pour constater et étudier la contraction et les mouvements qu'éprouvent les animaux sous l'action d'un courant voltaïque. La première faite est celle de Galvani, avec une grenouille préparée comme nous l'avons dit (495).

En faisant passer des nerfs aux muscles une décharge légère, ou le courant d'un couple voltaïque formé d'un fil de zinc et de cuivre, soudés ensemble à l'un des nerfs aux muscles, on voit les membres de l'animal s'agiter convulsivement à leurs extrémités. On peut encore répéter cette expérience, en plaçant les jambes C et C′ (*fig.* 487), de la grenouille dans des vases A et B, et en prolongeant dans les deux vases les électrodes d'un élément très-faible. La contraction se produit encore lorsqu'on comprend dans le courant une portion très-petite d'un nerf ou d'un muscle. Seulement, dans le premier cas, les effets sont plus vifs que dans le second.

Aldini, à son tour, produisit des contractions sur la tête d'un bœuf récemment tué, en faisant circuler le courant de l'oreille à l'un des naseaux ; il vit les yeux s'ouvrir, la langue s'agiter, et les naseaux s'enfler. En 1818, le docteur Ure exécuta quelques expériences sur le cadavre d'un supplicié. Il détermina des mouvements convulsifs dans les membres, et amena la contraction des muscles qui président à la respiration et à la digestion. Plus tard, M. Masson étudia l'effet physiologique des courants discontinus ; nous en parlons dans un autre chapitre.

Le courant voltaïque a donc la propriété de développer dans les nerfs une certaine action qui, en se propageant jusqu'aux muscles, y produit la contraction. Ces effets sont du même ordre que ceux qui sont déterminés par les agents physiques, chimiques et mécaniques. Mais l'électricité diffère de ces divers agents par des caractères qui lui sont propres, et qui, en rapprochant son action de l'agent que la volonté met

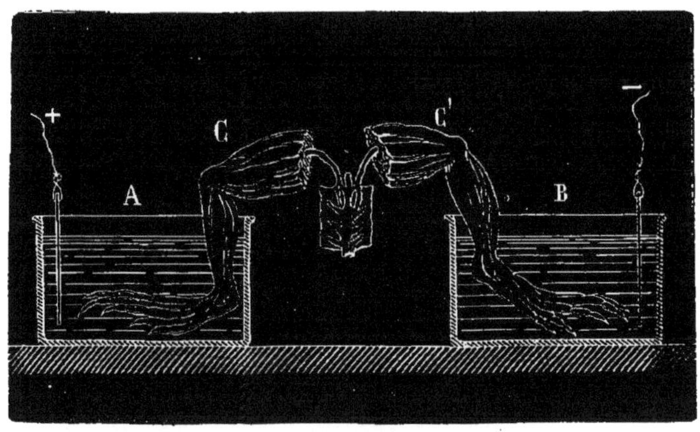

Fig. 487.

en jeu, lui donnent une importance considérable, au point de vue physiologique.

583. **Lois de la contraction.** — Les contractions provoquées par les courants obéissent aux lois suivantes :

Première loi. — *Un courant électrique produit une action faible ou presque nulle sur les nerfs qu'il traverse dans une direction normale.*

Voici comment Matteucci a mis en évidence ce fait important, qui est un des caractères distinctifs de l'action physiologique de l'électricité. Deux jambes de grenouille, munies de leur nerf, sont disposées à angle droit. Dans l'une A (*fig.* 488), le nerf est coupé et interrompu dans une étendue de 1 centimètre, et une goutte d'eau sert à relier les deux parties.

On fait passer le courant entre les deux points *a* et *b*. L'électricité traverse le nerf C dans le sens transversal, et la jambe B, à laquelle il appartient n'éprouve qu'un effet à peine sensible, tandis que l'autre A s'agite violemment. Si le courant est assez fort, il peut y avoir contraction dans les deux jambes ; mais elle est toujours plus faible dans la direction normale.

Deuxième loi. — *Le courant électrique, en agissant sur un nerf mixte, ne donne lieu à des contractions qu'au moment où il commence et au moment où il finit.*

Ce fait important a été successivement étudié par Volta, Valli, Rumford et Pfaff. Il se démontre, en faisant passer un courant très-faible des nerfs aux muscles, à travers une grenouille préparée à la Galvani. Lorsque le courant est établi d'une manière invariable, les muscles conservent leur état de repos. Néanmoins, le passage du courant continue à imprimer aux nerfs une modification, qui dure tant que l'électricité circule; ce qui le prouve, c'est qu'à la rupture, le nerf; en

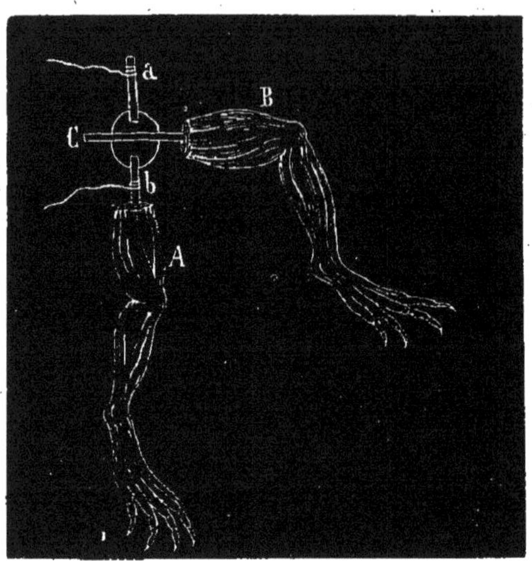

Fig. 488.

reprenant son état, détermine une nouvelle secousse. Nobili explique cette contraction par une accumulation d'électricité dans les nerfs, qui reflue dans le sens de la ramification, quand on ouvre le circuit. Cette opinion est confirmée par ce fait que la contraction, à la rupture, est d'autant plus vive que le courant a circulé pendant un temps plus long.

Troisième loi. — *Le sens du courant par rapport aux ramifications nerveuses a une influence sur les contractions.*

Le sens du courant a une influence très-marquée sur le phénomène de la contraction, aussi bien que sur les sensations ou les effets douloureux. Ce fait, découvert par Lehot, avait été entrevu par Volta. Mais c'est Marianini qui en a donné une analyse complète ; il a fait voir que la contraction produite à la fermeture du courant n'a pas la même intensité que celle qui correspond à l'ouverture, du moins quand l'*excitabilité* de l'animal est suffisamment affaiblie. Cette différence d'intensité dépend du sens du courant par rapport aux ramifications nerveuses. La contraction est plus grande, à la fermeture, lorsque le courant marche dans le sens des ramifications nerveuses que lorsqu'il marche en sens contraire. Dans le premier cas, le courant est dit *direct ;* dans le second, il est dit *inverse*. Des résultats contraires ont lieu pour les effets douloureux, qui sont très-grands pour le courant *inverse*, faibles pour le courant *direct*.

Marianini avait déjà observé sur l'homme que le courant détermine une contraction plus vive dans le bras, par où sort le courant, que dans celui par où il entre.

Les faits que nous venons d'énoncer peuvent être mis facilement en évidence en prenant une grenouille affaiblie dont les nerfs et les cuisses sont placés dans deux vases séparés A et B. Si le courant va de A en B, à travers la grenouille, il y a contraction à la fermeture ; à l'ouverture, on n'obtient aucun effet. En changeant les pôles, c'est-à-dire en faisant passer le courant de B vers A, à travers l'animal, il y a absence de contraction quand le courant commence, contraction vive quand il finit.

Matteucci dispose l'expérience de la manière suivante, ce qui permet d'apprécier à la fois les deux effets. L'une des cuisses *c* plonge dans le vase A, et l'autre *c'* dans le vase B. Au début, la contraction a lieu dans les deux cuisses, mais peu à peu la grenouille s'affaiblit. Alors un seul membre se contracte, quand on ferme le circuit ; c'est la cuisse *c'*, qui est parcourue par le courant direct ; à l'ouverture, c'est la cuisse *c*, traversée par le courant inverse, qui se contracte à son tour.

On peut étudier de la même manière les sensations, en opérant sur des grenouilles vivantes, sur des lapins ou sur des chiens, dont on a mis à nu un des nerfs, le sciatique par exemple ; avec le courant di-

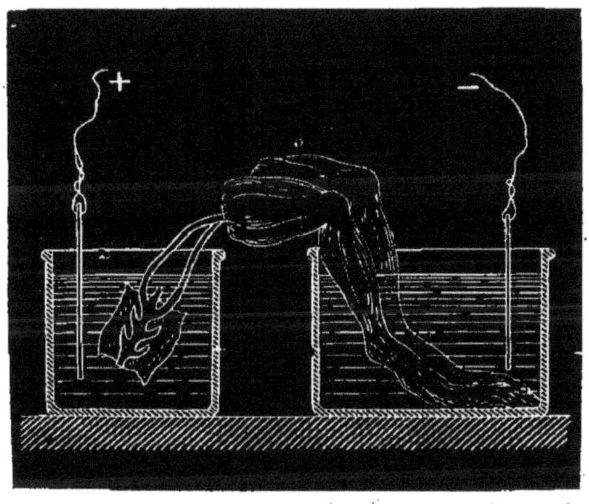

Fig. 489.

rect, on obtient des contractions violentes à la fermeture, des signes de douleur à l'ouverture. Un phénomène contraire a lieu avec le courant inverse.

584. **Influence de la continuité du courant. — Alternatives**

voltaïques. — Pendant tout le temps que le courant circule dans les nerfs, il n'y a pas de contractions sensibles ; mais rien ne prouve qu'il n'y ait pas continuité d'action. Volta avait déjà observé que, lorsqu'une grenouille a été soumise pendant une demi-heure à l'action d'un courant continu, l'animal ne se contracte plus à l'ouverture comme à la fermeture du circuit, à moins que l'intensité du courant n'augmente. Par le repos, les muscles reprennent la faculté de se contracter de nouveau; la contraction se manifeste encore lorsqu'on fait agir le courant en sens inverse. En intervertissant ainsi le sens du courant, on peut à volonté ranimer l'excitabilité. Tous ces faits peuvent être établis au moyen de la grenouille de la figure 420. C'est à ces divers phénomènes qu'on donne le nom d'*alternatives voltaïques*. Matteucci a démontré que l'*excitabilité est affaiblie par le courant direct, conservée ou augmentée par le courant inverse.*

585. **Galvanoscope physiologique.** — Une des applications de l'action physiologique des courants sur les nerfs, est la construction d'un galvanoscope physiologique. La grenouille galvanoscopique (*fig.* 490)

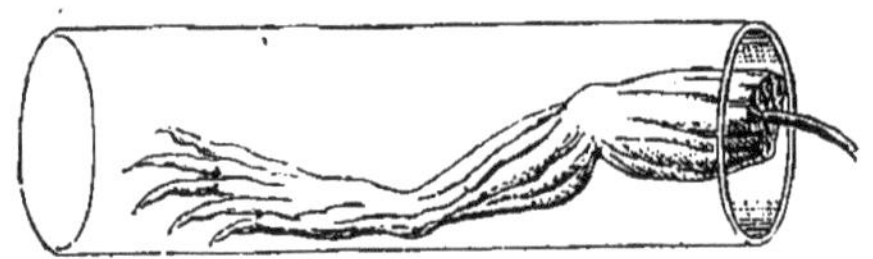

Fig. 490.

consiste dans une patte de grenouille munie de son nerf, qu'on introduit dans un tube verni à la gomme-laque, pour qu'elle soit bien isolée ; la contraction qu'éprouve cette patte placée dans un circuit, indique le passage d'un courant dans le nerf, mais seulement au moment où le courant commence et au moment où il finit.

586. **Action du courant électrique sur les nerfs des sens et sur les nerfs ganglionnaires.** — Quand on excite les nerfs des organes de sens avec un courant très-faible, on développe d'une manière certaine les sensations propres de ces nerfs, une sensation lumineuse dans l'œil, le son dans l'organe auditif, la saveur dans l'organe du goût.

Quand on agit sur le système ganglionnaire, les contractions persistent pendant toute la durée du passage du courant, et même quand le circuit est ouvert.

Nous terminons ici ce que nous avons à dire de l'action physiologique des courants continus, plus loin nous compléterons cette étude en parlant de l'électricité animale et des applications physiologiques et thérapeutiques de l'électricité.

587. **Premières expériences sur l'électricité animale.** — Les corps organisés sont le siége de manifestations électriques qui présen-

tent tous les caractères de l'électricité, développée par une action physique, chimique ou mécanique. Cette production d'électricité a été reconnue et étudiée, surtout chez les animaux vivants ; et parmi les animaux, c'est d'abord chez certains poissons, tels que la torpille, le silure, le gymnote qui possèdent un organe particulier capable de donner des commotions violentes, comparables à celles d'une machine électrique ou d'une bouteille de Leyde.

L'étude des poissons électriques sera traitée plus loin. Nous allons d'abord nous occuper de l'électricité physiologique, c'est-à-dire des phénomènes électriques que présentent les organismes vivants.

588. **Expériences de Galvani et de Humboldt.** — La première expérience, l'expérience fondamentale qui démontre l'existence d'une électricité animale, est due à Galvani. Cette expérience montre qu'une grenouille préparée, comme nous l'avons déjà indiqué (493), c'est-à-dire réduite à une portion d'épine dorsale, à ses nerfs lombaires et aux membres inférieurs, entre en contraction lorsqu'on met les nerfs et les muscles en communication par l'intermédiaire d'un arc conducteur. Galvani attribua ce phénomène au passage dans les nerfs d'une électricité animale dont il supposait la positive placée à la surface du muscle et la négative à l'intérieur, le nerf servant de conducteur entre les armatures de cette sorte de bouteille de Leyde. Volta, loin d'admettre que la contraction a pour origine une cause physiologique, rattacha cet effet à sa théorie de contact, c'est-à-dire à une action électrique développée par le contact de deux métaux. Mais Volta se trompait : pour combattre et détruire cette opinion, Galvani et son neveu Aldini montrèrent qu'on peut produire des contractions, en se servant d'un conducteur homogène ; ils obtinrent les mêmes effets en touchant le nerf avec un fragment de muscle, et même en mettant le nerf recourbé d'une cuisse de grenouille en contact avec le nerf d'une autre cuisse préparée. De cette manière aux deux points de contact, il n'y avait que la substance nerveuse, et par suite, homogénéité parfaite.

De Humboldt, en répétant les expériences de Galvani, s'assura que les contractions de la grenouille cessent, dès que la communication, entre les nerfs et les muscles, se fait au moyen d'un corps isolant ; les contractions apparaissent, si la communication est établie au moyen d'un fil métallique, d'un morceau de muscle ou de nerf ; ces expériences peuvent être répétées avec des pattes de lapin, de pigeon ou de tout autre animal. Mais dans tous les cas, les contractions disparaissent quelques minutes après la mort de l'animal, par suite de la perte de vitalité des tissus. Les grenouilles font exception, le phénomène pouvant avoir lieu même plusieurs heures après la mort.

589. **Expériences de Nobili.** — Nobili, en appliquant le galvanomètre à long fil à l'étude de l'électricité animale, démontra d'une manière irrécusable que, dans l'expérience de Galvani, la contraction est due à un courant électrique dirigé dans le galvanomètre, de l'ex-

trémité qui touche les nerfs à celle qui touche la surface tendineuse.

Pour répéter l'expérience de Nobili, on place les muscles et les nerfs d'une grenouille préparée dans deux capsules A et B séparées (*fig.* 491), remplies d'eau salée conductrice. On fait plonger dans les deux vases,

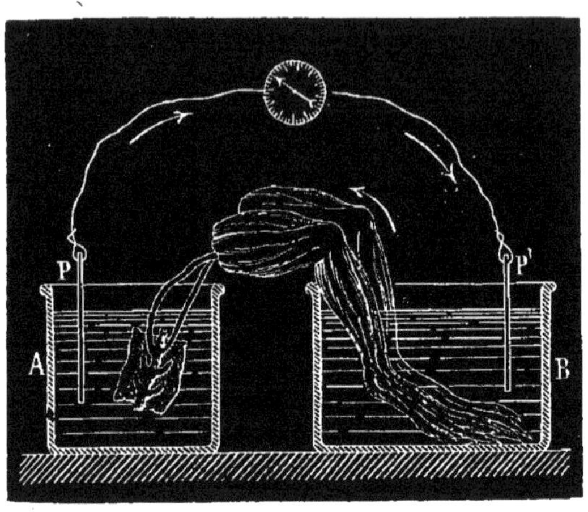

Fig. 491.

deux lames de platine qui communiquent avec le fil d'un galvanomètre, aussitôt la grenouille se contracte, l'aiguille éprouve une déviation qui indique un courant dirigé dans le galvanomètre des nerfs aux muscles, et dans l'animal des muscles aux nerfs, ce courant se nomme courant propre de la grenouille. En formant une sorte de pile de grenouilles, disposée dans le même sens, les pattes étant en contact avec les nerfs, Nobili a trouvé que l'intensité du courant croît avec le nombre de grenouilles.

590. Du courant musculaire. — Expériences de Matteucci. — L'expérience de Nobili est devenue le point de départ de toutes les recherches électro-physiologiques, entreprises par quelques physiciens et notamment par Matteucci et Dubois-Reymond.

Ces deux physiciens ont fait usage, dans l'observation des phénomènes électro-physiologiques, du galvanomètre et de la grenouille galvanoscopique, que nous avons déjà fait connaître. Pour se servir de la grenouille galvanoscopique, on met en communication le filament nerveux avec deux points d'un muscle qu'on veut étudier, lorsque la portion du nerf coupé entre ces deux points est parcourue par un courant électrique, on voit à l'instant des contractions se manifester dans la grenouille rhéoscopique. On peut même déterminer la direction du courant si l'on prend une jambe dont l'excitabilité est diminuée (584). Lorsque celle-ci se contracte, quand on ferme le circuit, c'est que le courant se dirige du nerf à la jambe ; elle reste immobile quand on l'interrompt, c'est le contraire qui a lieu si le courant marche de la jambe au nerf.

Lorsque l'on emploie le galvanomètre à 24000 tours, il importe d'éviter la polarisation des lames de platine, polarisation qui donne lieu à un courant inverse de celui que l'on veut étudier. Pour empêcher cette polarité secondaire, on doit se servir de lames de platine pur, bien nettoyées et dont les surfaces métalliques, en contact avec le liquide, sont limitées par une couche de vernis. En prenant toutes ces précautions, Matteucci s'est assuré que le courant de polarisation est très-faible et même qu'il devient nul si on tient le circuit fermé pendant quelques instants. D'après M. Jules Regnault, il est préférable de remplacer les lames de platine par des lames de zinc distillé et de prendre pour liquide une dissolution neutre de sulfate de zinc.

Enfin, au lieu d'immerger les parties animales dans le liquide, ce qui peut amener quelque perturbation, M. Dubois-Reymond les fait reposer sur deux bandes de papier humide *a* et *b* (*fig.* 492); un coussinet également de papier mouillé C, sert à fermer le circuit pour dépolariser les lames après chaque expérience.

A la suite d'un grand nombre de recherches sur le courant propre

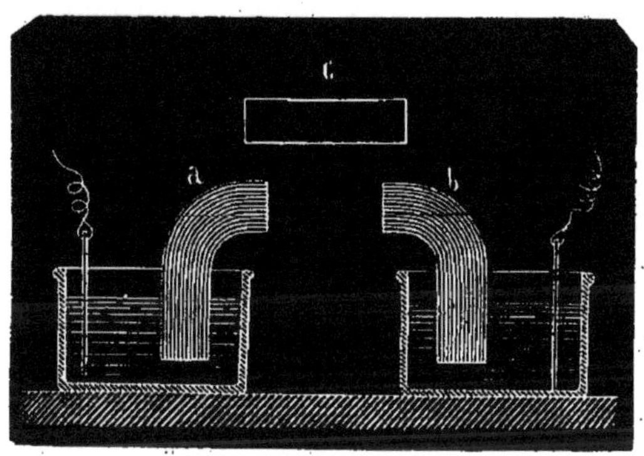

Fig. 492.

de la grenouille, Matteucci est parvenu à démontrer l'existence d'un courant électrique, dans les muscles entiers ou coupés.

1° Si sur une grenouille vivante, on met l'un des fils du galvanomètre en communication avec la partie supérieure d'une patte, et l'autre avec l'extrémité inférieure, on obtient un courant dirigé dans l'animal, des pieds à la tête, comme dans l'expérience de Nobili, c'est le courant propre de la grenouille. L'intensité du courant augmente si on plonge la grenouille dans une dissolution saline, afin de la rendre plus conductrice ou bien si on lui enlève la peau.

2° On produit des effets très-énergiques, surtout, lorsque l'on construit des batteries ou piles de grenouilles préparées à la Galvani, de façon que les nerfs de l'une soient en contact aveo les jambes de la suivante et ainsi de suite.

3° Après avoir constaté l'existence du courant musculaire dans les muscles entiers, Matteucci établit encore l'existence d'un courant analogue dans les muscles dont les fibres ont été coupées. Si l'on fait une incision dans la cuisse d'une grenouille vivante et si on introduit au fond de la plaie l'extrémité du nerf de la grenouille rhéoscopique tandis qu'un autre point touche la surface de la cuisse, on observe des contractions qui indiquent un courant dirigé dans le muscle de l'intérieur à l'extérieur. On obtient des résultats semblables en opérant avec tout autre muscle coupé appartenant à d'autres animaux vivants, tels que pigeons, poulets, lapins. Les effets sont bien plus sensibles si on forme une pile en réunissant des tronçons de demi-cuisses de grenouille disposées en séries, c'est-à-dire que la face externe de chacun d'eux communique avec la face externe du suivant : on peut produire des déviations de 90° du galvanomètre, décomposer l'iodure de potassium. On peut aussi former des piles analogues avec des muscles de pigeon; l'intensité du courant croît avec le nombre des éléments.

591. **Lois du courant musculaire.** — En 1842, M. Dubois-Reymond vérifia avec son appareil le courant propre de la grenouille et constata son existence chez d'autres animaux; il démontra en outre l'identité du courant propre et du courant musculaire. A la suite d'une longue série d'expériences très-délicates, il parvint à établir la loi du courant musculaire en analysant avec soin les phénomènes que présente un seul et même muscle.

Pour bien comprendre cette loi, il importe d'établir quelques définitions.

On appelle *section longitudinale naturelle* d'un muscle, la surface du muscle qui ne présente que les côtés des prismes qui représentent les faisceaux primitifs; elle est dite *artificielle* lorsque cette surface est le résultat d'une section faite au moyen du scalpel ou d'une déchirure des fibres. On appelle *section transversale* toute surface formée par les bases des fibres. Elle est *naturelle* quand elle se compose des extrémités des faisceaux primitifs qui se terminent aux tendons du muscle; *artificielle* quand on la met à nu au moyen du scalpel.

Ceci posé, M. Dubois-Reymond a énoncé la loi suivante : *toutes les fois qu'on réunit par un arc conducteur un point quelconque de la section longitudinale naturelle ou artificielle d'un muscle avec un point quelconque de la section transversale naturelle ou artificielle*, il se produit un courant électrique dirigé dans le *conducteur de la section longitudinale à la section transversale*; en d'autres termes, *chaque point de la surface naturelle ou artificielle d'un muscle est positif par rapport aux points d'une section transversale naturelle ou artificielle.*

En effet, soit un muscle, le grand adducteur par exemple dont la forme est très-symétrique ; plaçons-le sur les coussinets (*fig.* 493), de manière que les extrémités *t* ou *t'* soient en contact avec l'un d'eux, tandis

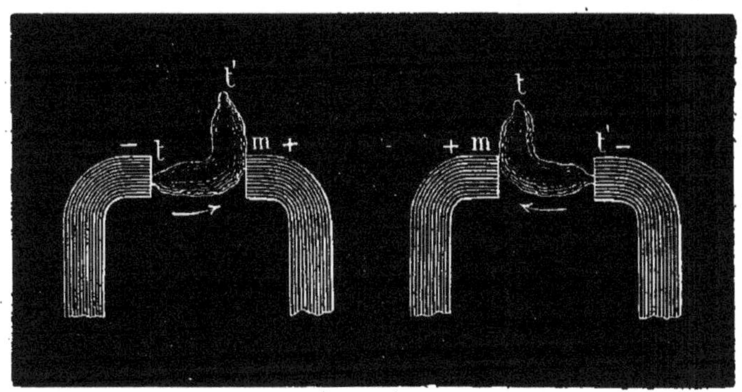

Fig. 493.

que la portion charnue *m* repose sur l'autre, on obtient un courant très-fort qui marche dans le muscle de *t* en *m*, ou de *t'* en *m'*, c'est-à-dire dans le muscle de la section transversale à la section longitudinale. Le même résultat est obtenu en opérant avec une section transversale artificielle *a*. Cette loi est générale et a été vérifiée sur les muscles des animaux quelle que soit l'espèce à laquelle ils appartiennent.

592. **Identité du courant musculaire et du courant propre de la grenouille.** — Il est maintenant facile de voir que le courant

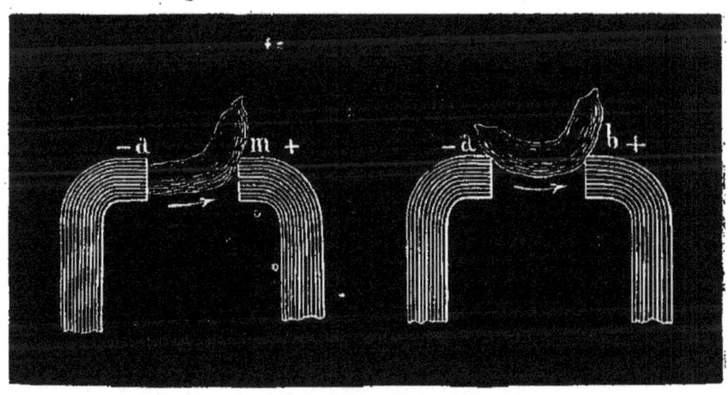

Fig. 494.

propre de la grenouille n'est qu'un cas particulier du courant musculaire. Si, en effet, on détache le muscle gastrocnémien de la grenouille et si on le place entre les deux supports de manière que l'extrémité *a* (*fig.* 494), située du côté du tendon d'Achille soit rapprochée de l'un des coussinets plus que l'autre *b*, on obtient un courant faible il est vrai et dirigé dans le muscle de la première à la seconde comme dans la grenouille; il y a en général production d'un courant quand on touche deux points non symétriques de la solution longitudinale ou transversale, il n'y a pas de courant quand les deux points sont symétriques. On voit donc que la loi de Matteucci qui dit que le courant marche de l'intérieur d'un muscle à la surface est comprise dans la loi élémentaire établie par Dubois-Reymond, savoir que le courant va de la section transversale à la section longitudinale. A la suite d'autres expériences très-délicates, M. Dubois-Reymond est parvenu à démontrer, comme Matteucci, que le pouvoir électro-moteur réside dans la fibre musculaire; ce qui l'a conduit à assimiler chaque faisceau primitif à un cylindre de cuivre recouvert sur sa surface convexe d'une couche de zinc, les deux bases étant de cuivre, ce cylindre plongé dans un liquide conducteur donne lieu à une série de courants qui partant, de la surface du zinc, vont aboutir aux deux bases du cylindre. En admettant cette analogie, si on fait communiquer un point de la surface longitudinale du zinc avec un point de la surfaee transversale du cuivre, on aura un courant semblable à celui qu'on obtient en réunissant un point de la section longitudinale avec un point de la section transversale. Ces courants peuvent être regardés comme des portions dérivées d'autres courants plus intenses circulant autour des molécules organiques.

Mesure du pouvoir électro-moteur des muscles. M. J. Regnault a mesuré la force électro-motrice du muscle de quelques animaux, en la comparant à celle d'un couple thermo-électrique bismuth et antimoine. C'est ainsi qu'il a trouvé que le gastrocnémien d'une grenouille a une force électro-motrice équivalente à celle de 4 à 5 couples thermo-électriques, le gastrocnémien d'un lapin équivaut à 5, 6 ou 7 couples et le jambier à 10. Ce physicien a confirmé ce fait déjà établi par Matteucci que la force électro-motrice d'un animal à sang chaud décroît plus rapidement que celle des animaux à sang froid.

593. **Influence de la contraction sur le courant musculaire.** — La contraction d'un muscle déterminée par un moyen quelconque physique, chimique ou mécanique, donne lieu à une diminution dans le pouvoir électro-moteur de ce muscle. Si, par exemple, à l'aide d'un courant interrompu, on amène la contraction continue d'un muscle, on voit l'aiguille du galvanomètre primitivement déviée revenir au zéro, dépasser ce point et rester déviée au delà; ce qui annonce évidemment un changement subit dans la direction du courant. M. Dubois-Reymond explique ce résultat en admettant un affaiblissement du courant musculaire qui permet au courant de polarisation de manifester sa présence. Si on évite cette polarisation, le courant musculaire conserve le même sens, mais il est bien plus faible. On peut substituer au galvanomètre, la grenouille rhéoscopique laquelle se contracte tétaniquement, tant que

le muscle éprouve aussi cet état. Matteucci qui a le premier observé ce phénomène, lui a donné le nom de *contraction induite.* M Dubois-Reymond l'appelle *contraction secondaire.* Matteucci l'attribua à une série de décharges électriques dirigées en sens contraire du courant musculaire. Le physiologiste allemand considère la contraction induite comme le résultat de la variation d'intensité du courant musculaire sous l'action de la contraction.

594. **Loi du courant nerveux.** — Les nerfs pris sur les animaux vivants ou récemment tués, présentent des courants électriques bien déterminés, obéissant à la loi du courant musculaire, c'est-à-dire qu'ils donnent lieu à un courant dirigé comme dans le muscle de la section longitudinale à la section transversale, à travers le galvanomètre et par suite dirigé dans le nerf de la section transversale à la section longitudinale. Toutefois les nerfs n'ayant pas de section transversale naturelle, il faut les couper pour avoir un courant. Ces phénomènes s'observent dans les nerfs de mouvement et de sentiment, et se démontrent comme dans le cas des muscles.

595. **Poissons électriques.** — Parmi les êtres organisés, il existe une classe d'animaux, les *poissons électriques*, qui possèdent la propriété singulière de dégager des quantités considérables d'électricité, dont ils se servent comme d'une arme défensive et offensive. Les plus connus sont le *gymnote* ou *anguille de Surinam*, très-répandu dans l'Orénoque, la *torpille* (*raie électrique*), commune dans la Méditerranée, et le *silure électrique* qu'on rencontre dans le Nil et au Sénégal.

Le gymnote et la torpille ont été particulièrement l'objet d'un grand nombre d'expériences. Quand on prend à la main une torpille vivante, on ressent une commotion violente qui peut être comparée à celle de la décharge d'une bouteille de Leyde. La secousse est plus intense encore, si on applique les mains l'une sur le dos et l'autre sur le ventre de l'animal, la commotion se fait alors sentir dans les articulations des doigts, dans le coude et même dans l'épaule. Quand l'animal est plein de vitalité, les décharges se succèdent avec rapidité; mais peu à peu il s'affaiblit et, pour renouveler l'expérience, il faut le placer dans l'eau salée et attendre quelque temps. La commotion donnée par la torpille ne dépend que de la volonté de l'animal; on la détermine en l'irritant en quelque points du corps et surtout en lui pinçant les nageoires, le plus souvent elle la produit spontanément, soit pour se défendre, soit pour attaquer les poissons dont elle se nourrit. On a admis pendant longtemps que la fonction électrique était toujours accompagnée de quelques mouvements du corps et de la contraction des muscles. Mais on sait aujourd'hui que la torpille et le gymnote peuvent fournir des décharges très-vives et répétées, sans donner lieu à aucun mouvement visible; bien plus, le volume du corps ne change pas. Matteucci l'a démontré, en plaçant une torpille dans un vase plein d'eau, surmonté d'un tube fin contenant aussi de l'eau, dont les variations de niveau pouvaient indiquer les variations de volume du corps de l'animal. Les autres poissons électriques produisent des commotions analogues à celles de la torpille. Le gymnote lance des secousses qui sont même plus fortes et plus soutenues que celles de la torpille. De Humboldt raconte que les décharges électriques de ces poissons peuvent étourdir et renverser les chevaux. D'après ce physicien, les sauvages qui éprouvent la commotion du gymnote pendant qu'ils se baignent, l'emploient pour la guérison des paralysies.

596. **Origine électrique de la commotion produite par la torpille, le gymnote, etc.** — Walsh, en 1775, a fait voir le premier que les effets de la décharge de la torpille et des poissons analogues, sont les mêmes que ceux d'une bouteille de Leyde. On peut, en effet, produire des étincelles électriques, la déviation de l'aiguille aimantée et des compositions chimiques. Pour observer l'étincelle, Matteucci place une torpille entre deux plateaux métalliques isolés, portant des petites tiges terminées par des boules, auxquelles sont suspendues deux petites feuilles d'or, distantes d'un demi-millimètre. Si l'on irrite l'animal, on voit des étincelles jaillir entre les deux lames d'or.

On obtient la déviation de l'aiguille aimantée, en mettant les fils du galvanomètre en rapport avec la face dorsale et la face abdominale de l'animal. La déviation du courant indique que le fil ou la lame, appliquée sur le dos, prend l'électricité positive et la lame en contact avec l'abdomen l'électricité négative. Avec des hélices électro-dynamiques, on a pu aimanter des aiguilles d'acier, placées dans leur intérieur. Enfin, on peut aussi obtenir des signes de décompositions chimiques, en plaçant, par exemple, sur le trajet de la décharge, une bande de papier imprégné d'iodure de potassium.

597. **Organe électrique.** — Chez la torpille, on trouve de chaque côté de la tête, entre les nageoires pectorales et les branchies, un appareil spécial où réside la fonction électrique de l'animal; cet appareil est formé d'une série de tubes prismatiques membraneux, rangés parallèlement et qui se terminent sous la peau du dos et du ventre. Ces prismes sont subdivisés par des diaphragmes horizontaux en cellules, remplies par un liquide albumineux et parcourues par des ramifications nerveuses. Chaque tube rappelle la constitution physique de la pile. On en trouve ordinairement de 400 à 600. Hunter en a compté jusqu'à 1,180, lesquels renferment chacun environ 2,000 cellules; à ces détails, il faut ajouter que chez la torpille, le cerveau présente une disposition remarquable due à la présence d'un lobe spécial appelé *lobe électrique*, de ce lobe partent quatre gros troncs nerveux qui se ramifient dans chaque organe électrique et s'étalent en éventail sur les cloisons transversales des prismes.

Chez le gymnote, l'appareil électrique présente une disposition analogue; seulement les colonnes prismatiques, ou tubes, suivent la direction de l'axe de l'animal et aboutissent à la tête et à la queue, et les nerfs qui s'y ramifient proviennent des nerfs spinaux. Matteucci a essayé de donner une théorie de la fonction électrique de ces animaux, théorie fondée sur la structure même de ces organes. D'après ses expériences, le principe physique de cette fonction, réside dans les cellules élémentaires. Chaque cellule est un organe électrique dans lequel se développe de l'électricité, soit par une action nerveuse, soit par une action mécanique ou physique quelconque. Chaque tube composé de cellules superposées, devient, par suite de ces actions, comparable à un aimant ou à une tourmaline, c'est-à-dire qu'il se forme à ses deux extrémités, deux pôles contraires, d'autant plus chargés d'électricité, que les cellules sont plus nombreuses ; cette théorie établit les analogies les plus intimes entre la contraction des muscles et la fonction électrique des poissons.

598. **Applications physiologiques et thérapeutiques de l'électricité. — Historique.** — L'application de l'électricité à la physiologie et à la médecine remonte à la découverte de la machine électrique et de la bouteille de Leyde. Les premières expériences relatives, à l'application pratique de cet agent, ont été faites en 1748, par Jallabert de Genève, peu de temps après la découverte de la bouteille de Leyde. L'abbé Sans, Sigaud de Lafon et Mauduyt, obtinrent quelques cas de guérisons de paralysies plus ou moins complètes, en soumettant les parties affectées à l'action d'une série d'étincelles provenant d'une machine électrique ou d'un condensateur. A cette même époque, on appliqua aussi le *bain dit électrique*, en plaçant l'individu sur un tabouret isolant, ce qui permettait de tirer des étincelles de toutes les parties du corps. Ces divers modes d'électrisation sont aujourd'hui à peu près abandonnés.

La découverte de la pile et les expériences célèbres de de Humboldt sur l'irritation galvanique des muscles et des nerfs, amenèrent une phase nouvelle dans l'application médicale de l'électricité. Un nouveau mode de traitement fut indiqué pour la première fois par Aldini, en 1804, dans son *Essai théorique et raisonné sur le galvanisme*. Il fut appliqué en 1833, par Marianini, dans les cas de paralysie. Ce physicien se servait d'une pile à auge, dont il faisait passer le courant à travers le membre affecté ; il déterminait en même temps une série de secousses, en ouvrant et en fermant alternativement le circuit. De leur côté, Nobili et Matteucci ayant remarqué que le passage d'un courant intermittent, à travers les muscles d'une grenouille, produisait un état tétanique qui cessait rapidement par l'action d'un courant continu, firent l'essai de ce procédé pour la guérison du tétanos ; mais le succès ne répondit pas tout à fait à leur attente.

La découverte des courants d'inductions (1831) et les recherches de M. Masson vinrent donner une impulsion nouvelle à l'électricité médicale. Ce physicien, par ses expériences sur l'action physiologique des courants induits et en particulier de l'extra-courant, établit ce fait important, que l'électricité induite possède la propriété de n'affecter que les parties comprises entre les points touchés ; il créa ainsi *l'électrisation localisée*, la seule vraiment médicale d'après les observations d'un grand nombre d'expérimentateurs.

599. **Application des courants induits. — Méthode de M. Duchenne.** — Nous avons décrit (579) les appareils d'induction qui sont généralement employés dans la thérapeutique électrique. Nous compléterons cette description en indiquant les parties qui servent à amener l'électricité jusqu'aux organes. Ces parties sont très-variables de forme suivant l'usage; tantôt, on fixe aux extrémités des fils conducteurs des cylindres métalliques que l'on doit tenir à la main, tantôt des plaques métalliques qui doivent être appliquées sur des surfaces données, tantôt enfin, des boutons, des tiges terminés par des boules. Quelquefois on emploie des aiguilles fines d'acier ou de platine, que l'on introduit dans l'épaisseur des tissus; ce procédé a reçu le nom d'*électropuncture*. Pour bien localiser l'action physiologique, on se sert avec avantage d'éponges imbibées d'eau salée ou de rondelles de cuir humides. Enfin, quand on veut produire l'électrisation cutanée, on termine les rhéophores par des pinceaux ou par des brosses métalliques.

C'est à M. Duchenne, de Boulogne, qu'on doit l'explication pratique de la méthode de l'électrisation localisée, qu'il a perfectionnée et généralisée ; elle repose sur ce fait que, suivant que les conducteurs de l'électricité sont secs ou humides, ou que la peau elle-même est sèche ou humide, on peut à volonté arrêter la puissance électrique à la surface cutanée, sans produire d'action physiologique, ou la faire pénétrer dans les muscles et dans les nerfs, en provoquant des contractions plus ou moins violentes.

1° Si on applique les électrodes sèches en deux points voisins de la peau également sèche, il se produit entre ces points des étincelles, des crépitations suivies d'une sensation de brûlure et rien de plus, l'épiderme étant mauvais conducteur affaiblit la décharge qui se produit uniquement à la surface de l'épiderme.

2° Si l'on place sur deux points de la peau deux rhéophores, l'un sec et l'autre humide, on observe dans le voisinage du conducteur humide une légère sensation qui reste cutanée, sans étincelles ni crépitations, et les deux électricités traversent le derme pour se recombiner.

3° Si la peau et les électrodes sont humides, l'électricité pénètre à travers la peau dans les couches placées au-dessous, il se produit alors des phénomènes de contractilité ou de sensibilité plus ou moins vifs, suivant qu'on agit sur les muscles, sur les nerfs ou des surfaces osseuses. Dans ce dernier cas même, il y a douleur assez vive, d'où résulte le précepte de ne pas appliquer l'électricité sur les parties osseuses.

600. **Électrisation musculaire.** — Cette opération peut avoir lieu de deux manières différentes, soit en dirigeant l'action sur les muscles pris isolément ou sur des faisceaux de muscles, soit en exerçant cette action sur les troncs nerveux qui s'y ramifient. Dans le premier cas, c'est l'électrisation musculaire *directe;* dans le second, l'électrisation musculaire *indirecte.* La première est facile surtout dans les régions superficielles du tronc et des membres; elle est plus difficile pour les muscles situés profondément. Le seconde exige la connaissance exacte de la distribution des nerfs. Dans tous les cas, il importe de n'administrer qu'une dose d'électricité proportionnée au degré d'excitabilité des muscles, laquelle est variable pour chacun d'eux, ainsi que l'a constaté M. Duchenne. L'opérateur doit donc pouvoir agir sur le graduateur que porte l'appareil; de plus, les électrodes doivent être placés au niveau des masses musculaires et non sur les tendons, leur excitation ne donnant lieu à aucun phénomène de contractilité.

601. **Électrisation cutanée.** — Lorsqu'il s'agit de porter l'action électrique sur la peau, M. Duchenne emploie trois moyens différents, suivant le degré d'excitabilité des parties. Le premier mode est l'électrisation par la *main électrique,* qui consiste à prendre pour l'un des électrodes une éponge mouillée, et pour l'autre la main, que l'on promène sur les points que l'on veut exciter. Le second mode est l'électrisation par les *plaques métalliques,* qu'on promène plus ou moins rapidement sur les parties affectées. Enfin le troisième moyen consiste à prendre pour rhéophores des fils métalliques sous forme de pinceaux ou de balais; c'est la *fustigation électrique.* Ce dernier mode est le plus énergique et donne lieu à une sensation analogue à celle que produiraient des aiguilles qu'on enfoncerait dans les tissus.

Voici le résumé des résultats obtenus par M. Duchenne : l'électricité peut être utilement appliquée dans le cas de paralysie musculaire consécutive à une lésion des nerfs. Les paralysies graisseuses, rhumatismales, hystériques, spinales, sont heureusement modifiées par le traitement électrique. On obtient des résultats certains dans quelques affections locales, telles que paralysie de la troisième, quatrième, cinquième, sixième et septième paire. Les névralgies guérissent, en général, par l'excitation électro-cutanée, à l'exception des névralgies faciales. Il en est de même des hyperesthésies cutanées ou musculaires, des anesthésies cutanées de cause hystérique ou saturnine.

602. **Influence des intermittences.** — La rapidité plus ou moins grande avec laquelle se succèdent les intermittences mérite aussi d'être prise en considération. L'énergie de la contraction musculaire n'est pas augmentée par la vitesse plus ou moins grande des intermittences; elle ne dépend que de l'intensité des courants. Mais il n'en est pas de même de l'étendue de la contraction, qui croît avec la vitesse, parce que, à chaque interruption, les fibres n'ayant pas le temps de se relâ-

cher complétement, toute nouvelle excitation donne lieu à un nouveau raccourcissement du muscle; cette vitesse augmente aussi la tonicité musculaire, et elle peut même amener la contracture. D'autre part, les interruptions rapides déterminent des sensations douloureuses et qui peuvent devenir insupportables. L'emploi des courants à intermittences rapides peut être utilement appliqué à l'étude de l'action individuelle des muscles, dans les anesthésies cutanées et dans les atrophies musculaires.

603. **Application des courants continus.** — Les courants continus ont été appliqués par M. Remak à la guérison des contractures paralytiques. Cet expérimentateur admet que les courants constants, en agissant sur un tronc nerveux, déterminent des contractions toniques ou continues, non-seulement dans les muscles animés par ce tronc, mais encore dans des groupes de muscles antagonistes, par suite d'une action réflexe; d'où il suit que l'excitation galvanique peut se transmettre chez l'homme jusqu'aux centres nerveux et produire des contractions toniques des muscles en rapport avec ces centres nerveux, indirectement excités. C'est en se fondant sur cette action réflexe que ce médecin a été conduit à essayer les effets des courants constants à la guérison des contractures paralytiques et à rejeter les courants interrompus. D'autres expérimentateurs considèrent les courants continus comme le meilleur mode d'application de l'électricité à la thérapeutique. Ces divergences et d'autres encore montrent que, dans l'état actuel, il n'est pas possible de se prononcer encore sur les propriétés curatives de l'électricité.

604. **Galvanocaustique.** — L'incandescence des fils métalliques pendant le passage du courant de la pile a reçu une application précieuse en chirurgie. On peut, au moyen d'un fil de platine rougi, cautériser d'une manière circonscrite des parties profondes, opérer l'ablation de certaines tumeurs, etc. Cette méthode nouvelle est désignée d'une manière générale sous le nom de *galvanocaustique.* Elle a été appliquée pour la première fois par le docteur Fabre-Palaprat, en France, et par M. Crusell, à Saint-Pétersbourg; plus tard, Marshall, MM. Nélaton et Amussat fils, se servirent de cette méthode pour cautériser les tissus et faire l'ablation de quelques tumeurs; mais c'est surtout M. Middeldorff, de Breslau, qui a démontré expérimentalement les avantages qu'on peut retirer de la chaleur développée par la propagation de l'électricité; les instruments employés par ce médecin sont désignés sous le nom de *cautères galvaniques*, de *porte-ligature* et de *sétons galvaniques.*

Le cautère galvanique est formé de deux tiges métalliques disposées chacune dans une gouttière creusée dans l'épaisseur d'un demi-cylindre de bois. Ces deux parties peuvent être réunies ensemble au moyen d'un bouton à vis. Ces tiges communiquent par une de leurs extrémités avec les rhéophores de la pile, et par l'autre avec un ruban ou un fil fin de platine, qui doit être rendu incandescent et auquel on donne une forme variée, suivant les cas.

Les sétons galvaniques sont formés de fils de platine de diamètres différents, que l'on peut introduire, au moyen d'aiguilles convenables, à travers les tissus ou les trajets fistuleux sur lesquels on veut agir.

Enfin, le porte-ligature, qui sert à l'ablation des tumeurs, consiste en un fil disposé en forme d'anse dont on peut faire varier l'étendue à volonté. Ce fil lui-même est relié à deux tiges métalliques qui doivent transmettre le courant à l'anse coupante et la rendre incandescente.

D'après Middeldorff, les avantages de cette méthode sont : l'absence d'hémorrhagie, la rapidité et l'énergie d'action, la limitation exacte des effets que l'on veut produire ; enfin, la possibilité d'atteindre certaines parties qui sont inaccessibles aux instruments tranchants, aux caustiques ordinaires, ou au fer rouge.

M. J. Regnault, à la suite de nombreuses expériences, a nettement établi les cas où le cautère électrique offre des avantages incontestables, et ceux où son usage présente des difficultés presque insurmontables et même un véritable danger. Il résulte des observations faites par ce physicien : 1° que le cautère électrique ne saurait être employé pour la destruction des tumeurs volumineuses, l'opérateur se trouvant entre deux écueils, ou d'amener la fusion du fil par une incandescence trop vive, ou de ne pas le porter à une température suffisante pour produire la cautérisation ; 2° que ce mode d'action a une supériorité sur le cautère ordinaire, lorsqu'il s'agit de cautériser des surfaces peu étendues placées dans le voisinage d'organes délicats ou dans certaines cavités profondes ; 3° enfin le mode le plus sûr d'application consiste à répéter les contacts du fil incandescent et de la partie sur laquelle on agit.

605. **Galvanopuncture.** — Le courant continu, provenant d'une pile faible, a été appliqué aussi aux traitements des anévrysmes. Cette méthode est fondée sur la propriété que possède le sang de se coaguler, comme cela a lieu pour l'albumine, par suite du dégagement probable d'un acide à l'électrode positif. Pour cela, on introduit au centre de la tumeur anévrysmale une aiguille en platine qui sert d'électrode positif, et on applique l'électrode négatif sur la peau. La durée du passage du courant doit être d'une demi-heure environ. Ce procédé a été employé avec succès dans un grand nombre de cas ; néanmoins il n'est pas à l'abri de tout danger. Il peut arriver, à la suite de l'application de ce moyen, certains accidents tels que l'inflammation des bords de la piqûre, leur ulcération et quelquefois des eschares.

CHAPITRE X

APPLICATIONS INDUSTRIELLES DES COURANTS ÉLECTRIQUES

606. **Emploi industriel des électro-aimants.** — Les électro-aimants sont susceptible sous l'influence d'un courant d'attirer le fer doux avec une grande puissance, puis de laisser retomber lors de la rupture du circuit. Si donc on place en face des pôles d'un électro-aimant un levier de fer doux mobile autour d'un axe et qu'il soit sollicité à s'éloigner de l'électro-aimant par son poids ou par un ressort, on déterminera par le passage du courant un mouvement du levier dans un sens, et la cessation du courant rendant le levier libre lui permettra de se mouvoir en sens inverse, et cet effet peut se répéter autant de fois qu'on le veut par la fermeture ou la rupture du circuit. C'est sur ce principe que sont basées diverses machines dont nous décrirons quelques-unes : on conçoit, en effet, qu'il est facile de transformer le mouvement alternatif du lévier de fer doux en un mouvement d'une autre nature, tel, par exemple, que le mouvement circulaire continu d'un axe.

607. **Machines électro-motrices.** — En employant un courant assez puissant passant dans un fort électro-aimant, on peut obtenir le mouvement circulaire continu d'un axe susceptible de vaincre une certaine résistance. Malgré la simplicité du mécanisme, on a renoncé à cette disposition au moins pour les moteurs électriques proprement dits : on l'a conservée pour certaines applications spéciales.

Une disposition qui a donné de meilleurs résultats est la suivante : des bobines d'électro-aimants sont placées à égales distances sur une circonférence; un barreau de fer doux est relié invariablement à un axe passant au centre de cette courbe et tourne sans les toucher devant les pôles des électro-aimants : un commutateur mû par le mouvement même de l'axe envoie le courant successivement dans chacun de ceux-ci.

Le fer doux étant à quelque distance d'un électro-aimant on fait traverser celui-ci par le courant : le fer doux est attiré et entraîne l'axe dans la rotation ; au moment où il passe devant les pôles le courant cesse de traverser l'électro-aimant et traverse le suivant qui, attirant à son tour le fer doux, continue la rotation de celui-ci. Cet effet se produit indéfiniment; le courant cesse de passer dans chaque bobine à l'instant où son action s'opposerait à la rotation, et traverse la bobine suivante, qui produit son effet et entretient le mouvement. Le courant est dirigé convenablement et automatiquement par le commutateur. On peut augmenter l'effet en empêchant plusieurs barreaux de fer doux et en envoyant simultanément le courant dans un même nombre de bobines.

Malgré la simplicité de cette appareil, dans lequel le mouvement de rotation de l'axe est obtenu directement, les machines électro-motrices ne sont pas usitées et sont peu propres à devenir usuelles.

Outre le prix élevé auquel revient encore l'électricité, il importe de remarquer que ces machines sont impropres à fournir une bonne utilisation du courant : en effet, d'après la loi de Lenz (569) le mouvement du fer doux s'approchant des bobines produit dans les fils des courants inverses du courant moteur qui, par suite, diminuent l'action de celui-ci.

608. **Sonneries électriques.** — L'action attractive d'un électro-aimant dépendant uniquement du passage d'un courant peut s'exercer presque instantanément à une distance quelconque du point où l'on

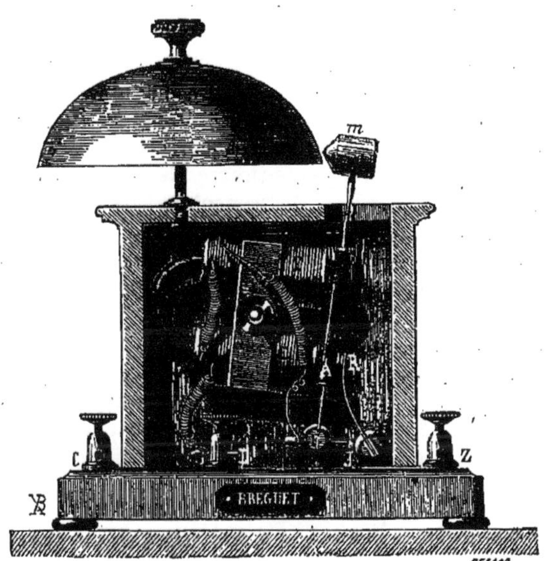

Fig. 495.

ouvre ou l'on ferme le circuit qui contient la pile et l'électro-aimant, à la seule condition que le circuit existe sans interruption dans tout l'intervalle qui sépare les points considérés. C'est sur ce fait que sont basés tous les systèmes de transmission électrique, parmi lesquels nous citerons en première ligne les sonnettes électriques qui sont employées actuellement dans certains appartements, mais qui peuvent agir à des distances considérables, 200 kilomètres et même davantage.

Ces sonneries se composent dans leur ensemble d'une pile aux pôles de laquelle aboutissent deux fils métalliques recouverts de soie qui vont se terminer d'autre part en *c* et en *z* (*fig.* 495) au point où la sonnerie doit se faire entendre. Le circuit est interrompu à l'endroit d'où on doit faire agir la sonnerie : en pressant un bouton, on ferme le circuit et l'on détermine par conséquent le passage du courant dans l'appareil.

Le bouton *c*, où arrive le courant, est relié par des pièces métalliques au fil qui entoure l'électro-aimant EE et qui va aboutir au bouton métallique F : à ce bouton est fixé, par l'intermédiaire d'un ressort, une lame de fer doux A qui porte à l'autre extrémité un marteau *m*. Lorsque l'appareil est au repos, le fer doux est en communication avec une autre lame métallique R, qui est reliée par l'intermédiaire du bouton J au pôle Z, où se fixe l'autre fil de la pile.

On peut se rendre compte facilement du jeu de l'appareil : le courant passant dans la bobine E, le fer doux A est attiré et le marteau vient taper contre un timbre placé à côté ; mais alors le contact cesse d'exister entre A et R et, par suite, le courant est interrompu; l'électro-aimant cesse d'attirer le fer doux qui, sous l'influence du ressort qui le porte, est rejeté en arrière jusqu'au contact avec R. Mais, alors, le courant passe de nouveau, et, de nouveau, l'électro-aimant attirant le fer doux A, le marteau vient frapper le timbre : le même effet se reproduit alors et le marteau *m* prend un mouvement de va-et-vient à chacune des oscillations desquelles il vient frapper le timbre.

Ces sonneries qui portent le nom de *trembleuses* à cause du mouvement vibratoire du marteau sont fort employées sur les chemins de fer.

609. **Télégraphie électrique.** On conçoit que l'on puisse transmettre à distance des signaux à l'aide de sonneries ou d'autres appareils plus ou moins analogues : il suffit d'avoir un circuit d'une longueur suffisante et bien isolé. Avant d'indiquer succinctement les appareils employés pour la transmission ou la réception des signaux, nous dirons quelques mots du circuit, du conducteur, de la *ligne*, en un mot, suivant l'expression technique.

Dans les appareils de télégraphie, on n'emploie pas un circuit fermé qui exigerait une longueur de fil double de la distance à parcourir; il suffit de réunir par un fil à un pôle de la pile les appareils destinés à transmettre ou à recevoir les signaux, à la condition de mettre en communication avec la terre, d'une part, le second pôle de la pile, d'autre part, l'appareil récepteur qui a été traversé par le courant : le circuit se trouve alors complété par la terre, ou pour mieux dire, l'un des pôles de la pile en contact avec le sol ayant une tension nulle, il se produit à l'autre une tension déterminée par la force électro-motrice de cette pile, tension qui détermine un flux d'électricité à travers le fil et jusqu'au sol à la seconde station, puisqu'en ce point la tension est également nulle.

Entre les points extrêmes, le fil doit être isolé : à cet effet, il est le plus souvent suspendu par des supports en porcelaine de formes variées, qui sont fixées à des poteaux en bois dont les hauteurs varient, mais qui, en général, atteignent une hauteur de 8 à 10 mètres. Malgré ces précautions, l'isolement n'est pas parfait et, outre les pertes par l'air, il y a toujours des pertes par les supports surtout lorsque ceux-ci sont humides.

Dans la traversée des villes, les fils conducteurs sont surtout placés sous terre : à cet effet, ils sont séparément recouverts de gutta-percha ou d'une autre substance isolante, puis on les réunit de manière à former une sorte de câble de grosseur variable suivant l'importance des lignes et que l'on entoure encore d'une enveloppe de fils goudronnés. Ces câbles sont placés, à une certaine profondeur, dans des tuyaux.

Enfin, lorsque le conducteur doit traverser un fleuve ou une mer, on fait usage de lignes sous-marines, qui se composent d'un câble analogue à celui que nous venons d'indiquer, mais recouvert d'une armature en fils métallique destinée à le préserver d'une usure trop rapide. Ce câble est déposé sur le sol de la mer à des profondeurs qui ont atteint 5,000 mètres (câble transatlantique). La description détaillée de ces câbles et l'indication des difficultés que présente leur mise en place nous entraîneraient trop loin et nous ne pouvons que renvoyer aux nombreuses publications qui se sont spécialement occupées de ce sujet.

Dans l'indication rapide des systèmes de télégraphie en usage, nous ne suivrons pas l'ordre historique et nous nous bornerons à indiquer les principaux types auxquels on peut rapporter les appareils généralement employés.

610. **Télégraphe Morse.** — Dans cet appareil, nous aurons à décrire l'appareil destiné à envoyer la dépêche ou *manipulateur* et celle qui la reçoit ou *récepteur*.

Le manipulateur est très-simple : il se compose d'un levier métallique ll' (*fig.* 496) très-léger et mobile autour d'un axe horizontal; il est limité dans ses excursions par deux taquets métalliques venant buter contre les pièces p et p'; un ressort assez faible R ramène le levier toujours à la même position; il suffit d'une légère pression sur la manette pour faire osciller cette pièce.

Le jeu du manipulateur est facile à comprendre : la pièce p' est en communication avec la pile, l'axe de rotation communique avec le fil de ligne ; nous négligeons le second taquet qui ne sert pas au jeu même de l'appareil, quoique, dans la pratique, il ait son utilité. Par suite de l'action du ressort R, lorsque l'appareil est au repos, le circuit est interrompu : le courant passera, au contraire, lorsque, en appuyant sur la manette, on aura mis en contact le taquet et la pièce p'; il cessera de passer, si on relève le levier et ainsi de suite. On peut donc à volonté faire passer le courant dans le fil de ligne et régler la durée du passage ; en réalité, on envoie ainsi soit des courants brefs soit des cou-

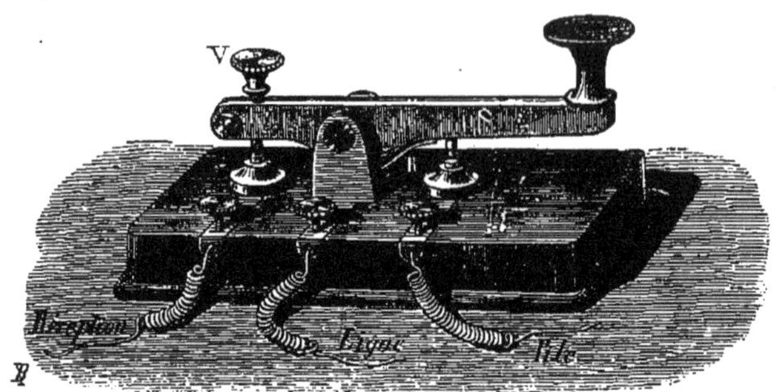

Fig. 496.

rants d'une durée un peu plus grande, et ces deux variétés suffisent à donner dans le *manipulateur* tous les signaux nécessaires.

Le courant de la ligne, en arrivant dans le *manipulateur* (*fig.* 497),

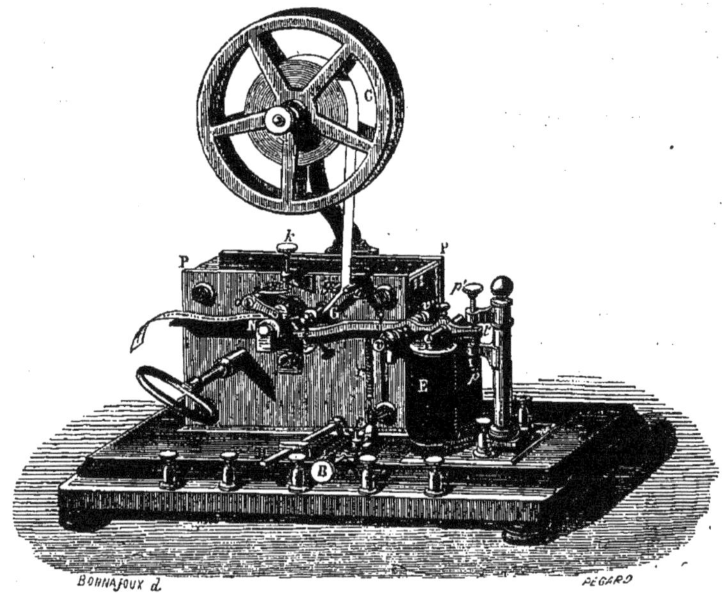

Fig. 497.

traverse l'électro-aimant E avant de se rendre au sol ; en face de cet électro-aimant, se trouve un levier horizontal *ll'*, qui porte un barreau de fer doux A′ qui peut être attiré par l'aimant; un ressort r ramène le levier en sens contraire, lorsque le fer doux cesse d'être attiré. A l'extrémité l, le levier porte une pointe qui, lors de l'action de l'électro-aimant, presse contre une bande de papier CGN, qu'un mouvement d'horlogerie fait dérouler uniformément, et cette pression détermine sur le papier un trait dont la longueur varie avec la durée d'action de l'électro-aimant. Lorsque cette action cesse, le ressort abaissant le levier, la pointe cesse de marquer. On aura donc sur la bande de papier des traits dont la longueur dépendra de la durée du contact dans le manipulateur : on aura seulement un point pour le contact bref, et un trait lorsque ce contact sera plus long.

Les combinaisons variées de ces deux signes, un trait et un point, permettent d'obtenir un très-grand nombre de signaux différents ; on en a attribué quelques-uns aux lettres et aux chiffres, et d'autres ont reçu une valeur conventionnelle correspondant à des mots d'un usage fréquent.

Les appareils Morse sont peu compliqués et d'un assez bon emploi : ils permettent d'obtenir une transmission moyenne de soixante lettres par minute.

611. **Des relais.** — Lorsque la distance est très-considérable, le courant pourrait, à l'arrivée, n'avoir plus une intensité assez grande pour agir sur le fer doux et vaincre le ressort antagoniste : dans ce cas, on emploie un *relais*. Le courant de la ligne, au lieu d'arriver dans le récepteur traverse un électro-aimant qui agit sur un fer doux dont le mouvement est très-facile. Un levier fixé au fer doux est disposé de telle sorte que le courant d'une pile locale passe dans le récepteur lorsque le fer doux est attiré, c'est-à-dire lorsque le courant de ligne passe également, mais que ce courant local cesse de passer lorsque le fer doux n'est plus attiré, en même temps que le courant de ligne est interrompu.

On voit que le courant local, auquel on peut donner la force que l'on veut, suit les mêmes variations que le courant de ligne et que, par conséquent, passant dans le récepteur il donnera toutes les indications transmises par le manipulateur.

612. **Télégraphe à cadran.** — Le manipulateur du télégraphe à cadran (*fig.* 498) se compose d'une manette tournant au-dessus d'un cadran horizontal qui porte 26 divisions correspondant aux lettres de l'alphabet et à un signe + appelé *final*. Cette manette, dans son mouvement, entraîne une roue présentant une rainure cannelée dont les parties rentrantes et saillantes sont au nombre de 26. Un levier ll' tournant autour de l'axe o a son extrémité l engagée dans la rainure ; cette extrémité et, par suite, l'extrémité opposée prennent un mouvement alternatif lorsque l'on fait tourner la roue par suite du passage des cannelures, et ce mouvement se répète 13 fois dans chaque sens pour un tour complet du cadran. Le levier est disposé de telle sorte qu'il ferme le circuit

lorsqu'il est entraîné dans un sens, et qu'il l'ouvre pour la position opposée ; il résulte de là que, si le courant est interrompu lorsque la manette est sur le +, il passera lorsqu'elle sera en A, sera interrompu lorsqu'elle sera en B, et ainsi de suite. Le mouvement de la manette a

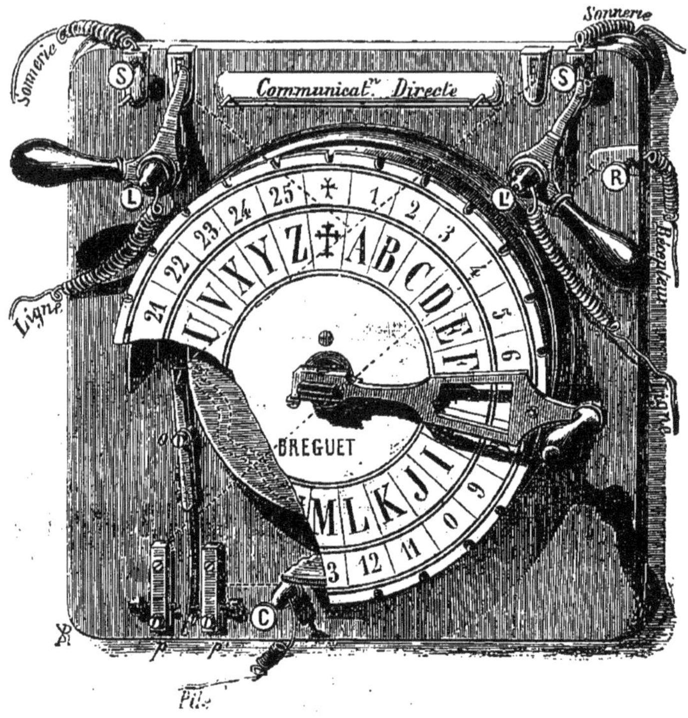

Fig. 498.

donc pour effet d'envoyer un courant 13 fois pour un tour complet et de l'arrêter aussi 13 fois.

Le *manipulateur* se compose essentiellement d'un mouvement d'horlogerie P (*fig.* 499) qui tend à faire tourner une aiguille sur un cadran identique à celui du manipulateur ; mais le mouvement est réglé par un échappement particulier. Il se compose de deux roues à rochets calées sur le même axe et présentant chacune 13 dents ; elles sont disposées de telle sorte que les dents de chacune d'elles soient au milieu de l'intervalle qui sépare les dents de l'autre ; un taquet mobile autour d'un axe oscille en face de ces roues de manière à rencontrer alternativement chacune d'elles et à arrêter le mouvement. Ce taquet est relié par la pièce *t* à une plaque de fer doux A placée en face des pôles d'un électro-aimant EE et qui oscille autour d'un axe horizontal P ; un ressort ramène la plaque en arrière, lorsqu'elle cesse d'être attirée. On conçoit facilement que l'envoi dans le récepteur des courants interrompus émis par le manipulateur aura pour effet de donner à la pièce A et, par suite, au taquet un mouvement oscillatoire qui permettra, à chaque

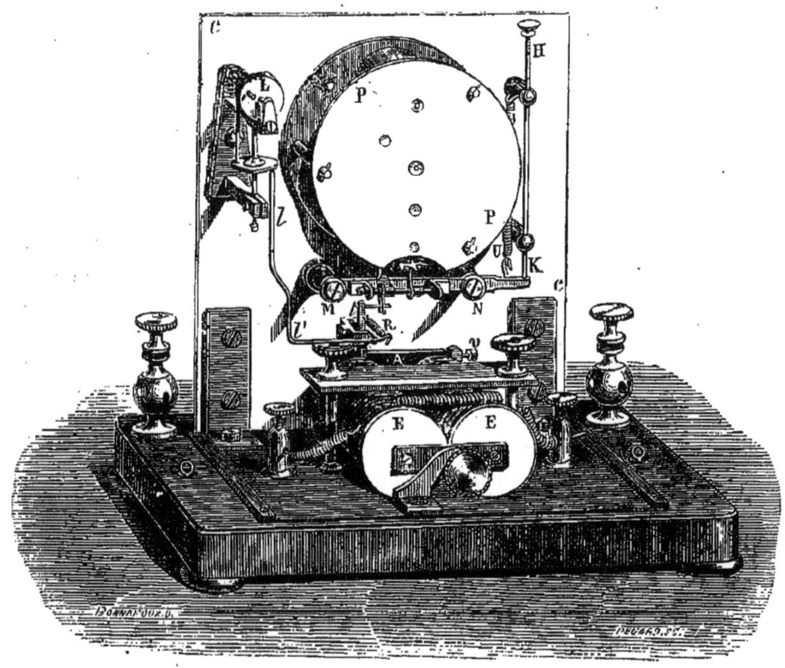

Fig. 499.

changement de sens, l'échappement d'une dent des roues à rochet et par suite déplacera l'aiguille d'une division sur le cadran. L'aiguille du récepteur suivra donc les mouvements de la manette du manipulateur et s'arrêtera lorsque celle-ci se fixera sur une lettre; on pourra ainsi arrêter quelques instants l'aiguille sur chacune des lettres dont l'ensemble constitue la dépêche à transmettre, et par suite permettre à une personne regardant le cadran de noter une à une chacune d'elles.

615. **Télégraphe imprimeur de Hughes.** — L'appareil à cadran offre l'inconvénient de ne laisser aucune trace de la dépêche reçue; le télégraphe Morse lui est supérieur à cet égard, mais les signes sont seulement conventionnels. Le système Hughes, au contraire, donne la dépêche imprimée automatiquement et en caractères ordinaires; il présente, en outre, l'avantage de donner une transmission plus rapide.

Nous ne pouvons entrer dans le détail de cet appareil, qui est assez compliqué ; il nous suffira de dire qu'il repose en principe sur le synchronisme de rotation de deux roues placées, l'une au départ et l'autre à l'arrivée. Ce synchronisme est assuré à l'aide d'une disposition spéciale par le courant même du circuit ; ces roues portent des caractères d'imprimerie sur la tranche ; l'on conçoit que, par suite de leur synchronisme, si l'on fait partir un courant dans le fil au moment où, au départ, une lettre d'un cadran est en face d'un point fixe, à l'arrivée, la même lettre se trouvera devant le point analogue. Si donc le courant, passant dans un électro-aimant, fait appuyer en ce point une bande de papier sur la roue préalablement encrée, cette lettre se trouvera imprimée ; en répétant successivement pour chaque lettre, on aura la dépêche imprimée.

Les détails nombreux de cette appareil sont fort intéressants et les difficultés ont été vaincues très-habilement. Le télégraphe Hughes est d'un fort bon usage.

614. **Télégraphes autographiques.** — On est arrivé depuis quelques années à reproduire, à quelque distance que ce soit et en *fac-simile*, les dépêches transmises, écritures, dessins, etc. Ce problème qui semble le dernier que l'homme puisse se poser dans cet ordre d'idées, a été résolu d'abord par M. Caselli ; nous allons donner le principe de son appareil. Aux deux stations, on a deux pendules oscillant d'une manière identique, et ici encore le synchronisme est assuré par le courant lui-même ; des styles métalliques sont entraînés dans ce mouvement et à chaque oscillation se déplacent latéralement d'une même longueur. La dépêche écrite avec une encre isolante sur un papier métallique, est placée sous le stylet sur une surface métallique en communication avec une pile ; le courant passera dans le stylet et de là dans la pile, lorsque la pointe sera sur le papier ; il sera interrompu lorsque cette pointe sera sur un trait de la dépêche. A l'arrivée, le stylet se meut sur une feuille de papier préparée chimiquement ; il est mis en communication avec une pile locale lorsque le courant de la ligne cesse d'arriver ; à cet instant qui correspond au passage au départ du stylet, sur un trait isolant de la dépêche il y a une action chimique qui colore le papier en bleu. Lorsque le courant de ligne arrive, c'est-à-dire lorsqu'au départ le stylet se trouve sur la feuille de métal, le courant de pile locale ne traverse pas le stylet, il n'y a pas d'action, pas de coloration. On voit que chaque passage du stylet, au départ, sur un trait de la dépêche, donne et donne seul, un point coloré à l'arrivée ; si donc les stylets se meuvent identiquement et que chacun d'eux parcoure de la même façon la dépêche et la feuille de papier chimique, on aura sur celle-ci une série de points très-rapprochés, dont l'ensemble reproduira la dépêche même.

Pour rendre un peu claire cette description trop succincte, nous avons dû simplifier et modifier le mode d'action de cet appareil ; il nous suffisait d'en faire comprendre le principe.

Malgré les soins apportés à la construction de cet appareil, dans la pratique, il a toujours présenté quelques difficultés. L'administration des télégraphes, en France, le remplace actuellement par l'appareil Meyer, qui repose en principe sur le synchronisme de rotation de deux cylindres ; nous ne pouvons donner une description de cet appareil, qui nous entraînerait trop loin. Nous nous bornerons à dire que, jusqu'à présent, il a donné d'excellents résultats.

615. **Horloges électriques.** — Le jeu des horloges électriques est facile à comprendre ; les divers appareils qui doivent marcher ensemble sont placés dans un même circuit qui comprend également la pile et l'horloge, qui sert de régulateur. Celle-ci, par un mécanisme facile à concevoir, envoie le courant dans le circuit au commencement de chaque oscillation ; le courant, dans chaque horloge, traverse un électro-aimant qui attire un levier de fer doux, placé en face ; un ressort amène ce levier en arrière, lors de la cessation du courant. On aura donc un levier qui oscillera à chaque mouvement du pendule régulateur ; son mouvement pourra se transmettre à une roue à rochets qui avancera d'une dent à chaque seconde et qui commandera la marche des aiguilles de l'horloge.

On sait que les horloges électriques sont d'un emploi général sur les lignes de chemins de fer, de telle sorte que toute les stations ont *rigoureusement* l'heure de la gare principale.

616. **Production de la lumière électrique par les appareils d'induction.** — Au lieu de produire la lumière électrique par l'action d'une pile, on se sert maintenant des courants d'induction. Les machines employées sont des machines magnéto-électriques puissantes ; les plus remarquables sont celles de l'*Alliance*, qui ont été employés à l'éclairage des phares de la Hève. Elle se composent de cinquante-six aimants fixes distribués en huit rangées sur une surface cylindrique ; les bobines, au nombre de cent douze, qui tournent autour de l'axe de cette surface, se meuvent entre ces aimants. La théorie de cette machine est la même que celle de la machine de Clarke. Le mouvement est produit par une machine à vapeur; il est assez rapide pour que les courants induits qui se succèdent, donnent une lumière continue.

Il faut remarquer que les courants qui se succèdent ont lieu alternativement dans un sens et dans l'autre; il en résulte une usure égale des charbons entre lesquels jaillit l'arc lumineux.

LIVRE IV

MÉTÉOROLOGIE

L'atmosphère et le sol sont le théâtre d'un grand nombre de phénomènes physiques qui se reproduisent, les uns d'une manière incessante, les autres accidentellement, à des périodes plus ou moins éloignées, et dont l'étude forme l'une des branches les plus importantes de la physique du globe, la *météorologie*. Cette science a pour but de nous faire connaître les qualités distinctives des climats, les causes de leur diversité et les perturbations qui s'y produisent. La chaleur, la lumière, l'électricité, la nature du sol, etc., exercent une influence manifeste sur le développement physique de l'homme et sur son bien-être moral et intellectuel. En un mot, l'homme appartient tout entier à l'atmosphère et au sol qui le nourrit : aussi la climatologie, c'est-à-dire la connaissance des mouvements atmosphériques, des températures et des météores aqueux ou électriques, peut fournir des matériaux importants pour la solution de questions qui intéressent particulièrement l'hygiène.

617. **Pressions barométriques.** — L'atmosphère, qui enveloppe notre globe d'une couche épaisse de près de quatre-vingts kilomètres, n'est jamais en repos. L'air atmosphérique, qui la forme presque en totalité, est continuellement agité par une infinité de causes diverses qui modifient à chaque instant son état et sa pression. Oscillations continuelles de la température, dues à la radiation solaire; variations dans le degré d'humidité; force et direction variables des vents; perturbations violentes : telles sont les causes principales qui changent l'état de l'atmosphère. Le baromètre, dont la hauteur mesure la pression de l'air, doit donc aussi éprouver des oscillations correspondantes.

La pression barométrique est représentée moyennement par une colonne de mercure de $0^m,76$, ce qui équivaut à 1,033 grammes par chaque centimètre carré de surface, ou à 10,330 kilogrammes par chaque mètre carré. Tous les corps placés à la surface de la terre sont soumis à cette pression. Ainsi, le corps humain, dont la surface moyenne est de 175 décimètres carrés, doit subir une pression d'environ 18,000 kilogrammes, à laquelle il résiste facilement par la réaction des fluides intérieurs; en outre, ses mouvements n'en éprouvent aucune gêne, puisque les pressions, s'exerçant dans tous les sens, s'équilibrent exactement autour de lui. Mais les effets seraient bien différents, si l'air cessait de presser une partie du corps : ainsi, la main placée sur l'ouverture d'une cloche dont on raréfie l'air intérieur y reste fixée et ne peut être soulevée que par un effort puissant. Quand on applique une ventouse sur un point du corps, l'élasticité des fluides intérieurs n'étant plus équilibrée par la pression extérieure, le sang jaillit sous la cloche par des incisions faites à la peau. C'est à un effet analogue qu'il faut attribuer la turgescence des organes ou la production d'hémorrhagies qui résultent d'une ascension trop rapide sur les montagnes élevées, ou dans les ascensions aérostatiques. On observe alors une difficulté dans la respiration, l'accélération du pouls et une fatigue générale des membres. Enfin, la pression atmosphérique sert à expliquer les accidents qui proviennent de l'entrée de l'air dans les cavités pleurales.

618. **Variations des pressions barométriques.** — Dans un même lieu, à la même latitude, la hauteur barométrique, ramenée à 0°, varie avec la température et l'humidité de l'air. Ces variations sont, les unes *régulières*, les autres *accidentelles* ou *irrégulières*.

1° *Variations régulières ou diurnes.* — L'oscillation diurne de la colonne barométrique a été observée avec précision par de Humboldt dans les régions équatoriales, où elle présente une régularité remarquable; elle est moins marquée dans les régions tempérées, où elle se complique de variations accidentelles.

D'une manière générale, le baromètre monte depuis quatre heures du matin jusqu'à dix, où il atteint un premier maximum; il descend ensuite jusqu'à trois ou cinq heures du soir, moment où on observe un minimum, remonte ensuite jusqu'à neuf ou onze heures, où il atteint un second maximum. L'oscillation diurne est de 2 à 4 millimètres dans la zone intertropicale; elle n'est que de 7 dixièmes de millimètre dans la zone tempérée.

2° *Variations irrégulières.* — Les oscillations accidentelles vont en croissant de l'équateur aux pôles. Dans les régions équatoriales, elles sont presque nulles, sauf quelques cas particuliers; elles sont très-fortes dans les latitudes élevées. Ainsi, une baisse de quelques millimètres est le signe précurseur d'une tempête dans la région intertropicale. Dans nos contrées, les perturbations violentes s'annoncent par un abaissement de 25 à 30 millimètres.

Ce qu'il importe de déterminer dans l'observation des pressions, c'est la hauteur moyenne de chaque jour, de chaque année et d'une longue période d'années : ce que l'on appelle la hauteur moyenne du lieu. En France, la hauteur moyenne au niveau des mers est de 761^{mm},68 ; à Paris, elle est de 756 millimètres. Elle varie avec la latitude.

L'observation journalière des variations barométriques à la surface de l'Europe a conduit les météorologues à construire des tables qui permettent de donner une idée générale du mouvement de l'atmosphère dans une étendue considérable ; en outre on trace des courbes d'égale pression, sur lesquelles on indique l'état du ciel et de la mer, la force des vents. Ces courbes présentent souvent des centres de dépression ; c'est un signe de perturbations violentes dont on peut prévoir la marche.

619. **Aurore — Crépuscule.** — Nous avons dit (213) que la présence d'une atmosphère gazeuse dont les couches ont des densités différentes par suite des pressions et des températures variées a pour effet de courber les rayons lumineux qui n'y pénètrent pas normalement et de relever les astres par rapport à l'horizon. Cet effet n'est pas le seul, et nous devons indiquer succinctement la cause de l'*aurore* et du *crépuscule*.

Le moment où le soleil apparaît au-dessus de l'horizon et éclaire directement une partie du globe ne succède pas immédiatement à la nuit profonde, surtout dans nos climats tempérés ; cet instant est précédé d'un demi-jour qui établit une transition graduée entre la nuit et le jour ; on appelle *aurore* cette période de temps pendant laquelle la clarté est sensible et qui précède le lever du soleil. Un phénomène analogue de tous points succède au coucher du soleil, et prolonge le jour après la disparition réelle de cet astre ; c'est le *crépuscule*. L'aurore et le crépuscule reconnaissent exactement la même cause et sont entièrement identiques.

Lorsque le soleil est au-dessous de l'horizon, il envoie des rayons qui pénètrent dans l'atmosphère en s'incurvant, et peuvent arriver jusqu'au plan de l'horizon ; ils subissent une réflexion sur l'atmosphère même et peuvent ainsi parvenir à l'œil de l'observateur pour qui l'horizon semble alors éclairé plus ou moins vivement.

La limite du crépuscule est vague ; on considère généralement le moment où les étoiles de sixième grandeur commencent à être visibles comme étant sa fin ; ce même moment signale le commencement de l'aurore, qui n'est que le crépuscule du matin.

Les astronomes sont généralement d'accord pour admettre que la lueur crépusculaire est sensible tant que le soleil est à une distance de l'horizon moindre que 18°. Si donc, à certaines époques, le soleil ne descend pas au-dessous de cette limite, il n'y aura pas du tout nuit absolue. A Paris, la nuit noire est très-courte à l'époque du solstice d'été.

Disons, sans insister aucunement, que, d'après M. Tyndall, la coloration bleue du ciel serait due à une réflexion, encore mal déterminée, sur les particules de l'atmosphère.

620. **Arc-en-ciel.** — L'arc-en-ciel consiste en une bande courbe teinte des couleurs du spectre solaire qui apparaît dans le ciel dans certaines circonstances ; quelquefois on distingue deux bandes parallèles, mais dans lesquelles les couleurs sont disposées en sens inverse. En remarquant que ce phénomène se produit lorsque le soleil est au-dessus de l'horizon et qu'il n'est pas caché par les nuages, mais qu'il est toujours derrière l'observateur et qu'il existe en avant un nuage qui se résout en pluie, on est conduit à conclure qu'il y a un phénomène de réflexion ; mais l'apparition des couleurs du spectre apprend qu'il y a réfraction : on doit donc reconnaître pour cause de l'arc-en-ciel la réfraction et la réflexion des rayons solaires sur des gouttelettes liquides que l'on peut considérer comme sphériques.

Lorsqu'un rayon solaire S *a* (*fig.* 500, I) tombe sur une goutte d'eau sphérique, il peut la traverser entièrement en se déviant, mais il peut aussi,

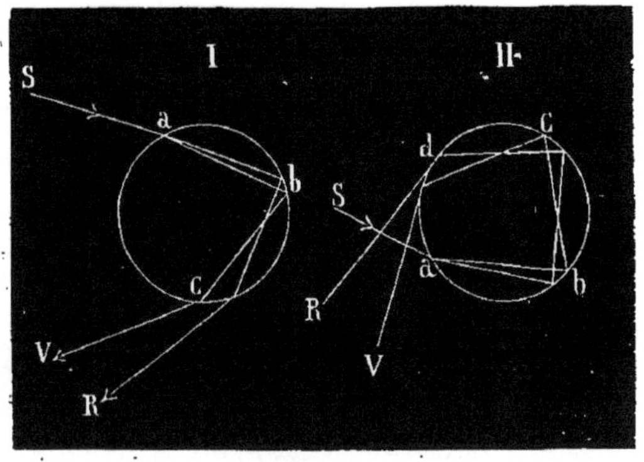

Fig. 500.

après avoir subi une première déviation à l'entrée en *a*, se réfléchir totalement en *b*, pour ressortir au point *c* en subissant une nouvelle déviation ; il est clair qu'à partir du point *a* le rayon, s'il n'est pas homogène, se sera séparé en ses éléments dont nous ne représentons que les extrêmes ; il pourra se faire qu'il subisse deux réflexions totales successives avant de ressortir (*fig.* 500, II). En tout cas, on comprend facilement que l'angle de déviation que fait le rayon émergent avec le rayon incident dépend de l'angle d'incidence, et, si le rayon solaire a toujours la même direction, du point où ce rayon rencontre la goutte liquide. Deux rayons parallèles voisins donnent, en général, des rayons émergents divergents qu'un même observateur ne peut recevoir à la fois, et qui, vus isolément, ne produisent aucune impression ; mais, pour certaines directions des rayons incidents que le calcul indique, les rayons émergents sont parallèles, et, parvenant simultanément à l'œil, produisent une sensation d'éclairement ; ces rayons sont dits, pour cette raison, *rayons efficaces*. La déviation des rayons dépend de leur indice de réfraction, et, par suite, pour des rayons diversement colorés, la direction des rayons efficaces est différente. Le calcul prouve que le premier rayon efficace qui peut arriver à un observateur par l'action d'une goutte d'eau sur un rayon lumineux est le rayon violet, et qu'il fait alors avec le rayon incident un angle de 40°,17′; les autres couleurs apparaissent ensuite dans l'ordre de réfrangibilité, le rouge devant faire avec le rayon incident un angle de 42°,2′.

Ceci posé, soit O (*fig.* 501) un observateur, et soit SB la direction des rayons solaires. Considérons la parallèle OA menée à cette direction, et étudions ce qui se passe dans un plan passant par cette droite, si nous supposons qu'à quelque distance se trouve un nuage se résolvant en pluie, de telle sorte qu'il y ait des gouttelettes à toutes les hauteurs.

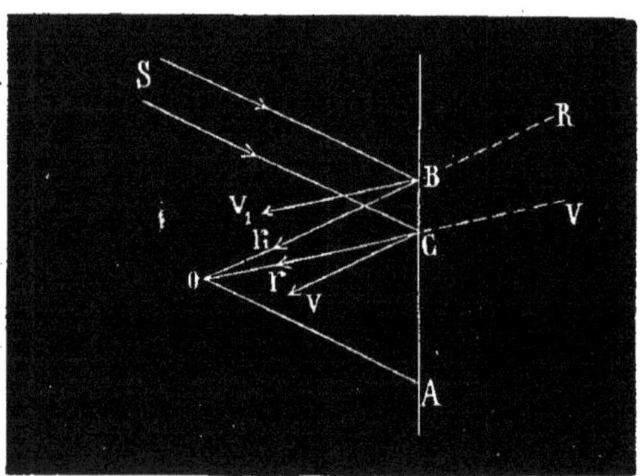

Fig. 501.

Si nous menons par le point O une droite OV faisant avec OA un angle de 40°,17′, cette droite rencontrera une goutte de pluie C sur laquelle tomberont des rayons solaires dont l'un sortira efficace suivant cette direction, les rayons efficaces d'autre couleur sortant dans d'autres directions. L'observateur verra donc de la lumière violette suivant cette ligne OV. Menons ensuite OR telle, que l'angle ROA soit de 42°,2′; une goutte de pluie B, située sur cette ligne et qui reçoit des rayons du soleil, renverra des rayons rouges efficaces suivant cette direction, et seulement des rayons de cette coloration ; l'œil verra donc de la lumière rouge suivant cette ligne OR. On comprend que, entre ces limites extrêmes, l'observateur verrait spécialement chaque couleur suivant la ligne qui fait avec OA un angle égal à l'angle que le calcul indique pour les rayons efficaces de cette couleur. On conçoit que l'on a dès lors dans le plan considéré une bande lumineuse teinte des couleurs du spectre ; a même chose se répétant dans chacun des plans menés par OA avec la seule condition que les angles avec cette ligne soient conservés, on voit que l'on devra av ir un cercle coloré dont le centre serait sur OA.

Le second arc s'explique d'une façon analogue par les rayons qui ont subi *deux* réflexions totales dans les gouttes d'eau, et l'on comprend, à l'inspection de la figure 500, pourquoi les couleurs sont renversées.

Disons que les mesures d'angle prises sur des arcs-en-ciel sont d'accord avec l'explication que nous venons d'indiquer. Il est bon cependant de savoir que l'on observe quelquefois des phénomènes variés qu'une théorie complète de l'arc-en-ciel, basée sur la théorie des interférences, explique entièrement.

621. **Halos. — Anthélies, parhélies.** — Les *halos* sont des cercles colorés qui entourent le soleil et qui présentent des couleurs irisées avec le rouge en dedans. Ce phénomène s'explique d'une manière à peu près analogue à l'arc-en-ciel; le passage des rayons à travers les cristaux prismatiques de glace qui flottent dans l'atmosphère produit une décomposition, et donne également lieu à la considération de *rayons efficaces* dont les angles avec le rayon incident varient avec la coloration. Le même effet se répétant dans tous les plans que l'on peut mener par l'œil et le soleil, il en résulte un cercle coloré.

Le fait que les halos sont beaucoup plus fréquents dans les pays froids que dans les climats tempérés, et que les mesures de diamètre sont conformes à celles indiquées par la théorie, rend incontestable cette explication.

On désigne sous le nom d'*anthélies* et de *parhélies* des phénomènes variés que l'on observe quelquefois et qui sont dus à la présence du soleil : ce sont des bandes lumineuses, des arcs de cercle, des cercles lumineux, mais ne présentant aucune coloration, ce qui exclut l'idée de réfraction. On les attribue actuellement à la réflexion des rayons solaires sur les diverses faces des prismes de glace qui flottent dans l'atmosphère, dans les pays froids.

On a également signalé, quoique moins fréquemment, des *couronnes lunaires*, des *parasélènes*, etc., qui auraient incontestablement la même cause que les phénomènes analogues produits par le soleil.

622. **Température du globe.** — L'échauffement de la terre et de l'atmosphère est presque entièrement dû à la chaleur solaire; mais cette chaleur se trouve très-inégalement répartie à la surface du globe. Deux causes principales contribuent à produire cette inégalité : d'une part l'inclinaison des rayons par rapport à la surface qui les reçoit, de l'autre la durée de la présence du soleil au-dessus de l'horizon. Ces deux faits expliquent la variation de la température dans une journée. A partir du lever du soleil, il se produit un échauffement faible tout d'abord à cause de la grande obliquité des rayons, mais qui va en augmentant à mesure que ces rayons se rapprochent de plus en plus de la verticale, et qu'ils traversent des couches d'air de moins en moins épaisses. Aussi

la température s'accroît jusqu'à midi, elle continue même à s'élever jusqu'à une ou deux heures, où elle atteint son maximum ; à partir de ce moment elle s'abaisse et prend un mininum un peu avant le lever du soleil. Telles sont les variations théoriques que modifient très-souvent les courants aériens, ces circonstances se reproduisent chaque jour, mais les maxima et les minima ne sont pas les mêmes parce que la position du soleil varie par rapport à l'équateur. Lorsque le soleil occupe l'équateur, il envoie de la chaleur pendant douze heures ; quand il se rapproche de notre hémisphère, la température moyenne augmente parce que la longueur des jours augmente et que les rayons sont moins inclinés. Au solstice, la quantité de chaleur reçue est la plus grande, mais la température continue à augmenter et atteint son maximum en juillet ; puis elle diminue jusqu'au moment où le soleil atteint le solstice d'hiver ou plutôt un peu après ce solstice et acquiert son minimum en janvier.

623. **Température de l'air.** — Cette détermination est délicate et exige quelques précautions à cause de la faible chaleur spécifique de l'air. Il faut donc éviter tout rayonnement provenant des corps voisins. Ordinairement on prend un thermomètre très-sensible qu'on place à l'ombre, au nord et à deux ou trois mètres au-dessus du sol. Souvent on le place dans une cage ouverte de manière que l'air ait un accès facile ; ou bien on attache le thermomètre à un cordon et on le fait tourner rapidement comme une fronde ; il convient aussi d'installer plusieurs thermomètres à peu de distance les uns des autres, les uns à réservoir argenté, en verre de couleur.

624. **Température moyenne du jour, du mois, de l'année.** — La température moyenne du jour consiste à observer le thermomètre un grand nombre de fois dans le jour et à prendre la moyenne. On obtient un assez bon résultat en faisant quatre observations à quatre heures et à dix heures du soir, à quatre heures et a dix heures du matin ; quelques observateurs se contentent de relever la température à six heures du matin, à deux heures et quatre heures du soir, on peut prendre la moyenne de température maxima et minima. Aujourd'hui dans les observatoires on se sert des thermométrographes qui donnent la température moyenne de chaque jour.

Si l'on fait la somme des températures moyennes de chaque jour du mois et qu'on divise par 30, on a la *moyenne du mois*. La somme de 12 moyennes mensuelles divisées par 12 donne la *moyenne de l'année*. Enfin, en prenant la moyenne d'un certain nombre de températures moyennes annuelles, on a celle du lieu considéré. A Paris, la température moyenne de 50 ans, donne 10°,8.

625. **Lignes isothermes, isothères, isochimènes.** — La température d'un lieu dépend de la latitude et de son élévation au-dessus du niveau de la mer. Sur un même méridien elle décroît progressivement de l'équateur aux pôles ; elle décroît aussi à mesure que l'altitude

augmente, cette loi est loin d'être régulière et l'on voit souvent sur un même parallèle des points qui présentent des températures très-inégales, ce qui tient à des influences locales, telles que proximité de la mer, voisinage des montagnes, nature du sol, direction des vents.

De Humboldt est le premier qui a eu l'idée de tracer sur des cartes des lignes qui passent par les points où la température moyenne est la même ; ces lignes d'égale température moyenne se nomment *isothermes*. Elles sont très-irrégulières et forment généralement des courbes sinueuses qui s'écartent des parallèles géographiques. La connaissance de la température moyenne d'un lieu ne suffit pas pour donner une idée exacte de son climat, car pour une même moyenne l'hiver peut être très-rigoureux et l'été très-chaud, il faut connaître encore la température moyenne de l'été, c'est-à-dire celle des trois mois juin, juillet, août, et la température moyenne de l'hiver qui comprend décembre, janvier, et février. C'est pour cela, qu'on a eu l'idée de tracer des courbes qui passent par les différents lieux qui ont la même moyenne estivale et hivernale ; les premières s'appellent *isothères* et les secondes *isochimènes* ; elles sont encore plus irrégulières que les isothermes. La considération de ces lignes a une grande importance au point de vue de la géographie zoologique et botanique. Ainsi, par exemple, la culture de l'olivier ne dépasse pas l'isochimène de + 5°, celle de — 1° à + 1° est la limite pour le hêtre et le mûrier.

626. **Températures extrêmes.** — Les températures extrêmes qu'on observe pendant l'année ont aussi une grande importance dans la constitution d'un climat ; elles influent d'une manière notable sur le développement des végétaux sous l'action d'un froid trop intense ou d'une chaleur trop excessive. On a reconnu que les extrêmes sont d'autant plus éloignés l'un de l'autre que la température moyenne est plus basse, c'est-à-dire la latitude plus élevée. La plus grande chaleur observée a été de 54° à l'ombre dans une oasis du Sahara, les plus grands froids s'observent vers les pôles. A Paris, la plus haute température observée a été de 38° en juillet 1793 et la plus basse de — 23° en décembre 1788.

627. **Climatologie.** — Un climat est le résultat de phénomènes multiples qui doivent être étudiés séparément et exigent des observations nombreuses et longtemps poursuivies. La distribution de la chaleur, l'humidité, les vents, la nature du sol constituent ses éléments principaux. Outre l'influence qu'exerce un climat sur la végétation, le développement physique de l'homme, son caractère et ses aptitudes, la connaissance des climats importe beaucoup au médecin pour déterminer les modifications physiologiques et pathologiques que les stations géographiques peuvent imprimer à l'homme.

Division des climats. En tenant compte de la température moyenne et de l'écart des températures extrêmes et de la température estivale et hivernale, on peut diviser les climats en climats *excessifs*, *constants* et *variables ou tempérés*. Les premiers sont ceux qui présentent des différences notables entre les températures extrêmes. Tels sont ceux de New-York, Kasan, Moscou, qui présentent des différences de 23°, 27° et 31°.

Les climats constants sont caractérisés par une uniformité de température presque continue, les différences entre l'été et l'hiver ne dépassant pas 6° ou 7°; les îles Féroé et Shetland, Funchal dans l'île de Madère sont dans ce cas. Lorsque les différences de température extrême ne dépassent pas 14° ou 15° le climat est dit variable ou tempéré, tel est Paris et Saint-Malo et en général la France et la plupart des pays de l'Europe centrale et méridionale.

Climats marins et continentaux. Il est à remarquer que les climats constants se rencontrent dans les îles basses et les climats excessifs dans l'intérieur des continents. De là la distinction entre les climats *marins* et les climats *continentaux*. On peut dire, en général que dans le voisinage des grandes masses d'eau, les températures extrêmes se rapprochent, c'est-à-dire que les hivers sont moins froids et les étés moins chauds. La chaleur solaire, en effet, en pénétrant dans la mer à une grande profondeur échauffe une masse considérable d'eau, de telle sorte que sa température s'élève peu pendant l'été. D'autre part, pendant l'hiver, cette eau se refroidit très-lentement et la température s'abaisse peu aussi. Ajoutons à cela que les vents humides amènent une grande quantité de vapeur atmosphérique qui s'oppose au rayonnement du sol. Sur les continents, au contraire, la transparence de l'atmosphère favorise l'échauffement du sol pendant le jour et son refroidissement rapide pendant la nuit.

628. **Température au-dessous du sol.** — Lorsqu'on mesure la température des couches profondes du sol, on observe toutes les variations diurnes et annuelles de la surface, lesquelles diminuent graduellement et finissent par disparaître à une certaine profondeur; à partir de cette limite, la chaleur solaire est sans influence sur la température intérieure du sol. Il existe donc une couche de température constante qu'on appelle couche *invariable*, mais qui n'est pas la même dans tous les pays. En France, c'est en général à 24 mètres que disparaissent les variations annuelles, d'après les observations régulières faites dans les caves de l'Observatoire à la profondeur de 27 mètres, le thermomètre a conservé la température constante de 11°,8 depuis 1670.

Au-dessous de la couche invariable, la température des couches inférieures est aussi invariable pour chacune d'elles; mais elle augmente progressivement avec la profondeur. Ce fait est le résultat de nombreuses observations effectuées dans les mines et dans le forage des puits artésiens. A Paris, l'eau du puits de Grenelle, dont la profondeur est de 548 mètres, arrive à la surface à la température de 27°,6.

Les sources qui sont alimentées par les pluies et les neiges prennent ordinairement la température peu variable des terrains où elles se réunissent. Aussi leur température moyenne est égale à peu près à la moyenne du lieu. Lorsque l'eau vient d'une grande profondeur au-dessous du sol, alors elle est très-chaude et la source est dite thermale.

Voici les températures de l'eau de quelques sources :

Baréges	40°,0
Vichy	41°.8
Aix-la-Chapelle	44 à 57°
Aix en Savoie	45°
Bagnères de Luchon	47 à 68°
Ems	56°
Carlsbad	73°

La loi de l'accroissement de la température avec la profondeur n'est pas bien connue ; on admet que la chaleur augmente de 1° pour 30 mètres de profondeur.

629. **Température au-dessus du sol.** — Si la température augmente à mesure qu'on s'enfonce dans le sol, un effet inverse a lieu quand le sol s'élève au-dessus du niveau de la mer ou quand on s'élève dans l'atmosphère.

L'existence des basses températures dans les hautes régions, est mise en évidence par l'existence des neiges perpétuelles qui couvrent le sommet des hautes montagnes, comme les Alpes et les Pyrénées dans nos climats, et les cimes de Chimboraço, de Cotopaxi dans les régions de l'équateur. On en a encore la preuve dans les ascensions aérostatiques. Gay-Lussac, dans son ascension de 1804, constata une température de 10° à la hauteur de 7,000 mètres : la température à la surface du sol était de 31° ; en juillet 1850, Bixio et Barral trouvèrent à 7,000 mètres, une température de — 39°.

La loi de ce décroissement n'est pas encore connue. En général, on admet un abaissement de 1° pour 180 mètres dans nos pays. Les causes de ce froid intense sont multiples. On sait que l'atmosphère s'échauffe par absorption directe des rayons solaires, mais surtout par son contact avec le sol fortement réchauffé. L'air chaud s'élève, en vertu de sa légèreté spécifique, emportant avec lui la chaleur qu'il a emprunté au sol ; mais cette chaleur ne produit pas d'élévation bien sensible de température, dans les hautes régions, car cet air, en se dilatant, absorbe de la chaleur ; il suit de là que la seule cause efficace qui amène un élévement de température, est l'absorption directe dans les parties supérieures de l'atmosphère ; à cela il faut ajouter une autre cause de refroidissement très-active, son rayonnement vers les espaces célestes, rayonnement dont l'intensité augmente très-rapidement avec la transparence.

Cette diminution de la température avec l'attitude, produit un changement de végétation analogue à celui qu'on observe dans les plaines, quand on s'avance de l'équateur aux pôles. Ainsi, en gravissant les cimes élevées de l'Amérique du Sud, on passe dans un jour des forêts de palmiers et de bananiers, aux champs des neiges perpétuelles.

630. **Les vents. — Causes principales.** — Les vents consistent dans un déplacement plus ou moins rapide d'une masse considérable d'air; plusieurs causes concourent à produire les mouvements de l'atmosphère, dont les principales sont l'inégale répartition de la chaleur à la surface du globe, et la condensation subite de la vapeur atmosphérique. C'est à Halley et à Franklin, que l'on doit les premières explications sur l'origine des vents. Supposons qu'une partie de la surface terrestre soit fortement chauffée, l'air en se dilatant, diminue de densité et s'élève vers les couches supérieures, il est remplacé par des couches plus froides, qui affluent des parties voisines. L'expérience suivante de Franklin vient à l'appui de cette explication : qu'on ouvre très-peu la porte qui fait communiquer une chambre froide avec une autre chaude. Si on place une bougie allumée en haut de la porte, on voit la flamme s'incliner vers la pièce froide, comme si un vent la soufflait. Il y a donc un courant d'air supérieur de la partie chaude à la partie froide; le contraire a lieu quand on place la bougie vers le bas, ce qui annonce un courant d'air froid marchant de la pièce froide vers la pièce chaude.

De même, lorsqu'il se produit une condensation de vapeur atmosphérique, un vide se fait et l'air afflue pour rétablir l'équilibre. Les vents qui sont formés dans ces conditions, soufflent à la surface du sol dans une direction inverse du sens de la propagation; on leur donne le nom de *vents d'aspiration*.

Si, au contraire, la densité ou la pression de l'air vient à augmenter dans certaines régions, il se forme une grande quantité de vapeur d'eau, l'air est refoulé dans les parties environnantes; il se produit alors un vent qui se propage dans la direction même où il souffle, on le nomme *vent d'insufflation*.

631. **Division des vents. — Vents réguliers.** — Les vents se distinguent en vents *réguliers* et en vents *irréguliers*. Les premiers comprennent les vents *périodiques*, c'est-à-dire qui soufflent à des périodes déterminées, et les vents constants qui soufflent d'une manière continue. Dans l'étude des vents, on considère la direction et la vitesse. La direction se détermine par un instrument bien connu la *girouette;* la vitesse au moyen des *anémomètres*. Dans ces appareils, le vent agit sur un moulinet à ailettes obliques dont l'arbre s'oriente de lui-même, une vis sans fin fait marcher un compteur qui donne le nombre de tours dans un temps déterminé.

Vents réguliers. — Dans les régions équatoriales, où les oscillations de la température sont très-petites, il règne des vents qui, pendant toute l'année ou à des époques fixes, ont une direction nettement déterminée et toujours la même. Les principaux sont les *alizés* et les *moussons*, les premiers remarquables par leur constance, les seconds par leur périodicité.

Alizés. Contre-alizés. — Les alizés sont des vents qui soufflent constamment de l'*est* à *l'ouest* dans le voisinage de l'équateur, du *nord-est* dans l'hémisphère boréal et du *sud-est* dans l'hémisphère austral. Dans l'océan Atlantique, il se font sentir jusqu'au 28° degré de latitude et jusqu'au 25e dans le grand Océan. Ces vents, observés pour la première fois par Christophe Colomb, jetèrent la terreur parmi ses compagnons qui désespéraient de revoir leur patrie. Là où les deux alizés se rencontrent, ils devraient se combiner pour former un vent d'est, mais celui-ci n'est pas sensible parce qu'il est neutralisé par la colonne ascendante d'air chaud sous l'influence de l'action solaire. La zone qui sépare les alizés des deux hémisphères, s'appelle la *région des calmes équatoriaux*. Mais c'est un calme apparent parce que l'atmosphère y est souvent très-agité par des tempêtes et les orages les plus violents.

La cause des vents alizés a été indiquée par Halley, l'air fortement échauffé dans la zone équatoriale s'élève dans l'atmosphère pour se déverser ensuite dans les hautes régions vers les deux pôles, tandis que l'air plus froid des deux hémisphères afflue vers l'équateur en rasant la surface du sol ; de là résulte un vent du nord qui souffle de l'hémisphère nord et un vent du sud qui souffle de l'hémisphère sud. Or la rotation de la terre de l'ouest à l'est donne lieu à une direction intermédiaire entre le nord et l'est pour l'alizé nord et le sud et l'est pour l'alizé sud. En effet, l'atmosphère participant au mouvement de rotation de la terre, la vitesse des couches d'air sera moindre aux pôles qu'à l'équateur. Si donc une masse d'air arrive des latitudes élevées, elle passera graduellement sur des parallèles dont le diamètre, et par conséquent la vitesse ira en croissant, ce courant semblera donc se transporter vers l'ouest; ce mouvement combiné avec celui qui vient du nord donnera un mouvement résultant ayant la direction nord-est. Pour l'hémisphère sud, l'alizé semblera rétrograder également vers l'ouest et comme il marche du sud au nord, il s'ensuivra un mouvement apparent sud-est, ou un alizé ayant la direction du sud-est vers le nord-ouest. Mais l'air chaud qui s'élève des régions équatoriales, arrivé à un certain niveau, prend une direction horizontale et se déverse vers la région polaire en se rapprochant de la surface terrestre. Ce courant en sens contraire, a reçu le nom de contre-alizé. Sa direction est donc du sud-ouest dans l'hémisphère nord, et du nord-ouest dans l'hémisphère sud.

Moussons. — Dans l'océan Indien la régularité des vents alizés est troublée périodiquement par la configuration des pays environnants, et en particulier par le continent asiatique; ce qui donne lieu à des vents périodiques appelés moussons. Dans la partie nord de cette mer, on observe, pendant une moitié de l'année, un vent du nord-est qui dure d'octobre en avril et pendant l'autre moitié, d'avril en septembre, un vent qui vient du sud-ouest.

632. **Brises.** — Indépendamment des mouvements généraux de l'atmosphère, on observe sur les côtes, mais surtout dans les îles, des vents qui soufflent d'une manière constante et périodique que l'on nomme brises de mer et de terre.

La brise de mer souffle de la mer vers la terre, depuis le lever du soleil jusqu'à quatre ou cinq heures. La brise de terre qui souffle de la terre vers la mer, commence après le coucher du soleil jusqu'à son lever. L'explication est facile : pendant le jour la terre s'échauffe plus que la mer; l'air en contact avec le sol, s'échauffant plus que l'air de la mer, s'élève et l'air de la mer afflue vers la terre ferme. Pendant la nuit, la terre et la mer se refroidissent, mais la première se refroidit plus vite, il en résulte un courant marchant de la terre vers la mer.

633. **Vents irréguliers.** — Dans les latitudes élevées, les vents sont très-irréguliers. D'une manière générale, en Europe, on peut dire que le vent d'ouest domine dans la partie nord et le vent du nord dans la partie sud. Le premier peut être attribué à l'alizé supérieur, le second à une aspiration d'air produit par l'échauffement des plaines sablonneuses de l'Afrique centrale. Dans la partie occidentale, c'est le vent du sud-ouest qui souffle le plus souvent. Ce vent, en passant sur l'Océan Atlantique, se charge de vapeurs et s'échauffe au contact du grand courant d'eau chaude qui porte le nom de *Gulf-Stream*. Ce courant remarquable prend naissance vers les côtes occidentales de l'Afrique, se bifurque ensuite en deux parties : l'une pénètre dans la mer des Antilles, l'autre traverse le golfe du Mexique et se porte en marchant vers le sud-ouest, vers les côtes occidentales de l'Europe. Sa présence tempère la rigueur des hivers. Aussi, les années où domine le vent de sud-ouest ont un hiver doux et un été tempéré.

634. **Humidité ; ses variations.** — L'atmosphère est toujours chargée d'une quantité de vapeur d'eau plus ou moins considérable dont la condensation forme la rosée, les brouillards, les nuages, la pluie, la grêle et la neige. L'étude de l'humidité en un lieu donné présente une grande importance au point de vue de la climatologie.

L'air ne peut renfermer qu'une quantité déterminée de vapeur d'eau, laquelle va en croissant avec la température ; il est dit sec ou humide, suivant qu'il est plus ou moins éloigné de la saturation. Ce qu'il faut donc rechercher, ce n'est pas tant la *quantité absolue* de vapeur d'eau contenue dans l'air que le rapport entre cette quantité et celle qu'il contiendrait s'il était saturé, ou ce qu'on appelle *état hygrométrique, humidité relative*. L'humidité de l'air présente des variations diurnes et annuelles, dues à l'influence de la température. En effet, en comparant les moyennes de la tension de la vapeur aux différentes heures du jour, on trouve, pendant le mois de juillet, deux maximums, l'un

44

vers neuf heures du matin, l'autre vers neuf heures du soir ; et deux minimums, l'un un peu avant le lever du soleil, et l'autre vers quatre heures du soir. Au lever du soleil, la chaleur active l'évaporation et la quantité de vapeur augmente de plus en plus. Toutefois, cet accroissement ne dure que jusque vers neuf heures, à cause de la formation des courants ascendants qui s'établissent et qui transportent vers les régions supérieures l'air des couches inférieures et la vapeur dont il est chargé. Cette diminution dure jusque vers quatre heures. A ce moment, les courants d'air venant à cesser, la quantité de vapeur augmente graduellement à la surface du sol. Vers neuf heures, l'abaissement progressif de la température diminue graduellement l'évaporation ; c'est ce qui explique le minimum du matin.

En hiver, en janvier, la variation est plus faible ; on n'y trouve qu'un minimum vers le lever du soleil et un maximum vers deux heures. En général, la tension moyenne de la vapeur présente des variations assez faibles dans un même lieu.

Si maintenant on examine les variations de l'état hygrométrique, on trouve des résultats différents, à cause de la température dont il faut tenir compte. En général, l'état hygrométrique moyen, dans ses variations, suit une marche inverse de la température. Ainsi, c'est au lever du soleil que l'air est plus humide, c'est-à-dire le plus voisin de son point de saturation, bien que la quantité absolue de vapeur d'eau soit minimum. En été, c'est vers trois heures du soir que l'air est le plus sec.

On a fait de nombreuses observations pour rechercher l'influence de la hauteur sur l'humidité relative. Les expériences de Kaemtz, de Bravais et Martins, faites à Zurich et sur le sommet du Rigi et du Faulhorn, montrent que l'air des couches supérieures est aussi humide que celui des couches inférieures. Il paraît cependant, en général, que par les beaux jours l'air est plus sec sur les hauteurs que dans les plaines ; l'inverse a lieu dans les temps couverts. Si on compare les différents mois de l'année, on trouve que la tension de la vapeur marche sensiblement d'accord avec la température. On observe un minimum en janvier et un maximum en juillet. Mais, au point de vue de l'humidité relative dans nos contrées, c'est le mois de décembre qui est le plus humide, et le mois d'août le plus sec.

Enfin, les climats marins sont plus humides que les climats continentaux.

635. **Rosée.** — La rosée est cette humidité qui recouvre sous forme de gouttelettes les corps placés à la surface du sol. Ce dépôt est dû au rayonnement des corps pendant les nuits calmes et claires. C'est le docteur Wells qui, le premier, en 1818, a donné la véritable théorie de ce phénomène.

Pendant la nuit, les corps, à cause de leur grand pouvoir émissif, rayonnent de la chaleur vers les espaces célestes ; en même temps, ils en reçoivent des couches supérieures de l'atmosphère. Si la chaleur reçue est moindre que la perte qu'ils subissent, la température s'abaisse au-dessous de l'air environnant. Ce refroidissement peut, à un moment donné, amener l'air à saturation, et la vapeur se précipite sous forme de gouttelettes d'eau. Telle est l'explication très-simple de la rosée. Il résulte, en effet, de nombreuses expériences faites par Wells qu'un thermomètre, placé sur le sol ou couché dans l'herbe, s'abaisse de plusieurs degrés au-dessous de la température donnée par un autre thermomètre placé à 1 ou 2 mètres de haut. Si le refroidissement dépasse même zéro, la rosée se congèle et forme ce que l'on appelle la *gelée blanche*.

L'observation montre que toutes les circonstances qui favorisent le rayonnement et par suite le refroidissement sont aussi favorables au dépôt de rosée. Ainsi, plus le corps a un grand pouvoir émissif et une moindre conductibilité, plus sera abondant le dépôt de rosée. C'est ce qui explique l'abondance de la rosée sur l'herbe, les feuilles et le bois, tandis que les métaux polis n'en contiennent qu'une très-petite quantité. La présence des nuages dans le ciel ralentit le refroidissement des corps, à cause des échanges de chaleur qui se produisent entre le sol et les nuages et empêchent ainsi la formation de la rosée. C'est la même raison qui explique l'absence de la rosée sous les arbres et dans le voisinage des édifices. L'agitation de l'air a aussi une influence très-marquée. Une agitation légère de l'air donne lieu à un dépôt abondant, parce que les couches refroidies viennent successivement se dépouiller de leur humidité ; mais, si l'air est fortement agité, il ne reste pas assez longtemps avec les corps refroidis pour amener la saturation, en même temps qu'il favorise l'évaporation de l'eau qui a pu se précipiter.

Enfin, il y a plus de rosée au printemps qu'en automne, parce que c'est dans ces deux saisons que les températures du jour et de la nuit présentent les plus grandes différences.

636. **Brouillards et nuages.** — Lorsque la température d'une masse d'air s'abaisse au-dessous de son point de saturation, la vapeur atmosphérique se précipite sous forme de globules extrêmement petits qui troublent la transparence de l'air et forment les brouillards et les nuages, suivant que la condensation a lieu dans le voisinage du sol ou dans des régions élevées. On donne à cet état globulaire le nom de *vapeur vésiculaire*, qu'on ne doit pas confondre avec la vapeur telle que nous l'avons étudiée et qui constitue un gaz transparent et invisible comme l'air. C'est de la vapeur vésiculaire qui s'échappe de notre bouche en hiver. C'est aussi de la vapeur vésiculaire qui s'élève d'un vase contenant de l'eau chaude ou qui sort de la cheminée d'une locomotive. Pour expliquer la suspension dans l'air de la vapeur vésiculaire, on a admis que les globules sont creux, c'est-à-dire qu'ils sont formés d'une enveloppe liquide remplie d'air humide. Quelques physiciens admettent au contraire qu'ils sont massifs. On peut au moyen de la loupe

voir ces globules, étudier leurs mouvements et mesurer leur diamètre qui varie d'après Kaemtz, entre 2 et 3 centièmes de millimètre. Rien jusqu'ici ne peut démontrer l'existence de la vapeur vésiculaire ; elle n'est pas nécessaire pour expliquer sa suspension dans l'air. Les globules, en raison de leur ténacité, peuvent flotter et se mouvoir dans l'air, comme flottent et se meuvent les corpuscules nombreux qui remplissent l'atmosphère. Les brouillards se forment surtout dans les lieux naturellement humides, dans les pays voisins de grandes masses d'eau; ils sont plus fréquents dans les vallées entourées de hauts plateaux que dans les plaines; diverses circonstances concourent à leur production. Ainsi, les brouillards du soir sont dus aux refroidissements rapides de l'air qui a lieu après le coucher du soleil. Le matin, dans le voisinage de la mer, des fleuves ou des rivières, l'eau moins refroidie que l'air, à cause de sa grande capacité calorifique, émet des vapeurs qui en s'élevant dans les couches supérieures refroidies s'y condensent en partie.

On a attribué aux brouillards une action fâcheuse sur l'économie; ceci s'applique surtout aux brouillards des pays marécageux parce que la vapeur en se précipitant ramasse les émanations qui s'échappent du sol et concentre les miasmes dans les couches inférieures de l'air. C'est ainsi qu'on peut expliquer l'odeur désagréable que présentent certains brouillards.

Il n'existe aucune différence entre les nuages et les brouillards. L'opacité des premiers, leurs contours déterminé, par rapport à la translucidité des seconds et à leur diffusion, est une question de simple distance. Les nuages sont produits tantôt par des brouillards qui prennent naissance contre le flanc des montagnes et sont emportés par le vent; tantôt par la rencontre et le mélange de deux masses d'air saturées à des températures différentes. Ils ont des formes très-variées dont les principales ont reçu les noms de *cirrus*, *stratus*, *cumulus* et *nimbus*. Les *cirrus* ont l'aspect de flocons déliés ou de filaments disposés comme les barbes de plumes. Les *stratus* sont de longues bandes horizontales : on les observe surtout à l'horizon au coucher et au lever du soleil. Les *cumulus* ou nuages d'été forment de grosses masses arrondies, amoncelées sous forme de neige présentant une base plane et horizontale. Enfin on donne le nom de *nimbus* à ces gros nuages sombres couvrant le ciel d'un voile épais et grisâtre et qui amènent l'orage et la pluie.

637. **Pluie.** — Lorsque, par suite d'une condensation continue, les globules qui forment les nuages deviennent plus gros et plus lourds, ils finissent par se transformer en gouttes qui tombent sous forme de pluie. On observe quelquefois en été, pendant quelques instants une pluie fine sans qu'il y ait présence de nuages dans le ciel : c'est ce que l'on appelle le *serein*, état produit par le refroidissement de l'air après le coucher du soleil.

Il est très-important en météorologie de déterminer en moyenne la quantité de pluie qui tombe annuellement; on emploie dans ce but des instruments qu'on appelle *udomètres* ou *pluviomètres*. Le plus simple consiste en un vase cylindrique terminé à sa partie supérieure par un second vase élargi en forme d'entonnoir. On recueille l'eau, on la pèse et par le calcul on détermine la hauteur qu'elle occuperait sur une étendue égale à l'ouverture de l'entonnoir. A Paris, il tombe chaque année, en moyenne 56 centimètres d'eau à la surface du sol; à Marseille, 47 centimètres; à Naples, 95 centimètres.

638. **Neige, grésil, verglas, grêle.** — La neige résulte du refroidissement des nuages au-dessous de 0° et probablement du passage direct de la vapeur d'eau à l'état solide; les nuages d'où elle provient sont formés de fines aiguilles cristallines qui s'accroissent en traversant les couches inférieures et constituent les flocons. Ces flocons offrent en effet des formes cristallines bien définies. Ce sont ordinairement des étoiles à six pans dont chacune est modifiée régulièrement.

Le *grésil* qui tombe en mars et avril est formé de petites aiguilles de glace enchevêtrées et pressées les unes contre les autres de manière à former de petites pelottes.

Le *verglas* est une couche de glace mince, unie et transparente, qui se forme à la surface du sol dont la température est inférieure à 0°; la pluie en tombant sur cette surface refroidie se congèle immédiatement à mesure qu'elle tombe.

La *grêle* se distingue du grésil, en ce qu'elle est formée de petites masses congelées. Elle paraît avoir pour origine la congélation de gouttes de pluie traversant des couches d'air qui sont à une température inférieure à zéro. Sa production semble aussi se rattacher aux mouvements de l'atmosphère et à des phénomènes électriques.

639. **Électricité atmosphérique. Électroscope.** — L'atmosphère est chargé d'électricité dans les temps calmes comme dans les temps d'orage. Pour constater l'existence de l'électricité atmosphérique et étudier toutes les circonstances qui accompagnent sa formation, on emploie divers électromètres, les uns fixes, les autres portatifs. L'électromètre de de Saussure est un de ceux qui sont le plus fréquemment employés à cause de sa facilité de transport. C'est un électroscope ordinaire dont la tige porte un conducteur métallique terminé en pointe. Pour préserver l'instrument de la pluie, on adapte à la tige un chapeau métallique en forme de cône. Une échelle graduée appliquée sur l'une des faces de la cage permet d'apprécier la divergence des lames. Lorsqu'on veut faire une série régulière d'observations, il faut construire une table qui donne pour chaque degré d'écart l'intensité de la charge. Pour cela, on prend deux électroscopes semblables. L'un d'eux étant électrisé directement, on note l'écart α. On le touche avec la tige du second, il se fait un partage égal d'électricité et l'écartement devient α'. Cette valeur α' correspond à une charge moitié de la première. On enlève l'électricité à l'un d'eux et on établit de nouveau le contact.

L'écart devient α'' et correspond au quart de la charge primitive et ainsi de suite. On pourra donc avoir autant d'éléments que l'on voudra et construire une courbe dont les abscisses représenteraient les écarts et les ordonnées les charges électriques; il est à remarquer que les valeurs trouvées α, α', α''... ne décroissent pas dans le même rapport que les charges parce que la loi de la distribution de l'électricité sur les lames change avec la divergence. Lorsque le conducteur est terminé par une pointe, comme la charge de l'instrument provient de l'influence exercée à distance par l'électricité de l'air atmosphérique, le fluide de nom contraire s'échappe par la pointe et l'électroscope est chargé de fluide du même nom que celui du milieu où il est placé. Il est préférable de terminer la tige par une sphère qui garde mieux l'électricité qu'elle a acquise et alors l'instrument prend de l'électricité de nom contraire à celle qui l'a chargé. Au lieu d'une longue tige, de de Saussure se servait d'une boule creuse attachée à l'extrémité d'un fil métallique dont l'autre extrémité pouvait glisser le long de la tige de l'électroscope en lançant la boule verticalement, le fil se tendait, puis abandonnait la tige et l'appareil restait chargé d'électricité. Becquerel et Breschet ont aussi employé ce mode d'expérimentation : ils se servaient d'un électroscope condensateur et remplaçaient la boule par une flèche.

Dans les observatoires on emploie des électroscopes fixes. Ce sont des tiges isolées terminées par des lames d'or.

640. **État électrique de l'atmosphère dans les temps calmes.** — L'air à l'état normal est toujours électrisé positivement et la terre négativement. Mais cette électricité positive n'est pas uniformément répandue dans l'atmosphère ; elle est d'autant plus forte que l'on s'élève dans les couches supérieures; c'est ce qui résulte des expériences de de Saussure, Peltier, Becquerel et Quételet. A la surface du sol, la quantité d'électricité est nulle; elle est nulle aussi dans les maisons, dans les rues et elle ne commence à être sensible dans les campagnes qu'à 1 mètre ou $1^{m},50$ de hauteur.

L'état électrique varie dans la journée avec une certaine régularité, s'il n'y a pas de cause accidentelle, et l'on constate deux maxima et deux minima. D'après les observations de M. Quételet le premier maximum a lieu en été vers huit heures du matin et en hiver vers dix heures. Le second maximum arrive vers neuf heures du soir en été et vers six heures en hiver.

Le minimum du jour se présente vers trois heures en été et une heure en hiver.

D'après les nombres trouvés pour les différents mois de l'année, l'électricité de l'eau présente un maximum en janvier et un minimum en juin. Enfin, le degré d'humidité de l'air a une influence très-marquée sur l'état électrique de l'atmosphère, elle augmente l'électricité en hiver et la diminue en été. Il faut donc admettre que la présence de la vapeur aqueuse agit de deux manières différentes ; d'une part elle facilite l'écoulement du fluide accumulé dans les régions supérieures vers les couches inférieures, d'autre part, elle facilite l'écoulement dans le sol de l'électricité que possèdent ces couches; de plus, quand la vapeur se présente à l'état de brouillard, de nuage ou de pluie on voit souvent l'état positif se changer en négatif.

641. **Origine de l'électricité atmosphérique.** — Les causes de la production de l'électricité dans l'atmosphère ne sont pas encore bien connues. Volta et de Saussure attribuent l'électricité atmosphérique à l'évaporation de l'eau à la surface de la terre. D'après M. Pouillet, l'eau tenant en dissolution des sels, dégage de l'électricité lorsqu'on la fait vaporiser dans un creuset rougi, la vapeur prend l'électricité positive et le creuset la négative; pour ce physicien la source principale de l'électricité serait due à l'évaporation; il y joint une seconde source, la végétation, laquelle, suivant lui, fournit à l'air de l'électricité positive et au sol de l'électricité négative. Cette opinion est contestée par un grand nombre de physiciens. Peltier fait observer que c'est au moment de la journée où l'évaporation est la plus active que se présente le minimum de manifestation électrique. En répétant les expériences de Pouillet, Peltier a trouvé que l'électricité ne se montre, lors de la formation des vapeurs dans un creuset incandescent qu'au moment de la projection des gouttelettes d'eau contre les parois du creuset. MM. Riess et Reich, n'ont également trouvé aucune trace d'électricité tant que le creuset n'était pas chauffé jusqu'à produire l'incandescence.

642. **Électricité des nuages. — Nuages positifs et négatifs.** — Les signes électriques fournis par un électromètre placé dans le voisinage d'un nuage sont tantôt positifs, tantôt négatifs. Il y a donc des nuages positifs et d'autres négatifs; telle est du moins l'opinion de la plupart des physiciens.

Un nuage au moment de sa formation prend l'électricité de l'air dont il occupe le volume, il doit donc être positif. Mais sous l'influence des couches supérieures qui sont plus positives que lui, il se charge d'électricité négative vers le haut et d'électricité positive vers le bas. Alors il pourra perdre son électricité inférieure s'il se résout en pluie ou s'il se trouve en communication avec le sol, en sorte qu'il restera chargé de fluide négatif.

De Saussure a signalé une autre cause de la formation accidentelle des nuages négatifs. La terre étant constituée à l'état négatif, tout nuage qui se formera contre les flancs d'une montagne devra prendre de l'électricité négative, de même tout brouillard qui s'élève du fond d'une vallée emportera avec lui du fluide négatif. Ce fait a été constaté par de Saussure dans ses expériences.

643. **Formation des orages.** — L'agglomération dans un même lieu de grandes quantités de nuages orageux, donne lieu au phénomène de l'orage par suite d'une accumulation considérable d'électricité. Les orages sont dus soit à l'action d'un courant ascendant de vapeur d'eau

qui vient se condenser dans une région plus froide, soit à la rencontre de deux courants d'air opposés. Les premiers ne se montrent que dans la saison chaude, les seconds ont lieu surtout en hiver.

Les manifestations électriques qui ont lieu pendant l'orage n'ont pas seulement l'atmosphère pour théâtre. La terre participe souvent à ces phénomènes, c'est ce qui a lieu en particulier quand la foudre *tombe*. Tout orage est caractérisé par la production de l'éclair, du tonnerre et souvent par la chute de la foudre.

644. **Éclair, tonnerre et foudre.** — L'éclair est l'étincelle électrique jaillissant entre deux nuages électrisés en sens contraire, ou entre deux nuages l'un électrisé, l'autre à l'état naturel ou bien entre un nuage électrisé et la terre. C'est dans ce dernier cas qu'on dit que la foudre *tombe* sur la terre. Pour que ce dernier phénomène se produise, il faut que le nuage soit près de la terre et qu'il soit chargé d'une grande quantité d'électricité. La nature du sol a une grande influence, car on ne peut pas tirer une étincelle d'un corps mauvais conducteur. Si le sol est sinueux, toute l'électricité s'accumule vers les parties les plus élevées. Aussi la foudre tombe-t-elle surtout sur les points culminants, si ces points sont conducteurs et communiquent avec de grandes couches conductrices.

L'éclair n'étant autre chose qu'une étincelle électrique, sa durée est très-courte, et n'atteint pas un millième de seconde, ainsi que Wheatstone l'a démontré. On en distingue de trois espèces : les uns ont la forme d'un trait de lumière, serré, très-arrêté sur les bords et qui se meut en zigzag en se bifurquant très-souvent. D'autres consistent en une lueur très-étendue qui semble sortir de l'intérieur des nuages et en éclaire la masse. La teinte de ces éclairs est souvent rouge mêlée de blanc et de violet. Enfin, on observe quelquefois des éclairs qui ont une forme globuleuse et qui sont visibles pendant une, deux et même dix secondes, ce sont les éclairs en *boule* qui peuvent se transporter des nuages à la terre avec assez de lenteur pour que l'œil puisse les suivre dans leur marche, avant leur explosion; leur origine n'est pas connue.

Le tonnerre est le bruit qui accompagne l'éclair, ce bruit est tantôt sec, éclatant, tantôt grave, prolongé, suivi d'un roulement; ce roulement s'explique par la longueur de l'éclair et par les échos qui servent à le répercuter. On observe un intervalle de temps entre l'apparition de l'éclair et l'arrivée du bruit, ce qui tient à la différence dans la vitesse de propagation de la lumière et du son. Si donc un observateur comptait avec un chronomètre le nombre de secondes qui s'écoule entre ces deux instants, il aurait la distance rectiligne du point où s'est produit la décharge en multipliant ce nombre de secondes par la vitesse du son.

L'analogie qui existe entre les effets des batteries et ceux de la foudre conduisit Franklin à vérifier expérimentalement que le phénomène de l'éclair, du tonnerre et de la foudre est dû à l'électricité. Ce physicien conçut donc le projet d'aller chercher l'électricité dans la région du tonnerre en se servant d'un cerf-volant à pointe qu'il lança vers un nuage orageux. Après quelques essais infructueux, il parvint à tirer de la corde qui retenait le cerf-volant au milieu des nuages quelques étincelles, avec lesquelles il put charger une bouteille de Leyde. Cette expérience célèbre eut lieu à Philadelphie en 1752. Vers la même époque, elle était exécutée en France par Dalibard, à Marly, et par M. de Tornas à Nérac. Ce dernier eut l'heureuse idée d'entourer la corde de chanvre d'un fil métallique et de le terminer par un cordon de soie, afin d'éviter des décharges imprévues. A l'aide d'un excitateur à manches de verre, il put tirer de cette corde de nombreuses et longues étincelles. Il fut donc bien établi par là que la foudre n'est autre chose qu'une décharge analogue à celle d'une machine électrique. Aussi, les effets qui accompagnent sa production sont les mêmes que ceux de l'étincelle.

645. **Effets de la foudre.** — La foudre produit des effets mécaniques, calorifiques, magnétiques, chimiques et physiologiques.

La foudre, dans sa chute, brise les corps mauvais conducteurs qu'elle rencontre sur son passage, transporte avec elle des matières pondérables composées de fer, soufre, charbon... Elle fond, volatilise les fils métalliques et dégage assez de chaleur pour enflammer certaines substances, telles que la paille, le foin, le coton...

Lorsque la foudre tombe sur un point quelconque du sol, elle choisit de préférence les lieux élevés, tels que les clochers, les arbres, édifices ; mais elle suit toujours les corps meilleurs conducteurs pour se rendre dans l'intérieur de la terre. Si, pour atteindre les couches conductrices profondes, elle est obligée de traverser du sable ou des masses minérales, elle les fond et forme souvent des tubes vitrifiés qu'on appelle, *tubes fulminaires*.

Parmi les effets chimiques produits par ce météore, le plus remarquable est la transformation d'une masse considérable d'oxygène en ozone. C'est à la production de ce corps qu'est due l'odeur qui accompagne la chute de la foudre dans un lieu déterminé. La présence dans l'air de l'acide nitrique et des nitrates dans les eaux de pluie a certainement la même origine.

Parmi les effets que produit la foudre, les plus intéressants pour le médecin sont les effets physiologiques. Suivant l'intensité de la décharge, les animaux peuvent être tués ou recevoir des blessures plus ou moins graves ; quelquefois ce sont des brûlures légères ou profondes, des ecchymoses, l'épilation de tout le corps, la surdité, l'amaurose, ou des paralysies ; elle détermine surtout des lésions dans le système vasculaire, ce qui donne lieu à des épanchements de liquides et à une putréfaction rapide ; dans d'autres circonstances, les os sont brisés, les membres déchirés et arrachés. On a signalé un cas dans lequel le crâne d'un homme foudroyé avait été broyé comme par un instrument contondant. Quelquefois, enfin, les coups de foudre peu intenses ont donné lieu à la guérison de maladies anciennes. Ajoutons encore parmi les effets singuliers de la foudre le déshabillement plus ou moins complet, et les empreintes sur le corps d'objets placés dans le voisinage ou des parties métalliques disséminées dans les vêtements.

646. **Choc en retour.** — Un cas assez rare, mais très-curieux, parmi les accidents causés par la foudre, est celui du *choc en retour*, dans lequel un homme peut être foudroyé lorsque la foudre tombe à une grande distance du lieu où il se trouve. Ce fait s'explique par un phénomène d'influence. L'électricité du nuage décompose le fluide neutre, attire le fluide de nom contraire et repousse le fluide de même nom dans le sol ; mais, au moment où l'éclair jaillit, il se fait dans le corps un mouvement brusque des deux fluides qui peut produire la mort sans laisser aucune trace de son action. Évidemment, dans ce cas, l'altération porte sur le système nerveux, et le corps ne présente pas d'accélération dans la putréfaction.

647. **Paratonnerre.** — Les dangers que fait courir la foudre sont assez grands pour qu'on doive chercher à se mettre à l'abri de ses atteintes. D'après la statistique, les personnes frappées dépassent en France le nombre 200, parmi lesquelles la moitié au moins est tuée roide, sans compter les animaux de toute espèce.

La théorie, d'accord avec l'expérience, a suggéré à Franklin l'idée de placer sur le faîte des édifices et des maisons une longue barre de fer terminée en pointe et qui communique avec le sol par une chaîne conductrice. Une semblable barre s'appelle un *paratonnerre*. L'action préservatrice de cette tige repose sur l'influence électrique et sur le pouvoir des pointes. En effet, quand un nuage orageux passe au-dessus d'un paratonnerre, il agit sur son fluide naturel et sur celui des corps environnants. L'électricité de nom contraire est attirée, et, en s'échappant par la pointe, va neutraliser l'électricité du nuage qui se trouve ainsi plus ou moins déchargé. Mais, pour que ce phénomène s'accomplisse régulièrement, il faut une communication bien assurée du conducteur avec le sol, sinon il devient lui-même électrisé et pourrait donner lieu à des explosions dangereuses. A cet effet, le conducteur est fixé à la tige par un collier métallique à une distance de 10 à 15 centimètres du toit. De plus, dans tout son parcours, il est éloigné des murs par des crampons en fer. Une fois arrivé dans le sol, il est conduit dans un puits ou dans un endroit humide qu'on a soin d'entourer de braise de boulanger. Il est bon aussi, d'après l'instruction de M. Pouillet, que le conducteur envoie quelques ramifications dans les couches supérieures de la terre. Celles-ci sont rendues humides par l'action de la pluie, et assurent une communication parfaite avec le réservoir commun. La pointe du paratonnerre, en facilitant l'écoulement de l'électricité, en augmente la sphère d'activité, mais elle n'est point indispensable, et la tige peut être terminée par une boule. Alors c'est par explosion, et non par un courant continu, que les électricités de la tige et du nuage se réunissent.

Autrefois, la tige du paratonnerre se composait de trois parties : une tige en fer surmontée d'une tige de cuivre terminée par une pointe en platine. Aujourd'hui, on est revenu à la pointe en cuivre rouge (*fig.* 502), à laquelle on donne la forme d'un cône d'un angle de 30°, ce qui lui permet de mieux résister à la fusion. On peut même terminer le paratonnerre par une petite boule en cuivre rouge doré.

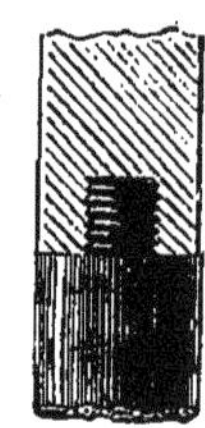

Fig. 502.

648. **Aurores boréales.** — On désigne sous le nom d'*aurore boréale* ou *aurore polaire* un phénomène qui consiste spécialement en une apparition de lumière dans la direction du pôle ; cette lumière, blanche ou rougeâtre, forme des arcs de forme variable qui changent de forme et de couleur ; ils présentent des stries noires ou d'un vif éclat. L'arc, dans son ensemble, s'élève en ondoyant ; puis, peu à peu, la lumière diminue d'intensité, et l'arc finit par s'éteindre et disparaître entièrement.

Ce phénomène, que l'on observe rarement aux latitudes moyennes, est très-fréquent dans les contrées polaires. On n'en a pas donné, jusqu'à présent, une explication satisfaisante; mais les perturbations magnétiques qui accompagnent ces météores, et qui sont décelées par les mouvements brusques de l'aiguille aimantée aussi bien que par les phénomènes variés que l'on observe sur les lignes télégraphiques, ne permettent pas de douter que les aurores boréales soient produites par l'action de la cause commune des phénomènes électriques et magnétiques.

TABLE DES MATIÈRES

NOTIONS DE MÉCANIQUE

INTRODUCTION

LIVRE PREMIER

PROPRIÉTÉS GÉNÉRALES DES CORPS

CHAPITRE PREMIER.

DE LA MATIÈRE.

CHAPITRE II.

DE LA PESANTEUR.

CHAPITRE III.

DES SOLIDES.

CHAPITRE IV.

DES LIQUIDES.

I. *Hydrostatique.*

II. *Hydrodynamique.*

III. *Hydraulique.*

CHAPITRE V.

DES GAZ.

CHAPITRE VI.

DES ACTIONS MOLÉCULAIRES.

LIVRE II

PREMIÈRE SECTION. — ACOUSTIQUE.

CHAPITRE PREMIER.

GÉNÉRALITÉS SUR LES SONS ET LES BRUITS.

CHAPITRE II.

DES SONS MUSICAUX.

CHAPITRE III.

DES CORPS SONORES.

CHAPITRE IV.

DU TIMBRE ET DE L'AUDITION.

DEUXIÈME SECTION. — OPTIQUE.

CHAPITRE PREMIER.

PROPAGATION DE LA LUMIÈRE. — PHOTOMÉTRIE.

CHAPITRE II.

RÉFLEXION DE LA LUMIÈRE.

CHAPITRE III.

RÉFRACTION.

CHAPITRE IV.

DISPERSION. ÉTUDE DES RADIATIONS.

CHAPITRE V.

APPLICATIONS DE LA RÉFLEXION ET DE LA RÉFRACTION.

CHAPITRE VI.

PHYSIOLOGIE DE LA VISION.

CHAPITRE VII.

NOTIONS D'OPTIQUE PHYSIQUE.

Interférences et diffraction.

Double réfraction.

Polarisation.

Polarisation rotatoire ou chromatique.

TROISIÈME SECTION. — DE LA CHALEUR.

CHAPITRE I.

THERMOMÉTRIE.

CHAPITRE II.

DILATATION DES CORPS.

CHAPITRE III.

CHANGEMENTS D'ÉTAT DES CORPS. VAPEURS.

CHAPITRE IV.

TENSION DES VAPEURS. HYGROMÉTRIE.

CHAPITRE V.

CALORIMÉTRIE.

CHAPITRE VI.

TRANSMISSION DE LA CHALEUR.

CHAPITRE VII.

NOTIONS SUR LA THÉORIE MÉCANIQUE DE LA CHALEUR.

CHAPITRE VIII.

CHALEUR ANIMALE.

CHAPITRE IX.

CHAUFFAGE ET VENTILATION.

Chauffage.

Ventilation.

LIVRE III

ÉLECTRICITÉ ET MAGNÉTISME.

CHAPITRE PREMIER.

PHÉNOMÈNES GÉNÉRAUX DE L'ÉLECTRICITÉ STATIQUE.

CHAPITRE II.

INFLUENCE ÉLECTRIQUE ET CONDENSATION.

CHAPITRE III.

ÉLECTRICITÉ DYNAMIQUE.

CHAPITRE IV.

MAGNÉTISME.

CHAPITRE V.

ÉLECTRO-MAGNÉTISME ET ÉLECTRO-DYNAMIQUE. ACTIONS RÉCIPROQUES DES COURANTS ET DES AIMANTS.

CHAPITRE VI.

LOIS DES COURANTS.

CHAPITRE VII.

COURANTS THERMO-ÉLECTRIQUES.

CHAPITRE VIII.

INDUCTION.

CHAPITRE IX.

ÉLECTRO-PHYSIOLOGIE.

CHAPITRE X.

APPLICATIONS INDUSTRIELLES DES COURANTS ÉLECTRIQUES.

LIVRE IV

MÉTÉOROLOGIE.

PARIS. — IMP. SIMON RAÇON ET COMP., RUE D'ERFURTH, 1.

F. SAVY, LIBRAIRE-ÉDITEUR

24, rue Hautefeuille, à PARIS

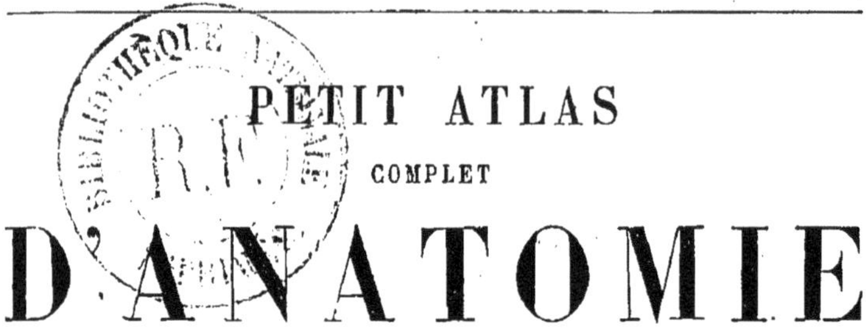

PETIT ATLAS
COMPLET
D'ANATOMIE
DESCRIPTIVE
DU CORPS HUMAIN

PAR J.-N. MASSÉ

DOCTEUR EN MÉDECINE, PROFESSEUR D'ANATOMIE

Ouvrage adopté par le Conseil impérial de l'Instruction publique

NOUVELLE ÉDITION

AUGMENTÉE DE TABLEAUX SYNOPTIQUES D'ANATOMIE DESCRIPTIVE DU MÊME AUTEUR

1 VOLUME IN-18 DEMI-RELIURE CHAGRIN

Composé de 113 planches dessinées d'après nature par Léveillé
et gravées sur acier.

PRIX:

Avec planches noires	**20 fr.**
Avec planches coloriées	**36 fr**
Avec planches coloriées montées sur onglets et tranches dorées.	**40 fr.**

Personne n'a jamais révoqué en doute la haute importance de l'anatomie ; et, pour faciliter l'étude de cette science et en rendre les souvenirs présents à l'esprit, de tout temps on a senti la nécessité d'éclairer les descriptions toujours arides et rebutantes par le secours des planches qui semblent mettre les objets mêmes sous les yeux.

Il nous a paru qu'un atlas trop volumineux servait assez peu les besoins réels des praticiens, et bien moins encore ceux des élèves. Ceux-ci, tant qu'ils fréquentent les écoles, se trouvent à la source de la véritable anatomie, celle qui s'apprend à l'aide du scalpel et sur le cadavre : des figures d'anatomie doivent avoir essentiellement pour objet de les aider dans leurs dissections, en leur permettant de voir par avance représentés d'une manière fidèle les organes qu'ils ont à découvrir.

Pour le praticien, la gêne est tout autre : s'il veut se remettre en mémoire les divers éléments d'une région, il faut qu'il ouvre un volume pour les os, un autre volume pour les muscles, un troisième et un quatrième pour les nerfs et les vaisseaux ; encore de l'un à l'autre l'attention s'épuise, les détails sont mal saisis ; et nous avons entendu plus d'une fois les plaintes des médecins sur l'inconvénient de ces ouvrages, dont le principal objet devrait être la commodité du lecteur.

Ce sont précisément ces plaintes répétées qui ont suggéré l'idée d'un Atlas portatif. Il fallait donner aux médecins un livre qui ne dépassât pas les limites d'un ouvrage élémentaire, facile à consulter, ou même à parcourir tout entier en peu de temps. Nous avons réduit nos planches de manière à les réunir dans un volume format in-18.

Lorsque le sujet n'est point *sous les yeux*, il est difficile de relire dans un ouvrage une description longue, compliquée et aride. L'étude sera facile en présence d'un dessin dont on aura constaté l'exactitude.

Cet Atlas est cependant bien complet et il ne laisse rien à désirer pour l'exactitude des recherches. Il contient 113 planches, qui comprennent de 5 à 600 figures ; et non-seulement tous les organes y auront leur représentation fidèle, mais plusieurs planches sont consacrées à des coupes d'anatomie chirurgicale qui ne se rencontrent même pas dans les collections les plus volumineuses et les plus récemment publiées. Un sommaire précis, mais exact, accompagne chaque planche ; et, grâce au caractère compacte que nous avons choisi, toute planche a son explication complète en regard, sans jamais obliger à tourner la page.

Ces avantages purement matériels n'ont de prix qu'à la condition de venir en aide à d'autres éléments bien supérieurs, la vérité dans les objets et la netteté dans les dessins. Pour obtenir l'une et l'autre, on n'a reculé devant aucun sacrifice, et il n'est pas une seule de nos planches qui n'ait été faite d'après nature. Avec les réductions qui devenaient indispensables, la lithographie n'aurait pu donner une assez juste idée des objets. Nous avons donc employé la gravure, devant laquelle les plus grandes iconographies ont reculé.

Nos 113 planches avec 113 pages de texte sont reliées en un seul volume.

PARIS. — IMP. SIMON RAÇON ET COMP., RUE D'ERFURTH, 1.

BULLETIN DE SOUSCRIPTION

Le Petit atlas complet d'Anatomie descriptive du corps humain comprend 230 pages de texte et 113 planches coloriées.

Les exemplaires avec les planches coloriées sont vendus avec une demi-reliure en maroquin, 36 francs.

Le prix de la demi-reliure, avec planches montées sur onglets et tranche supérieure dorée, est de 4 francs en sus, soit 40 francs.

Les exemplaires avec les planches noires sont vendus avec une demi-reliure en maroquin, 20 francs.

M. F. Savy *expédie l'ouvrage* rendu franco *et soigneusement emballé, dans toute la France* sans augmentation de prix.

Pour faciliter à tout praticien l'acquisition de ce livre utile, il offre, en outre, de faire pour le payement, deux mandats de chacun la moitié du prix, l'un à trois mois, l'autre à six mois du jour de l'expédition.

Pour jouir de ces avantages, renvoyer le présent bulletin en indiquant bien lisiblement son nom, son adresse et ses qualités.

Avoir soin de spécifier si l'on choisit l'exemplaire :

Noir avec reliure demi-maroquin. . . . . 20 fr.
Colorié avec reliure de luxe, planches montées sur onglets. 40 fr.
— avec reliure demi-maroquin. . . . . 36 fr.

SIGNATURE :

Monsieur

F. SAVY, Libraire-Éditeur

24, rue Hautefeuille,

PARIS

F. SAVY, LIBRAIRE-ÉDITEUR
24, rue Hautefeuille, à PARIS

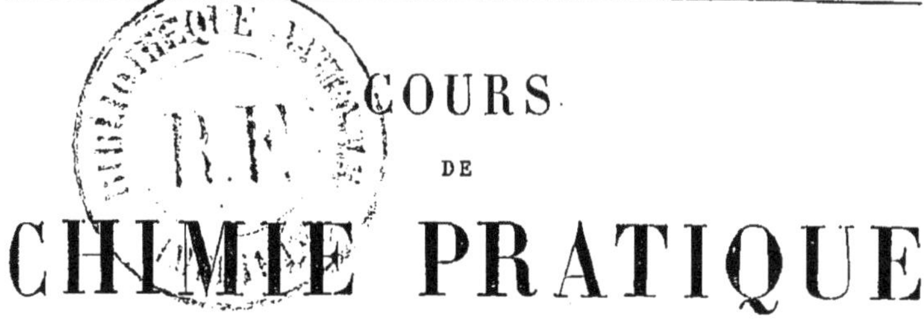

COURS DE CHIMIE PRATIQUE

SUIVANT LES THÉORIES MODERNES

(ANALYTIQUE, TOXICOLOGIQUE, ANIMALE)

A L'USAGE

DES MÉDECINS, PHARMACIENS ET ÉTUDIANTS EN MÉDECINE

PAR

WILLIAM ODLING

PROFESSEUR DE CHIMIE A SAINT-BARTHOLOMEW'S HOSPITAL

ÉDITION FRANÇAISE, PUBLIÉE SUR LA TROISIÈME ÉDITION

PAR A. NAQUET

PROFESSEUR AGRÉGÉ A LA FACULTÉ DE MÉDECINE DE PARIS

---

1 volume in-18 de 300 pages, avec 71 gravures dans le texte.
Prix : 4 fr. 50

Depuis plusieurs années déjà, les étudiants ont exercé des manipulations chimiques, et ces manipulations paraissent même devoir prendre une extension considérable.

En présence de ce fait nouveau dans l'enseignement, nous avons pensé qu'un cours de chimie renfermant tout ce que les étudiants ont besoin d'apprendre dans leurs manipulations et rien de plus ; qu'un livre capable de servir de guide de laboratoire répondait à un besoin réel.

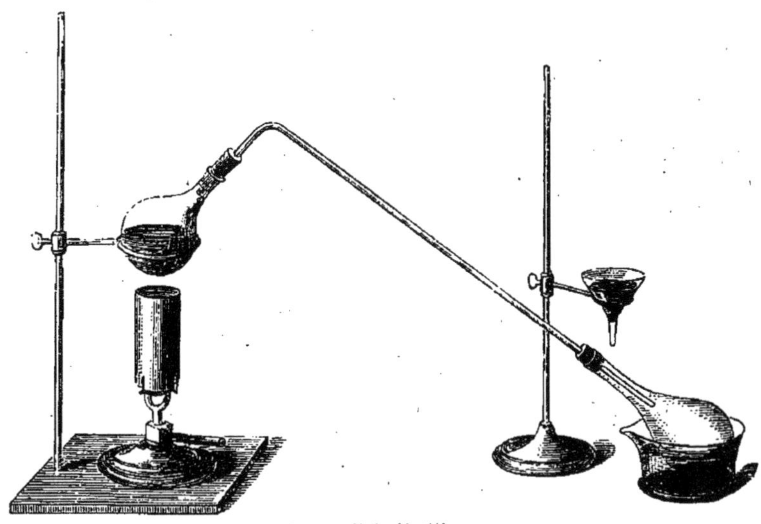

Appareil à distiller.

Nous ne pouvions mieux faire que de traduire en français, pour cet usage, le *Cours de chimie pratique* de William Odling.

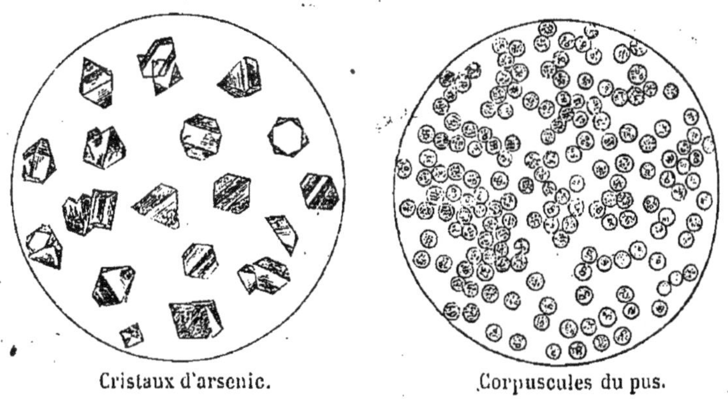

Cristaux d'arsenic. Corpuscules du pus.

L'auteur possède, en effet, une clarté, une méthode que l'on pourrait peut-être atteindre, mais que certainement on ne pourrait dépasser.

Ce livre contient toutes les notions de chimie analytique, de toxicologie et de chimie animale que le médecin a besoin de connaître et qu'on ne trouve nulle part ou seulement dans des ouvrages beaucoup trop développés

Un grand nombre d'excellentes gravures facilitent l'intelligence du texte.

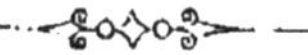

MANUEL PRATIQUE D'ESSAIS ET DE RECHERCHES CHIMIQUES

APPLIQUÉS AUX ARTS ET A L'INDUSTRIE

Guide pour l'essai et la détermination de la valeur des substances naturelles ou artificielles, employées dans les arts, l'industrie, etc., etc., par P.-A. Bolley, professeur de chimie à l'École polytechnique de Zurich, traduit de l'allemand sur la 3e édition, avec des notes, par le Dr L.-A. Gautier. Paris, 1869, 1 v. in-18 de 800 p. avec 98 fig. dans le texte. 7 fr. 50

DE L'URINE ET DES SÉDIMENTS URINAIRES

Propriétés et caractères chimiques et microscopiques des éléments normaux et anormaux de l'urine, analyse qualitative et quantitative de cette sécrétion, description et valeur séméiologique de ses altérations pathologiques, par le docteur Neubauer, professeur de chimie et de pharmacie au laboratoire de chimie de Wiesbaden, et le docteur Vogel, directeur professeur de médecine à l'Institut pathologique de Halle, précédé d'une introduction par R. Fresenius, traduit de l'allemand sur la 5e édition par le docteur L. Gautier. Paris, 1870. 1 vol. gr. in-8, avec 4 planches et 31 figures dans le texte. . . . . 10 fr.

L'UNITÉ DES FORCES PHYSIQUES

Essai de philosophie naturelle, par le R. P. Secchi, directeur de l'Observatoire de Rome, membre correspondant de l'Institut de France, etc. Traduit de l'italien sous les yeux de l'auteur, par le docteur Deleschamps. Paris, 1869 1 fort vol. in-18 avec 56 figures dans le texte. . . . . 7 fr. 50

NOUVEAU TRAITÉ DE CHIMIE INDUSTRIELLE

Par Wagner, professeur à l'université de Wursbourg, traduit de l'allemand sur la huitième édition, par le Dr Gautier, Paris 1871, 1 vol. grand in-8 de 800 pages, avec 300 grav. dans le texte. . . . . 15 fr.

TRAITÉ D'HISTOLOGIE ET D'HISTOCHIMIE

Par H. Frey, professeur à l'Université de Zurich, traduit de l'allemand sur la 3e édit., par le Dr P. Spillmann, annoté par M. Ranvier, préparateur du cours de médecine expérimentale au Collége de France et revu par l'auteur. Paris, 1870. 1 fort vol. in-8, avec 530 gravures dans le texte. 15 fr.

LE MICROSCOPE

Manuel à l'usage des étudiants, par H. Frey, professeur à l'Université de Zurich, traduit de l'allemand sur la 2e édition, par le Dr P. Spillmann. Paris, 1867. 1 vol. in-18, avec 62 figures dans le texte et une note sur l'emploi des objectifs à correction et à immersion. . . . . 4 fr.

TRAITÉ COMPLET DE FABRICATION ET RAFFINAGE DU SUCRE DE BETTERAVES

Par L. Walkhoff, fabricant de sucre à Kiew ; traduit de l'Allemand par P. Mérijot. Paris, 1870, 2 vol. gr. in-8, avec 200 fig. dans le texte. . . . 30 fr.

ARIS. — IMP. SIMON RAÇON ET COMP., RUE D'ERFURTH, 1.

de Richard, M. le professeur Ch. Martins, a, par dévouement pour sa mémoire, accepté la tâche de tenir ce manuel au courant des acquisitions scientifiques contemporaines, et il suffit de parcourir cette neuvième édition pour voir que Richard lui-même n'y eût mis ni plus de conscience, ni plus de talent. M. Martins donne dans les termes suivants les additions qu'il a cru devoir faire au livre de Richard : « J'ai voulu, dit-il, ajouter quelques pierres à l'édifice qu'il avait élevé, mais je n'en

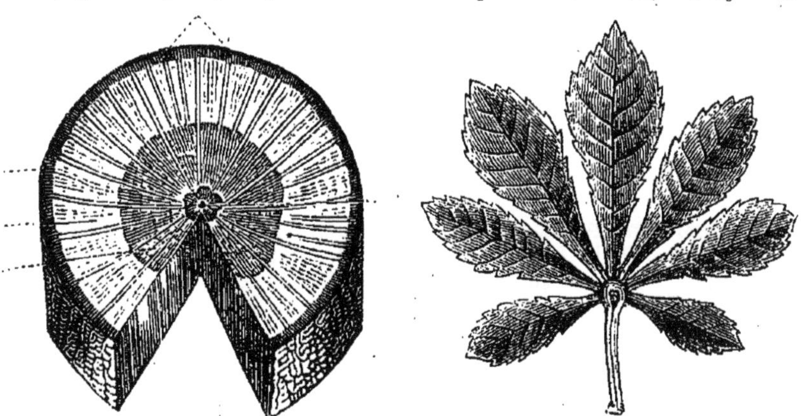

ai modifié ni le plan, ni l'ordonnance. Tout changement aurait altéré l'harmonie de l'ensemble. La huitième édition avait été retravaillée avec un tel soin, une telle conscience par l'auteur que, douze ans après son apparition, rien de ce qu'il a écrit n'a été notablement infirmé par les progrès de la science, et la plupart de ces prévisions ont été confirmées de la manière la plus éclatante. Tout ce qu'il a dit conserve son intérêt historique et n'a été modifié que par des additions et des compléments. Remettre son livre sous les yeux du public était pour moi un devoir et un honneur ; c'était un nouvel hommage rendu à une mémoire qui sera éternellement précieuse à tous ceux qui ont connu l'homme ou admiré le savant. »

Le lecteur s'assurera en parcourant ce livre de l'importance des additions dont le professeur Martins a enrichi cette édition nouvelle. Il s'est évidemment proposé de remplacer Richard, et ce but, il l'a complément atteint. Parmi les articles additionnels, nous indiquerons les méats intercellulaires, les vaisseaux du latex, la structure du bois, la respiration végétale, la formation de l'embryon, la parthénogénèse, la fécondation entre espèces différentes et la géographie botanique. En ce qui concerne les familles, le professeur Martins, laissant intacte cette partie de l'ouvrage de Richard, s'est contenté d'y ajouter la liste des familles rangées suivant la méthode de de Candolle. Il justifie cette addition par l'extrême facilité que cette classification offre aux commençants. Un seule partie a été presque complétement refondue, c'est la cryptogamie. L'organographie, la physiologie et la phytographie de ces végétaux, mieux étudiés, ont fait de grands progrès dans ces dernières années.

M. Martin s'est adjoint pour cette partie, M. le Dr Jules de Seynes, agrégé d'histoire naturelle à la Faculté de Paris, que ses études spéciales avaient fortement préparé pour un travail de cette nature.

Cette dernière édition, avec les compléments dont l'ont enrichie les professeurs Martins et J. de Seynes, est le tableau extrêmement fidèle, de l'état de la science botanique.

BOTANIQUE CRYPTOGAMIQUE, ou histoire des familles des plantes inférieures, par J.-B. PAYER, membre de l'Institut, professeur à la faculté des sciences de Paris, 2e édition, revue et augmentée de notes, par H. BAILLON, professeur de botanique à la Faculté de médecine de Paris, 1 vol. grand in-8 avec 1,105 gravures sur bois, représentant les principaux caractères des genres. . . . . 15 fr.

NOUVEAUX ÉLÉMENTS D'HISTOIRE NATURELLE à l'usage des lycées, des établissements d'instruction publique, des aspirants au baccalauréat ès sciences, par l'abbé LAMBERT, vicaire de Notre-Dame des Victoires à Paris. Paris, 1865-1871, 3 vol. in-18, formant ensemble 300 pages avec 450 figures dans le texte.

Botanique. 2e édit. 1 vol. in-18, de 276 pages avec 202 figures 2 fr. 50

Géologie. 2e édit. 1 vol. in-18, de 238 pages avec 142 figures 2 fr. 50

Zoologie. 1 vol. in-8, de 260 pages avec 103 figures. . . . . 2 fr. 50

TRAITÉ D'ANALYSE CHIMIQUE QUALITATIVE. Des opérations chimiques, des réactifs et de leur action sur les corps les plus répandus. Essai au chalumeau, analyse des eaux potables, des eaux minérales, des sels, des engrais, etc. Recherches chimico-légales, analyse spectrale, par FRESENIUS, traduit sur la treizième édition allemande par FORTHOMME, professeur de physique au lycée de Nancy. Paris, 1871. 1 vol. in-18, avec figures dans le texte et 1 spectre solaire colorié. . . . . 6 fr.

TRAITÉ D'ANALYSE QUANTITATIVE. Traité du dosage et de la séparation des corps simples et composés les plus usités en pharmacie, dans les arts et en agriculture, analyse par les liqueurs titrées, analyse des eaux minérales, des cendres végétales, des soles des engrais, des minerais métalliques, des fontes, dosage des sucres, alcalimétrie, chlorométrie, etc., par FRESENIUS, traduit sur la 5e édition allemande, par FORTHOMME, professeur de physique au lycée de Nancy. Paris, 1867. 1 vol. grand in-18 avec 190 figures dans le texte. . . . . 12 fr.

COURS DE MINÉRALOGIE ET DE GÉOLOGIE, par BAYLE, professeur de minéralogie et de géologie à l'École des ponts et chaussées. Paris, 1870-1871, 2 vol. in-4, publiés en fascicules, avec 2,000 grav. dans le texte.

En vente les fascicules I et II.

Prix de chaque fascicule. . . . . 7 fr. 50

HISTOIRE DE LA CRÉATION, par BURMEISTER, directeur du musée de Buenos-Ayres, etc. Traduit de l'allemand par B. MAUPAS, revue par GIEBEL. Paris, 1870. 1 vol. gr. in-8, avec gravures dans le texte. . . . . . . 10 fr.

L'*Histoire de la Création* de Burgmeister est placée en Allemagne au mêmerang que le *Cosmos* de Humboldt. Huit éditions n'ont pas épuisé le succès de ce livre original, qui embrasse les questions les plus importantes et les plus attrayantes du monde physique. Une exposition magistrale et des explications libres de tout préjugé, sont à la hauteur de ces problèmes difficiles qui embrassent la physique du globe, la météorologie, la géologie, paléontologie, anthropologie, zoologie, botanique. Deux célèbres savants se sont réunis pour traiter dans ce livre le domaine entier des sciences. Les nombreuses gravures aident à l'intelligence du texte. Cet ouvrage n'est point seulement un livre traitant de questions générales, comme son titre pourrait le donner à penser, mais il renferme nombre de faits, disait un savant professeur de la Faculté des sciences, que l'on ne pourrait trouver nulle part ailleurs.

HISTOIRE NATURELLE DES LÉPIDOPTÈRES D'EUROPE, par H. Lucas, aide-naturaliste au Muséum d'histoire naturelle, chevalier de la Légion d'honneur. Paris, 1864. 2ᵉ édit. 1 vol. gr. in-8, cartonné en toile anglaise, non rogné, avec 80 pl. col. représentant plus de 400 sujets. 25 fr.

Dans cette 2ᵉ édition, la classification ayant été mise au courant de la science, il a fallu changer la lettre et les légendes de toutes les planches, qui ont été également retouchées.

HISTOIRE DES LÉPIDOPTÈRES EXOTIQUES, par H. Lucas, aide-naturaliste au Muséum d'histoire naturelle, chevalier de la Légion d'honneur. Paris, 1864. 1 beau vol. gr. in-8, cartonné en toile anglaise, non rogné, avec 800 pl. coloriées, représentant plus de 400 sujets. . . . 25 fr.

HISTOIRE NATURELLE DES OISEAUX D'EUROPE, par Prévost (Florent), aide-naturaliste de zoologie au Muséum d'histoire naturelle, chevalier de la Légion d'honneur, etc.; et C. Lemaire, docteur en médecine. Paris, 1864. 1 beau vol. gr. in-8, cartonné en toile anglaise, non rogné, avec 80 planches gravées en taille-douce et coloriées avec soin, représentant 200 sujets. . . . . 25 fr.

HISTOIRE NATURELLE DES OISEAUX EXOTIQUES, par Florent Prévost. Paris, 1854. 1 beau vol. gr. in-8, cartonné en toile anglaise avec 80 planches gravées en taille-douce et coloriées avec soin, représentant 200 sujets. . . . . 25 fr.

FLORE DE FRANCE, par M. Grenier, professeur à la Faculté des sciences et à l'École de médecine de Besançon, et M. Godron, doyen de la Faculté des sciences de Nancy. Paris, 1848-1856. 3 vol. in-8 de chacun 800 pages. . . . . 30 fr

Une nouvelle Flore de France, disposée d'après la méthode naturelle, plus complète que les précédentes et mise au niveau des découvertes de la science moderne, était un besoin vivement senti. MM. Grenier et Godron, dont les travaux antérieurs sont une suffisante recommandation, ont entrepris de remplir cette tâche laborieuse, profitant amplement des travaux des botanistes allemands, italiens et français, aidés des conseils bienveillants d'hommes qui font autorité dans la science, entourés de matériaux considérables amassés depuis longues années et qui se sont accrus de tous ceux qui ont été mis généreusement à leur disposition, ils espèrent pouvoir offrir au public un livre utile, fruit de leurs travaux persévérants et consciencieux.

COURS DE CHIMIE PRATIQUE, suivant les théories modernes (analytique, toxicologique, animale) à l'usage des médecins, pharmaciens et étudiants en médecine, par William Odling, professeur de chimie à Saint-Bartholomew's Hospital; édition française, publiée sur la 3ᵉ édition, par A. Naquet, professeur agrégé à la Faculté de médecine de Paris. 1 vol. in-18 de 300 pages, avec 71 gravures dans le texte. . . . . . 4 fr. 50

PARIS. — IMP. SIMON RAÇON ET COMP., RUE D'ERFURTH, 1.

magne, en Angleterre, en Italie. En France, où pourtant elles ont pris naissance, on n'en parle pas encore.

La plupart des chimistes reconnaissent qu'il est temps de mettre un terme à un système d'étude essentiellement rétrograde et faux ; mais ils hésitent, en songeant au peu de secours que leur enseignement oral trouverait dans la foule des ouvrages élémentaires de chimie qui, avec la notation ancienne, propagent encore des idées surannées.

L'ouvrage que nous offrons au public n'a que la prétention d'être un point de départ.

Bien qu'élémentaire, il expose les théories modernes et contient les indications indispensables pour servir de guide à ceux qui veulent s'élever vers les régions supérieures de la chimie. Selon nous, les élèves s'engagent dans une fausse voie lorsqu'ils négligent la connaissance des lois pour s'attacher simplement à la notion matérielle d'une foule de faits dont ils surchargent inutilement leur mémoire.

Les ouvrages spéciaux, d'ailleurs, sont à leur portée lorsqu'ils veulent aborder la pratique ; et le premier élément d'une manipulation sérieuse consiste dans un jugement assaini par une doctrine positive qui apprend à ménager les tâtonnements et à se rendre compte des imprévus. Nous sommes cependant loin de prétendre que l'étudiant doit se limiter à la philosophie chimique et ignorer absolument les propriétés des corps.

Seulement ici encore nous sortons des sentiers battus.

« On a l'habitude d'étudier isolément les caractères de divers corps, et l'on remarque à peine les caractères de groupe. Nous faisons l'inverse. Ainsi, en chimie organique, au lieu de passer successivement en revue les divers alcools, nous donnons les caractères du groupe alcool, que nous faisons suivre du nom et des formules des corps qui le composent. Il sera ensuite facile à l'élève d'appliquer à chacun d'eux les propriétés générales qui appartiennent à tous.

« Cette méthode ne nous empêche pas, du reste, de signaler, dans un paragraphe spécial venant après chaque groupe, le nom, les propriétés utiles et les modes usuels de préparation des corps les plus employés que ces divers groupes renferment. L'élève n'ayant, de cette manière, qu'à retenir quelques séries

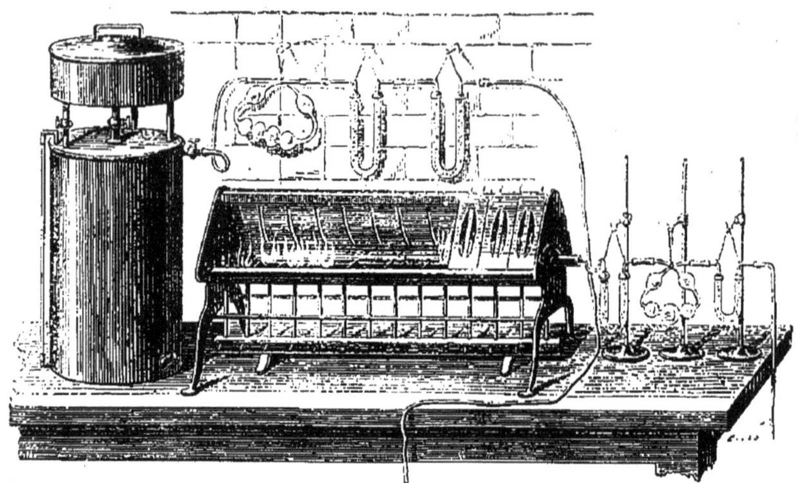

de propriétés au lieu d'en retenir un nombre considérable, les conservera plus fidèlement dans sa mémoire. »

On trouvera dans la deuxième édition une discussion plus complète et plus détaillée des questions qui divisent encore les chimistes. En outre, la partie descriptive, que nous avions dû restreindre dans la première édition, a reçu des développements considérables, de manière à répondre complétement aux programmes de tous les examens. Nous avons fait d'ailleurs tous nos efforts pour rendre très-claires nos démonstrations théoriques aussi bien que l'exposé des faits; nous nous sommes surtout attaché pour cela à n'employer jamais aucune expression qui n'eût été déjà définie et expliquée; à suivre, en un mot, l'ordre logique que l'on suit dans les sciences mathématiques.

pulations et rien de plus, qu'un livre capable de servir de guide de laboratoire répondait à un besoin réel. Nous ne pouvions mieux faire que de traduire en français, pour cet usage, le *Cours de chimie pratique* de M. Odling. L'auteur possède en effet une clarté, une méthode que l'on pourrait peut-être atteindre, mais que certainement on ne saurait dépasser.

TRAITÉ D'ANALYSE CHIMIQUE QUALITATIVE. Des Opérations chimiques, des réactifs et de leur action sur les corps les plus répandus, essais au chalumeau, analyse des eaux potables, des eaux minérales, des sols, des engrais, etc. Recherches chimico-légales, analyse spectrale, par Fresenius, traduit sur la treizième édition allemande par Forthomme, professeur de physique au lycée de Nancy. Paris 1871, 1 vol. in-18, avec figures dans le texte et 1 spectre solaire colorié. . . . . 6 fr.

TRAITÉ D'ANALYSE CHIMIQUE QUANTITATIVE. Traité du dosage et de la séparation des corps simples et composés les plus usités en pharmacie, dans les arts et en agriculture, analyse par les liqueurs titrées, analyse des eaux minérales, des cendres végétales, des sols, des engrais, des minerais métalliques, des fontes, dosage des sucres, alcalimétrie, chlorométrie, etc., par Fresenius, traduit sur la 5ᵉ édition allemande, par Forthomme, professeur de physique au lycée de Nancy. Paris, 1867. 1 vol. grand in-18 avec 150 figures dans le texte. . . . . 12 fr.

MANUEL DES ESSAIS ET RECHERCHES CHIMIQUES APPLIQUÉES A L'INDUSTRIE ET AUX ARTS, par Bolley (A.), professeur de chimie industrielle à l'Université de Zurich, traduit de l'allemand sur la 3ᵉ édition, par le docteur L. Gautier. Paris, 1869. 1 vol. in-18 de 800 pages avec 98 figures dans le texte. . . . . 7 fr. 50

NOUVEAUX ÉLÉMENTS DE BOTANIQUE, contenant l'organographie, l'anatomie, la physiologie végétale et les caractères de toutes les familles naturelles, par A. Richard. dixième édition, augmentée de notes complémentaires, par Ch. Martins, professeur de botanique médicale à la Faculté de médecine de Montpellier, directeur du Jardin des Plantes de la même ville, correspondant de l'Institut et de l'Académie de médecine, et pour la partie cryptogamique, par M. J. de Seynes, professeur agrégé à la faculté de médecine de Paris. 1 vol. in-18, de 500 pages avec 350 figures dans le texte. 6 fr.

NOUVEAUX ÉLÉMENTS D'HISTOIRE NATURELLE à l'usage des lycées, des établissements d'instruction publique, des aspirants au baccalauréat ès sciences, par l'abbé Lambert, vicaire de Notre-Dame des Victoires à Paris. Paris, 1865-1871, 3 vol. in-18, formant ensemble 300 pages avec 450 figures dans le texte.

Botanique. 2ᵉ édit. 1 vol. in-18, de 276 pages avec 202 fig. 2 fr. 50

Géologie. 2ᵉ édit. 1 vol. in-18, de 242 pages avec 140 fig. . 2 fr. 50

Zoologie. 1 vol. in-18, de 260 pages avec 183 figures. . . . 2 fr. 50

DE L'URINE ET DES SÉDIMENTS URINAIRES. Propriétés et caractères chimiques et microscopiques des éléments normaux et anormaux de l'urin analyse qualitative et quantitative de cette sécrétion, description et valeur séméiologique de ses altérations pathologiques, etc., par le Dʳ Neubauer, Professeur de chimie et de pharmacie au laboratoire de chimie de Wiesbaden, et le Dʳ Vogel, directeur, professeur de médecine à l'Institut pathologique de Halle, précédé d'une introduction par R. Fresenius, traduit de l'allemand sur la 5ᵉ édit., par le docteur L. A. Gautier, Paris, 1870, 1 vol. in-8 avec 4 planches coloriées et 31 figures dans le texte.. . . . . 10 f

PARIS. — IMP. SIMON RAÇON ET COMP., RUE D'ERFURTH, 1.

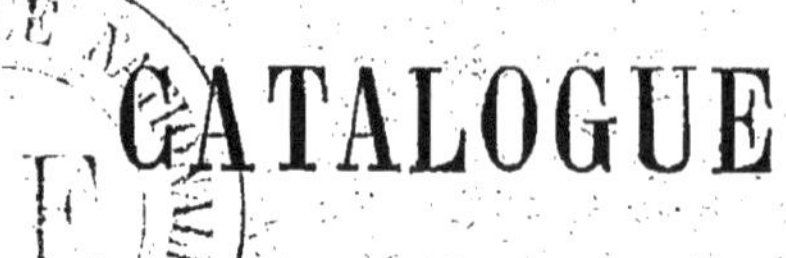

CATALOGUE

DE

F. SAVY

ÉDITEUR

MÉDECINE — CHIRURGIE — PHARMACIE
CHIMIE — PHYSIQUE — MATHÉMATIQUES — GÉOLOGIE
MINÉRALOGIE — PALÉONTOLOGIE — BOTANIQUE — AGRICULTURE
HORTICULTURE — ÉCONOMIE RURALE
ART VÉTÉRINAIRE
ARTS INDUSTRIELS — LITTÉRATURE SCIENTIFIQUE

Tous les ouvrages de ce Catalogue sont expédiés par la poste en France et en Algérie FRANCO et sans augmentation sur les prix désignés

Joindre à la demande des timbres-poste ou un mandat sur Paris

On peut se procurer également ces ouvrages par l'intermédiaire de tous les libraires de la France et de l'étranger.

PARIS

24, RUE HAUTEFEUILLE, 24

PRÈS LE BOULEVARD SAINT-GERMAIN

1er JANVIER 1870

La Librairie F. SAVY se charge de procurer tous les ouvrages publiés à l'Étranger, principalement en Allemagne et en Angleterre.

Elle se charge également de faire les Commissions qui lui sont adressées de France et de l'Étranger.

EN DISTRIBUTION :

Histoire naturelle générale (6 pages).

Géologie, minéralogie, paléontologie (40 pages).

Botanique (40 pages).

Zoologie (40 pages).

Ces Catalogues spéciaux seront envoyés *franco* à toute personne qui en fera la demande par lettre affranchie.

Prix du Catalogue complet (un volume in-8 de 130 pages) : **1 fr.**

ACHAT AU COMPTANT

DE

LIVRES ANCIENS DE SCIENCES NATURELLES

TABLE DES MATIÈRES

MÉDECINE — CHIRURGIE — PHARMACIE

ANNUAIRE des eaux minérales et des bains de mer de la France et de l'étranger, publié par la *Gazette des eaux.* 11e année, 1869. 1 joli vol. in-18 de 300 p., paraissant chaque année depuis 1859. 1 fr. 50
Cartonné en toile anglaise. 2 fr.

Ce volume renferme :

Une *nomenclature générale des stations d'eaux minérales* en France, indiquant leur situation, la nature des sources, leur température, leurs propriétés médicales les noms des médecins inspecteurs, inspecteurs adjoints, et médecins exerçant auprès de chacune d'elles, et *les moyens de communication* qui y conduisent;

Une nomenclature semblable pour les eaux minérales les plus importantes de l'étranger;

Le classement des sources minérales selon leur nature et selon les maladies qui s'y adressent;

Une liste des établissements de bains de mer et des principaux établissements hydrothérapiques en France.

ANCELET (E.). Études sur les maladies du pancréas. Paris, 1866. In-8 de 160 pages. 2 fr. 50

BAILLON (H.). Programme du Cours d'histoire naturelle médicale, professé à la Faculté de médecine de Paris. Ire partie, **Zoologie médicale.** Paris, 1868. 1 vol. in-18 de 72 pages. 1 fr. 25

— IIe partie, **Botanique médicale.** Paris, 1869. 1 vol. in-18 de 72 pages. . . . . 1 fr. 25

BARBASTE. De l'état des forces dans les maladies, et des indications qui s'y rapportent. Paris, 1851. 1 vol. in-8. . . . . . . 2 fr.

— **De l'homicide et de l'anthropophagie.** Paris, 1856. 1 volume in-8. (7 50). . . . . 3 fr 50

BAUDOT (E.), Voies d'introduction des médicaments. Applications thérapeutiques. Paris, 1866. 1 vol. in-8. . . . . 3 fr.

— **Traité des affections de la peau,** d'après les doctrines de M. Bazin, médecin de l'hôpital Saint-Louis. Paris, 1869. 1 vol. in-8. 7 fr.

Depuis 1850, M. Bazin a successivement enrichi la littérature dermatologique de traités sur les affections artificielles, parasitaires, scrofuleuses, arthritiques, herpétiques, syphilitiques, génériques de la peau; et aujourd'hui le médecin ou l'élève qui désire connaître ses doctrines est obligé de parcourir huit volumes. Or l'un et l'autre reculent souvent devant une pareille tâche et devant la dépense.

L'auteur a pensé rendre service en résumant en un seul volume dégagé de la masse des observations cliniques, les doctrines de M. Bazin et en permettant ainsi au praticien occupé et à l'élève de les connaître en peu de temps et à peu de frais.

Ancien interne de M. Bazin, il s'est pour ainsi dire identifié avec les doctrines de son maître, qui a du reste approuvé et encouragé la publication de ce volume.

BAUMÈS, ancien chirurgien en chef de l'Antiquaille. **Précis historique et pratique sur les diathèses.** Paris, 1853. 1 vol. in-8. (5). 2 fr.

— **Précis théorique et pratique des maladies vénériennes.** Paris, 1840. 2 vol. in-8. (12). 6 fr.

BERTHIER (P.), médecin de l'hospice de Bicêtre. **Excursions scientifiques dans les asiles d'aliénés.** — Première série, comprenant les asiles d'Auxerre, de Lyon, de Grenoble, de Dôle, de Chambéry, de Saint-Dizier, de Moulins, de Montpellier, de Dijon, de Rodez, de Caen, d'Avignon, etc. Paris, 1862. 1 vol. in-8. . . . . 2 fr. 50

—— Deuxième série comprenant les asiles de Rouen, de Montauban, de Bonneval, de Toulouse, de la Charité, de Marseille, de Châlons-sur-Marne, de Privas, de Limoges, de Bourges, d'Auch, d'Orléans, d'Albi, de Blois, de Clermont-Ferrand, de Cadillac, de Bordeaux, etc. Paris, 1864. in-8 avec une carte itinéraire des asiles d'aliénés de la France.. . . . . 2 fr. 50

—— Troisième série comprenant les asiles de Clermont-sur-Oise, du Mans, d'Alençon, d'Angers, de Nantes, de Pont-l'Abbé-Picauville, de Pau, de Saint-Venant, de Strasbourg, de Rennes, de Lille, de Leyme, de Niort, de Mayenne, d'Armentières, de Nancy, du Puy, de Napoléon-Vendée, de Bourg. Paris, 1865, 1 vol. in-8.. . . . . 2 fr. 50

—— Quatrième série comprenant les asiles de Quimper, Aurillac, Saint-Alban, Morlaix, Saint-Brieuc, Tours, Limoux, Poitiers, Saint-Lô, Lafond, la Rochelle, Pontorson, Dinan, Evreux, Saint-Dizier, Angoulême, Aix, Charenton, Sainte-Anne et suivie d'une table analytique générale des matières contenues dans les quatre séries. Paris, 1867, 1 vol. in-8. . . . . 2 fr. 50

—— **Médecine mentale.**

Première étude. — De l'isolement. 1857. Broch. in-8. . . . 1 fr. 50

Deuxième étude. — Des causes. Paris, 1860. 1 vol. in-8. . . . . 4 fr.

—— **De la folie diathésique.** Paris, 1859. In-8. . . . . 1 fr. 50

—— **De l'imitation,** au point de vue médico-philosophique. Paris, 1861. 1 vol. in-8.. . . . . 75 c.

—— **Erreurs relatives à la folie.** Paris, 1863. In-8. . . . . 75 c.

BONNET (A.). Des moyens de prévenir la récidive du cancer du sein après son extirpation. Lyon, 1847. In-8 de 24 pages. 75 c.

—— **Du soulèvement et de la cautérisation profonde du cul-de-sac rétro-utérin dans les rétroversions de la matrice.** Lyon, 1858, in-8 de 32 pages. . . . . 75 c.

—— **De l'éducation du médecin.** Lyon, 1852. In-8 de 35 p. . 75 c.

BOSSU (A.). Traité des plantes médicinales indigènes, précédé d'un Cours de botanique. 2e édition, Paris, 1862. 2 vol. in-8, avec 60 pl. gravées, représentant les organes des végétaux, les caractères des familles, etc.. . . . . 13 fr.

— Le même ouvrage, figures coloriées... . . . . 22 fr.

—— **Anthropologie** ou étude des organes, fonctions, maladies de l'homme et de la femme, comprenant l'anatomie, la physiologie, l'hygiène, la pathologie, la thérapeutique et la médecine légale. 5e édition. Paris, 1859. 2 v. in-8, avec atlas de 20 planches. . . . . 15 fr.

— Le même ouvrage, figures coloriées. . . . . 22 fr.

BOUCHARD, professeur agrégé à la Faculté de médecine de Paris. **Recherches nouvelles sur la pellagre.** Paris, 1862. 1 vol. in-8 de 400 pages. . . . . 6 fr.

Ouvrage couronné par les Sociétés de médecine de Lyon et Strasbourg (prix de 500 fr.), et honoré d'un encouragement de 1,000 fr. par l'Institut (Académie des sciences).

—— **De la pathogénie des hémorrhagies** Paris, 1869. 1 vol. in-8 avec fig. . . . . 3 fr. 50

—— **Études expérimentales sur l'identité de l'herpès circiné et de l'herpès tonsurant.** 1861. Brochure in-8. . . . . . . 75 c.

BRACHET. Recherches expérimentales sur les fonctions du système nerveux ganglionnaire et sur leur application à la pathologie. 2e édition. Paris, 1837. 1 vol. in-8(7). . . . . 3 fr

Ouvrage couronné par l'Institut.

COULON (A.), professeur à l'École de médecine d'Amiens, chevalier de la Légion d'honneur. **Traité clinique et pratique des fractures chez les enfants,** revue et précédé d'une lettre par le docteur MARJOLIN, chirurgien de l'hôpital Sainte-Eugénie (Enfants malades), membre de la Société de chirurgie, etc. Paris, 1861. 1 vol. in-8. . . . . 4 fr.

Ouvrage couronné par la Société de médecine de Lille.

—— **De l'angine couenneuse** et du croup considérés au point de vue du diagnostic et du traitement. 2e édition. Paris, 1867. 1 volume in-8 de 100 pages. . . . . 2 fr.

— **De l'ophthalmie purulente chez les enfants.** 1863. in-8 de 24 p. . . . . 1 fr.

—— **De la fièvre typhoïde dans la première enfance.** 1865. In-8. . . . . 1 fr.

DELACROIX (ÉMILE) et ROBERT (AIMÉ). Les eaux. Étude hygiénique et médicale sur l'origine, la nature et les divers emplois des eaux, tant ordinaires que médicinales, suivie d'un tableau général indicateur des sources minérales et stations balnéaires de la France et de l'étranger. Paris, 1865. 1 vol. in-18. . . . . 2 fr. 50

DESPINES (Prosper). Psychologie naturelle. Étude sur les facultés intellectuelles et morales dans leur état normal et dans leurs manifestations anomales chez les aliénés et chez les criminels.

Tome I contenant une étude sur les facultés intellectuelles et morales, sur la raison, sur le libre arbitre et sur les actes automatiques.

Tome II contenant une étude psychologique sur les aliénés et sur les criminels. Paricides-homicides.

Tome III contenant une étude psychologique sur les criminels (*suite et fin*). Infanticide. — Suicides. — Incendiaires. — Voleurs. — Prostituées. — Bases du traitement moral auquel doivent être soumis les criminels et les délinquants. Paris, 1869. 3 vol. in-8 de 800 pages chacun. . . . . 21 fr.

DESPLATS (V.) et GARIEL, professeurs agrégés à la Faculté de médecine de Paris. **Nouveaux éléments de physique médicale.** Paris, 1870. 1 vol. petit in-8 avec 400 figures dans le texte. . . . 7 fr.

DESSAIX (J.-M.). De la médecine conjecturale, soi-disant rationnelle, et **de la médecine positive,** coup d'œil d'un homœopathe. Lyon, 1843. In-8 de 190 p. . . . . 75 c.

DES VAULX (J.-P.). Guide pour le traitement des maladies vénériennes, à l'usage des gens du monde, avec 4 planches coloriees, dessinées par le docteur CLAPARÈDE. Paris, 1862. 1 vol. in-32, de 192 pages. . . . . 1 fr.

DEVAY (F.). De la médecine morale. Paris, 1861. Br. in-8. 2 fr. 50

—— **et GUILLIERMOND. Recherches nouvelles sur le principe de la ciguë (conicine)**, et de son mode d'application aux maladies cancéreuses et aux engorgements de la matrice et du sein. 2e édition. Paris, 1853. In-8 (4). . . . . 2 fr.

DRUIT. Nouveau compendium de chirurgie, revu et précédé d'une introduction par DOLBEAU, professeur à la Faculté de médecine de Paris, chirurgien des hôpitaux, etc., traduit de l'anglais sur la 10e édition, par P. Labarthe. Paris, 1870. 1 vol. petit in-8 avec 360 gravures dans le texte. (*Sous presse.*)

DUBRUEIL, professeur agrégé de la Faculté de médecine de Paris, chirurgien des hôpitaux. **Manuel d'opérations chirurgicales.** Paris, 1870. 1 vol. in-18 avec 28 planches coloriées. . . . . 9 fr.

1er fascicule : Opérations qui se pratiquent sur l'appareil circulatoire (Artères), avec 8 pl. col.

2e fascicule : Opérations qui se pratiquent sur l'appareil circulatoire (Veines), avec 4 pl. col.

3e fascicule : Opérations qui se pratiquent sur l'appareil locomoteur (Amputation, Désarticulations), avec 4 pl. col.

4e fascicule : Opérations qui se pratiquent sur l'appareil locomoteur (Amputations, Désarticulations), avec 4 pl. col.

5e fascicule : Opérations qui se pratiquent sur l'appareil locomoteur (Amputations, Désarticulations), avec 4 pl. col.

6e facicule : Opérations qui se pratiquent sur l'appareil locomoteur (Amputations, Désarticulations), avec 4 pl. col.

Prix du fascicule. . . . . 1 fr. 50

—— **De l'amputation intra-deltoïdienne.** Paris, 1866. In-8. 75 c.

—— **Note sur la cicatrisation des os et des nerfs.** Paris, 1867. In-8. . . . . 50 c.

—— **Des indications qui représentent les luxations de l'astragale.** Paris. 1864. In-4 de 41 pages et planches. . . . . 2 fr.

—— **De l'iridectomie.** Paris, 1866. In-8 de 90 pages. . . . . . 2 fr.

—— **Recherches** sur l'action physiologique du sulfocyanure de potassium (en collaboration avec M. Legros). In-8 de 4 pages. . . . . 50 c.

—— **Des diverses méthodes du traitement des plaies.** Paris, 1869. In 8 de 95 p. . . . . 2 fr.

DURAND (de Lunel). Théorie électrique du froid, de la chaleur et de la lumière, doctrine de l'unité des forces physiques, avec un avant-propos sur l'action physiologique de l'électricité. Paris, 1863 In-8 de 36 pages. . . . . 1 fr. 50

—— **Traité dogmatique et pratique des fièvres intermittentes**, suivi d'une Notice sur le mode d'action des eaux de Vichy dans le traitement des affections consécutives à ces maladies. Paris, 1862. 1 vol. in-8. . . . . 6 fr. 50

—— **Nouvelle théorie de l'action nerveuse** et des principaux phénomènes de la vie. Paris, 1863. 1 vol. in-8. . . . . 7 fr. 50

—— **Des incidents du traitement thermo-minéral de Vichy.** Paris, 1864, in-8°. . . . . 1 fr. 50

DUVAL (Émile). De la chorée, sa définition; de ses différents traitements et spécialement de sa cure par l'hydrothérapie. Paris, 1866. In-8 de 32 pages. . . . . 1 fr.

ÉBRARD. Hygiène des habitants de la campagne, cultivateurs, jardiniers, instituteurs, suivi d'un Essai sur la salubrité publique dans les communes rurales. 1865. 1 vol. in-8. . . . . 2 fr.

—— **Le livre des garde-malades et des mères de famille.** Instructions sur les soins à donner aux malades et aux enfants. 6e édition. Paris, 1867. 1 vol. in-18. . . . . 2 fr.

FAUCONNET. Du choléra asiatique comme conséquence d'un élément morbide de nature organisée. Étude déposée à l'Académie des sciences comme pièce de concours pour le prix Bréant, le 6 décembre 1865. Paris, 1866. 1 vol. in-8 de 64 pages. . . . . 2 fr.

—— **Guérison du chancre, des bubons et de quelques syphilides.** Paris, 1867, in-8 de 38 pages. . . . . 75 c.

FERRAND, ancien chef de clinique de la Faculté. **De la médication anti-pyrétique.** Paris, 1869. 1 vol. in-8. . . . . 2 fr. 50

FLORET (**P.**). **Documents chirurgicaux, principalement sur les maladies de l'utérus.** Paris, 1862. 1 vol. in-8, avec pl. . 4 fr.

FREY (H.), professeur à l'Université de Zurich. **Traité d'histologie et d'histochimie**, traduit de l'allemand sur la 2e édition, par le Dr P. SPILLMANN annoté par M. RANVIER, préparateur du cours de médecine expérimentale au Collége de France et revu par l'auteur. Paris, 1870. 1 fort volume in-8, avec 530 gravures dans le texte. . . . . 15 fr.

—— **Le microscope, manuel à l'usage des étudiants**, traduit de l'allemand sur la 2e édition, par SPILLMANN. Paris, 1867. 1 vol. in-18, avec 62 figures dans le texte et une note sur l'emploi des objectifs à correction et à immersion. 4 fr.

GARIEL (C. M.), professeur agrégé à la Faculté de médecine de Paris. **De l'ophthalmoscope.** Paris, 1869. In-8 de 48 p. . . . . . . 1 fr. 50

GONTIER DE CHABANNE. Le médecin, le chirurgien et le pharmacien à la maison, ou le meuble indispensable des familles, contenant : 1° instruction détaillée sur les récoltes des plantes médicinales usuelles ; 2° les meilleurs remèdes, les plus simples et les moins chers ; 3° la chirurgie populaire, ou instruction très-détaillée pour le pansement des maladies externes ; 4° la pharmacie des ménages ou manière de composer soi-même toute sorte de médicaments ; 5° l'herboristerie des familles, indication des plantes médicinales et leur emploi pour chaque maladie. 4e édition. 1868. 1 vol. in-8°. . . . . 5 fr.

HUBERT RODRIGUE (D.). Clinique médicale de Montpellier. Constitutions médicales et épidémiques. — Climat de Montpellier. Paris, 1855. 1 vol. in-8. . . . . 2 fr.

JANTET (Charles et Hector), docteurs en médecine. **De la vie** et de son interprétation dans les différents âges de l'humanité. Paris, 1860. 1 vol. in-8. . . . . 5 fr.

—— **Doctrine médicale matérialiste.** Paris, 1866. 1 vol. in-8. 6 fr.

JOULIN (D.), professeur agrégé à la Faculté de médecine de Paris. **Traité complet théorique et pratique des accouchements.** Paris, 1867. 1 fort volume grand in-8, de 1,200 pages avec 150 figures dans le texte. . . . . 16 fr.

M. Joulin a écrit un traité d'accouchements aussi complet que possible; les matériaux de son livre, puisés aux meilleures sources, n'ont été acceptés qu'après une critique aussi impartiale que judicieuse; l'auteur, après s'être approprié tous ces éléments, les a fort habilement mis en œuvre et fondus ensemble de la façon la plus heureuse. Le livre du savant agrégé de la Faculté de Paris n'est point une simple œuvre de vulgarisation, et la personnalité de l'auteur s'affirme d'une façon originale dans maint chapitre important.

Une innovation excellente est d'avoir placé à la fin de chaque chapitre un résumé en une ligne au plus de tout un paragraphe, ce qui fait de ce traité un excellent memento pour repasser à la veille d'un examen.

Les lecteurs soucieux d'approfondir un point spécial d'obstétrique trouveront à fin de chaque chapitre un résumé bibliographique des plus complets.

Un grand nombre de gravures intercalées dans le texte, exécutées avec un soin peu ordinaire dans les traités d'accouchements publiés jusqu'à ce jour, en rendent l'intelligence facile.

—— **Des cas de dystocie appartenant au fœtus.** Paris, 1863, in-8. . . . . 3 fr.

—— **Du forceps et de la version dans les cas de rétrécissement du bassin.** Paris, 1865. 1 vol. in-8. . . . . 2 fr. 50

Prix Capuron. Mémoire couronné par l'Académie de médecine.

LADREY, professeur à l'École de médecine de Dijon. **Programme d'un cours de pharmacie**. Paris, 1868. 1 vol. in-18. . . 1 fr. 25

—— **Les établissements industriels et l'hygiène publique.** Paris, 1867. 1 vol. in-8. . . . . 2 fr. 50

LANGLEBERT (Edmond). **Traité théorique et pratique des maladies vénériennes**, ou leçons cliniques sur les affections blennorrhagiques, le chancre et la syphilis, recueillies par M. EVARISTE MICHEL, revues et publiées par le professeur. Paris, 1864. 1 vol. in-8 de 700 pages, avec une bibliographie complète des ouvrages publiés jusqu'à ce jour sur la syphilis. . . . . 8 fr.

Les discussions doctrinales n'ont point fait oublier à l'auteur que la médecine est avant tout l'art de guérir: *Primo sanare, deinde philosophari*. Aussi M. Langlebert a apporté le plus grand soin à l'étude du diagnostic et du traitement et il a fait tous ses efforts pour que son livre offrît aux jeunes médecins, non-seulement le tableau fidèle de l'état actuel de la science, mais encore un guide qui leur aplanît les difficultés de la pratique. La blennorrhagie et toutes ses complications chez l'homme et chez la femme, le chancre, les accidents secondaires et tertiaires de la syphilis constitutionnelle, la syphilis infantile, les questions d'hygiène sociale et de médecine légale qui s'y rattachent, y sont séparément décrits et exposés avec soin.

LEE (Henry), membre honoraire du Collége du Roi, à Londres. **Leçons sur la syphilis.** De l'inoculation syphilitique et de ses rapports avec la vaccination; leçons professées à l'hôpital Saint-Georges, traduites de l'anglais par le docteur EDMOND BAUDOT, interne lauréat des hôpitaux de Paris. Paris, 1863. In-8 de 120 pages. . . . . 2 fr. 50

LEGRAND DU SAULLE, médecin de l'hospice de Bicêtre, etc. **La folie devant les tribunaux**. Paris, 1864. 1 vol. in-8 de 600 pages. 8 fr.
Ouvrage couronné par l'Institut de France.

—— **Étude médico-légale sur la séparation de corps.** Leçons professées à l'École pratique en février 1866. In-8 de 54 pages. 1 fr. 25

—— **Étude médico-légale sur la paralysie générale** (folie paralytique), leçons professées à l'École pratique en 1866. In-8 de 32 p. 1 fr. 25

—— **Étude médico-légale sur les assurances sur la vie.** Leçons professées à l'École pratique. Paris, 1867. In-8 de 48 pages. 1 fr. 59

—— **Pronostic et traitement de l'épilepsie**. Succès remarquables obtenus par l'emploi du bromure de potassium à haute dose. Paris, 1869. In-8 de 20 pages. . . . . 1 fr. 50

LEMARCHAND, médecin aux bains de mer du Tréport. **Des bains de mer sur les plages du Nord**. Conseils aux baigneurs. Paris, 1868. 1 vol. in-18. . . . . 1 fr.

LERICHE (Dr). De la surdité et de quelques nouveaux moyens pour constater et guérir cette affection. Paris, 1867. In-8 de 75 pages. . . . . 1 fr. 50

LEROY (Camille). Considérations sur les affections fébriles ou maladies aiguës. Paris, 1846. 1 vol. in-8. . . . . 2 fr.

LOISEAU (de Montmartre). **Traitement préventif du croup par le tannage**. Paris, 1862. In-8. . . . . 75 c.

LOUMAIGNE (L.). De la hernie de l'ovaire. Paris, 1869. In-8 de 48 pages. . . . . 1 fr. 50

LUCAS (Louis), auteur de la *Chimie nouvelle*, etc. **La médecine nouvelle**, basée sur des principes de physique et de chimie transcendantales, comprenant les principes de médecine, la physiologie (système nerveux, circulation et respiration), la pathologie. Paris, 1862-1863. 2 vol. in-18 formant ensemble 650 pages. . . . . 8 fr.

LUNIER (L.), inspecteur général du service des aliénés, et du service sanitaire des prisons de France. **Études sur les maladies mentales et sur les asiles d'aliénés.** De l'aliénation mentale et du crétinisme en Suisse, étudiés au point de vue de la législation, de la statistique du traitement et de l'assistance. Paris, 1868. 1 vol. in-8. . . . . . 5 fr.

— **Des placements volontaires dans les asiles d'aliénés.** Études sur les législations françaises et étrangères. Paris, 1868. Brochure in-8. . . . . 1 fr. 50

— **Des aliénés dangereux**, étudiés au triple point de vue clinique, administratif et médicolégal. Paris, 1869. In-8 de 30 p. . . . . . 1 fr. 25

MAISONNEUVE (J. G.), chirurgien de l'Hôtel-Dieu de Paris. **Clinique chirurgicale.** Paris, 1863-1864. 2 volumes grand in-8, formant ensemble 1500 pages, avec figures dans le texte. . . . . 24 fr.

Le tome second, contenant les Affections cancéreuses, la Ligature extemporanée, les Tumeurs de la langue, les Maladies de l'ovaire, les Hernies, etc., se vend séparément. . . . . 12 fr.

— **Leçons cliniques sur les affections cancéreuses**, professées à l'hôpital Cochin, recueillies et publiées par le docteur Alexis Favrot.

Ire partie, comprenant les Affections cancéreuses en général. In-8 avec planches lithographiées. Paris, 1852. In-8. . . . . 2 fr. 50

IIe partie, comprend les Affections cancéreuses du sein. 1854. In-8. 2 fr. 50

— **Le périoste et ses maladies.** Paris, 1839. In-8. . . . . 2 fr. 50

— **Mémoire sur la désarticulation totale de la mâchoire inférieure.** Paris, 1859. In-4, avec planches noires. . . . . 6 fr.

Avec planches coloriées. . . . . 12 fr.

— **De la ligature extemporanée** et de sa supériorité sur l'instrument tranchant pour l'extirpation de toutes les tumeurs pédiculées ou pédiculables, avec description des instruments nouveaux destinés à son exécution. 1860. 1 vol. in-4 avec planches. . . . . 6 fr.

MANGIN (Arthur). De la liberté de la pharmacie. Paris, 1864. In-8 de 48 p. . . . . 1 fr.

MASSE (J. N.), professeur d'anatomie. **Petit atlas complet d'anatomie descriptive du corps humain.** *Ouvrage adopté par le conseil impérial de l'instruction publique.* Nouvelle édition augmentée des tableaux synoptiques d'anatomie descriptive. Paris, 1869. 1 vol in-18 relié, de 113 planches gravées en taille-douce, avec texte en regard. . . . . 20 fr.

— Le même ouvrage avec les planches coloriées. . . . . 36 fr.

Plus de quarante mille exemplaires vendus depuis son apparition, des traductions dans toutes les langues attestent suffisamment l'accueil qui a été fait à cette utile publication. L'Atlas d'anatomie de Masse est devenu le *vade-mecum* de l'amphithéâtre

— **Anatomie synoptique**, ou résumé complet d'anatomie descriptive du corps humain. Paris, 1867. 1 vol. in-18 de 116 pages. 2 fr.

Ces tableaux synoptiques sont extraits de la nouvelle édition du Petit Atlas d'Anatomie descriptive. On a fort approuvé l'idée qui a présidé à ce travail qui, sous une forme concise, est très-utile pour revoir rapidement les articulations, les insertions musculaires, l'angéiologie, la névrologie.

MAURIN (A.). Étude historique et clinique sur les eaux minérales de Néris. Paris, 1858. 1 vol. in-18. (3 fr. 50). . . . . 50 c.

MAYGRIER (A). Les remèdes contre la rage, aperçu critique, historique et bibliographique depuis le seizième siècle jusqu'à nos jours. Paris, 1866. In-8 de 16 pages. . . . . 50 c.

MILLET (Auguste), professeur à l'École de médecine de Tours, médecin de la colonie pénitentiaire de Mettray, lauréat de l'Académie impériale de médecine (grand prix de 1852). **Traité complet de la diphthérie.** Paris, 1863. 1 vol. in-8. . . . . 6 fr.

Ouvrage couronné par la Société des sciences médicales et naturelles de Bruxelles.

MILLET (Auguste). De la diphthérie du pharynx. Paris, 1862. In-8. . . . . 2 fr. 25

Mémoire couronné (médaille d'or) par la Société centrale de médecine du département du Nord.

— **De l'emploi thérapeutique des préparations arsenicales.** 2ᵉ édition entièrement refondue. Paris, 1865. 1 vol. in-8. . 4 fr.

Mémoire couronné par la Société centrale de médecine du département du Nord.

MOISY (D.). Les eaux de Paris; bains, lavoirs. Paris, 1869. 1 vol. in-18 de 214 p. 2 fr.

MOREAU (F.). De la liqueur d'absinthe et de ses effets. Paris, 1863. Brochure in-8. . . . . 1 fr.

NAQUET (A.), professeur agrégé à la Faculté de médecine de Paris. **Cours de chimie pratique**, d'après les théories modernes, à l'usage des médecins, pharmaciens, étudiants en médecine, chimistes, et en pharmacie, par W. Odling. Traduit de l'anglais sur la 3ᵉ édition par A. Naquet. Paris, 1869. 1 vol. in-18 avec 71 figures dans le texte. . . . . . . 4 fr. 50

Depuis plusieurs années déjà, les étudiants sont exercés aux manipulations chimiques, et ces manipulations paraissent même devoir prendre une extension considérable. En présence de ce fait nouveau dans l'enseignement, nous avons pensé qu'un livre renfermant tout ce que les étudiants ont besoin d'apprendre dans leurs manipulations et rien de plus; qu'un livre capable de servir de guide de laboratoire répondait à un besoin réel. Nous ne pouvions mieux faire que de traduire en français, pour cet usage, le *Cours de chimie pratique* de M. Odling. L'auteur possède en effet une clarté, une méthode que l'on pourrait peut-être atteindre, mais que certainement on ne saurait dépasser.

(Voy. page 14, *Principes de Chimie*.)

NEUBAUER (Dʳ), professeur de chimie et de pharmacie au laboratoire de chimie de Wiesbaden, et **VOGEL (Dʳ)**, directeur, professeur de médecine à l'Institut pathologique de Halle. **De l'urine et des sédiments urinaires.** Propriétés et caractères chimiques et microscopiques des éléments normaux et anormaux de l'urine, analyse qualitative et quantitative de cette sécrétion. Description et valeur séméiologique de ses altérations pathologiques, etc.; précédé d'une introduction par R. Fresenius, traduit de l'allemand sur la 5ᵉ édition, par le docteur L.-A. Gautier. Paris, 1870. 1 vol. gr. in-8, avec 4 planches col. et 31 figures dans le texte. . . . . 10 fr.

L'ouvrage de MM. Neubauer et Vogel est un livre essentiellement pratique, dont l'utilité est éloquemment démontrée par l'empressement avec lequel il a été accueilli à l'étranger. L'urine est, au point de vue physiologique, la sécrétion la plus importante de l'organisme, et sous l'influence des maladies elle subit des modifications dont la connaissance offre au médecin praticien de précieuses ressources pour le diagnostic et le traitement d'un grand nombre d'affections.

ODEPH (A.). Traité complet de la culture de l'opium indigène, précédé de la possibilité pratique de l'obtenir en France, suivi de la fabrication de l'huile d'œillettes. 1865. In-18. . . . . 2 fr.

PASSOT (Ph.). Études et observations obstétricales. 1 vol. in-8. . . . . 2 fr.

PERROUD, médecin de l'Hôtel-Dieu de Lyon. **De la tuberculose, ou de la phthisie pulmonaire** et des autres maladies dites scrofuleuses et tuberculeuses, étudiées spécialement sous le double point de vue de la nature et de la prophylaxie. Paris, 1861. 1 vol. in-8. . . . 5 fr.

Ouvrage couronné par la Société de médecine de Bordeaux.

PERROUD. De l'état charbonneux du poumon à propos de quelques faits graves d'anthracosis. 1862. In-8. . . . . 75 c.

— **Influence des pyrexies sur les principaux phénomènes de la menstruation.** In-8 de 30 p. . . . . 75 c.

— **Note sur l'albuminurie.** In-8. . . . . 75 c.

PHILIPEAUX (**R.**), lauréat de l'Académie des sciences, de l'Académie de médecine, correspondant de la Société impériale de chirurgie, etc. **Traité de thérapeutique de la coxalgie**, suivi de la description de **l'appareil inamovible**, pour le traitement des coxalgies, par le professeur VERNEUIL. Paris, 1867. 1 vol. in-8 avec figures intercalées dans le texte. . . . . 8 fr.

PLANCHON (**G.**), professeur à l'École supérieure de pharmacie de Paris. **Guide pratique** pour la détermination des drogues simples et usuelles. Paris, 1870. 1 vol. petit in-8 avec figures dans le texte (*sous presse*).

— **Des quinquinas.** Paris, 1866. 1 volume in-8 . . . . . 3 fr. 50

Pour les autres publications de M. Planchon, voy. nos Catalogues d'histoire naturelle.

POTTON. De la goutte et du danger des traitements empiriques qui lui sont opposés; de son traitement rationnel. Paris, 1860. 1 vol. in-8. 2 fr.

PRAVAZ (**Ch. G.**). **Traité théorique et pratique des luxations congénitales du fémur,** suivi d'un appendice sur la prophylaxie des luxations spontanées. Paris, 1847. 1 vol. in-4 avec 10 pl. (20). . . . . 12 fr.

PUECH (**A.**). **De l'atrésie des voies génitales de la femme.** Paris, 1864. In-4. . . . . 5 fr.

— **De l'hématocèle péri-utérine.** Paris, 1861. In-8. . . 1 fr. 50

— **De l'hématocèle péri-utérine** et de ses sources. Paris, 1858. 1 vol. in-8. . . . . 3 fr.

— **De l'apoplexie des ovaires.** Paris, 1858. Brochure in-8. 1 fr.

QUANTIN (**Émile**). **Prostitution et syphilis.** Paris, 1863. 1 vol. in-18. . . . . 1 fr. 25

— **De la chorée.** Dijon, 1859. 1 vol. in-18. . . . . 5 fr.

RAPOU (**A.**). **Histoire de la doctrine médicale homœopathique**; son état actuel dans les principales contrées de l'Europe. Application pratique des principes et des moyens de cette doctrine au traitement des malades. Lyon, 1847. 2 volumes in-8 avec un portrait gravé de Hahnemann. . . . . 15 fr.

REAU (**G.**). **Des amauroses** en général et de quelques **amblyopies toxiques** en particulier. Paris, 1868. In-8 de 70 p. . . . . . . 2 fr.

REBOLD (**E.**). **L'électricité**, moteur de tous les rouages de la vie. Paris, 1869. 1 vol. in-8 avec 6 pl. . . . . 6 fr.

RICHARD (DE NANCY). **Traité de l'éducation physique des enfants.** 3e édition, augmentée. Paris, 1861. 1 vol. in-18. . . . . . 4 fr.

— **Commentaire physiologique sur la personne d'Horace.** Paris, 1863. 1 vol. in-18. 3 fr. 50

RIOUX (**J.**), **La médecine des familles** ou Traité des propriétés médicinales, des plantes indigènes et de celles qui sont généralement cultivées en France; contenant, pour chaque espèce : sa description botanique; ses propriétés alimentaires et médicinales; l'indication de la manière dont on doit l'employer; les soins à prendre pour la récolter, la sécher et la conserver; le traitement de l'empoisonnement par celles qui sont vénéneuses. Paris, 1862. 1 volume in-18. . . . . 1 fr.

SABATIER (**A.**), professeur agrégé à la Faculté de médecine de Montpellier. **Recherches anatomiques et physiologiques** sur les appareils musculaires correspondants à la vessie et à la prostate dans les deux sexes. Paris, 1864, in-8 avec 4 pl. . . . . 3 fr. 50

— **Réflexions sur un cas rare de transposition générale des viscères,** avec conservation de la direction normale du cœur. Paris, 1865. 1 vol. in-8 avec pl. . . . . 2 fr.

— **De l'absorption.** Paris, 1860, in-8. . . . . 3 fr. 50

ROBERT (A.). Guide du médecin et du touriste aux bains de la vallée du Rhin, de la Forêt-Noire et des Vosges. 2e édition. Paris, 1869. 1 vol. in-18. . . . . 6 fr.

ROCHEBRUNE (A. T. DE). Sur un fœtus humain, appartenant à la famille des anencéphaliens. Paris, 1869. In-8 de 30 p. et pl. 1 fr. 50

SALES-GIRONS, médecin inspecteur de l'établissement de Pierrefonds. **Traitement de la phthisie pulmonaire** par l'inhalation des liquides pulvérisés et par les fumigations de goudron. Paris, 1860. 1 vol. in-8 de 600 pages. . . . . 5 fr.

SAPPEY (Ph. C.), professeur d'anatomie à la Faculté de médecine de Paris. **Recherches sur l'appareil respiratoire des oiseaux.** Paris, 1847. 1 vol. in-4 de 100 pages avec 4 planches. (9). . . . . 1 fr. 50

SÉMANAS. Doctrine pathogénique fondée sur le digénisme phlegmasi-toxique et ses composés morbides. Paris, 1858. 1 vol. in-8. (4 fr. 50). . . . . 2 fr.

— **Traité des frictions quiniques chez les enfants.** Paris, 1859. 1 vol. in-8. (4 fr. 50). 2 fr.

SERAINE (Dr Louis). De la santé des gens mariés, ou physiologie de la génération de l'homme et hygiène philosophique du mariage. 2e édition. Paris, 1866. 1 beau vol. in-18 de 400 p. . . . . 3 fr.

SOMMAIRE DES PRINCIPAUX CHAPITRES DE LA TABLE DES MATIÈRES.

I. Du sens génésique. — II. Des organes reproducteurs. — III. Limite de la puissance sexuelle. — IV. Du mariage et de la maternité. — V. Du célibat et de ses inconvénients. — VI. Conformation vicieuse des organes reproducteurs. — VII. Syncope génitale. — VIII. Atonie des organes. — IX. Perversion nerveuse. — X. Absence ou vice de composition des germes. — XI. Hérédité de structure. — XII. Hérédité physiologique. — XIII. Hérédité de quelques diathèses. — XIV. Hérédité de quelques névropathies. — XV. Hérédité morale.

Depuis longtemps il nous semblait regrettable qu'il n'existât pas sur ces questions un livre sérieux et honnête écrit au nom de la science, dans un style simple et chaste, où les personnes mariées pussent étudier sans rougir ce sujet qui les intéresse si fort dans leur personne et leur postérité. Nous nous sommes efforcé de combler cette lacune. L. SERAINE.

— **De la santé des petits enfants,** ou conseils aux mères sur la conservation des enfants pendant la grossesse, sur leur éducation physique depuis la naissance jusqu'à l'âge de sept ans, et sur leurs principales maladies. 2e édition, Paris, 1861. 1 vol. in-32 de 192 pages. . 1 fr.

LE MÊME OUVRAGE, papier vergé, tiré à petit nombre. . . . . 3 fr.

Petit ouvrage plein de charme et de la plus haute moralité. Il devrait se trouver dans toutes les corbeilles de mariage.

SÉRULLAZ, lauréat de l'Académie de médecine de Paris. **Mémoire sur le traitement du croup** par la cautérisation laryngée. Nouveau procédé. Paris, 1863. Brochure in-8. . . . . 1 fr.

SERVE. Mémoire sur les flueurs blanches et leur traitement par l'iodure de potassium et les injections de coloquinte. Paris, 1843. In-8. 2 fr.

SICARD (H.), professeur agrégé à la Faculté de médecine de Montpellier. **Des organes de la respiration** dans la série animale. Paris, in-8 de 85 pages. . . . . 2 fr.

SZAFKOWSKI (L. R.). Recherches sur les hallucinations au point de vue de la psychologie, de l'histoire et de la médecine légale. Paris, 1849. In-8 (5). . . . . 2 fr.

TRIQUET. Leçons cliniques sur les maladies de l'oreille, ou thérapeutique des affections aiguës et chroniques de l'appareil auditif, Paris, 1863. 1 vol. in-8 avec fig. dans le texte. . . . . 5 fr.

VACHER (L.). Étude médicale et statistique sur la mortalité à Paris, à Londres, à Vienne et à New-York en 1865, d'après les documents officiels, avec une carte météorologique et mortuaire. Paris, 1866. 1 vol. in-8. . . . . 6 fr.

— **Des maladies populaires** et de la mortalité à Paris, à Londres. à Vienne, à Bruxelles, à Berlin, à Rockaden et à Turin, en 1866, avec une étude médico-hygiénique sur les consommations dans ces villes. 2e année. Paris, 1867. In-8. . . . . 3 fr.

— **Carte présentant l'état météorologique et la mortalité à Paris en 1865.** 1 gr. feuille jésus. . . . . 2 fr.

Cette carte donne le tracé graphique et jour par jour de toutes les circonstances météorologiques et de la mortalité, ainsi que la mortalité relative pour chacun des 20 arrondissements, des détails sur la mortalité à Paris à différentes époques, etc.

— **Statistique du choléra de 1865 à 1867 en Europe.** In-8 de 14 pages. . . . . 1 fr. 50.

VAN HOLSBEEK. Le médecin de la famille. Paris, 1861. 1 vol. in-18, avec pl. col. . . . . 4 fr.

VERRIER (E.). Manuel pratique de l'art des accouchements, précédé d'une préface par Pajot, professeur à la Faculté de médecine de Paris. Paris, 1867. 1 vol. in-18 de 700 p. avec 87 gr. dans le texte. 6 fr.

Ce manuel est le *vade-mecum* de l'étudiant et du praticien ; il a pour parrain un des hommes les plus populaires de la Faculté de Paris, le professeur Pajot, qui en a écrit la préface.

— **Des positions inclinées, et du nouveau traitement des affections puerpérales.** Paris, 1869. In-8 de 18 p. . . . . . 1 fr.

WEST (Charles), membre du Collége royal des médecins, examinateur d'accouchements à l'Université de Londres, médecin de l'hôpital des enfants, et premier accoucheur des hôpitaux de Saint-Barthélemy et de Middlesex. **Leçons sur les maladies des femmes**, traduit de l'anglais sur la 3e édition et considérablement annoté par Mauriac, médecin des hôpitaux. Paris, 1870. 1 fort vol. in-8 de 800 p. . . . . 12 fr.

WUNDT. Professeur à l'université d'Heidelberg. **Nouveaux éléments de physiologie humaine.** Traduit de l'allemand et augmenté de notes par le Dr Bouchard, professeur agrégé à la Faculté de médecine de Strasbourg. Paris, 1870. 1 vol. grand in-8 avec 200 figures dans le texte. (*Sous presse.*)

CHIMIE — PHYSIQUE — MATHÉMATIQUES

BOLLEY (Al.), professeur de chimie industrielle, à l'École polytechnique de Zurich. **Manuel pratique d'essais et de recherches chimiques appliqués aux arts et à l'industrie.** Guide pour l'essai et la détermination de la valeur des substances naturelles ou artificielles employées dans les arts, l'industrie, etc., traduit de l'allemand sur la 3e édition, par le Dr L. Gautier. Paris, 1869. 1 vol. in-18, de 700 pages avec 98 figures dans le texte. . . . . 7 fr. 50

Ce livre intéresse toutes les personnes qui sont dans le cas d'avoir à faire des essais de matières premières ou de produits manufacturés. Trois éditions attestent éloquemment l'accueil dont il a été l'objet en Allemagne.

BOURGOIN (Edme), pharmacien en chef de l'hôpital du Midi. **De l'isomérie.** Paris, 1866. In-8 de 135 pages. . . . . 2 fr. 50

DELESCHAMPS (Albert). Étude physique des sons de la parole. Paris, 1869. In-8 de 107 pages, avec 18 fig. dans le texte. 2 fr. 50

DESPLATS (V.), professeur agrégé à la Faculté de médecine de Paris. **Lois générales de la production et de la propagation du courant électrique.** Paris, 1863. 1 vol. in-8. . . . . 1 fr. 50

—— et GARIEL (C. M.), préparateur de physique à la Faculté de médecine de Paris. **Nouveaux éléments de physique médicale.** Paris, 1870. 1 vol petit in-8 avec 400 figures dans le texte. . . . . . 7 fr.

FRESENIUS (Remigius), professeur de chimie à l'université de Wiesbaden. **Traité d'analyse chimique qualitative,** des opérations chimiques, des réactifs et de leur action sur les corps les plus répandus, essais au chalumeau, analyse des eaux potables, des eaux minérales, du sol, des engrais, etc. Recherches chimico-légales, analyse spectrale, traduit sur la 11e édition allemande, par Forthomme, agrégé, docteur ès sciences, professeur de physique et de chimie au lycée de Nancy. Paris, 1866. 1 vol. grand in-18 avec fig. dans le texte, et un spectre solaire colorié. . 6 fr.

Je regarde ce précieux ouvrage comme très-utile pour l'enseignement dans les diverses Facultés, pour les médecins et les pharmaciens. Je recommande ce livre à tous, étudiants et chimistes, même à ceux qui possèdent déjà des traités plus complets d'analyses. J. Liebig.

—— **Traité d'analyse quantitative.** Traité du dosage et de la séparation des corps simples et composés les plus usités en pharmacie, dans les arts et en agriculture, analyse par les liqueurs titrées, analyse des eaux minérales, des cendres végétales, des sols, des engrais, des minerais métalliques, des fontes, dosage des sucres, alcalimétrie, chlorométrie, etc., traduit sur la 5e édition allemande, par M. Forthomme, agrégé, docteur ès sciences, professeur de physique et de chimie au lycée de Nancy. Paris, 1867. 1 vol. grand in-18, avec 190 fig. dans le texte. . . . . . 12 fr.

GARIEL (C.-M.), professeur agrégé et préparateur de physique à la Faculté de médecine de Paris. **Des phénomènes physiques de l'audition.** Paris, 1869. In-8 de 109 pages. . . . . 2 fr. 50

GAUTIER (A.), professeur agrégé à la Faculté de médecine de Paris, etc. **Étude sur les fermentations proprement dites et les fermentations physiologiques et pathologiques.** Paris, 1869. In-8 de 123 pages. . . . . 3 fr.

GIRARDON (D.), directeur de l'École centrale lyonnaise, professeur à la Martinière. **Cours élémentaire de perspective linéaire,** à l'usage des écoles des beaux-arts, de dessin, des artistes, architectes, etc. Paris, 1859. 2 vol. in-8, avec un atlas de 28 pl. gravées. . . . . . 6 fr.

GRIMAUX (Édouard), professeur agrégé à la Faculté de médecine de Paris. **Équivalents, atomes, molécules.** Paris, 1866. 1 vol. in-8 de 110 pages. . . . . 2 fr.

—— **Du haschich** ou chanvre indien. Paris, 1866. In-8. . . . 1 fr. 50

LADREY, professeur à l'École de médecine et de pharmacie de Dijon. **Étude sur le phosphore.** Paris, 1868. 1 vol in-8 de 102 pages. 2 fr.

LE ROUX, professeur de géométrie à l'École du Conservatoire des arts et métiers. **Cours de géométrie élémentaire** (Géométrie plane et Géométrie dans l'espace). Paris, 1864. 1 v. in-18 de 500 pages avec 500 gr. dans le texte. . . . . 6 fr.
Séparément le tome II, comprenant la Géométrie de l'espace. . . . . 2 fr.

MORIN (Ed.). Lois générales de la chaleur rayonnante. Paris, 1863. In-8 de 81 pages. 1 fr. 50

NAQUET (J. A.), professeur agrégé à la Faculté de médecine de Paris. **Principes de chimie** fondée sur les théories modernes. 2e édition, revue et considérablement augmentée. Paris, 1867. 2 vol. in-18, de 1,100 p. avec fig. dans le texte. . . . . 10 fr.

Une première édition épuisée en dix-huit mois, des traductions en anglais, en allemand témoignent de l'opportunité du livre de M. Naquet et de la faveur avec laquelle il a été accueilli.

—— **Cours de chimie pratique**, d'après les théories modernes, à l'usage des médecins, pharmaciens, étudiants en médecine et en pharmacie, chimistes, par W. Odling. Traduit de l'anglais sur la 3e édition, par A. Naquet. Paris, 1869. 1 vol. in-18 avec 71 figures dans le texte. 4 fr. 50

Depuis plusieurs années déjà, les étudiants sont exercés aux manipulations chimiques, et ces manipulations paraissent même devoir prendre une extension considérable. En présence de ce fait nouveau dans l'enseignement, nous avons pensé qu'un livre renfermant tout ce que les étudiants ont besoin d'apprendre dans leurs manipulations et rien de plus; qu'un livre capable de servir de guide de laboratoire répondait à un besoin réel. Nous ne pouvions mieux faire que de traduire en français pour cet usage, le *Cours de chimie pratique* de M. Odling. L'auteur possède en effet une clarté, une méthode que l'on pourrait peut-être atteindre, mais que certainement on ne pourrait dépasser.

—— **Des sucres.** Paris, 1863. 1 vol. in-8. . . . . 1 fr. 50

—— **De l'allotropie et de l'isomérie.** Paris, 1860. Gr. in-8. 2 fr. 50

—— **De l'atomicité.** Paris, 1868. Brochure grand in-8. . . . . . . 1 fr.

NEUBAUER (Dr), professeur de chimie et de pharmacie au laboratoire de chimie de Wiesbaden, et **VOGEL (Dr)**, directeur professeur de médecine à l'Institut pathologique de Halle. **De l'urine et des dépôts urinaires**. Propriétés et caractères chimiques et microscopiques des éléments normaux et anormaux de l'urine, analyse qualitative et quantitative de cette sécrétion. Description et valeur séméiologique de ses altérations pathologiques, etc.; précédé d'une introduction par R. Fresenius, traduit de l'allemand sur la 5e édition, par le docteur L.-A. Gautier. Paris, 1870. 1 vol. gr. in-8, avec 4 planches col. et 31 fig. dans le texte. . . . 10 fr.

ROLLET (S.), ancien élève de l'École des mines. **Cours élémentaire et pratique du chauffage,** de l'entretien et de la conduite des chaudières à vapeur, fixes, locomobiles, locomotives et de bateaux à vapeur. Paris, 1857. 1 vol. in-4, avec planches. . . . . 6 fr.

ROSELEUR (A.). Manipulations hydroplastiques. Guide pratique du doreur de l'argenteur et du galvanoplaste. 2e édition. Paris, 1866. 1 vol. in-8 avec 200 gravures. . . . . 15 fr.

ROTTGER (R.), ancien professeur de l'académie du génie au service d'Autriche. **La force des forces**. La pression atmosphérique, force motrice gratis à la disposition du génie humain. Paris, 1869. In-18 de 36 pages 1 fr.

ROUSSE, professeur de physique et de chimie au lycée impérial de Saint-Étienne. Tableau présentant la marche à suivre et les expériences à faire pour reconnaître la nature d'un gaz. 2 feuilles in-folio. . . . . 3 fr.

SECCHI (R. P.), directeur de l'Observatoire de Rome, membre correspondant de l'Institut de France, etc. **L'unité des forces physiques.** Essai de philosophie naturelle, traduit de l'italien sous les yeux de l'auteur, par le docteur Deleschamps. Paris, 1869. 1 fort vol. in-18 avec 59 figures dans le texte. . . . . 7 fr. 50

Pour entreprendre une œuvre de cette portée et l'exécuter, il fallait joindre à une connaissance peu commune de tous les détails des sciences naturelles une rare hauteur de vues et une éminente faculté de généralisation. Or il est impossible de ne pas reconnaître que l'auteur de *l'Unité des forces physiques*, réunit ces deux conditions à un degré tout à fait exceptionnel. Le livre du P. Secchi est une étude du plus haut intérêt, qui ne peut manquer de faire faire à la science un pas immense vers son but définitif.

TOURNIER (Émile). Nouveau Manuel de chimie simplifiée pratique et expérimentale sans laboratoire, manipulations, préparations, analyses contenant : 1° des ustensiles, appareils et procédés d'opérations les plus faciles ; 2° principes de la chimie, préparation, étude et usage des corps minéraux et organiques avec les noms anciens et nouveaux; expériences, procédés, recettes d'économie domestique et industrielle, etc. ; 3° précis d'analyse, essais, recherche des falsifications. Paris, 1867. 1 vol. in-18 avec 300 figures dans le texte. . . . . 2 fr. 50

WALKOFF (L.). Guide du fabricant de sucre et du raffineur, à l'usage des fabricants de sucre, directeurs de sucreries, contre-maîtres mécaniciens, ingénieurs, constructeurs d'appareils pour sucrerie, cultivateurs chimistes, etc. 4e édition originale, traduction française, publiée par les soins de M. Mérijot, ancien élève de l'Ecole polytechnique, ingénieur des manufactures de l'Etat. Paris, 1870. 2 v. in-8, avec 200 grav. dans le texte. 30 fr.

GÉOLOGIE — MINÉRALOGIE — PALÉONTOLOGIE

AGASSIZ. Recherches sur les poissons fossiles, comprenant la description de 500 espèces qui n'existent plus, l'exposition des lois de la succession et des développements organiques des poissons durant toutes les métamorphoses du globe terrestre; une nouvelle classification de ces animaux, exprimant leurs rapports avec la série des formations; enfin des considérations géologiques générales tirées de l'étude de ces fossiles. Neufchâtel, 1833-1843. 5 vol. in-4 et atlas de 400 pl. in-fol. publiées en 18 livraisons. . . . . 648 fr.

— **Monographie des poissons fossiles** du vieux grès rouge ou système dévonien des Iles-Britanniques et de la Russie. Soleure, 1844. 3 liv. in-4 avec 41 pl. in-folio color. . . . . 100 fr.

— **Monographie d'échinodermes vivants et fossiles**, devant former une histoire complète de cette classe d'animaux. Neufchâtel, 1832-1842.

1re livraison, contenant les **Salénies**. In-4, avec 5 pl. . . . . 10 fr.
2e livraison, contenant les **Scutelles**. In-4, avec 27 pl. . . . . 40 fr.
3e livraison, contenant les **Galérites** et les **Dysasters**, par E. Desor. In-4, avec 17 planches. . . . . 24 fr.
4e livraison, contenant l'anatomie du genre **Echinus**, par Valentin. In-4 et atlas de 9 pl., grand in-folio. . . . . 24 fr.

— **Description des échinodermes fossiles de la Suisse**. Neufchâtel, 1839.

1re partie : **Spatangoïdes** et **Clypéastroïdes**. In-4, 14 pl. 15 fr.
2e partie : les **Cidarides**. In-4, avec 10 pl. . . . . 15 fr.

— **Études critiques sur les Mollusques fossiles**.

1re livraison, contenant les **Trigonies**. 1840. In-4, avec 11 pl. 12 fr.
2e livraison, contenant les **Myes**. 1842. In-4, avec 48 pl. . . . 48 fr.
3e livraison, contenant les **Myes du Jura et de la craie suisse**. 1842, avec 27 pl. 28 fr.
4e livraison, **Myes du Jura**. 1845. In-4, avec 19 pl. . . . . 24 fr.

— **Iconographie des coquilles tertiaires**. Neufchâtel, 1845. In-4, avec 14 pl. . . . . 15 fr.

— **Mémoire sur les moules de mollusques vivants et fossiles**. Première partie, seule publiée. Moules d'acéphales vivants. Neufchâtel, 1839. In-4, avec 9 pl. 12 fr.

— **Nomenclator zoologicus**, continens nomina systematica generum animalium, tam viventium quam fossilium, secundum ordinem alphabeticum disposita, adjectis auctoribus, libris in quibus reperiuntur, anno editionis, etymologia et familiæ ad quas pertinent in variis classibus. Soleure, 1842-1847 2 vol. gr. in-4. . . . . 80 fr.

ARCHIAC (D'). **Introduction à l'étude de la paléontologie stratigraphique.** Cours de paléontologie, professé au Muséum d'histoire naturelle. Paris, 1862-1864. 2 vol. in-8 de 500 p., avec figures dans le texte et cartes coloriées. . . . . 16 fr.

Le Ier volume renferme l'*Histoire de la paléontologie stratigraphique.*

Le tome II traite des *Connaissances générales qui doivent précéder l'étude de la paléontologie stratigraphique et des phénomènes organiques de l'époque actuelle qui s'y rattachent.* — Origine des êtres; De l'espèce; M. Darwin; Iles et récifs de polypiers; Preuves de l'existence de l'homme; Restes d'industrie humaine; Habitations lacustres; Ouvrages en terre de l'Amérique du Nord; Fossilisation . . . . 8 fr. 50

Les matières traitées par M. d'Archiac n'ont donc été publiées jusqu'à ce jour dans aucun ouvrage de paléontologie. Cet ouvrage peut donc être considéré comme le complément de tous les traités de paléontologie; il se rattache en outre par la méthode à l'*Histoire des progrès de la géologie,* du même auteur.

— **Histoire des progrès de la géologie de 1834 à 1860,** publiée par la Société géologique de France, sous les auspices de M. le ministre de l'instruction publique. Paris, 1847-1860. 8 vol. grand in-8, en 9 parties.

Tome I.	Cosmogonie et Géogénie. — Physique du globe. — Géographie physique. — Terrain moderne.	»	»
Tome II.	*Première partie.* — Terrain quaternaire ou diluvien. . .	»	»
Tome II.	*Deuxième partie.* — Terrain tertiaire.	»	
Tome III.	Formation nummulitique. — Roches ignées ou pyrogènes des époques quaternaire et tertiaire.	»	»

Voy. d'Archiac et Haime : *Description des animaux fossiles du groupe nummulitique de l'Inde.*

Tome IV.	Formation crétacée, *première partie,* avec pl.	8	»
Tome V.	Formation crétacée, *deuxième partie.*	8	»
Tome VI.	Formation jurassique, *première partie,* avec pl.	10	»
Tome VII.	Formation jurassique, *deuxième partie,* avec pl.	8	»
Tome VIII.	Formation triasique.	8	»

— **Géologie et paléontologie.** Ire partie. Histoire comparée. IIe partie. Science moderne. Paris, 1867. 1 fort vol. in-8. . . 7 fr. 50

— **et Jules HAIME. Description des animaux fossiles du groupe nummulitique de l'Inde,** précédée d'un résumé géologique et d'une monographie des nummulites. Paris, 1853-1854. 2 vol. in-4 avec 36 planches de fossiles. . . . . 60 fr.

Le tome II se vend séparément. . . . . 30 fr.

L'ouvrage de MM. d'Archiac et Jules Haime forme le complément nécessaire du tome III de l'*Histoire des progrès de la géologie.*

Le tome I comprend la Monographie des Nummulites avec la description des Polypiers et des Echinodermes de l'Inde.

Le tome II, les Mollusques Bryozoaires, Acéphales, Gastéropodes, Céphalopodes, Annélides et Crustacés.

BAYLE, professeur de minéralogie et de géologie à l'École des ponts et chaussées. **Cours de minéralogie et de géologie.** Paris, 1871. 2 vol. in-4, publiés en 6 fascicules, avec 2,000 gravures dans le texte.

En vente les fascicules I et II.

Prix de chaque fascicule. . . . . 7 fr. 50

BOUÉ (A.). Guide du géologue voyageur. Paris, 1836. 2 vol. in-18. . . . . 8 fr.

BROSSARD (E.). Essai sur la constitution physique et géologique des régions méridionales de la subdivision de Sétif (Algérie). Paris, 1866. 1 v. in-4 avec coupe et carte géol. col. 11 fr.

BURAT (Amédée). Description des terrains volcaniques de la France centrale. Paris, 1833. 1 v. in-8 avec 10 pl. . . . . . 7 f. 50

BURMEISTER, directeur du musée de Buenos-Ayres, etc. **Histoire de la création**, traduit de l'allemand par B. Maupas, revue par Giebel. Paris, 1870. 1 vol. gr. in-8, avec gravures dans le texte. . . . . . 10 fr.

L'*Histoire de la Création* de Burmeister est placé en Allemagne au même rang que le *Cosmos* de Humboldt. Huit éditions n'ont pas épuisé le succès de ce livre original, qui embrasse les questions les plus importantes et les plus attrayantes du monde physique. Une exposition magistrale et des explications libres de tout préjugé, sont à la hauteur de ces problèmes difficiles qui embrassent la physique du globe, la météorologie, la géologie, paléontologie, anthropologie, zoologie, botanique. Deux célèbres savants se sont réunis pour traiter dans ce livre le domaine entier des sciences. De nombreuses gravures aident à l'intelligence du texte. Cet ouvrage n'est point seulement un livre traitant de questions générales, comme son titre pourrait le donner à penser, mais il renferme nombre de faits, disait un savant professeur de la Faculté des sciences, que l'on ne pourrait trouver nulle part ailleurs.

CARTES GÉOLOGIQUES DE TOUS LES DÉPARTEMENTS français, d'Angleterre, de Belgique, d'Allemagne, de Suisse, de l'Espagne, d'Italie.

COLLOMB (Édouard), membre de la Société géologique de France. **Carte géologique des environs de Paris**, d'après les travaux de MM. Cuvier et Brongniart, Omalius d'Halloy, Dufrénoy et Elie de Beaumont, d'Archiac, Raulin, de Sénarmont, Delesse, Deshayes, Desnoyers, Goubert, Hébert, Lambert, Lartet, Meugy, d'Orbigny, Michelot, Triger, Verneuil. Paris, 1866. 1 feuille imprimée en couleur au $\frac{1}{320000}$. . . 10 fr.

La même, sur toile, dans un étui. . . . . 12 fr. 50

COTTEAU (G.). **Échinides fossiles des Pyrénées**. Paris, 1863. 1 vol. in-8 de 160 pages, avec 9 pl. représentant 119 sujets. . . 8 fr.

Pour les autres publications de M. Cotteau, voy. nos Catalogues d'Histoire naturelle.

DEFRANCE. **Tableau des corps organisés fossiles**, précédé de remarques sur leur pétrification. Paris, 1824. In-8. . . . . 3 fr.

DELESSE, ingénieur des mines, professeur à l'École normale et des mines, membre des Sociétés géologiques de France et de Londres, etc. **Carte géologique du département de la Seine**, publiée d'après les ordres de M. le préfet de la Seine. Paris, 1866. 4 feuilles imprimées en chromolithographie, avec légende explicative. . . . . 20 fr.

La carte géologique du département de la Seine résume tous les résultats donnés par les travaux souterrains : elle permet d'indiquer à l'avance la nature et même la cote des différents terrains qui seraient rencontrés en un point quelconque. Elle sera donc fort utile, non-seulement aux personnes qui s'occupent de géologie, mais encore aux ingénieurs, aux architectes, aux constructeurs et à tous ceux qui ont besoin de connaître le sous-sol parisien.

— **Procédé mécanique pour déterminer la composition des roches**. 2ᵉ édition. Paris, 1862. Brochure in-8. . . . . . . 1 fr. 25

— **Recherches sur l'origine des roches**. 2ᵉ édition. Paris, 1865. In-8 de 80 pages. . . . . 2 fr. 50

— **Études sur le métamorphisme des roches**. Paris, 1869. In-8 de 100 pages. . . . . 2 fr. 50

DOLLFUS-AUSSET. **Matériaux pour l'étude des glaciers**. Paris, 1863-1870. 11 vol. grand in-8 et atlas in-folio.

- T. Iᵉʳ — Iʳᵉ partie. — Auteurs qui ont traité des hautes régions des Alpes et des glaciers, et sur quelques questions qui s'y rattachent. . . . . 20 fr.
- T. Iᵉʳ. — IIᵉ partie. — Auteurs, etc., etc. . . . . 20 fr.
- T. Iᵉʳ. — IIIᵉ partie. — Auteurs, etc., etc. . . . . 20 fr.
- T. II. — Hautes régions des Alpes ; Géologie ; Météorologie ; Physique du globe. . . . . 20 fr.
- T. III. — Phénomènes erratiques. . . . . 20 fr.
- T. IV. — Ascensions. 20 fr.
- T. V. — Glaciers en activité. — *Iʳᵉ partie*. . . . . 20 fr.

T. VI. — Glaciers en activité. — *IIe partie.* . . . . 20 fr.
T. VI. — IIe partie. — Glaciers en activité. — *IIIe partie.* (*Sous presse.*)
T. VII. — Tableaux météorologiques. 20 fr.
T. VIII. — Observations météorologiques et glaciaires à la station Dollfus-Ausset, au col du Saint-Théodule (3,350 m. alt.), du 1er août 1865 au 1er août 1866. . . . . 20 fr.
T. VIII. — IIe partie. — Observations, etc., etc. . . . . 20 fr.
T. IX. — Monographie des glaciers. (*Sous presse.*)
T. X. — Atlas de 80 planches. (*Sous presse.*)

DOLLFUS (Aug.), Protogea Gallica. La Faune kimméridienne du cap de la Hève. Paris, 1863. 1 vol. in-4, avec 18 pl. sur papier de Chine. 20 fr.

— Et de **MONT-SERRAT (E.)** Voyage géologique dans les républiques de Guatemala et de Salvador. (Missions scientifiques au Mexique et dans l'Amérique centrale.) Paris, 1868, 1 vol. grand in-4 avec 18 planches teintées et carte géolog. (50). 35 fr.
Publié par ordre de S. M. l'Empereur et par les soins du Ministre de l'instruction publique.

D'ORBIGNY (CH.). Tableau chronologique des divers terrains, ou systèmes de couches connues de l'écorce terrestre, présentant, d'une manière synoptique les principaux êtres organisés qui ont vécu aux diverses époques géologiques, et indiquant l'âge relatif aux différents systèmes de montagnes, établis par M. Elie de Beaumont. 1 feuille jésus coloriée . . . . 2 fr.

— Le même collé sur toile, vernissé et monté sur gorge et rouleau (*propre à l'enseignement*). . . . . 5 fr.

— **Coupe figurative de la structure de l'écorce terrestre** avec indication et figures des principaux fossiles caractéristiques des divers étages. 1 feuille grand-aigle, avec 182 figures de fossiles dessinées par Léger et coloriées. . . . . 6 fr.

— Le même collé sur toile, vernissé et monté sur gorge et rouleau (*propre à l'enseignement*) . . . . 12 fr.

— **Description des roches composant l'écorce terrestre et des terrains cristallins constituant le sol primitif,** avec indication des diverses applications des roches aux arts et à l'industrie; ouvrage rédigé d'après la classification, les manuscrits inédits et les leçons publiques de feu M. Cordier. Paris, 1868. 1 fort vol. in-8. . . . . . 10 fr.

DUFRÉNOY et ÉLIE DE BEAUMONT. Carte géologique de la France, publiée par ordre du ministre des travaux publics. 6 feuilles grand-aigle coloriées, sur toile et pliées. In-4. . . . . 167 fr. 50

— **Explication de la carte géologique de la France.** *En vente*, les tomes I et II. . . . . 33 fr. 75
Le tome Ier contient la Carte réduite en une feuille.

— **Carte géologique de la France**, imprimée en couleur (réduction de la grande carte en 6 feuilles). 1 feuille avec le réseau pentagonal. 5 fr.
— La même, collée sur toile. . . . . 7 fr.

DUMORTIER (Eug.), membre de la Société géologique de France. **Etudes paléontologiques sur les dépôts jurassiques du bassin du Rhône.** 1re partie, Infralias. Paris, 1864. 1 vol. gr. in-8°. avec 30 pl. de fossiles. . . . . 20 fr.

— IIe partie, Lias inférieur. Paris, 1867. 1 vol. gr. in-8 avec 50 pl. de fossiles. . . . . 30 fr.

— IIIe partie, Lias moyen. Paris, 1869. 1 vol gr. in-8 avec 45 pl. . 30 fr.

FOURNET (J.). Géologie lyonnaise. Paris, 1862. 1 très-fort vol. grand in-8 de 800 pages. (24). 20 fr.

FROMENTEL (E. de), membre de la Société géologique de France. **Introduction à l'étude des polypiers fossiles**, comprenant leur histoire, leur anatomie, leur mode de production et de reproduction, leurs habitudes extérieures, leur classification d'après la méthode dichotomique, la description des ordres, des familles, des genres et la description de toutes les espèces connues. Paris, 1858-61. 1 vol. in-8. . 5 fr.

Pour les autres publications de M. E. DE FROMENTEL, voy. nos Catal. d'Hist. nat.

GAUDRY (Albert), professeur à la Faculté des sciences de Paris. **Animaux fossiles et géologie de l'Attique**, d'après les recherches faites en 1855-56 et en 1860 sous les auspices de l'Académie des sciences. Paris, 1862-68. 1 fort vol. in-4 de texte avec 5 planches de fossiles, cartes et coupes géologiques coloriées. . . . . 120 fr.

— **Considérations générales sur les animaux fossiles de Pikermi**. Paris, 1861. 1 vol. in-8. . . . . 2 fr.

— **Des lumières que la géologie** peut jeter sur quelques points de l'histoire ancienne des Athéniens. Paris, 1867. In-8 de 52 pages. 1 fr. 50

— **Cours annexe de paléontologie** à la Faculté des sciences de Paris. Leçon d'ouverture. Paris, 1688. In-8 de 20 pages. . . . . 1 fr.

— **Description géologique de l'île de Chypre**. Paris, 1862. 1 vol. in-4, avec carte géologique coloriée et 75 fig. dans le texte. . . 15 fr.

Pour les autres publications de M. GAUDRY, voy. nos Catalogues d'Histoire naturelle.

GRAS (Scipion), ingénieur en chef des mines. **Description géologique du département de Vaucluse**. Paris, 1862. 1 vol. in-8, avec coupes géologiques coloriées. . . . . 8 fr.

— **Carte géologique du département de Vaucluse**. 1 feuille coloriée. . . . . 7 fr.

Pour les autres publications de M. S. GRAS, voy. nos Catalogues d'Histoire nat.

HÉBERT (Paul). **Théorie chimique de la formation des silex et des meulières**. Paris, 1864. In-8 de 16 p. . . . . 1 fr.

LAMBERT. **L'homme primitif et la Bible**. Paris, 1869. In-8 de 67 pages. . . . . 1 fr. 50

(Voy. *Nouveaux Éléments d'histoire naturelle*.)

LORIOL (P. DE) et PELLAT (E.). **Monographie paléontologique et géologique de l'étage portlandien des environs de Boulogne-sur-Mer**. 1 vol. in-4, avec 10 pl. de fossiles. . 20 fr.

— **et COTTEAU (G.)**. **Monographie paléontologique et géologique de l'étage portlandien du département de l'Yonne**. Paris, 1868. 1 vol. in-4 avec 15 pl. de fossiles. . . . . 22 fr. 50

MALINOWSKI (D.). **De l'exploitation du charbon de terre dans le bassin houiller du Gard**. Paris, 1869. In-8 de 65 pages, avec carte du bassin houiller du Gard. . . . . 3 fr. 50

MARTIN (Jules). **Paléontologie stratigraphique de l'infralias de la Côte-d'Or**. Paris, 1860. 1 volume in-4 avec 8 planches. . 8 fr.

MICHELIN (Hardouin). **Monographie des clypéastres fossiles**. Paris, 1861. 1 vol. in-4 avec 28 planches. . . . . 13 fr.

NOUVEAUX ÉLÉMENTS D'HISTOIRE NATURELLE, à l'usage des lycées, des candidats au baccalauréat ès sciences, etc., par M. E. LAMBERT. 3 vol. in-18 avec 440 gr. dans le texte. . . . . . 7 fr. 50

— **Géologie**. 2e édition. Paris, 1867. 1 v. in-18 de 240 p. avec 142 grav. dans le texte.

— **Botanique**. Paris, 1864. 1 vol. in-18 avec 202 gravures dans le texte.

— **Zoologie.** Paris, 1865. 1 vol. in-8 avec 100 gravures dans le texte. Chaque volume se vend séparément. . . . . 2 fr. 50

Ces *Nouveaux Éléments d'histoire naturelle* ont été rédigés dans le but d'offrir aux jeunes gens un cours clair et méthodique, pouvant leur servir de préparation immédiate aux examens du baccalauréat ès sciences et aux écoles du gouvernement.

Plus de six cents figures enrichissent ces trois volumes, qui sont imprimés sur beau papier; c'est assez dire que nous n'avons rien négligé pour que l'exécution matérielle soit irréprochable.

Nous avons fait précéder chacun des trois volumes de l'histoire abrégée de la science qu'il traite. N'est-il pas naturel, en effet, en étudiant une science, de chercher à connaître son origine, ses progrès ou le développement de l'esprit humain? Nous pensons que l'on nous saura gré de cette innovation.

OMALIUS D'HALLOY. Abrégé de géologie. 8e édition. Paris, 1868. 1 vol. in-8 avec figures dans le texte. . . . . 10 fr.

— **Des races humaines** ou Éléments d'ethnographie. 5e édition, augmentée d'une Classification des connaissances humaines et d'une Notice sur l'espèce. Paris, 1869. 1 vol. in-8 de 151 pages avec planches col. 3 fr.

PICTET (F.-J.), professeur à l'Académie de Genève. **Matériaux pour la paléontologie suisse.** Genève, 1854-1869, 1re série, 4 parties publiées en 11 livraisons, avec 64 planches lithographiées, in-4 relié en toile. . . . . 95 fr.

2e série, 2 parties publiées en 12 livraisons formant 2 vol. in-4, avec 55 planches, 4 coupes géologiques et atlas de 7 planches in-fol. 125 fr.

3e série, 2 parties publiées en 16 livraisons. . . . . 130 fr.

4e série, 2 parties publiées en 11 livraisons. . . . . 97 »

5e série, publiée en 5 livraisons. 42 50

— **Mélanges paléontologiques.** Genève, 1867-1869. 4 livraisons in-4, avec 44 pl. . . . . 58 fr.

RAMES (S.-B.). Étude sur les volcans. Paris, 1866. 1 volume in-32. . . . . 1 fr. 25

— **La création d'après la géologie et la philosophie naturelle.** Ire partie. Paris, 1869. 1 vol. in-18 de 184 pages. . . . . . . 3 fr.

ROLLAND DU ROQUAN. Description des coquilles fossile, de la famille des rudistes, qui se trouvent dans le terrain crétacé de Corbières (Aude). Carcassonne, 1841. Avec 8 pl. (9 fr.). . . . . 3 fr.

SAPORTA (Comte G. de). Prodrome d'une flore fossile des travertins anciens de Sézanne. Paris, 1868. 1 vol. in-4 avec 15 planches. . . . . 17 fr.

TERQUEM et PIETTE. Le lias inférieur de l'est de la France. Paris, 1865. In-4 de 176 p. avec 18 pl. de fossiles. . . . . 15 fr.

VERNEUIL (E. de) ET COLLOMB (E) Membres de la Société géologique de Franee. **Carte géologique de l'Espagne et du Portugal**, d'après leurs propres observations faites de 1844 à 1862, celles de M. C. de Prado, Botella, Sehulz, A. Maestre, Aranzazu, Bauza, J. de Vilanova, E. Fauchez, F. de Lujan, de Lorière, Dufrénoy et Elie de Beaumont, Le Play, Jacquet, Vezian pour l'Espagne et celles de MM. C. Ribeiro et Sharpe pour le Portugal. Paris, 1869. Une feuille col. avec un texte explicatif. . . 15 fr.

VÉZIAN (Alexandre), professeur à la Faculté des sciences de Besançon. **Prodrome de géologie.** Paris, 1863-1866, 3 vol. in-8, publiés en 10 livr. Ouvrage complet. . . . . 25 fr.

Constitution physique du globe au point de vue géologique. — Origine, du mode d'accroissement et de la structure générale de l'écorce terrestre. — Phénomènes géologiques qui ont leur siége à la surface des continents et sur le sol émergé. — Des phénomènes géologiques qui s'accomplissent au sein des eaux et sur le sol immergé. — Phénomènes géologiques dont le siége est dans l'intérieur de l'écorce terrestre. — Phénomènes dont le siége est dans l'intérieur de l'écorce terrestre, action geysérienne, métamorphisme. — Actions dynamiques qui s'exercent sur l'écorce terrestre; stratigraphie générale.— Stratigraphie systématique; systèmes de montagnes.— Structure intérieure et configuration générale de l'écorce terrestre. — Intervention de l'organisme dans les phénomènes géologiques. — Révolutions de la surface du globe. — Classification et description des terrains de la série paléozoïque. — Classification et description des terrains de la série mésozoïque. — Classification et description des terrains de la série néozoïque.

Pour les autres publications de M. Vézian, voy. nos Catalogues d'Histoire naturelle.

WOODWARD, A. L. S. Manuel des mollusques. Traité des coquilles vivantes et fossiles. 2e édition, mise au courant de la science conchyliologique, par R. TATE, R. F. S. Traduit de l'anglais par HUMBERT, conservateur du musée de Genève. Paris, 1870. 1 vol. petit in-8 cart. en toile anglaise, avec 600 gravures. . . . . 12 fr.

Il n'existait jusqu'à présent, en France, pour ceux qui se livrent à l'étude des mollusques, que des compilations sans aucune valeur scientifique. il manquait un livre offrant les garanties que peuvent seules donner des études spéciales.

Le *Manuel de Conchyliologie* de Woodward était considéré par tous les malacologistes comme un petit chef-d'œuvre en son genre. MM. les professeurs Deshayes, Gervais, Gratiolet, etc., le recommandaient à tous ceux de leurs élèves qui lisaient l'anglais.

Nous avons pensé bien faire en offrant au public une édition française de cet excellent ouvrage.

BOTANIQUE

ANSBERQUE (Edme), vétérinaire au train des équipages militaires. **Flore fourragère de la France**, reproduite par la méthode de compression dite phytoxygraphique. Lyon, 1866. 1 vol. in-fol. avec 270 planches. . . . . 40 fr.

— **et CUSIN**, aide naturaliste au jardin botanique de la ville de Lyon. **Herbier de la flore française**, publié sous le patronage du service des parcs et jardins de la ville da Lyon par le procédé de reproduction dit de phytoxygraphie. Lyon, 1867, tome Ier, in-fol. avec 195 planches représentant les Renonculacées, les Berbéridées, les Nymphéacées, les Papavéracées, les Fumariacées. . . . . 30 fr.

Tome 2e (1868). In-folio avec 235 planches représentent les Crucifères. 30 fr.

Tome 3e (1869). In-folio avec 125 planches, comprenant les Capparidées, les Cistacées, les Violacées, les Résédacées, les Polygalées, les Droséracées, les Frankéniacées. 30 fr.

Tome 4e (1869). In-folio avec 206 planches, contenant les Silénées, les Alsinées. . . . . 30 fr.

Cet ouvrage, qui formera 25 volumes in-folio, sera publié en huit années. Il peut servir d'illustration à la *Flore de France* de Grenier et Godron.

BAILLON (H.), professeur de botanique à la Faculté de médecine de Paris. **Botanique cryptogamique.** (Voy. PAYER.)

— **Programme du Cours d'histoire naturelle médicale**, professé à la Faculté de médecine de Paris. IIe partie, **Botanique médicale**. Paris, 1869. 1 vol. in-18 de 72 pages. . . . . 1 fr. 50

DEBAT (L.). Flore analytique des genres et espèces appartenant à l'ordre des mousses, pour servir à leur détermination dans les départements du Rhône, de la Loire, de Saône-et-Loire, de l'Ain, de l'Isère, de l'Ardèche, de la Drôme et de la Savoie. Paris, 1867. Gr. in-8 de 200 pages. . . . . 5 fr.

DELILE. Flore d'Égypte. 1 atlas grand in-folio de 62 pl. avec texte (150). . . . . 25 fr.

DULAC (Abbé J.). Flore du département des Hautes-Pyrénées. Paris, 1867. 1 vol. in-18 avec gravures dans le texte, extraites de la *Botanique* de Richard. . . . . 10 fr

DUPUY. Mémoires d'un botaniste, accompagnés de la Florule des stations du chemins de fer du Midi dans le Gers. Paris, 1868. 1 volume in-18, avec figures dans le texte. . . . . 3 fr. 50

FÉE, professeur à la Faculté de médecine de Strasbourg. **Flore de Théocrite et des autres bucoliques grecs.** Paris, 1832. In-8. 2 fr.

GENEVIER (Gaston), membre de la Société botanique de France. **Essai monographique sur les rubus du bassin de la Loire.** Angers, 1869. 1 vol. in-8 de 346 p. . . . . 6 fr.

Cet ouvrage, contenant la description de 203 espèces, dont plusieurs inédites, est accompagné d'une clef analytique pour en faciliter la détermination.

GRENIER et GODRON, doyen de la Faculté des sciences de Nancy. **Flore de France**, ou description des plantes qui croissent naturellement en France. Paris, 1848-1856. 3 vol. in-8 de 800 p. . . . . 30 fr.

Une nouvelle Flore de France, disposée d'après la méthode naturelle, plus complète que les précédentes et mise au niveau des découvertes de la science moderne, était un besoin vivement senti. MM. Grenier et Godron, dont les travaux antérieurs sont une suffisante recommandation, ont entrepris de remplir cette tâche laborieuse. Profitant amplement des travaux des botanistes allemands, italiens et français, aidés des conseils bienveillants d'hommes qui font autorité dans la science, entourés de matériaux considérables amassés depuis longues années et qui se sont accrus de tous ceux qui ont été mis généreusement à leur disposition, ils espérent pouvoir offrir au public un livre utile, fruit de leurs travaux persévérants et consciencieux.

GRENIER, professeur à la Faculté des sciences de Besançon. **Flore jurassique.** Paris, 1865. 2 vol. in-8 de 1,000 pages. . . . . 11 fr.

JORDAN (Alexis). Diagnoses d'espèces nouvelles et méconnues pour servir de matériaux à une Flore réformée de la France et des contrées voisines. Tome I, Ire partie. Paris, 1864. Gr. in-8 de 356 p. 9 fr. 50

— **et FOURREAU (Julio). Breviarium plantarum novarum** sive specierum in horti plerumque cultura recognitarum descriptio contracta, ulterius amplianda. Fasciculus I. Parisiis, 1866. In-8 de 60 p. 3 fr. Fasciculus II. Parisiis, 1868. In-8 de 137 p. . . . . 6 fr.

— **Icones ad floram Europæ,** novo fundamento instaurandam, spectantes.

Cet ouvrage se publie en 5 volumes de chacun 40 fascicules in-folio de 5 pl. gravées et coloriées avec soin et texte. Il comprendra environ 1,000 pl. Depuis le mois de novembre 1866, il paraît deux fascicules par mois. Prix de chacun. . 9 fr.
En vente les fascicules I à XL formant le tome Ier. Prix. . . . . 360 fr.
Ouvrage honoré de souscriptions du Ministère de l'instruction publique.

KLEINHANS (R.). Album des mousses des environs de Paris. Paris, 1863-1869. 1 vol. in-folio cartonné en toile, avec 30 planches lithographiées représentant 270 figures et un texte explicatif. . . . 25 fr.

LAGASCA (M.). Genera et species plantarum, quæ aut novæ sunt, aut nondum recte cognoscuntur. Matriti, 1816. In-4 de 35 p. et 2 pl. . . 1 fr.

NOUVEAUX ÉLÉMENTS D'HISTOIRE NATURELLE, à l'usage des lycées, des candidats au baccalauréat ès sciences, etc., par M. E. LAMBERT. 3 vol. in-18 avec 440 gravures dans le texte. . . . . 7 fr. 50

— **Géologie**, 2e édition. Paris, 1867. 1 vol. in-18 de 240 pages, avec 242 gravures dans le texte.

— **Botanique**. Paris, 1864. 1 vol. in-18 avec 202 gravures dans le texte.

— **Zoologie**. Paris, 1865. 1 vol. in-8 avec 100 gravures dans le texte.

Chaque volume se vend séparément. . . . . 2 fr. 50

Nous avons fait précéder chacun des trois volumes de l'histoire abrégée de la science qu'il traite. N'est-il pas naturel, en effet, en étudiant une science, de chercher à connaître son origine, ses progrès ou le développement de l'esprit humain? Nous pensons que l'on nous saura gré de cette innovation.

Plus de quatre cents figures enrichissent ces trois volumes, imprimés sur beau papier; nous n'avons rien négligé pour que l'exécution matérielle soit irréprochable.

PARLATORE (Ph.). Plantæ novæ vel minus notæ opusculis diversis olim descriptæ. Parisiis, 1842. In-8 de 87 p. . . . . 50 c.

PAYER (J.-B.), membre de l'Institut. **Botanique cryptogamique,** ou histoire naturelle des familles de plantes inférieures. 2e édition, revue et augmentée de notes par Baillon, professeur de botanique à la Faculté de médecine de Paris. Paris, 1868. 1 vol. gr. in-8, avec 1110 figures dans le texte. . . . . 15 fr.

Avant la publication du livre que nous annonçons, on était fort embarrassé pour commencer l'étude de la cryptogamie. On trouvait bien quelques mémoires sur les algues, les champignons, les mousses, les lichens, etc.; mais comment supposer qu'un élève puisse lire avec fruit ces différents travaux, les apprécier, en extraire ce qu'il lui est utile de savoir et laisser le reste de côté, en un mot n'attacher à chaque chose que son importance réelle dans l'ensemble des découvertes de la science? comment ne pas craindre qu'il ne s'égare au milieu de ces détails dans lesquels se complaît parfois l'auteur d'un mémoire spécial, et que, découragé dès l'abord, il n'abandonne pour toujours l'étude d'une science cependant si attrayante? Non, il faut un guide à tout homme qui entre dans une voie nouvelle; il lui faut un ouvrage qui recueille toutes ces richesses scientifiques disséminées dans tous ces mémoires et les coordonne de façon à faire ressortir tout ce qui est saillant : tel est le but que l'auteur de la *Botanique cryptogamique* s'était proposé. Disons tout de suite qu'il l'a complétement atteint. Le suffrage du public lui a répondu, et son livre est devenu classique. Epuisé au bout de quelques années, il était devenu fort rare et se vendait très-cher dans les ventes publiques.

M. Baillon, professeur de botanique à la Faculté de médecine de Paris, a bien voulu se charger de répondre au vœu du public, en publiant une nouvelle édition augmentée de notes, et mise au courant des progrès de la science. Plus de onze cents figures, intercalées dans le texte, en facilitent l'intelligence.

PERREYMOND. Plantes phanérogames qui croissent aux environs de Fréjus, avec leur habitat et l'époque de leur floraison. Paris, 1833. In-8 de 92 pages. 1 fr.

RICHARD (Achille) et MARTINS (Charles). Nouveaux Éléments de botanique contenant l'organographie, l'anatomie et la physiologie végétales, les caractères de toutes les familles naturelles, par Achille Richard, 10e édit., augmentée de notes additionnelles par Charles Martins, professeur de botanique à la Faculté de médecine de Montpellier, directeur du Jardin des plantes de la même ville, correspondant de l'Institut de France et de l'Académie de médecine de Paris; et pour la partie cryptogamique, par J. de Seynes, professeur agrégé à la Faculté de médecine de Paris. Paris, 1870. 1 vol. petit in-8 avec 500 fig. dans le texte. . . 6 fr.

Peu d'ouvrages classiques ont eu la fortune des *Éléments de botanique* de Richard, mais la fortune en ce cas n'a pas été aveugle; et la faveur dont jouit ce livre dans les générations d'étudiants qui se succèdent depuis trente ans se justifie par l'ingéniosité de sa méthode, la lucidité de son exposition et l'attrait de son style. Aucun écrivain n'a exposé la botanique avec cette simplicité qui caractérisait son enseignement oral.

Le lecteur s'assurera en parcourant ce livre de l'importance des additions dont le professeur Martins a enrichi cette édition nouvelle. Il s'est évidemment proposé de remplacer Richard, et ce but, il l'a complétement atteint. Parmi les articles additionnels, nous indiquerons les méats intercellulaires, les vaisseaux du latex, la structure du bois, la respiration végétale, la formation de l'embryon, la parthénogénèse, la fécondation entre espèces différentes et la géographie botanique. En ce qui concerne les familles, le professeur Martins, laissant intacte cette partie de l'ouvrage de Richard, s'est contenté d'y ajouter la liste des familles rangées suivant la méthode de de Candolle. Il justifie cette addition par l'extrême facilité que cette classification offre aux commençants.

Cette dernière édition, avec les compléments dont l'a enrichie le professeur Martins, est le tableau extrêmement fidèle de l'état de la science botanique.

SCHACHT (H). Le microscope et son application spéciale à l'étude de l'anatomie végétale, traduit de l'allemand sur la troisième édition, par Paul Dalimler. Paris, 1865. 1 vol. in-8 avec 110 fig. dans le texte et 2 pl. . 8 fr.

WAGNER (H.). Phanerogamen Herbarium. Bielefield, 1858. Petit in-folio, de 8 livraisons, contenues dans un carton en toile anglaise renfermant 200 échantillons collés et étiquetés avec soin. . . . . 20 fr.

Liv. I, Ranunculaceen, Cruciferen. — II, Cruciferen, Lineen. — III, Lineen Papilionaceen. — IV. Papilionaceen-Grossuiarieen. — V. Saxifrageen Stellaten. — VI. Rubiaceen-Oleineen. — VII. Asclepiadeen-Primulaceen. — VIII. Oleraceæ Liliaceæ.

— **Cryptogamen Herbarium.** Bielefield, 1860. In-8 de 9 livraisons contenues dans un carton en toile anglaise renfermant 200 échantillons collés et étiquetés avec soin. 12 fr.

Liv. I à III, Laubmoose. — IV et V, Lebermoose. — VI et VII, Flechten. — VIII, Algen. — IX, Pilze und Gefass-Cryptogamen.

— **Gras Herbarium.** Bielefield. Petit in-folio de 8 livraisons contenues dans un carton en toile anglaise renfermant 200 échantillons collés et étiquetés avec soin. . . . . 20 fr.

Liv. I à III, Juncaceen. — IV, V. — Cyperaceen. — VI, VIII, Gramineceæ.

— **Herbarium medicinalis.** Bielefield, 1861. Petit in-folio de 4 livraisons contenues dans un carton en toile anglaise formant 100 échantillons collés et étiquetés avec soin. 10 fr.

WALPERS (G. G.). Repertorium botanices systematicæ. Lipsiæ, 1842-1848. 6 vol. in-8. . . . . 140 fr.

— **Annales botanices systematicæ**, Synopsis plantarum phanerogamicarum novarum omnium (continuation de Walpers par Karl Müller). Lipsiæ, 1848-1868. 7 vol. in-8. . . . . 180 fr.

ZOOLOGIE

AGASSIZ. Histoire naturelle des poissons d'eau douce de l'Europe centrale. Neufchâtel, 1859. Première livraison, in-folio, ave 27 planches coloriées. . . . . 75 fr.

— 2e livraison, **Embryologie des salmones**, par C. Vogt. 1842. In-folio. de 14 pl., avec texte gr. in-8 de 328 p. . . . . 36 fr.

BAILLON (H.), professeur de botanique à la Faculté de médecine de Paris. **Programme du cours d'histoire naturelle médicale**, professé à la Faculté de médecine de Paris. Ire partie. **Zoologie médicale**. Paris, 1868. 1 vol. in-18 de 72 pages. . . . . 1 fr. 25

BOURGUIGNAT (S.-R.). Malacologie de la Grande-Chartreuse. Paris, 1864. 1 beau vol. grand in-8, avec 9 pl. de vues pittoresques, 8 pl. de moll. en double, noir et color . . . . 30 fr.

— **Mollusques nouveaux litigieux ou peu connus**, publié par fascicules, in-8 de 24 pages avec 4 pl. Prix de chaque fascicule contenant chacun dix espèces (décades). . . . . 4 fr.
Dix décades forment une centurie ou un volume.
En vente le premier volume contenant 325 p. et 45 pl. (Fascic. I à X). 40 fr.

— **Monographie du nouveau genre Moitessieria.** Paris, 1863. 1 vol. in-8, avec 2 planches. . . . . 4 fr.

Ce mémoire renferme la description de ce nouveau genre et les diagnoses de trois espèces nouvelles.

— **Monographie du nouveau genre français Paladilha.** Paris, 1865, grand in-8 de 16 p. avec pl . . . . 4 fr.

— **Malacologie d'Aix-les-Bains.** Paris, 1864. 1 v. in-8 av. 3 pl. 10 fr.

Toutes les publications de M. Bourguignat sont imprimées à 100 exemplaires.

CHAPUIS (F.). Le pigeon voyageur belge. Verviers, 1865. 1 vol. in-18 . . . . 2 fr.

— **De son instinct d'orientation** et des moyens de le perfectionner Verviers, 1868. In-8 de 42 p. 1 fr.

COMTE (Achille). Introduction à toutes les zoologies. Paris, 1835. In-4 avec 150 fig. dans le texte. (2 fr. 50). . . . . 75 c.

DUPUY (D.). Histoire des mollusques terrestres et d'eau douce qui vivent en France. Paris, 1848-1851. 6 fascicules in-4° avec 36 pl. 60 fr.

LEFÈVRE. De la chasse et de la préparation des papillons. Paris, 1863. In-8 avec pl. . . . . 1 fr. 25

LEMAIRE. De la chasse et de la préparation des oiseaux. Paris, 1863. In-8 avec pl. 1 fr. 25

LUCAS (H.), aide-naturaliste au Muséum d'histoire naturelle. **Histoire naturelle des lépidoptères d'Europe**, suivie des instructions sur la chasse, la préparation, la conservation des papillons, et sur la manière de choisir et d'élever les chenilles. 2e édition revue et mise au courant de la science. Paris, 1864. 1 beau vol. grand in-8, cartonné en toile anglaise, non rogné, avec 80 planches coloriées représentant plus de 400 sujets. 25 fr.

— Le même ouvrage, demi-rel. chagrin, non rogné. . . . . 30 fr.

Dans cette 2e édition, la classification ayant été mise au courant de la science, nous avons changé la lettre et les légendes de toutes les planches pour les mettre en harmonie avec le texte réimprimé et augmenté.

— **Histoire naturelle des lépidoptères exotiques.** Paris, 1864. 1 beau vol. gr. in-8, cartonné en toile anglaise, non rogné, avec 80 pl. coloriées, représentant près de 400 sujets. . . . . 25 fr.

— Le même ouvrage, demi-rel. chagrin, non rogné. . . . . 30 fr.

Voy. Prévost (Florent).

— **Des papillons.** Vade-mecum du lépidoptérologiste, contenant l'histoire naturelle des insectes qui composent l'ordre des lépidoptères, leurs mœurs, la manière d'en faire la chasse, de les élever et de les conserver dans les collections. Paris, 1838. In-8 de 182 pages avec 5 planches gravées et coloriées. . . . . 2 fr. 50

MARCHAND (Léon), professeur agrégé à l'École de pharmacie. **De la reproduction des animaux infusoires.** Étude médico-zoologique. Paris, 1869. In-8 de 90 p. et 2 pl. . . . . 3 fr.

MULSANT (E.). Professeur d'histoire naturelle au lycée impérial de Lyon.

— **Histoire naturelle des coléoptères de France.**

— **Térédiles.** Paris, 1864. 1 vol. in-8 avec 10 pl. . 14 »

— **Vésiculifères.** Paris, 1867. 1 vol. in-8 avec 7 pl. 11 »

— **Scuticolles.** Paris, 1867. 1 vol. in-8 avec 2 pl. 6 »

— **Monographie des Coccinellides.** Première partie : **Coccinelliens.** Paris, 1866. 1 vol. gr. in-8 de 300 p. . . . . 8 fr.

— **et VERREAUX (J. E.). Essai d'une classification méthodique des trochilidées ou oiseaux-mouches.** Paris, 1867. 1 vol. in-8. . . . . 2 fr. 50

NOUVEAUX ÉLÉMENTS D'HISTOIRE NATURELLE, à l'usage des lycées, des candidats au baccalauréat ès sciences, etc., par M. E. Lambert. 3 vol. in-18 avec 440 gr. dans le texte. . . . . 7 fr. 50

— **Géologie.** 2e édition. Paris, 1867. 1 v. in-18 de 240 p. avec 142 grav. dans le texte.

— **Botanique.** Paris, 1864. 1 vol. in-18 avec 202 gravures dans le texte.

— **Zoologie.** Paris, 1865. 1 vol. in-8 avec 100 gravures dans le texte.

Chaque volume se vend séparément. . . . . 2 fr. 50

Ces *Nouveaux Éléments d'histoire naturelle* ont été rédigés dans le but d'offrir aux jeunes gens un cours clair et méthodique, pouvant leur servir de préparation immédiate aux examens du baccalauréat ès sciences et aux écoles du gouvernement.

Plus de six cents figures enrichissent ces trois volumes, qui sont imprimés sur beau papier; c'est assez dire que nous n'avons rien négligé pour que l'exécution matérielle soit irréprochable.

Nous avons fait précéder chacun des trois volumes de l'histoire abrégée de la science qu'il traite. N'est-il pas naturel, en effet, en étudiant une science, de chercher à connaître son origine, ses progrès ou le développement de l'esprit humain? Nous pensons que l'on nous saura gré de cette innovation.

PRÉVOST (Florent), aide-naturaliste de zoologie au Muséum d'histoire naturelle, et **C. LEMAIRE**, docteur en médecine. **Histoire naturelle des oiseaux d'Europe**. Paris, 1864. 1 beau vol. gr. in-8, cartonné en toile anglaise, non rogné, avec 80 planches gravées en taille-douce et coloriées avec soin, représentant 200 sujets. . . . . . . 25 fr.

— Le même ouvrage, demi-reliure chagrin, non rogné. . . . . . 30 fr

— **Histoire naturelle des oiseaux exotiques**. Paris, 1864. 1 beau vol. gr. in-8, cartonné en toile anglaise, avec 80 pl. gr. en taille-douce et col. avec soin, représentant 200 sujets. . . . . 25 fr.

— Le même ouvrage, demi-reliure chagrin, non rogné. . . . . . 30 fr

Il n'est rien de plus attrayant, pour les personnes qui ont le goût de l'histoire naturelle, que l'étude des oiseaux et des papillons. Les quatre volumes que nous annonçons (H. Lucas, Florent Prévost et Lemaire) se recommandent aux gens du monde par la netteté des descriptions et la clarté du classement des espèces. Les noms des auteurs sont en outre une garantie de leur valeur scientifique. Le coloris des planches, gravées en taille-douce avec le plus grand soin, a été exécuté d'après les aquarelles des voyageurs et des artistes les plus distingués.

Un traité pour l'empaillage et la chasse des oiseaux, ainsi que pour la préparation et la conservation des papillons et des insectes, accompagne chaque traité.

Voy. Lucas.

— **Des animaux d'appartements et de jardins** : oiseaux, poissons, chiens, chats. Paris, 1861. 1 vol. in-32 de 192 pages, avec 46 gravures dans le texte. . . . . 1 fr. »

Le même ouvrage, figures coloriées. . . . . 2 fr. 50

La Société protectrice des animaux a décerné à ce volume une mention honorable.

PETIT DE LA SAUSSAYE. Catalogue des mollusques testacés des mers d'Europe. Paris, 1869. 1 vol. grand in-8. . . . 7 fr. 50

SAPPEY (Ch.-C.), professeur d'anatomie à la Faculté de médecine de Paris. **Recherches sur l'appareil respiratoire des oiseaux.** Paris, 1847. 1 vol. in-4 de 100 pages avec 4 planches. (9). . . . 1 fr. 50

SICHEL. Études hyménoptérologiques. 1er fascicule, avec 2 pl. coloriées. . . . . 5 fr.

— **et SAUSSURE (H. de). Catalogus specierum generis scolia** (sensu latiori), continens specierum diagnoses, descriptiones synonymiamque, etc. Paris, 1864, 1 vol. in 8, avec 2 planches coloriées. . . 8 fr.

— **Considérations pratiques** sur la fixation des limites entre l'espèce et la variété. Bone, 1868, in-8 de 25 p. . . . . 1 fr. 50

WOODWARD, A. L. S. Manuel des mollusques. Traité des coquilles vivantes et fossiles 2e édition, mise au courant de la science conchyliologique, par R. Tate R. F. S. Traduit de l'anglais par Humbert, conservateur du musée de Genève. Paris, 1870. 1 vol. petit in-8 cart. en toile anglaise, avec 600 gravures. . . . . 12 fr.

Il n'existait jusqu'à présent, en France, pour ceux qui se livrent à l'étude des mollusques, que des compilations sans aucune valeur scientifique. Il manquait un livre offrant les garanties que peuvent seules donner des études spéciales.

Le *Manuel de Conchyliologie* de Woodward était considéré par tous les malacologistes comme un petit chef-d'œuvre en son genre. MM. les professeurs Deshayes, Gervais, Gratiolet, etc., le recommandaient à tous ceux de leurs élèves qui lisaient l'anglais.

Nous avons pensé bien faire en offrant au public une édition française de cet excellent ouvrage.

AGRICULTURE — HORTICULTURE — ÉCONOMIE RURALE
ART VÉTÉRINAIRE

BRUNO (E.-J.). Manuel d'agriculture, par demandes et par réponses, à l'usage des écoles primaires et des propriétaires ruraux. 3e édition. Paris, 1844. In-32 de 108 pages. . . . . 40 c.

CARRIÉ (Abbé). Hydroscopographie et métalloscopographie, ou art de découvrir les eaux souterraines et les gisements métallifères au moyen de l'électro-magnétisme. 1863. 1 vol. in-8° . . . . 5 fr.

CLÉMENT. Manuel forestier. 1 vol. in-18. . . . . 30 c.

COURTOIS-GÉRARD. De la culture des fleurs dans les petits jardins, sur les fenêtres et dans les appartements 4e édition. Paris, 1864. 1 vol. in-32 de 192 pages, avec 15 gravures. . . . . 1 fr.

La Société centrale d'horticulture a décerné une médaille à cet ouvrage.

—— **De la culture maraîchère** dans les petits jardins, publié sous le patronage de la Société impériale et centrale d'horticulture. 4e édition. Paris, 1861. 1 vol. in-32 de 192 p., avec 15 grav. . . . . 1 fr.

La Société impériale et centrale d'horticulture a décerné une médaille de vermeil à cet ouvrage, et il a été honoré d'une souscription du ministre de l'agriculture.

GROGNIER. Cours de zoologie vétérinaire. In-8. . . . . 3 fr.

GROMIER (E). Examen critique des idées nouvelles de M. G. Ville sur les engrais chimiques. Paris, 1868. Grand in-8. . . . . 2 fr.

INSTRUMENTS D'AGRICULTURE (Les) à l'Exposition universelle de Londres. 1 vol. in-18. . . . . 55 c.

KOLTZ (J.-P.-J.), agent des eaux et forêts. **Traitement du chêne** en taillis à écorces. 1859. 1 vol. in-18, avec 30 gravures. . . . . . 75 c.

LADREY, professeur à la Faculté des sciences de Dijon. **Art de faire le vin.** 2e édition. Paris, 1865. 1 vol. in-18. . . . . 3 fr.

SOMMAIRE DES CHAPITRES DE LA TABLE DES MATIÈRES

Caractères généraux de la fermentation : I. Fermentation alcoolique. — II. Fermentation du moût de raisin. — III. Etude des substances produites pendant la fermentation. — IV. Préparation du vin, division et classification des opérations. — V. Vendange, récolte et triage du raisin. — VI. Foulage et égrappage. — VII. Disposition des cuves pendant la fermentation. — VIII. Hygiène des cuveries. — IX. Etat actuel de la chimie du vin. — X. Durée de la fermentation, décuvage, pressurage. — XI. Mise en tonneau, remplissage. — XII. Soutirage. — XIII. Collage. — XIV. Soufrage. — XV. Mise en bouteilles. — XVI. Vinification. — XVII. Modifications apportées à la marche de la vinification dans certaines circonstances.

LAUJOULET, professeur d'arboriculture. **Taille et culture des arbres fruitiers.** Paris, 1865. 1 vol. in-18 avec pl. . . . . 4 fr.

Ce livre a été accueilli avec la plus grande faveur par les principaux organes de la presse parisienne. (*Moniteur universel*, avril 1865.— *Presse*,— *Patrie*,— *Journal de la ferme*, etc.)

—— **Taille et culture de la vigne.** Conduite perfectionnée du vignoble et de la treille, à l'usage des écoles normales primaires, des écoles communales, des instituteurs, propriétaires et vignerons. Paris, 1866. 1 vol. in-18 avec figures dans le texte. . . . . 2 fr. 50

MARÈS (**H.**), membre correspondant de l'Institut. **Manuel pour le soufrage des vignes malades.** Emploi du soufre, ses effets. 3e édition, avec figures, augmentée d'un chapitre sur les soufres. Montpellier, 1857. In-18. . . . . 1 fr.

ODEPH (A.). Traité complet de la culture de l'opium indigène, précédé de la possibilité pratique de l'obtenir en France, suivi de la fabrication de l'huile d'œillette. 1865. In-18. . . . . 2 fr.

PEERS (**Baron E.**). **De la culture perfectionnée du froment,** traduit de l'anglais sur la 14e édition. 1856. 1 vol. in-18. . . . . . . 40 c.

PEYRON. Le parfait maître de chais, ou Guide complet à l'usage des propriétaires de caves, des commerçants de liquides et de toutes les personnes qui ont des vins et eaux-de-vie à soigner et à manipuler, donnant sans aucun calcul le titre réel des alcools contenus dans chaque qualité de vin, orné de 10 grandes planches contenant ensemble 28 fig., représentant les alcoolomètres Gay-Lussac, Baumé, Cartier, Gilbert, le thermomètre Gay-Lussac, de Réaumur et de Fahrenheit, l'alambic Salleron, les 6 couleurs types des eaux-de-vie, l'appareil à filtrer les eaux-de-vie et les esprits. 1863. 1 vol. in-8°. . . . . 5 fr.

REY (**A.**), professeur de jurisprudence, de clinique et de maréchalerie à l'École impériale vétérinaire de Lyon. **Traité de jurisprudence vétérinaire**, contenant la législation sur les vices rédhibitoires et la garantie dans les ventes d'animaux domestiques, suivi d'un **Traité de médecine légale** sur les blessures et les accidents qui peuvent survenir en chemin de fer. Paris, 1865. 1 vol. in-8 de 600 p. . . . . . 7 fr. 50

— **Traité de maréchalerie vétérinaire**, comprenant l'étude de la ferrure du cheval et des autres animaux domestiques, sous le rapport des défauts d'aplomb, des défectuosités et des maladies du pied.. 2e édition, augmentée. Paris, 1865. 1 vol. in-8, avec 174 fig. dans le texte.. . 9 fr.

ROUX. **Traité pratique de l'éducation des abeilles**. Paris, 1856. 1 vol. in-18, avec figures dans le texte . . . . 2 fr.

SAINT-CYR, professeur à l'École vétérinaire de Lyon. **Recherches anatomiques, physiologiques et cliniques, sur la pleurésie du cheval**. Paris, 1860. 1 vol. in-12. . . . . 2 fr. 50

SCHNEYDER (J.). De la culture de la vigne et des arbres fruitiers chez les Romains, traduit de l'allemand par le docteur Manhane. Dijon, 1869. In-8 de 57 pages. . . . . 2 fr. 50

SERINGE (**N. C.**). **Description et culture des mûriers**, leurs espèces et leurs variétés. Paris, 1855. 1 vol. grand in-8, avec figures dans le texte, accompagné d'un atlas in-4 de 27 planches. . . . . . 9 fr.

STENFORT (F.), ancien sous-directeur de l'École normale primaire de Rennes, ancien notaire. **Des conditions des baux ruraux**. Entretiens entre un propriétaire et son fermier sur la pratique de l'agriculture Lectures à l'usage des écoles primaires rurales et des écoles normales. Paris, 1869. 1 vol. in-18 avec 24 gravures dans le texte. . . . 1 fr. 25

Ce petit ouvrage a obtenu de la Société d'agriculture de Brest une médaille d'argent et de bronze pour la formule du bail, de la Société d'agriculture de l'Ain une mention très-honorable.

Les Sociétés d'agriculture pourront donner en prime dans leur concours ce petit Code des conventions entre propriétaires et fermiers.

Le plus grand nombre des questions posées par le nouveau programme de l'enseignement agricole pour les écoles primaires rurales et les écoles normales, se trouve agité entre le propriétaire et le fermier. La table alphabétique peut servir de questionnaire après la lecture des entretiens dans les écoles.

TISSERANT (E.), professeur à l'École vétérinaire de Lyon. **Guide des propriétaires et des cultivateurs** dans le choix, l'entretien et la multiplication des vaches laitières. 2e édition. Paris, 1861. 1 vol. in-12, avec gravures. . . . . 4 fr.

VAN DEN BROEK (Victor). **Catéchisme agricole.** Notions très-élémentaires des sciences naturelles considérées dans leurs rapports avec l'agriculture; ouvrage spécialement destiné aux écoles rurales. 1855, 1 vol. in-18. . . . . 75 c.

VIN SANS RAISIN (Le), ou manière de fabriquer soi-même toute espèces de vins et boissons économiques à l'usage des ménages depuis 3 centimes le litre. 2e édition, 1856. 1 vol. in-18. . . . . 1 fr.

ARTS INDUSTRIELS — LITTÉRATURE SCIENTIFIQUE

BONNET. Influence des lettres et des sciences sur l'éducation. Lyon, 1855. In-8 de 52 p. . . . . 1 fr.

— **De l'oisiveté de la jeunesse dans les classes riches.** Lyon, 1858. In-8 de 48 pages. . . . . 1 fr.

CHEVALIER. L'immense trésor des sciences et des arts, ou les secrets de l'industrie dévoilés, contenant 840 recettes et procédés nouveaux inédits. 11e édition, 1863. 1 vol. in-8°. . . . . 5 fr.

DOLLFUS-AUSSET, manufacturier à Mulhouse, ancien préparateur de M. Chevreul. **Matériaux pour la coloration des étoffes.** Paris, 1865. 2 vol. grand in-8. . . . . 20 fr.

GANTILLON (C.-E.). **Traité complet sur la fabrication des étoffes de soie.** Paris, 1859. 1 vol. in-4 (10). . . . . 6 fr.

PARVILLE (Henri de). Découvertes et inventions modernes. Poudre à tirer. — Pyrotechnie. — Machines à vapeur. — Bateaux à vapeur. — Chemins de fer. — Télégraphie électrique. Paris, 1866. 1 vol. in-18 avec 160 gravures dans le texte. . . . . 1 fr. 50

— **Causeries scientifiques**, découvertes et inventions, progrès de la science et de l'industrie. **Première année**, 1861. 1 vol. in-18 avec 22 gravures dans le texte. (3 fr. 50). . . . . 1 fr. 50

Télégraphie transatlantique. — Les eaux de Paris. — Construction du nouvel Opéra. — Eclairage et ventilation des théâtres. — Moteur Lenoir. — Gaz Chandor. — Concile de juin 1861. — Fabrication industrielle de la glace. — Câble sous-marin de la Méditerranée. — Recherches de M. Fremy sur l'acier. — Puits artésien de Passy. — Canot inchavirable de M. Moué. — Analyse spectrale. — Travaux de MM. Bunsen et Kirchhoff. — Construction du pont de Kehl. — Chauffage des wagons, etc., etc.

— **Deuxième année**, 1862. 1 vol. in-18 avec 30 gravures et un spectre solaire colorié.

Ce volume ne se vend qu'avec la collection des six années des Causeries *qui reprennent alors leur ancien prix de* 3 *fr.* 50, *soit pour les* 6 *années* 21 *fr.*

Structure de la terre. — Photographie microscopique. — Vaisseaux cuirassés. — La lune rousse. — Chemin de fer hydraulique glissant. — Nœud vital. — Exposition de Londres. — Analyse spectrale. — Le stéréoscope. — Dernières études de M. Fremy. — Les aciers français. — Le mal de mer. — Tunnel des Alpes. — Vitesse de la lumière. — Les comètes de 1862. — Pierres précieuses artificielles, etc., etc.

www.ingramcontent.com/pod-product-compliance
Ingram Content Group UK Ltd.
Pitfield, Milton Keynes, MK11 3LW, UK
UKHW022316190726
13856UKWH00001B/38